Laser in der Medizin
Laser in Medicine

Springer

*Berlin
Heidelberg
New York
Barcelona
Budapest
Hongkong
London
Mailand
Paris
Santa Clara
Singapur
Tokio*

Laser in der Medizin
Laser in Medicine

Vorträge des 11. Tagung der Deutschen Gesellschaft
für Lasermedizin
und des 13. Internationalen Kongresses

Proceedings of the 13th International Congress

Laser 97

Herausgegeben von/Edited by:
W. Waidelich, R. Waidelich, J. Waldschmidt

Mit 315 Abbildungen

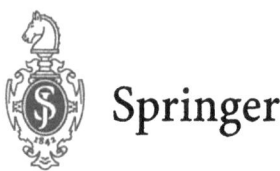
Springer

Herausgeber / Editors:

Dr. rer. nat. Wilhelm Waidelich
em. Universitätsprofessor
Ludwig-Maximilians-Universität München

Dr. med. Raphaela Waidelich
Urologische Klinik, Klinikum Großhadern
Ludwig-Maximilians-Universität München

Dr. med. Jürgen Waldschmidt
Universitätsprofessor, Leiter der Abteilung für Kinderchirurgie
Klinikum Benjamin Franklin
Freie Universität Berlin

ISBN-13: 978-3-540-63733-2   e-ISBN-13: 978-3-642-60306-8
DOI: 10.1007/978-3-642-60306-8

Die Deutsche Bibliothek - CIP-Einheitsaufnahme
Laser in der Medizin: Vorträge der 11. Tagung der Deutschen Gesellschaft für Lasermedizin und des
13. Internationalen Kongresses Laser 1997 = Laser in medicine / Hrsg.: Wilhelm Waidelich ... - Berlin;
Heidelberg; New York; Barcelona; Budapest Hongkong; London; Mailand; Paris; Santa Clara; Singapur;
Tokyo: Springer, 1998
  ISBN 978-3-540-63733-2

Dieses Werk ist urheberrechtlich geschützt. Die dadurch begründeten Rechte, insbesondere die der
Übersetzung, des Nachdrucks, des Vortrags, der Entnahme von Abbildungen und Tabellen, der Funksendung,
der Mikroverfilmung oder der Vervielfältigung auf anderen Wegen und der Speicherung in Datenverarbei-
tungsanlagen, bleiben, auch bei nur auszugsweiser Verwertung, vorbehalten. Eine Vervielfältigung dieses
Werkes oder von Teilen dieses Werkes ist auch im Einzelfall nur in den Grenzen der gesetzlichen
Bestimmungen des Urheberrechtsgesetzes der Bundesrepublik Deutschland vom 9. September 1965 in der
jeweils geltenden Fassung zulässig. Sie ist grundsätzlich vergütungspflichtig. Zuwiderhandlungen unterliegen
den Strafbestimmungen des Urheberrechtsgesetzes.

© Springer-Verlag, Berlin Heidelberg 1998

Die Wiedergabe von Gebrauchsnamen, Handelsnamen, Warenbezeichnungen usw. in diesem Werk berechtigt auch ohne besondere Kennzeichnung nicht zu der Annahme, daß solche Namen im Sinne der Warenzei-
chen- und Markenschutz-Gesetzgebung als frei zu betrachten wären und daher von jedermann benutzt
werden dürften.

Sollte in diesem Werk direkt oder indirekt auf Gesetze, Vorschriften oder Richtlinien (z.B. DIN, VDI, VDE)
Bezug genommen oder aus ihnen zitiert worden sein, so kann der Verlag keine Gewähr für Richtigkeit,
Vollständigkeit oder Aktualität übernehmen. Es empfiehlt sich, gegebenenfalls für die eigenen Arbeiten die
vollständigen Vorschriften oder Richtlinien in der jeweils gültigen Fassung hinzuzuziehen.

Satz: Gelieferte Daten der Autoren; Datenkonvertierung durch Springer-Verlag
Umschlag: K. Brüning, Berlin
SPIN: 10656714   62/3020 - 5 4 3 2 1 0 - Gedruckt auf säurefreiem Papier

Vorwort

Technischer Fortschritt bei Laser- und Applikationssystemen, intensive medizinische Forschung und klinische Erprobung konnten dem Laser in verschiedenen Bereichen der Medizin einen festen Platz sichern. Obwohl die Lasermedizin einen beachtlichlichen Stand erreichen konnte, sind weiteren Entwicklungen im Spannungsbogen von Grundlagenforschung bis zur klinischen Anwendung kaum Grenzen gesetzt.

Der von der Messe München durchgeführte Kongreß LASERmed 97, eine gemeinsame Veranstaltung der Deutschen Gesellschaft für Lasermedizin (DGLM) und des 1973 gegründeten International Congress Laser Medicine (ICLM), ermöglichte wieder eine Übersicht über die neueste Entwicklung der Lasermedizin. In 22 nach Fachgebieten gegliederten Sitzungen -von Augenheilkunde bis Zahnmedizin- konnten Erfahrungen und neue Ergebnisse ausgetauscht werden. In fachübergreifenden Sitzungen wurden Themen von allgemeinem Interesse behandelt.Im Vordergrund standen Interstitielle Laser-Thermotherapie, Photodynamik und Laser-Endoskopie.

Die Vorträge reflektieren den aktuellen Stand der Lasermedizin und vermitteln Impulse für neue Anwendungen und Entwicklungen. Der vorliegende Kongreßband macht diese aktuellen Grundlagen einem größeren Kreis zum Nutzen der Lasermedizin zugänglich.

Besonderer Dank für das Zustandekommen dieses Buches gebührt allen Autoren, der Messe München und dem Springer-Verlag.

J. Waldschmidt	W. und R. Waidelich
Tagungspräsident	13th International Congress
11.Tagung der Deutschen	Laser Medicine
Gesellschaft für Lasermedizin	

Foreword

Progress in laser and applications systems technology, intensive medical research and clinical trials have secured the laser of a firm place in a number of medical fields. Yet, although laser medicine has advanced a great deal, the possibilities for further development seem endless – from basic research right through to clinical applications.

The LASERmed 97 Congress, organised by Messe München in conjunction with the DGLM and the ICLM, founded in 1973, has again provided a broad overview of the latest developments in laser medicine. In 22 meetings, divided into the various specialist areas, experiences and new findings were exchanged. Themes of general interest were addressed in multidisciplinary sessions. Attention focused above all on interstitial laser-thermotherapy, photodynamics and laser endoscopy.

The lectures reflect the state of the art in laser medicine today and give many ideas for new applications and developments. The congress papers gathered together in this volume make this body of current knowledge available to a wider circle, for the benefit of laser medicine.

Our special thanks to the authors, the congress session chairmen, the Messe Munich and, once again, the Springer Publishing Company.

J. Waldschmidt
Conference President
10th Conference German
Society for Laser Medicine

W. und R. Waidelich
13th International Congress
Laser Medicine

Inhaltsverzeichnis – Contents

Pädiatrie / Pediatry
Moderation: K. Hoffmann, G. Willital 1

Endoskopische Laseranwendung in der Kinderchirurgie
J. Waldschmidt 3

MRT kontrollierte LITT bei vaskulären Fehlbildungen im Kindesalter - Erste Erfahrungen
D. Cholewa, F. Wacker, E. Rohde, A. Roggan, K.J. Wolf, J. Waldschmidt 29

Ergebnisse der endoluminalen Laserbehandlung von 134 Kindern mit subglottischen Trachealstenosen
K. Hoffmann, Th. Doede, J. Waldschmidt 34

Lasereinsatz bei Fetoskopie-Bericht über Defektsetzung und Behandlung einer Gastroschisis beim Schaffeten mit Hilfe eines Nd:YAG-Lasers
K. Hoffmann, Ch. Kolorz, Th. Doede, H.-P. Berlien, J.A. Deprest,
J. Waldschmidt 36

Möglichkeiten der transurethalen Lasertherapie (Nd: YAG) in der pädiatrischen Urologie
W. Biewald, L. Stroedter 40

Ist LITT-Monitoring im offenen MRT bei 0.2 Tesla möglich ?
F. Wacker, D. Cholewa, S. Doede, J. Waldschmidt, K.-J. Wolf 42

Zeitpunkt der Lasertherapie kindlicher Nävi flammei
S. Hellwig, Ch. Raulin 47

**Vergleich verschiedener Oberflächenkühlverfahren
für die Laserbehandlung vaskulärer Läsionen**
C. Philipp, C. Sokoll, W. Nowak, H.-P. Berlien 49

**Laser-Differentialtherapie von Hämangiomen und vaskulären
Malformationen**
M. Poetke, C. Philipp, H.-P. Berlien 56

Chirurgie / Surgery
Moderation: K. Dienstl 61

Laser in der Chirurgie
B. Fuchs, C. Philipp, H.-P. Berlien 63

**State of the Art - Indikationen zur Lasertrennung auf dem Gebiet
der traumatologischen Hartgewebschirurgie**
R. Jahn, H.-P. Berlien, J. Beuthan, Th. Ertl, K.H. Jungbluth, G. Müller 69

Der Einsatz der Bare-Fiber in der palliativen Tumortherapie
K. Dienstl, Ph. Beckerhinn 72

Der Einsatz des Nd:YAG-Lasers zum Verschluß enterokutaner Fisteln
O. Bültmann, C. Philipp, H.-P. Berlien 75

**Kombination von Lasertherapie und chirurgischer Resektion
zur Behandlung von vaskulären Tumoren**
A. Daskalaki, M. Viehoff, M. Poetke, C. Philipp 79

PLDN-Nd:YAG-1064-Eine 7-Jahres-Bilanz
J. Hellinger 83

**Holmium-YAG-Laser-Wirkung auf verschiedene
Wirbelsäulenstrukturen**
J. Hellinger, G. Dominok 86

**Laser-Revaskularisation -Klinische Erfahrungen
mit dem Excimer-Laser-System**
M. Klein, H.P. Dauben, H.D. Schulte, E. Gams 90

Lasers in Phlebology: State of the Art
L. Longo, G. Botta, L. Corcos, M. Dal Maso, S. Mancini 106

Möglichkeiten der Laserbehandlung bei insuffizienten Perforansvenen
B. Fuchs, U. Müller, P. Urban, C. Philipp, H.-P. Berlien 123

Nd: YAG-Laser and Rectal Stents in the Treatment of Colorectal Cancer
L. Horak, M. Zavoral, J. Marek 126

Minimal Invasive Laser Surgery Supported by Fluorescence Spectroscopical Diagnostics
H. Schönig, A. Hopfmüller, S. Wright, W. Neu 128

Neurochirurgie / Neurosurgery
Moderation: P. Ascher 133

Intraoperativer Fluoreszenznachweis von 5-ALA-Induziertem PPIX im malignen Gliom
A. Novotny, S. Stocker, H. Stepp, K. Bise, H.J. Reulen, W. Stummer 135

Laser in der Neurochirurgie zur Jahrtausendwende
P.W. Ascher, M. Knoop 140

Photoablation of Meningeomas and Neuinomas by Holmium Yag Laser Radiation
S. Leyser, H.-J. König, H.-J. Foth, D. Meyer 143

Quantitative Bestimmung des Ablationsverhaltens von humanem Bandscheibengewebe mit dem Ho: YAG-Laser
J. Krott, R. Sroka, W. Stummer, H.-J. Reulen 149

Urologie / Urology
Moderation: A. Hofstetter, G. Staehler 153

Laseranwendung in der Urologie-Wo stehen wir nach 25 Jahren Forschung und Klinik?
A. Hofstetter 155

Untersuchungen zur Abhängigkeit der interstitiellen Laserkoagulation der BPH von der eingestrahlten Wellenlänge
R. Esser, A. Perlmutter, T. Pongratz, R. Sroka, R. Muschter, A. Hofstetter 158

**Optimierung der Behandlungszeit bei der interstitiellen
Laserkoagulation der BPH**
R. Esser, A. Perlmutter, T. Pongratz, R. Sroka, R. Muschter, A. Hofstetter 162

**Nd: YAG-Laser ermöglicht ambulante und kostenreduzierte
Prostatabehandlungen**
B. Aeikens, M. Glotz, C. Scholz 167

**Integrale photodynamische Therapie des oberflächlichen Harnblasen-
karzinoms mit 5-Aminolävulinsäure-Erste klinische Ergebnisse**
R. Waidelich, M. Kriegmair, R. Baumgartner, H. Stepp, A. Hofstetter 170

**Photodynamische Therapie mit 5-Aminolävunsäure
bei Urothelkarzinomen des oberen Harntrakts**
R. Waidelich, M. Kriegmair, R. Baumgartner, H. Stepp, A. Hofstetter 174

**Fluoreszenzdiagnostik urethraler Humane-Papillom-Virus (HPV)-
Effloreszenzen**
P. Schneede, S. Wagner, M. Kriegmair, A. Hofstetter 177

Treatment of La Peyronie Disease with Laser Therapy and Surgery
L. Longo, C. Curti, S. Mancini, M. Postiglione 181

Interstitielle Lasertherapie-Basisuntersuchungen
Interstitial Laser Therapy-Basics
Moderation: R. Muschter 187

**Monitoring der interstitiellen Lasertherapie mit farbkodierter
Duplexsonographie**
C. Philipp, P. Urban, U. Müller, H.-P. Berlien 189

MR - Guided Laser - Induced Thermotherapy of Liver Metastases
T.J. Vogl, M.G. Mack, R. Straub, A. Fussan, W.-R. Scholz, A. Roggan, R. Felix .. 194

***on - line* Monitoring der Nekroseausdehnung bei laserinduzierter
Thermotherapie**
R. Sroka, M. Gauch, W. Beyer, T. Pongratz, R. Esser, R. Muschter 198

8 - Kanal Temperaturmeßgerät für die LITT
M. Klingenberg, G. Martoschke, M.H. Niemz 201

Laser-induced Thermotherapy of Head and Neck Tumors
M.G. Mack, T.J. Vogl, P. Müller, R. Straub, A. Roggan, U. Bockmühl, R. Felix 20

Photodynamik / Photodynamics

I. Basisuntersuchungen / Basic Research
Moderation: R. Baumgartner, H. Schneckenburger 213

II. Photodynamische Diagnostik (PDD) / Photodynamic Diagnostics
Moderation: M. Kriegmair 255

III. Photodynamische Therapie (PDT) / Photodynamic Therapy
Moderation: J. Feyh, A. Goetz 274

Charakterisierung von Meso-Tetraphenylporphyrinen an Endothelzellen *In Vitro*
R. Sailer, M.H. Gschwend, W. S. L. Strauss, H. Emmert, R. Steiner,
H. Schneckenburger 213

Differenzierte gastrointestinale Resorption von ALA zur PDT und LIFD
J. Preßmar, J. Böhm, J. Stern, B. Kohl, J. Gahlen 217

Synthese, Zytotoxizität und Intrazelluläre Akkumulation eines lipophilen Meso-Tetraphenylporphyrins
H. Emmert, R. Sailer, W.S.L. Strauss, D.G. Kieback, R. Steiner 221

Laserlicht induzierte Fluoreszenz der Nebenniere und Phäochromocytomzellen der Ratte nach Applikation von mTHPC
J. Gahlen, M. Colombo-Benkmann, M. Muhm, Ch. Heym, Ch. Herfarth 225

NADH-Fluoreszenzspektroskopie in der medizinischen Diagnostik
W. Schramm, W. Höhne, J. Rauschenberg, H.-D. Kronfeldt 228

Methylenblau in der Photodynamischen Therapie
K. Heckelsmiller, N. Akgün, G. Beck, F. Genze, K. Orth, A. Rück 233

The Detection of Oxygen Based Radicals Using Electron Spin Resonance Under PDT Conditions
B. Algermissen, B. Jamil, K. Osterloh, H.-P. Berlien 237

Indocyanine Green: Phototoxic Effects in vitro
S. Fickweiler, R.-M. Szeimies, Wolfgang Bäumler, P. Steinbach, S. Karrer,
Ch. Abels, F. Hofstädter, M. Landthaler 243

Pharmacokinetics Comparison of 13²-Hydroxy-Bacteriopheophorbid-
A Methyl Ester and Octa-α–Butyloxy-Zinc Phthalocyanine in Mice
Bearing Lewis Lung Carcinoma
M.S. Ismail, C. Dressler, B. Röder, H. Weitzel, H.-P. Berlien 249

Fluoreszenztumorlokalisierung nach Applikation
von 5-Aminolävulinsäure - Technische Grundlagen
H. Stepp, R. Baumgartner, M. Kriegmair, K. Rick, S. Wagner, A. Hofstetter 255

Fluoreszenztumorlokalisierung nach Applikation
von 5-Aminolävulinsäure: Quantitative Bildanalyse
S. Wagner, R. Baumgartner, R. Knüchel, M. Kriegmair, K. Rick, H. Stepp,
A. Hofstetter 260

Fluoreszenztumorlokalisierung nach Applikation
von 5-Aminolävulinsäure - Anwendung in der Pulmologie
J. Pichler, H. Stepp, R. Baumgartner, K. Häußinger, P. Brand, F. Stanzel 265

Lokale Applikation von ALA zur Fluoreszenzdiagnostik
von Kolonkarzinomen und Dysplasien
J. Gahlen, J. Stern, J. Preßmar, J. Böhm, R. Holle, Ch. Herfarth 271

Fluoreszenzmarkierung von Kopf-Hals-Tumoren nach topischer
Applikation von 5-Aminolävulinsäure
C. Betz, K. Rick, H. Stepp, J. Feyh, A. Leunig 274

Der Einfluß einer kombinierten Behandlung: Strahlentherapie und PDT,
auf die Überlebenszeit des Ösophagus Karzinoms
M. Schaffer, L. Corti, H. Hollenhorst, C. Bosso, P.M. Schaffer 280

PDT of Melanoma in vivo and ex vivo with new Tricarbocyanin Sensitizer
S.I. Schastak, V. Enzmann, S. Loebel, E.A. Zhavrid, E.S. Voropai,
E.N. Alexandrova, M.P. Samtsov, P. Wiedemann 285

Verteilung und Pharmakokinetik des Photosesibilisators Photofrin
in Gallengangskarzinomen
S.A. Pahernik, F. Berr, A. Tannapfel, C. Wittekind, M. Dellian, A.E. Goetz 290

Photobestrahlung photosensibilisierter Gewebe
Lasersicherheit bei der photodynamischen Therapie
E. Unsöld, T.G. Papazoglou, W. Wöllmer 296

Applied Photosensitizers Classification for Clinical Photodynamic Therapy
M.S. Ismail, H. Weitzel, H.-P. Berlien 300

Gynäkologie / Gynecology
Moderation: W. Albrich 305

Verwendung von δ–Aminolävulinsäure bei der Photodynamischen Diagnose von Dysplasien der Portio
A. Botzlar, M. Dellian, M. Kirschstein, J. Müller-Höcker, P. Hillemanns, M. Untch, M. Korell, A.E. Goetz 307

Grundlagenuntersuchung zur interstitiellen Laserkoagulation beim Uterus Myomatosus
T. Reiß, R. Sroka, T. Wagner, A. Roesler, S. Rödel, R. Muschter, A. Hofstetter, A. Wischnik 314

Role of Laser Thermotherapy for Treatment of Local Recurrences Breast Cancer
M.S. Ismail, U. Torsten, C. Philipp, H. Weitzel, H.-P. Berlien 319

HNO / ENT
I. Enorale und Endonasale Laseranwendungen
Moderation: S. Wolf, H. Lenz 325

II. Laseranwendungen in der Otologie
Moderation: S. Jovanovic, I.A. Werner 356

III. Onkologische Lasertherapie
Moderation: M. Westhofen, R. Heermann 375

Nanosekunden-gepulste Gelblichtlaser-therapeutische Möglichkeiten bei vaskulären Läsionen der Kopf-Hals-Region
K. Schwager 325

Möglichkeiten und Grenzen des Lasereinsatzes in der Chirurgie der Trachea
S. Enders, R. Heermann, H. Tonn 329

Lasersurgical Resection of the Lingual Tonsil in Patients with Lingual Tonsil Hyperplasia
C.G. Mahnke, B.M. Lippert, A.M. Niemann, B.J. Folz, J.A. Werner 333

Nd: YAG-Laseranwendungen zur Behandlung der rezidivierenden Epistaxis beim M. Osler
U.W. Geisthoff, B.M. Lippert, B.J. Folz, A.M. Niemann, J.A. Werner 336

Nd.: YAG-Laserbehandlung der Nasenmuscheln im Kontaktverfahren bei der hyperreflektonischen und der allergischen Rhinopathie
A. Olthoff, P. Uhlig, F. Liebmann 340

Indikationen und Ergebnisse einer CO_2-Lasertherapie der mittleren und unteren Nasenmuscheln bei chronischer Rhinitis
A. Mohnert, B. Freigang 343

Konstruktion eines Nasenendoskops für die Muschelverkleinerung mit dem CO_2-Laser
W. Wöllmer, M. Völkel, R. Leuwer 347

Der Einsatz des CO_2-Lasers bei der Therapie nasaler Obstruktionen durch Hyperplasie der Nasenmuscheln
S. Pätz, E.F. Meister 352

Akustische Eigenschaften alloplastischer Mittelohrimplantate
M. Bärmann, N. Stasche, K. Hörmann, H.J. Foth 356

Low-Level-Lasertherapie des Innenohrs: Eine doimetrische Analyse der menschlichen Cochlea
S. Tauber, W. Beyer, R. Baumgartner, J. Feyh, E. Kastenbauer 360

Laserinduzierte Schäden an Trommelfellen
H.-J. Foth, S. Färber, A. Gauer, R. Wagner 364

Der Er:YAG-Laser in der Ohrchirurgie: Anwendungsgebiete, Vorteile und Limitationen
R. Heermann, H.-G. Kempf, P.R. Issing, Th. Lenarz 368

Stapedotomie mit dem Er:YAG-Laser unter besonderer Berücksichtigung der Operationszeit
B.M. Lippert, J.A. Werner 372

Therapy of Oral Cavity Malingomas with the Nd:YAG Laser Compared to the CO_2 Laser
B.J. Folz, B.M. Lippert, S. Gottschlich, J.A. Werner 375

Laserchirurgische Therapiestrategien bei Neoplasien von Pharynx und Larynx
H.G. Kempf, R. Heermann, P. Issing 378

Ergebnisse der endoskopischen laserchirurgischen Therapie
von frühen und fortgeschrittenen Kehlkopfkarzinomen
E.K. Walther, C. Herberhold, R. Broicher 382

Wundinfektionen als Spätkomplikation
nach Laserkehlkopfteilresektionen
M. Vössing, M. Jungehülsing, M. Damm, H.E. Eckel 385

CO_2-Laser-Chirurgie zur Therapie des Verrukösen Larynxkarzinoms
M. Damm, H.E. Heckel, M. Jungehülsing, M. Vössing, U. Schröder 389

Ergebnisse der endolaryngealen Laserchirugie zur Therapie
der Kehlkopfpapillomatose
M. Jungehülsing, H.E. Eckel, M. Vössing, M. Damm 393

Augenheilkunde / Ophtamology
Moderation: M. Mertz 397

Bearbeitung von Spenderhornhäuten zu Transplantationszwecken
mittels Excimerlaser: Herstellung hochpräziser Transplantate-
Fortschritte und Anwendungen
P. Homolka, R. Biowski, W. Husinsky, C. Blaas,
I. Gosch Baumgartner, G. Grabner 399

Optimierung der transskleralen Zyklophotokoagulation
R.P. Preußner, B. Dick 404

Erbium: YAG-Laser in der photorefraktiven Hornhautchirurgie
M. Mrochen, U. Schönfelder, R. Funk, T. Seiler 408

Laser Thermokeratoplastik: Eine in vitro- und in vivo-Studie
mit kontinuierlich emittierender Laserdiode im mittleren
IR-Spektralbereich
R. Brinkmann, N. Koop, K. Kamm, G. Geerling 412

Laser-Thermokeratoplastik: Finite Elemente-Modellierung der Kornea
J. Kampmeier, R. Brinkmann, E. Schneider, R. Birngruber 417

Zahnheilkunde / Dentisty
Moderation: W. Gernet 423

**I. Ablation von Zahnhartsubstanz /
Anwendung in der Paradontologie** 425

II. Weichteiltherapie / Bearbeitung Zahnärztlicher Werkstoffe 449

Laser Treatment of Dental Substances with Spectroscopic Control
P. Kohns, P. Zhou, H. Schulz, R. Störmann, K. Heidrich 425

Ablation von Zahnhartsubstanz mit ps- und fs-Laserpulsen
C. Momma, S. Nolte, A. Kasenbacher, M.H. Niemz, H. Welling 429

**In vitro-Untersuchungen zur Schadstoffentstehung bei Bestrahlung
von Metallen im Rahmen eigener Zahnhartsubstanz-Präparation
mit gepulster Nd:YAG-Laserstrahlung**
H. van Benthem, R. Klenk 434

**Er:YAG-Laser für die Paradontologie: Entwicklung und Test
eines Faserhandstücks zur Entfernung von subgingivalem Zahnstein**
K. Stock, R. Hibst, U. Keller 439

**Die Periimplantitistherapie mit dem CO_2-Swiftlaser-Lasersystem -
Eine In-Vitro Studie**
H. Deppe, H.-H. Horch, T. Hiermer, G. Lebelt 444

Zur CO_2-Lasertherapie großflächiger Leukoplakien
M. Vesper, J. Siegert, S. Flinzberg, R. Volkenstein, G. Gehrke, R. Schmelzle 449

**Nonprecious Metal Tattoos (Amalgam Tattoos) of the Oral Mucosa
can be successfully removed with the q-switched Ruby Laser**
D. Kopera, H.P. Soyer, H. Kopera 453

**Lassen sich kieferorthopädische Drähte unter Praxisbedingungen
mit dem gepulsten Nd:YAG-Laser schweißen ?**
H. van Benthem, L. Laatz 456

**Erzeugung von offenporigen Oberflächen in Titanbasisimplantationen
durch Strukturierung mit Kupferdampflasern**
A. Lang, M. Hartmann, K. Schutte, H. W. Bergmann 461

Dermatologie / Dermatology

I. Skin Resurfacing
Moderation: M. Drosner, W. Seipp 469

II. Vasculäre Läsionen
Moderation: P. Berlien 481

III: Verschiedenes / Varia
Moderation: U. Hohenleutner 488

Therapie mit dem PhotoDerm VL-Verfahren
K. Nuß, K. Scheurmann, P. Kiehl, A. Kapp, J. Brodersen 469

Dermablation mit dem ultragepulsten CO_2-Laser-
Indikationen, Techniken, Fehler, und Gefahren in der plastischen
Gesichtschirurgie
W. Mang, K. Sawatzki 472

Bildgebende Verfahren in der Beurteilung vaskulärer Läsionen-
Farbkodierte Duplexsonographie, Infrarot-Thermographie,
Laser-Doppler-Flussmessung
P. Urban, C. Philipp, L. Weinberg, H.-P. Berlien 481

Urticaria factitia: Nebenwirkung bei der Behandlung
mit dem Q-Switched Nd:YAG Laser
F.R. Ochsendorf, Ch. Beier, C. Gregel, M. Imhof, R. Kaufmann 484

Laserbehandlung von Narben und Keloiden
mit verschiedenen Lasersystemen
D. Scharschmidt, B. Algermissen, S. Hüske, C. Philipp, H.-P. Berlien 488

Minimal Laser Invasive Procedure for Treatment of Hemangiomas
in Gynaecological Field
M. Ismail, C. Philipp, M. Poetke, H. Weitzel, H.-P. Berlien 493

Biostimulation / Photobiomodulation

I. Grundlagenforschung / Basic Research
Moderation: H. Friedmann, R. Lubart 501

II. Medizinische Anwendungen / Medical Applications
Moderation: A. Mester, Z. Simunovic 521

„Good" and „Bad" Free Radicals in Photobiostimulation
H. Friedmann, R. Lubart 501

The Effect of Low Energy Lasers on Intracellular
Calcium Concentration
R. Lubart, H. Friedmann, M. Sinyakov, N. Grossmann, M. Adanek, A. Shainberg 502

HeNe Laser Enhances In Vitro Fertilization and Ca^{2+} Uptake in Mouse
Spermatozoa
R. Lubart, N. Cohen, H. Friedmann, S. Rubinstein, H. Breitbart 503

Experimental Immunological Study with Radiological Application
of Low Power Laser
A.R. Mester, S. Nagylucskay, E. Mako, G. Hoffmann, M. Serenyi 509

Biomodulation des Mitoseindex unterschiedlicher Zelltypen
nach Bestrahlung mit unterschiedlichen Laserwellenlängen
R. Sroka, C. Fuchs, M. Schaffer, U. Schrader-Reichard, M. Busch,
T. Pongratz, R. Baumgartner 513

Psychophysikalische Untersuchungen temperatur- und
schmerzempfindlicher Nerven der Haut mit einem computergesteuerten
CO_2-Laser-Reizsystem
Th. Halldorsson, R. Hölzl, D. Kleinböhl, D. Schellberg, A.S. Wagner 516

Psoriatic Arthritis Treatment with Low Power Laser Irradiation.
Double blind Clinical Study
J. Ortutay, E. Koo, A. Mester 521

Die Anwendung der Laser-Doppler-Spektroskopie zur Evaluierung der
Gewebedurchblutung bei physikalisch-therapeutischen Applikationen
T.U. Schreiber, L. Ott 526

Dosis-Wirkung-Beziehung niedrigdosierter Lasertherapie -
Ein Literaturüberblick
M. Teschke, T.U. Schreiber, C. Uhlemann 531

Eighteen Years of Experience with Low Power Laser Treatment
in Traumatology, Orthopaedics and Painful Conditions
A. Makk, E. Konc-Makk 535

Vergleich einer dosierten Laserpunktur mit konventioneller
Nadelakupunktur bei Patienten mit Nackenschmerz
C. Uhlemann, U. Seidel, U.T. Schreiber, B. Bocker, M. Teschke 539

Semiconductor Laser Physiotherapeutic Device and Experience
in Practical Use
V.A. Katulin, N.A. Lysov, E.A. Mnatzakanyan 542

Wechselwirkung Laserstrahlung-Gewebe /
Laser Radiation Tissue Interaction
Moderation: R. Steiner **547**

Experimental Investigation of Threshold Fluence for Sub-100fs
Laser Pulse Interaction with Hard and Soft Tissue
F. Grasbon, F.H. Loesel, M.H. Niemz, M. Li, G.N. Gibson 549

In-Vitro-Untersuchungen zur Beurteilung der Gewebewirkung
bei der kombinierten Anwendung des Holmium:YAG- und
des Neodym:YAG-Lasers
A. Fussan, O. Bültmann, C. Philipp, H.-P. Berlien 554

Tiefenlokalisierte Schichtdickenmessung wellenlängenselektiv
absorbierender Schichten mittels Spektralinterferometrie
W. Pinkl, C.K. Hitzenberger, A.F. Fercher 558

Abtrag von Glaskörper-Gewebe mit Erbium-YAG-Laserstrahlung
D. Steeb, H.J. Foth, M. Krause, J. Weindler 563

Ablative and Thermal Effects of Er:YAG Laser on Human Tissue
M. Lukac, B. Majaron, T. Rupnik 566

Determination of Absorbtion and Scattering Coefficients
of Laser Radiation in Biological Tissue
E.B. Bounkova, B.N. Zhukov, A.M. Ivanova, S.P. Kotova, N.L. Kupriyanov,
N.A. Lysov, A. L. Petrov 573

Analysis of Distribution of Laser Radiation Energy in Biological Media
A. Zajac 577

Bildgebende Verfahren / Laser Imaging
Moderation: W. Zinth 585

Optische Kohärenztomographie der Kornea und des vorderen Augenabschnitts
N. Koop, R. Brinkmann, E. Lankenau, R. Engelhardt, R. Birngruber 587

High Speed High Resolution Optical Coherence Tomography for Optical Biopsy
J.F. Fujimoto, G.J. Tearny, S.A. Boppart, C. Pitris, B.E. Bouma 592

Imaging of Skin Structures by Optical Coherence Tomography
H. Brunner, R. Lazar, R. Seschek, T. Meier, R. Steiner 593

Laser Biomedical 2D Imaging Using Coherent Detection Imaging Method with a Heterodyne Detector Array
H. Inaba, K.P. Chan, K. Satori 599

Zwei-Photonen-Femtosekundenmikroskopie vitaler Zellen
K. König, K.-J. Halbhuber 601

Laser-3D-Scanner für die Endoskopie
A. Müller, M. Schubert, L. Verges 607

Laser und Applikationssysteme / Laser and Systems for Applications
Moderation: F. Frank, H. Seidlitz 611

Cutting Quality Optimization of the Nd:YAG Laser Through Modern Saphire Tips and so Called Fibertom Mode
S. Gottschlich, B.M. Lippert, B.J. Folz, C.G. Mahnke, J.A. Werner 611

Optical Fiber Tips as Medical Tools Based on Laser Technology
J. Buchholz, V.P. Veiko, S.V. Kukhtin, M.P. Tokarev, V.A. Chuiko,
A.V. Vodnev, N. Prochopchuk, I.P. Savinov, A.J. Nevortin 614

Improvement of Intrauterine Laser Delivery During Endometrial Ablation Using the Side-Fire Laser Fiber
M.S. Ismail, H. Weitzel, H.-P. Berlien 620

Fiber Damage During Tissue Ablation by Tm:YAG Laser Pulses
H. Schönig, A. Hopfmüller, S. Wright, W. Neu 625

**Performance of Nd:YAG Laser End Pumped by 10 W
Fiber Coupled Diode Bar**
J.K. Jabczynski, W. Zendzian, K. Kopczynski, Z. Mierczyk 630

Cr:Forsterite Laser Pumped by Q-cw Nd:YAG Laser for Hpd Therapy
A. Zajac, Z. Jankiewicz, M. Skorczakowski 636

Laser Set for HpD Therapy and Diagnostics
A. Zajac, Z. Jankiewicz, M. Skorczakowski, W. Zendzian, G.A. Skripko 642

Nd:YAG Slab Laser Pumped by 100 W Quasi-cw Diode-bar
W. Zendzian, J.K. Jabczynski 649

Analysis of Generation Efficiency of Pulse Train in Q-Switched Lasers
Z. Jankiewicz, A. Zajac, M. Skorczakowski, W. Zendzian 655

Tunable Intracavity Pumped Cr:Forsterite Laser
Z. Jankiewicz, A. Zajac, M. Skorczakowski, W. Zendzian 663

**Analysis of a Saturable Absorber Operation Simultaneously as a Laser
and as a Q-Switch for its Pump Laser**
Z. Jankiewicz, M. Skorczakowski 671

Sitzungsleiter / Chairmen

Albrich, W.	Gynäkologie
Ascher, P.	Neurochirurgie
Baumgartner, R.	Photodynamik
Berlien, P.	Dermatologie
Dinstl, K.	Chirurgie
Drosner, M.	Dermatologie
Feyh, J.	Photodynamik
Frank, F.	Laser- und Applikationssysteme
Friedmann, H.	Biostimulation
Gernet, W.	Zahnheilkunde
Goetz, A.	Photodynamik
Heermann, R.	HNO
Hoffmann, K.	Pädiatrie
Hofstetter, A.	Urologie
Hohenleutner, U.	Dermatologie
Jovanovic, S.	HNO
Kriegmair, M.	Photodynamik
Lenz, H.	HNO
Lubart, R.	Biostimulation
Mertz, M.	Augenheilkunde
Mester, A.	Biostimulation
Muschter, R.	Interstitielle Lasertherapie
Schneckenburger, H.	Photodynamik
Seidlitz, H.	Laser- und Applikationssysteme
Seipp, W.	Dermatologie
Simunovic, Z.	Biostimulation
Staehler, G.	Urologie
Steiner, R.	Wechselwirkung Laserstrahlung-Gewebe
Werner, I.A.	HNO
Westhofen, M.	HNO
Willital, G.	Pädiatrie
Wolf, S.	HNO
Zinth, W.	Bildgebende Verfahren

Referenten - Contributors

Abels, Ch., 243
Adanek, M., 502
Aeikens, B., 167
Akgün, N., 233
Albrich, W., 305
Alexandrova, E.N., 285
Algermissen, B., 237
Algermissen, B., 488
Ascher, P.W., 133, 140
Bärmann, M., 356
Baumgartner, R., 170, 174, 198, 211, 255, 260, 265, 360, 513
Bäumler, W., 243
Beck, G., 233
Beckerhinn, Ph., 72
Beier, Ch., 484
Benthem, H. van, 434, 456
Bergmann, H.W., 461
Berlien, H.-P., 36, 49, 56, 63, 69, 75, 79, 123, 189, 237, 249, 300, 319 467, 481, 488, 493, 554, 620
Berr, F., 290
Betz, C., 274
Beuthan, J., 69
Beyer, W., 198, 360
Biewald, W., 40
Biowski, R., 399
Birngruber, R., 412, 417, 587
Bise, K., 135
Blaas, C., 399
Bocker, B., 539
Bockmühl, U., 207

Böhm, J., 217, 271
Boppart, S.A., 592
Bosso, C., 280
Botta, G., 106
Botzlar, A., 307
Bouma, B.E., 592
Bounkova, E.B., 573
Brand, P., 265
Breitbart, H., 503
Brinkmann, R., 412, 417, 587
Brodersen, J., 469
Broicher, R., 382
Brunner, H., 593
Buchholz, J., 614
Bültmann, O., 75, 554
Busch, M., 280, 513
Chan, K.P., 599
Cholewa, D., 29, 42
Chuiko, V.A., 614
Cohen, N., 503
Colombo-Benkmann, M., 225
Corcos, L., 106
Corti, L., 181, 280
Dal Maso, M., 106
Damm, M., 385, 389, 393
Daskalaki, A., 79
Dauben, H.P., 90
Dellian, M., 290, 307
Deppe, H., 444
Deprest, J.A., 36
Dick, B., 404
Dienstl, K., 61, 72
Doede, Th., 34, 36, 42

Dominok, G., 86
Dressler, C., 249
Drosner, M., 467
Dühmke, E., 280
Eckel, H.E., 385, 389, 393
Emmert, H., 213, 221
Enders, S., 329
Engelhardt, R., 587
Enzmannn, V., 285
Ertl, Th., 69
Esser, R., 158, 162, 198
Färber, S., 364
Felix, R., 194, 207
Fercher, A.F., 558
Feyh, J., 211, 274, 360
Fickweiler, S., 243
Flinzberg, S., 449
Folz, B.J., 333, 336, 375, 611
Foth, H.-J., 143, 356, 364, 563
Frank, F., 609
Freigang, B., 343
Friedmann, H., 499, 501, 502, 503
Fuchs, B., 63, 123
Fuchs, C., 513
Fujimoto, J.F., 592
Funk, R., 408
Fussan, A., 194, 554
Gahlen, J., 217, 225, 271
Gams, E., 90
Gauch, M., 198
Gauer, A., 364
Geerling, G., 412

Gehrke, G., 449
Geisthoff, U.W., 336
Genze, F., 233
Gernet, W., 423
Gibson, G.N., 549
Glotz, M., 167
Goetz, A., 211, 290, 307
Gosch, I., 399
Gottschlich, S., 375, 611
Grabner, G., 399
Grasbon, F., 549
Gregel, C., 484
Grossman, N., 502
Gschwend, M.H., 213
Halbhuber, K.-J., 601
Halldorsson, Th., 516
Hartmann, M., 461
Häußinger, K., 265
Heckelsmiller, K., 233
Heermann, R., 323, 329, 368, 378
Heidrich, K., 425
Hellinger, J., 83, 86
Hellwig, S., 47
Herberhold, C., 382
Herfarth, Ch., 225, 271
Heym, Ch., 225
Hibst, R., 439
Hiermer, T., 444
Hillemanns, P., 307
Hitzenberger, C.K., 558
Hoffmann, G., 509
Hoffmann, K., 1, 34, 36
Hofstädter, F., 243
Hofstetter, A., 153, 155, 158, 162, 170, 174, 177, 198, 255, 260, 314
Hohenleutner, U., 467
Höhne, W., 228
Holle, R., 271
Hollenhorst, H., 280
Hölzl, R., 516
Homolka, P., 399
Hopfmüller, A., 128, 625
Horak, L., 126
Horch, H.-H., 444

Hörmann, K., 356
Husinsky, W., 399
Hüske, S., 488
Imhof, M., 484
Inaba, H., 599
Ismail, M.S., 249, 300, 319, 493, 620
Issing, P.R., 368, 378
Ivanova, A.M., 573
Jabczynski, J.K., 630, 649
Jahn, R., 69
Jamil, B., 237
Jankiewicz, Z., 636, 642, 655, 663, 671
Jovanovic, S., 323
Jungbluth, K.H., 69
Jungehülsing, M., 385, 389, 393
Kamm, K., 412
Kampmeier, J., 412, 417
Kapp, A., 469
Karrer, S., 243
Kasenbacher, A., 429
Kastenbauer, E., 360
Katulin, V.A., 542
Kaufmann, R., 484
Keller, U., 439
Kempf, H.-G., 368, 378
Kieback, D.G., 221
Kiehl, P., 469
Kirschstein, M., 307
Klein, M., 90
Kleinböhl, D., 516
Klenk, R., 434
Klingenberg, M., 201
Knoop, M., 140
Knüchel, R., 260
Kohl, B., 217
Kohns, P., 425
Kolorz, Ch., 36
Konc-Makk, E., 535
König, H.-J., 143
König, K., 601
Koo, E., 521
Koop, N., 412, 587
Kopczynski, K., 630

Kopera, D., 453
Kopera, H., 453
Korell, M., 307
Kotova, S.P., 573
Krause, M., 563
Kriegmair, M., 170, 174, 177, 211, 255, 260
Kronfeldt, H.-D., 228
Krott, J., 149
Kukhtin, S.V., 614
Kupriyanov, N.L., 573
Laatz, M., 456
Landthaler, M., 243
Lang, A., 461
Lankenau, E., 587
Lazar, R., 593
Lebelt, G., 444
Lenarz, Th., 368
Lenz, H., 323
Leunig, A., 274
Leuwer, R., 347
Leyser, S., 143
Li, M., 549
Liebmann, F., 340
Lippert, B.M., 333, 336, 372, 375, 611
Loebel, S., 285
Loesel, F.H., 549
Longo, L., 106, 181
Lubart, R., 499, 501, 502, 503
Lukac, M., 566
Lysov, N.A., 542, 573
Mack, M.G., 194, 207
Mahnke, C.G., 333, 611
Majaron, B., 566
Makk, A., 535
Mako, E., 509
Mancini, S., 106, 181
Mang, W., 472
Marek, J., 126
Martschoke, G., 201
Meier, T., 593
Meister, E.F., 352
Mertz, M., 397
Mester, A., 499, 509, 521

Meyer, D., 143
Mierczyk, Z., 630
Mnatzakanyan, E.A., 542
Mohnert, A., 343
Momma, C., 429
Mrochen, M., 408
Muhm, M., 225
Müller, A., 607
Müller, P., 207
Müller, U., 123, 189
Müller. G., 69
Müller-Höcker, J., 307
Muschter, R., 158, 162, 187, 198, 314
Nagylucskay, S., 509
Neu, W., 128, 625
Neverotin, A.J., 614
Niemann, A.M., 333, 336
Niemz, M.H., 201, 429, 549
Nolte, S., 429
Novotny, A., 135
Nowak, W., 49
Nuß, B., 469
Ochsendorf, F.R., 484
Olthoff, A., 340
Orth, K., 233
Ortutay, J., 521
Osterloh, K., 237
Ott, L., 526
Pahernik, S.A., 290
Papazoglou, T.G., 296
Pätz, S., 352
Perlmutter, A., 158, 162
Petrov, A.L., 573
Philipp, C., 49, 56, 63, 75, 79, 123, 189, 319, 481, 488, 493, 554
Pichler, J., 265
Pinkl, W., 558
Pitris, C., 592
Poetke, M., 56, 79, 493
Pongratz, T., 158, 162, 198, 513
Postiglione, M., 181
Preßmar, J., 217, 271
Preußner, P.-R., 404

Prochopchuk, S.N., 614
Raulin, Ch., 47
Rauschenberg, J., 228
Reiß, T., 314
Reulen, H.J., 135, 149
Rick, K., 255, 260, 274
Rödel, S., 314
Röder, B. ,249
Roesler, A., 314
Roggan, A., 29, 194, 207
Rohde,A., 29
Rubinstein, S., 503
Rück, A., 233
Rupnik, T., 566
Sailer, R., 213, 221
Samtsov, M.P., 285
Satori, K., 599
Savinov, I.P., 614
Sawatzki, K., 472
Schaffer, M., 280, 513
Schaffer, P.M., 280
Scharschmidt, D., 488
Schastak, S.I., 285
Schellberg, D., 516
Scheurmann, K., 469
Schmelzle, R., 449
Schneckenburger, H., 211, 213
Schneede, P., 177
Schneider, E., 417
Scholz, C., 167
Scholz, W.-R., 194
Schönfelder, U., 408
Schönig, H., 128, 625
Schrader-Reichard, U., 513
Schramm, W., 228
Schreiber, T.U., 526, 531, 539
Schröder, U., 389
Schubert, M., 607
Schulte, H.D., 90
Schulz, H., 425
Schutte, K., 461
Schwager, K., 325
Seidel, U., 539
Seidlitz, H., 609

Seiler, T., 408
Seipp, W., 467
Serenyi, M., 509
Seschek, R., 593
Shainberg, A., 502
Siegert, J., 449
Simunovic, Z., 499
Sinyakov, M., 502
Skorczakowski, M., 636, 642, 655, 663, 671
Skripko, G.A., 636, 642
Sokoll, C. 49
Soyer, H.P., 453
Sroka, R., 158, 162, 198, 314, 513
Staehler, G., 153
Stanzel, F., 265
Stasche, N., 356
Steeb, D., 563
Steinbach, P., 243
Steiner, R., 213, 221, 547, 593
Stepp, H., 135, 170, 174, 255, 260, 265, 274
Stern, J., 217, 271
Stock, K., 439
Störmann, R., 425
Straub, R., 194, 207
Strauss, W.S.L., 213, 221
Stroedter, L., 40
Stummer, W., 135,149
Szeimies, R.-M., 243
Tannapfel, A., 290
Tauber, S., 360
Tearny, G.J., 592
Teschke, M., 531, 539
Tokarev, M.P., 614
Tonn, H., 329
Torsten, U., 319
Uhlemann, Ch., 531, 539
Uhlig, P., 340
Unsöld, E., 296
Untch, M., 307
Urban, P., 123, 189, 481
Veiko, V.P., 614
Verges, L., 607

Vesper, M., 449
Viehoff, M., 79
Vodnev, A.V., 614
Vogl, T.J., 194, 207
Völkel, M., 347
Volkenstein, R., 449
Voropai, E.S., 285
Vössing, M., 385, 389, 393
Wacker, F., 29, 42
Wagner, A.S., 516
Wagner, R., 364
Wagner, S., 177, 255, 260
Wagner, T., 314
Waidelich, R., 170, 174
Waldschmidt, J., 3, 29, 34, 36, 42
Walther, E.K., 382
Weinberg, L., 481
Weindler, J., 563
Weitzel, H., 249, 300, 319, 493, 620
Welling, H., 429
Werner, I.A., 323, 333, 336, 372, 375, 611
Westhofen, M., 323
Wiedemann, P., 285
Willital, G., 1
Wischnik, A., 314
Wittekind, C., 290
Wolf, K.-J., 29, 42
Wolf, S., 323
Wöllmer, W., 296, 347
Wright, S., 128, 625
Zajac, A., 577, 636, 642, 655, 663
Zavoral, M., 126
Zendzian, W., 630, 636, 642, 649, 655, 663
Zhavrid, E.A., 285
Zhou, P., 425
Zhukov, B.N., 573
Zinth, W., 585

Pädiatrie / Pediatry
Moderation: K. Hoffmann, G. Willital

Seiten 3 - 59

Endoskopische Laseranwendung in der Kinderchirurgie

J. Waldschmidt
Kinderchirurgische Abteilung, Universitätsklinikum Benjamin Franklin,
Universitäts-Kinderklinik, FU Berlin

1 Einleitung

In kaum einem Bereich der Lasermedizin werden die Vorteile der Laser-Anwen-dung so offenkundig wie bei der Endoskopie. Die Möglichkeit, hochenergetisches Laserlicht durch Spiegelsysteme oder durch Faserkabel zu leiten und alle mit den Endoskopen erreichbaren Regionen im Körper damit zu behandeln, läßt eine große Vielfalt der endoskopisch-chirurgischen Anwendung auch schon im Kindesalter zu. Grundsätzlich können auch beim Neugeborenen, Säugling und Kleinkind alle Gangsysteme und Körperhöhlen endoskopiert werden, so daß operative Eingriffe in allen Bereichen des Kopfes (Ohr, Nasennebenhöhlen, Speicheldrüsen, Nasenrachenraum), der Atemwege (Larynx, Trachea, Bronchien), des Gastrointestinaltraktes (Ösophagus, Magen, Duodenum, Gallenwege, Darm, Rektum), der Harnwege (Ureter, Blase, Harnröhre), der Thoraxhöhlen und der Bauchhöhle möglich sind.

Die apparativen und instrumentellen Voraussetzungen sind durch die Fortschritte der Entwicklung entsprechender Endoskope, Optiken, Lichtquellen, Saug- und Spülvorrichtungen heute gegeben. Die spektakulärsten Fortschritte sind im letzten Jahrzehnt durch die Entwicklung der verschiedenen Applikationsformen des Lasers möglich geworden (1, 5). Sowohl die Laparoskopie und Thorakoskopie als auch die Tracheobronchoskopie und die Endoskopie des Magen-Darm- und Urogenitaltraktes sind in jedem Lebensalter, auch bei einem Körpergewicht von weniger als 1500g möglich. Das jüngste Kind bei einer laparoskopischen Cholezystektomie war 7 Monate alt, bei der laparoskopischen Sigmaresektion 5 Monate alt, bei der Resektion von kongenitalen Zysten, Geschwülsten und Fisteln nur wenige Stunden alt (16, 19, 20).

2 Technik der endoskopischen Laseranwendung

Voraussetzung war die Einkoppelung des Laserstrahls in die flexiblen Quarzlichtleiter, die wegen ihres kleinen Außendurchmessers von ca. 0,5mm durch die Arbeitskanäle sowohl der flexiblen als auch der starren Endoskope in alle Körperhöhlen eingeführt werden können. Mit dem Laser sind die blutungsfreie Gewebedurchtrennung und die Koagulation sowie Vaporisation des Gewebes möglich, so daß auf die dicken Trokare, die für die Clip-Anwendung, Stapler-Technik und HF-Diathermie-Applikation notwendig sind, verzichtet werden kann. Beim Neugeborenen und Säug-

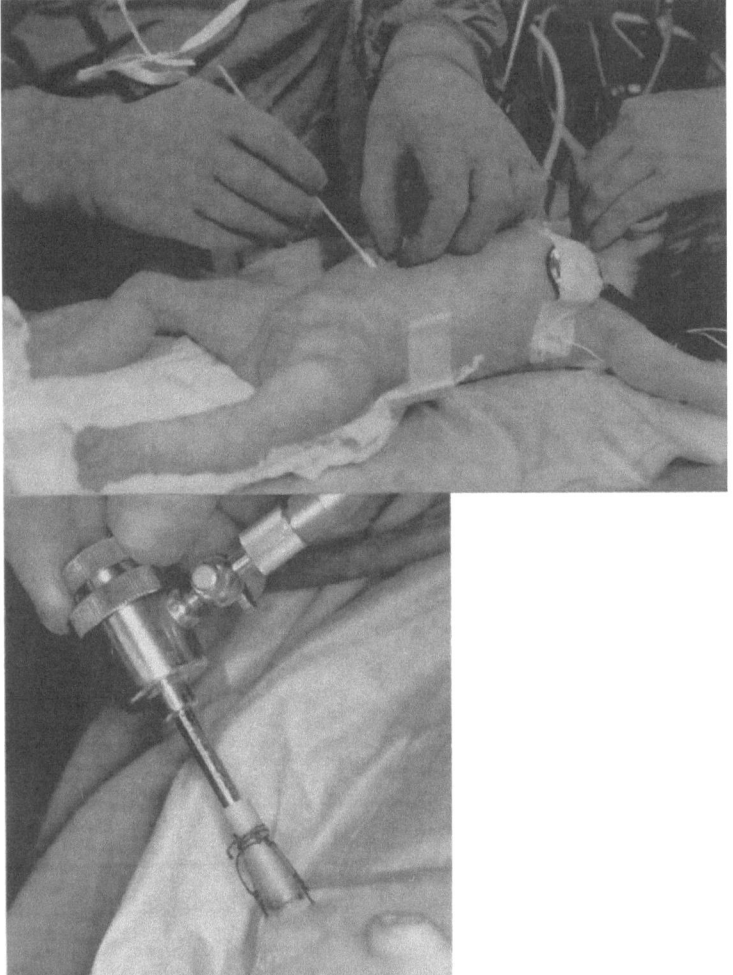

Abb. 1. Zur Technik der Laseranwendung bei der Laparoskopie im Neugeborenenalter. Das Neugeborene wird wie zu einer Operation auf dem Operationstisch gelagert und vorbereitet. Die Veress-Kanüle und der Optik-Trokar werden links unterhalb des Nabels am Munro-Punkt eingeführt. Die Nabelregion wird wegen der noch nicht obliterierten Nabelschnurgefäße gemieden. Der "bare fiber" - Lichtleiter wird durch eine Punktionskanüle durch die Bauchdecke vorgeschoben. Im allgemeinen reicht bei den Neugeborenen eine 2- bzw. 4 mm-Optik, eine 2 mm Laparoskopiezange und die 0,6 mm dicke "bare fiber". Für diese Mikro-Instrumente ist auch in der kleinen Bauchhöhle der Neugeborenen und Säuglinge ausreichend Raum zum Operieren

ling werden die "bare fiber"-Lichtleiter durch Punktionskanülen, bei den größeren Kindern mit speziellen Laser-Applikatoren (FA. Jakoubek und Dornier-MBB) in die Thoraxhöhle und Bauchhöhle eingeführt (Abb. 1 und 2 A, B).

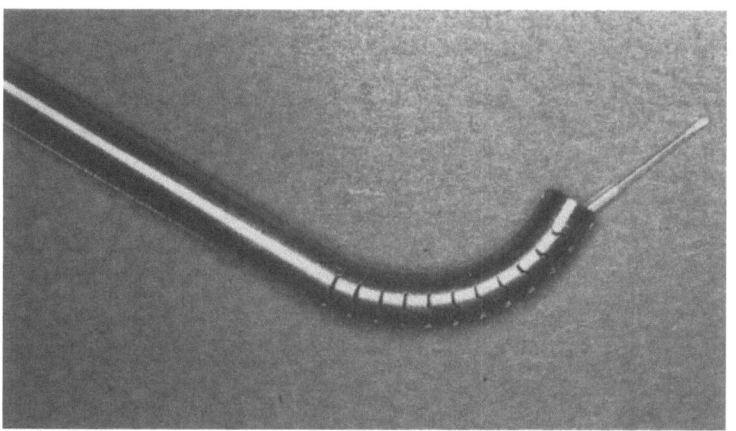

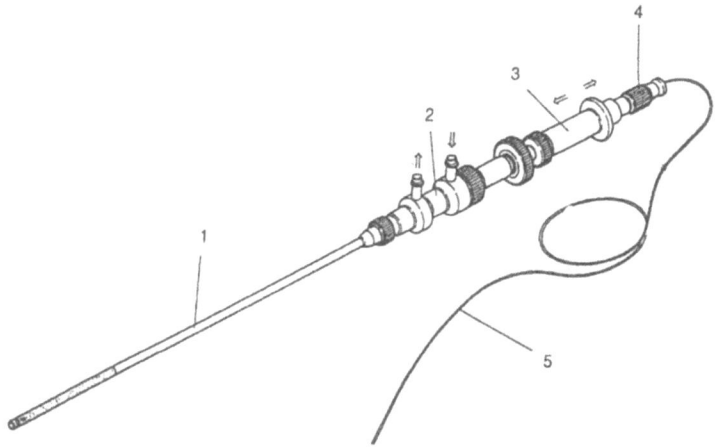

Abb. 2. Bei älteren Kindern benützen wir spezielle Laserapplikatoren, oben der Laserapplikator der Firma Jakoubek, unten das Laparoskopiehandstück der Firma MBB-Dornier. Der Jakoubek-Applikator ist an der Spitze flexibel, so daß die Quarzfaser wie mit einem Albaran in die notwendigen Positionen gebracht werden kann

Wir haben für unser Krankengut ausschließlich den Neodym-YAG-Laser 1064 nm angewandt. Als Lichtleiter wurden bei der Tracheo-Bronchoskopie die 0,4 mm dicke "bare fiber" und bei der Endoskopie des Gastrointestinaltraktes sowie bei der Thorakoskopie und Laparoskopie die 0,6 mm dicke "bare fiber" benützt. Sie wurden im Kontakt- und Nonkontakt-Verfahren, im Fibertom-Mode mit oder ohne Gas- bzw. Flüssigkeitsspülung angewandt. Zu beachten sind die betrieblichen Sicherheitseinrichtungen und die Prävention von unbeabsichtigen thermischen Schäden an den benachbarten Organen. Den zuverlässigsten Schutz bietet dabei die Kontakttechnik, Fibertom-Mode, bei der Laparoskopie das Abdecken der Umgebung mit dem Omen

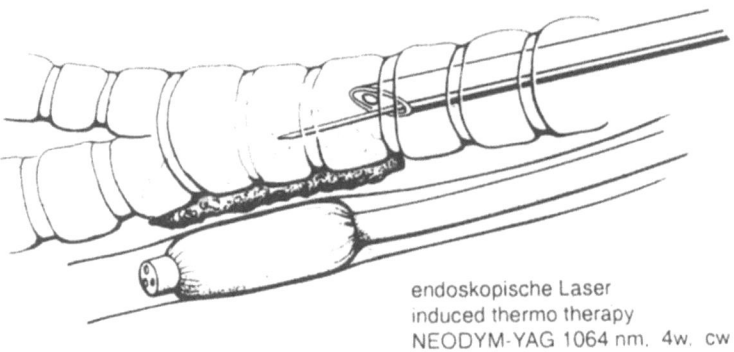

endoskopische Laser
induced thermo therapy
NEODYM-YAG 1064 nm, 4w, cw

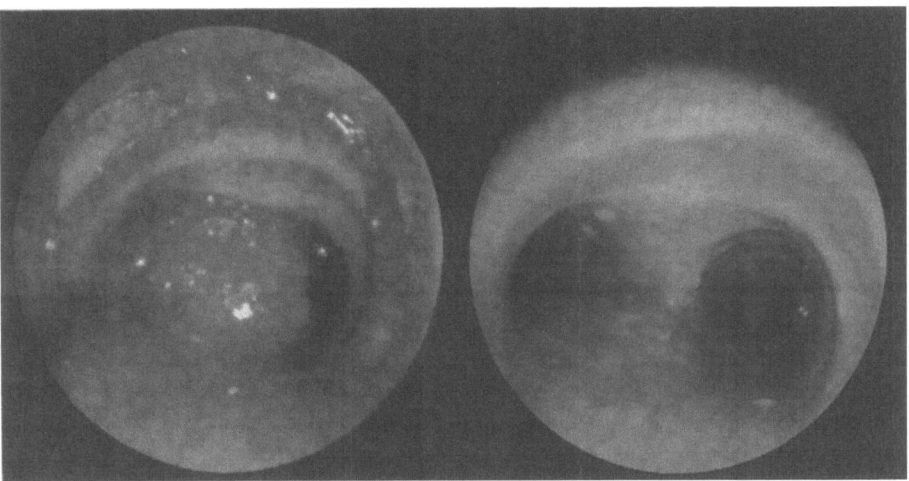

Abb. 3. Bei der interstitiellen Laser-Anwendung ist die sonographische Kontrolle der Laserfaser-Positionierung und des Laser-Gewebeeffektes sehr hilfreich. Sie wird im Thorax und im Abdomen mit dem Laparoskopie-Schallkopf erreicht. Bei der Laserapplikation im Larynx, in der Trachea und in den Bronchien kann die sonographische Kontrolle durch den Endosonographieschallkopf, der in die Speiseröhre eingeführt wird, erfolgen. Abbildung A zeigt die Position des Endoskonographieschallkopfs und Abb. B die Endofotos von einem großen Tumor eines 9 jährigen Mädchens, der die Luftröhre im Bereich der Bifurkation nahezu komplett verlegt hatte vor und nach einmaligen Laserresektion des Tumors

tum majus und das Zurücksinken der anliegenden Organe durch eine entsprechende Lagerung des Kindes (1, 4, 14, 16, 21).

Als Behandlungsparameter wurden für die Kontakttechnik (Gewebedurchtrennung für Resektionen und Inzisionen) 20 bis 25 W bei einer Impulsdauer von 300 ms und beim Nonkontakt-Verfahren (Koagulation zur Blutstillung und zur Versiegelung von Resektionsflächen) 35 bis 40 W bei einer Impulsdauer von 500ms ermittelt. Für die interstitielle Anwendung (ITT-Verfahren) reichen 5 W im Dauerstrich von 20 bis 60 Sekunden aus. Eine gute Möglichkeit, die Faserspitze exakt zu positionieren und den Gewebeeffekt zu kontrollieren, bietet die Endosonographie mit dem Laparoskopie-Schallkopf bzw. mit dem Endosonographie-Schallkopf, der bei den Eingriffen an der Trachea in die benachbarte Speiseröhre vorgeschoben werden kann, so daß Kehlkopf, Trachea und die Stammbronchien mit den pathologischen Prozessen direkt dargestellt werden (Abb. 3).

3 Indikationen zur endoskopischen Laseranwendung beim Kind

Das Indikationsspektrum zum endoskopischen Operieren unterscheidet sich beim Kind wesentlich von dem beim Erwachsenen. So tritt die Tumorchirurgie beim Kind in den Hintergrund, und auch die Gallenwegs- und Magenchirurgie hat beim Kind eine geringere Bedeutung. Im Tracheobronchialsystem benötigen wir den Laser vor allem bei den kongenitalen Stenosen und bei den narbigen Stenosen durch Intubationsschäden und postentzündliche Prozesse. Das gleiche gilt für die Endoskopie von Speiseröhre, Magen, Duodenum und Darm. In der Thoraxhöhle sind es vor allem die Resektionen von Zysten, der Verschluß von Bronchusfisteln und von Defekten am Lungenparenchym.

Im Bauchraum benötigen wir den Laser für die Appendektomie, Cholezystektomie, für die Resektionen an Milz und Leber, für die Resektion des Meckel'schen Divertikels und bei den sehr häufigen Eingriffen des weiblichen inneren Genitales und des Kryptorchismus (6, 8, 10, 14, 20).

3.1. *Die laparoskopische Laseranwendung* (Tab. 1)
3.1.1. Die Adhäsiolyse
Sie wird im Kontaktverfahren durchgeführt. Bei den Strangbildungen zwischen Omentum und Bauchdecke oder einer Darmschlinge kann man sich die Anspannung des Gewebestranges durch das Pneumoperitoneum zunutze machen und durch Erhöhung des Insufflationsdruckes die Ablösung erleichtern. Die Schnittränder werden dadurch auseinandergezogen (Abb. 4). Bei flächenhaften Adhäsionen zwischen den Darmschlingen und bei den Verwachsungen an den weiblichen Adnexen ist die Laserdurchtrennung mit der instrumentellen Lösung zu kombinieren, wofür sich die Laser-Applikatoren mit dem Fibertom-Modus als besonders günstig erwiesen haben.

Tab. 1. Indikationen zur operativen Laparoskopie im Kindesalter

I	Inneres Genitale	
	- Diagnostik und Gonadektomie beim Intersex, Zysten, Tumoren, Tube und Ovar, kongenitale Ligament, Zysteneinblutung und Ruptur, Hydatidentorsion, Adnextorsion, Kryptorchismus, Varikozele	
II	Peritonealhöhle	
	- erworbene Verwachsungen, kongenitale Ligamente und Adhäsionen, Omentum, Appendix epiploicus, Hernia ing., innere Hernie, Zysten des Mesenteriums	
III	Magen	
	- Hiatushernie, Vagotomie, Ulkusperforation, Pyloromyotomie, PEG, Gastropexie	
IV	Darm	
	- Appendektomie, Meckel-Divertikel-Resektion, Coecopexie, Lagekorrektur, Hämangiome, Enterostomie, Sigmaresektion	
V	Gallenwege	
	- Cholezystektomie, Spülung bei "inspissated biel"-Syndrom	
VI	Leber	
	- Zysten, Angiome, AV-Aneurysmen, traumatische Ruptur, Metastasen, Tumorbiopsie, Exstirpation	
VII	Milz	
	- Biopsie, Zysten, traumatische Ruptur	
VIII	Pankreas	
	- Lavage und Drainage bei Pankreatitis, Zystonomie	

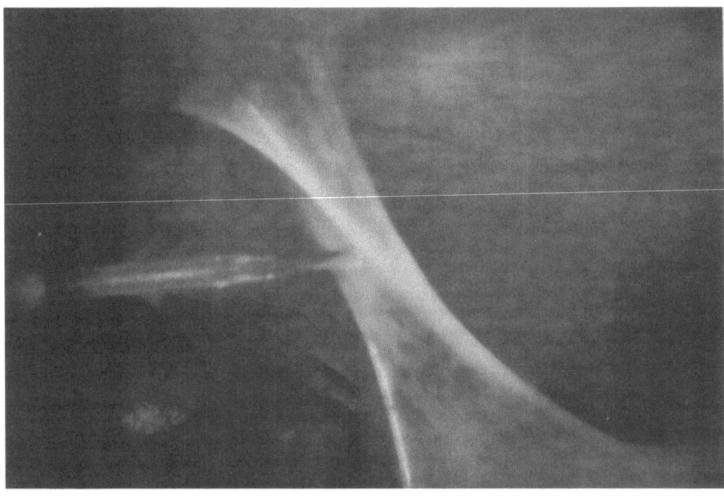

Abb. 4. Laparoskopische Adhäsiolyse mit dem Nd-YAG-Laser

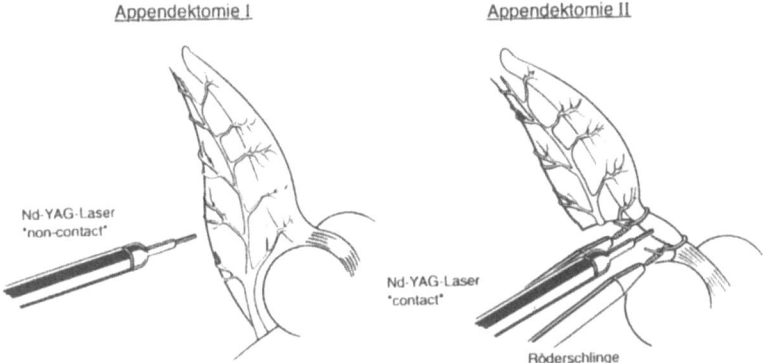

Abb. 5. Technik der laparoskopischen Laser-Appendektomie

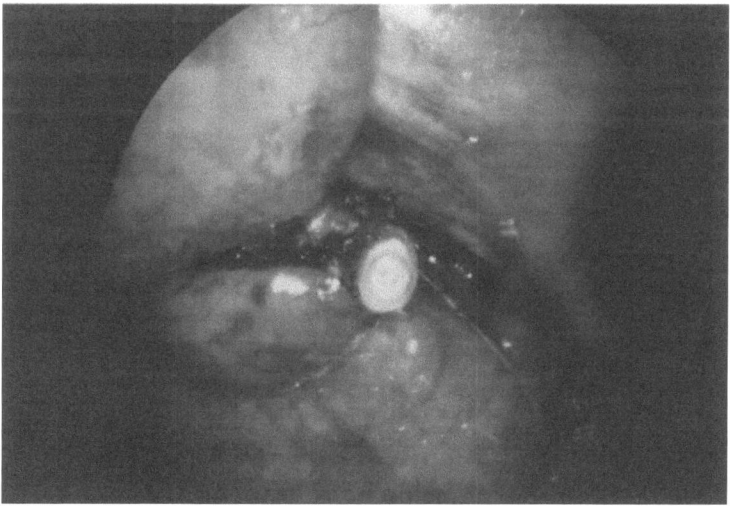

Abb. 6. Appendixstumpf nach präziser Schnittführung mit dem Nd-YAG-Laser

3.1.2 Die Appendektomie (Abb. 5 und 6)

Die laparoskopische Appendektomie ist heute standardisiert. Die Skelettierung und Abtragung des Wurmfortsatzes wird durch HF in Kombination mit der Endoligatur oder mit dem Endo-GIA vorgenommen. Bei Kleinkindern ist für die Appendektomie aber der Laser zu bevorzugen. Seine Anwendung ist schonender, der Koagulationssaum ist präzise und schmal, die durchtrennte Fläche ist dekontaminiert. Komplikationen wie Stumpfinsuffizienz, Nachblutung und Schädigung benachbarter Strukturen haben wir nicht gesehen.

Zudem kann auf den 10 mm Arbeits-Trokar verzichtet werden. Bei Vorhandensein eines Lasergerätes ist die Laseranwendung bedeutend kostengünstiger.

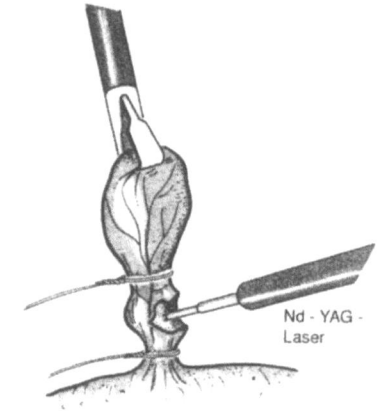

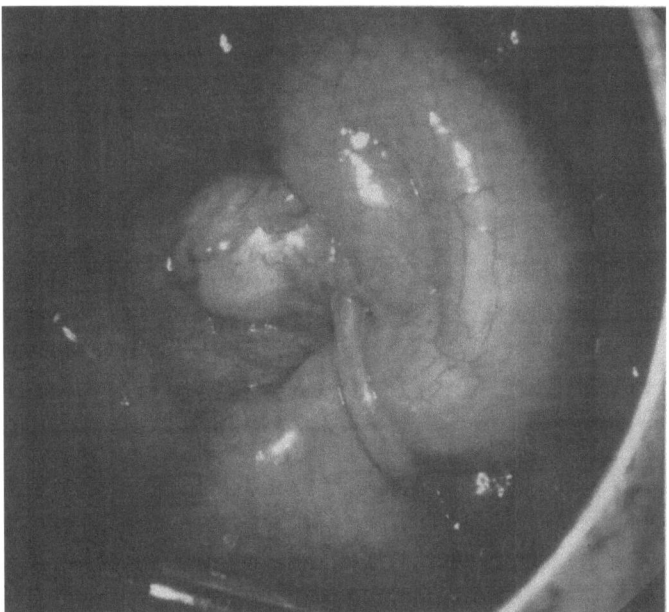

Abb. 7. Resektion eines Meckel'schen Divertikels. Unten fotographisches Bild des Meckel'schen Divertikels mit einem kongenitalen Ligament

Beim Meckel'schen Divertikel gehen wir in gleicher Weise vor. Wir fassen die Divertikelspitze mit der Laparoskopiezange und durchtrennen das Mesenteriolum mit dem Laser (Abb. 7).

Dann wird das Divertikel so gestreckt, daß die antimesenteriale Wand des Ileums zeltförmig in die Ligatur miteinbezogen wird, so daß basisnahme Prozesse komplett mitentfernt werden können. Nach Legen der Gegenligatur wird das Divertikel zwischen den Ligaturen durchtrennt und der Divertikelstumpf am Ileum mit dem Laser demukosiert. Dadurch kann auf Serosanähte verzichtet werden. Begleitende kongenitale Ligamente können mit dem Laser ebenfalls blutlos reseziert werden.

Die Coecocolopexie ist laparoskopisch besser durchzuführen als im Rahmen einer offenen Appendektomie. Der gute Überblick erleichtert das Vorgehen. Mit dem Laser (Fibertom-Mode) gelingt eine sehr gute, gleichmäßige flächenhafte Deserosierung der lateralen Bauchwand. Diese wird dann mit Human-Fibrin-Gewebe-kleber beschichtet und die Taenia libera des Coecums und des Colon ascendens durch instrumentellen Druck angeheftet.

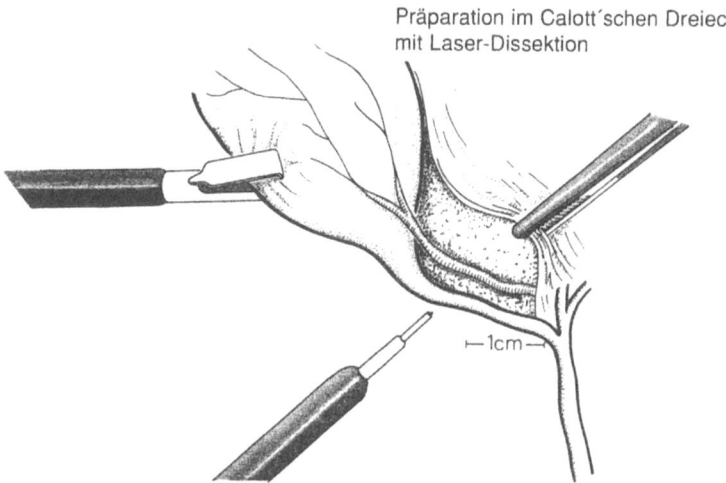

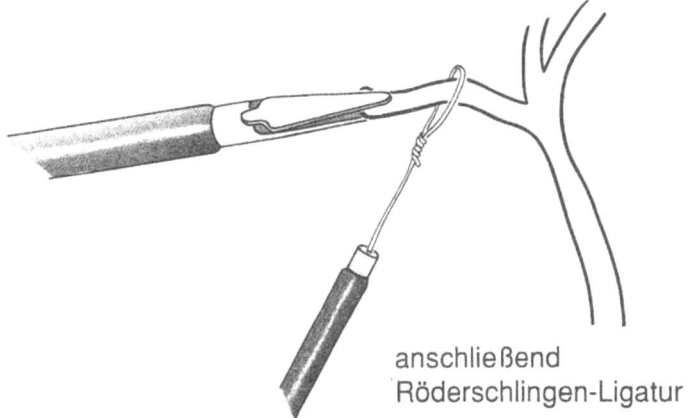

Abb. 8. Laser-Cholezystektomie

3.1.3 Die Cholezystektomie (Abb. 8)

Die Indikation zur Cholezystektomie ist beim Kind selten (10, 19). Dennoch ist im Kindesalter mit allen Komplikationen der Steinwanderung zu rechnen, so daß auch beim Kind das symptomatische Gallenleiden behandelt werden muß.

Wir haben bisher erst 20 Cholezystektomien beim Kind durchführen müssen, die jüngsten Kinder waren noch im Säuglingsalter.

Die Technik der laparoskopischen Cholezystektomie ist von den Erwachsenen-Chirurgen standardisiert worden. Wir haben sie für das ältere Kind übernommen, für den Säugling und das Kleinkind aber wegen der kurzen Arbeitsabstände und der kleinen Verhältnisse modifizieren müssen. Dabei hat die Anwendung des Lasers eine wesentliche Bedeutung. Mit dem Laser können wir im Calott'schen Dreieck sauber und ohne Blutung präparieren. Die A.cystica und der Ductus cysticus können mit dem Laser verschlossen und durchtrennt werden. Anschließend werden dann die zentralen Stümpfe von Ductus und Arterie mit einer Endoligatur zusätzlich ligiert. Dadurch kann auf die für die Säuglinge zu großen Clip-Instrumente verzichtet werden. Auch die weitere Präparation und subseröse Ausschälung der Gallenblase aus dem Leberbett erfolgt mit dem Laser, wodurch eine sichere Versiegelung der Gefäße, Lymphspalten und aberrierender Gallengänge erzielt wird. Eine Drainage der Bauchhöhle ist nicht erforderlich (Abb. 6).

3.1.4 Leberzysten

Leberzysten und Zysten im Leberhilus werden punktiert und zunächst intraoperativ geröngt, damit eine Choledochuszyste ausgeschlossen wird. Wenn eine Verbindung zu den Gallenwegen nicht besteht, dann wird die Zyste gefenstert und reseziert. Das Wundbett an der Leber wird zusätzlich mit Fibrinkleber versiegelt.

Bei den großen serösen Zysten reicht die Fensterung und Koagulation des Zystengrundes aus, bei den kleinen Zysten genügt evtl. sogar die Punktion und die ITT-Technik (Abb. 7).

3.1.5 Inneres Genitale

Am häufigsten sind die Funktionszysten der Ovarien beim Neugeborenen. Sie bedürfen im allgemeinen keiner Behandlung. Bei eingetretenen oder drohenden Komplikationen, die vor allem bei den großen Zysten (Diameter größer als 7 cm) zu befürchten sind, muß aber therapiert werden. Das erfolgt laparoskopisch mit dem Laser. Wie an der Leber werden die Zysten punktiert und gefenstert, auf eine Röntgendarstellung kann verzichtet werden. Die Innenauskleidung der Zysten wird koaguliert. Danach schrumpft die Kapsel der Zyste, in der sich verstreut liegende Reste des ovariellen Gewebes befinden, zusammen und formen ein neues Organ.

Eine Exstirpation der Adnexe wird bei Stiel-Torsionen von Zysten und Tube oder Ovar notwendig, gelegentlich auch bei Tumoren und bei teratoiden Zysten (8, 18). Eine weitere Indikation ist die Gonadektomie beim Intersex. Hier werden die großen nutritiven Gefäße mit dem Laser im Nonkontakt-thrombosiert und schließlich mit der Kontakttechnik durchtrennt. Zusätzliche Ligaturen oder Clips sind nicht notwendig (Abb. 9).

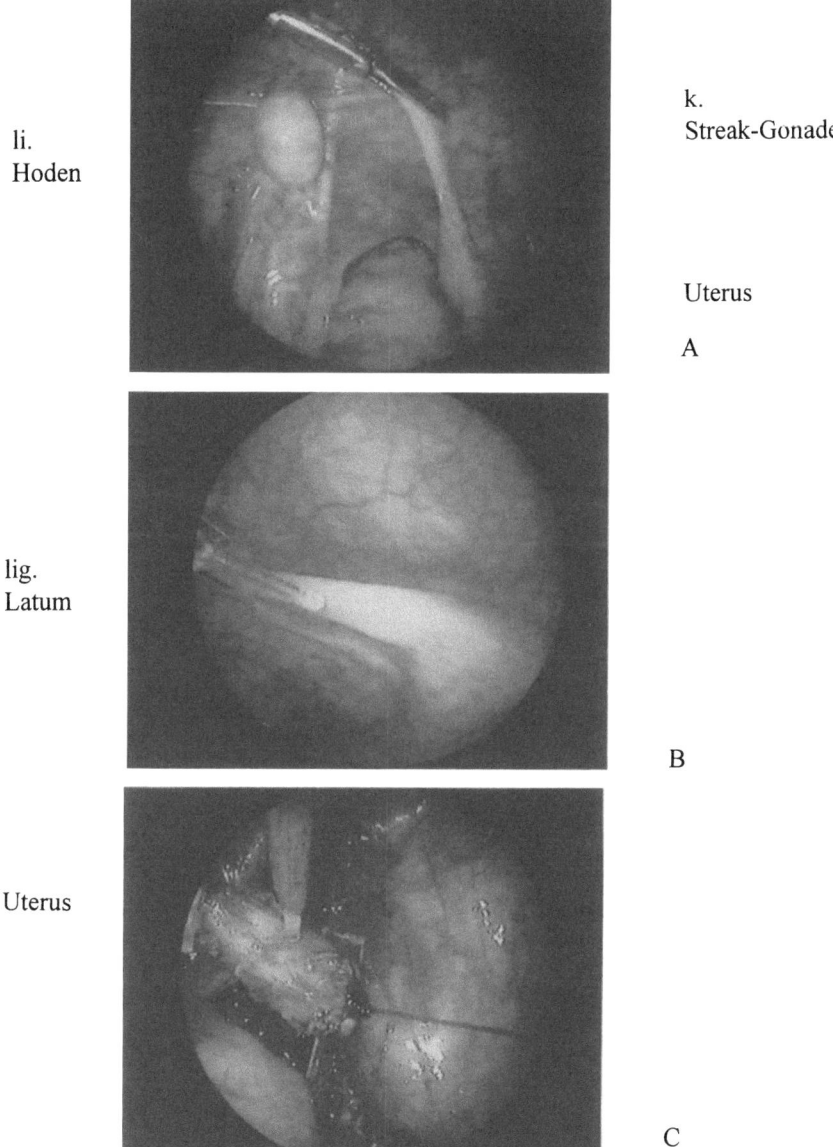

Abb. 9. Laparoskopische intrafasziale Hysterektomie und Kolpektomie mit dem Nd-YAG-Laser bei intersexuellem Genitale eines 10 Wochen alten Säuglings. Bild A zeigt auf der rechten Seite den Uterus mit den Tuben und Ligamenta lata, auf der linken Seite den vor dem inneren Leistenring gelegenen linken Hoden. B die Durchtrennung des Ligamentum latum und Resektion der Tube erfolgt mit dem LaserRechtsseitig wird gleichzeitig die Streak-Gonade reseziert C der Vaginalstumpf an der posterioren Fläche der Harnröhre bzw. des Blasenhalses ist mit einer Ligatur verschlossen. Die Vagina wird in toto mit dem Uterus reseziert

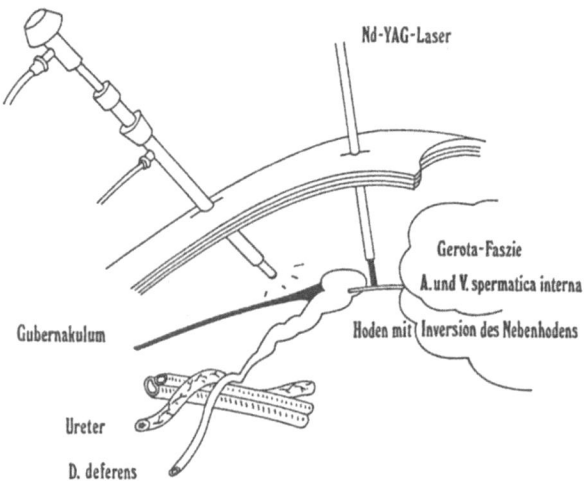

Abb. 10. Präliminäre laparoskopische Laserdissektion der Vasa spermatica interna beim Bauchhoden zur Vorbereitung der FOWLER-Operation

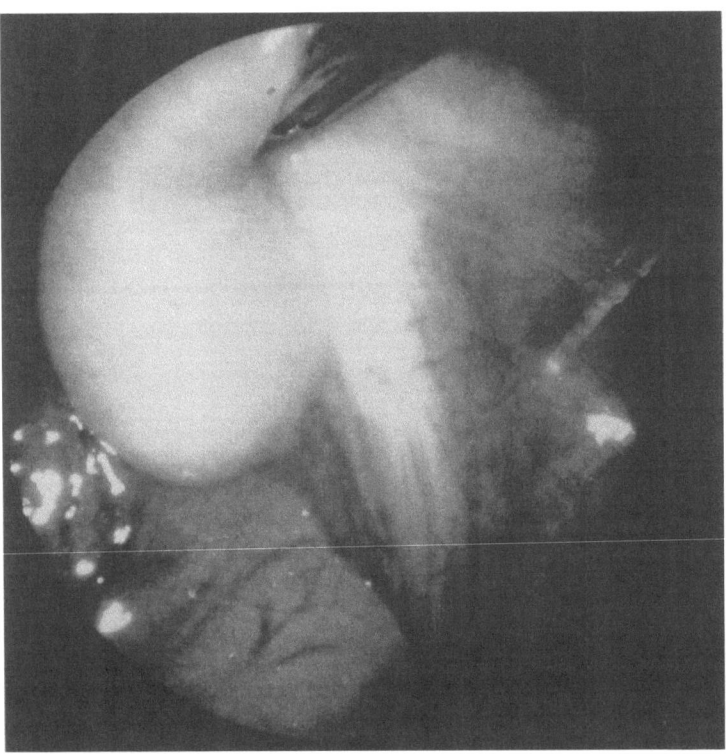

Abb. 11. Präliminäre Laser-Dissektion. A: der Hoden liegt retroperitoneal kranial der Art. Iliaca communis. B: die Thrombosierung und Durchtrennung der Gefäße gelingt ohne Blutung. Die Skrotalverlagerung des Hodens erfolgt nach einem Intervall von 6 Wochen

Gefäßdissektion beim Kryptorchismus (Abb. 10 und 11). Die Gefäßdissektion beim Kryptorchismus ist angezeigt, wenn die Arteria und Vena spermatica interna zu kurz sind. Sie werden deswegen laparoskopisch mit dem Laser durchtrennt. Nach der Dissektion zieht sich das Gubernakulum sofort zusammen, und der Hoden wird dadurch spontan bis zum inneren Leistenring, in Einzelfällen sogar bis in die Leiste gezogen.

Nach Ausbildung von Kollateralen kann dann 4 bis 6 Wochen später in einer 2. Sitzung der Hoden endgültig spannungslos ins Skrotum verlagert werden (17).

Varikozele Auch die operative Behandlung der Varikozele ist heute durch minimal invasive Verfahren abgelöst worden. In ca. 85% der Kinder kann die Varikozele erfolgreich embolisiert werden. Gelingt die Embolisierung wegen ausgedehnter Kollateralen nicht, dann laparoskopieren wir und durchtrennen die Vena spermatica interna sowie alle Kollateralen. Diese sind durch den Vergrößerungseffekt der Fernsehkette und durch die gute Ausleuchtung und Übersicht bei der Laparoskopie leichter zu identifizieren als bei der offenen Operation. Sie können dann mit dem Laser sehr schonend und präzise thrombosiert bzw. durchtrennt werden.

Tab. 2. Indikationen zur operativen Thorakoskopie im Kindesalter

I	Lunge
	- Parenchym-Bronchusfisteln
	- Emphysemblase
	- Lungenresektion
	- Zystenresektion
	- Resektion und Vaporisation von kleine Tumoren und Metastasen
	- Biopsie
II	Pleura
	- Pleurodese
	- Dekortikation
	- Empyem, gezielte Drainage
III	Perikard
	- Perikardfensterung
	- Perikardzyste
IV	Mediastinum
	- Verletzung des Ductus thoracicus
	- Ligatur des Ductus Botalli
	- Vagotomie
	- Sympathektomie
	- Resektion von Zysten
	- Lymphknotenbiopsie

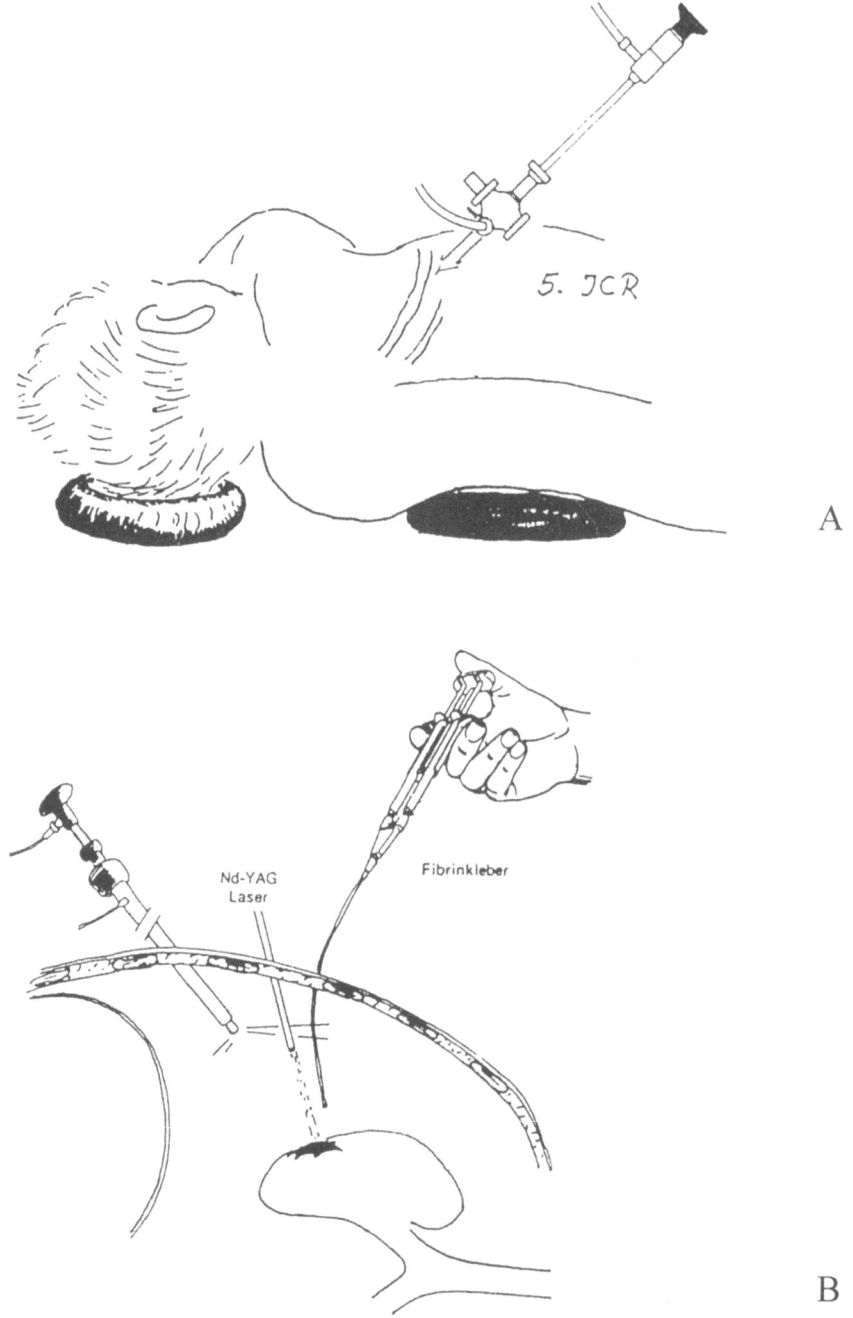

Abb. 12. Technik der thorakoskopischen Laseranwendung. Das Kind wird auf der kontralateralen Seite gelagert. Die Optik wird im 5. ICR eingeführt (A). Die "bare fiber" und die Applikationssonde für den eventuell benötigten Fibrinkleber werden durch Punktionskanülen in den benachbarten Interkostalräumen eingeführt

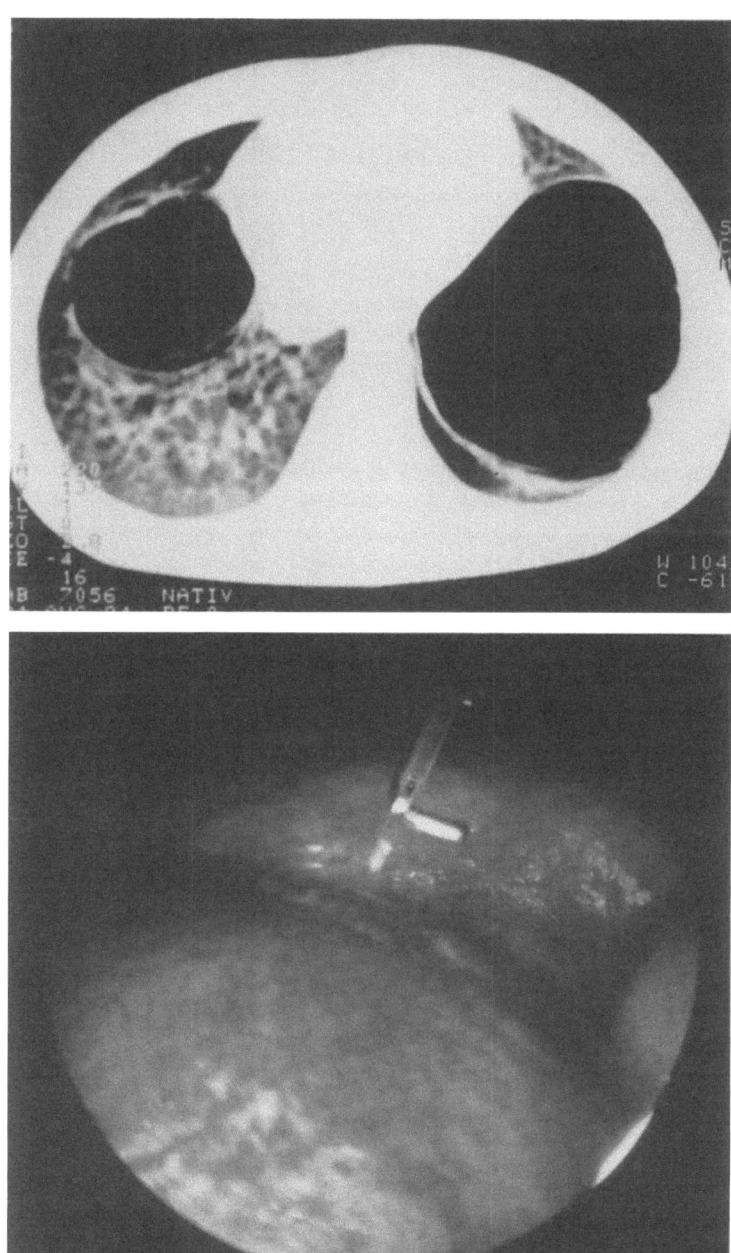

Abb. 13. NMR-Bild von der Lunge eines 9 jährigen Knabens mit großen Zysten in beiden Lungenflügeln (oben). Das untere Bild zeigt den thorakoskopischen Blick auf die Zyste

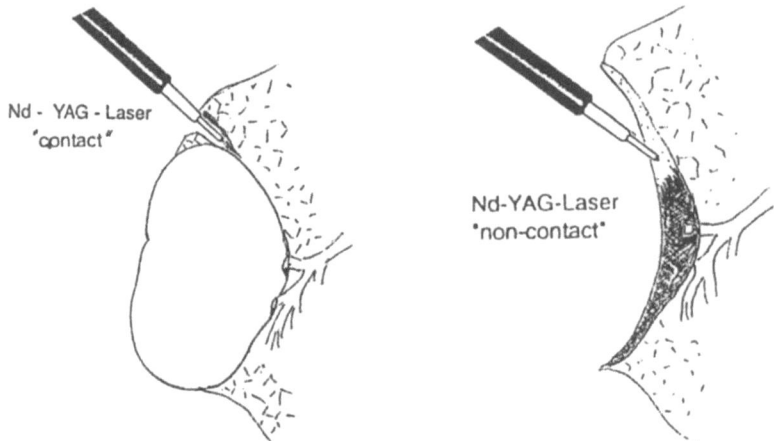

Abb. 14. Die Lungenzyste wird im Kontakt mit dem Nd-YAG-Laser exzidiert, die Schnittfläche wird im Nonkontakt versiegelt. Durchtrennte Bronchien können durch die intraluminale Laseranwendung verschlossen werden (A). Das untere Bild zeigt die Röntgenaufnahme der Lunge 2 Tage nach der Laserresektion der beiden Zysten. Das Kind ist rezidivfrei

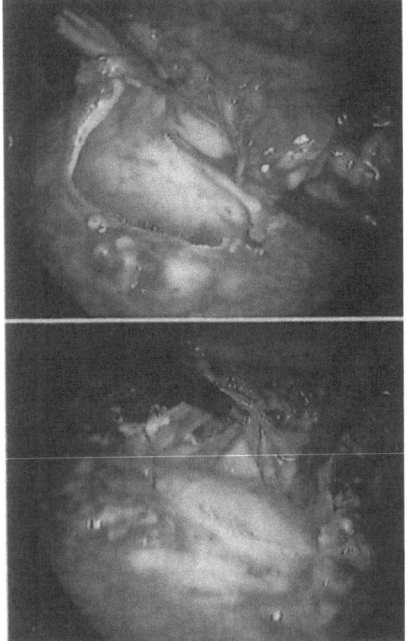

Abb. 15. Thorakoskopische Bilder vom Herzbeutel eines 8-jährigen Knabe mit massivem Perikarderguß. Oben ist das große Perikardfenster, welches mit dem Laser exzidiert worden ist, zu erkennen; unten der Blick auf das vom Perikard befreite Herz

3.1.6 Weitere Indikationen zur Laseranwendung bei der Laparoskopie

3.1.6 Weitere Indikationen zur Laseranwendung bei der Laparoskopie
Weitere Anwendungsgebiete beim Kind sind in Einzelfällen eine begleitende Leistenhernie, die Resektion von Urachus-Divertikeln und Fisteln, Eingriffe an der Milz, an der Niere, am Omentum und Mesenterium. Keine Indikationen sehen wir für den Lasereinsatz dagegen bei der von uns routinemäßig durchgeführten laparoskopischen Fundoplication beim gastro-ösophagealen Reflux und bei der laparoskopischen Sigma- und Rektumresektion.

3.2 Thorakoskopische Laseranwendung (Tab. 2)
Die Thorakoskopie wird im Kindesalter mit den gleichen Instrumenten durchgeführt wie die Laparoskopie, ergänzt durch das Lasergerät und die Laser-Applikatoren. Es wird ein artefizieller Pneumothorax angelegt. Bei den Frühgeborenen und Neugeborenen reicht der spontane Kollaps der Lunge nicht aus, da die Lunge sehr steif ist. Es wird daher primär ein Spannungspneumothorax mit der Veress-Kaanüle (6 - 8 mmHg) angelegt. Die "bare fiber" wird wiederum beim Neugeborenen durch Punktionskanülen und bei den älteren Kindern durch die eingangs beschriebenen Laser-Handapplikatoren eingeführt (Abb. 12).

Wir haben Erfahrungen mit 51 thorakoskopischen Laseranwendungen beim Kind. Indikationen waren Fistelverschlüsse am Bronchus und am Lungenparenchym, Exstirpationen kleiner Tumoren und Metastasen, Lungenteilresektionen, Biopsien, Abtragung von Emphysemblasen und Zystenresektionen. Weitere Indikationen sind die gezielte Pleuradrainage, Pleurodese, Adhäsiolyse und Ausräumung eines chronischen Empyems, Perikardfensterung, Resektion von Zysten im Mediastinum und am Perikard, sowie Eingriffe am Ductus thoracicus, Nervus vagus und Nervus sympaticus (7, 11, 12, 22). Die thorakoskopischen Eingriffe werden von den Kindern sehr gut toleriert und können daher problemlos wiederholt werden. Die Eingriffe sind schonend und parenchymsparend, so daß auch Neugeborene und Säuglinge mit multiplen, beidseitigen Lungenzysten in mehreren aufeinanderfolgenden Sitzungen behandelt werden können (Abb. 13).

Ein weiterer Vorteil bei der Laseranwendung besteht in der kompletten Versiegelung der Schnittfläche, so daß auch bei belüfteter Lunge weder Blutungen noch Gasaustritte die Sicht und damit die Präparation stören (Abb. 14, 15, 16).

3.3 Endoskopische Laseranwendung an den Atemwegen
Für die endoskopische Chirurgie an den Atemwegen eignen sich im wesentlichen nur intraluminale ("intrinsic") Stenosen, in Einzelfällen aber auch intramurale und extramurale Stenosen. Die Indikation ist beim Schweregrad COTTON III und IV gegeben (2). Das operative Vorgehen ist nicht nur von der Ursache der Stenosen, sondern auch vom Alter, von der Reife und von dem Körpergewicht der Kinder abhängig. Die Indikationen sind altersabhängig verschieden. Beim Neugeborenen stehen die akuten Obstruktionen durch die nekrotisierende Tracheobronchitis (NTB) im Vordergrund, beim Säugling lagen in unserem Krankengut von ca. 450 Kindern bei 2/3 der Kinder narbige Strikturen durch Tubusschäden und Intubationsverletzungen vor. Bei den

größeren Kindern dominierten die narbigen Einengungen nach Entzündungen, nach Tracheotomie und nach Rauchinhalation bei Verbrennungen.

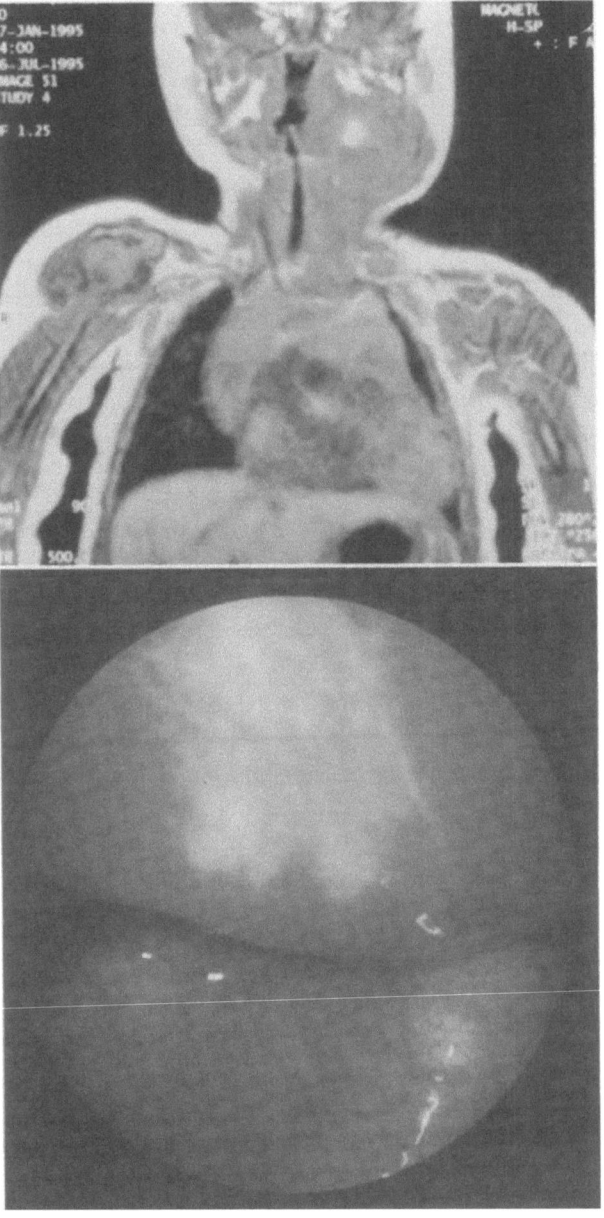

Abb. 16. Ein halbjähriger Knabe mit einem ausgedehnten zerviko-thorakalen Lymphangiom. Der polyzystische Tumor reicht von der Schädelbasis bis zum Zwerchfell (oberes Bild vom NMR). Das untere Bild zeigt einen Blick auf den mediastinalen zystischen Anteil des Lymphangioms

Die Laseranwendung ist die weitaus schonendste und effektivste Technik (3, 9, 15). Sie wird ggf. mit der Ballondilatation, der Ringmesserausschälung und der Fogarty-Katheter-Desobliteration kombiniert. Zur Anwendung kommen der 0,4 mm dicke "bare fiber"-Lichtleiter mit den eingangs genannten Behandlungsparametern.

Die Hämangiome des Larynx, der Trachea und der Bronchien sowie die Granulationspolypen werden mit der Nonkontakttechnik behandelt. Zysten, Geschwülste und Narbenplatten werden dagegen mit der Kontakttechnik reseziert (Abb. 17). Bei intramuraler Ausbreitung der Prozesse und bei extraluminalen Veränderungen wird unter endosonographischer Kontrolle und endoskopischer Sicht die "bare fiber" in das Zentrum der Zyste bzw. des Tumors vorgeführt und unter ITT-Bedingungen gelasert. Das Endosonographie-Gerät wird bis zur korrespondierenden Stelle im Ösophagus vorgeschoben. Dadurch kann auch der Therapieerfolg sofort sichtbar gemacht werden.

Ebenfalls unter endoskopisch-endoösophagealer Kontrolle erfolgt der Verschluß von tracheo-ösophagealen Fisteln. Der Fistelgang wird trachealseitig mit der "bare fiber" sondiert und mit 5 W cw demukosiert. Dann wird die Fistel mit Human-Fibrinkleber plombiert (Abb. 18), (15).

3.4 Endoskopische Laseranwendung am Ösophagus und Gastrointestinaltrakt (Tab. 3)

Indikationen zur endoskopischen Laserapplikation sind die Hämostase bei Blutungen, Narbenexzision bei kurzstreckigen Strikturen nach Verätzungen, Ulzerationen und bei einer Refluxösophagitis. In Verbindung mit der Fibringewebeklebung ist der Verschluß von Fisteln möglich. Schließlich können Polypen, Zysten und Geschwülste reseziert, koaguliert oder gefenstert werden.

Die Blutstillung beim Ulkus, beim Barrett-Syndrom, blutenden Hämangiomen und Polypen sowie die Vaporisation und Koagulation von Granulationen und Polypen wird mit der Nonkontakttechnik durchgeführt. Alle Resektionen, Exzisionen und Fensterungen erfolgen mit dem Kontaktverfahren. Wir führen alle Eingriffe mit dem Neodym-YAG-Laser durch und verzichten auf die konventionellen Techniken wegen der hohen Präzision, der Applikation, der genauen Dosierung der Gewebewirkung, dem minimalen Blutverlust der kleinen perifokalen Nekrosezone usw. Ferner ist die primäre Epithelisierung der Wundflächen bei fehlender Infektion von Vorteil.

Für die Eingriffe an der Speiseröhre verwenden wir das starre Endoskop, bei den Operationen am Magen und am Duodenum das flexible Fiberskop. Hierfür stehen für das Säuglingsalter besonders kleine Fiberskope zur Verfügung. Mit diesen haben wir unter anderem bei 4 Kindern mit einem membranösen Duodenalverschluß die endoskopische Membranexzision vornehmen können, so daß auf eine Laparotomie verzichtet werden konnte (23).

Laseranwendung in der Proktologie. Bei der endoskopischen Proktologie haben wir den Laser für die Rekanalisation von Geschwülsten, Resektion von Polypen, von

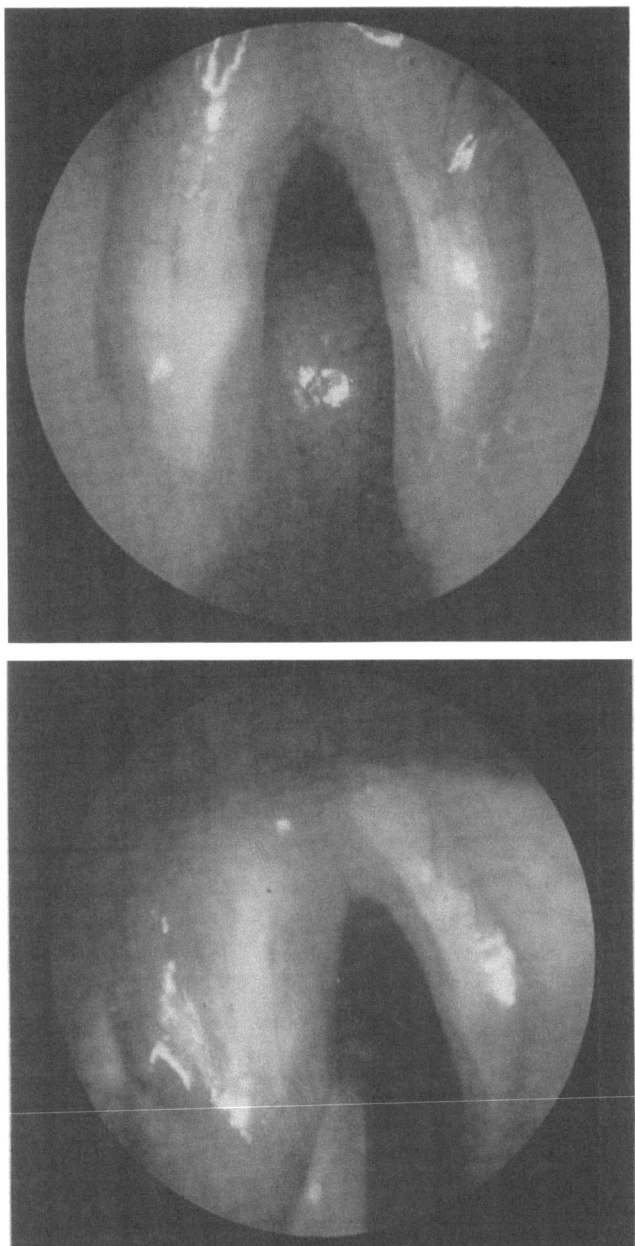

Abb. 17. Subglottische Trachealzyste bei einem Neugeborenen mit einem lebensbedrohlichen Erstickungsanfall. Die Zyste (oberes Bild) verlegt den Atemweg fast vollständig bis auf ein kleines Restlumen (oberes Bild). Auf dem unteren Bild erkennen wir die Abtragungsfläche der Zyste und den freien Atemweg. Das 5 Tage alte Neugeborene konnte ohne Anlage eines Tracheostomas postoperativ sofort extubiert werden

Tab. 3. Endoskopische Laser-Anwendung am Digestionstrakt (starr und flexibel)

Mund: haut	Angiome, Zysten, Tumore an Zunge, Lippen und Wangenschleim-
Rachen:	Choanalatresie, Angiom, Tumor, Stenose, Striktur
Ösophagus:	Blutstillung bei Ulcus u. Varizen Striktur (mit Fadenbougierung) Rekanalisation von Tumoren kong. Stenosen Obliteration von kong. Fisteln
MDK:	Blutstillung Membranstenosen und Atresien Polypabtragung Eingriffe an der P. Vateri

heterotoper Schleimhaut und für den Verschluß von Fisteln eingesetzt. Darüber hinaus hat sich der Laser bei der Behandlung von Rektumstenosen (kongenitale Stenosen und postoperative Anastomosen-Striktur) sowie bei der Blutstillung (Hämangiome, Polypen, Ulzerationen) bewährt.

3.5 Laseranwendung in der endoskopischen Urologie
Eingriffe an der Harnblase und an der Harnröhre sind sowohl beim Mädchen als auch beim Knaben die bevorzugten Indikationen für die Anwendung des Lasers. Mit ihm gelingt übersichtlich und ohne Blutverlust die Resektion von Urethralklappen, kongenitalen Stenosen, Hypoplasien an der Harnröhre, Strikturen, Polypen, Granulationen und Hämangiomen (Abb. 16). Schließlich kann mit dem Laser die Harnröhre depiliert werden, wenn im Rahmen einer Hypospadieoperation Skortalhaut oder andere behaarte Haut verwandt worden ist. In einzelnen Fällen haben wir den Laser für die Resektion von Ureterozelen und von Harnblasentumoren genommen. Mit der endoskopischen laserinduzierten Steinzertrümmerung haben wir dagegen keine Erfahrungen.

4 Diskussion
Die endoskopische Laseranwendung erweitert die therapeutischen Möglichkeiten der endoluminalen und intrakavitären Chirurgie auch im Neugeborenen- und Kindesalter. Das Spektrum der Indikationen ist groß. Durch die Einkoppelung der Laserstrahls in die dünnen "bare fiber"-Quarzlichtleiter kann jeder pathologische Prozeß, der mit dem starren oder flexiblen Endoskop zur Darstellung gebracht wird, laserchirurgisch behandelt werden. Abhängig von der Erkrankung kommen dabei verschiedene Techniken zur Anwendung, am häufigsten das Kontakt- und das Nonkontaktverfahren.

Speziellen Indikationen vorbehalten bleibt die ITT-Technik und der Fibertom-Mode sowie der gas- bzw. flüssigkeitsgespülte Lichtleiter.

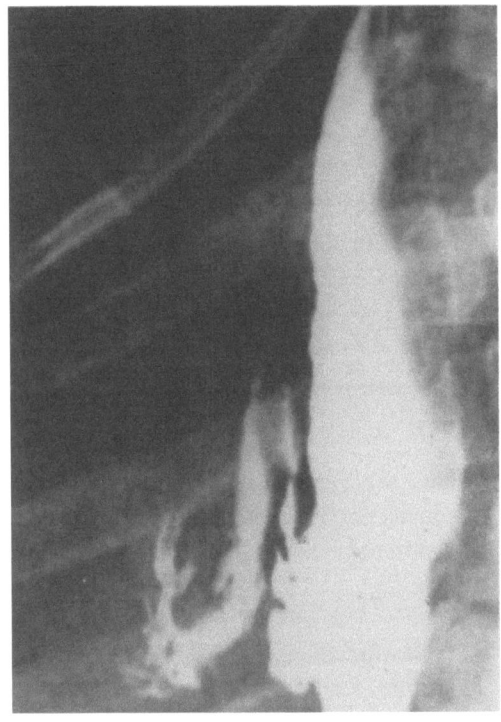

Abb. 18 A

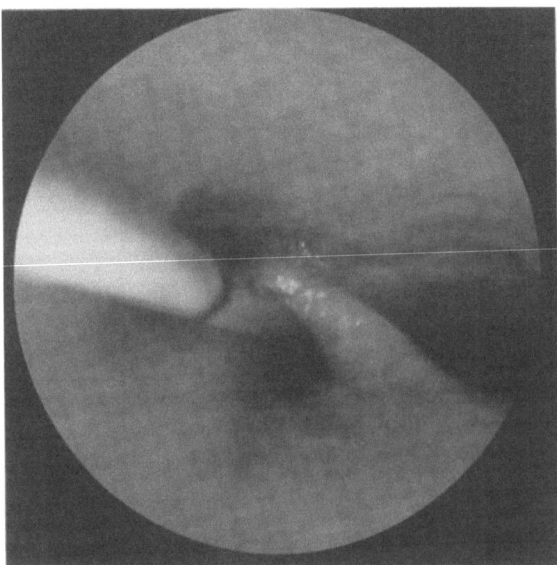

Abb. 18 B (1)

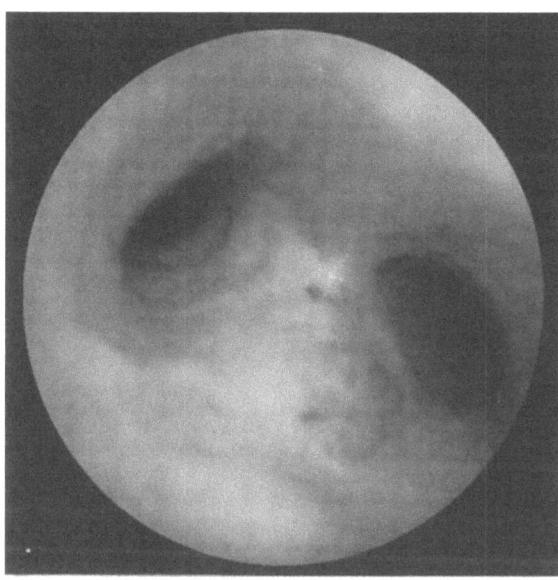

Abb. 18 B (2)

Abb. 18. (A) Röntgenbild von einer breiten ösophagotrachealen Fistel. Die endoskopischen Bilder zeigen oben die Fistel vor dem Laserverschluß und unten 6 Wochen nah der Fistelokklusion (B)

Bei optimaler Nutzung der bereits bekannten Techniken und künftig weiterzuentwickelnden Anwendungsformen weist die endoskopische Laserchirurgie mit dem Neodym-YAG-Laser so vielfältige Vorteile aus, daß bei den kleinen räumlichen kindlichen Verhältnissen und den besonderen Indikationen in der Kinderheilkunde auf den Lasereinsatz nicht mehr verzichtet werden kann. Bei zahlreichen Erkrankungen sind die endoskopisch-chirurgische Operationen durch den Laser überhaupt erst möglich geworden. Als besondere Vorteile gelten die Kleinheit der Faser und der Laserapplikatoren, die sofortige Blutstillung bei der Gewebedurchtrennung, die Vaporisation des Gewebes mit der Erleichterung der Bergung, die Versiegelung der Schnittfläche (Vorbeugung von Fisteln, Adäsionen, Nachblutung, Lymphansammlung usw.) und die Möglichkeit des berührungslosen Operierens. Die Eingriffe werden dadurch schonender, effektiver und komplikationsloser. Das bedeutet Verkürzung der Liegezeiten und eine Kostenminderung nicht nur gegenüber anderen endoskopisch-chirurgischen Eingriffen, sondern auch gegenüber der konventionellen offenen Chirurgie.

Die Begeisterung für die endoskopische Chirurgie darf jedoch nicht zu einer unkritischen Anwendung führen. Voraussetzung ist eine angemessene Ausbildung der Operateure, Schulung des Endoskopie-Teams, Beachtung der traditionellen Indikationen und die Beschränkung auf die Bereiche, bei denen ein zumindest gleich gutes oder sogar besseres Ergebnis gesichert ist.

Grundsätzlich sollten alle endoskopischen Operationen so durchgeführt werden, daß sie jederzeit vom gleichen Operateur zu einer Laparotomie bzw. Thorakotomie erweitert werden können. Die Indikationen für die endoskopische Chirurgie hängen somit weitgehend vom Ausbildungsstand, vom Geschick und von der Erfahrung des endoskopisch-operierenden Chirurgen ab.

Bei einer adäquaten technischen und personellen Voraussetzung, insbesondere auch die Möglichkeit der Laseranwendung, kann die endoskopische Chirurgie die konventionellen Operationstechniken in zahlreichen Bereichen bereits ersetzen und darüber hinaus vorteilhaft ergänzen.

5 Zusammenfassung

Die Anwendung des Lasers in der endoskopischen Chirurgie erweitert die therapeutischen Möglichkeiten im Neugeborenen- und Kindesalter erheblich. Das Spektrum der Indikationen zur endoskopischen Laseranwendung umfaßt zahlreiche Möglichkeiten bei der operativen Laparoskopie, Thorakoskopie, Tracheobronchoskopie und der Endoskopie am Ösophagus, Gastrointestinaltrakt und an den ableitenden Harnwegen. Die Indikationen für die endoskopische Chirurgie hängen allerdings weitgehend vom Geschick und von der Erfahrung des Endoskopikers sowie im Neugeborenen- und Säuglingsalter vom Vorhandensein eines Lasergerätes ab. Im Kindesalter haben wir bei allen endoskopisch-chirurgischen Eingriffen den Nd-YAG-Laser 1064 nm verwandt. Der Laserstrahl wurde durch Einkoppelung in einen flexiblen Quarz-Lichtleiter übertragen. Die Kleinheit der "bare fiber" und der Laser-Handapplikatoren ermöglichen das endoskopische Operieren in jedem Lebensalter, so auch bei unreifen Frühgeborenen mit Gewichten unter 1500g. Alter und Gewicht der Kinder schränken die Indikation nicht ein. Die Begeisterung für die endoskopische Chirurgie darf jedoch nicht zur unkritischen Anwendung führen. Voraussetzung ist eine angemessene Ausbildung der Operateure, Schulung des Endoskopie- und Laser-Teams, Beachtung der traditionellen Indikationen und die Beschränkung auf die Bereiche, bei denen ein zumindest gleich gutes oder sogar besseres Ergebnis gesichert ist.

Summary

Endoscopic laser application in Pediatric Surgery. In Pediatric Surgery the use of endoscopic techniques gains more importance today. In general all body cavities or native ducts are accessible for endoscopy in newborns, babies and children. Therefore operations in all regions of head and neck (ear, paranasal sinus, nasopharyngeal space, salivary glands), airways (larynx, trachea, bronchi), gastro-intestinal and urinary tract (esophagus, stomach, duodenum, biliary ducts, colon, rectum), (ureter, urinary bladder, urethra) the thorax and the abdominal cavity are possible. The technical prerequisites such as endoscopes, optics, light sources, suction/irrigation systems are existent and accessible today. The small size of these endoscopes with their small working channels, small light guiding systems, small optics and sometimes restricted steerability makes it necessary to use special techniques and instruments, adapted to the small size of instruments as well as to the size of the patients. Here the distinct anatomical and physiological differences in babies and especially in newborns and premature babies (immaturity, rapid growth) have to be taken into account. Futhermore special clinical aspects in congenital disorders with their large amount of accompanying congenital diseases and extensive secondary injuries and sequelae have to be regarded. In the last decade the most advances in endoscopics surgery have been achieved due to laser techniques. In all cases we use the Nd-YAG-Laser with the bar-fibre in different modes (contact, non-contact, fibretom-mode, gas- and fluid jetstream-mode). The advantages of the laser in endoscopic surgery are small probes (0,6 mm) and instruments, tissue preserving, sealing of the tissue surface, less fibrin exsudation, prevention of fistulas and adhesions. Therefore, drainage is nunnecessary in most of the cases.

Literatur
1. Berlien HP, Müller G, Waldschmidt J (1990) Lasers in Pediatric Surgery. Progr. Pediatr. Surg. 25: 5-22
2. Cotton RT (1985) Prevention and management of laryngeal stenosis in infants and children. J Pediatr. Surg. 20: 845-851
3. Dierkesmann R, Huzly A (1983) Die Anwendung des Nd-YAG-Lasers bei der Bronchoskopie. Prax. Klein. Pneumologie 37: 989-990
4. Feste JR (19..) Laser Laparoscopy. A new Modality. J Reprod Med 30 (5): 413 - 417
5. Hertzmann P (1994) Thermal instrumentation for endoscopic surgery. In: TE Lobe, KP Schropp (Edts). Pediatric Laparoscopy and thoracoscopy. WB Saunders, Philadelphia pp.: 25-38
6. Huber JJ, Hosmann J, Spona J (1988) Polycytic ovarian syndrome treated by laser through the laparoscope. (Letter) Lancet 2 (8064): 215
7. Lobe TE (1992) Thoracoscopic laser excision, treatment of bronchogenic cysts. Clin laser month: 59-61
8. Lomano JM (1987) Nd:YAG-laser ablation of early pelvic endometriosis: A Report of 61 cases. Lasers Surg Med 7 (1): 55-60
9. Nowak W (1988) Behandlung semimaligner Tumoren bei Kindern und Jugendlichen mit dem Neodym-YAG-Laser. Z. Kinderchir 43: 30-32
10. Reddick EJ, Olsen D (1989) Laparoscopic Laser cholecystectomy. Surg Endosc 3: 131-133
11. Rodgers DA, Philippe PG, Lobe TE, Kay GA, Gilchrist BF, Schropp KP, Bhaskar NR (1992) Thoracoscopy in children: An initial experience with evolving technique. J laparoscop surg 2: 7-14
12. Ryckman FC, Rodgers BM (1982) Thoracoscopy for intrathoracic neoplasia in children. J pediatr surg 17: 521-524

13. Sackier JM (1991) Laparoscopy in pediatric surgery. J pediatr surg 26: 1145-1147
14. Waldschmidt J (1990) Indication of Laser-assisted laproscopy in children. Laser Med. O: 20-24
15. Waldschmidt J, Gdanietz K, Proano L (1991) Laryngo-tracheo-ösophagelae Spalte mit laryngealem Hamartom - Erfolgreiche endoskopische Korrektur mit dem Neodym-YAG-Laser. Zentralblatt Kinderchir 1 (1991): 74-82
16. Waldschmidt J (1991) Laparoscopical surgery in neonates and infants. Europ J Pediatr Surg 1: 145-150
17. Waldschmidt J, Schier F (1991) Surgical correction of abdominal testes after Fowler-Stephens using the Neodymium-YAG-Laser for preliminary vessel dissection. Europ J Pediatr Surg 1: 54-57
18. Waldschmidt J, Kewitz A, Proano L, Schier F (1992) Erfahrungen mit der laparoskopischen Chirurgie im Säuglings- und Kindesalter. In: Fuchs KH, Hamelmann BC, Manegold BC (Hrsg) Blackwell Wiss Berlin: 313-318
19. Waldschmidt J, Proano L, Schier F (1993) Laparoskopische Cholecystektomie im Säuglings- und Kindealter. Zentralbl Kinderchirurgie 2: 145-152
20. Waldschmidt J, Schier F (1993) Laparoskopische Abtragung von Meckel-Divertikeln und anderen embryonalen Relikten des D. omphaloentericus. In: Brune IB, Schönleben K (Hrsgb.) Laparoendoskopische Chirurgie. Marseille München: 295-302
21. Waldschmidt J (1993) Endoskopische Techniken in der Kinderchirurgie. Min Invas Med- Med Tech 4: 39-48
22. Waldschmidt J, Hoffmann K, Stroedter L, Doede Th (1997) Thoracoscopic Resection of a Multicystic Lymphangioma of the Mediastinum with the Nd-YAG-Laser in a Ten-Month-Old Infant. Pediatric Endosurgery & Innovatiove Techniques: 139-145
23. Ziegler K, Schier F, Waldschmidt J (1991) Endoscopic Laser Resection of a Duodenal Membrane. J Pediatr Surg

MRT kontrollierte LITT bei vaskulären Fehlbildungen im Kindesalter - Erste Erfahrungen

D. Cholewa[1], F. Wacker[2], E. Rohde[3], A. Roggan[3], K.J. Wolf[2], J. Waldschmidt[1]
Abteilungen für Kinderchirurgie[1] und Radiologie[2], Universitätsklinikum Benjamin Franklin, FU Berlin und Lasermedizinzentrum[3], D-12200 Berlin

1 Einleitung

Angeborenen vaskuläre Fehlbildungen (CVD) sind die häufigsten Neubildungen im Kindesalter [3]. Etwa ein Viertel der zu therapierenden Erkrankungen erfordert eine perkutane interstitielle Laserbehandlung (LITT). Diese lokoregionäre Therapie setzt voraus, daß die Gewebezerstörung auf die Erkrankung begrenzt bleibt und angrenzende Bezirke nicht geschädigt werden. Liegt die Erkrankung dicht unter der Körperoberfläche, erfolgt die Lage- und Therapiekontrolle durch Palpation. Liegt die Gefäßfehlbildung tiefer als 3 cm unter der Haut, wird diese Kontrollmethode unsicher, und der Ultraschall (US) oder die farbkodierte Dopplersonografie (FKDS) werden zur Behandlungsüberwachung eingesetzt. Es gibt jedoch Lokalisationen und Ausbreitungsformen, bei denen der US die genaue Abgrenzung nicht aufzuzeigen vermag. Der hohe Weichteilkontrast der Magnet Resonanz Tomografie (MRT) ermöglicht hier die Differenzierung zwischen erkranktem und gesundem Gewebe. Die mitgeteilten Ergebnisse in der MRT-kontrollierten palliativen Therapie solider Tumoren und Metastasen [4], waren für uns Anstoß zu prüfen, ob es sinnvoll ist, die interstitielle Laserbehandlung von kongenitalen vaskulären Fehlbildungen durch die Kernspintomografie zu kontrollieren.

2 Patienten und Methode

Von Februar 1996 bis Juni 1997 wurden 10 MRT-gestütze Laserinterventionen bei 9 Kindern im Alter von 3 Monaten bis 12 Jahren durchgeführt. Zweimal handelte es sich um Hämangiome, in den anderen Fällen um vaskuläre Malformationen. Veranlassung zur Lasertherapie waren immer fehlbildungsbedingte Beschwerden (Tab. 2.1). In 3 Fällen konnte durch das MRT eine tiefere Ausdehnung der vaskulären Malformation ausgeschlossen werden, und die interstitielle Lasertherapie erfolgte unter Palpation oder US-Kontrolle. Die MRT-Bildgebung erfolgte im Niederfeldsystem 0,2 Tesla des Magnetom open, Siemens®, Erlangen. Die verwendeten Gradientenechosequenz (GE), Turbo Inversions Recovery Sequenz (TIR) und die Turbo Spin Echo Sequenz (TSE) erlaubten eine Darstellung einer Schicht mit Meßzeiten zwischen 11 und 18 Sekunden. Das Nd:YAG Lasergerät Medilas fibertom 5100, Dornier®, Germering, befand sich im Kontrollraum. Operateur und Radiologe verständigten sich über eine Gegensprechanlage. Im Untersuchungsraum befand sich ein zweiter Monitor, so daß der Operateur die Punktion und das Behandlungsmonitoring mitverfolgen konnte. Alle Eingriffe wurden in Allgemeinanästhesie durchgeführt. Gesamt- und Behandlungsvolumen wurden anhand des MRT-Befundes mit einer Näherungsformel berechnet (a x b x c x 0,5).

Tab. 2.1. Patienten

Kind	Alter	Diagnose	Lokalisation	Beschwerden
1	8 J.	vaskuläre Malformation	Oberschenkel	rezid. Thrombophlebitis
2	2 J.	vaskuläre Malformation	Retroperitoneum	Gehstörung
3	12 J.	Lymphangiomatose	Retroperitoneum	Leistenschmerz, Gehstörung
4	1 J.	Hämangiom	Halsweichteile	Stridor
3	12 J.	Lymphangiomatose	Retroperitoneum	Leistenschmerz, Gehstörung
5	2 J.	vaskuläre Malformation	Thoraxwand, Pleura	Thrombopenie, Pleuraerguß
6	6 J.	vaskuläre Malformation	Oberschenkel	Knieschmerzen
7	4 J.	vaskuläre Malformation	Gluteal	rezid. Thrombophlebitis
8	4 J.	vaskuläre Malformation	Oberschenkel	rezid. Thrombophlebitis
9	3 M.	Hämangiom	Mundboden, Parotis	Trinkschwäche, Progredienz

3 Ergebnisse

Alle Kinder hatten ausgedehnte Befunde mit Volumina von 45-1500 ml. Nach Festlegung der Punktionsebene erfolgt die Positionierung (Abb. 3.1). Bei allen Kindern fanden sich MR-Signalintensitätverminderungen während der LITT. Erste MR-Veränderungen traten nach 45 bis 500 Sekunden auf. Reversible Veränderungen beobachteten wir bei 6 Anwendungen (Abb. 3.2), irreversible Bildveränderungen fanden sich bei allen Patienten. Am häufigsten kam die bare fiber zur Anwendung. Bei 5-6 Watt Leistung wurden mit ihr maximale Diameter von 1-2 cm verändert. Die ITT Ringmode Faser, Dornier®, Germering, und der LITT Streuapplikator wurden in einem thermostabilen Hüllschlauch nach Vogl und Mack, Somatex®, Berlin verwandt. Der Hüllschlauch wurde über eine speziell dafür hergestellte Punktionsnadel (2,0 mm ID, 2,3 mm AD) in die Fehlbildung plaziert. Der maximale Durchmesser von MR-Veränderungen bei der Lasertherapie mit diesen speziellen Applikationssystemen betrug 3 cm. Die Applikationszeiten an einer Stelle lagen jeweils zwischen 2 und 20 Minuten. Um einen Durchmesser von 10 - 15 mm zu erreichen, waren Ener-

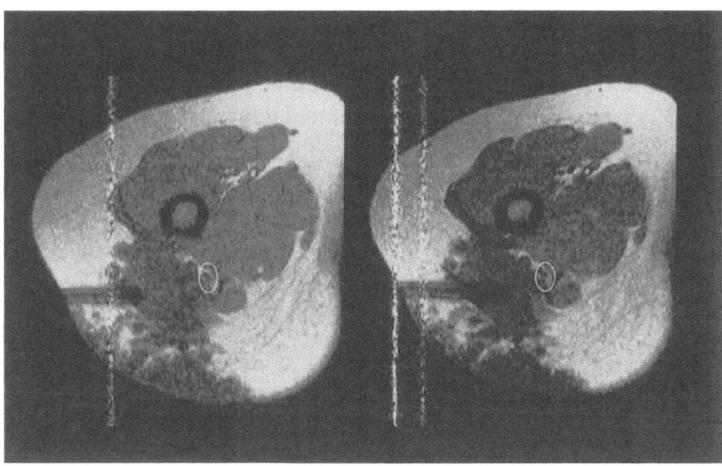

Abb.3.1. Positionierung. Die vaskuläre Fehlbildung durchsetzt die dorsale Oberschenkelmuskulatur. Die MR-Punktionsnadel kann durch sogenanntes „passives tip tracking" in genauen Abstand zur gefährdeten Struktur, in diesem Fall den Ischiasnerv (0), gebracht werden

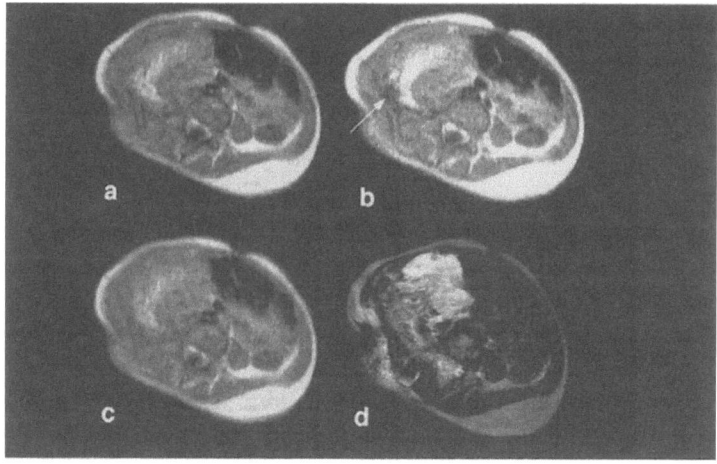

Abb 3.2. Reversible MR-Veränderung. Zweijähriges Mädchen mit einer vaskulären Malformation des Retroperitoneums links. (**a**) T1: Punktion oberhalb der Beckenschaufel und Einführen der bare fiber (**b**) T1: 80 Sekunden LITT bei 5 Watt. Der Pfeil zeigt die thermisch bedingte Reduzierung der Signalintensität (**c**) T1: 200 Sekunden später ist die Signalintensitätsminderung nicht mehr zu erkennen. (**d**) T2: Die Kontrolle 6 Wochen nach Lasertherapie zeigt eine abgeschwächte Signalintensität im behandelten, dorsalen Bereich der CVD

gien von 180 bis 1660 Joule nötig (Tab. 3.1). Als Komplikation beobachteten wir in einem Fall eine thermische Schädigung an der Punktionsstelle. Das Lightguide Protection System (LPS) stand an diesem Tag nicht zur Verfügung. MR-Kontrollen erfolgten nach 4-6 Wochen. Als positive Kontrollen galten jene Fälle, in denen ein Abfall der T2-Signalintensität oder eine Kontrastmittelaussparung zu beobachten war. Die T2-Kontrollen waren bei 9 Kindern positiv, bei einem Kind steht die Kontrolluntersuchung noch aus. Bei 3 Patienten (Kinder 1, 7, 8) ist die Behandlung abgeschlossen. Ein Junge, der momentan beschwerdefrei ist, findet sich in klinischer Kontrolle (Kind 6). Bei fünf Patienten werden weitere Sitzungen erforderlich sein (Kinder 2, 3, 4, 5, 9). Bei zwei von diesen warscheinlich unter FKDS Kontrolle (Kinder 4, 9).

Tab.3.1. Parameter

Kind	Laserfaser	Leistung (Watt)	Zeit (Sek.)	Volumen (HxBxTx0,5)	Energie /d =10-15mm
1	bare fiber	5	180	0,9 ml	900 Joule
2	bare fiber	5	240	2 ml	1665 Joule
3	ring mode	5	480	6 ml	450 Joule
4	ring mode	4	300	3,5 ml	320 Joule
3	ring mode	4	1200	3 ml	1600 Joule
5	ring mode	4	1380	20 ml	180 Joule
6	bare fiber	6	200	0,9 ml	1200 Joule
7	bare fiber	5	240	0,9 ml	1200 Joule
8	Streuapplikator	5	900	15 ml	1400 Joule
9	bare fiber	5	480	6 ml	1000 Joule

4 Diskussion

Die interstitielle Lasertherapie wird seit einiger Zeit MRT geführt angewandt. Der erste LITT Eingriff überhaupt erfolgte 1983 bei einem Kind mit einer cerebralen Raumforderung unter MRT Kontrolle [1]. Seit Entwicklung offener Systeme ist es möglich, MR-assistierte Interventionen direkt im Meßfeld durchzuführen. Wesentlicher Vorteil ist die hohe Weichteilauflösung, die eine genaue Positionierung des MR-Tools im pathologischen Befund ermöglicht. Es sind alle drei Raumebenen einstellbar. Die Untersuchung ist sensibel für thermische- und perfusionsbedingte Veränderungen. Bei fehlender Strahlenbelastung kann an einem Arbeitsplatz die Diagnostik (Ausbreitung), die Planung (Punktionsebene), die Überwachung (Positionierung), die Kontrolle (T2 nach LITT) und die Nachsorge (erneutes Wachstum) der Behandlung erfolgen. Wir sahen bei allen Anwendungen thermisch bedingte Veränderungen in der MR-Bildgebung. Die Energiemengen, die nötig sind, um einen bestimmten Durchmesser einer CVD im MRT zu verändern, sind nicht genau vorhersehbar. Sie bewegen sich allerdings in den Dimensionen, die in vivo Versuchen an verschiedenen stark vaskularisierten Geweben histologisch ermittelt wurden [2]. Die Sensibilität gegenüber dem Laserlicht ist von der Farbe, der Lakunarisierung und der Perfusion der CVD abhängig. Die Parameter müssen deshalb während der Behandlung modifiziert werden. Eine Kontrolle der LITT bei kongenitalen vaskulären Fehlbildungen im MRT scheint somit möglich, auch wenn der definitive histologische Beweis, daß die thermischen Bildveränderung einer irreversiblen Schädigung der Fehlbildung entsprechen, nicht vorliegt. Es gibt Nachteile MR-gestützter Laserinterventionen in dem von uns angewandten System. Das Infektionsrisiko ist erhöht, denn wir befinden uns in einem stark genutzten Untersuchungsraum und nicht im Operationssaal. Das aseptische Arbeiten im Punktionsgebiet ist durch die sehr nahe Spule erschwert. Die Untersuchung und das Punktionsbesteck sind teuer. Die Narkosezeiten von 120-480 Minuten die erforderlich sind, um einen Teil einer großen CVD behandeln zu können, sind lang.

5 Zusammenfassung

Die LITT bei CVD sollte bei ausgewählten Kindern unter MR-Monitoring erfolgen. Bei unklarer Ausdehnung empfehlen wir ein MRT in Laserbereitschaft. Die Behandlung sollte auf die Bezirke begrenzt bleiben, die ein MR-Monitoring benötigen.

6 Literatur

1. Ascher PW, Ebner F, Stollberger R (1995) MR-guided laser assisted thermotherapy of cerebral BFMN tumors. In: Müller G, Roggan A. (Hrsg.) Laser-induced interstitial thermotherapy. Bellingham: SPIE Press, S 377-392
2. Van Hillegersberg R (1995) Cylindrical diffusing fiber-tip for interstitial laser coagulation. In: Müller G, Roggan A. (Hrsg.) Laser-induced interstitial thermotherapy. Bellingham: SPIE Press, S 195-211.
3. Philipp C, Berlien HP, Poetke M, Waldschmidt J (1994) Ten years of laser treatment of congenital vascular disorders - techniques and results. SPIE 2327:44-53.
4. Vogl TJ, Müller PK, Hammerstingl R, Weinhold N, Mack MG, Philipp C, Deimling M, Beuthan J, Pegios W, Riess H, Lemmens HP, Felix R (1995) Malignant liver tumors treated with MR Imagaging-guided laser induced thermotherapy: Technique and prospektive results. Radiology 196:257-265.

Ergebnisse der endoluminalen Laserbehandlung von 134 Kindern mit subglottischen Trachealstenosen

K. Hoffmann, Th. Doede und J. Waldschmidt
Kinderchirurg. Abtlg., Universität Klinikum B. Franklin, D-12200 Berlin

Subglottische Stenosen können wie auch die übrigen Trachealstenosen kongenital durch Angiome, seltener auch durch Klappen oder Membranen verursacht sein . Meist entstehen sie aber als gefürchtete Komplikation nach Intubation durch Verletzung oder Druckschädigung.

Von den 316 Kindern, die im UKBF Berlin in der Zeit von 1984-1995 kinderchirurgisch wegen Atemwegsstenosen behandelt wurden, wiesen 134 Kinder eine subglottische Stenose auf. Die zweithäufigste Stenose wurde von supraglottischen Granulationen verursacht. Die Ätiologie der subglottischen Stenosen war bei 93 Kindern ein zirkulärer Narbenwulst, der eine Einengung von 90% und mehr verursachte.

Nach Cotton, nach dem die Trachealstenosen in vier Schweregrade unterteilt werden, entspricht dies einem Schweregrad drei. Schweregrad eins bedeutet eine Einengung unter 70%, Schweregrad zwei eine Einengung des Lumens um 70% bis 90% und Schweregrad vier eine komplette Obstruktion.

Bei 17 Kindern mit subglottischen Atemwegsstenosen lagen Granulationen vor, 23mal fanden wir Hämangiome als Ursache der Stenosierung. Jeweils einmal fanden wir eine Trachelzyste bzw. eine Papillomatose.

Bei 110 von den 134 Kindern war die Einengung auf die subglottische Region begrenzt, bei den restlichen 24 waren darüber hinaus der Larynx und die intrathorakale Trachea betroffen.

Teilt man die Stenosen in verschiedene Formen ein, so lag am häufigsten Typ A, also eine umschriebene, kurzstreckige Stenose, insgesamt 65 mal vor. In der Form B bestehen ausgedehnte, flächenförmige Verdickungen, die beschränkt sind auf die Trachea und auf den Larynx, wogegen sich diese Veränderungen bei der Form C im gesamten Tracheobronchialsystem zeigen. Typ B fanden wir ebenfalls bei den Narbenstenosen am häufigsten, allerdings sind langstreckige Stenosen prozentual a m häufigsten bei den Granulationen.Insgesamt 17 mal erstreckte sich die Stenosierung über den gesamten Tracheobronchialbaum.

Das therapeutische Vorgehen muß individuell auf den Befund abgestimmt werden, wobei der Laserresektion die größte Bedeutung zukommt. Sie muß unter Umständen mit anderen Vefahren, z.B. Ringmesserschälung oder Ballondilatation kombiniert werden. Häufig ist auch das passagere Einsetzen eines Trachealstents sinnvoll.

Für die Laserresektionen benutzen wir einen Nd:YAG Laser. Für die Abtragung von Granulationen reicht eine Laserleistung von 15 W bei einer Impulsdauer von 200 ms und einem Intervall von 300 ms. Für die Resektion von Narbengewebe ist eine Leistung von 25 W erforderlich mit einer Impulsdauer von 300 ms. Beide Abtragungen werden im Kontaktverfahren durchgeführt. Angiome werden im Non-Kontaktverfahren behandelt, meist genügt eine Leistung von 20 W, ebenfalls getaktet.

Bei der Behandlung der subglottischen Stenosen reichte 94 mal die alleinige Laserresektion aus. Die Anzahl der Applikationen betrug bei den Narben im Mittel 1,8, bei den Granulationen waren im Mittel 2,8 Laseranwendungen - im Minimum 1 bis maximal 16 - notwendig und bei den Angiomen 1,1. Bei 9 Kindern war zusätzlich eine Stentbehandlung erforderlich und bei 16 Kindern ein Operativer Eingriff. Bei 15 Narbenresektionen wurde die Lasertherapie mit anderen Techniken kombiniert.

Die Behandlungsergebnisse waren gut: 117 mal konnte extubiert werden, 17 mal war eine temporäre Stomaanlage erforderlich, wobei dieses in 7 Fällen schon präoperativ angelegt war, kein Kind ist verstorben.

Die Behandlungsergebnisse der Trachealstenosen und insbesondere der subglottischen Stenosen, die häufig durch Intubation entstanden sind, können durch die Anwendung des Nd:YAG-Lasers deutlich verbessert werden und werden hoffentlich in Zukunft dazu führen, daß mehr und mehr auf die Anlage eines Tracheostomas verzichtet werden kann. Wir bevorzugen den Nd:YAG Laser wegen seiner hohen Effizienz und wegen der guten Blutstillung.

Literatur

Cohen M.D., Weber T.R., Rao C.C.: Balloon Dilatation of Tracheal and Bronchial Stenosis. AJR 142. 1984; 477-478

Geissler W., Wurnig P.: Formen und Bedeutung der Trachealstenosen. Z. Kinderchir. 43 Suppl.I.1988; 19-22

Waldschmidt J., Schier F., Charissis G.: Laserchirurgie an Larynx, Trachea und Bronchien im Kindesalter in: Berlien, Müller - Angewandte Lasermedizin- 5. Erg. Lfg. 7/92

Lasereinsatz bei der Fetoskopie- Bericht über Defektsetzung und Behandlung einer Gastroschisis beim Schaffeten mit Hilfe eines Nd:YAG-Lasers

K. Hoffmann, Ch. Kolorz, Th. Doede, H.P. Berlien, J.A. Deprest, J. Waldschmidt
Kinderchirurg. Abtlg. u. Lasermed. Abtlg. Universitäts- Klinikum B. Franklin,
D-12200 Berlin

Sinn einer intrauterinen Therapie von Fehlbildungen ist es, das Los dieser Kinder zu erleichtern, nicht jedoch, nicht lebensfähige Feten über den Zeitpunkt der Entbindung hinaus am Leben zu erhalten. Deshalb wird eine solche Therapie nicht in Frage kommen, wenn Multimorbidität vorliegt bzw. die Fehlbildung eine infauste Prognose hat.

Die bisherigen fetalen Operationen erfolgten mittels Sektio und Vorverlagerung des Feten. Dabei können nicht unerhebliche Schädigungen des Feten entstehen. Das Risiko einer Frühgeburt beträgt nach einer Fetoskopie 6,7%. Allein durch eine Eröffnung des Uterus ohne Manipulation am Feten steigt das Risiko einer Frühgeburt auf 38%, durch zusätzliche Operationen bzw. Manipulationen am Feten auf über 50%. Um dieses nicht zu tolerierende Risiko zu senken, ist ein endoskopisches Verfahren notwendig. Dabei kann das Risiko der Nachblutungsgefahr bei den intrauterinen Operationen eingeschränkt werden, wenn der Laser zur Anwendung kommt.

Vorteile eines solchen Vorgehens bei der endoskopischen Laserchirurgie sind:

1. Die direkte intrauterine Betrachtung des Feten mit Hilfe des Endoskops ermöglicht, äußerlich erkennbare fetale Anomalien exakt zu beurteilen und gegebenenfalls zu behandeln. Das wird durch den Vergrößerungseffekt, den Endoskop und Fernsehkette bewirken, noch verbessert.

2. Die endoskopische Chirurgie ist auf Grund des minimalen Gewebetraumas schonender für die Schwangere und für den Feten als die Operation am vorgelagerten Kind.

3. Durch die mittels Endoskopie und mikrochirurgischer Operationstechnik erreichbare Präzision können die Korrektureingriffe bereits in die Phase der frühen fetalen Entwicklung (< 20. SSW) vorverlegt werden.

4. Die laserchirurgische Technik ermöglicht das Operieren in kleinsten Räumen, wie sie sich bei den routinemäßig durchgeführten Eingriffen im Innenohr, Gefäßlumen, Speicheldrüsengängen, Gallenwegen usw. bewährt hat.

5. Mit dem Laser lassen sich zuverlässig Blutungen bei der Mutter und beim Feten vermeiden.

6. Durch das blutfreie Operieren sind die Sichtverhältnisse optimal.

7. Der Laser gewährleistet eine schnelle Epithelisierung, wodurch die Narbenbildung und Ausbildung von Verwachsungen vermindert werden.

Durch die fetoskopische Therapie der Gastroschisis sollen Sekundärschäden des Darmes verhindert werden. Durch die Entlastungsincision, die aus oben genannten Gründen mit dem Laser durchgeführt werden soll, wird die Darmminderdurchblutung verhindert und somit Folgeschäden, wie Atresien oder die Gefahr des Kurzdarmsyndroms, eingeschränkt.

In weiteren Versuchen soll dann eine Deckung des prolabierten Darmes erfolgen, dieses wäre als endgültige Behandlung anzustreben.

Bei erfolgreicher Behandlung dieser Fehlbildung können die gewonnenen Erkenntnisse auf die Behandlung anderer pränatal diagnostizierten Entwicklungsschäden übertragen werden. Ziel wird letztlich sein, auch intraabdominelle oder intrathorakale Operationen am Feten endoskopisch durchzuführen. Es sollen dann insbesondere auch pränatal entstandene Tumore behandelt werden, von denen z. Zt. nur das maligne Steißbeinteratom behandelt wird.

Versuchsplanung: Um eine Verletzung von Darmschlingen beim Mutterschaf zu verhindern, erfolgt eine Unterbauchlaparotomie und Luxation des Uterus. Durch Ultraschalluntersuchung wird die genaue Lage des Feten und der Plazentome festgestellt. Dann erfolgt die Festlegung der 1. Einstichstelle.

Als Trokar für die Optik wird im Tierversuch ein 5mm Trokar zur Einführung eines Cystoskops von 10 Charr verwandt. Über den Trokar wird ein starres Mikroendoskop eingebracht und die Lage kontrolliert. Zunächst wird aber der intraamniotische Druck bestimmt, der 2-3mm Hg beträgt. Dieser Druck soll postoperativ wieder hergestellt sein. Bei guter Lage des Feten wird dann die Laserfaser über das Cystoskop eingebracht, andernfalls muß ein zweiter Einstich erfolgen. Über den 2. Trokar von ebenfalls 5mm Dicke können stumpfe Faßzangen zur Mobilisierung bzw. Stabilisierung des Feten eingebracht werden. Herzaktion, Kreislauf und Oxygenierung von Muttertier und Fetus werden engmaschig überwacht. Zudem wird eine Temperatursonde in die Amnionhöhle eingelegt, um ein Abkühlen der Flüssigkeit unter 38`C zu vermeiden. Das Fruchtwasser wird durch auf 40`C erhitzte Ringer-Lösung ersetzt.

Im ersten Versuchsabschnitt muß bei den Feten im Tierexperiment der Bauchwanddefekt gesetzt werden.

Bei den Schaffeten wird im rechten unteren Quadranten der Bauchwand ein 1,5 cm langer Defekt gesetzt .Wegen der guten Blutstillung und geringen Schädigung des umliegenden Gewebes soll diese Incision mit dem Laser erfolgen und zwar mit dem Nd:YAG-Laser in der Contact-Technik. Es muß dabei keine Veränderung des Fruchtwassermilieus erfolgen. Generell kann die Laserfaser direkt im Fruchtwasser angewandt werden.

Der Zeitpunkt der Defektsetzung soll nach 2/3 der Schwangerschaft erfolgen, d.h. bei einem 145 Tage trächtigen Schaf zwischen dem 80. und 90. Tag.

Im 2.Versuchsabschnitt werden an den Feten Defekte gesetzt und 5-7 Tage danach durch Entlastungsincision behandelt. Dazu wird mit der eingebrachten Laserfaser die Bruchlücke auf 3-5 cm erweitert. Durch diese Strangulationsentlastung wird die Darmischämie vermindert bzw. verhindert, was Harrison und Mitarbeiter schon nachgewiesen haben.

Postoperativ werden alle zwei Tage Ultraschalluntersuchungen durchgeführt, um Infektionen oder andere Komplikationen, die einen Abort verursachen können, zu registrieren. Es werden Messungen und Aufzeichnungen über den prolabierten Darm hinsichtlich Wanddicke und Dilatation durchgeführt.

Ergebnisse: Wir haben inzwischen 5 Schaffeten operiert:
Im ersten Fall gelang es uns fetoskopisch nicht, die Abdominalhöhle zu eröffnen und Darm hervorzuluxieren. Bei einer daraufhin durchgeführten Minihysterotomie zeigte sich der Fehler: die Incisionsstelle lag im Bereich der rechten unteren Thoraxapertur.

Bei den beiden folgenden Versuchstieren gelang uns die Defektsetzung an der richtigen Stelle, so daß in beiden Fällen Darm prolabierte. Bei der Kontrollfetoskopie 1 Woche später wurde in einem Fall eine Bruchlückenerweiterung erfolgreich durchgeführt. In dem anderen Fall war die Bruchlücke schon so groß, daß keine Erweiterung erfolgen mußte.

Da die Feten in allen Fällen schon sehr groß schienen - die Defektsetzung erfolgte um den 88. Tag, die Kontrolle 6-7 Tage später - entschlossen wir uns, bei den nachfolgenden Schafen früher in der Trächtigkeit zu operieren.

Das 4. Schaf wurde somit am 83. Trächtigkeitstag operiert, was eine wesentlich bessere Übersicht brachte und die Defektsetzung wesentlich erleichterte. Leider verstarb das Muttertier kurze Zeit postoperativ vermutlich an einer Aspiration.

Bei dem 5. Fall handelte es sich bedauerlicherweise um eine Fehlbestimmung der Trächtigkeitsdauer: zum Zeitpunkt der Defektsetzung hatte der Schaffet schon eine weitausgeprägte Fellausbildung mit Farbmarkierungen. Wir führten trotzdem eine Incision mit dem Laser durch. In der Operation 6 Tage später wurde deutlich, das nur präperitoneales Gewebe hervorluxiert war, wir hatten mit dem Laser das dicke Fell nicht komplett durchtrennt. Es wurde dann über eine Minihysterotomie der Defekt vervollständigt.

Alle Tiere sind inzwischen per Sectio entwickelt worden. Die Untersuchungen des Darmes zeigen makroskopisch deutliche Wandverdickungen und Verkürzungen etc, die Enzymuntersuchungen, Neuropathologie und Motilitätsüberprüfung sind noch nicht ausgewertet.

Es läßt sich aber heute schon feststellen, daß der Laser zur Anwendung im Fruchtwasser gut geeignet ist und somit die Weiterentwicklung fetoskopischer Operationen ermöglicht.

Literatur

Adzick N.SC., Harrison M.R.: Fetal surgical therapy, Lancet, 1994; Vol 343, 897-902

Luks F.I., Deprest J.A., Vandenberghe K., Brosens I.A., Lerut: Model for fetal surgery through intrauterine endoscopy; J Pediatr.Surg.1994; 1007-1009

De Lia J.E., Cruikshank D.P., Keye W.R.: Fetoscopic neodymium:YAG laser occlusion of placental vessels in severe twin-twin transfusion syndrom Obstetr. & Gyn.1990; 1046-1053

Langer J.C. et al: Etiology of intestinal damage in gastroschisis; J. Pediatr. Surg. 1990; 1122-1126

Möglichkeiten der transurethralen Lasertherapie (Nd:YAG) in der pädiatrischen Urologie

W. Biewald, L. Stroedter
Abt. für Kinderchirurgie im Universitäts-Klinikum Benjamin Franklin der Freien Universität Berlin (Leiter Prof. Dr. med. J. Waldschmidt), Hindenburgdamm 30, D-12200 Berlin

Die Lasertherapie hat sich zunehmend mehr zu einem integralen Bestandteil der modernen Kinderurologie entwickelt. Durch die Miniaturisierung der Zystoskope und die Möglichkeit der genauen Applikation des Laserlichtes über Fasern sind in jedem Lebensalter kurative Eingriffe am unteren Harntrakt möglich - auch bei Frühgeborenen.

Die Vorzüge des Lasers sind in der transurethralen Laserbehandlung im Kindesalter besonders gut erkennbar. Die hohe Präzision der Applikation, die gute Dosierbarkeit des Gewebeeffektes, der gringe Blutverlust und die sofortige Versiegelung der Wundfläche sind hervorzuheben.

Als wir vor 12 Jahren die Einsatzmöglichkeiten des Nd:YAG-Lasers in der Kinderurologie zu suchen begannen, gab es weder ein Indikationsspektrum noch gültige Prozeßparameter. Getragen von dem Gedanken mit der geringsten Energie und der kürzesten Applikationszeit zum Behandlungsziel zu gelangen, ergaben sich die heute von uns empfohlenen Orientierungsparameter für das Kontaktverfahren: 25 Watt bei 200 msec Impulsdauer und 300 msec Intervall. Dabei benutzen wir die "bare fiber" von 0,6 mm Stärke.

Den erforderlichen Spüleffekt erreicht man durch Kompression des Flüssigkeitsbeutels.

Bisher haben wir den Nd:YAG-Laser bei folgenden Indikationen angewendet:

Harnblase:
- Ureterozele
- nephrogenes Adenom
- Hämangion
- Sarcoma botryoides
- Polyp,

Urethra
- Urethralklappe
- Urethrastriktur
- Urethraatresie (posttraumatisch).

Die einzelnen Indikationen und Verläufe werden bildreich dokumentiert.

Die Laseranwendung erscheint einfach und logisch, aber die Tücken liegen im Detail. Es ist erforderlich, die methodischen Grenzen zu erkennen, die Variabilität des Lasergerätes und die Spezifität des Individuums zu bedenken.

Besonders bei Neugeborenen, Säuglingen und Kleinkindern wechselt der Gewebezustand nach Alter und Flüssigkeitsanteil und damit die Lasereffizienz, deshalb ist jede schematische Laseranwendung nachteilig.

"Laser ist wie Computer -
man muß ständig damit umgehen, um erfolgreich zu sein"

Ist LITT-Monitoring im offenen MRT bei 0.2 Tesla möglich?

F. Wacker[1], D. Cholewa[2], S. Doede[2], J. Waldschmidt[2], K.-J. Wolf[1]
Abteilungen für Radiologische Diagnostik und Nuklearmedizin[1]
und Kinderchirurgie[2], Benjamin Franklin Klinikum der Freien Universität,
Hindenburgdamm 30, D-12200 Berlin

Einleitung

MR-assistierte thermische Ablationsverfahren werden seit einigen Jahren erprobt. Zielorgane der bisherigen Studien, die sich mit der MR-kontrollierten Laser-induzierten Thermotherapie (LITT) beschäftigt haben, waren Leber (GEWIESE et al. 1994, VOGL et al. 1996), Hals (VOGL et al. 1995) und Cerebrum (KAHN et al. 1984). Zumeist wurden maligne Tumoren reseziert bzw. verkleinert. Aufgrund des röhrenartigen Gerätedesigns der herkömmlichen MR-Tomographen erfolgt die Positionierung der Applikatoren in der Regel mit Hilfe von anderen bildgebenden Verfahren, hepatisch und cerebral wird meist die Computertomographie eingesetzt. Nach Positionierung wird der Patient dann zur Therapieüberwachung in den MR-Tomographen gebracht. Der technische und organisatorische Aufwand einer MRT-kontrollierten LITT ist bei diesem kombinierten Vorgehen sehr hoch. Einfacher in der Anwendung ist der Ultraschall, der sowohl als Zielhilfe als auch zum Monitoring der Wärmeentstehung verwendet werden kann. Relativ häufig wird dieses Verfahren in Kombination mit farbkodierter Duplexsonographie bei nicht palpablen vaskulären Malformationen eingesetzt (WALDSCHMIDT et al. 1996). Dabei läßt sich in erster Linie die Entstehung von Gasblasen im sonographischen real-time Bild verfolgen, temperaturabhängige Gewebsveränderungen lassen sich nicht zuverlässig darstellen. Weiterer Nachteil ist die oftmals eingeschränkte Eindringtiefe des Ultraschalls, z. B. bei Überlagerung durch Knochen oder Lungengewebe. Dies erschwert eine exakte Positionierung des Applikators insbesondere bei ungünstigen anatomischen Gegebenheiten.

Durch die in jüngster Zeit erfolgte Entwicklung offener MRT Geräte ist es möglich, Manipulationen am im MR-Meßfeld liegenden Patienten durchzuführen. Dadurch wird eine MR-assistierte Punktion des jeweiligen Zielorgans möglich. Zeitaufwendiges Umlagern des Patienten zwischen 2 Geräten ist nicht mehr nötig. Nachteil der meisten derzeit verfügbaren offenen Magnetkonstruktionen ist die geringe Feldstärke dieser Systeme. Dies bedeutet gegenüber Hochfeldsystemen eine Reduktion von zeitlicher und örtlicher Auflösung. Über die Möglichkeiten einer interaktiven Detektion von Temperaturgradienten während und nach der Laserapplikation, wie sie in Hochfeldgeräten praktiziert wird, wurde bisher nur wenig berichtet.

Ziel der Studie war es daher, zu prüfen, ob und mit welchen Meßsequenzen ein Thermomonitoring in einem offenen Niederfeldsystem bei 0,2 Tesla möglich ist.

Methode
Themomonitoring kann im MR-Tomographen durch Messung temperaturabhängiger MR-Parameter erfolgen. So ändert sich die chemische Verschiebung der Protonen durch Wärmeeinwirkung. Dieser Effekt ist jedoch bei einer Feldstärke von 0,2 Tesla relativ gering. Die Messung von Änderungen der Diffusionskonstanten bei Erwärmung ist ebenfalls möglich, die entsprechenden Meßsequenzen sind derzeit noch sehr artefaktanfällig. Die T1-Relaxationszeit der gebundenen Protonen ändert sich ebenfalls bei Temperaturänderung. Dieser Parameter kann zum einen relativ aufwendig quantifiziert werden, zum anderen durch eine entsprechend gestaltete Meßsequenz näherungsweise im Bild dargestellt werden. Es gibt eine ganze Reihe von Meßsequenztypen, die eine T1-gewichtete Messung erlauben. Um den T1-Effekt der Erwärmung dynamisch im Bild darzustellen, ist eine zeitliche Auflösung pro Einzelbild unter 30 sec. notwendig. Nur so ist gewährleistet, daß bei Fehlentwicklung eingegriffen werden kann. Unter diesen Vorgaben wurden 3 zeitoptimierte T1-gewichtete MR-Sequenzen eingesetzt. Die verwendete Gradientenechosequenz (GE) erlaubte die Darstellung einer Schicht mit 12 Sekunden Meßzeit, die Repetitionszeit (TR) betrug 100 ms, die Echozeit (TE) 9 ms, der Flipwinkel 80 Grad. Die Turbo Inversion Recovery Sequenz (TIR; TR: 440 ms und TE: 48 ms) dauerte pro Schicht 11 Sekunden, die Turbo Spin Echo Sequenz (TSE; TR: 540 ms und TE: 24 ms) 18 Sekunden. Als Phantom diente Schweinemuskelgewebe und Schweineleber. Die Versuche wurden mit einem Nd:YAG Laser (Medilas 5100, Dornier) und einer „bare fiber" durchgeführt. Nach Punktion des Phantoms mit einer im MRT sichtbaren Nadel wurde die Faser koaxial eingeschoben und die Nadel zurückgezogen. Mit einer Leistung von 5 Watt wurden im cw Modus an verschiedenen Stellen im Phantom über eine Zeit von 1 bis 10 Minuten Energie appliziert. Die jeweiligen Zielareale wurden MR-tomographisch vor, während und nach der Laserapplikation mit den oben aufgeführten Sequenzen kontinuierlich überwacht. Anschließend wurden die Präparate in der durch die Faser markierten Ebene aufgeschnitten, Nekrose- bzw. Koagulationszonen wurden vermessen und dokumentiert.

Ergebnisse
Erste Absenkungen der Signalintensität (SI) ließen sich in den MR-Bildern bereits nach 30 Sekunden nachweisen. Dabei zeigte die TIR-Sequenz die deutlichsten Früheffekte mit der größten Absenkung der Signalintensität. Sowohl mit der GE- als auch mit der TSE-Sequenz war es ebenfalls möglich, diese frühen Signalintensitätsveränderungen darzustellen. Die Messung der Signalintensität zeigt unmittelbar im Bereich der Faserspitze bei der gewählten Leistung einen relativ raschen Signalabfall, der im Verlauf nicht mehr voll reversibel war (Abb. 1). Betrachtet man die ent-

sprechenden Gewebsschnitte, so zeigt sich im Bereich der Faserspitze eine Nekrose mit Karbonisation. Die entfernteren Areale zeigen dagegen einen kontinuierlichen Abfall der Signalintensität. In Abb. 2 ist dies am Beispiel der GE- Sequenz an Lebergewebe bei einer Applikationsdauer von 10 Minuten dargestellt. Dieser Effekt war nach Beendigung der Energiezufuhr reversibel, die Gewebsschnitte zeigen in diesem Areal Koagulation.

Vergleicht man Präparate und MRT, so zeigt sich eine gute Korrelation der gemessenen Größenausdehnung. Der maximale Durchmesser der Koagulationsnekrosen betrug in den Präparaten 26 mm, die maximale Ausdehnung war mittels MRT nach 4 bis 8 Minuten erreicht. TIR- und GE-Sequenzen zeigten den Effekt im Durchschnitt 100 sec. früher. Bei noch meßbaren Änderungen der SI (Abb. 1 und 2) war keine Größenausdehnung mehr nachweisbar.

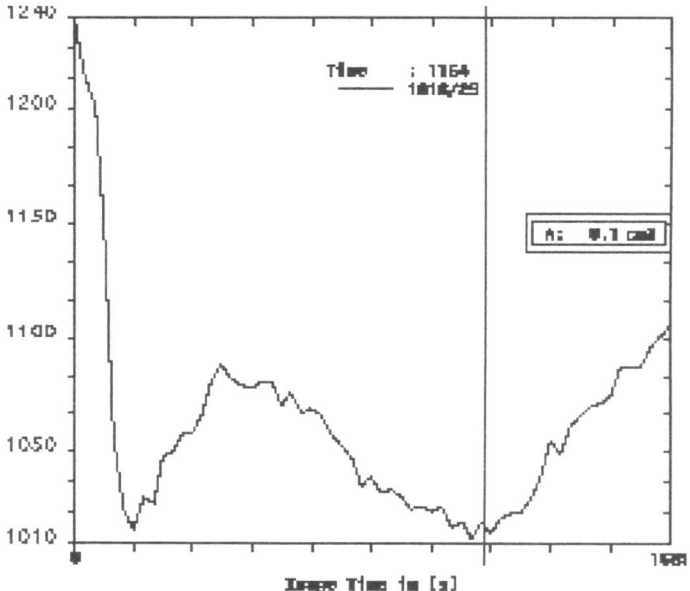

Abb. 1. Signalintenstätsverlauf (relative SI /t) an der Spitze der Laserfaser

Diskussion

Der klinische Erfolg der LITT ist in hohem Maße abhängig von dem bildgebenden Verfahren, mit dem das Monitoring durchgeführt wird. Die MRT zum Thermomonitoring war bisher nur mit hohem Aufwand in Kombination mit anderen bildgebenden Verfahren einsetzbar. Die neuentwickelten offenen MR-Systeme ermöglichen ein interaktives Arbeiten im Gerät, die Vorteile der MRT können somit zur Lokalisation, Punktion und Therapiekontrolle genutzt werden. Da in den offenen Systemen in der Regel bei niederen Feldstärken gearbeitet wird, sind bei der Bilddarstellung sowohl die zeitliche als auch die örtliche Auflösung reduziert. Die bisher publizierten Ergebnisse (FRAHM 1996) und die eigenen Erfahrungen bei einfachen Punktionen sowie die in der vorliegenden Arbeit dargestellten Ergebnisse beim Thermomonitoring in-vivo zeigen, daß bei entsprechender Anpassung an die technischen Gegebenheiten der Niederfeldsysteme sowohl Darstellung und Punktion als auch Thermomonitoring möglich sind. Sollten sich die Ergebnisse bei Anwendung an Patienten bestätigen, kann das bisher üblich Kombinationsverfahren ersetzt werden. Somit könnten Läsionen, die bisher aufgrund eines schwierigen bzw. aufwendigen perkutanen Zuganges durch operative Freilegung, Laparaskopie oder Thorakoskopie behandelt wurden, im offenen Magneten punktiert und therapiert werden. Dadurch behält die LITT auch bei schwierigen anatomischen Verhältnisse den minimal-invasiven Charakter.

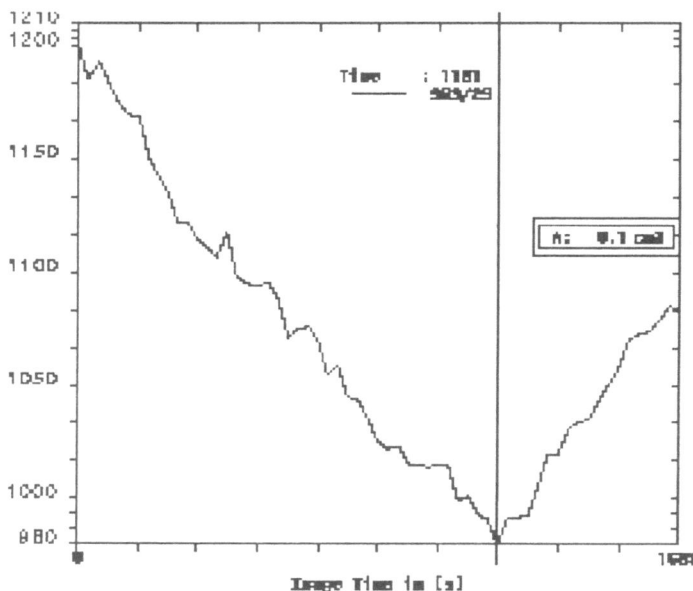

Abb. 2. Signalintensitätsverlauf (relative SI / t) 5 mm lateral der Laserfaser

Schlußfolgerung
Thermomonitoring ist im offenen MRT bei 0.2 Tesla Feldstärke möglich.

Literatur
Kahn T; Bettag M; Ulrich F; Schwarzmaier HJ; Schober R; Furst G; Mödder U (1994) MRI-guided laser-induced interstitial thermotherapy of cerebral neoplasms. J Comput Assist Tomogr. 18(4): 519-532.
Vogl TJ; Mack MG; Muller P; Phillip C; Bottcher H; Roggan A; Juergens M; Deimling M; Knobber D; Wust P (1995) Recurrent nasopharyngeal tumors: prelimi-

nary clinical results with interventional MR imaging-controlled laser-induced thermotherapy. Radiology 196(3): 725-733.

Vogl TJ; Weinhold N; Müller PK; Philipp C; Roggan A; Mack MG; Balzer JO; Eichstädt H; Blumhardt G; Lobeck H; Felix R (1996) Erste klinische Erfahrungen zur MR-gesteuerten laserinduzierten Thermotherapy (LITT) von Lebermetastasen im präoperativen Einsatz. RÖFO 164(5): 413-421.

Waldschmidt J, Cholewa D, Hoffmann K, Schier F (1996) Die Behandlung von Lymphangiomen im Kindesalter mit dem Nd:YAG-Laser. In: Laser in der Medizin. Waidelich W., Staehler G., Waidelich R. (Hrsg.) Springer, Berlin, Heidelberg, New York, 1996: 355-359.

Frahm C; Gehl HB; Weiss HD; Roßberg WA (1996) Technik der MRT-gesteuerten Stanzbiopsie im Abdomen an einem offenen Niederfeldgerät: Durchführbarkeit und erste klinische Ergebnisse. RÖFO 164(1): 62-67.

Zeitpunkt der Lasertherapie kindlicher Nävi flammei

Stefanie Hellwig[1] und Christian Raulin[2]
[1] Universitäts-Hautklinik Heidelberg
[2] Praxis für Dermatologie, Phlebologie und Allergologie, Kaiserstraße 104, D-76133 Karlsruhe

In der Therapie von Feuermalen werden gerade bei zartroten Läsionen im Säuglings- und Kindesalter gute Ergebnisse mit dem gepulsten Farbstofflaser (585nm, Impulsdauer 0,45ms) erzielt (Ashinoff und Geronemus 1990, Geronemus 1993, Goldman et al. 1993, Reyes und Geronemus 1990, Tan et al. 1989).

Die im Erwachsenenalter oft durchgeführte Argonlasertherapie von Feuermalen ist mit einer erhöhten Nebenwirkungsrate (Hyper- und Hypopigmentierungen, Narbenbildung) von ca. 5-10% behaftet (Hohenleutner et al. 1995, Noe et al. 1980, Tan et al. 1086).

Im Kindesalter ist die Aufhellung der Nävi flammei durch den Argonlaser meist unbefriedigend, das Narbenrisiko ist deutlich erhöht. Die Therapie von Feuermalen mittels gepulstem Farbstofflaser ist insgesamt mit erheblich geringeren Risiken verbunden - Narbenbildung in 0-3%, nachfolgende Pigmentstörungen in etwa 1% (Holy und Geronemus 1992, Nelson 1991, Tan et al. 1990). Transiente Hyperpigmentierungen sind häufiger (bis zu 57%). Auch große Nävi flammei sind bei Säuglingen gefahrlos mit dem Farbstofflaser zu behandeln, da die intravasale Hämolyse nach der Lasertherapie sehr gering ausgeprägt ist (Epply und Sadove 1994). Mit zunehmenden Alter tendieren Feuermale dazu, sich dunkler rot oder livide zu verfärben, es entstehen noduläre Strukturen und Angiome innerhalb der Nävi flammei (Geronemus und Ashinoff 1991). In diesem Stadium ist eine Farbstofflasertherapie weniger erfolgreich und erfordert erheblich mehr Sitzungen, um ein befriedigendes Resultat zu erreichen. Bei Kindern dagegen genügen in der Regel 2-5 Behandlungen mit dem gepulsten Farbstofflaser, um ein gutes Resultat zu erzielen. Das Behandlungsintervall beträgt 6-8 Wochen, die Energiedichte kann relativ niedrig gehalten werden (5-6J/cm^2 mit der 7mm-Sonde). Wegen des sehr viel schnelleren und besseren Ansprechens heller kindlicher Feuermale sollte die Lasertherapie so früh wie möglich erfolgen (Hellwig et al. 1997, Hohenleutner et al. 1995).

Weitere Gründe für eine frühzeitige Behandlung sind die mangelnde Kooperationsgemeinschaft älterer Kinder sowie eine zunehmende psychosoziale Stigmatisierung durch Nävi flammei besonders im Gesicht. Säuglinge bis zu etwa 9 Monaten sind während der Laserbehandlung noch gut zu fixieren und vergessen den brennenden Schmerz sehr rasch nach jeder Sitzung, 2-6-Jährige dagegen sind oft nur in Allgemeinanästhesie zu behandeln, da eine oberflächliche Betäubung mit einer Lidocain-Prilocain-Creme bei größeren Läsionen meist nicht ausreicht Sehr selten können beginnende Hämangiome einen Nävus flammeus imitieren - in diesen Fällen verhindert die frühzeitig einsetzende Lasertherapie ein rasche Progredienz.

Zusammenfassend sollte die Therapie kindlicher Feuermale mit dem gepulsten Farbstofflaser aus folgenden Gründen möglichst frühzeitig einsetzen:
- Anfangs stellen sich Feuermale rosa bis hellrot dar. Diese Feuermale sprechen erheblich schneller und besser auf die Laserbehandlung an als die dunkler roten, teils nodulär veränderten Läsionen Erwachsener.
- Säuglinge sind relativ problemlos während der Behandlung zu fixieren; eine Allgemeinanästhesie kann außer bei ungewöhnlich großer Ausdehnung vermieden werden.
- Die zu behandelnde Fläche der mitwachsenden Läsion ist bei kleinen Kindern geringer.
- Eine psychosoziale Stigmatisierung der betroffenen Kinder wird durch frühzeitige Intervention verhindert.

Literatur

Ashinoff R, Geronemus RG (1990) Flashlamp-pumped dye laser for port-wine stains in infancy: Early versus later treatment. J Am Acad Dermatol 24:467-472

Epply BL, Sadove AM (1994) Systemic effects of photothermolysis of large port-wine stains in infants and children. Plast Reconstr Surg 93:1150-1153

Geronemus RG, Ashinoff R (1991) The medical necessity of evaluation and treatment of port-wine stains. J Dermatol Surg Oncol 17:76-79

Geronemus RG (1993) Pulsed dye laser treatment of vascular lesions in children. J Dermatol Surg Oncol 19:303-310

Goldman MP, Fitzpatrick RE, Ruiz-Esparza J (1993) Treatment of port-wine stains (capillary malformation) with the flashlamp-pumped pulsed dye laser. J Pediatr 122: 71-77

Hellwig S, Petzold D, Raulin C (1997) Der gepulste Farbstofflaser - Möglichkeiten und Grenzen. Im Druck

Hohenleutner U, Abd-El-Raheem AT, Bäumler W, Wlotzke U, Landthaler M (1995) Nävi flammei im Kindes- und Jugendalter. Hautarzt 46:87-93

Holy A, Geronemus RG (1992) Treatment of periorbital port-wine stains with the flashlamp-pumped pused dye laser. Arch Ophthalmol 110:793-797

Neson JS (1991) Selective photothermolysis and removal of cutaneous vasculopathies and tattoos by pulsed laser. Plast Reconstr Surg 88:723-731

Noe JM, Barsky SH, Geer DE, Rosen S (1890) Port-wine stains and the response to argon laser therapy: successful treatment and the predictive role of color, age and biopsy. Plast Reconstr Surg 65:130-136

Reyes BA, Geronemus, RG (1990) Treatment of port-wine stains during childhood with the flashlamp-pumped dye laser. J Am Acad Dermatol 23:1142-1148

Tan OT, Carney JM, Margolis R (1986) Histologic responses of port-wine stains treated by argon, carbon dioxide and tunable dye lasers: a preliminary report. Arch Dermatol 122: 1016-1022

Tan OT, Sherwood K, Gilchrest BA (1989) Successful treatment of children with port-wine stains using the flashlamp-pulsed tunable dye laser. N Engl J Med 320:416-421

Tan OT, Morrison P, Kurban AK (1990) 585nm for the treatment of port-wine stains. Plast Reconstr Surg 86:1112-1117

Vergleich verschiedener Oberflächenkühlverfahren für die Laserbehandlung vaskulärer Läsionen

C. Philipp, C. Sokoll, W. Nowak, H.-P. Berlien
Abt. für Lasermedizin, Krankenhaus Neukölln, Rudower Str. 48, D-12351 Berlin

Zusammenfassung

Für die transkutane Laserbestrahlung vaskulärer Erkrankungen in Kutis und Subkutis stehen eine Reihe verschiedener Laser zur Verfügung. Wir benutzen, je nach Indikation, Tiefenausdehnung und Gefäßgröße entweder blitzlampengepumpte Farbstofflaser, Argon-Laser oder Nd:YAG-Laser.

Bei allen transkutanen Laseranwendungen kommt es durch direkte Absorption oder Wärmeleitung zu mehr oder weniger ausgeprägten thermischen Alterationen der Haut. Diese lassen sich weitgehend vermeiden, wenn adäquate Kühlverfahren für die Oberfläche eingesetzt werden. Wir verwenden in allen Fällen Kontaktkühlverfahren, die neben der thermischen Wirkung auch eine Kompression der Gefäßlumen ermöglichen. Im einzelnen kommen Glasspatel, vorwiegend zur Kompression mit allen genannten Lasern, eine mit Kühlmedium durchströmte Kühlküvette mit flexibler Membran für den blitzlampengepumpten Farbstofflaser und den Nd:YAG-Laser oder eine Eiskühlung für den Nd:YAG-Laser zur Anwendung.

Durch Kompression läßt sich der Querschnitt oberflächlicher Gefäße verringern, so daß eine effektive, alle Gefäßwandanteile erreichende Koagulation möglich und ein „shielding effect" in den stark absobierenden Gefäßen verhindert wird. Ein durch Immersion erreichtes „index matching" verringert zudem die thermische Belastung der Epidermis.

Mit der Kühlküvette werden die vorgenannten Möglichkeiten der Einflußname auf das Zielobjekt ebenfalls realisiert und durch eine justierbare Kühlung erweitert. Die Kühlung der oberflächlichen Hautschichten ist für die Anwendung des blitzlampengepumpten Farbstofflasers (585nm/300 oder 200µs) für die gesamte Expositionsfläche effektiv und vehindert Krustenbildung bei gleichzeitiger Vergrößerung der effektiven Wirktiefe mit einer höheren Pulsenergie. Bei Verwendung mit dem Nd:YAG-Laser zur Behandlung von Besenreisern verringert sie die durch Remission bedingten, lateral des eigentlichen Fokusdurchmessers auftetenden Wärmeschäden der Haut. Das Auftreten von unerwünschten Nebenwirkung wie Schwellung und Hyperpigmentierungen kann so deutlich reduziert werden.

Die Oberflächenkühlung mit transparenten Eisstücken ist aufgrund der gleichbleibenden Kontakttemperatur von 0°C und der hohen Kühlkapazität sehr effektiv und ermöglicht einen Koagulationsschutz bis in 1,5 mm Gewebetiefe bei Verwendung mit dem Nd:YAG-Laser. Die effektive Koagulationstiefe kann durch Kompression auf 15 mm vergrößert werden. Dieses Verfahren eignet sich in besonderem Maße für die Koagulation subkutaner Gefäße von Hämangiomen und vaskulären Malformationen mit geringem Flußvolumen.

Mit verschiedenen, an die Gewebewirkungen der Laser angepaßten, Kühl- und Kompressionsverfahren können die Ergebnisse einer transkutanen Lasertherapie vaskulärer Erkrankungen deutlich verbessert werden. Nebenwirkungen und Schmerzempfindung werden reduziert und die effektive Koagulations- bzw. Wirktiefen der Laser werden vergrößert und Oberflächenschäden verringert oder verhindert.

1. Einleitung

Eine thermische Belastung oberflächlicher Hautschichten entsteht durch direkte Absorption einstrahlender oder remittierter Photonen oder Wärmeleitung bei allen transkutanen Laserverfahren (Langpuls oder cw) zur Behandlung vaskulärer Erkrankungen. Auch bei subkutaner Anwendung interstitieller Verfahren kann eine thermische Belastung der Haut eintreten. Hieraus resultieren verschiedene unerwünschte Wirkungen wie Schmerz bei der Applikation und Schwellung direkt postoperativ sowie ggf. Komplikationen wie Hyperpigmentierung, Hautatrophie oder Narbenbildung.

Die Wirktiefe, d.h. die Gewebetiefe bis zu der ein gewünschter Effekt wie z.B. Koagulation erreicht werden kann, ist neben der Expositionszeit stark von den optischen Parametern des Gewebes und der verwendeten Wellenlänge abhängig. Dabei kann die Wirktiefe innerhalb der optischen Eindringtiefe durch einen „shielding effect" verringert werden oder unter Verlust der Selektivität durch Wärmeleitung darüber hinaus gesteigert werden.

Durch Kompression lassen sich oberflächennahe Gefäßlumen komprimieren. Dabei werden zwei wesentliche Veränderungen im Gewebe erreicht. Erstens verringert die Kompression die Dicke und tiefere Strukturen gelangen dichter an die Oberfläche. Zweitens werden die optischen Eigenschaften durch das Auspressen von Blut aus den Gefäßen entscheidend verändert und die tiefergelegene Gefäße mit einer höheren Lichtdosis (gegenüber einer Exposition ohne Kompression) erreicht.

Durch die Kombination von Oberflächenkühlung und Kompression sollte ein effektiver Schutz der Epidermis bei transkutaner Laserbehandlung vaskulärer Erkrankungen und eine Vergrößerung der Wirktiefe möglich sein. In dieser Untersuchung werden ein Kompressionsverfahren und zwei kombinierte Kühlungs- und Kompressionverfahren anhand experimenteller und klinischer Untersuchungen verglichen.

2. Material und Methode

2.1 Indikationen und Laser

Entsprechend den morphologischen Unterschieden kommen bei unterschiedlichen vaskulären Erkrankungen verschiedene Laser zur Anwendung.

Für kindliche Naevi flammei (PWS, port wine stain) und plane ausschließlich intrakutane Prodromi von Hämangiomen ist der blitzlampengepumpte Farbstofflaser (FDL) (585 nm, 200 or 300 µs Expositionszeit, 5-7 mm Strahldurchmesser, einer Enrgiedichte von 4,0-7,2 J/cm^2 und einer Wiederholungsfrequenz von 1.5-2 Hz (Vasognost, BAASEL) unser Laser der Wahl.

Bei dunkleren PWS und insbesondere bei älteren Patienten beobachteter tuberöser Transformaton der Gefäße wird ergänzend der Argon Laser mit seiner 514nm Wellenlänge, 0.02-0.2 s Expositionszeit, einer dem Gefäßdurchmesser entsprechend Strahldurchmesser, 2 W Leistung und einer Wiederholfrequenz zwischen 5 und 10 Hz (DLS5, AESCULAP) genutzt um Residualbefunde oder deutlich sichtbare Gefäße zu koagulieren. Auch Teleangiektasien und plane kapilläre Hämangiome sind einer Behandlung mit dem Argon Laser zugänglich.

Für subkutane oder kombiniert kutan-subkutane Hämangiome nutzen wir den Nd:YAG Laser (MY60, MARTIN), mit einer Wellenlänge von 1064nm, kontinuierlicher Applikation bis zu 10s pro Areal, 1-3 mm Strahldurchmesser bei einer Leistung von 25-35 W. Auch Besenreiser können mit diesem Laser behandelt werden, wenn eine Sklerotherapie nicht möglich ist.

2.2 Kompressions- und Kühlverfahren
Für die Kompression oberflächlicher Gefäße werden geschliffene Objektträger aus Glas mit einer Immersion aus NaCl 0,9 % verwendet. So ist es möglich z. B. das Zentralgefäß eines Spider naevus oder ein tuberöses Naevusgefäß deutlich zu komprimieren. Zusätzlich wird die Transmission durch ein „index matching" auf über 90% für VIS und NIR verbessert. Dieses Verfahren ist aus der transkutanen Mikroskopie bekannt, in der Therapie verwenden wir es überwiegend mit dem Argon Laser. Auch bei einigen Indikationen für den FDL und den Nd:YAG-Laser kann die Glasspatelkompression genutzt werden.

Zur Kühlung der Epidermis wurde eine Kühlküvette mit Flüssigkeitskühlung und wählbarer Kontakttemperatur an der flexiblen Membran entwickelt (Kühlküvette n. Berlien, MARTIN). Sie ermöglicht die Kompression oberflächlicher Gefäße durch Drucksteigerung im System und die resultierende Vorwölbung der flexiblen Membran, die der Haut über eine Immersion anliegt. Die Kontakttemperatur beträgt i. d. R. bei allen Anwendungen 4° C. Die Transmission des Systems beträgt 70 % im NIR (1064 nm).

Sie wird mit dem FDL zur Behandlung hypertropher Narben und tieferer Anteile von PWS verwendet. Darüberhinaus wird die Kühlküvette mit dem Nd:YAG-Laser zur Behandlung von Besenreisern genutzt. Hierbei wird das Gefäß mit Leistungen zwischen 20 und 30 W, einem Fokus von 0,5 mm und 0,2-0,3 s langen Einzelexpositionen in einer perlschnurartigen Aneinanderreihung exponiert.

Seit 1984 verwenden wir als Kompressions- und Kühlmittel transparente Eisstücke aus einem Eisbereiter (HOSHIZAKI, WESSAMAT) für die subkutane Koagulation mit dem Nd:YAG-Laser. Durch die optisch klaren Eisstücke kann die Haut zu jeder Zeit beobachtet werden, im NIR (1064nm) beträgt die Transmission 80-90 %.

Die Kontakttemperatur ist konstant 0° C, der thermische Schutz des Gewebes reicht bis in 1,5 mm Tiefe. Die Indikationen für dieses Verfahren sind neben subkutanen Angiomanteilen auch andere benigne Tumore wie Neurofibrome. Die Eiskühlung kann auch bei subkutaner Anwendung interstitielle Verfahren zum Schutz der Haut verwendet werden.

Temperaturmessungen erfolgten mit Kontaktthermometern (PHILIPS, YOKO- GAWA) und mit einer IR-Kamera (AGEMA). Oberflächentemperaturen und die Temperaturverteilung in Modellgeweben (Rindermilz, befeuchtetes Filterpapier) wurden während und nach Exposition mit den genannten Lasern ermittelt.

Die Ergebnisse von mehr als 2500 Behandlungen von Patienten mit vaskulären Erkrankungen wurden hinsichtlich der optischen Aufhellung und der Nebenwirkungs- und Komplikationsrate mittels photografischem Vergleich bewertet. Objektive Messungen der Perfusion mittel zweidimensionaler Laserdopplermessungen (MOORE) oder farbkodierter Duplexsonografie (SIEMENS) ergänzen die Analyse.

3. Ergebnisse

Eine Überwärmung oder Koagulation der Epidermis ist mit dem Objektträger nicht zu erreichen. Ebenso ist die Schmerzempfindung nicht verändert. Die Wirktiefe kann jedoch insbesondere mit dem Argon Laser deutlich gesteigert werden. Nebenwirkungen und Komplikationen werden deutlich verringert und der Heilungsverlauf verkürzt. Die Effektivität der Laserbehandlung kann i. d. R. gesteigert werden. Die Kühlküvette schützt die Haut bei der Behandlung von PWS durch die Reduzierung von Nebenwirkungen (Krustenbildung) und vergrößert die Wirktiefe insbesondere bei vorbehandelten Patienten und höheren Energiedichten. Sie verringert ferner die Intensität der Schmerzwahrnehmung. Bei Verwendung mit dem Nd:YAG-Laser kann ein Schädigung der Epidermis auf den Strahldurchmesser beschränkt werden. Die hier auftretende Schorfbildung heilt unkompliziert ohne Folgen ab. Nebenwirkungen wie Schwellung und Hyperämie werden reduziert und die Verwendung von Lokalanaesthetika kann verringert werden.

Die kontinuierliche Eiskühlung ermöglicht einen effektiven Epidermisschutz auch bei Anwendung des Nd:YAG-Lasers. Seine Wirktiefe kann in stark vaskularisiertem Modellgewebe auf 15mm gesteigert werden. Klinisch wird der gleiche Effekt bei Hämangiomen und vaskulären Fehlbildungen beobachtet, wenn eine ausreichende Kompression verwendet wird. Bei AV-shunts mit hohem Flußvolumen ist die interstitielle Therapie vorzuziehen.

Die klinische Anwendung ist einfach, das abschmelzende Wasser wird mit Klebefolien bzw. durch Absaugung vom Patienten ferngehalten. Als typische Nebenwirkung kommt es zu einer ausgeprägten Schwellung des Behandlungsgebiets, die nach etwa 24h ihr Maximum erreicht. Persistierende Befunde müssen sorgfältig auf Zeichen einer Infektion kontrolliert werden und ggf. eine konsequente antibiotische Therapie eingeleitet werden. Schwere Komplikationen sind selten, gelegentlich auftretende Narbenbildung korreliert weitgehend mit dem Auftreten bakterieller Infektionen im Heilungsverlauf. Die Schmerzwahrnehmung ist unvermindert und erfordert bei Erwachsenen eine Lokal- oder Regionalanaesthesie, bei Kindern ist bei Verwendung des Nd:YAG-Lasers eine Allgemeinnarkose in den meisten Fällen erforderlich.

4. Diskussion

Für die medizinische Anwendbarkeit von Oberflächenkühlungen sind einige Voraussetzungen zu erfüllen.

Die Kühlung muß einen effektiven Schutz der bestrahlten Oberfläche für einen bestimmten Zeitraum gewährleisten:
Die Kühlwirkung muß in der Tiefe begrenzt sein, sie kann variabel sein.
Die Kühlung darf nicht zu einer Schädigung des nicht bestrahlten Gewebes führen.
Das Kühlmittel muß im VIS und NIR optisch weitgehend inert sein.
Das Kühlmittel sollte eine Kompression des Gewebes ermöglichen.
Das Kühlmittel muß biokompatibel, leicht zu reinigen oder für den Einmalgebrauch bestimmt sein.
Die Anwendung soll unkompliziert, eine Bevorratung möglich sein.

Verschiedene Kühlverfahren für Laseranwendungen sind in der Literatur beschrieben worden und werden klinisch genutzt. In den gastroenterologischen Laseranwendungen ist eine Flüssigkeitskühlung fester Bestandteil der Procedere zur Erreichung tiefgreifender Koagulationen und zum Schutz der Faser. Eine Oberflächenspraykühlung zeigte im in-vivo Modell ebenfalls eine Vergrößerung der Wirktiefe [12], ebenso wie die die Spülung interstitieller Applikatoren [14]. Zum Schutz bei Argon-Laser oder FDL-Behandlungen wurden intermittierende Eiskühlungen untersucht und ein Schutz von Fibroblasten und Keratinozyten beobachtet [4, 5, 10]. Von verschiedenen Authoren wurden insbesondere Flüssigkeitskühlungen verwendet, mit dem gemeinsamen Ergebnis, daß die Wirktiefe vergrößert werden kann oder ein Schutz der Epidermis erreicht wird [1, 3, 7, 8, 9, 16].

Ein Kühlverfahren mit flüssigem Stickstoff wurde für die Anwendung mit dem FDL von Nelson vorgestellt [11]. Eine exakte Dosierung ist zum Schutz vor Erfrierungen erforderlich und eine Kompression nicht möglich.

Die Kühlküvette kombiniert die Vorteile einer Flüssigeitskühlung mit denen der Kompression und erfüllt alle Anforderungen an ein medizinisches Kühlsystem. Die technischen Einzelheiten und die Kühlwirkung wurden bereits früher beschrieben [15].

Mit einer Kontakttemperatur von 4° C und einem Durchflußvolumen von 20 ml/min kann ein effektiver Schutz der Epidermis mit dem FDL erreicht werden, Der Strahl wird bei Passage des Systems nur unwesentlich beeinflußt. Klinisch läßt sich bei der gekühlten und komprimierten Behandlung bereits vorbehandelter Patienten eine Verbesserung der Aufhellung erreichen.

Ein effektiver Schutz der Epidermis ist mit einer Wasserspülung aufgrund der erforderlichen längeren Expositionszeiten und stärkerer Ausprägung der Effekte durch Wärmeleitung nicht möglich [2, 16]. Auch praktische Gründe, wie die erforderlichen großen Volumen an eingesetztem Kühlmittel limitieren die Anwendung.

Für den Phasenübergang von Eis zu Wasser wird jedoch ein ca. 80 fach höherer Energieeintrag nötig als für die Erwärmung um 1° C. Dieses Prinzip wurde erstmalig 1987 von Waldschmidt und Berlien klinisch genutzt. Seitdem wird diese Technik auch von anderen Gruppen zur Behandlung vaskulärer Läsionen genutzt [2, 6, 13, 18].

5. Schlussfolgerung
Mit der Kühlküvette und der kontinuierlichen Eiskühlung stehen zwei Verfahren zum Schutz vor unerwünschten Laserwirkungen zur Verfügung, die über die Kühlung des Gewebes eine Kompression des Gewebes ermöglichen. Die Verfahren sind einfach zu handhaben und generell mit allen Geräten der genannten Lasertypen zu verwenden. Das Auftreten von Nebenwirkungen konnte in mehr als 2500 Anwendungen deutlich reduziert werden. Für die Behandlung vaskulärer Läsionen benutzen wir kombinierte Kühlungs- und Kompressionsverfahren in allen Fällen, in denen nicht anatomische oder technische Hindernisse bestehen.

Literatur
1. Armon E. et al: New techniques for reducing the thermochemical damage in the course of laser surgery. Lasers Surg Med 1987; 7(2):162-168
2. Berlien, H.P., Waldschmidt, J., Müller,G.: Laser Treatment of Cutan and Deep Vessel Anomalies; in: Laser 87 - Optoelectronics in Medicine, ed. Waidelich,W.und Waidelich,R., Berlin 1987
3. Chess, C., Chess, Q.: Cool Laser Optics Treatment of Large Teleangiectasia of the Lower Extremities, J Dermatol Surg Oncol 1993; 19:74-80
4. Dreno,B., Patrice,T., Litoux,P., Barriere,H.: The Benefit of Chilling in Argon-Laser Treatment of Port-Wine-Stains. Plast. Reconstr, Surg. 75(1); 42-45, 1985
5. Gilchrest, BA., Rosen. S., Noe, JM.: Chilling port-wine-stains improves the response to argon laser therapy. Plast. Reconstr. Surg. 69: 278, (1982)
6. Grantzow, R., Schmittenbecher, P.: Klima-Lange, D., Spreng, G.: Problematik von Riesenhämangiomen pädiat. prax.41, 1990/91; 311-320 und:Kommentar , pädiatrische praxis 1994, 47/3, S. 514-516
7. Haina, D., Landthaler, M., Seipp, W., Braun-Falco, O., Waidelich, W.: Kühlung der Haut bei der Laserbehandlung von Gefäßmälern. in: Waidelich, W. (Ed.) Laser/Optoelektronik in der Medizin; 1985; 88-94
8. Haina, D., Landthaler, M., Braun-Falco, O., Waidelich W.: Comparison of the Maximum Coagulation Depth in Human Skin for Different Types of Medical Lasers, Lasers Surg. Med. 1987, 7; 355-362
9. Lahaye, C.T., van-Gemert, M.J.: Optimal laser parameters for port wine stain therapy: a theoretical approach.; SO: Phys-Med-Biol. 1985 Jun; 30(6): 573-87

10. Laufer G. et al.: Tissue precooling for thermochemical damage reduction during laser surgery. Lasers Surg Med 1987; 7(2):160-161
11. Nelson, S.: Beckman Laser Institute, Irvine, Cal. USA, Lecture ASLMS 1994, Toronto
12. Panjehpour M., Wilke A.V., Frazier D.L., Overholt B.F.: Nd:YAG laser hyperthermia treatment of rat mammary adenocarcinoma in conjunction with surface cooling; lasers-Surg_Med. 1991; 11(4): 356-362
13. Philipp C.: Untersuchungen zum Einfluß einer kontinuierlichen Eiskühlung auf die Temperaturentwicklung während Nd:YAG-Laserbestrahlung anhand eines Hämangiommodels, Dissertationsschrift, Freie Universität Berlin, 1994
14. Philipp C., Rhode, E., Berlien H.-P.: Treatment of Congenital Vascular Disorders (CVD) with Laserinduced Thermotherapy (LITT) in: Laser Interstitial Thermotherapy, Ed. Müller,G.; Roggan, A.: 443-458, SPIEE Press, Bellingham 1995
15. Sokoll, C., Philipp, C., Berlien, H.P.: Behandlung von Besenreisern mit einer neuen Kühlküvette. Lasermed; 1995, 11:131-138
16. van-Gemert, M.J., Welch, A.J., Amin, A.P.: Is there an optimal laser treatment for port wine stains?; Lasers-Surg-Med. 1986; 6(1): 76-83
17. Welch, A.J., Motamedi, M., Gonzales, A.: Evaluation of Cooling Techniques for the Protection of the Epidermis during Nd:YAG-Laser Irradiation of the Skin; in Joffe, S.N. (Ed.) Neodymium-YAG Laser in Medicine and Surgery; NY 1983:
18. Werner, J.A., Lippert, B.M., Godbersen, G.S., Rudert- H.: Die Hamangiombehandlung mit dem Neodym:Yttrium-Aluminium-Granat-Laser (Nd:YAG-Laser); Laryngorhinootologie. 1992 Aug; 71(8): 388-95

Laser-Differentialtherapie von Hämangiomen und vaskulären Malformationen

M. Poetke, C. Philipp und H.-P. Berlien
Abteilung für Lasermedizin (Leiter: Prof. Dr. med. H.-P. Berlien)
Krankenhaus Neukölln, Rudower Straße 48, D-12313 Berlin

Einleitung
Hämangiome und vaskuläre Malformationen sind häufig auftretende Gefäßerkrankungen im Kindesalter. Sie haben sehr verschiedene Erscheinungsformen und können oft funktionelle Störungen und bedeutende kosmetische Entstellungen verursachen. Bei den Hämangiomen hat sich in den letzten Jahren durch die Lasertherapie die Frühtherapie etablieren können. Ziel der Laserbehandlung ist es die weitere Wachstumstendenz zu stoppen und eine frühzeitige Rückbildung anzuregen. Auch für die vaskulären Malformationen, insbesondere den Naevi flammei, wird heute eine möglichst frühzeitig beginnende Therapie, empfohlen.

Für die Auswahl des geeigneten Lasers und der Applikationstechnik sind der Durchmesser und das Perfusionsvolumen der beteiligten Gefäße, die Zugangsmöglichkeiten, die Lokalisation und Ausdehnung entscheidend. Im Rahmen einer möglichst schonenden und effektiven Therapie kommen häufig abgestuft, kombiniert oder nacheinander unterschiedliche Laser und Applikationstechniken zur Anwendung.

Methode
Der Naevus flammeus ist eine kapilläre Form der vaskulären Malformation. Heutiges Behandlungsverfahren der Wahl ist der gepulste Farbstofflaser, der umso effektiver ist, je kleiner die einzelnen Kapillaren sind. Bei mehr teleangiektatischen Naevi flammei bzw. der tuberösen Transformation ist hingegen der Argon Laser geeigneter. Für die Wahl des Lasers kann als Richtlinie gelten: Je kleiner und je weniger identifizierbar die Gefäße mit dem bloßen Auge sind, desto eher ist ein Erfolg mit dem Farbstofflaser zu erwarten. Umgekehrt gilt, wenn ein Gefäß mit bloßen Auge identifizierbar ist, ist dies keine Indikation für den Farbstofflaser.

Der gepulste Farbstoflaser ist auch für die Frühtherapie von Hämangiomen geeignet. Die Behandlung erfolgt analog der Therapie des Naevus flammeus. Die maximale effektive Eindringtiefe des Farbstofflasers ist mit 0,65 mm begrenzt und für eine Koagulation in der Tiefe nicht ausreichend. Der Einsatz bei Hämangiomen ist hierdurch limitiert. Wenn unter der Farbstofflasertherapie ein weiteres Wachstum eintritt, sollte nach den allgemein üblichen Behandlungsprotokollen verfahren werden.

Kleine plane Hämangiome und ihre Prodromalstadien sind im frühen Säuglingsalter auch einer Behandlung mit dem Argon Laser gut zugängig. Diese kleinen Gefäße können bereits durch eine geringe Zahl sehr kurzer Laserapplikationen behandelt werden.

Um Koagulationsschäden der Haut zu vermeiden sind kurze Expositionszeiten bei geringer Leistung und nicht konfluierenden Applikationsmuster (polka dot Technik) zu beachten. Bei dieser Technik handelt es sich um der Spotgröße entsprechende, punktförmige Koagulationen in nicht überlappender Anordnung. Thermische Schäden der Haut können durch Kochsalzlösung als Immersionsflüssigkeit und Andruck eines Glasspatels (Fokus: 1mm) minimiert werden.

Bei Befunden mit erheblicher Tiefenausdehnung ist der Nd:YAG Laser überlegen, da die maximale effektive Eindringtiefe des Argon und des blitzlampengepumpten Farbstofflasers für eine Koagulation in der Tiefe nicht ausreichend sind. Indikationen sind die teleangiektatischen Prodromalstadien mit starken Zentralgefäß und sehr wachstumsaktive Ausläufer größerer Hämangiome bzw. im Randbereich, um eine weitere Ausbreitung zu verhindern.

Die Wirkung bei direkter transkutaner Nd:YAG Laserapplikation entspricht weitgehend der des Argon Lasers, jedoch mit etwas geringerer Selektivität für die Gefäßstruktur, aber auch besserem Koagulationsvermögen. Dabei werden Einzelexpositionen mit kleinem Fokus und bis zu 25 Watt bei kurzen Expositionszeiten von weniger als 0,1 Sekunden benutzt, um die erhöhte selektive Absorption im Blut zu nutzen und eine Wärmeleitung in die Umgebung zu vermeiden. Eine Applikation in der polka dot Technik ist wiederum üblich. Die Behandlung erfolgt vom Rand zur Mitte. Erkennbare Zentralgefäße werden zuvor koaguliert. Zum Schutz der Epidermis empfiehlt sich wiederum die Verwendung eines Objektträgers, der mit Kochsalzlösung als Immersionsflüssigkeit auf die Haut aufgelegt wird.

Voluminöse oder subkutan gelegene Hämangiome bzw. vaskuläre Malformationen werden mittels einer transkutanen Nd:YAG Laserapplikation mit kontinuierlicher Oberflächenkühlung mit Eisstücken zum Schutz der Haut behandelt. Diese Eisstücke werden im direkten Kontakt mit der Haut, teilweise unter Kompression des Hämangiomes, in den Strahlengang gehalten. Zwei Effekte stehen dabei im Vordergrund. Durch die Kompression der Gefäßlumen durch den Auflagedruck des Eisstückes, wird das Lumen der Gefäße im Querschnitt vermindert. Bei stärkeren Druck setzt sich diese Kompression wirksam in die Tiefe fort und weiteres Blutvolumen wird verdrängt. Somit wird die effektive optische Eindringtiefe erhöht und es gelangt ein Teil der Strahlung in größere Gewebetiefen als ohne Kompression. Eine Einwirktiefe von 1 cm ist dadurch erreichbar. Darüber hinaus erfolgt in den oberen Anteilen wegen des verminderten Blutgehaltes eine geringere Absorption der Strahlung, so daß dadurch thermische Schäden der Haut reduziert werden. Zum anderen wird die durch Absorption in den oberen Hautschichten entstehende Wärme so weit abgeführt, daß im Hautniveau keine Temperaturen über 45° Grad Celsius entstehen. Ab einer Tiefe von circa 1,5 mm, in denen die Kühlung wegen der begrenzten Wärmeleitfähigkeit der Haut nicht mehr wirkt, können jedoch Temperaturen von mehr als 60° Celsius mit Koagulation der Gefäße auftreten.

Oftmals treten bei den Hämangiomen gemischte Formen mit intra- und subkutanen Anteilen auf. Hier kann der Zentralbereich transkutan mit Eiskühlung, der Randbereich direkt transkutan ohne Oberflächenkühlung behandelt werden. Bei nur gering ausgeprägten subkutanen Anteil ist auch eine kombinierte Behandlung mit dem Argon oder dem Farbstofflaser möglich.

Photothermische Effekte können auch in die Tiefe verlagert werden und zwar dann, wenn die Oberfläche geschont werden soll, bei Befunden mit erheblicher Tiefenausdehnung und Gefäßen mit stärkerem Fluß. Dies ist mit einem einfachen Lichtwellenleiter - einer bare fiber - möglich. Bei dieser Technik erfolgt die direkte Punktion des zu behandelnden Bereiches mit einer Teflonkanüle (Abocath G 16). Nach Einführen einer bare-fiber erfolgt der Rückzug des Katheters um circa 5 mm, so daß sich die Faserspitze der bare-fiber im direkten Kontakt mit dem Gewebe befindet. Bei größeren Befunden erfolgt nach dem Erreichen einer Koagulation im einen Bereich die Umpositionierung der Faser und erneute Laserung eines neuen Areals mit den gleichen Parametern.

Bei interstitieller Lasertherapie ist zur on-line Kontrolle die farbkodierte Duplexsonographie hilfreich. Der Teflonkatheter und die Faserspitze stellen sich als echoreiche Struktur dar, so daß ihre Positionierung im Gewebe möglich ist. Darüber hinaus ist der Perfusionsgrad vor, während und nach der Koagulation bestimmbar. Die Farbkodierung bietet ferner die Möglichkeit der Prozeßkontrolle. Zu Beginn der Laserung entsteht ein typisches Farbsignal am Ende der Faser das sich zunächst ausbreitet und in seiner Intensität verstärkt. Wie Temperaturmessungen mit faseroptischen Thermosonden belegen, ist es an Temperaturen von 60° C gebunden. Das Signal entspricht einer vermehrten Gasbildung im Gewebe und läßt sich als sich vergrößerndes echoreiches Areal verfolgen. Bei starker Gasbildung kommt es zu einer Auslöschung des Signals unterhalb der Koagulation. Im weiteren Verlauf schwächt sich dieses „color bruit"-ähnliche Signal ab und stellt die stattgefundene Koagulation und das erreichete Koagulationsvolumen dar.

Die gleichen Behandlungsverfahren können je nach Ausdehnung und Perfusion auch bei den vaskulären Malformationen eingesetzt werden. Vor jeder therapeutischen Maßnahme steht in jedem Fall eine vollständige Diagnostik mittels farbkodierter Duplexsonographie und Angio-, Phlebo- oder Varikographie. Ergibt sich der Verdacht auf eine arteriovenöse Malformation, so ist die arterielle Angiographie mit dem Versuch der Embolisation zu empfehlen. Bei Verdacht auf eine venöse Malformationen ist hingegen eine Phlebographie bzw. direkte Varikographie angezeigt. Eine Sklerosierungstherapie kommt in Betracht bei einer venösen Malformation als retrograde Obliteration. Auch hat sich in vielen Fällen die gefäßchirurgische Skelettierung und Resektion bewährt, z.T. kombinert mit den interventionell-radiologischen Verfahren. Für alle nicht durch Embolisation bzw. operativ zugängigen vaskulären Malformationen, und dies sind häufig die extratrunkulären Formen, besteht dann die Indikation für eine Lasertherapie. Auch hier werden die verschiedenen Laser und

Applikationstechniken einzeln oder kombiniert eingesetzt. Ektatische Gefäße, wie sie bei den venösen Malformationen anzutreffen sind, sind je nach Tiefenausdehnung einer interstitiellen oder auch transkutanen Nd:YAG Laserbehandlung mit Eisschutz zugängig. Bei der Laserbehandlung einer arteriovenösen Fistel, erfolgt eine intraluminale Laserapplikation.

Schlußfolgerung
Die Erweiterung der therapeutischen Möglichkeiten durch einen differenzierten Einsatz der Lasertechnik hat besonders bei den angeborenen Gefäßerkrankungen ein Umdenken bei der Indikationsstellung und eine Hinwendung zu einer aktiven Therapie bewirkt. Durch die Laserbehandlung besteht heute die Möglichkeit einer frühzeitigen und schonenden Therapie, so daß Hämangiome schon im Prodromalstadium behandelt werden sollten, um eine Ausbreitung zu verhindern. Auch vaskuläre Malforamtionen sollten frühzeitig behandelt werden, um die durch die pathologische Zirkulation hervorgerufenen Sekundärerscheinungen möglichst gering zu halten.

Chirurgie / Surgery
Moderation: K. Dinstl

Seiten 63 - 132

Laser in der Chirurgie

B. Fuchs, C. Philipp, H.-P. Berlien
Krankenhaus Neukölln, Berlin, Abt. für Lasermedizin

Einleitung
Die Bewertung des medizinischen Stellenwertes von Laserapplikationen gliedert sich in therapeutische und diagnostische Anwendungen. Bei der Therapie unterscheiden wir zwischen der Anwendung des Lasers als chirurgisches Instrument und dem Laser als zentrales therapeutisches Verfahren. Bei der Anwendung als zentrales therapeutisches Verfahren kann eine bestimmte Erkrankung aufgrund ihrer Entstehung oder ihres Erscheinungsbildes ausschließlich mit dem Laser behandelt werden. Diese Vorgehensweise ist immer dann indiziert, wenn andere Techniken versagen bzw. Kontraindikationen zu diesen besteht oder wenn sich durch den Lasereinsatz aufwendige Operationen vermeiden lassen. Zum anderen stellt der Lasereinsatz lediglich ein adjuvantes Hilfsmittel dar, d.h. er wird zusätzlich innerhalb einer größeren Operation, z.B. zum Präparieren oder Resezieren benutzt, wenn sich dadurch Vorteile gegenüber anderen Instrumenten ergeben (z.B. Blutstillung) [1].

Indikationsfelder
Plastische Chirurgie
Die Laseranwendung hat sich in einer Reihe von Indikationen etabliert, die im nachfolgenden exemplarisch ohne Anspruch auf Vollständigkeit dargestellt werden sollen.

Wenn die Indikation zur chirurgischen Exzision bzw. zur Dermabrasio nicht besteht, stellt der Laser bei Tätowierungen ein weiteres Behandlungsverfahren dar. Insbesondere für strichförmige Tätowierungen, Residuen nach einer chirurgischen Exzision bzw. Tätowierungen an den Händen, Gesicht und Augenlider, ist die Laserbehandlung die Methode der Wahl. Dabei sollte vorzugsweise die CO_2-Laservaporisation in der Feldertechnik zum Einsatz kommen. Ein relativ neues Lasersystem steht mit dem gepulsten Rubin-Laser (694nm) bei der Behandlung der Tätowierungen zur Verfügung. Ziel dieser Therapie ist es, die Farbpartikel soweit zu zerkleinern, daß diese vom Immunsystem erkannt und phagozytiert werden können. Langzeitergebnisse für dieses Verfahrens liegen noch nicht vor, so daß der Wert dieser Behandlungsmethode noch nicht abschließend beurteilt werden kann.

Eine relative neue Methode steht mit Laser für die Behandlung von Narben (hypertrophe Narben, Keloide, Aknenarben, Verbrennungsnarben) zur Verfügung. Es kommen hier unterschiedliche Lasersysteme in unterschiedlichen Techniken zum

Einsatz. Bei den erythematösen Narben und Keloiden kommt der blitzlampengepumpte Farbstofflaser mit einer Wellenlänge von 585nm, einer Energiedichte von etwa 8J/cm^2 und einer Impulsdauer von 300µs zum Einsatz. Teleangiektatische Veränderungen innerhalb narbiger Strukturen können mit dem Argon-Laser mit einer Wellenlänge von 514nm (2W, 0,1-0,2s) behandelt werden. Bei Narben bzw. Keloiden ,die erheblich über das normale Hautniveau ragen kann, eine interstitielle Nd:YAG-Vaporisation angezeigt sein. Dabei wird ein Venenpunktionssystem unter der Läsion plaziert, durch das dann eine 400 bzw. 600µm-Faser positioniert wird. Mit 35W, 0,1-0,3s wird unter digitaler Temperaturkontrolle der Hautoberfläche soviel Substanz der „inneren Narbe" vaporisiert bis diese dem Hautniveau angeglichen wird. Der CO$_2$-Laser mit sog. Scannersystemen wird überwiegend bei den atrophischen Aknenarben eingesetzt. Hierbei werden Leistungen von 10-15W im kontinuierlichen Scannermodus benötigt.

Angiologie
Bei den angeborenen Gefäßerkrankungen ist für die Indikationsstellung zur Behandlung die Unterscheidung zwischen dem Hämangiom als angeborenem Tumor und der vaskulären Malformation als Fehlanlage wichtig. Die Auswahl des Laserverfahrens richtet sich aber ausschließlich nach Ausdehnung und Lokalisation [2].

Der Naevus flammeus gehört zur Gruppe der Fehlanlage und wird mit dem blitzlampengepumpten Farbstofflaser oder bei ausgeprägter tuberöser Transformation mit dem Argon-Laser behandelt werden, ebenso die Prodromalstadien der Hämangiome. Bei ausgebildeten Hämangiomen und den extratrunkulären venösen, arteriovenösen und lymphatischen Malformationen erfolgt der Einsatz des Nd:YAG-Lasers entweder in direkter transkutaner Bestrahlung, transkutaner Eiswürfeltechnik oder interstitieller bzw. intraluminaler Applikation. Trunkuläre vaskuläre Malformation, wie z.B. große AV-Fisteln oder Fehlbildungen des Stammvenensystemes, sollten embolisiert bzw. operativ angegangen werden [3] [4].

Während für die Stammveneninsuffizienz bzw. Seitenast-Varicosis keine Indikation für den Lasereinsatz besteht, kann bei isolierter Perforansinsuffizienz bzw. Residuen nach Stripping als Alternative zur endoskopischen Perforans-Dissektion die perkutane Laserkoagulation durchgeführt werden. Der Vorteil gegenüber der endoskopischen Perforans-Dissektion liegt hierbei darin, daß der Eingriff erheblich weniger traumatisiert ist und ambulant in Lokalanästhesie durchgeführt werden kann. Die Laserbehandlung von Besenreiser-Varizen sollte niemals als Methode der ersten Wahl durchgeführt werden, sondern nur bei Residuen nach erfolgloser Sklerosierung. Hierbei erfolgt die direkte Koagulation mit dem Nd:YAG-Laser und Fokussierhandstück unter Verwendung der Kühlküvettentechnik [5].

Die Indikation zur Laserangioplastie ist dann gegeben, wenn eine primäre Ballondilatation nicht möglich ist, sei es, daß wegen Totalverschluß der Führungsdraht nicht vorgeschoben werden kann bzw. die Stenose primär dafür zu langstreckig ist. Hierbei erfolgt die sog. laserassistierte Ballondilatation. Zum Einsatz kommen sollte hierfür nur der Excimer-Laser, da alle anderen Lasersysteme erhebliche thermische bzw. mechanische Beschädigungen der Gefäßwand und der Umgebung hervorrufen können. Durch den Einsatz von Multifaserkathetern, deren einzelne Fasern getrennt angesteuert werden können, hat sich die Flexibilität der Systeme einerseits und die Effizienz der Ablation andererseits erheblich verbessert. Diese Systeme werden heute auch zunehmend in der Koronarangioplastie eingesetzt. Eine weitere Indikation stellt hier der häufige Verschluß von Gefäßstents dar. Hier kann ein Multifaserkatheter den stenosierten Stent wiedereröffnen [6].

Zur Verbesserung der Perfusion bei diffuser Koronarsklerose findet zunehmend die Transmyokardiale Laserrevaskularisation (TMLR) Verwendung, wobei mit gepulsten Lasersystemen vom Epikard her Kanäle bis zum Endokard produziert werden. Langzeitergebnisse dieser Methode stehen jedoch noch aus.

Organresektion

Für mikrochirurgische Resektionen mit schmalem Koagulationssaum ist der CO_2-Laser der Laser der Wahl. Jedoch ist er nicht geeignet für die Resektion parenchymatöser Organe oder blutreicher Tumoren. Dies ist die Domäne des Nd:YAG-Lasers in der Nonkontakt-Technik. Dabei läßt sich ein breiter Koagulationssaum induzieren, der neben einer sicheren Hämostase, vor allem in der Leberchirurgie, zu einem primären Verschluß der Gallengänge und in der Lungenchirurgie zu einem luftdichten Verschluß der Resektionsfläche führt. Dadurch lassen sich weitere adjuvante Maßnahmen, wie Nähte, Fibrinkleber oder dergleichen, vermeiden. Mit dieser Technik lassen sich jedoch nur Venen mit einem Durchmesser bis zu 3 mm oder Arterien bis zu einem Durchmesser von 1,5 mm sicher verschließen. Größere Gefäße können jedoch bei entsprechender Technik eindeutig vorher identifiziert und ligiert werden, so daß ein sicheres und zügiges Arbeiten möglich ist.

Endoskopische Chirurgie

In der endoskopischen Chirurgie kommt eine breite Palette von Lasern zum Einsatz. Für die Larynx-Chirurgie und für die Behandlung von Epitheldysplasien in der Mundhöhle und perineal stellt der CO_2-Laser die Methode der Wahl dar.

Für laparoskopische und thorakoskopische Operationen ist jedoch der Nd:YAG-Laser in der bare fiber-Technik vorzuziehen. In der Nonkontakt-Technik kann eine durch die Expositionsdauer steuerbare Koagulation vorgenommen werden, in der Kontakt-Technik mit dem gleichen Instrument und gleichem Parameter dann eine Vaporisation. Vorteil gegenüber der HF-Chirurgie ist, daß mit dem gleichen Instrument koaguliert und geschnitten werden kann und somit der Wechsel zwischen bipolar und monopolar vermieden werden kann, darüber hinaus die Risiken der Anwendung der monopolaren Stroms mit Leckströmen nicht bestehen und bei Operationen unter Wasser nicht auf elektrolytfreie Lösungen mit dem erheblichen Risiko der Wasserintoxikation zurückgegriffen werden muß. Die Anwendung des sog. Argon-

Beamers, also einer monopolaren HF-Technik birgt bei allen endoskopischen Eingriffen ein sehr hohes Risiko der Gasembolie und ist deshalb nicht zu empfehlen. In der Behandlung maligner Stenosen im Bronchial- und Gastrointestinaltrakt hat sich ebenfalls die Kombination von Nonkontakt-Kontakt-bare fiber-Anwendung bewährt. Hierbei erfolgt unter endoskopischer Kontrolle zuerst die Nonkontakt-Koagulation der sichtbaren Tumoranteile und dann mit der gleichen Faser im Kontakt die Abtragung der stenosierenden Tumoranteile. Der Vorteil gegenüber der primären Nonkontakt-Vaporisation liegt darin, daß einmal die erhebliche Rauchbelastung, gerade bei Bronchialstenosen, reduziert werden kann, andererseits aber unkontrollierte tiefe Koagulationen mit dem Risiko einer Perforation oder einer Via falsa vermieden werden können.

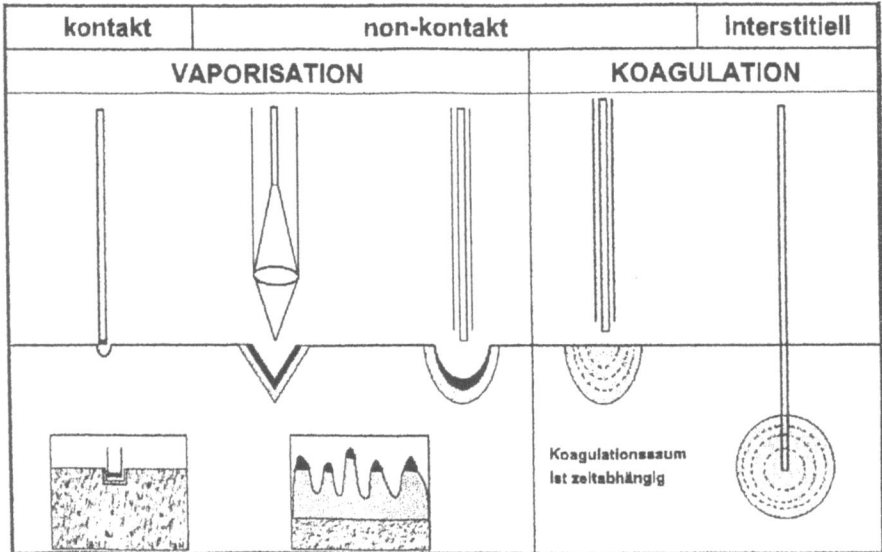

Abb. 1. Die verschiedenen Techniken der Nd:YAG-Anwendungen

Bei der Abtragung von suspekten Colon-Polypen kann erst die Abtragung mit der HF-Schlinge zur Gewinnung eines histologischen Präparats erfolgen und anschließend die Nd:YAG-Laserkoagulation der Polypenbasis. In der Behandlung der akuten Gastrointestinalblutung ist der Lasereinsatz den Injektionstechniken unterlegen, jedoch stellt der Laser in der Behandlung von Blutungen beim M. Osler oder anderen Angiodysplasien im Gastrointestinaltrakt die Methode der Wahl dar. Ebenfalls ein sicheres Verfahren ist die Behandlung von hochgradigen Anal- und Rektum-Stenosen im Rahmen eines M. Crohn der bare fiber-Kontakttechnik bzw. die Obliteration persistierender Rektum-Fisteln [7].

Impaktierte Choledochussteine, die einer einfachen Extraktion nach Papillotomie nicht zugänglich sind, werden durch Laserlithotripsie (gepulster Farbstofflaser bzw.

frequenzverdoppelter Nd:YAG-Laser) behandelt. Auch bei Pankreas-Steinen ist dieses Verfahren der extrakorporalen Stoßwellenlithotripsie vorzuziehen, da das mechanische Trauma für das Pankreas deutlich reduziert werden kann.

Lasersystem der Wahl für die Diskektomie und für arthroskopische Operationen stellt der Holmium-Laser dar. Mit ihm läßt sich nahezu ohne thermische Schäden Gewebe abtragen. Bei arthroskopischen Operationen sind insbesondere die Hinterhorn-Resektion sind mechanischen Instrumenten mit einem erheblichen Trauma des Kniegelenks verbunden, wogegen die Laserfaser über eine dünne Kanüle an jeder beliebigen Stelle punktiert werden kann. Auch sind wegen der Feinheiten des Instrumentariums Druck- und Scherkräfte auf die übrigen Bereiche des Knorpels erheblich geringer als bei Verwendung von mechanischen Shavern.

Die perkutane Laser-Diskus-Dekompression hat die Chemonukleolyse nahezu vollständig verdrängt und ist gegenüber den mechanischen Verfahren mit einer sehr viel geringeren Belastung und Begleittrauma verbunden.

Die Indikation besteht dann, wenn konservative Behandlungsmaßnahmen nicht zu einer Beschwerdefreiheit bestehen, andererseits aber nicht eine zwingende Operationsindikationen, z.B. ein Prolaps, besteht.

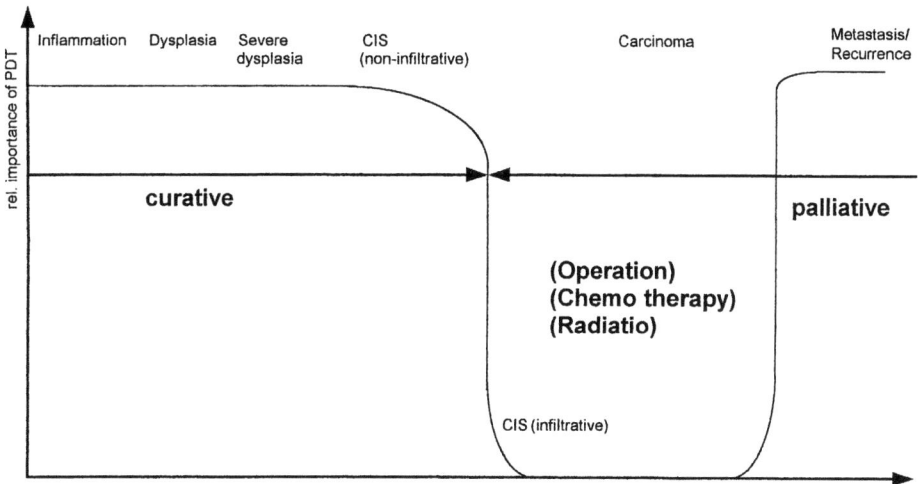

Abb. 2. Stellenwert der photodynamischen Therapie in der Onkologie

Tumortherapie

Neben Tumorresektion, endoskopischer Tumorrekanalisation ergeben sich noch weitere Einsatzmöglichkeiten des Lasers in der Tumortherapie. Insbesondere ist hierbei die interstitielle Laserkoagulation von Lebermetastasen bei kolorektalen Karzinomen und Mammakarzinomen, die thorakoskopische Koagulation von Lungenmetastasen, die interstitielle bzw. In-situ-Koagulation von Hautmetastasen und Lokalrezidiven des mammakarzinoms, Melanoms und Kaposi-Sarkoms zu nennen.

Im Gegensatz zu diesen thermischen Destruktionsverfahren liegt die Indikation der photodynamischen Therapie bei schweren Dysplasien, die noch nicht einem infiltrierenden Tumor darstellen, mikroinvasiven und flächigen Karzinomen sowie den inoperablen bzw. den metastasierten Tumoren. Grundsätzlich ist jedoch dabei zu bemerken, daß alle diese genannten Destruktionsverfahren, also die In-situ-Koagulation, interstitielle Koagulation und photodynamische Therapie nach heutigem Kenntnisstand nur als Palliativ-Verfahren nach Ausschöpfung aller anderen kurativen Maßnahmen anzusehen sind.

Grundlage der photodynamischen Therapie (PDT) ist die Tatsache, daß sich bestimmte Substanzen im Körper völlig inert verhalten können. Werden diese Substanzen jedoch durch Licht einer geeigneten Wellenlänge bestrahlt, können hochreaktive Sauerstoffradikale gebildet werden, die dann zytotoxisch aufgrund der einsetzenden Apoptose auf veränderten Zellen wirken. Neben verschiedenen Abkömmlingen der Porphyrinen werden heute dafür auch Methylenblau, Pheophorbide, Phthalocyanine und 5-Aminolaevulinsäure eingesetzt.

Ob die sehr günstigen bisherigen Ergebnisse es in Zukunft rechtfertigen, dies auch als primäre kurative Therapie einzusetzen, muß erst noch der Langzeitverlauf zeigen [8] [9] [10].

Literatur

[1] Fuchs, B., Berlien, H.-P., Philipp, C., Laserapplikationen in der Medizin, Angewandte Lasermedizin, Landsberg: ecomed (1989).

[2] Berlien, H.-P., Müller, G., Waldschmidt, J., Correct selection of different types of Laser Treatment of Surface and Deep Located Vessel Anomalies. Third Congress of the European Laser Association, Amsterdam (1986).

[3] Philipp, C., Bollow, M., Rohde, E., Fobbe, F., Berlien, H.-P., Color doppler as a new method for monitoring of laser induced thermo therapy 4. Wissenschaftswoche Universitätsklinikum Steglitz FU Berlin. Jahrbuch 1993: 148-149.

[4] Philipp, C., Shaltout, J., Berlien, H.-P.: Die kontinuierliche Eiskühlung der Haut bei der Nd:YAG-Laserbehandlung von CVD. Lasermedizin 11 (1995):123.

[5] Sokoll, C., Philipp, C., J., Berlien, H.-P.: Behandlung von Besenreisern mit einer neuen Kühlküvette. Lasermedizin 11. Stuttgart (1995):204.

[6] Berlien, H.-P. Philipp, C., Engel-Murke, F., Fuchs, B.:Laseranwendungen in der Gefäßchirurgie,. Zentralblatt für Chirurgie 118 (1993):383-389.

[7] Fuchs, B., Philipp, C., Engel-Murke, F., Shaltout, J., Berlien, H.-P.:Techniques for Endoscopic and Non-Endoscopic Applications, Endoscopic Surgery and Alied Technologies 1 (1993):217-223.

[8] Philipp, C., Rohde, E., Waldschmidt, J., Berlien, H.-P., Laser-induced thermotherapy of benign and malignant tumors controlled by color-coded duplex sonography. SPIE Vol. 2327 Medical Applications of Lasers II, 1994: 262-268.

[9] Philipp, C., Rohde, E., Roggan, A., Vogl, T.J., Assal, J., Beuthan, J., Berlien, H.-P.: MRI-guided Laserinduced Thermotherapy of Liver Metastases. GASL Poster Heidelberg 1994.

[10] Dressler, C., Fuchs, B., Poetke, M., Philipp, C., Berlien, H.-P.: Laser in der Tumortherapie. Target 1/97, AGAMEDE Verlag, Köln, 1997: 5-13.

State of the Art - Indikationen zur Lasertrennung auf dem Gebiet der traumatologischen Hartgewebschirurgie

R. Jahn[1], H. P. Berlien[2], J. Beuthan[3], Th. Ertl[3], K. H. Jungbluth[1], G. Müller[3]
[1] Universitäts-Krankenhaus Eppendorf, D-20246 Hamburg, [2] Krankenhaus Neukölln, D-12351-Berlin, [3] Laser-Medizin-Technologie GmbH, D-12207 Berlin

Die jahrelangen Forschungen auf dem Gebiet der Laserknochenchirurgie lasen nunmehr die Tendenz zur Favorisierung einer bestimmten Wellenlänger erkennen. Der Er:YAG-Laser mit der Wellenlänge 2.940 nm beweist, unter Beachtung spezieller Arbeitsparameter deutlich seine Überlegenheit gegenüber allen bislang in der klinischen Praxis eingeführten Laserarten.

Unsere eigenen Untersuchungen dazu führten wir mit folgenden Lasergeräten durch:
- Nd:YAG: Wellenlänge 1064 nm, Pulslänge 400 µs;
- Ho:YAG: Wellenlänge 2120 nm, Pulslänge 400 µs:
- Er:YAG: Wellenlänge 2940 nm, Pulslänge 400 µs.

Einzelpulsenergie 200-1000 mJ, Rep.rate 2-5 Hz, fluence 40-350 J/cm^2, XeCl-Excimer Laser: Wellenlänge 308 nm, Pulslänge 300 ns (Taperfaser 600 µm Durchmesser, Einzelpulsenergie 30-50 mJ, Rep.rate 20-100 Hz, fluence 3-18 J/cm^2).

Als ein sehr wichtiger Parameter stellte sich das Arbeiten im wassrigen Medium heraus, denn selbst der Er:YAG-, als auch der Excimerlaser zeigten sich stark thermisch in ihrer Knochenabtragung, wenn unter Luft ablatiert wurde.

Die größten Erfahrungen konnten mit dem Excimerlaser (Lambda Physik) in den Jahren 1989-1992 gewonnen werden. Es zeigte sich, daß die Repetitionsrate bis 100 Hz einen carbonisierungsfreien Abtrag zuließen wenn mit entsprechender Wasserspülung gearbeitet wurde. Der Temperaturanstieg, der sich mittels Thermoelement im Knochen messen ließ, betrug im Abstand von ca. 0,5 mm bis zu 60 Grad Celsius, entspricht in etwa den Werten, die gewonnen werden bei Messungen während des Sägens oder Bohrens mit konventionellem Instrumentarium in der Ufallchirurgie (1). Danach fällt die Temperatur asymptodisch ab, so daß bereits bei einer Entfernung von 1 mm nur noch ca. 1/3 des ursprünglichen Anstiegs zu verzeichnen ist. Bei aller Kritik der Methode lassen sich Relationen erkennen, die darauf hinweisen, daß die Anwendung höherer Repetitionsraten unter Anwendung der Wasserspülung die thermischen Nebenwirkungen im Gegensatz zur Luftbehandlung unwesentlich erscheinen lassen.

Einen ähnlichen Kurvenverlauf zeigten die akustischen Messungen, obwohl Peaks bis zu einigen hundert bar registriert werden konnten (2).

Heilungsversuche im Vergleich zur konventionellen mechanischen Bohrma-schine am Kaninchen-Tibia-Knochen zeigten erstmalig keine Heilungsverzöge-rungen mehr (3).

Auch die Untersuchung der Mutationsgefährdung durch die UV-Strahlung des Excimerlasers der Wellenlänge 308 nm zeigten ermutigende Ergebnisse (4).

Allerdings belief sich die Abtragrate bei fester Cortialis auf ca. 8 µm/Puls, da via Glasfaser leider nur unbeschadet 30-40 mJ an Einzelpulsenergie übertragen werden konnten. Da sich von industrieller Seite her kein Interessent fand, diesen Laser, bzw. die Transmissionsmöglichkeiten in absehbarer Zeit zu verbessern, rückten die IR-Laser wieder mehr in den Vordergrund.

Die Testung der o. a. Laser ließ die eindeutige Überlegenheit des Er:YAG-Lasers erkennen (5). Nicht nur, daß seine Abtragrate (80 µm/Puls) deutlich über der der anderen beiden (Nd:YAG, Ho:YAG) unter Wasserspülung lag (der Ho:YAG-Laser trug im wässrigen Milieu makroskopisch fast gar nichts von der Corticalis eines Rippenknochens ab), die histologisch zu beobachtenden Schädigungen waren trotz des höheren Abtrages geringer. Im Rahmen der elektronenmikroskopischen Untersuchungen zeigten der Nd:YAG und besonders der wenig abtragende Ho:YAG-Laser Aufrisse und Mikrofrakturen nahe des Laserkraters im Knochen, so daß von einer starken Gebetraumatisierung bei diesen beiden Wellenlängen auszugehen ist, auch wenn dieses makroskopisch überhaupt nicht registrierbar ist.

Die Abtragungskrater des Er:YAG-Lasers hingegen zeigten sich ohne Karbonisierung, ohne Farbveränderungen makroskopisch präzise begrenzt, mikroskopisch mit Zellenuntergangszonen zwischen 15-25 µm und elektronenmikroskopisch mit ebenfalls glatt begrenzten, präzise ausgehobenen Laserkratern, ohne einliegende Trümmer. Mikrofrakturen traten nicht auf, ebensowenig Aufschmelzungen. Somit weist diese Wellenlänge alle Voraussetzungen auf, um im Bereich der Unfallchirurgie für Hartgewebsentfernungen nützlich zu sein.

Vorstellbare Indikationen wären im Rahmen der aseptischen endoskopischen Gelenkchirurgie (Meniskus- und Diskuschirurgie, Knorpelglättungen, Patellarelease) zu sehen. Des weiteren kämen in Betracht Arthrolysen, Exostosenabtragungen, Abtragung von dystopem Kallus nach Frakturen usw. Aber auch die septischen Eingriffe bieten sich an, da hier der Laser zeitweise auch thermisch zur Weichgewebsentfernung und Koagulation eingesetzt werden könnte: gezielte Nekrosenabtragung, Ausscheiden von Decubitalulcera, Exstirpationen bei Bursitiden usw.

Um sicher zu gehen, daß durch den Laserimpakt nicht biologisch aktives Material in die Tiefe des Gewebes geschleudert wird (6) und zu einer Infektionsausbreitung führt, wurden Parameter erarbeitet, die einen Abtrag mit dem Er:YAG-Laser auch im infizierten Gewebe erlauben (7, 8).

Letztendlich hinderlich waren die geringe Repititionsrate (2-5 Hz), die keinen realen Schnitt, sondern mehr eine Reihe von runden Lasereinschüssen bedingte und die Schwierigkeit der Transmission von Laserlicht der Wellenlänge 2.940 nm durch eine entsprechende flexible Faser.

Ersteres Problem ist gelöst, auch erfolgte eine Verbesserung der Abtragung durch Verwendung von Aerosolen (9) anstatt einer kontinuierlichen Wasserspülung. Am Transmissionssystem muß noch gearbeitet werden, es werden aber erste Fasern demnächst angeboten werden. Die Belastungsfähigkeit des Systems wäre eventuell ein letzter in der Zukunft noch zu prüfender Problempunkt.

Literatur
1. H. Schmelzeisen: Der Bohrvorgang in der Kortikalis. Hefte zur Unfallheilkunde 1990
2. R. O. Esenaliev, R. Jahn, V. S. Lethokhov, W. Neu, R. Nyga, B. Tschirner: Machanical and Acoustical Effects Induced by Laser Ablation of Biological Tissue. Laser in Medicine, Springer-Verlag 1993
3. R. Jahn, K. H. Jungblut, G. Delling, W. Neu: Knochenheilung nach XeCl-Excimerlaserbohrungen. 57. Jahrestagung d. Dt. Ges. f. Unfallchirurgie, 17.-20. Nov. 1993, Berlin
4. R. P. Virsik-Peuckert, G. Hillrichs, R. Jahn, K. H. Jungblut, W. Neu: Art und Häufigkeit von Chromosomenschädigungen nach Zellbestrahlungen mit einem 308 nm-Excimerlaser. Lasermedizin 8:182-187 (1992)
5. R. Jahn, A. Bleckmann, E. Duczinski, G. Huber, W. Lierse, B. Struve, K. H. Jungblut: Thermische Nebeneffekte nach Anwendung gepulster IR-Laser am Meniskus- und Knochengewebe. Unfallchirurgie 1:1-10 (1994)
6. M. Frenz, F. Mathezioic, H. S. Stoffel, A. D. Zweig, V. Romano, H. P. Weber: Transport of Biologically Active Material in Laser Cutting. Lasers Surg Med 8:562-566 (1988)
7. R. Jahn, A. K. Schumacher, G. Hillrichs, P. M. Kaulfers, W. Neu, K. H. Jungblut: In-vito-Reaktion von Bakterien nach 308 nm und 2940 nm Laserbestrahlung. Teil I: Keimreduktion in Bakteriensuspensionen. Lasermed 10:169-174 (1994)
8. R. Jahn, A. K. Schumacher, G. Hillrichs, P. M. Kaulfers, W. Neu, K. H. Jungblut: In-vitro-Reaktion von Bakterien nach XeCl- und Er:YAG-Laserbestrahlung. Teil II: Ablation von Bakterienkolonien auf Agargel verschiedener Konsistenz. Lasermed 11:219-224 (1995)
9. H. Zahn, V. Jungnickel, Th. Ertel, S. Schmid, G. Müller: Knochenchirurgie mit dem Er:YAG-Laser. Lasermed 13:31-36 (1997)

Der Einsatz der Bare-Fiber in der palliativen Tumortherapie

K. Dinstl, Ph. Beckerhinn
1. Chirurgische Abteilung und Ludwig Boltzmann Institut für Laserchirurgie,
KA Rudolfstiftung Wien, Juchgasse 25, A-1030 Wien/Austria

Mit Einführung des Nd: YAG-Lasers in die klinische Medizin wurden die Möglichkeiten der endoskopischen Anwendung in der Behandlung benigner und maligner Erkrankungen des oberen und unteren Gastrointestinaltraktes rasch erkannt (1). Diese Verfahren hatten sich weltweit durchgesetzt. Eines der Hauptanwendungs-gebiete ist der Einsatz in der palliativen Behandlung von inoperablen Tumoren in diesem Bereich, vor allem bei Stenosen, sowie auch bei Patienten, denen eine Radikaloperation aus internistischen Gründen nicht zugemutet werden kann (Tabelle 1).

Tab. 1. Palliativer Einsatz

	Bare-fiber	Non Contact
Ösophagus	49	10
Magenkarzinom	12	15
Colon u. Rektum	211	116

Für diese Behandlungen stehen uns die von der Industrie erzeugten flexiblen Glasfasern zur Verfügung, die in folgender Weise eingesetzt werden können:

1. im non-Kontakt Verfahren
2. im Kontaktverfahren, wobei dieses wieder in der interstitiellen Form verwendet werden kann.

Da die von der Industrie gelieferten Kontaktfasern bei einer Leistung, die bei derben malignen Stenosen erforderlich ist (60 - 80 Watt) sehr rasch der Hitze zum Opfer fallen und ihre Reparatur auch einige Kosten verursacht, ist man übergegangen, die sogenannte Bare-Fiber, also nackte Glasfaser, die einfach herzustellen ist, in Anwendung zu bringen (2). Obwohl diese Faser beim Kontakteinsatz an der Spitze bei hoher Leistung ebenfalls schmelzen und damit brechen kann, ist eine Unterbrechung der Prozedur nicht nötig, da mit einer einfachen Skalpellklinge die Schutzhülle aus Plastik gekürzt und damit die Therapie fortgesetzt werden kann. Da diese Fasern im Originalzustand sehr lang sind, kann mit einer Faser monatelang gearbeitet werden.

Ein weiterer Vorteil dieser Bare-Fiber liegt darin, daß man sie auch im sogenannten interstitiellen Verfahren einsetzen kann. Dies hat sich vor allem bei derben, stenosierenden Tumoren bewährt, wobei der nackte Anteil der Faser in den Tumor geschoben und der Laser aktiviert wird. Diesen Vorgang muß man auf dem Gewebeareal an mehreren Stellen wiederholen, um das gewünschte Areal zu denaturieren. Dies ist auch bei derben benignen Stenosen (z.B. Anastomosenstenosen) möglich. Die Gefahr bei diesem Verfahren ist die Perforationsmöglichkeit. Schützen kann man sich dagegen, indem man die Faser nicht zu weit bzw. mehr tangential in das Gewebe hineinschiebt und die Abtragung in mehreren Sitzungen durchführt, immer nach Abwarten der Abstoßung des denaturierten Gewebes.

Eigene Ergebnisse
Unser Erfahrungsbericht erstreckt sich über die Auswertung von den letzten 637 Fällen, die mit der Bare-Fiber teils im interstitiellen und teils im Kontaktverfahren behandelt wurden, wobei aus dem Krankengut herausgearbeitet wurde, wann das non-Kontakt Verfahren und wann das Kontaktverfahren sinnvoll angewendet werden kann.

Folgende Geräte wurden verwendet:
Lasermatic Kombo-Laser 2-75 Watt Nd:YAG
Dornier Medilas Fibrotom 4100   2-100 Watt
jeweils mit der Wellenlänge von 1064 µm.

Die Fasern wurden je nach Sitz der Läsion entweder durch flexible Endoskope oder durch das Rektoskop unter Verwendung eines Kupferröhrchens geleitet. Die Leistung wurde je nach Lokalisation zwischen 40 - 80 Watt gewählt. Pro Sitzung wurden je nach Größe des Tumors bis zu 11.000 Joule erreicht. Bei endoskopischer Anwendung im oberen Intestinaltrakt, wurde stets eine Intubationsnarkose durchgeführt, bei palliativer Behandlung von Rektumkarzinomen nur fallweise eine Allgemeinanaesthesie verwendet. Der Großteil der Patienten wurde ambulant behandelt.

Im palliativen Einsatz wurde im Bereich des Ösophagus bei 49 Fällen die Bare-Fiber und in 10 Fällen non-Kontakt verwendet, wobei die Bare-Fiber sowohl im Kontakt- als auch im interstitiellen Verfahren eingesetzt wurde. Zwei Perforationen wurden beobachtet. Beim Magenkarzinom wurde die Bare-Fiber in 12 Fällen eingesetzt, die non-Kontakt Faser in 15 Fällen, wobei beim Magenkarzinom jeweils die Bare-Fiber im interstitiellen Verfahren verwendet wurde.

Im Kolon und Rektum wurde die Bare-Fiber bei über 211 Fällen gegenüber 116 Fällen non-Kontakt angewandt, wobei die Bare-Fiber interstitiell nur im Rektum verwendet wurde, da im Kolon die Perforationsgefahr wesentlich größer ist. Von den 211 Fällen wurde das interstitielle Verfahren in 102 Fällen durchgeführt.

Auch im kurativen Einsatz fand die Bare-Fiber Verwendung und zwar in erster Linie bei Anastomosenstenosen sowie ausgedehnten Polyposen, während 11 Fälle von Rektumkarzinomen (T_1 N_0 M_0) kurativ im non-Kontakt-Verfahren erfolgreich behandelt wurden (rezidivfreie Nachbeobachtung 2-12 Jahre !) (Tabelle 2).

Tab. 2. Kurativer Einsatz

	Bare-fiber	Non Contact
Ösophagus (benig., mal., Anastomosenstenose)	8	14
Magen (Polypose, Ulcusblutung)	2	60
Colon u. Rektum (Polypen, benigne Stenose)	65	111
		(davon 11 kurativ bei $T_1 N_0$ Rektumkarzinom)

Zusammenfassung

Der Einsatz der Bare-Fiber in der Behandlung palliativer Tumor hat sich als kostensparende Methode erwiesen. Daneben besteht der Vorteil, die Bare-Fiber auch begrenzt interstitiell einzusetzen, wobei man vor allem in derben Gewebsbezirken doch eine wesentlich größere Ausdehnung der denaturierten Bezirke erreicht. Vorsicht ist vor allem in dünneren Wand-schichten geboten, da die Perforationsgefahr wesentlich höher als bei Verwendung von Kontaktspitzen sowie beim Einsatz des non-Kontakt Verfahrens ist.

Literatur

1) Kiefhaber P, Huber F, Kiefhaber K.: Palliative and preoperative endoscopic Nd-YAG laser treatment of colorectal carcinoma. Endoscopy 19:43 (1989)
2) Wallwiener D, Pollmann D, Stolz W, Kappler M, Bastert G.: Nd:YAG Laser Contact Technique Using Bare Quartz Glass Fibers - Lasertechnical Background and Tissue Effects Compared to the Contact Technique Using Sapphire Cutting Tips. Laser in Medicine and Surgery 5:31-35 (1989)

Der Einsatz des Nd:YAG-Lasers zum Verschluß enterokutaner Fisteln

O. Bültmann, C. Philipp, H.-P. Berlien
Krankenhaus Neukölln, Abteilung für Lasermedizin, Rudower Str. 48,
D-12313 Berlin

Einleitung

Enterokutane Fisteln sind definiert als pathologische Verbindung zwischen dem Ösophagogastrointestinaltrakt inklusive der Gallenwege sowie des Pankreasgangsystems und der Haut.

Als mögliche Ursachen kommen vorausgegangene Operationen, chronisch entzündliche Darmerkrankungen, Strahlentherapie, Karzinome, Abdominaltraumen, Tuberkulose, Aktinomykose u.a. in Betracht. Gravierendste Komplikation enterokutaner Fisteln stellt die therapeutisch zum Teil nur schwer beherrschbare Sepsis dar, auf die primär die hohe Mortalität dieser Erkrankung von 15-20 % zurückzuführen ist.

In der Regel wird man die Fistel zunächst konservativ zu behandeln versuchen, d. h. durch einfaches Zuwarten oder parenterale Ernährung [1], bei Persistenz erfolgt - sofern möglich - die chirurgische Intervention, vor allem durch primäre Resektion des fisteltragenden Abschnittes mit nachfolgender End-zu-End-Anastomose. Neben konventionellen Operationsverfahren kommen alternativ einige minimalinvasive Behandlungsmethoden in Betracht, die oftmals ambulant durchführbar sind und den Patienten wenig belasten. Anhand ihres Wirkungsmechanismus lassen sich die minimalinvasiven Verfahren in drei Gruppen unterteilen.

Die Curettage, Hochfrequenzkoagulation, Silbernitratätzung, Kryochirurgie und die Laserbehandlung führen zu einer Zerstörung des Fistelgewebes. Demgegenüber bewirken die Fibrinkleberapplikation, die Injektion von Polidocanol, die Applikation von Histoacryl oder einer schnell härtenden Aminosäurenlösung (Ethibloc®) und die sog. Hochdruck-Saug-Methode lediglich einen mechanischen Verschluß desdrainage durch Einlage endoluminaler Katheter, die in der Regel unter Röntgenkontrolle durchgeführt wird.

Gegenstand der nachfolgenden Untersuchung war die Überprüfung der Wirksamkeit der Lasertherapie, die bereits zur Behandlung innerer (z. B. ösophagotrachealer) Fisteln erfolgreich eingesetzt wurde [2, 4].

Material

Seit 1988 wurden uns insgesamt sechs Patienten unter der Diagnose einer therapieresistenten enterokutanen Fistel zur Lasertherapie zugewiesen, die oft mehrfach konventionell chirurgisch vorbehandelt waren und deren Fistelleiden nicht behoben werden konnte (Tab. 1). Das Durchschnittsalter betrug 40,33 ± 21,34 Jahre.

Tab. 1. Patientenkollektiv

Pat.	Geschlecht	Alter	Fistelursprung	Vorgeschichte
1	m	59 J.	Ileum	Z. n. Anlage eines Anus praeter
2	w	50 J.	Sigma	Z. n. abd.per. Rectumamputation
3	m	56 J.	Pharynx	Z. n. Mundbodenresektion und Neck dissection
4	m	42 J.	Rektum	Z. n. Fistulektomie
5	m	34 J.	Sigma	spontan aufgetreten
6	m	1 J.	Sigma	Z. n. Darmresektion wegen eines M. Hirschsprung

Methode

Alle Patienten wurden mittels der sog. intraluminalen Nd:YAG-Lasertherapie (emittierte Wellenlänge 1064 nm) behandelt, die sich in zwei Abschnitte gliederte: Bei den größerlumigeren Fisteln erfolgte zunächst die endoskopische Beurteilung des Gangsystems und im Anschluß die retrograde Lasertherapie unter direkter endoskopischer Kontrolle.

Kleinerlumigere Fisteln unter 2 mm Durchmesser wurden anfangs ebenfalls fistuloskopiert, dann erfolgte die vorsichtige Sondierung mit einem Führungsdraht, über den in Seldinger-Technik ein Hüllschlauch eingebracht wurde. Letztgenannter diente als Führung für die frisch gebrochene bare fiber, die 5 mm vor dem Katheterende plaziert wurde. Die retrograde Laserung unter Rückzug des gesamten Systems schloß sich an.

Die Laserleistung betrug hierbei zwischen 5 und 8 W, die Verfahrgeschwindigkeit unter 1 mm/s.

Die postoperative Nachbeobachtungszeit variierte zwischen vier Monaten und drei Jahren.

Ergebnisse

Mit Hilfe der intraluminalen Nd:YAG-Lasertherapie konnten vier enterokutane Fisteln dauerhaft verschlossen werden. Postoperativ verblieben die Pat. nur für wenige Tage im Krankenhaus. In einem Fall (Pat. 1) trat nach erfolgter Lasertherapie zwar eine deutliche Verringerung des Fistellumens, jedoch kein Verschluß auf. Bei dem Pat. 4 gelang die Okklusion des bestehenden perianalen Fistelganges, nach einigen Wochen trat aber an einer anderen Stelle erneut eine Fistel auf.

Operationsbedingte Komplikationen wurden nicht beobachtet.

Diskussion

Ebenso wie beispielsweise die Curettage bewirkt die Lasertherapie eine Zerstörung des Fistelgewebes. Die hierbei im einzelnen ablaufenden Gewebereaktionen, die zu einem dauerhaften Verschluß der Fistel durch die Einwirkung des Nd:YAG-Lasers führen, waren bislang jedoch nur aus theoretischen Überlegungen oder aus der Kenntnis anderer Gewebereaktionen nach Laserlichtexposition ableitbar. Diese Zusammenhänge sind aber sowohl im Hinblick auf die Indikationsstellung als auch im Hinblick auf die Suche nach möglichen Ursachen für die in unserem Patientenkollektiv aufgetretenen Fistelrezidive von entscheidender Bedeutung.

Bislang ging man von folgenden Überlegungen aus: Aus zahlreichen Untersuchungen ist bekannt, daß Lichtstrahlen einer Wellenlänge von etwa 1000 nm (Nd:YAG-Laser: 1064 nm) im Gewebe diffus gestreut werden, so daß bei recht geringer Absorption eine Eindringtiefe bis zu etwa 8 mm erreicht wird. Die thermische Wirkung besteht vor allem in einer Koagulation und Schrumpfung des Gewebes [3]. Hierdurch wird eine Entzündungsreaktion mit Ausbildung eines perifistulären Ödems induziert, das zu einem primären Fistelverschluß führt. Durch einsprossendes Bindegewebe kommt es nachfolgend zu einer dauerhaften Okklusion der enterokutanen Fistel.

Um diese Hypothesen zu überprüfen, wurde von uns anhand eines tierexperimentellen Modells die Wirkung des Nd:YAG-Lasers auf Fistelgewebe untersucht. Als Versuchstier diente hierbei die Maus, der ein Zaekostoma als Äquivalent einer enterokutanen Fistel angelegt wurde. Nach Durchführung dieser Operation bei insgesamt 30 Tieren folgte die intraluminale Nd:YAG-Lasertherapie der Fistel. Postoperativ wurden die Versuchstiere zu unterschiedlichen Zeitpunkten getötet und histologisch untersucht, wobei sich die oben dargestellten Überlegungen zum Fistelverschluß verifizieren ließen. Es zeigte sich jedoch auch, daß bei einem Lumendurchmesser von mehr als 2 mm keine vollständige Koagulation des Fistelgewebes mehr erreicht werden konnte und eine dauerhaft Okklusion ausblieb.

Gerade der letztgenannte Gesichtspunkt war mit großer Wahrscheinlichkeit Ursache des bei dem Pat. 1 aufgetretenen Fistelrezidivs: Der Lumendurchmesser des Fistelgangs dieses Pat. betrug rund 5 mm, wodurch im Rahmen der Laserbehandlung zwar einzelne Areale, nicht jedoch die gesamte Zirkumferenz des Fistelgewebes zerstört wurden. Bei dem Pat. 4 stellte sich ein zunächst nicht nachweisbarer transsphinkterer Fistelgang als Ursache des immer wiederkehrenden perianalen Fistelleidens heraus. Daher ist dieses Rezidiv nicht auf ein Versagen des Behandlungsverfahrens sondern auf die persistierende Infektionsquelle zurückzuführen.

Schlußfolgerungen

Aufgrund der Ergebnisse der tierexperimentellen und klinischen Untersuchung läßt sich ableiten, daß eine <u>alleinige</u> Lasertherapie für Fistellumina kleiner/gleich 2 mm in Betracht kommt. Infolge der bis zu 8 mm betragenden Eindringtiefe der Lichtstrahlen sollte der Nd:YAG-Laser (emittierte Wellenlänge 1064 nm) verwandt werden. Im Hinblick auf die Laserleistung hat sich eine Einstellung zwischen 5-8 W bei einer

Verfahrgeschwindigkeit unter 1 mm/s als günstig erwiesen. Hierdurch kann das Risiko einer Vaporisation deutlich reduziert werden. Die Laserbehandlung sollte ausschließlich retrograd erfolgen, um die primäre Fisteltamponade durch das sich ausbildende Ödem nicht mechanisch wieder zu beseitigen. Eine Spülung der Faser war nicht erforderlich. Indikation zur <u>adjuvanten</u> Lasertherapie besteht bei enterokutanen Fisteln mit einem Durchmesser bis zu 5 mm. Hierbei soll die Lasertherapie vor allem eine Koagulation der Fistelmucosa und/oder des Granulationsgewebes bewirken. Neben der bare fiber ist auch der Einsatz anderer Laserapplikatoren (z. B. LITT-Faser oder die Ballon-Laserthermie) in Betracht zu ziehen, um eine möglichst homogene Koagulation der gesamten Zirkumferenz des Fistelgangs zu erreichen. Zur Okklusion des Fistellumens bedarf es bei dieser Lumengröße jedoch zusätzlich der Fibrinkleberinstillation oder ggf. einer Naht.

Neben der vollständigen Koagulation des Fistelgewebes ist eine ausreichende Reparationskapazität des perifistulären Gewebes für einen dauerhaften Fistelverschluß von entscheidender Bedeutung. Gerade bei vorausgegangener Radiatio ist diese Reparationskapazität limitiert und daher oft Ursache für ein Rezidiv. Karbonisationen an der Faserspitze müssen ebenso wie zu hohe Leistungseinstellungen vermieden werden, da hierdurch das Risiko einer Vaporisation mit nachfolgender Lumenvergrößerung oder gar einer Perforation steigt.

Mögliche Fehlerquellen im Zusammenhang mit der Lasertherapie enterokutaner Fisteln sind vor allem die falsche Behandlungsindikation (z. B. zu großes Fistellumen, Vorliegen einer Stenose distal des Fistelursprungs oder eines Abszesses als Ursache der Fistelbildung) sowie die zu frühe postoperative Belastung der Fistel durch eine Fistulografie oder orale Nahrungszufuhr.

Zusammenfassung
Die intraluminale Nd:YAG-Lasertherapie stellt ein vergleichsweise einfaches, wiederholbares und effizientes minimalinvasives Therapieverfahren zum Verschluß enterokutaner Fisteln dar, das prinzipiell ambulant, u. U. auch in Lokalanästhesie durchführbar ist. Infolge der genauen Vorhersagbarkeit der Gewebewirkung ist bei geeigneter Wahl der Behandlungsparameter das Risiko einer Verletzung umgebender Strukturen ausgesprochen gering.

Literatur
1. Aguirre A, Fischer JE, Welch CE: The role of surgery and hyperalimentation in therapy of gastrointestinal-cutaneous fistulae, Ann Surg, 180: 393-401, 1974
2. Berlien HP, Müller G, Waldschmidt: J. Lasers in paediatric surgery, Progr in Pedr Surg, 25: 15-22, 1990
3. Berlien H-P, Müller G: Angewandte Lasermedizin: Lehr- und Handbuch für Praxis und Klinik. ecomed-Verlagsgesellschaft mbH, Landsberg München Zürich, 1989
4. Schmittenbecher PP, Mantel K, Hofmann U, Berlien HP: Treatment of congenital tracheoesophageal fistula by endoscopic laser coagulation, Priliminary report of three cases, J Paedr Surg, 27 (1): 26, 1992

Kombination von Lasertherapie und chirurgischer Resektion zur Behandlung von vaskulären Tumoren

A.Daskalaki[1,2], M. Viehoff[2], M. Poetke[1], C. Philipp[1], H.-P. Berlien[1]

1. Abteilung für Lasermedizin Krankenhaus Neukölln
   (Leiter: Prof.Dr.H.-P.Berlien)
2. Abteilung für Mund-Kiefer-Gesichts-Chirurgie Krankenhaus Neukölln
   (Leiter: M.Viehoff)

Zusammenfassung

Vaskuläre Malformationen sind angeborene Gefäßfehlbildungen. Häufig werden sie mit den bei Säuglingen auftretenden kindlichen Hämangiomen verwechselt, die in der Regel erst nach der Geburt auftreten und sich durch ihr Wachstums- und Regressionsverhalten unterschieden.

Für die Behandlung von Hämangiomen und vaskulären Malformationen hat sich die Lasertherapie etabliert. Bei vaskulären Malformationen können durch verschiedene Laserverfahren eine Perfusionsminderung und ein bindegeweblicher Umbau erreicht werden. Wir berichten über zwei Patienten die nach der Laserbehandlung plastisch-chirurgisch versorgt wurden.

Einleitung

Die vaskuläre Malformation stellt eine Fehlanlage im Gefäßsystem dar, die nach zwei Kriterien eingeteilt werden muß: Erstens nach der Herkunft der beteiligten Gefäße zwischen kapillären (z.B. Naevus flammeus), venösen, lymphatischen (z.B. Lymphangiom) und arteriellen, ferner arteriovenösen Fisteln und den Mischformen. Zweitens muß nach der Hamburger Klassifikation von Belov, Loose und Weber zwischen trunkulären und extratrunkulären vaskulären Malformationen unterschieden werden (6,7).

Die vaskuläre Malformation kann in Weichteilen, Knochen und Organstrukturen auftreten. Eine sorgfältige Abklärung mittels geeigneter radiologischer Darstellungsverfahren ist neben der Anamnese ein wesentlicher Bestandteil zu ihrer Diagnose (5, 6).

Zur Diagnostik von vaskulären Malformationen stehen eine Reihe von radiologischen Darstellungsverfahren zur Verfügung, wovon die Magnetresonanztomographie (MRT), die farbkodierte Duplexsonographie und die interventionelle Angiographie zur Diagnosestellung angewendet werden können (2, 3, 4, 5). Darüberhinaus sind die exakte Ausdehnung, Struktur und Perfusionsrate bestimmbar.Um eine Aussage über die Tiefenlokalisation und Ausbreitung sowie den Vaskularisierungsgrad und die Art der Perfusion zu erhalten haben wir noch als bildgebender Verfahren die Laser-Doppler-Flußmessung und die Infrarot Thermographie angewendet (1).

Selten bleibt die vaskuläre Fehlbildung präformiert latent und bildet sich erst in den späteren Lebensjahren infolge einer Läsion, eines Traumas oder einer Hormonwirkung aus. Dies kann im Adoleszenten-, sogar im Erwachsenenalter sein (5).

Bei mindestens 8% der angeborenen Gefäßerkrankungen (Hämangiomen und vaskuläre Malformationen) treten somatische komplikationen unterschiedlicher Art auf. Dabei sind die psychosozialen Belastungen die u.a mit der Erkrankung verbunden sind, zu berücksichtigen. Eintretende Komplikationen sind eine klare Behandlungsindikation (5).

Für alle nicht durch Embolisation oder operativ zugängigen vaskulären Malformationen besteht die Möglichkeit der Lasertherapie. Hierbei können die Laser- und Applikationstechniken die für die Behandlung der Hämangiome eingesetzt werden, auch für die Therapie der vaskulären Malformationen genutzt werden (2, 3, 6).

Die vaskuläre Malformation muß im Gegensatz zum Hämangiom ausbehandelt werden, es sei denn, ein Restbefund wird akzeptiert (5).

Therapeutisches Prinzip der Lasertherapie ist die Auslösung einer Vaskulitis mit nachfolgender Obliteration der Gefäße. Teilweise findet ein fibrotischer Umbau des Gewebes statt. Hierdurch kann das Perfusionsvolumen der Malformation deutlich vermindert werden. Bleiben funktionell oder kosmetisch störende Residuen können diese chirurgisch behandelt werden (2, 4, 6). Durch die bereits erreichte Fibrosierung wird eine operative Korrektur deutlich erleichtert, die intraoperative Blutungsgefahr ist gering. Insbesondere werden keine Rezidive nach Laservorbehandlung und anschließender Exzision beobachtet, wie sie nach alleiniger chirurgischer Exzision beschrieben werden (5).

Material und Methode
In Zusammenarbeit mit der Abteilung für Mund-Kiefer-Gesichts-Chirurgie des Krankenhauses Neukölln wurden 2 Patienten mit vaskulären Malformationen operativ behandelt.

Die erste Patientin, eine 74-jährige Frau, wurde uns mit einer Rezidiv einer vaskulären Malformation im Bereich des Nasenrückens Mitralklappenstenose I.Grades ca. 4mm im Durchmesser vorgestellt.Die Patientin berichtete über einen seit etwa 3 Monaten bestehenden "Blauen Fleck" im Bereich des Nasenrückens, der sehr rasch an Größe zugenommen hätte. Bereits vor 15 Jahren sei eine ähnliche Veränderung exzidiert worden. Im Verlauf des letzten Jahres zeigte sich eine erhebliche Größenzunahme, die zu einer ausgeprägten Einschränkung der Nasenatmung und einer psychischen Belastung führte.

Aufgrund der erheblichen Größe der vaskulären Malformation die Laserbehandlung erfolgte in 5 Sitzungen.

Präoperativ wurde die farbkodierte Dopplersonographie (FKDS) durchgeführt, die im betreffenden Areal zahlreiche größere Arterien dargestellt hat. Deshalb wurde eine Arteriographie der Kopf-/Halsgefäße durchgeführt. In gleicher Sitzung könnte dann eine Embolisation erfolgen, mit Mikropartikeln und einer abschließenden Histoacryl-Embolisation der A.angularis und A.labialis superior sowie ihrer Nebenäste.

Nach entsprechender Vorbereitung erfolgte die FKDS-kontrollierte interstitielle Lasertherapie mit dem Nd:YAG laser (5W,cw)/(30W,0,1s). Um den Prozeß der Bindegewebsbildung zu unterstützen, wurde unmittelbar im Anschluß an jede Lasertherapie Fibrinkleber instilliert.

Bei der zweiten Patientin, eine 60-jährige Frau, fand sich eine gut komprimierbare, rechtsseitig betonte, rotbläuliche Schwellung der Unterlippe, die in den Wechseljahren aufgetreten ist. Bei dieser Patientin handelte es sich um eine hormonell ausgelöste venöse Malformation im Bereich der Unterlippe mit weiterer Progredienz. Präoperativ wurde eine farbkoddierte Dopplersonographie (FKDS) der Unterlippe durchgeführt, die im rechts-lateralen Areal der Gefäßfehlbildung weiterhin zahlreiche geschlängelt verlaufende Gefäße mit arteriellem Fluß ergab. Die Versorgung erfolgte überwiegend aus der A.labialis.Die vaskuläre Perfusion wurde als Wärmeabstrahlung mit der Infrarot-Thermographie dargestellt. Mit der Laser-Doppler-Flußmessung hatten wir einen Eindruck vom kapillären Anteil der vaskulären Malformation (1). Bei der Patientin erfolgte es eine kombinierte transmucosale Nd:YAG-Lasertherapie (30W,10sec) unter Hautschutz mittels Eiswürfeln im zentralen Kompartiment der Gefäßbildung und eine FKDS-kontrollierte interstitielle Nd:YAG-Lasertherapie (5W,cw) im Randbereich. Aufgrund der erheblichen Größe der vaskulären Malformation erfolgte die Laserbehandlung in 4 Sitzungen.

Ergebnisse

Nach der Laserbehandlung der ersten Patientin führte die vaskuläre Malformation zu einer deutlichen Volumenreduktion und Perfusionsminderung. Nach Abschluß der letzte Laserbehandlung war die Möglichkeit einer plastischen Korrektur des Nasenrückens.

Das fibrosierte Gewebe konnte mit einer zentralen Nekrose ohne besondere Schwierigkeiten komplett entfernt werden. Nach der plastischen Operation wurde ein gutes kosmetisches Ergebnis erreicht.

Nach der Laserbehandlung der zweiten Patientin waren sowohl eine deutliche Volumenreduktion als auch eine Abblassung der vaskulären Malformation eingetreten.Nachdem die Laserbehandlung der zweiten Patientin beendet war, wurde die Patientin chirurgisch operiert.

Schlußfolgerung

Die Ergebnisse zeigen, daß bei vaskulären Malformationen im Mund-Kiefer-Gesichts Bereich funktionell und ästhetisch ansprechende Ergebnisse zu erzielen sind mit der Kombination der Laserbehandlung und der chirurgischen Resektion. Dabei besticht diese Kombination den maximalen Nutzen für den Patienten der bei ihre Anwendung erzielt wird. Wir haben so die Möglichkeit unseren Patienten ihr Selbstwertgefühl und damit die Lebensqualität zurückzugeben.

Literatur
1. Urban, P., Berlien, H.-P, (1997): Comparative investigation of vascular lesions Duplex US, Laser Doppler perfusion imaging, infrared thermography. Proceedings of the 7th International Symposium Computer-aided Noninvasive Vascular Diagnostics (Im Druck).
2. Berlien, H.P., Philipp, C., Daskalaki, A. September 25-28, 1996 Laser treatment of Angiodysplasias and Haemangiomas in Infancy and Childhood. Proceedings of the International Laser Congress "Lasers at the Dawn of the third Millenium".
3. Poetke, M., Philipp, C., Berlien, H.-P. (1996 in Druck): Die Laserbehandlung von Hämangiomen and vaskulären Malformationen. Zentralblatt für Kinderchirurgie.
4. Berlien, H.-P., Cremer, H., Djawari, D., Grantzow, R., Gubisch, W. (1993/1994): Leitlinien zur Behandlung angeborener Gefäßerkrankungen. pädiatr. praxis 46: 87-92
5. Philipp, C., Poetke, M., Berlien, H.-P. (1993/1994): Klinik and Klassifikation angeborener Gefäßerkrankungen. pädiatr. praxis 46: 75-83
6. Philipp, C., Poetke M, Berlien H.-P. (1992): Klinik and Technik der Laserbehandlung angeborener Gefäßerkrankungen. In: Berlien H.-P., Müller G. (Hrsg). Angewandte Lasermedizin, Lehr- und Handbuch für Praxis und Klinik, ecomed Verlag.
7. Belov St., Loose D.A., Weber J.,Vascular Malformations. Periodica Angiologica 16, Einhorn-Presse-Verlag GmbH, Reinbeck 1989

PLDN-Nd:YAG-1064 - Eine 7-Jahres-Bilanz

J. Hellinger
Riefler-Klinik, D-80331 München

Vom 23. 11. 1989 bis 5. 12. 1996 wurden 2500 Patienten mit einer nonendoskopischen perkutanen Laserdiskusdekompression und -nukleotomie mit dem Neodym-YAG-Laser 1064 nm versorgt.

Die Dokumentation erfolgte konsekutiv unter Erfassung des Schmerzbildes, des klinischen Befundes, des neurologischen Befundes, der bildgebenden Diagnostik und zunehmend mit dem computerisierten Spine-Motion-Test und integrierten Rückenmuskel-EMG zur Quantifizierung der lokalen vertebralen Befunde.

Es handelt sich dabei um 2220 lumbale, 254 zervikale und 26 thorakale Eingriffe. Die zerfikalen und thorakalen Eingriffe wurden seit 1990 ausgeführt. Die zervikale PLDN wurde dabei erstmalig in der Welt am 20. 10. 1990 vorgenommen.

Die PLDN mit dem Nd:YAG-Laser 1064 nm muß als neulandmedizinisches Verfahren im Einzelfall als Heilversuch gewertet werden. Daran hat sich auch in der Zeit nichts geändert, da "schulmedizinisch" die Verbreitung sich nur langsam vollzieht. Es handelt sich also um ein fortlaufendes klinisches Experiment mit der nötigen Evaluierung, vor allem des Nutz- und Risikoquotienten für den Patienten durch öffentliche Präsentation der Ergebnisse. Dies ist fortlaufend seit 1990 auf regionalen, nationalen und internationalen Tagungen vorgenommen worden.

Dieser als prospektive Studie mit repetitivem Kontrolldesign zu wertende experimentelle Ansatz hat als Einschlußkriterien Patienten mit diskogenen, vertabragenen Schmerzsyndromen (lokalen, pseudoradikulären, radikulären, medullären und vegetativen) mit bildgebend nachgewiesener spinaler Diskuspathologie. Ausschlußkriterien waren nicht diskale vertebragene Ursachen der Schmerzsyndrome und freie Bandscheibensequester im Spinalkanal.

In den Indikationsbereich wurden somit auch Postnukleotomiesyndrome mit einbezogen, wenn die diskogene Komponente des multifaktoriellen Geschehens führend nachgewiesen werden konnte. Der Anteil der Patienten mit Postnukleotomiesysyndromen beträgt unverändert 20%. Alle Patienten wurden durch einen neurologischen Konsiliarius kontolliert.

Der Eingriff wird in unveränderter Technik innerhalb der 7 Jahre in Seitlage und dorsolateraler Punktion der Lendenbandscheiben und thorakalen Abschnitte sowie ventral rechtsseitig des Zervikalbereichs vorgenommen. Verwendet wird eine 2 mm-Außendurchmesser-Nadel mit sehr gutem Gleitstichverhalten.

Der Eingriff wird weiterhin in Lokalanaesthesie mit stand-by des Anaesthesisten und Analgosedierung ausgeführt.

Die konsekutive Auswertung der Patientenverläufe und zusätzliche Bewertung einer Studie durch eine Zweituntersuchung von 47 Patienten mit radikulärem Syndromen ergab nur in 20 % ein monoradikuläres unilaterales monosegmental verursachtes Radikulärsyndrom, s. d. 80 % polyradikuläre, bilaterale oder polysegmental verursachte Radikulärsyndrome waren. Aus dieser Tatsache heraus wurde auf Grund langjähriger Erfahrungen mit der offenen Bandscheibenchirurgie und Wirbelsäulenchirurgie die polysegmentale PLDN entwickelt. Bei Pseudoradikulärsyndromen oder lokalen Schmerzsyndromen ist weiterhin zu berücksichtigen, daß immer eine mehrsegmentale Nozizeption und vor allem auch Einflüsse der venösen Stase über mehrere Segmente berücksichtigt werden müssen.

Alle Patienten wurden nach 6 Wochen kontrolliert. Die Nachuntersuchungsrate betrug dabei 90 %. Die restlichen 10 % wurden durch Telefoninterview befragt. Der antizipierte Untersuchungszeitraum nach 6 Wochen ist inzwischen durch Stern und Evermann sowie Diehl bei HWS-Patienten bestätigt. Der Zeitraum ist für die primäre Vernarbung zerrissener Anulus-fibrosus-Anteile repräsentativ angesetzt.

Die Ergebnisse sind unverändert gleich. Subjektiv ist das Erfolgsresultat an der LWS mi 80 %, an der HWS mit 86 %, an der BWS 100 % konstant. Objektive Ergebnisse hinsichtlich des SLRT zeigten mit 90 % Besserung vom ersten postoperativen Tag an unverändert gute Wirkung im Lumbalbereich. Die Lähmungsrückbildung in allen Wirbelsäulenbereichen konnte unverändert mit über 90 % registriert werden. Dies korreliert mit der Besserung der EMG-Kontrollen, wobei im Zervikalbereich akute Denervierungen alle zum Verschwinden gebracht werden konnten und beim chronisch neurogenen Umbau eine erhebliche Besserungsrate resultierte.

Die Komplikationsdichte ist unverändert für den Lumbalbereich bei 1 Promille schwerer Komplikationen. Im Zervikalbereich ist sie mit 0,75 % weiter gesunken und im Thorakalbereich traten keinerlei Probleme auf.

Die experimentellen Grundlagen wurden in den 7 Jahren hinsichtlich der postulierten Wichtigkeit des Shrinkingphänomens gegenüber der Vaporisation durch eine Vielzahl von Belegen untermauert. Eine klinische Studie zur geringen Wirksamkeit des Holmium-YAG-Lasers ist von Steffen und Mitarbeitern vorgelegt worden.

Zusamenfassung

Die nonendoskopische perkutane Laserdiskusdekompression und -nukleotomie mit dem Neodym-YAG-Laser 1064 nm hat sich als minimalinvasives Verfahren von hoher Effektivität, großer Akzeptanz bei den Patienten und äußerst niedriger Komplikationsrate als Zwischenstufe von nicht erfolgreicher konservativer Therapie zur offenen operativen Therapie mit mikrochirurgischer Nukleotomie bishin zur polysegmentalen Fusion bewährt. Gegenüber anderen minimalinvasiven Verfahren ist die Indikationserweiterung bishin zu Kaudasyndromen möglich.

Das fortlaufende öffentlich evaluierte klinische Experiment läßt den Schluß nach 30-jähriger Erfahrung in der Bandscheiben- und Wirbelsäulenchirurgie zu, daß offenes operatives Vorgehen vor der Chance des Patienten mit der vorgestellten minimalinvasiven Methode die Risiken eines derartigen Eingriffes zu umgehen, heute in jedem Fall abgewogen werden muß.

Literatur
1. Choy, D. S. J., R. W. Case, P. W. Ascher (1987): Percutaneous laserablation of lumber disc, 33, Rd. Ann. Meeting, Orthop. Research. Surg. 1,19
2. Hellinger, J. (1993): Die perkutane zervikale Lasernukleotomie als Neulandoperation. In B. Häring (Hrsg), Chirurgie und Recht, blackwell Berlin 247-253
3. Hellinger, J.: Ein neuer Weg der Bandscheibenchirurgie (1992), Ärztliche Praxis, 44, 20, 21-22
4. Hellinger, J. (1995): Nonendoskopische perkutane Nd:YAG-Laserdiskdekompresion und Nukleotomie, Med. Bild, 5, 49-56

Holmium-YAG-Laser-Wirkung auf verschiedene Wirbelsäulenstrukturen

J. Hellinger, G. Dominok
Riefler-Klinik-München, Pathologisches Institut Cottbus
D-80331 München

Es wurden 5 bovine Wirbelsäulen präpariert und mit einem Holmium-YAG-Laser 2080 nm in der Technik einer Nadelpunktion, 2 mm Außendurchmesser mit barefiber-Beschuß mit fixierter Spitze der 600 µ messenden Laserfiber mit 1 Joule, 10 Watt, 0,56 msec pausenlosem Beschuß bis 1000 Joule untersucht.

Begonnen wurde im Kontaktverfahren. Dieses setzte sich automatisch in das Nonkontaktverfahren fort.

1. Wirbelsäulenpräparat - Makroskopische Beobachtungen

1.1. In dem Diskus wurde von ventral 1 cm tief die Kanüle eingeführt. Die Laserfiber wurde mit 1 mm Überstand fixiert. Nach dem Beschuß in der angegebenen Dosis kam es zu sichtbaren Pulsationen in den beiden benachbarten Wirbelkörpern mit Auswurf von altem Blut aus den Kommissurvenen. Dieser Auswurf erfolgte rythmisch in der Beschußfolge. Ein sichtbares Shrinking der Bandscheibe war nicht erkennbar.

1.2. Beschuß des Wirbelsäulenpräparates mit Einführen der Kanüle von ventral bis an die dorsale Anulus-fibrosus-Begrenzung in Richtung auf die Nervenwurzel.

Nach dem Beschuß in der gleichen Dosierung wurde nach 1000 Joule immer ein spindelförmiger Defekt in der Bandscheibe mit Durchschlagen des Anulus-fibrosus bis zur Nervenwurzel mit teilweiser Durchtrennung gefunden.

1.3. Bei Beschuß des Wirbelbogens wurde makroskopisch während des Vorganges die Karbonisation und das Vaporisieren von Periost und oberflächlicher Kortikalisanteile sowohl bei beginnendem Kontakt als auch nach wenigen Schüssen sich fortsetzenden Nonkontaktmethode gesehen. Bei der anschließenden makroskopischen Untersuchung fand sich an der Innenseite des Wirbelbogens ein den ganzen Bogen umfassender schwärzlicher Saum, der in kraniokaudaler Richtung 2 bis 3 mm weit war.

2. Wirbelsäulenpräparat - Mikroskopische Beobachtung

2.1. Wirbelbogenpräparat
Es handelt sich um Vergrößerungen zwischen 100 und 900 fach. Die Färbung erfolgte mit Hämatoxolin-Eosin.

Aus der oben benannten Beschußstelle werden 3 Sägeschnitte von je 3 mm Breite angefertigt. Dabei ist der Saum nur in Schleife 1 sichtbar. Dort zeigt sich der Periost der Innenseite des Wirbelkanals schwarz gefärbt, wie verkohlt. Periostales Gewebe mit auseinandergedrängten Formen. Periost und Knochen des Wirbelbogens sind nekrotisch. Die Nekrose erfaßt die ganze Breite der Wirbelbogenkortikalis. Das Fettmark zeigt angefärbte Kerne. Zum Rande hin ist auch das Periost verkohlt. Die Dicke der Karbonisation beträgt 100 µ. Das Periost ist weiter vom Knochen bläschenförmig abgehoben und mit Oedem gefüllt. Periost und Kortikalis ohne angefärbte Kerne. Diese Zone ist 500 µ breit. Im Knochenmark keine Nekrosen. Stellenweise ist in den randständigen Bezirken eine Angrenzung von nekrotischen Gewebe unmittelbar an vitalen Knochen mit guter Kernanfärbbarkeit zu sehen. Gelegentlich finden sich kleine fleckenförmige Nekrosen mit Oedem im Mark mit entsprechender fehlender Kernanfärbbarkeit. Dort auffallend scharfe Grenze zwischen Nekrose und erhaltenem Mark. In dem angrenzenden Fettgewebe Muskulatur und Periost und weiter entfernten Knochen keine Veränderung.

An der Innenseite des Wirbelbogens zeigt das Periost jetzt optisch leere Kavitäten. Die kollagenen Faserbündel sind in 90 Grad zur Knochenoberfläche gestreckt. Teilweise sind sie eingerissen und ragen stummelförmig in die Vakuolen. Diese Vakuolen könnten durch Gasbläschen entstanden sein, zumal in der Umgebung die Kerne eingefärbt sind.

3.1. Knorpelpräparat - Makroskopische Beobachtung
Es werden Intervertebralgelenke freipräpariert und der Knorpel mit tangentialer Auftreffrichtung in Konflikt und nach wenigen Schüssen in Nonkontaktmethode beschossen. Die Ablösung vom Knochen erfolgt durch Vaparisation mit einem Karbonisationssaum, der deutlich sichtbar ist. Es gelingt den Knorpel bis in die subchondralen Bereiche bei der verwandten Dosierung abzutragen. Die Beschußstelle ist 15 mm lang und bis zu 5 mm tief.

3.2. Mikroskopischer Befund
Das Gebiet ist histologisch aufgebaut in Oberfläche; Perichondrale, collagene Bindegewebsschicht, anschließend das hyaline Knorpelgewebe, tiefe Knochengewebe mit Knochenmark. Das Gewebe färbt sich in der Hämatoxolin-Eosin-Färbung rötlich-rot, Zellkerne blau, in der Trichromfärbung und Goldnerfärbung Bindegewebe und Knorpelgewebe grünlich, Knochen rötlich-grünlich. Man erkennt mikroskopisch eine bis zu 1200 µ tiefe Zone mit 3 Schichten, Oberfläche bis 50 µ, mit zahlreichen senkrechten Spalten, keine Kernanfahrbarkeit. In der Goldnerfärbung grauer Farbton, zwischen 250 und 800 µ keine Spalten, Gewebe homogen, Faserverlauf nicht erkennbar. Goldner: rote Farbe teilweise gefleckt, zwischen 800 und 1200 µ. Zunehmend größere gut dargestellte Zellen und Zellkerne mit zunehmend grüner Anfärbung nach Goldner. Anschließend hyalines Knochengewebe und Knochengewebe ohne Auffälligkeiten. Ebenso ist das blutbildende Knochenmark nicht beeinträchtigt. Es finden sich Gefäße mit engen Lichtungen und zarten Wänden. Zusammenfassend ist

eine bis zu 200 μ tiefe Nekrosezone von einer 250 bis 800 μ nachweisbare Nekrobiose-Zone und eine 800 bis 1200 μ tiefen dystrophischen Zone zu sprechen.

Bei Lage im Perichondrium mit Schußkanal 4 x 5 mm, 10 mm tief, zeigt sich eine schwärzliche Nekrobiose-Zone an der perichondralen Seite von 100 μ. Dann folgt eine Schicht mit kleinen rundlich-ovalen und länglich optisch leeren Gewebsspalten, bläulich in der HE-Färbung, ca. 300 μ tief. Daran schließt eine ebenso breite Zone mit rötlicher Gewebsfärbung in HE, in der ebenfalls derartige Hohlräume liegen. Die Kerne sind hier pyknotisch. Ganz außen zeigt sich eine Schicht von 200 μ ohne Hohlräume, aber mit verklumpten Kernen. An der chondralen Seite besteht eine Verkohlungszone von 100 μ. Zone mit Hohlräumen und Kernpyknose bis 200 μ. Eine Zone ohne Hohlräume, nur mit Kernschädigung ist kaum auszumachen.

4. Explantiertes Diskuspräparat

Die Plazierung der Kanüle erfolgt am Übergang vom Diskus zum Anulus-fibrosus mit Schußrichtung nach außen im hinteren äußeren Quadranten.

Makroskopische Beobachtung: Während des Beschusses kommt es zum Durchschimmern der Karbonisation. Der gesamte Diskus vibriert im Beschußrythmus. Lokal ist visuell geringes Shrinking sichtbar. Dei Messung (Tab. 1) ergibt ein maximales zirkuläres Shrinking von bis zu 1 %.

Tab. 1. Disk-Shrinking Ho:YAG-Laser 2080 nm

Joule	Durchschnittliches Shrinking (mm) des Diskusdurchmessers
100	0,00
300	0,00
500	0,32 (0-0,47)
750	0,41 (0,22-0,53)
1000	0,42 (0,25-0,57)

Zusammenfassung

1. Bei intradiskaler Anwendung des Holmium-YAG-Lasers mit der genannten Dosierung bei nicht unter Wasser-Anwendung kommt es durch die Pulswellen zu einer erheblichen Erschütterung im Gewebe. Das läßt sich makroskopish bis in die benachbarten Wirbelkötper nachweisen.

2. An isolierten Bandscheibenpräparaten ist mit dem Holmium-YAG-Laser nur ein geringes lokales Shrinking makroskopisch sichtbar nachweisbar. Das zirkuläre Shrinking des Diskus ist mit bis zu 1 % erheblich niedriger gegenüber den Werten bei Anwendung des Nd-YAG-Laser 1064 nm mit bis zu 14 %.

3. Bei überwiegender Nonkontakt-Methode mit fixierter Laserspitze kommt es beim intradiskalen Anwenden zum Vorschießen des Vaporisationsdefektes bis in benachbarte Strukturen mit Zerstörung der Nervenwurzel, wenn der Beschuß in dieser Richtung erfolgt. Ursache ist annehmbarer Weise der sogenannte Moseseffekt.

4. Bei der Anwendung am Wirbelbogen und am Intervertebralgelenk konnte ein millimeterweites Abtragen mit dem Holmium-YAG-Laser sowohl der Gelenkkapsel, des Periostes, des Gelenkknorpels und des Knochens bis durch die Kortikalis nachgewiesen werden. Die Tiefenschädigung reicht dabei bei überwiegender Nonkontakt-Wirkung bis 1200 µ. Für die klinische Anwendung konnte damit der Nachweis der Wirksamkeit für die Knochen- und Knorpel- sowie Ligamentabtragung gesichert werden.

Literatur

Hellinger, J.: Shrinking-effect of the disc - comparative study of Neodym-YAG-Laser 1064 nm and Holmium-YAG-Laser 2080 nm. Abstracts 2, Internationaler Kongreß IMLAS 15.-17. 9. 1994, Neuchatel

LASER-Revaskularisation
- Klinische Erfahrungen mit dem Excimer-LASER- System -

M. Klein, H. P. Dauben, H. D. Schulte, E. Gams
Klinik für Thorax- und Kardiovaskular-Chirurgie,
Heinrich Heine Universität Düsseldorf, Moorenstr.5, D-40225 Düsseldorf

Zusammenfassung
Die Behandlung von Patienten im symptomatischem Endstadiun der koronaren Herzerkrankung (KHK) ist auch heute eine ärztliche Herausforderung. Bei Versagen medikamentöser und primär chirurgischer Revaskularisation steht gegenwärtig die transmyokardiale LASER Revaskularisation (TMLR) als eine weitere, meist zusätzliche Maßnahme zur Verfügung. Wir verwenden das EXCIMER-LASER System. Wenn auch gegenwärtig eine ausreichende Erklärung der Wirkmechanismen nicht möglich ist, so zeigt sich doch klinisch ein sehr rascher und effektiver Erfolg hinsichtlich der Angina-pectoris Symptomatik und verzögert eine Verbesserung der Leistungsfähigkeit. Diese positiven Effekte sind besonders gut erkennbar bei Patienten nach kombinierter Anwendung (TMLR + ACB).

Einhundertzehn Patienten wurden mit der TMLR behandelt (TMLR + ACB: 98 Patienten; TMLR ohne ACB: 12 Patienten). NYHA Klassifikation (Gesamt): Präopertiv 2,7 (MW); postoperativ 1,6 (MW – 30d). CCS Klassifikation (Gesamt): Präoperativ 3,6 (MW); postoperativ 2,1 (MW – 30d). Berechnetes operatives Letalitätsrisiko (Gesamt): 19,6%; tatsächliche Letalität: 3,1%.

Aufgrund unserer klinischen Erfahrungen betrachten wir die TMLR vorzugsweise als eine wertvolle Ergänzung bei Patienten bei denen eine komplettte Revaskularisation aufgrund der morphologischen und koronararteriellen Ausgangssituation nicht möglich ist. Auch in den Fällen mit alleiniger TMLR kam es zu einer vergleichbaren Verbesserung der klinischen Beschwerden.

Einleitung
Medikamentöse Therapie, perkutane transluminale koronare Angioplastie (PTCA) und Bypasschirurgie stellen die Basis der Behandlung für die Koronare Herzerkrankung (KHK) dar. Damit stehen uns eine Reihe abgestufter Behandlungsverfahren zur Verfügung, die auf die individuelle Situation der Patienten abgestimmt, sowohl die Symptomatik, als auch die Prognose der Patienten und damit ihre Lebensqualität, langfristig verbessern können. Da eine effektive Therapie der in der Regel zugrunde liegenden Arteriosklerose bis heute nicht möglich ist, kann die Progredienz der Grunderkrankung zu unterschiedlichen Zeitpunkten unterschiedliche Therapiekon-

zepte mit fließenden Übergängen erfordern. Gleichwohl sind jedem Therapiekonzept selbst prinzipielle Grenzen gesetzt. Während die geringer ausgeprägte KHK inzwischen zur Domäne der kardiologischen Interventionstherapie geworden ist, werden schwerere Erkrankungsformen in erster Linie von Herzchirurgen versorgt. Demographische und medizinische Entwicklungen beeinflussen die Herzchirurgie in den letzten Jahren in zunehmender Weise. Der Anteil schwieriger Zweit- und Drittoperationen nimmt kontinuierlich zu. Mit steigender Lebenserwartung der Bevölkerung steigt der Anteil älterer Patienten mit zusätzlichen komplexen Begleiterkrankungen, die bis vor wenigen Jahren noch als Kontraindikationen für eine Operation mit Herz-Lungen-Maschine (HLM) galten.

Zunehmende Erfahrung und innovative Techniken im Bereich der Kardioanästhesie, der Kardiotechnik, der kardiochirurgischen Operationstechniken und der kardiochirurgischen Intensivmedizin haben dazu geführt, daß auch vielen dieser Patienten eine Herzoperation mit erhöhtem, aber vertretbarem Risiko angeboten werden kann.

Parallel hierzu nimmt die Zahl der Patienten kontinuierlich zu, bei denen die arteriosklerotischen Veränderungen der Koronargefäße soweit fortgeschritten sind, daß eine direkte Revaskularisation, oft auch nach zunächst erfolgreichen Interventionen, nur teilweise oder überhaupt nicht mehr möglich ist und bei denen auch unter einer maximalen medikamentösen Therapie eine Beschwerdefreiheit nicht zu erreichen ist. Für eine geringe Anzahl dieser Patienten bleibt die Möglichkeit der Herztransplantation. Die meisten dieser Patienten erfüllen jedoch nicht mehr die Einschlußkriterien für eine solche Maßnahme. Die überwiegende Zahl dieser Patienten hat keine manifeste Herzinsuffizienz, die Angina-pectoris schränkt die Patienten in ihrer Leistungsfähigkeit jedoch so stark ein, daß sie selbst die täglichen Verrichtungen nur mit Mühe oder gar nicht ausführen können. Häufige Krankenhausaufenthalte sind die Regel; rezidivierende Infarkte führen letztlich zum Tode.

Diese klinische Problematik stellt eine enorme ärztliche Herausforderung dar und führt zu der Forderung, den therapeutischen Schwerpunkt über die proximale Läsion der Koronararterie hinaus auch auf die Erkrankung kleiner und kleinster Gefäße auszudehnen. Techniken werden benötigt, um das ischämische Myokard von einem Bereich aus, welcher in keiner direkten Verbindung mit dem jeweiligen erkrankten Gefäß steht, zu revaskularisieren. Indirekte Revaskularisationstechniken, die erste chirurgische Maßnahme zur Behandlung der Koronaren Herzerkrankung darstellen, erleben in diesem Zusammenhang in den letzten Jahren eine enorme Renaissance. Der Schwerpunkt experimenteller und klinischer Studien liegt hierbei auf transmyokardialen Revaskularisationstechniken. Andere Verfahren haben heute nur noch historisches Interesse.

Transmyokardiale Revaskularisation (TMR)
Grundlage der TMR ist die Vorstellung, daß durch Anlage von transmyokardialen Kanälen durch die Wand des ischämischen Ventrikels Anschluß an das Myokard

versorgende Gefäßnetz gewonnen wird und hierdurch dem Herzmuskel vermehrt arretiertes Blut direkt aus dem linken Ventile zugeführt wird.

Solche Gefäßnetze können, durch eine chronische Ischämie getriggert, im Myokard in solcher Ausdehnung entstehen, daß in seltenen Fällen selbst noch ein kompletter Verschluß beider Koronarostien mit dem Leben vereinbar ist.

Am bekanntesten sind die schon vor ca. 300 Jahren entdeckten Thebesischen Venen (*Thebesius* - 1708). Sind Koronararterien, die in einem weit verzweigten Kapillarnetz enden, verschlossen, können auch über sinusoidale Spalten direkte Verbindungen zum linken Ventrikel beobachtet werden. In gleicher Weise können Kollateralen zwischen dem arteriellen und venösen Gefäßsystem des Myokards einerseits und dem linken Ventrikel-Cavum andererseits, ausgebildet werden (1).

Eine ausreichende Blutversorgung des Herzens ist jedoch in der Regel hierdurch, insbesondere bei Belastung, nicht möglich. Bei chronischer Minderdurchblutung kann sich der Herzmuskel mit einem sog. "hibernierenden" Myokard anpassen. Die Funktion läßt nach und es stellen sich alle möglichen Übergänge von einer Hypokinesie bis zur völligen Akinesie ein. Das Ausmaß solcher regulativer Veränderungen hängt von der jeweiligen Gefäßmorphologie ab und bestimmt mit fließenden Übergängen nicht nur die resultierende reduzierte Ejektionsfraktion (EF) des linken Ventrikels, sondern bestimmt auch die Angina-pectoris-Symptomatik und Rhythmusstörungen, die parallel hierzu auftreten können.

Wenn auch die Restdurchblutung nicht mehr für die Strukturerhaltung ausreicht, kommt es letztendlich zum Infarkt.

Von den vielen transmyokardialen Revaskularisationstechniken, angefangen von der einfachen Nadelpunktion bis hin zur Vineberg-Operation (2-7), hat heute lediglich die transmyokardiale LASER-Revaskularisation (TMLR), die in den frühen 80-iger Jahren von Mirhoseini zunächst experimentell und dann 1986 mit ersten klinischen Anwendungen eingeführt wurde, Bedeutung.

Mirhoseini benutzte zunächst einen CO_2-LASER mit niedriger Energie, der den Eingriff nur am stillstehenden Herzen ermöglichte. Um auch am schlagenden Herzen ohne den Einsatz der Herz-Lungen-Maschine Kanäle anlegen zu können, wurde später ein EKG getriggerter, gepulster Hochenergie-CO2-LASER für die TMLR eingesetzt (8-11).

Zur Kontrolle der vollständigen Penetration durch die Wand des linken Ventrikels ist es bei diesem LASER-System notwendig, eine gleichzeitige transösophageale Echokardiographie (TEE) durchzuführen. Dennoch erscheint es schwierig, die LASER-Strahlung exakt zu dosieren und zu plazieren. Verletzungen intramyokardialer Strukturen sind aus diesem Grunde nicht sicher auszuschließen.

Andere LASER-Systeme, die für die transmyokardiale Revaskularisation auf Grund ihrer technischen Voraussetzungen und der spezifischen Wirkung des emittierenden Lichtes in Betracht kamen, wurden zunächst nicht eingesetzt.

Eines dieser LASER-Systeme ist das Excimer-LASER-System, das zunächst zur intraarteriellen LASER-Angioplastie eingesetzt wurde. Dieser LASER erzeugt im Myokard, mit der niedrigsten notwendigen Energie bei der Anlage von transmyokardialen Kanälen, die geringste Nekrosezone. Die energiereiche ultraviolette Strahlung des XeCl-Excimer LASER (Wellenlänge 308 nm) wird sehr effizient von den molekularen Bindungen des Gewebes absorbiert. Dabei wird ein wesentlicher Teil der Bindungen direkt aufgebrochen, wodurch die Eindringtiefe der Excimer-LASER-Strahlung in biologisches Material sowie die thermische Schädigung sehr gering sind. Die Strahlung der bisher in der TMLR verwendeten Infrarot - LASER (CO2-LASER und Holmium:YAG-LASER) wird vom Gewebewasser absorbiert. Je nach eingestrahlter Intensität wird das Wasser nur erwärmt. Es kommt zu einer thermischen Belastung des Gewebes, oder es wird direkt verdampft. Je nach Wellenlänge sind unterschiedliche Eindringtiefen und thermische Effekte zu beobachten. Die thermischen Nebenwirkungen der LASER-Strahlung sind eng mit der Eindringtiefe verbunden. Je größer die Eindringtiefe, um so größer sind die zu erwartenden thermischen Schädigungen. Thermische Belastungen oder Schäden entstehen dort, wo entweder die molekularen Bindungen nicht direkt aufgebrochen werden können, oder die Intensität nicht ausreicht, das Gewebewasser direkt zu verdampfen, also unterhalb der Verdampfungsschwelle liegt. Der dominierende Effekt des Excimer-LASER ist die Photoablation. Dieser Effekt tritt bei mittleren Energie- und Leistungsdichten auf. Er wird durch das Zersprengen der Molekülverbindungen erzeugt. Das hat zur Folge, daß das Gewebe schichtweise (1-10 m) abgetragen wird. Die hierbei entstehenden Nekroserandzonen am LASER-Kanal sind mit ca. 30-50m im Vergleich zu allen anderen LASER-Systemen, die zur TMLR eingesetzt werden, am niedrigsten. Bei angepaßter Vorschubgeschwindigkeit lassen sich mechanische Effekte nahezu vermeiden. Auch am schlagenden Herzen lassen sich transmyokardiale Kanäle sicher anlegen.

Zudem bieten die heute zur Verfügung stehenden Excimer-LASER-Systeme den Vorteil, daß die Geräte einfach zu transportieren und damit in verschiedenen Operationsbereichen kurzfristig einsetzbar sind. Eine flexible Lichtfaser mit einem speziellen Handstück ermöglicht eine punktgenaue und dosierbare Arbeitsweise in Kontakt- Applikation mit dem Gewebe. Anwendungen bei transthorakalen Eingriffen ohne Herz-Lungen-Maschine mittels Mini-Thorakotomie oder endoskopischem Zugang sind bei einer Arbeitslänge der Lichtfaser von über 4 m ohne Probleme und ohne zusätzliche Applikatoren möglich. Eine EKG-Triggerung und eine TEE zur Kontrolle der angelegten Kanäle ist nicht notwendig.

Material und Methoden
In Düsseldorf wird ein Excimer-LASER-System eingesetzt.

Zunächst das Gerät Max 10® der Fa. Medolas, ursprünglich für die intrakoronararterielle LASER Angioplastie vorgesehen und ab Mai 95 das Gerät Max 20 TMLR® der Fa. USSC.

In der Zeit vom Februar 1995 bis zum Februar 1997 wurde in der Klinik für Thorax-und Kardiovaskular-Chirurgie bei 128 Patienten eine transmyokardiale LASER - Revaskularisation durchgeführt.

Bei den ersten 18 Patienten wurde als Lichtfaser eine 600 µ Quarzfaser eingesetzt. Die Arbeitsenergie am Faserausgang lag mit 15-20 mJ bei 25-30 Hz niedrig. Es wurden im Mittel 1-2 Kanäle / cm² angelegt.

Die Ergebnisse waren in dieser ersten Serie nicht überzeugend. Die Letalität war mit 38,9% sehr hoch. Offene Kanäle konnten in histologischen Aufarbeitungen von zwei Herzen verstorbener Patienten (3 bzw. 5 Tage post OP) nicht nachgewiesen werden.

Die Indikation zur TMLR wurde zudem bei diesen Patienten ohne nuklearmedizinische Untersuchung zur Beurteilung der Myokardperfusion und der Myokardviabilität gestellt. Insgesamt 13 dieser 18 Patienten hatten eine EF unter 20% und/oder präoperativ medikamentös nicht beherrschbare ventrikuläre Rythmusstörungen.

Ab Mai 95 wurde das speziell für die TMLR konfigurierte Gerät Max 20 TMLR® mit einer 960 µm Faser eingesetzt. Die Arbeitsenergie wurde auf max. 40 mJ und 40Hz erhöht. Mit diesem neuen System wurden bis Februar 1997 110 Patienten operiert. Es wurden 1-3 Kanäle pro cm² angelegt.

Für die Indikation zur TMLR wurden folgende Kriterien zugrunde gelegt:
- Vorliegen einer schweren diffusen koronaren 2- oder 3- Gefäßerkrankung;
- Angina-pectoris-Symptomatik mit deutlicher Einschränkung der Lebensqualität
- Optimierte Medikamentöse Therapieverfahren ohne Reduktion der Angina-Beschwerden;
- Bypass-Operation und/oder PTCA nach präoperativer Einschätzung auf Grund der vorliegenden Koronarmorphologie nur erheblich eingeschränkt oder nicht als Behandlungsmaßnahme möglich.
- Nachweis vitalen Myokardgewebes bei gleichzeitiger Minderperfusion (Mismatch) durch nuklearmedizinische Untersuchungsmethoden in den Myokardarealen, die keine revaskularisationsfähigen Koronararterien aufweisen und einer TMLR zugeführt werden sollen.

Als Kontraindikationen galten hierbei:
- Medikamentös nicht behandelbare ventrikuläre Rhythmusstörungen;
- Präoperativ nicht korrigierbare haemostaseologische Störungen;
- Reduzierte linksventrikuläre Ejektionsfraktion unter 20%, wenn mehr narbiges als hibernierendes Myokardgewebe identifiziert wurde

Ziel der Behandlung war es, bei allen Patienten eine möglichst komplette Revaskularisation durchzuführen, wobei auch einer kritischen Bypassversorgung generell der Vorzug gegeben wurde.

Die überwiegende Zahl der Patienten hatte eine oder mehrere gravierende Zusatzerkrankungen. Bei den meisten waren interkonventionelle angioplastische Maßnahmen oder operative Revaskularisationen vorausgegangen. Bei allen Patienten bestand eine Angina-pectoris-Symptomatik nach der Klassifikation der Canadian Cardiovascular Society (CCS) vom Schweregrad III-IV bei ausgeschöpfter medikamentöser Therapie. Einzelheiten hierzu sind der Tabelle 1 zu entnehmen. Die anamnestische Infarkthäufigkeit lag über 1 pro Patient.

Zur Einschätzung des operativen Risikos wurde bei allen Patienten ein präoperatives Risikoprofil erstellt. Hierzu diente ein Risiko – Kalkulationsprogramm (Cardiac RiskMaster®, Data Health Research, Oregon, USA), daß sich im Rahmen einer prospektiven randomisierten Studie mit 1000 Patienten als valide erwiesen hat (12).

Tab. 1. Demographische und medizinische Grunddaten

Zeitraum: 6.95 - 2.97		Gesamt	TMLR + ACB	TMLR	TMLR (Minithora-kotomie)
Anzahl	N	110	98	10	2
Geschlecht	M:W	94 : 16	87 : 11	6 : 4	1 : 1
Alter	MW (Range) [Jahre]	67,8 (41-86)	67,9 (41-85)	64,3 (52-78)	82 (78-86)
NYHA Klassifikation	MW	2,7	2,7	3,0	3,5
CCS Klassifikation	MW	3,6	3,6	3,6	4,0
LV-Ejektionsfraktion					
>40%	N	26	22	4	0
20-40%	N	64	58	4	2
<20%	N	20	18	2	0
Letalitätsrisiko	(berechnet)	19,6%	16,2%	18,9%	24,3%

Tab. 2. Laserspezifische und postoperative Daten

Zeitraum: 6.95 - 2.97		Gesamt	TMLR + ACB	TMLR	TMLR (Minithora-kotomie)
Anzahl der Umgehungen	MW	1,25	1,4	--	--
Anzahl der kanäle	MW	29	27,5	32,2	34
Gesamtenergie	MW [J]	124,7	118,25	142,8	146,1
Anzahl der Transfusionen	MW	0,48	0,51	0,50	0
Drainage Volumen	Median [ml]	390	420	390	255

Tab. 3. Letalität

Zeitraum: 6.95 - 2.97		Gesamt	TMLR + ACB	TMLR	TMLR (Minithora-kotomie)
Letalitätsrisiko	(berechnet)	19,6%	16,2%	18,9%	24,3%
Letalität	(tatsächlich)	3,1%	4,1%	0%	0%

Tab. 4. Risikostratifikation

Zeitraum: 6.95 - 2.97		Gesamt	TMLR + ACB	TMLR	TMLR (Minithora-kotomie)
'Low-Risk'-Patienten	%-MW (N)	2,1 (1)	2,1 (1)	(-)	(-)
'Moderate-Risk'-Patienten	%-MW (N)	6,9 (26)	6,9 (26)	7,4 (2)	(-)
'high-Risk'-Patienten	%-MW (N)	20,1 (81)	19,8 (71)	21,8 (8)	24,4 (2)

Hierbei wurde das berechnete operative Letalitätsrisiko drei Kategorien zugeornet:
„Low-Risk'-Gruppe   0-2,5% Letalitätsrisiko
„Moderate-Risk'-Gruppe   2,5-10%Letalitätsrisiko
„High-Risk'-Gruppe   >10% Letalitätsrisiko
Die Verteilung der Patienten ist der Tabelle 4 zu entnehmen.

OP-Technik
Bei Eingriffen mit der Anwendung der extrakorporalen Zirkulation (EKZ) erfolgte bei einer systemischen Hypothermie von 30° Bluttemperatur die Anlage der peripheren Anastomosen mit intermittierender Abklemmung der Aorta ascendens. Bei nur geringem Blutrückfluß aus der Inzision der Koronararterie wurde bei offener Aorta und künstlich induziertem Kammerflimmern die periphere Anastomose angelegt.

Die transmyokardiale Revaskularisation konnte in der Phase der Reperfusion und Wiedererwärmung bei fibrillierendem oder schlagenden Herzen vorgenommen werden. In den betreffenden Myokardarealen wurden 1-3 Kanäle/cm² angelegt (Tabelle 2). Die TMLR verlängerte daher den Eingriff bei kombiniertem Vorgehen nicht. Die Anlage eines Kanals benötigt ca. 8-12 sec. Das Heparin/Prorin/Protaminmanagement wurde in üblicher Weise durchgeführt.

Bei Eingriffen ohne EKZ wurde in 45° Rechts-Seitenlage eine Mini-Thorakotomie im 5. ICR von 4-6cm in der Medioclavicularlinie durchgeführt. Nach Öffnung des Perikards 1cm oberhalb des N. phrenicus wurden ebenfalls 1-3 Kanäle/cm² am schlagenden Herzen angelegt. Mit Hilfe eines speziellen "Herzlifters", der am Sperrerrahmen stabil befestigt werden kann, ließen sich alle freien Wandareale des linken Ventrikels problemlos erreichen. Postoperativ erfolgte eine Heparinisierung mit 150-250 IE /kg Körpergewicht bis zur Mobilisation.

Die übliche perioperative Begleittherapie unterschied sich bei beiden OP-Techniken nicht von anderen vergleichbaren Routineeingriffen. Eine begleitende transösophageale Echokardiographie erfolgte bei keinem unserer Patienten.

Ergebnisse
Untersucht wurden die operativen Ergebnisse bei 110 mit dem Excimer LASER behandelten Patienten. Bei 98 Patienten wurde ein Kombinationseingriff, Bypass-Operation und TLMR durchgeführt. Bei 10 Patienten erfolgte eine alleinige transmyokardiale Revaskularisation. Bei 2 multimorbiden Patienten wurde wegen komplett fehlender Zielgefäße ohne HLM primär eine alleinige transmyokardiale Revaskularisation durch eine linksseitige Mini-Thorakotomie am schlagenden Herzen durchgeführt.

Die demographischen und anamnestischen Daten der Patienten sind in den Tabelle 1 dargestellt.

Eine erhebliche Diskrepanz zwischen der präoperativen Einschätzung der Koronarangiographie und der intraoperativ vorgefundenen Koronarmorphologie hinsichtlich der Bypassfähigkeit fand sich bei 42 Patienten.

29 Patienten wurden falsch negativ beurteilt. Präoperativ wurde bei diesen Patienten keine Möglichkeit zur Bypass-Anlage im gesamten Koronargefäßsystem gesehen. Intraoperativ fand sich aber mindestens ein ausreichend zu revaskularisierendes Koronargefäß mit einem zufriedenstellenden Abfluß über die peripher angelegte Anastomose. Bei 13 Patienten wurde die Koronarangiographie falsch positiv beurteilt. Hier zeigte sich intraoperativ keine oder eine nur eingeschränkte direkte Revaskularisationsmöglichkeit, so daß entweder ein Kombinationseingriff (TMLR+ACB n = 11) oder eine ausschließliche TMLR (n = 2) durchgeführt wurde.

Bei 62 Patienten entsprach der intraoperative Befund der präoperativen Beurteilung. Sechs Patienten wurden ausschließlich mit einer TMLR behandelt. Bei 2 Patienten dieser Gruppe mußte eine operative Therapie mit extrakorporaler Zirkulation (EKZ) als zu risikoreich angesehen werden. Deshalb erfolgte eine TMLR über eine linksseitige Mini-Thorakotomie. Einem Kombinationseingriff (TMLR+ACB) wurden 56 Patienten unterzogen (Abbildung 3).

Die operativen Daten der LASER-Anwendungen sind in Tabelle 2 beschrieben. LASER spezifische Komplikationen, Verletzungen intrakardialer Strukturen oder anhaltende Blutungen aus den angelegten Kanälen, wurden in keinem Fall beobachtet. Die postoperative Kreislaufsituation erforderte in einem Fall bei einem Low-Output-Syndrom den Einsatz einer intraaortalen Ballonpumpe. Eine hochdosierte medikamentöse Unterstützung war bei 6 Patienten notwendig, während bei 19 Patienten eine niedrig dosierte Katecholaminunterstützung ausreichte. Bei 84 Patienten war postoperativ eine Kreislaufunterstützung nicht erforderlich.

Definitive postoperative Myokardinfarkte fanden sich bei 4 Patienten. Bei den Patienten, die ausschließlich mit der TMLR versorgt wurden, konnte kein postoperatives Infarktgeschehen beobachtet werden.

In 2 Fällen war frühpostoperativ eine Rethorakotomie notwendig. Ursache war in beiden Fällen eine Blutung aus dem Begleitgewebe der inneren linksseitigen Brustwandarterie. Die Auflistung der intra-und postoperativen Komplikationen sind der Tabelle 6 zu entnehmen.

Der Median des Drainagevolumens betrug 397 ml. Der Mittelwert des Transfusionsbedarfes errechnete sich auf 0,48 Erythrozytenkonzentrate (= 96 ml). Das Drainagevolumen und der Transfusionsbedarf sind in Tabelle 2 aufgeführt. Die mittlere Verweildauer auf der Intensivstation aller Patienten betrug 1,4 Tage.

Die Ergebnisse der präoperativen Untersuchungen und der postoperativen Verlaufskontrollen hinsichtlich der Einstufung in die NYHA- und CCS-Klassifikationen sind in der Tabelle 5 und in den Abbildungen 1 und 2 zusammengestellt. Hierbei zeigte sich bereits nach 30 Tagen eine deutliche Verbesserung (im Mittel um eine Stufe) bei der Zuordnung zu den NYHA- und CCS Klassifikationen. Eine weitere Verbesserung wurde innerhalb der ersten 3 Monaten beobachtet. In der weiteren Verlaufskontrolle zeigte sich zunächst eine Stabilisierung der Belastbarkeit und der

Beschwerdefreiheit. Die Ergebnisse der Nachuntersuchung nach 12 Monaten zeigen im Moment einen statistisch nicht signifikanten Trend einer leichtgradigen Befundverschlechterung. Dieser Trend ist vor allem in der Gruppe der nur mit der TMLR behandelten Patienten erkennbar.

Die Patienten selbst empfanden die unmittelbar postoperative Abnahme der Angina Symptomatik als eine erhebliche Verbesserung ihrer Lebensqualität. Die Verbesserung der Belastbarkeit wurde in der Regel verzögert wahrgenommen.

Das errechnete Letalitätsrisiko und die tatsächliche Letalität der drei Therapiegruppen ist in Tabelle 3 dargestellt. Entsprechend dem von uns benutzten „Letalitätsscore" verteilten sich die Patienten ausschließlich auf die ‚Moderate -' und "High-

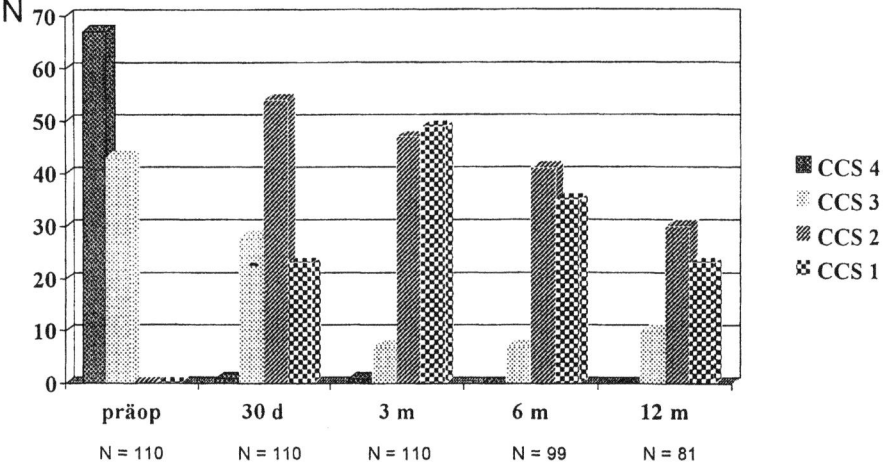

Abb. 1. Einteilung der Patienten im Follow-Up entsprechend der CCS Klassifikation

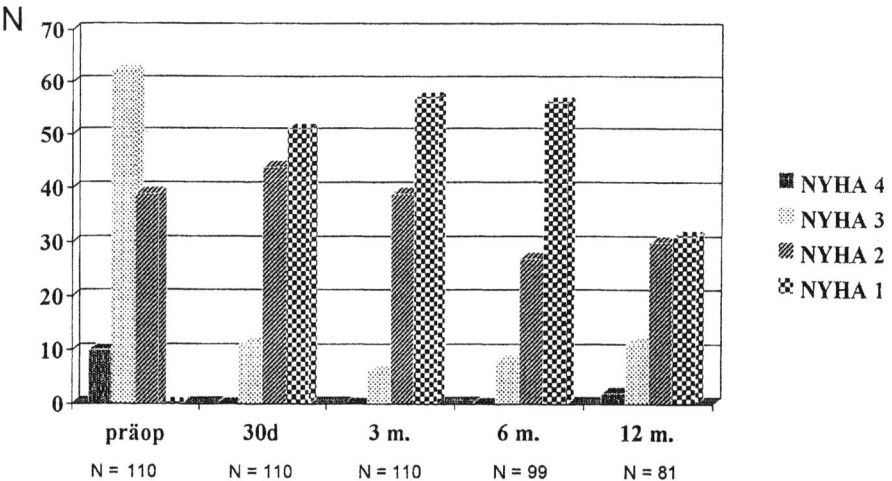

Abb. 2. Einteilung der patienten im Follow-Up entsprechend der NYHA Klassifikation

und ,High-Risk' Gruppierung. Im Vergleich zwischen der tatsächlichen und der vorausberechneten Letalität imponiert insbesondere der Unterschied in der ,High-Risk'-Gruppe der Kombinationseingriffe (Tabelle 4 und 7). Die tatsächliche Letalität lag mit 4,1% statistisch signifikant 12,1% unter dem berechneten Wert. Bei einer präoperativen Letalitätsberechnung von 12,3% betrug die tatsächliche Letalität in einer statistisch vergleichbaren Gruppe von Patienten, die wegen einer schweren diffusen koronaren Herzerkrankung nur inkomplett ohne TMLR operativ versorgt werden konnten, 10,7%.

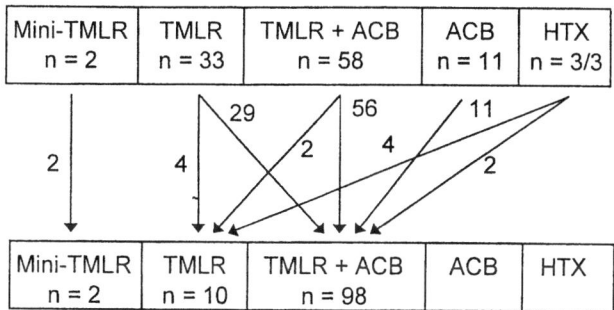

Abb. 3. Geplante und tatsächliche Eingriffe mit TMLR

Diskussion

Die transmyokardiale LASER-Revaskularisation stellt ein relativ neues indirektes Verfahren zur Myokardrevaskularisation dar. Durch den Einsatz eines LASER-Systems zur Anlage transmyokardialer Kanäle sollen idealerweise die Voraussetzungen geschaffen werden, daß die angelegten Kanäle nicht nur primär Anschluß an ein intramyokardiales Netzwerk ausgebildeter Kollateralen finden, sondern insbesondere, daß diese Kanäle offen bleiben, endotheliasieren und einen längerfristigen Gefäßersatz zur Reduktion der bestehenden Myokardischämie bilden. Tatsächlich aber handelt es sich bei dieser Revaskularisationsmethode um ein hinsichtlich seines Funktionsprinzips noch nicht ausreichend verstandenes Therapieverfahren (13). Klinische Nachuntersuchungen zeigen zwar übereinstimmend bei etwa zwei Drittel der mit der TMLR behandelten Patienten eine Verbesserung der Angina pectoris und der Belastungsfähigkeit (14-17), eine Durchblutungsverbesserung der behandelten Myokardareale konnte jedoch nicht in gleicher Weise zweifelsfrei nachgewiesen werden (18). Experimentelle Daten zur TMLR sind zum Teil sehr widersprüchlich und basieren zudem auf unterschiedlichen Versuchsbedingungen. Während einige Arbeitsgruppen einen positiven Effekt nach LASER-Revaskularisation im akuten Ischämiemodell beschreiben (19, 20) konnten andere Untersucher dies nicht bestätigen (21, 22). Die Tatsache, daß ausreichend gesicherte Daten, die eine Durchlutungsverbesserung nach TMLR-Eingriffen belegen könnten, bisher fehlen, hat nicht nur generellen Zweifel an dieser Methode aufkommen lassen, sondern hat insbesondere auch dazu geführt, daß unterschiedliche Hypothesen und Spekulationen die Diskussion zu diesem Thema belebt haben. Der Hypothese eines Placeboeffektes kommt vor dem Hintergrund zunehmend wissenschaftlich begründeter Befunde immer weniger Bedeutung zu. Unbegründbar erscheint ebenso die Vorstellung, daß durch die geringe Anzahl der LASER-Kanäle eine myokardiale Denervierung zur Anginareduktion führt. In gleicher Weise ist es nicht vorstellbar, daß die TMLR zu einer signifikanten Reduktion ischämischen Myokardgewebes und damit zur Beschwerdefreiheit führen kann. Eine verbesserte Lymphdrainage über die LASER-Kanäle ist zwar denkbar, der Nachweis hierzu fehlt jedoch. Desgleichen fehlt nach wie vor der Hypothese eines proliferativen

Tab. 5. NYHA und CCS Klassifikation

Zeitraum: 6.95-2.97			Gesamt		TMLR + ACB		TMLR		TMLR (Minithorakotomie)	
NYHA										
Präop	MW	(N)	2,7	(110)	2,7	(98)	3,0	(10)	3,5	(2)
30 d	Mw	(N)	1,6	(106)	1,6	(94)	2,1	(10)	2,5	(2)
3 mon	MW	(n)	1,5	(103)	1,5	(92)	1,8	(10)	2	(1)
6 mon	MW	(N)	1,5	(91)	1,4	(81)	2,0	(10)	--	
12 mon	MW	(N)	1,8	(72)	1,7	(64)	2,6	(8)	--	
CCS										
Präop	MW	(N)	3,6	(110)	3,6	(98)	3,6	(10)	4	(2)
30 d	MW	(N)	2,1	(106)	2,2	(94)	1,6	(10)	1,5	(5)
3 mon	MW	(N)	1,6	(103)	1,6	(92)	1,5	(10)	1	(1)
6 mon	MW	(N)	1,7	(91)	1,7	(81)	1,7	(10)	--	
12 mon	MW	(N)	1,8	(72	1,7	(64)	2,3	(8)	--	

Tab. 6. Komplikationen

Zeitraum: 6.95 - 2.97	Gesamt		TMLR + ACB		TMLR		TMLR (Minithora-kotomie)	
Infarkte gesichert (möglich)	2	(4)	2	(1)	0	(2)	0	(1)
Rythmusstörungen	6		5		1		0	
Rethorakotomie	2		2		0		0	
IABP /Assist Devices	1		1		0		0	
Pneumonie (Sepsis)	0		0		0		0	
SIRS	2		1		1		0	
Wundinfektionen	0		0		0		0	
Gesamt	13	(17)	11	(12)	2	(4)	0	(1)

Tab. 7. Letalität in Zuordnung zur Risikogruppe

Zeitraum: 6.95-2.97			Letalität					
Therapiegruppe			'Low-Risk'		'Moderate-Risk'		'High-Risk'	
Gesamt	%	(N)	0	(0/1)	3,6	(1/28)	3,7	(3/81)
TMLR + ACB	%	(N)	0	(0/1)	3,8	(1/26)	4,2	(3/71)
TMLR	%	(N)	--		0	(0/2)	0	(0/8)
TMLR (Minithorakotomie)	%	(N)	--		--		0	(0/2)
Vergleichskollektiv (ACB-Patienten)	%	(N)	1,2	(2/12)	4,4	(15/341)	10,5	(23/219)

Einflusses über Hitzeschockproteine (32, 33) die Bestätigung. Der histologische Nachweis einer durch Verletzungen des Myokards induzierten Auffüllung des Gewebedefektes nach 3-4 Wochen mit gefäßreichem Granulationsgewebe (Neoangiogenese) wurden u.a. von Hoffmann nach ausgedehnter endokardialer Biopsie (30) sowie von *Burkhoff* nach Holmium-LASER Anwendung (31) erbracht. In wieweit diese Gefäße Anschluß an das koronare Gefäßsystem finden bzw. ob derartige Gefäße zu einer Perfusionsverbesserung des Myokards beitragen können, diese Fragen sind weiterhin nicht geklärt.

Ebenso wie der Vorstellung einer LASER induzierten Neoangiogenese im Rahmen eines reparativen Vorganges durch proliferatives Granulationsgewebe der klinische und experimentelle Nachweis.

Gesichert ist jedoch, daß es bei etwa 75% aller mit der TMLR behandelten Patienten zu einer Reduktion der präoperativ dokumentierten Anginasymptomatik gekommen ist. Diese Befunde lassen sich prinzipiell durch eine Durchblutungssteigerung im betroffenem Myokard erklären, sind aber nach TMLR bisher nicht mit den gegenwärtigen Techniken nachweisbar gewesen. *Braunwald* (23) definiert Angina als eine Missempfindung im Brustbereich oder angrenzenden Gebieten, die durch myokardiale Ischämie verursacht wird, und von Störungen der myokardialen Funktion, jedoch ohne Nekrose begleitet wird. Der typische Anginaschmerz hat direkte Beziehung zu einem Anstieg des myokardialen Sauerstoffbedarfs bei einem fixierten oder limitierten Sauerstoffangebot. Wird die myokardiale Ischämie verringert oder behoben, vermindert sich die Anginasymptomatik oder sie wird vollends beseitigt.

Kann also nur die Durchblutungsverbesserung eine Reduktion der Anginabeschwerden erklären, stellt sich die Frage, welche morphologischen Voraussetzungen im ischämischen Myokard gewährleistet sein müssen, damit dies durch die angelegten LASER-Kanäle erreicht werden kann. Eindeutige experimentelle oder klinische Daten zur Beantwortung dieser Fragen liegen gegenwärtig nicht vor. Es muß aber davon ausgegangen werden, daß im ischämischen aber noch weitgehend funktionstüchtigen Myokard keine idealen Voraussetzungen für eine erfolgreiche TMLR vorgefunden werden. Indirekte Revaskularisationstechniken wie die TMLR sind keine Alternative für eine PTCA und/oder Bypassoperation. Bessere morphologische Voraussetzungen für eine TMLR werden demgegenüber nach heutigem Wissensstand bei einem hibernierenden Myokard vorgefunden. Bleibt das Myokard trotz chronischer Minderperfusion vital, entwickeln sich in Abhängigkeit von der Zeit schwere morphologische Veränderungen. Diese strukturellen Veränderungen des Myokards sind Ausdruck eines degenerativen Prozesses, der jedoch bis zu einem gewissen Schweregrad der Veränderungen reversibel ist (24). „Hibernation" ist zur Zeit ein nur klinisch definierter Zustand chronisch andauernder Dysfunktion bei Patienten mit koronarer Herzerkrankung, der sich nach Reperfusion bessert (25). Hibernierendes Myokard kann sich sowohl bei Patienten mit instabiler Angina – pectoris manifestieren als auch bei chronisch stabiler KHK. Selbst im Stadium der manifesten Herzinsuffizienz bietet der Befund ausgedehnter hibernierender Myokardareale prinzipiell noch die Möglichkeit einer erfolgreichen Revaskularisation (26-28).

Direkte Revaskularisationstechniken sind jedoch bei einer zunehmenden Anzahl von Patienten in diesem Stadium nicht mehr in ausreichender Weise möglich, da hochgradige Veränderungen der Koronararterien, oft nach bereits vorangegangenen mehrfachen interventionellen und/oder operativen Revaskularisationen, hierfür keine Option mehr bieten. Indirekte Revaskularisationstechniken wie die TMLR bieten vielen dieser Patienten heute die einzige chirurgische Behandlungsmaßnahme anbieten. Nach unserer Erfahrung ist jedoch vom intraoperativem Befund her nur selten eine Bypassversorgung ausgeschlossen. Wir führen bei diesen Patienten bevorzugt eine möglichst komplette Revaskularisation durch. Das heißt, daß auch kritische Gefäße mit einer Umgehung versorgt werden. In den Arealen, in denen diese Möglichkeit nicht besteht und präoperativ ein hibernierendes Myokard nachgewiesen wurde, wird eine TMLR durchgeführt.

Zur Diagnostik hibernierender Myokardareale bevorzugen wir nuklearmedizinische Untersuchungstechniken. Durch Myokardperfusionsszintgraphie mit Tc-99m-Myoview (oder Tc-99-MIBI) in Ruhe und unter Belastung und FDG-PET des Myokards mit F-18-FDG sind quantitative und qualitative Zuordnungen hibernierender Areale möglich. Nur selten liegt jedoch in der Auswertung dieser Befunde eine homogene Verteilung hibernierenden Myokards vor. In Korrelation zur intraoperativ vorgefundenen Koronarmorphologie fanden sich bei unseren Patienten in den Arealen mit kaum oder nur gering ausgeprägter Minderperfusion in der Regel bypassfähige Koronargefäße. Die Koronarangiographie erlaubt gerade bei diesen Patienten nach unserer Erfahrung nicht selten nur eine eingeschränkte Beurteilung. Vor diesem Hintergrund vertreten wir die Auffassung, daß eine alleinige TMLR nur für sehr wenige Patienten in Betracht kommt.

Aus diesem Grunde wurden in diesem Patientenkollektiv nur 12 von 110 Patienten ausschließlich mit einer TMLR versorgt, zwei davon ohne EKZ. Keiner dieser Patienten ist postoperativ verstorben, keiner hatte gravierende postoperative Komplikationen. Hinsichtlich der Anginabeschwerden und der Leistungsfähigkeit zeigte sich eine deutliche Befundbesserung. Die postoperativen Kontrollen zur Perfusionsverbesserung des Myokards zeigten einen positiven Trend, der jedoch nicht bei allen Patienten in gleicher Weise zu dokumentieren war. Bei der geringen Anzahl dieser Patienten sind statistische Analysen vielleicht möglich, erscheinen uns jedoch heute noch nicht sinnvoll. Bei den 98 Patienten, die mit Koronarumgehungen und einer TMLR versorgt wurden, finden sich in gleicher Weise postoperativ eine sofortige Reduktion der präoperativen Anginabeschwerden. Die Leistungsfähigkeit nimmt zeitverzögert nach etwa drei Monaten zu. Bei den postoperativen Kontrollen der Myokardperfusion zeigte sich im Vergleich zu den Patienten, die nur eine TMLR bekommen hatten, kein wesentlicher Unterschied. Auch hier ließ sich nur ein Trend zur Perfusionsverbesserung erkennen.

Außerdem war es uns bisher nicht möglich, hierbei zwischen dem Effekt der Bypassversorgung und dem der TMLR zu unterscheiden.

Die Tatsache, daß objektivierbare Perfusionsverbesserungen nicht eindeutig aufgezeigt werden können, ist jedoch nicht stringent auf ein Therapieversagen zurückzuführen. Falsche Indikationsstellungen oder nicht ausreichend sensible Messmethoden können in gleicher Weise Ursache für diesen Umstand sein.

Die niedrige postoperative Gesamtkomplikationsrate und die niedrige postoperative Letalität von 4,1% dieser Patienten sehen wir im wesentlichen in einer verbesserten kardialen Funktion begründet. Erfahrungsgemäß ist das postoperative kardiale Pumpversagen die führende Ursache postoperativer Komplikationen, die primär oder konsekutiv zum Tode des Patienten führt (29). Patienten mit einem statistisch absolut vergleichbaren Risikoprofil (nm = 219), die in einer prospektiv randomisierten Studie in unserer Klinik evaluiert wurden (12), wiesen eine Letalität von 10,5% auf. Bis auf eine nicht durchgeführte zusätzliche TMLR waren diese Patienten in gleicher Weise operativ versorgt worden. Auch wenn wir die Wertigkeit retrospektiver Analysen durchaus in Frage stellen, sehen wir auf Grund dieser Ergebnisse in der TMLR eine effektive zusätzliche chirurgische Maßnahme bei der operativen Therapie schwerer diffuser koronarer Herzerkrankungen.

Obwohl derzeit die pysiologischen Grundlagen des Verfahrens nicht vollständig geklärt sind, halten wir zusätzlich die überraschend guten Ergebnisse hinsichtlich der Symptomatik und des Leistungsvermögens in einer vorher therapierefraktären Patientengruppe für mehr als ausreichende Gründe, diese Therapieform bei Patienten mit symptomatischer fortgeschrittener koronarer Herzerkrankung einzusetzen. Die TMLR mit dem Excimer -LASER kann unserer Erfahrung nach mit vertretbarem Risiko Patienten im Endstadium der koronaren Herzerkrankung angeboten werden .Die Verwendung eines Excimer-LASER-Systems bietet nach unseren Erfahrungen bei einem Optimum an Flexibilität eine hohe Sicherheit bei der Anlage der TMLR-Kanäle. LASER bedingte Komplikationen oder Verletzungen intrakardialer Strukturen wurden in keinem Fall beobachtet.

Motiviert durch diese zunächst nicht erwarteten, positiven Daten haben wir eine prospektive randomisierte Multizenterstudie vorbereitet, die die Wertigkeit einer zusätzlichen TMLR mit dem Excimer-LASER bei Patienten mit hohem Operationsrisiko bei koronarer Herzerkrankung und eingeschränkter direkter Revaskularisationsmöglichkeit untersuchen soll.

Literatur
1. Hoffmann E, Gebhardt Ch, Kisseler B (1971) Morphologie der ventrikulocoronaren Anastomosen bei Herzen mit intaktem und pathologisch verändertem Coronargefäßsystem. Langenbecks Arch. Chir. 328, 180-200
2. Goldmann A (1956) Experimental methods for producing a collateral circulation to the heart directly from the left ventricle. Thorac. Surg. 31: 364-74
3. Massimo C, Boffi L (1957) Myocardial revascularisation by a new method of carrying blood directly from the left ventricular cavity into the coronary circulation.Journal of Thoracic Surgery 34:257-8
4. Pifarre R, Jasuja ML, Lynch RD, Neville WE (1969) Myocardial revascularisation by transmyocardial acupuncture. J Thorac and Cardiovasc Surg 58:424-431

5. Sen PK (1968) Studies in myocardial revascularisation. Indian Journal of Medical Research 57: 415-433
6. Walter P, Hundeshagen HH, Borst HG (1971) Treatment of acute myocardial infarction by transmural blood supply from the ventricular cavity. European Surgical Research 3: 130-138
7. Vineberg A (1954) Clinical and experimental studies in the treatment of coronary artery insufficiency by internal mammary implant. J.Int. Coll:Surg. 22: 503-518
8. Mirhoseini M, Cayton MM (1981) Revascularisation of the heart by LASER. Journal of Microsurgery 15: 315-341
9. Mirhoseini M (1982) Transventricular revascularisation by LASER. LASER Surg Med 2: 187-198
10. Mirhoseini M (1983) Myocardial revascularisation by LASER: a clinical report LASER Surg Med 3: 241-45
11. Mirhoseini M (1986) LASER myocardial revascularisation LASER Surg Med 6: 459-61
12. Klein M, Dauben HP, Schulte HD, Gams E Artificial Organs Accepted for Pub.11.97
13. Moosdorf R, Schoebel FC, Hort W (1997) Transmycardial LASER revascularisation- morphology, pathophysiology and historical background of indirect myocardial revascularisation. Z. Kardiol. 86: 149-164
14. Nägele H, Kalmar P, Lübeck M, Marcsek P, Nienaber CA, Rödiger W, Stiel GM, Stubbe HM (1997) Transmyocardial LASER revascularisation - treatment option for coronary artery disease?. Z. Kardiol 86: 171-78
15. Cooley DA, Frazier OH, Kadipasaoglu KA, Lindenmeir MH, Pehlivanoglu S, Kolff JW, Wilansky S, Moore WH (1996) Transmycardial LASER revascularisation: Clinical experience with twelve-month follow up. J Thorac Cardiovasc Surg 111: 791-99
16. Horvarth KA, Mannting F, Cummings N, Shernan SK, Cohn LH Transmyocadial LASER revascularisation: Operative technique and clinical results at two years. J Thorac Cardiovasc Surg 111: 1047-53
17. Klein M, Dauben HP, Schulte HD (1996) Transmyocardial LASER revascularisation in patients with end stage coronary artery disease. (Abstract.) Cardiovasc Surg Sept 96,15.
18. Frazier OH, Cooley DA, Kadipasaoglu KA, Pehlivanoglu S, Lindenmeir M, Barasch E, Conger JL, Wilansky S, Moore WH (1995) Myocardial revascularisation with LASER. Preliminary findings. Circulation (suppl II): II 58-65
19. Horvarth KA, Smith Wj, Laurence RG, Schoen FJ, Appleyard EF, Cohn LH (1995) Recovery and viability of an acute myocardial infarct after transmycardial LASER. JACC 25: 258-63
20. Yano OJ, Bielefeld MR, Jeevanandam V (1993) Prevention of acute regional ischemia with endocardial LASER channels. Ann Thorc Surg 56:46-53

21. Whittaker P, Kloner RA, Przyklenk K (1993) LASER- mediated transmural myocardial channels do not salvage acutely ischemic myocardium. JACC 22: 302-9
22. Hardy RI, James FW, Millard RW, Kaplan S (1990) Regional myocardial blood flow and cardiac mechanics in dog hearts with CO2 LASER induces intramyocardial revascularisation. Basic Res Cardiol 85: 179-97
23. Braunwald E, Ed.: Heart Disease: A Textbook of Cardiovascular Medicine,Vol.2: 1293-1294, 4th Edition, WB Saunders, Philadelphia, 1992
24. Elsässer A, Scharper J (1995) Hibernating myocardium: adaption or degeneration? Basic Res Cardiol 90:47-48
25. Rahimtoola SH (1989) The hibernating myocardium. Am Heart J 117: 211-221
26. Rahimtoola SH (1991) Clinical overview of management of chronic ischemic heart disease. Circulation 84 (Suppl I): I 81-84
27. Erdmann E, Kirsch CM (1993) „Stunned" und „Hibernating Myocardium" - Diagnostik und klinische Implikationen. Z Kardiol 82 (Suppl 5):143-47
28. Heusch G, Schulz R (1996) Hibernating myocardium: a review. J Mol Cell Cardiol 28: 2359-72
29. Deng MC, Dasch B, Erren M, Möllhoff T, Scheld HH (1996) Impact of left ventricular dysfunction on cytokines, hemodynamics, and outcome in bypass grafting Ann Thorac Surg 62: 184-90
30. Hoffmann E, Gebhardt Ch, Prückner J, Oppermann Ch, Purschke R (1971) Die Revaskularisation des Herzmuskels durch Myokardioterebration im Tierexperiment. Arch Kreislaufforschung 66: 130-142
31. Burkhoff D (persönliche Mitteilung) 1997
32. Das DK, Engelmann RM, Kimura Y (1993) Molecular adaptation of cellular defences following preconditioning of the heart by repeated ischaemia. Cardiovascular Research 27: 578-584
33. Morimoto R, Tissières A, Georgopoulous C (1994) Ed.: The Biology of Heat Schock Proteins and Mollecular Chaperones. Cold Spring Harbor Laboratory Press

Lasers in Phlebology: State of the Art

L. Longo, G. Botta, L. Corcos°, M. Dal Maso**, S. Mancini
Gen. Surgery Inst. & Surg. Residencies, Phlebology & Laser Centers -
University of Siena
°University of Sassari
** Nuovo Ospedale S. Giovanni di Dio, Dept. of Vascular Surgery - Florence

In phlebology, lasers are classified according to use: diagnostic, therapeutic or surgical.

Diagnostic Lasers

Diagnostic lasers are based on the peculiar feature of the laser beam which is that of being *monochromatic, coherent, powerful* and *directional* all at the same time. These properties are never found together in any type of non-corporsculated electromagnetic radiation (1). This makes it possible to deliver an exact and instantaneous dosage of radiation, while constantly monitoring its quality.

Laser radiation can be adjusted after it has passed through any material (*primary and secondary fluorescence, defraction*) or as a portion reflected by that substance or material during irradiation.

Laser holography, laser nephelometry and methods based on the *Doppler effect* are based on these criteria (1,2,3). The laser-Doppler is an accepted and relatively widely used diagnostic tool. It permits an evaluation of the entity and velocity of capillary blood flow, and it is used to evaluate the microcirculation and/or its reaction to drugs and physical therapy.

Another potential diagnostic application of lasers in phlebology is confocal laser microscopy (4). In these cases, a fluorescent substance is injected into the tissues which are then examined under a microscope that carries a laser beam which highlights the path of the fluorescent substance and its site.

The cost of the instruments, and the traditional, initial wariness/skepticism of the medical profession regarding such radical innovations are the two main factors impeding the constant use of these technologies in modern phlebological diagnostics.

Therapeutic Lasers

Laser physiotherapy or "laser biostimulation" of East European authors, or the "Soft and Mid Laser Therapy" of the Anglo-Saxons, or "Low Level Laser Therapy (LLLT)" of the Japanese is currently the most discussed sector. In fact, even if the scientific bases of the non-surgical effects of lasers on many biological tissues are at least partly known and described in well documented literature (1,2,5,6,7,8,9,10,11,12,13, 14,15,16,17), in the past decade there has been a widespread trend of attributing magical properties to lasers that recall "medical fiction" reporting *ipse dixit* distorted clinical impressions that are far from scientifically demonstrated. This has led many researchers, especially biologists and physicists, to deny that lasers can have any effects other than surgical on tissues (18,19). Another as yet unresolved controversy regards the actual need for coherence for therapeutic effects. Some biologists (18,19) maintain that at the cell level, given identical physical-biological conditions, a direct and brilliant monochromatic luminous beam always yields the same effect whether it is coherent (laser source) or not (such as a beam from a normal light bulb). This datum is true and proven at the cellular level.

Coherence, that is the typical property of the laser beam of consisting of photons that are all identical and strictly in phase with each other, in time and space will probably not have any intrinsic effect on biological tissues other than those of the radiation itself. However, it permits precise dosing of the radiation at the tissue level and this is very important because any effects of light on tissues are strictly dose-dependent (1,2,5,6,7,8,9,10,11,12,13,14,15,16,17,20,21). In other words, laser radiation is nothing more than the most evolved, selected and dosable form of luminous radiation (21,22).

The most widely used therapeutic lasers in phlebology are the *Helium-Neon*, *CO2*, *gallium arsenide* and *aluminum* (*GaAlAs*, also known as *diode* or *semiconductor* lasers) and *dye lasers*. Each laser beam takes its name from the active material that generates it.

Today, however, we should change this method and designate each laser with a number corresponding to its wave length since the same material, such as diodes, can general many lasers, each with a different wave ranging from the visible to the near infrared.

In phlebology we use laser effects on scarring. The scarring effect has been well demonstrated mainly with He-Ne, GaAlAs and CO2 lasers (1,2,6,7,8,9,10,11,12, 13,14,15,16,17,23). This effect is dose-dependent and correlated with a series of interrelated biological, clinical and physical factors (1,20,21) (Table 1).

Among the mechanisms behind this histological effect, increased *microvascularization* (22,23), *greater and faster fibroblastic and epithelium regenerative activity* (23,24), and *reduced exudative inflammation* of the injured tissue 23,24,25,26) have been reported. Histochemisty has revealed *stimulation of mitochondria activity and protein synthesis*, intra and extracellular *pH variations* and the *scission of intracellular binding with a partial loss of contact inhibition, which is self-limiting* (1,2,5,6,7,8,9,10,11,12,13,14,15,16,17,23,24,25).

Radiation doses for the skin have been established at approximately *2-4 Joules* for lasers emitting near infrared, and 4-6 Joules for red-emitting lasers, supposing that the irradiation is uniform, perpendicular to a punctiform target surface, emitted in contact with it and for wave lengths from red to infrared (1,2,5,6,7,8,9,10,11,12,13,14, 15,16,17,23,24,25). Beyond that threshold, given identical clinical conditions, *opposite effects* are achieved (1,5,6,17,23,24) that are initially reversible as long as the photothermal effect prevails over the photochemical effect and produces burns.

In phlebology, laser therapy is indicated in the treatment of cutaneous wounds, making it possible to halve healing time, and of many *cutaneous ulcers of phlebological origin*, especially in those cases in which causal treatment, cleansing and bandaging are not sufficient to heal the lesions.

The lasers' anti-inflammatory effects are also clinically evident, but the mechanisms that cause them are only partially known and can be linked to the foregoing. In phlebology this effect can be useful in the treatment of *superficial thromboses* (1,2), as in all cases of phlebological inflammation, as long as they are located in areas that can be reached by the radiation. Usually we use the same type of lasers employed in scarring at doses that do not exceed *3 Joules* (1,2,17,22,23,24).

The *anti-edemigenic* effect or the increased venous-lymphatic drainage of the irradiated surfaces is only evident if there is also venous-lymphatic stasis (even subclinical), otherwise the venous and lymphatic microcirculation would not be affected (1,2,22,23,24).

Another indication for laser physiotherapy is the vast group of diseases due to lympho-hematic stasis, such as edema from varicose syndrome, lymphedema, etc. In these cases He-Ne, diode and CO_2 lasers are used alone or in association, but given the extreme variability of the clinical pictures, there are no fixed dosage regimens (1,2).

It is precisely the instantaneous modification of the clinical signs during individual treatment that guides the dosage. For example, in mixed edemas of the lower limbs, we can use diode lasers on the venous-lymphatic drainage points that correspond to the more superficial venous crossings (media retromallear region, posteromedian region of the knee, Scarpa's triangle, the popliteal region, the sub-gluteal fold) at doses of 0.6 Joules. Immediately after we can associate defocalized CO_2 and/or He-Ne lasers in scanning, continuing irradiation until there is some modification in a clinical sign correlated with the edema itself (size, consistency, color, skin temperature, and subjective symptoms) (1,2).

The used of defocalized CO_2 lasers (*Defocalized Laser Therapy, DLT*), however, requires a great deal of caution and skill since the range between therapeutic and toxic doses is very limited due to the powers used in Watts, and the particular wavelength of 10.600 nm which, within certain limits, is absorbed proportionately to the amount of water in the tissues. Thus, penetration of this type of laser in the tissues is low, and its effects are largely mediated by the structure of the skin surface, where this radiation also releases a large quantity of heat (2.5).

Overexposure of even a few seconds is sufficient for an overdose and creating the exact opposite of the desired effects, worsening the disease, or creating adverse reactions in the form of burns of varying degrees.

Therefore, therapeutic CO_2 lasers are considered *"hot"* and must be used with extreme prudence in all cases in which heat is contraindicated, such as many acute inflammations (1,2).

Diode and He-Ne lasers do not present these risks. The difference between the therapeutic and toxic doses is very high, that is it is measured in hours. The lower power levels used by these lasers, in the order of milliWatts make it necessary to increase exposure time to be able to achieve a therapeutic dose. The negligible thermal effects cause them to be inappropriately called "cold lasers".

The advantages of laser treatment are that it is aseptic, bloodless, well tolerated by the patient, free of adverse effects if administered correctly and associated with all other medical, physical and surgical treatments, and it can be repeated. The only treatment association that cannot be used involves other luminous ray methods since laser therapy is the utmost evolution of those methods.

The limitations of laser therapy include being subject to all laws of optics. Therefore not all anatomical sites are suitable for laser beams, and care must be taken to avoid phenomena of refraction and reflection especially if moist surfaces are irradiated or when automatic scanning devices are used. Therefore, glasses with protective filters suited to the wavelength employed must be used during laser therapy.

Finally, in recent years, therapeutic lasers have been used to treat *paniculosis* or "cellulite" as it is commonly called. There is currently no pathogenic justification that supports this application, nor any clear and irrefutable proof of the results that can be obtained. The authors of this article are convinced that the effectiveness of lasers in these pathologies is entirely marginal, since they merely reabsorb the edema and/or lymphatic stasis that often accompanies degeneration of the subcutaneous adipose panniculum, and possible improvement of the microcirculation (1,2,22,23,24,25,26).

The cost/benefit ratio, however, is unfavorable since there are other more effective, simpler and less expensive treatments.

Lasers can, however, be used in augmenting the effects of mesotherapy which is the elected treatment for panniculosis, by uniformly distributing the injected drugs and reducing the onset of hematomas if applied immediately after the injection (1,2).

Therapeutic lasers can also be useful after liposuction to facilitate the process of cutaneous "firming" (1), while surgical lasers, such as Neodymium-YAG can be useful in laser-assisted liposuction. In these cases an optical fiber is inserted in the aspirating cannula to irradiate the tissue around the opening of the cannula while aspiration takes place. The focalized temperature increase around the aspiration holes coagulates the small vessels, decreasing blood loss during liposuction, and emulsifying the adipose tissue, facilitating aspiration. The drawbacks to this technique are the costs and some technical measures that must be used such as injecting physiological solution to cool the fiber and tissues, therefore, the FDA has not yet approved this method (27).

Many other uses for defocalized therapeutic lasers in phlebology are still in the early phases of experimentation.

Surgical Lasers
CO_2, Argon, Krypton, Neodymium-YAG, dye, tunable, gold vapor, copper vapor, excimer, Erbium-YAG, Holmium and *diode* lasers are used in phlebological surgery

(28,29,30,31,32,33,34,35,36,37,38,39,40,41,42,43,44,45). Several years ago the American Medical Association standardized some phlebological indications for Argon lasers (46). More recently the FDA approved the use of 595 nm tunable lasers for the treatment of telangiectases of the lower limbs (30).

In brief, Anglo-Saxon authors considered *flat angiomas, telangiectases from Rendu-Osler disease*, and other *facial telangiectases* as elective indications for Argon laser treatment (28,29,31,32,33,46). *High flow, non-sclerotizable telangiectases of the lower limbs*, that is very narrow, less than 0.2 mm in size and located in areas where the skin is very thin and easily reached by the beam (47,48,49). Telangiectases from 0.2 to 2 mm should be treated with tunable lasers (30).

Argon laser radiation has a wavelength ranging from 488 to 514 nanometers, therefore, within certain limits of energy density it is selectively absorbed by tissue pigments of complementary colors, like hemoglobin which precipitates, deforming the red blood cells, triggering mechanical thrombogenesis to which the normal physiological mechanisms of coagulation are added. The effects of Argon laser radiation in these cases is a targeted thermal effect that involves mainly those structures which absorb the radiation. This phenomenon is known as *selective photothermolysis* (50,51,52). Other pigments, in addition to hemoglobin, absorb Argon laser radiation: the blue beam (488 nm) is absorbed by melaniferous pigments and some lipofuchsins, whereas the green beam, which does not change superficial skin color, fixes more on red tissues. In both cases, however, laser radiation causes coagulative necrosis, with a selective photothermal mechanism (28,29,31,32,33,36,47,48,49,50,51,52).

Selective photothermolysis, however, is never absolute, it is dose-dependent. When interacting with the tissue, in addition to a specific irradiation threshold for each type of tissue, the heat carried by the beam encounters physical phenomena of conduction, convection and irradiation, propagating to adjacent structures. Furthermore, even Argon laser radiation is subject to all the laws of optics and does not deeply penetrate biological tissues (2,47,48,49,50,51,52,53).

At the cutaneous level, direct penetration is always less than 1 millimeter deep and it is increased by pre-cooling the irradiated tissues, as well as by the composition of the tissue itself (2,53,54,55). In fact, phototype IV, V and VI subjects, (Fitzpatrick's classification) absorb more laser radiation than phototypes I, II, III and this must be kept in mind when calculating doses (29,30,47,54,55,56,57).

English-speaking authors have codified a series of indications in which Argon laser surgery should be considered the preferred technique over traditional surgery. These diseases include *lymphangioma, "venous lakes", chloasma* and nearly all types of *flat and raised angiomas* where plastic surgery does not offer valid alternatives (29,30,40).

Laser treatment of telangiectases deserves a separate discussion, and will be dealt with further on.

Today, some authors who in the past had praised the properties of Argon lasers (29,30,40) now tend to abandon it in favor of much more expensive and "selective" lasers, such as dye lasers of different wavelengths, saying that Argon lasers are not selective enough and that this can cause adverse reactions such as local depigmentation of the treated tissue (the so-called "white scarring" effect), or reactive hyperpigmentation, or real scarring (53,54,55,56,57,58).

Beyond all discussions one thing is certain: selective photothermolysis does not depend solely on wavelength, but also on the total dose of irradiation, *the energy density* which is the correlation of the actual power of the beam on the irradiated tissue in relation to the irradiated surface, for the duration of the irradiation itself (1,2,14,20,29,30,40,47,48,49). Energy density which is measured in Joules depends, in turn, on a series of interconnected physical and clinical-biological factors (1,2) which must always be kept in mind.

However, no matter what the wavelength is, irradiation with very powerful yet brief pulses damages more superficially and less by volume than a beam with longer but weaker pulses which is therefore more subject to phenomena of thermal distribution in the surrounding tissues (29,30,40,54,55,56,57,58).

True selectivity, however, depends on the wavelength of the laser radiation since each is absorbed proportionately to its complementary color, given equal energy density (28,29,30,50,51,52,54).

Therefore, in the treatment of mature, flat angiomas, the most selective wavelength seems to be around 580 nm, therefore, the better results in terms of each irradiation and the total number of irradiations are given by lasers that approach this wavelength like the flash-pumped dye laser (585 nm), some giant pulse Neodymium-YAG lasers (Q-switch, 532 nm), some isothermal tunable lasers (595 nm), where the light is transduced into sound waves and the effect is photomechanical rather than photothermal (28,29,30,40,57,58),

The high cost of these instruments, however, limits their use, and many still prefer to use the Argon laser which, in expert hands gives just as good qualitative results, even though longer irradiation and more applications are required (2,28,29).

There is no doubt, however, that the use of Argon lasers is more questionable with respect to the new laser sources, with greater risk of overdose and hence the onset of the above adverse reactions, which though possible, are less frequent even with other types of lasers used in these cases (28,29,40,53).

These new lasers, are not indicated for raised and/or deep angiomatose lesions since they penetrate very little, even less than a standard Argon laser because of their wavelengths and/or particular energy density (very intense but very short pulses, measured in picoseconds) (28,29,30,40,57).

The CO_2 laser, on the other hand, is an excellent precision scalpel (1,2,38) and the best dermoabrasive. currently known, which makes it possible to program and see the depth of the abrasion during the procedure (29,30,40). With a wavelength of 10600 nm, its radiation is absorbed by the water in the tissues.

The CO_2 laser incision is clean, cone-shaped with the apex facing inwards, and its size is measured in cubic microns, while the tissue adjacent to the irradiated area remains unaffected . If properly performed, the CO_2 laser incision heals faster than incisions made with traditional scalpels and other instruments (diathermalcoagualtor, criotherapy, etc.) even though it causes a micro-burn, precisely because of the lesser tissue damage caused by the laser beam (1,2,38).

Furthermore, the photocoagulation of the small vessels that is also induced, to a limited extent, by the CO_2 laser, if slightly defocalized, reduced the local hematic stillicidium, and hence permits a better post-operative course (37,59,60).

All these factors justify the use of CO_2 lasers, not only in microsurgery, but also in proctological conditions such as hemorrhoids, anal fissures and fistulas (1,38,29,59,60).

The CO_2 laser is also useful in completely painless and precise surgical cleansing of cutaneous ulcers (1,2,59).

Neodymium-YAG lasers have been used for intraluminal photocoagulation of saphenic varicose veins with good clinical results that still remain to be verified. The aim is to reduce edema, hematomas and post-surgical pigmentation, all objectives which seem to have been attained. However, there is, as yet, no scientifically valid follow-up, other than immediate and long-term histological data on controlled and statistically congruent surveys (61).

Other procedures have been performed on an entirely experimental basis using CO_2 and Argon lasers but to date the results are insufficient (2,61).

Attempts have been made to obtain termino-terminal microanastomosis, as well as photocoagulation of collateral saphenous veins both "in vitro" and "in vivo", and vertical and transverse sutures using Argon lasers with varying energetic densities.

The histological findings have shown that laser photocoagulation was only effective in vessels of less than 2 mm. It did not seem possible to obtain venous anastomosis using laser photocoagulation (2,61).

Laser Treatment of Telangiectases
All the above lasers have been used in the treatment of telangiectases. From the diagnostic standpoint, prior to the treatment standpoint, it is essential to distinguish facial telangiectases from those of the lower limbs (2,28,29,30,40,61,62). The former have a primarily arteriolar genesis and present high flow, but they are located where the skin is very thin, therefore they are easily reached by appropriate laser beams (43,44,46). The latter, however, of multi-factor etiology, are found in different clinical pictures, and before they can be treated, require accurate diagnostic classification (2,28,29,40,47,61,62).

However, CO_2 and Neodymium YAG lasers, either continuous or pulse, are contraindicated in all cases because, in addition to not being selective for vascular tissue, they cannot specifically coagulate the various types of telangiectases, thus causing the rapid onset of new, continuous postnecrotic microvascular lesions from thermal diffusion towards those tissues, and often leave unattractive permanent burn scars, similarly to what occurs in inflammatory phenomena, induced by incorrect sclerosis (33,37,53,63).

Such effects can also be evident with Argon lasers which, while in many cases coagulating telangiectasic vessels can leave dyskeratosis and other semi-permanent or completely irreversible burn scars (the so-called "white scars"). This is due to several reasons: the main one is an overdose of irradiation that leads to excessive absorption by tissue pigments with consequent depigmentation, and excessive thermal irradiation of the surrounding tissues with consequent thermal necrosis and neovascularization (2,28,29,33,37,40,53,63).

Today, there are many other types of lasers known as dye-lasers which have specific absorption for given colors of the tissue itself. Therefore, they should be able to "recognize" the irradiated tissues and only destroy those given colors, leaving the others intact, therefore, we speak of selective photothermolysis. However, in clinical practice this effect is limited by at least two factors: the lasers' penetration capacity and their energy density (28,29,31,32,33,46,47,48,49,50,51,52). To reduce the irradiation of the tissues surrounding the area to be treated, there is a tendency to give increasingly powerful impulses for shorter durations, in the order of picoseconds (29,30,40). If, one the one hand this enormously reduces the effect of non-specific thermal diffusion, on the other it decreases beam penetration into the tissues, at energetic densities such as to obtain a therapeutic effect of photocoagulation.

Selective photothermolysis obtained with dye lasers, however, is really such if the vessel is extremely superficial. Otherwise, there are no therapeutic effects even if, objectively, the dose range between the therapeutic effects and the collateral effects from burns, in the case of dye lasers is greater as compared to Argon lasers. Therefore, the adverse reactions occur less frequently (28,29,30,40,63).

Among the various wavelengths proposed for dye lasers, the most selective for non-sclerotizable facial telangiectases, seems to be 585 nm, obtained by exciting the active liquid material with a flash bulb (*flash pumped dye laser*) (29,29,30,40). If, one the one hand this type of laser makes burns more improbable and makes it possible to treat large areas contemporaneously since it has a beam diameter that can extend to 1 cm, on the other, like all dye lasers it has three disadvantages: the high initial cost, the high management cost for maintenance and wear and tear, and the low stability of the active material over time (28,29,40,63).

Greater stability of emission and limited general costs can be obtained using the new giant pulse Neodymium-YAG (*Q-switch*), triple wavelength lasers, especially using two wavelengths, 532 nm and 560 nm. I these cases, however, the absorption selectively decreases slightly, maximum around 600 nm (30).

Greater depth of penetration without significant adverse reactions can be obtain with *tunable*, isothermal lasers where the luminous radiation is transduced into acoustic radiation and the photolysis is ablative rather than thermal. Therefore, it is more selective and decreases acoustic diffusion to the areas surrounding the treated zone (30,40,62,75).

This type of laser, with a wavelength of 595 nm is currently the only one approved by the FDA for treating telangiectases of the limbs (30). However, even tunable lasers have the same disadvantages as dye lasers when it comes to the cost/benefit ratio.

Therefore, the most correct approach in the treatment of telangiectasia, like all diseases for that matter, must begin with a careful diagnosis, separating facial telangiectases from those of the lower limbs.

Facial telangiectases must always and only be treated with lasers, which are their elected therapy since the risk/benefit ratio is extremely favorable, with complete disappearance of the lesions, and *restitutio ad integrum* in a short time, from a week to month after the procedure. Even relapses are percentually low, and appear within the first month after the procedure, and hence can be treated immediately (28,29,40,62, 64,65,66,67,68,69).

Therefore, the most suitable lasers for the treatment of facial telangiectases are flash-pumped dye lasers, with a wavelength of 585 nm, and tunable lasers with a wavelength of 595 nm (2,28,29,30,40,62,64,65,66,67,68,69).

Their high cost, however, hinders widespread use also because the same excellent results can be achieved with Argon lasers. However, for the reasons given above, much attention must be paid to the irradiation method (2,27,62,63).

In detail it is prudent not to exceed a dose of 1 joule per 0.2 mm spot, obtainable for example with doses of 2.5 W for 0.2 seconds on a surface of 0.2 mm^2 (47).

These doses must then be gradually increased in the case of subjects belonging to the first three phototypes (I-II-III) of Fitzpatrick's classification, and decreased when treating the other three phototypes (IV-V-VI) in order to avoid dyschromic problems, since the darker the skin the greater the beam absorption given identical energy levels (2,28,29,40,47,62,63).

Just the mere suspicion of dyschromia however, in predisposed subjects should warn against use blue lasers which have two absorption peaks, in the red and brown, in favor of the green laser which only has one absorption peak in the red, even if it is lower compared with the blue.

Naturally, the doses will also have to be changed slightly according to the color of the vessels to eliminate, their position, the skin type (how thin it is), the patient's age and individual response. All other treatments of facial telangiectases should be abandoned, because, compared with correctly applied lasers, they yield fewer positive results over a longer time with a greater risk of adverse reactions.

As to the treatment of telangiectases of the lower limbs, the situation is much more complex. The first step is diagnostic classification, in order to determine which group they belong to (28,29,40,47,70,62,63).

A classification that summarizes the etiopathogenetic, morpho-histological, clinical and topographic criteria is shown in Table 2 (62,63).

At the current state of knowledge, while in the case of secondary telangiectasia, the first treatment should be dedicated to the primary disease. In the case of a part of primary telangiectasias, well performed sclerotizing therapy is and remains the elected treatment (2,28,29,40,47,62,63,70,71,72,73,74,75,76,77,78, 79).

However, there are groups of telangiectases such as those of high flow, usually of arteriolar and/or angiomatose and/or microfistular origin, that are bright red, often recurring, newly formed, that comprise the current limits for sclerotherapy. In fact, high flow does not permit prolonged contact between the sclerosant fluid and the capillary wall, which is also discontinuous therefore, the danger of having the liquid flow into the tissues increases with a higher incidence of adverse reactions without any therapeutic effect.

By increasing the concentration and amount of sclerosant solution, the risks of adverse reactions also increase, while the high flow would still not make it possible to achieve satisfying results.

Lasers are indicated in these cases. In particular, flash-lamp dye lasers, 585 nm wavelength or tunable lasers should be used. The same cost and stability problems already explained for facial telangiectases come up in these applications as well.

Therefore, over the past few years we have proposed a treatment method that uses an Argon laser together with low-concentration sclerothearpy, known as combined lasersclerotherapy (LST), which allows considerable cost savings, shorter healing time, and eliminates the risks of adverse reactions related to both the Argon laser and the sclerotherapy (47,48,49,62,63).

Starting from a pathogenetic criterion, the purpose of the method is to interrupt flow and this is obtained by laser irradiation of the proximal and distal superficial terminations of each visible vessel, at a dose that does not exceed 1 Joule per 1 mm spot, and a teleangiectasia/spot ratio of 1/1.

The area treated in this way immediately undergoes partial, superficial devascularization.

Immediately afterwards, the phlebologist preferably sclerotizes the reflux points and the larger telangiectases. Thus the sclerosant solution expands on the surface up to the boundaries of the areas occluded by the laser for an average distance of amount 2 cm, while a minimal part reaches the communicating vessels, perpendicular to the skin level, and presumably responsible for the teleangiectasic lesions and any relapses.

Once the needle is withdrawn, photocoagulation is done above and below the injection point, with a *spot/tgt ratio of 1/1* to avoid dispersion of the sclerosant solution and/or excessive bleeding. The results at one year are definitely favorable, and in any event superior to those obtained with techniques used to date (47,48,49,62,63).

Naturally, lasersclerotherapy does not necessarily require the use of Argon lasers. It can be performed using any type of laser with a wavelength between 488 and 700 nm, that is any laser with a color complementary to the vessel,, capable of interrupting flow with a minimum amount of damage to surrounding tissues.

LST is particularly indicated for vessels ranging from *0.3 to 1 mm in diameter*.

Vessels smaller than 0.3 mm are extremely superficial and can be easily eliminated with laser photocoagulation alone, using wavelengths equal to those described above.

The other instruments used up to now to achieve flow interruption in "red" telangienctases have not proven to be as effective and safe as LST and therefore, should be abandoned. The same applies to forms of computerized luminous beams in complex instruments with impressive names that are nothing more than less developed and less easily dosable forms of luminous radiation with no theoretical or practical advantage other than that of being patented. A valid aid in laser treatment of telangiectases however, can be obtained form the systematic use of a relatively new diagnostic tool such as optical probe videopcapillaryscope for therapeutic uses (63).

This device comprises a video camera that is applied directly to the skin, magnifying the image of an area of 2 cm^2 from 50 to 400 times, on a color monitor.

Exploiting the properties of lasers with wavelengths from 488 to 700 nm transmitted via optical fiber, we inserted a laser beam into the visual cone of the camera, and once we identified the capillary on the monitor, we focused the beam on its end, photocoagulated it immediately with minimum doses of energy using spots equal to the real diameter of the capillary.

The result is immediately evident, after which even the presence of perforating and/or communicating vessels that do not permit the total coagulation of the vessel is immediately shown on the monitor making it possible to act again, thus minimizing the risks of immediate relapses. Furthermore, this method decreases tissue damage since the lesion is directly aimed at the vessel. This further reduces healing time from approximately one month that is usual in classic laser photocoagualtion to about ten days.

Since we have been using this technique known as Laser Video Capillaroscopy (VCL) for slightly over one year, we cannot, at this time, give any data as to the stability of the results obtained (63). However, this technique is evolving continuously and the theoretical and practical outlooks are very encouraging.

Laser Photochemotherapy
At this point in time laser photochemotherapy is still in the experimental stage even though it was first used in the late 'sixties (1,80,81).

The method consists of parenteral injections of photosenstive substances such as Heatoporphyrine D. bromelin and others, into patients with cutaneous metastasis from systemic neoplasia and/or primary vascularized cutaneous neoplasias.

This substances fix themselves mainly to the cells with a high mytotic index such as neoplastic tissue, as well as the liver, skin etc., and by irradiating the substance-tissue complex with a dye laser of a complementary color to the substance, the substance-tissue complex is activated and this causes a photochemical chain reaction which, in the final analyses releases cytocide substances.

The obstacles to the use of this technique in clinical practice consist of its selectively which is still insufficient because various healthy tissues such as the liver and skin with a high mitotic index pick up the photosenstiive substance; the difficulty in standardizing the photosensitivity of the substances used, the impossibility of extending the irradiation to the deep tissues, and finally the high costs involved.

The laser-drug association, however, is a method that is subject to enormous future developments.

In conclusion, lasers have already proved to be indispensable in the treatment of some phlebological diseases, from both the diagnostic and therapeutic standpoints. In other cases they are useless, and in some they are contraindicated. There remains much work to be done, in testing lasers and laser application in phebology comprise a stimulating field for medical-surgical research.

Table 1 - DOSIMETRY

TYPE OF LASER USED	*DOSE OF IRRADIATION*
Physical factors	*Clinical factors*
WAVELENGTH (nm)	ENERGY DENSITY *I* SPOT *JOULE*
EMISSION (CW, *PW, SPW, UPW*)	TIME OF IRRADIATION / SPOT *MIN*
PEAK POWER (watts)	IRRADIATED POINTS
REPETITION PULSE FREQUENCY (Hz)	METHOD OF IRRADIATION
TYPE OF PULSE	RHYTHM OF IRRADIATION
DURATION OF EACH PULSE (ns)	NUMBER OF IRRADIATION
MEAN POWER (watts)	
SPOT (square cm)	
DUTY CYCLE (%)	
BEAM DIVERGENCY AND EXPANSION	
DISTANCE SOURCE / TISSUE	

Table 2 - CLASSIFICATION OF TELANGIECTASES

ETHIOLOGY	
Primary	Secondary
MORPHOLOGY	

- Blue/Red	V/A?
Caliber > 0,3 mm	*Angiomatose*
Cal.< 0,3 mm	*Mixed*

- Blue	Venular
Cal > 1 mm	*Macrovenular*
" = 1 mm	*Venular*
" < 1 mm	*Microvenular*
- Red	A/V Fistula ?
Cal < 0,3 mm	*Superficial Site ?*
	Dry skin

References

1. Longo L *Terapia Laser,* Firenze 1986, USES ed.
2. Longo L *Il laser in flebologia* In Mancini S. *Trattato Italiano di Flebologia,* UTET pub., Torino,1997 (in press)
3. Liu l, Svanberg K,Wang I,Andersson-Engels S,Svanberg S *Laser Doppler Perfusion Imaging* Lasers Surg. Med,1997, 20:4, 473-80
4. Dixon AE, Damaskinos S,Ribes A,Beesley KM *A new confocal scanning beam laser Macroscope using a telecentric, f theta laser scan lens* J Microscopy, 1995, 178:261-266
5. Mester E, Ludany G, Selyei M, Szende B, Tota GJ *The stimulating effects of lower power laser rays on biological systems.* Laser Rev. 1:3-9,1968
6. Mester E, Mester AF, Mester AM: *The biomedical effects of laser application.* Laser in *Surg. and Med. 5,31-58, 1985.*
7. Fork RL *Laser stimulation of nerve cells in aplysia.* Science 1971,171:907-908
8. Mc Caughan JS, Bethel BH, Johnston T, Janssen W *Ellects of low dose argon irradiation on rate of wound closure.* Lasers Surg. Med. 5, 607-615, 1985.
9. Oshiro T,Calderhead RG *Low level laser therapy - A practical introduction* 1988, J Wiley, Chichester
10. Karu TI *Photobiology of low power laser therapy* 1989, Harwood Acad. Publ., London
11. Kert J, Rose L *Clinical laser therapy - Low level laser therapy* 1989 Scandinavian Medical Laser Technology, Copenaghen
12. Oshiro T *Low reactive level laser therapy: practical application* 1991, J Wiley, Chichester
13. Pontinen P *Low level laser therapy as a med. treatment modality* Art URPO, 1992, Finland
14. Baxter GD *Therapeutic lasers - Theory and practice*, 1994, Churchill Livingstone Publ.,Edinburgh
15. Danhof G *Lasertherapie in der sportmedizin und Orthopadie*, 1993 WBV Schorndorf
16. Rochkind S, Nissan M, Lubart R *The effect of a simple transcutaneous irradiation of peripheral nerve:comparative study with five different wawelenghts* Laser in Medical Science 1990 4:259-63
17. Mester AF, Mester A *Scientific Background of laser biostimulation* Laser, 1988 I(1):23-26.
18. Pogrel MA,Wei Chen Ji,Zhang K *Effects of Low-Energy Galium-Aluminium-Arsenide Laser irradiation on Cultured of fibroblasts and keratinocytes Lasers Surg Med, 20:4, 426-33*
19. Jori G *Sul meccanismo di fotostimolazione di sistemi biologici con radiazione visibile a bassa potenza* Abs XII Congresso della Soc. Ital. di Laser Chirurgia e Medicina, 21/23 Settembre 1995, Bologna, 48

20. Calderhead RG *On the importance of the correct reporting of parameters and the adoption of a standard terminology in clinical papers on Low reactive Level Laser therapy* Laser 90 Abs, Manchester, UK
21. Longo L, Simunovic S, Postiglione Mariano, Postiglione Marc *Laser Therapy for fibromyositic rheumatism 16th Congress ASLMS,* Orlando (FL) April 1996, Abs in Laser Surg. Med.
22. Lievens P *the influence of laser treatment on the lymphatic system and on wound healing* Laser, 1988 1(2):6-12
23. Longo L, Evangelista S, Tinacci G, Sesti AG *Effects of diodes laser silver arsenide aluminium (GaAlAs) 904 nm on healing of experimental wounds* Lasers Surg. Med. 1987,5, 444-448
24. Abergel RP, Meeker CA, Lam TS, Dwyer RM, Lesavoy MA, Vitto J *Control of connective tissue metabolism by lasers: recent developments and future prospects* J Am Acad Dermatol,1984 Dec,11(6),1142-50
25. Longo L, Corcos L *Defocused CO_2 laser therapy* in pathologic wounds healing. Proceed. of LaserMed 91, Munchen, in Waidelich W & R, Hofstetter A *Laser/Optoelectronics in Medicine,* 1991 Springer Verlag, Heidelberg 408-412
26. Trelles MA, Mayayo E, Miro L & al. *The action of LLLT on mast cells:a possible pain relief mechanism examined* 1989 Laser Therapy 1:27-30
27. Longo L, Donnini L, Greco C *Laser Assisted liposuction:preliminary report* Proceed. of LaserMed 95, Munchen, in Waidelich W & R, Staehler G *Laser/Optoelectronics in Medicine,* 1995 Springer Verlag, Heidelberg 408-412
28. Alster TS, Kohn SR *Dermatologic lasers: three decades of progress.* Int J. Dermatol 1992;31:601 - 10.
29. Alster TS, Apfelberg DB *Cosmetic Laser Surgery J.* Wiley-Liss Publ., 1996
30. AMERICAN HEALTH CONSULTANTS *Therapy advances improve leg vein treatment* Advanced technology in surgical care, 1996,14(5):57-59
31. Apfelberg DB, Maser MR, Lash H, White DN, Flores JT *Use of the argon and carbon dioxide lasers for treatment of superficial venous varicosities of the tower extremity.* Lasers Surg. Med. 4, 221-231,1984
32. Apfelberg D.B., Mc Burney E. *Use of the argon laser in dermatotogic surgery.* In:Ratz J.L. (ed.), Lasers in Cutaneous Medicine and Surgery. Chicago, Year Book Medical Publishers, pp.31-71,1986.
33. FApfelberg DB, Smith T, Maser MR, Lash H, White DN *Study of there laser systems for treatment of superficial varicosities of the lower extremity.* Lasers Surg. Med.7, 219-223,1987
34. Apfelberg DB, Smoller B *Preliminary analysis of histological results of hexascan device with continuous tunable dye laser at 514 (argon) and 577 nm (yellow). Laser Surg Med* 1993;13:106-12
35. Hruza GJ, Geronemus RG, Dover JS, Arndt KA *Lasers in dermatology1993.* Arch Dermatol 1993; 129:1026-35.
36. Garden JM, Tan OT, Parrish JA *The pulsed dye laser: its use at 577 nm wavelength.* J. Dermatol. Surg. Oncol. 13,134-138,1987.

37. Geronemus RG *Argon laser for the treatment of cutaneous lesions. Clin Dermatol* 1995;1 3:55-58.
38. Goldman L. *The Biomedical Laser.* Springer-Verlag. New York, 1981. Trad. ital. Pluridirnensione ed., Bologna, 1984.
39. Goldman L *New developments with the heavy metal vapor lasers for the dermatologist.* J.Dermatol Suig Oncol 1987;13:163.
40. Goldman MP, Fitzpatrick RE *Treatment of cutaneous vascular lesions.* in:Goldman MP, Fitzpatrick RE, eds. *Cutaneous laser surgery: the art and science of selective photothermolysis. St* Louis: Mosby, 1994; 19-105.
41. Kefler GS *Use of the KTP laser in cosmetic surgery* Am J Cosmetic Surg 1 992;9: 177-80.
42. Key D *Argon-pumped tunable dye laser for the treatment of cutaneous lesions.* Clin Dermatol 1995; 13:59-61
43. Kurban AK, Sherwood KA, Tan OT *What are the optimal wavelengths for selective vascular injury?* Lasers Surg. Med. 8,190,1988.
44. Mac Daniel DH *Cutaneous vascular disorders: advances in laser treatments.* Cutis 1990;45:339-59.
45. Mac Daniel DH *Clinical applications of lasers for skin disorders: comparisons and contrasts.* Skinlaser Today 1992;5- 13.
46. Journal of American Medical Association *How and when to use the Argon laser in clinical practice, 1988*
47. Corcos L, Longo L *Classification and therapy of telangiectases of the lower limbs.* Laser 1(3), 22-28,1988.
48. Corcos L, Longo L . *Combined laser and sclerotherapy for telangiectases of the lower limbs.* Phebology 4, 51-53,1989.
49. Corcos L, Longo L . *Rational use of the argon laser in telangiectases of the lower limbs.* Proceedings 9th international congress on laser optoelectronics in medicine, 1989 Munchen, Springer Verlag, W. Waidelich ed., 299-303,1990.
50. Anderson RR, Parrish JA Microvasculature can be selectively damaged using dye lasers: a basic theory and experimental evidence in human skin. *Lasers Surg Med,* 1981;1:263-76.
51. Anderson RR, Parrish JA *Selective photothermolysis: Precise microsurgery by selective absorption of pulsed radiation.* Science 220, *524-527,* 1983.
52. Anderson RR, Jaenicke K, Parrish JA *Mechanisms of selective vascular changes caused* by *dye lasers.* Lasers Surg. Med.3, 211-215,1983.
53. Ratz JL., Goldman L, Bauman WF. *Post treatment complications of the argon laser* Arch. Dermatol. 121, 714,1985.
54. Tan OT, Murray S, Urban AK *Action spectrum* of *vascular specific in using pulsed irradiation.* J. Invest Dermatol. 92,868-871,1989.
55. Chess C *Cool laser optics for large telangiectasia* Jour. Dermatol. Surg. 1993,19:74-80

56. Glassberg E, Lask GP., Tan EML, Uitto J *Cellular effects of the pulsed tunable dye laser at 577 nanometers on human endothelial cells, fibroblasts, and erythocytes: An in vitro study.* Laser Surg. Med. 8, *567-576,* 1988.
57. Glassberg E, Lask GP., Tan EML, Uitto J *The Flashlamp-Pumped 577-nm pulsed tunable dye laser Clinical efficacy and in vitro studies. J.* Dermatol. Surg. Oncol.14,1200-1209,1988
58. Mordon S, BEACCO C, Rotteleur G Brunstaud JM. *Relation between skin surface temperature and minimal blanching during argon, Nd: YAG, and CW dye 585 laser therapy of port-wine stains.* Laser Surg Med 1993;13:124-6.
59. Longo L, Corcos L *The role of defocused lasers in normal and pathologic wound healing* in M Bracale and F Denoth Medicon 92 Proceed. of the VI Mediterranean Conference on Medical and Biological Engineering,Capri,July 1992,Vol II,1257-60
60. Corcos L,Peruzzi GP, Romeo V, Longo L *Proctological Surgery with CO2 laser* Video-Review of Surgery, 1994, XI:3, 24-26
61. Longo L,Corcos L *Lasers in phlebology.State of art.*Laser III,19-22,1990.
62. Longo L, Botta G, Dal Maso M, Mancini S *Therapeutic Laser Videocapillaroscope for the telangiectases* 17th Congress of American Society for Laser Medicine and surgery, Phoenix, Laser Surgery and Medicine,1997, S
63. Corcos L, Longo L *The role of lasers and sclerotherapy in the treatment of telangiectases* J Dermatol. Surg Oncol , 1993,19:45-48
64. Achauer BM, Van Der Kam UM *Argon laser treatment of telangiectasias of the face and neck: 5 year's experience.* Laser Surg. Med. 7, 87-91,1987.
65. Broska P, Martinho E, Goodman M *Comparison of the argon tunable dye laser with the flashlamp pulsed dye laser in treatment of facial telangiectasia J* Dermatol Surg Oncol 1994 20:749.54
66. Dinehart S, Waner M, Flock S *The copper vapor laser for treatment of cutaneous vascular and pigmented lesions.* J Dermatol Surg Oncol 1993; 19:370-
67. Fitzpatrick RE,Goldman MP *Treatment of facial telangiectasia with the flashlamp-pumped dye laser* Lasers Surg Med 1991;S 3:70.
68. Iowe NJ, Behr KL, .Fitzpatrick RE, Goldman MP, Ruiz Esparza J Flashlamp-pumped dye *laser for rosacea-associated telangiectasia and erythema. J* Dermatol Surg Oncol 1991; 17:522-5.
69. Ofrenstein A, Nelson SJ *Treatment of face vascular lesions with a 100 micron spot 577 nm pulsed continuous wave dye laser* Ann Plast Surg 1989; 23:310-6.
70. Waner M, Dinehart S, Wilson M, Flock S *A comparison of copper vapor and fiashlarnp~pumped dye lasers in treatment of facial telangiectasia. J* Dermatol Surg Oncol, 1993:19:992-8.
71. Goldman MP, Fitzpatrick RE *Pulsed dye laser treatment of leg telangiectasia:with and without simultaneous scleroteraphy J.* Dermatol. Surgical Oncol.16(4),338-344, 1990
72. Goldman MP, Fitzpatrick RE, Ruiz Esparza J *Treatment of spider telangiectasia in children.* Contemp Pediatr 1993;10:

73. Goldman MP, Weiis RA, Brody HJ, Coleman WP, Fitzpatrick RE *Treatnient of facial telangiectasia with sclerotherapy, laser surgery, and/or electrodesiccation: a review. J* Dermatol Surg Oncol 1993; 19:889-906.
74. Gonzales E, Gange RW, Momtaz K *Treatment of telangiectasias and other benign vascular lesions with the 577 nm pulsed dye laser* J Am Acad Dermatol1 992;27:220-4.
75. Polla LL, Tan OT, Garden JM, Parrish JA *Tunable pulsed dye laser for the treatment of benign cutaneous vascular ectasia.* Dermatologica 174, 11-17,1987
76. Potozkin JR, Geronemus RG *Treatment of poikilodermatous component of the Rothmund- Thomson syndrome with the flashlamp-pumped pulsed dye laser a case report.* Pediatr Dermatol 1991 ;8: 162-5.
77. Thibault PK *Treatment of telangiectasias* In: Bergen JJ, Goldman MP, eds. *Varicose veins and telangiectasias. Diagnosis and treatment St* Louis Quality Medical Publishing, 1993;373-88.
78. Waldorf HA, Lask GP, Geronemus RG *Laser treatment of telangiectasias* In Alster TS, Apfelberg DB *Cosmetic Laser Surgery* 93-106, J Wiley-Liss Publ., 1996
79. Tournay R *La sclerose des varices* Expansion Scientifique Francaise, 1984
80. Daugherty TJ.: *Photochemiotherapy with Hematoporphyrin Derivative.* III Congr. Naz. Soc. Ital. Laser Chir. e Applicaz. Biomediche, Milano, 23-25 rnaggio 1983.
81. Spinelli P,Dal Fante M, Marchesini R eds *Photodynamic Therapy and biomedical lasers* Excepta Medica, Elsevier Publisher, 1992

Möglichkeiten der Laserbehandlung bei insuffizienten Perforansvenen

B. Fuchs, U. Müller, P. Urban, C. Philipp, H.-P. Berlien
Abteilung für Lasermedizin, Krankenhaus Neukölln, Berlin

Einleitung

Zur Unterbindung insuffizienter Perforansvenen sind unterschiedliche operative und nicht-operative Verfahren entwickelt worden. Zu den operativen gehören die subfasziale Perforansligatur, die Hakenextraktion nach Bassi, die Operation nach Linton, die perkutane Diszision und in neuerer Zeit die endoskopische Dissektion. Bei den nicht-operativen ist in erster Linie die Sklerosierung zu nennen. Jede dieser hier aufgeführten Behandlungsverfahren hat ihren Stellenwert, ist aber auch unter Umständen mit spezifischen Nebenwirkungen behaftet. Die Laserbehandlung von isolierten, insuffizienten Perforansvenen stellt ein zusätzliches Verfahren dar. Die Erfahrungen, die seit Anfang der 80iger Jahre aus der Behandlung der Hämangiome und der vaskulären Malformationen gewonnen wurden, sind in die Behandlung der insuffizienten Perforansvarizen übertragen worden.

Grundsätzlich können Laseranwendungen am Gefäßsystem in 3 Gruppen zusammengefaßt werden:

1. Die Rekanalisation von okkludierten Arterien (Laserangioplastie);
2. die Anastomosierung von Gefäßen (Laserfusion, Laserschweißen);
3. die Okklusion von Gefäßen (Laserdestruktion).

Die Laserdestruktion, bei der überwiegend die perivaskuläre Schrumpfung eine Rolle spielt, wird zur Behandlung der Perforansvarizen ausgenutzt.

Material und Methode

Über eine 16G-Abbocath wird eine bare-fiber eines Nd:YAG-Lasers (λ=1064nm) an das Gefäßlumen herangeführt, wobei das Faserende die Abbocath-Spitze um etwa 3mm überragen sollte. Die Faser muß streng paravasal, epifaszial am Durchtrittspunkt plaziert werden und eine intraluminale Punktion sollte unterbleiben Die Lage des Faserendes kann sowohl dopplersonografisch als auch durch den transkutan durchscheinenden HeNe-Pilotlaser kontrolliert werden. Unter kontinuierlichem Rückzugzug des gesamten Katheters wird die Laserenergie appliziert. Dabei wird eine Leistung von 5W Dauerstrich benutzt. Als Zeichen einer optimal eingetretenen Reaktion ist eine Krepitation durch Disaggregation gewebegelöster Gase palpabel, ggf. hörbar. Die Lage der Faser und die Hauttemperatur, die 45°C nicht überschreiten sollte, werden kontinuierlich digital kontrolliert. Ein Verschluß der Punktionsstelle erfolgt durch intermittierende Laserbestrahlung mit jeweils 0,5s Expositionsdauer unter Rückzug der Faser (Tab. 1).

Tab. 1. Vorgehensweise bei Perforansinsuffizienz. Bei größeren Konvoluten ist eine Spülung mit NaCl-Lösung vorzuziehen, um unter Reduzierung der thermischen Belastung der Haut und der Faszie mehr Laserenergie deponieren zu können.

- Lokalanästhesie der Haut und Subkutis, nicht der Faszie bzw. der Muskulatur,
- epifasziale, paravasale Applikation,
- Faser, 16G Abbocath,
- dicht an der Faszienlücke,
- Faser muß frei aus dem Katheter ragen,
- ohne Spülung Leistung 5W, mit Spülung 8W,
- Kontrolle der Hauttemperatur < 45°C,
- intraoperativer Kompressionsverband für 6 Stunden.

Tab. 2. Die unmittelbare effektive Kompression ist entscheidend, um ein Verkleben der Venenwände im Rahmen der postoperativen Perivaskulitis zu erreichen und eine Weiterperfusion zu verhindern. Die über den Kompressionsverband stramm gewickelte elastische Binde wird entfernt, wenn Schmerzen, Sensibilitätsstörungen oder andere Zeichen einer mangelnden Perfusion auftreten, spätestens jedoch nach 6 Stunden.

- Intraoperativer Kompressionsstrumpf und Kompressionsbinde.
- Kompressionsbinde nach max. 6 Stunden entfernen.
- Für 3 Tage Kompressionstrümpfe auch nachts belassen, danach übliche Kompressionsbehandlung.
- postoperativ viel Bewegung, auch Sport.
- Erfolgskontrolle, ggf. Wiederholungsbehandlung nach 6 Wochen.

Um im Bereich der Punktionsstelle unkontrollierte Koagulationen der Haut zu vermeiden, darf der Punktionskanal nicht bis zur Kutis gelasert werden. Ebenso sollte die Haut nicht zu stark komprimiert werden, um keine Nekrose durch zu starkes Andrücken der Laserfaser zu provozieren. Bei größeren Konvoluten können in einer Sitzung zusätzliche weitere Stellen punktiert und auf gleiche Weise behandelt werden. Der Eingriff wird ohne Blutleere durchgeführt. Vor Behandlungsbeginn ist grundsätzlich eine Phlebografie durchzuführen. Weil die Lasertherapie schmerzhaft ist, wird ein Lokalanästhesie durchgeführt. Nach Abschluß der Behandlung wird dem Patienten ein Kompressionsstrumpf mit positionierten Pelotten angepaßt, darüber werden elastische Binden straff angewickelt, welche nach maximal 6 Stunden vom Patienten selbst entfernt werden. Der Kompressionsstrumpf soll dann für 3 Tage über 24 Stunden und für weitere 4 Wochen während des Tages getargen werden (Tab. 2).

Ergebnisse

In einer Studie wurden 23 Patienten mit insuffizienten Perforansvenen einer Laserbehandlung unterzogen. Eine Endkontrolle erfolgte jeweils 12 Wochen nach abgeschlossener Behandlung. Wir fanden dabei in 16 Fällen ein sehr gutes Ergebnis, d.h. es bestanden keine Residuen oder sonstige Veränderungen. Bei 5 Patienten war noch ein palpabler, in Rückbildung begriffener Strang oder Knoten nachweisbar. 6 Patienten wiesen nach der ersten Behandlung einen kleinen Residualbefund auf, und bei 1 Patienten kam es zu einer Komplikation im Sinne einer passageren Peroneusläsion (für 14 Tage) aufgrund eines postoperativen Druckverbandes. 1 Patientin behielt eine 4x6mm große Hautnekrose zurück, die narbig abheilte. 6 Patienten wurden einer Zweitbehandlung zugeführt, so daß daraus eine mittlere Behandlungsfrequenz von 1,26 resultierte.

Diskussion

Bei der Perforansinsuffizienz ist die Indikation zur paravasalen Laseranwendung vergleichbar mit der endoskopischen Dissektion zu sehen, wobei das Laserverfahren erheblich einfacher in der Durchführung ist und, da die endoskopische Kontrolle mit ihrer Notwendigkeit zur Blutleere entfällt, geringe Traumatisierungen verursacht. Die Erfolgsrate ist dabei der Skerosierungstherapie vergleichbar, ohne deren Risiken der Klappenschädigung und systemischer Nebenwirkungen. Sie ist ambulant durchführbar und eine postoperative Arbeitsunfähigkeit besteht in der Regel nicht, so daß bei ausgedehnteren Befunden mehrere Sitzungen geplant werden können. Die Lasertherapie stellt damit insbesondere für multimorbide Risikopatienten eine Alternative zu allen anderen Verfahren dar.

Literatur

1. ALBIKER, Ch. und U. STOCKMANN: Vorteile der Kombination von operativen und sklerosierender Varizenbehandlung. Zentr.bl. Chir. 116: 647-650 (1991)
2. BERLIEN, MÜLLER (Eds.): Angewndte Laermedizin. ecomed verlagsgesellschaft mbH, III-3.92ff (1989)
3. COCKETT, F.,. N. KLÜCKEN: Die klinische Bedeutung Vv. perforantes-Ergebnisse. Angiologie Bd. 34: Stuttgart-New York (1987)
4. HAUER, G.: Die endoskopische subfasziale Dissektion der Perforansvenen.- vorläufige Mitteilung. VASA 14:59-61 (1985
5. PHILIPP, C., M. POETKE, H.-P. BERLIEN: Klinik und Klassifikation angeborener Gefäßerkrankungen. chir.prax 47, 663-671

Nd:YAG-Laser and Rectal Stents in the Treatment of Colorectal Cancer

Horák L., Zavoral M., Marek J.
Praque Charles University

Introduction

Nd:YAG-Laser is used in the treatment of colorectal cancer since the 80s. First results were published in 1980 by Frank and Company (1). Researches are working with the technique since 1986, when the first experiments with laser started (2). The laser in 1986 was working to wavelenghts of 106 um and 1319 um. Goals of these experiments were to setup optimal usage of both wavelenghts, and to establish safe schedule of outputs with the minimum of perforations of intestines. Since January of 1988 our clinic uses laser in therapeutic program. In clinical treatments laser with the wavelenght of 1064 um and power of 40-50 W is used. Only in rare cases we use power over 50 W. The ratio of energy for one treatment depends only on clinical effect, there are no other limits.

In the first period of our clinical practice, from 1988 to 1991, all the laser treatments were held under short-term anestezy. Our patients were hospitalized for 2 or 3 days. For the actual treatments, we used the rigid endoscopic technique and also the flexible technique (coloskop). We prefered the flexible technique definitely.

Since January of 1991 we practice almost all treatments in ambulant schedule without general anestezy. Only in the cases where treatments reach under linea dentata, we choose short-term inhale anestezy. The patients are hospitalized for one day.

In the actual treatments we take advantages of Nd:YAG laser. We try to evaporize the most of the tumor masses during great hemostazis. The hemostazis is defined by the zone of coagulation. The indication for the treatments are:

I. Recanalization of the intestine as palliation for obturing inoperable tumor;
II. Bleeding from a tumor;
III. Treatment of local recurence of the cancer after radical resection paliative treatments on primary operable carcinoma, where the patient refused surgery or he is incapable of the surgery, because of internal causes.

The indication against the palliative treatment is incontinentia caused by the growth of tumor into the sphincter muscle.

Discussion

From January 1988 to June 1995 we treated 382 patients with inoperable carcinoma of rectum. The average age of our patients was 72,92% of the cases we were primary successful. In 8% of the cases we had to establish colostomy because of unsuccessful recanalization. The average time of surviving in these cases was 9 months, we had to repeat the recanalization every 3 months. Necessity repeat each three months laser recanalizations is great disadvantage of this method.

Perspective method for some part of our patients is using of flexible metal mesh stents. Despite enthusiasmus with stenting of most parts of airways, common bile duct ad oesophagus is stenting of colorectum relative rare (3).

Material and Method

A flexible non covered self expanding metalic Z stents with a luminal diameter of 25 mm was used for palliative treatment of colorectal cancer.

Indication for stenting is circular stenosis of colorectum, maximal lenght of stenosis is 70 mm. We are using two steps method. First step is classic palliative recanalization by Nd:YAG laser. Second step-stenting, we perform after debulking of necrotic tumor mass, two weeks after laser treatment. 28 stents were implanted in 28 patients.

In 2 cases it was for stenosis post radiotherapy after low anterior resection, in all other cases was indication of stents implantation stenotic circular cancer. All stents were palced by endoscope under optical control. Technical and functional succes was evident in 26 patients. In two patients we had problems with seconary dislocations of stent, which caused neccesity, in 12 th week after stenting, remove stent. In all other patients in average follow up period 25 weeks we hadn't problems, no bleeding, no tumor growth through the metalic mesh was observed.

Conclusions

Advantage of this method is good evacuation, good tolerance for patients, implantation of stent is unproblematic (outpatient procedure). In conclusion, is stenting of malignant stenosis of colorectum after previous laser recanalization method with high benefit for patients.

References

1. Frank F.: The Nd-YAG laser in medicine and surgery. 10 years clinical use of the Nd:YAG laser, 4 Laser Brief, 1989, 115
2. Horák L.: The combined (1.06 um and 1.32 um) laser in surgery. Laser 87, Springer-Verlag, 1987, 87-89
3. Liermann D.: Stents-State of the Art and Future Developments. Boston Scientific Corporation, 1995

Minimal Invasive Laser Surgery Supported by Fluorescence Spectroscopical Diagnostics

H. Schönig, A. Hopfmüller, S. Wright, W. Neu
Institut für Lasertechnik Ostfriesland (ILO)
Fachhochschule Ostfriesland, Constantiaplatz 4, D-26723 Emden

Abstract

Applying Tm:YAG laser pulses to biological tissue results in rather high ablation rates with moderate thermal side effects, since its wavelength of 2.01 µm coincides with a strong absorption band of water. The pulse duration of the employed system in the free running mode has been measured to be 400-1600 µs. Optical fibers of 600 µm core diameter have been used to guide the laser radiation at typically 80% transmission rate. The energy was set to 0.5-1.5 J. The ablation process is accompanied by microplasma formation and intense fluorescence emission. This fluorescence is probed by a second fiber, detected by an intensified optical multichannel analyzer, and displayed and recorded on-line via a PC-based frame grabber system. First results on fluorescence spectra taken from different tissue samples are presented. Bone tissue spectra show, for example Calcium lines even if the samples are irradiated in aqueous solution. Long pulse measurements at 2.94 µm with an Er:YAG laser and investigations with Q-switched pulses from the Tm:YAG laser system are in preparation.

Einleitung

Gepulste YAG-Laser mit Wellenlängen im nahen und mittleren infraroten Spektralbereich haben aufgrund der vorteilhaften Absorptionseigenschaften von Gewebe in diesem Spektralbereich an Bedeutung gewonnen. Neben der guten Handhabarkeit dieser Lasersysteme erlaubt die Möglichkeit der Strahlführung über Lichtwellenleiter eine minimal invasive Laserchirurgie [1-3]. Mittels eines on-line Diagnosesystems zur Identifizierung des bestrahlten Gewebetyps kann die Belastung für den Patienten weiter reduziert werden, weil sich durch eine Rückkopplung auf die Lasersteuerung die Betriebsparameter des Lasers instantan ändern lassen. Somit wird das umliegende Gewebe geschont. Es wurde geprüft, ob die bei der Ablation entstehende Fluoreszenzstrahlung als Indikator für den Gewebetyp herangezogen werden kann.

Experiment

Die Ablation von Hart- und Weichgewebeteilen frisch geschlachteter Schweine wird an Luft sowie in Wasserlösung im "contact mode" mit einem Thulium:YAG-Laser bei einer Wellenlänge von 2,01 µm vorgenommen. Die Untersuchungen wurden mit dem in Abb. 1 dargestellten Meßaufbau durchgeführt. Die Strahlapplikation erfolgt durch eine Quarzfaser mit einem Kerndurchmesser von 600 μm. Bei dieser Anordnung sind Transmissionswerte von über 80% typisch. Die verabreichten Pulsenergien betragen pro Puls 1 J entsprechend 350 J/cm2 bzw. 740 kW/cm2 bei Pulslängen von etwa 470 μs. Die Fluoreszenzstrahlung bei der Ablation wird mittels einer zweiten optischen Faser zu einem intensivierten Spektralapparat (IOMA) geführt und im Einzelpulsbetrieb analysiert. Das Analysesystem besteht aus einem Gitterspektrographen, einem Bildverstärker und einem faserplattengekoppelten CCD-Array. Die Signale des CCD-Arrays werden mit einer Framegrabberkarte aufgenommen, gespeichert und dann als Fluoreszenzintensität über der Wellenlänge dargestellt. Die zeitliche Abstimmung der Aufnahme eines Spektrums wird mit einem Delay/Gate-Generator vorgenommen. Ein pyroelektrischer Detektor nimmt den Laserpuls auf und triggert über eine einstellbare Verzögerungszeit sowohl den Bildverstärker als auch die Framegrabberkarte. Während eines Zeitfensters von $\Delta t = 10$ μs wird die spektrale Intensitätsverteilung integriert (s. Abb. 2-4).

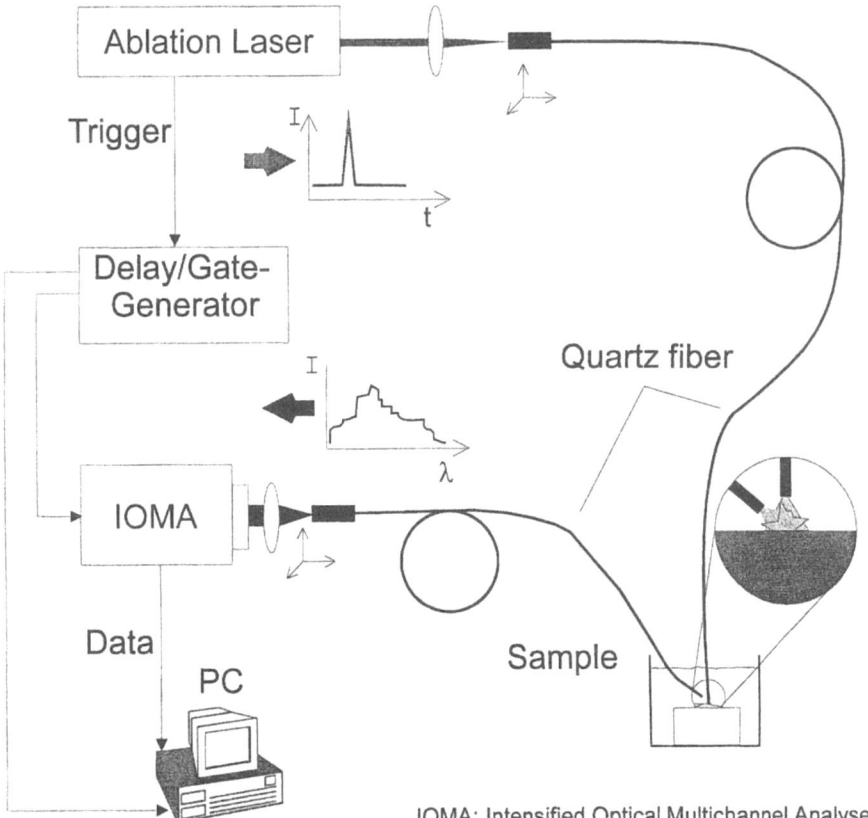

Abb. 1. Meßaufbau für die Fluoreszenzspektroskopie

Ergebnisse

Die im Einzelpulsbetrieb aufgenommenen Fluoreszenzspektren von Knochengewebe an Luft wie auch in Wasser (Abb. 2) zeigen über einem breitbandigen Plasmaleuchten Linien bei 422,7 nm, 430,3 nm, 433,3 nm und 444,5 nm, welche atomaren Übergängen des Calciums zuzuordnen sind [4].

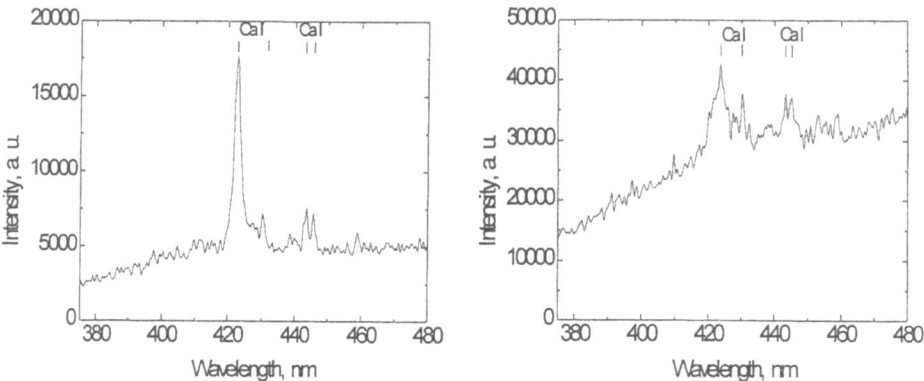

Abb. 2. Fluoreszenzspektren von Knochengewebe an Luft (links) und in Wasser

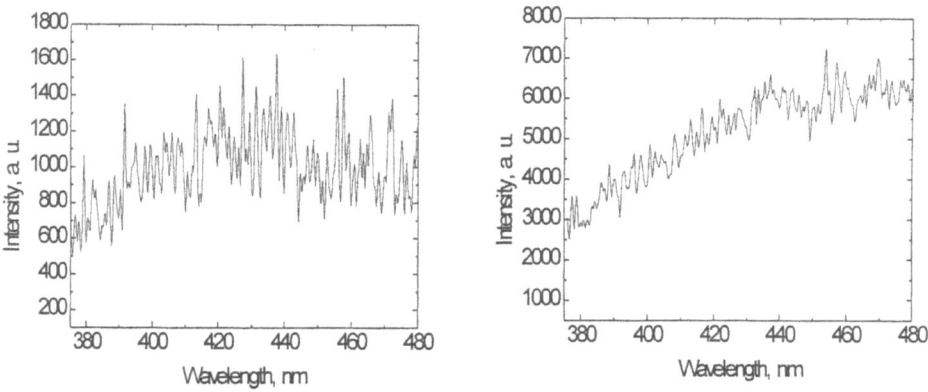

Abb. 3. Fluoreszenzspektren von Fettgewebe (links) und Muskelgewebe an Luft

Im Unterschied zu Luft als umgebendes Medium sind die Signale in wässriger Lösung abgeschwächt. Aufgrund von sogenannten Quench-Effekten wird das Plasma durch Stöße mit den umgebenden Molekülen abgekühlt. Die Häufigkeit der Stöße ist in wässriger Lösung im Vergleich zur Häufigkeit der Stöße an Luft höher, weil Dichten von Flüssigkeiten im Vergleich zu Gasen höher sind (etwa Faktor 1000 bei Normbedingungen). Damit ist eine verminderte Fluoreszenzintensität in wässriger Lösung gegeben.

Die ebenfalls im Einzelpulsbetrieb aufgenommenen Spektren von Fett- und Muskelgewebe (Abb. 3) sowie von Knorpel- und Sehnengewebe (Abb. 4) zeigen jeweils ein breitbandiges Plasmaleuchten, welches jedoch keine charakteristischen Merkmale aufweist.

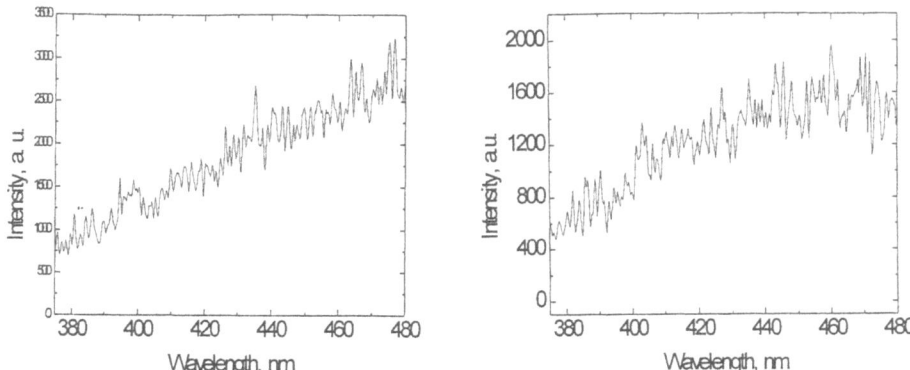

Abb. 4. Fluoreszenzspektren von Knorpelgewebe (links) und Sehnengewebe an Luft

Diskussion/Ausblick

Die Fluoreszenzstrahlung bei der Ablation mit dem Thulium:YAG-Laser kann teilweise zur Identifikation der untersuchten Gewebetypen eingesetzt werden. Aufgrund des hohen Calciumgehalts kann Knochengewebe sowohl in Luft als auch in Wasser durch die Calciumlinien im Fluoreszenzspektrum nachgewiesen werden. Alle weiteren untersuchten Gewebetypen haben kein charakteristisches Fluoreszenzspektrum und können daher nicht identifiziert werden. Damit ist eine Differenzierung der verschiedenen Gewebetypen mit diesem Nachweisverfahren im Gegensatz zu vergleichbaren Untersuchungen mit dem XeCl-Excimerlaser nicht möglich. Bei der Gewebeablation mit dem XeCl-Excimerlaser wurde die gewebespezifische Fluoreszenz der verschiedenen Gewebetypen nachgewiesen [5,6]. Trotzdem läßt sich zumindest Knochengewebe von anderen Gewebetypen unterscheiden.

Ein verbessertes Nachweisverfahren zur Identifikation der Gewebetypen bei der Ablation mit dem Thulium:YAG-Laser ist bereits im Aufbau. Hierbei wird eine erneute Anregung des Ablationsplasmas mittels eines Farbstofflasers geeigneter Wellenlänge vorgenommen. Weiterhin sind diese Untersuchungen im gütegeschalteten Modus des Ablationslasers - minimale Pulslängen von etwa 150 ns - und analoge Untersuchungen mit dem Erbium:YAG-Laser in Vorbereitung.

Literatur

[1] H. Pratisto, M. Frenz, M. Ith, H. J. Altermatt, E. Duco Jansen, „Combination of fiber-guided pulsed erbium and holmium laser radiation for tissue ablation under water,"Appl. Phys. 1996,Vol. 35, No19, S. 3328-3337

[2] M. Frenz, H. Pratisto, et al., "Comparison of the Effects of Absorption Coeffcicient and Pulse Duration of 2,12µm and 2,79-µm Radiation on Laser Ablation of Tissue", IEEE Journal of Quantum Electronics. Vol. 32 No 12, (1996), S.2025-2036

[3] V. Venugopalan, N. S. Nishioka, B. B. Mikic, "Thermodynamic Response of Soft Biological Tissuees to Pulsed Infrared-Laserradiation, Biophysical Journal , (70,1996), S. 2981-2993

[4] W. Gotrian, "Graphische Darstellung der Spektren von Atomen und Ionen mit ein, zwei und drei Valenzelektronen", Berlin (1928)

[5] B. Tschirner, W. Neu, R. Jahn, K. H. Jungbluth, "Fluorescence Guidance of Surgical Excimer Laser Systems", Laser in Medicine, Proceedings of the 11th International Congress (1993), S. 307-310, Hrsg. W. Waidelich, R Waidelich, A. Hofstetter, Springer-Verlag,

[6] T. Fix, G. Hillrichs, R. Jahn, W. Neu, K. H. Jungbluth, "Characteristic Tissue Fluorescence Induced by XeCl Excimer Laser Ablation", Laser in Medicine, Proceedings of the 12th International Congress (1995), S. 193-196, Hrsg. W. Waidelich, G. Staehler, R Waidelich, Springer-Verlag,

Dieses Forschungsprojekt wurde gefördert von der AGIP beim Ministerium für Wissenschaft und Kultur des Landes Niedersachsen unter der Fördernummer EFRE 95002.

Neurochirurgie / Neurosurgery
Moderation: P. Ascher

Seiten 135 - 151

Intraoperativer Fluoreszenznachweis von 5-ALA-induziertem PPIX im malignen Gliom

A. Novotny[1], S. Stocker[1], H. Stepp[2], K. Bise[3], H. J. Reulen[1], W. Stummer[1]
[1] Klinik für Neurochirurgie der Ludwig-Maximilians-Universität, Marchioninistr. 15, D-81377 München
[2] Laser-Forschungslabor, Urologische Klinik der Ludwig-Maximilians-Universität
[3] Institut für Neuropathologie der Ludwig-Maximilians-Universität, Thalkirchner Str. 38, D-80387 München

1 Einführung in die Problemathik

Unter den Tumoren des zentralen Nervensystems weisen besonders die malignen Gliome (anaplastisches Astrozytom, Glioblastoma multiforme) eine sehr schlechte Prognose auf. Trotz Chirurgie mit kombinierter Radio- und Chemotherapie beträgt die Überlebensrate der betroffenen Patienten nach einem Jahr ca. 60% im Falle eines anaplastischen Astrozytoms, mit der Diagnose eines Glioblastoms etwa 27 % (1).

Neben einigen anderen Faktoren, wie dem Alter des Patienten, der Tumorlokalisation und den neurologischen Symptomen bei Diagnosestellung, hängt die Überlebenszeit der Patienten jedoch auch deutlich vom Ausmaß der chirurgischen Resektion ab. Die makroskopische Totalresektion geht dabei mit der besten Prognose einher (5). Eine radikale chirurgische Entfernung scheint die Voraussetzung für eine adjuvante Strahlentherapie zu verbessern und die Überlebenszeit zu verlängern.

Wegen der Gefahr zusätzlicher neurologischer Defizite, ist gerade im Gehirn eine ausgedehnte Gewebsresektion nicht praktikabel. Da es sich bei den malignen Gliomen um infiltrativ wachsende Tumore handelt, bei deren Entfernung sich häufig keine klaren Grenzen zwischen Tumor- und Normalgewebe finden, kann es vorkommen, daß unbeabsichtigt gesundes Gewebe entfernt oder malignes Gewebe in situ belassen wird. Daher wäre ein Verfahren das, der besseren intraoperativen von Sichtbarmachung von malignem Gewebe dient, von außerordentlichem Vorteil. Ein solches Verfahren scheint der intraoperative Fluoreszenznachweis darzustellen.

2. Einleitung

Ausgehend von den guten Ergebnissen in der Urologie bei der Diagnose von Blasentumoren (3), verwenden wir Protoporphyrin IX (PPIX) als Fluoreszenzmarker, welches sich nach externer Applikation von 5-Aminolävulinsäure (5-ALA) mit hoher Selektivität im malignen Gliom anreichert. 5-ALA ist eine in der Hämbiosynthese vorkommende natürliche Substanz, die als erstes Syntheseprodukt in diesem Stoffwechselweg aus Succinyl-CoA und der Aminosäure Glycin gebildet wird. Über einige Zwischenprodukte entsteht im vorletzten Reaktionsschritt PPIX, eine lipophile und monomere Substanz mit fluoreszierenden und phototoxischen Eigenschaften. Diese Umsetzung scheint im tumorösen Gewebe selbst zu erfolgen.

3 Methodik

Unsere Untersuchungen basieren auf 21 Gliom-Patienten, welche mit unterschiedlichen 5-ALA-Dosierungen behandelt wurden (10 bzw. 20 mg/kg KG). Alle Patienten wurden präoperativ für mindestens drei Tage mit der Standardmedikation vo 3 x 4 mg Dexamethason/die behandelt. Drei Stunden vor Narkoseeinleitung bekommen die Patienten 10 - 20 mg 5-ALA/kg KG (Medac, Hamburg/D) in 100 ml Wasser gelöst per os verabreicht. Die Tumorentfernung beginnt innerhalb 5 Stunden nach der 5-ALA-Applikation. Intraoperativ wird die Tumorhöhle mit gefiltertem Xenonlicht (D-Light, Storz, Tuttlingen/D) des Wellenlängenbereichs von 380 bis 440 nm ausgeleuchtet, wobei das Licht durch einen Flüssigkeitslichtleiter in das Operationsfeld gelangt. Die typische PPIX-Fluoreszenz im Tumot wird durch einen zuschaltbaren, in das Operationsmikroskop (Zeiss, Oberkochen/D) integrierten Langpass Filter (OG 455 nm, Schott, Mainz/D) erfaßt (Abb. 1).

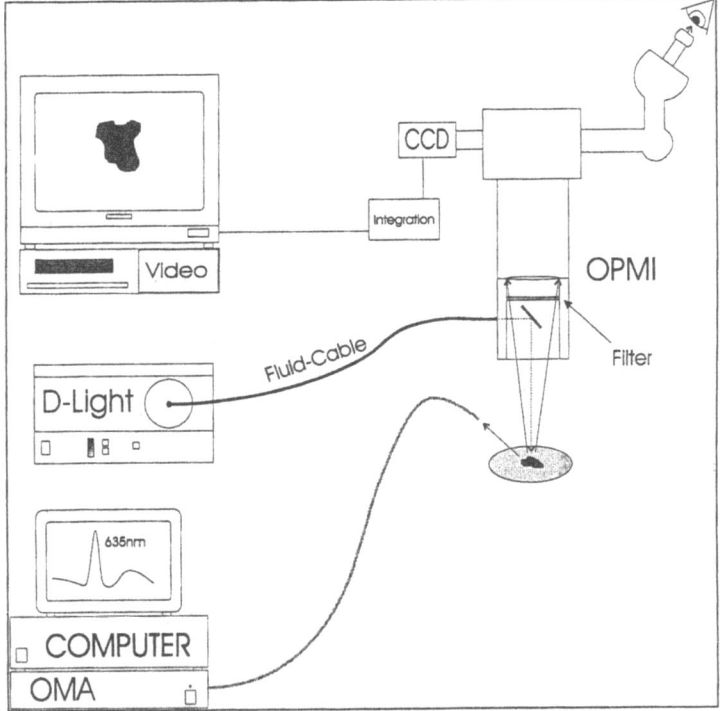

Abb. 1. Vorrichtung zur intraoperativen Fluoreszenzdetection

Das durch die spezifische Fluoreszenz nachweisbare Tumorgewebe kann somit gezielt entfernt werden. Gleichzeitig erfolgt die Videodokumentation über eine CCD-Farbkamera mit der Fähigkeit zur Bildintegration (Storz, Tuttlingen/D). Diese Anordung kann zusätzlich durch einen optischen Mehrkanalanalysator (O-SMA II, Spectroscopy Instruments, Gilching/D) ergänzt werden, was die spektrale Analyse der Fluoreszenz ermöglicht. Das Fluoreszenzverhalten der resezierten Biosien wurde dokumentiert und anschließend erfolgte die routinemäßige Begutachtung durch einen unvoreingenommenen Neuropathologen. Alle Patienten wurden für insgesamt 24 Stunden nach der Verabreichung vo 5-ALA in abgedunkelter Umgebung gehalten, um phototoxischen Hautreaktionen vorzubeugen.

4 Ergebnisse

Die neuropathologische Begutachtung bescheinigte der Methode eine Sensitivität von 89 % (Tab.1). Bei vier der falsch-negativen Biopsien handelte es sich um nekrotische Tumorbezirke, in welchen keine 5-ALA-Anreicherung erfolgte. In den verbleibenden 10 waren histologisch einzelne, das gesunde Gewebe infiltrierende Tumorzellen zu erkennen, für das bloße Auge erschienen die Biopsien jedoch fluoreszenz-negativ. Da alle fluoreszierenden Biopsien auch tumorös waren, konnten wir eine Spezifität von 100 % feststellen.

In 18 unserer 21 Fälle war es in einer abschließenden Ausleuchtung der Tumorhöhle mit blauviolettem Anregungslicht möglich, mit bloßem Auge nicht erkennbare Tumorreste anhand ihres Fluoreszenzverhaltens abzugrenzen und anschließend zu entfernen. Bei keinem unserer mit dieser Methode behandelten Patienten traten Nebenwirkungen auf, die mit der 5-ALA-Applikation in Verbindung zu bringen wären.

Tabelle 1.

5-ALA-Dosis (mg/kg)	Anzahl Patienten	Anzahl Biopsien	Richtig positiv	Richtig negativ	Falsch positiv	Falsch negativ
10	9	89	53	27	0	9
20	12	104	82	17	0	5
Gesamt	21	193	135	44	0	14

5 Diskussion

Die mit 10 mg/kg KG behandelten Patienten waren Teil einer Pilotstudie, die uns erste Daten über die Anwendung der Methode im Gliom bringen sollte. Aufgrund der guten Ergebnisse wurde eine zweite Studie mit entsprechendem follow-up in die Wege geleitet, in welcher der Beweis für die verlängerte Überlebenszeit der mit der Fluoreszenzmethode operierten Patienten zu erbringen ist. Die Erhöhung der 5-ALA-Dosis von 10 auf 20 mg/kg KG ermöglicht die direkte Einkopplung des Fluoreszenzlichtes in den Strahlengang des Operationsmikroskops, was vorher in vielen Fällen aufgrund des schwächeren Ausgangssignals nicht immer möglich war, und daher für die abschließende Inspektion der Tumorhöhle häufig das Einbringen einer zusätzlichen Lichtfaser und die Beobachtung der Tumorhöhle durch einen mit der Hand vorgehaltenen Blaufilter erforderte. Durch den gezielten Nachweis des für PPIX typischen Absorptionsspektrums (Abb. 2), unter Verwendung eines optischen Mehrkanalanalysators läßt sich die Spezifität und Sensitifität der Methode weiter erhöhen.

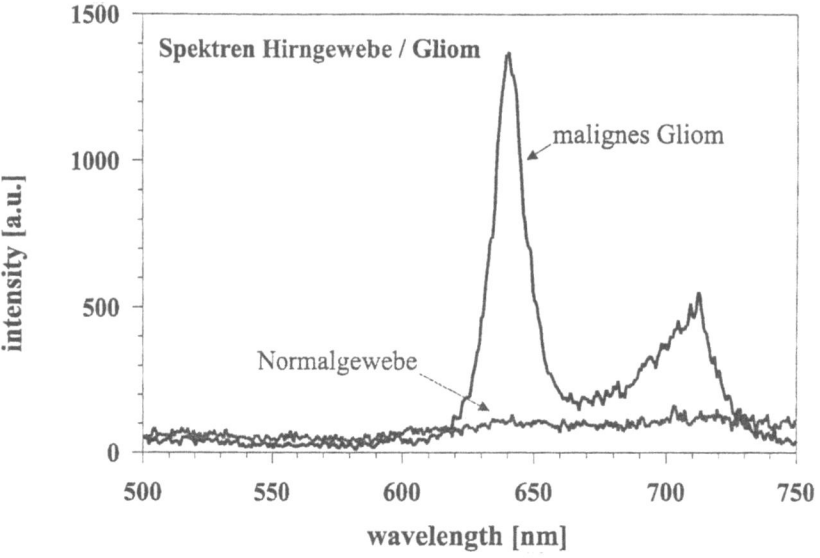

Abb. 2. Fluoreszenzspektren nach Analyse mit einem optischen Mehrkanalanlysators

Dosierung und Nebenwirkung

Die Applikation von 5-ALA in der von uns verwendeten Dosierung von 20 mg/kg KG ist als unbedenklich einzustufen. Verschiedene Gruppen beschäftigen sich beispielsweise mit der oralen Gabe von 5-ALA zur Darstellung und photodynamischen Therapie von gastrointestinalen Neoplasien (4). In diesen Studien, bei denen die zwei- bis dreifache Menge der von uns eingesetzten Dosis vo 20 mg/kg KG verabreicht wurde, wurden als Nebenwirkungen milde Hautsensibilisierungen beschrieben, die nach 24 Stunden nicht mehr nachweisbar waren. Zusätzlich fand sich bei wenigen Patienten ein geringgradiger Anstieg der Transaminasen, der sich nach wenigen Tagen wieder erholt hatte. Symptome, wie sie für bestimmte angeborene oder erworbene Porphyrine typisch sind, wurden nicht beschrieben. Die Gefahr, eine phototoxische Reaktion im Normalgewebe zu induzieren, scheint ebenso nicht gegeben zu sein, da wir spektroskopisch keine Anreicherung von PPIX im normalen Hirngewebe feststellen konnten. Als Nebeneffekt der Methode finden sicher auch gewisse phototoxische Reaktionen im Tumorgewebe durch das Anregungslicht statt, was ja nicht unerwünscht ist. In Zukunft könnte man diese phototoxischen Eigenschaften von PPIX für eine adjuvante photodynamische Therapie (PDT) des Tumorbettes nach Resektionen ausnutzen.

Mechanismen der Fluoreszenzanreicherung
Die Gründe für die augenscheinlich hochspezifische Anreicherung von PPIX wurden im Gliommodell bisher noch nicht ausreichend untersucht. Von anderen Arbeitsgruppen liegen diesbezüglich Ergebnisse in anderen Tumorarten vor, die aber nur bedingt mit dem Gliom vergleichbar sind. So wurde in einem Tumormodell eine erhöhte Aktivität der Porphobilinogen-Deaminase und eine im Vergleich zum Normalgewebe erniedrigte Aktivität der Ferrochelatase gefunden (2). Im Gliom scheint neben der veränderten Stoffwechselsituation des Tumorgewebes und der höheren Zellproliferationsrate auch der gestörten Blut-Hirn-Schranke eine entscheidende Rolle bei der PPIX-Akkumulation zuzukommen. In der fluoreszenzmikroskopischen Begutachtung von Quetschpräparaten, die wir von Tumorbiopsien angefertigt haben, konnten wir sehen, daß sich die PPIX-Fluoreszenz auf den cytoplasmatischen Raum beschränkt. Im Zellkern ist keine Fluoreszenz zu erkennen, ebenso erscheinen Endothelzellen und das Blut selbst fluoreszenz-negativ.

Zusammenfassung und Ausblick
Aufgrund der hohen Spezifität der Methode und der nur geringen theoretisch denkbaren und wenn, dann beherrschbaren Nebenwirkungen, glauben wir, daß die Anwendung der fluoreszenz-gestützten Resektion im Gliom eine zukunftsträchtige Methode darstellt. Es wäre gerade im Hinblick auf eine PDT interessant zu sehen, ob sich PPIX in den Satellitenzellen, die ja in erster Linie für die letztlich letale Prognose der malignen Gliome verantwortlich sind, in gleichem Maße anreichert wie wir es in der Tumorhauptmasse beobachten. Wäre dies der Fall, hätte man mit der PDT ein Mittel in der Hand, diese therapeutisch anzugehen. Als weiterer Schritt wäre die Untersuchung der PPIX-Fluoreszenzanreicherung in anderen Hirntumoren wie zum Beispiel intrakraniellen Metastasen in Erwägung zu ziehen.

Literatur
1. Devaux BC, O'Fallon JR, Kelly PJ: Resection, biopsy, and survival in malignant glial neoplasms. A retrospective study of clinical parameters, therapy and outcome. J Neurosurg 1993; 78(5):767-775
2. Van Hillegersberg R, Van den Berg JW, Kort WJ, Terpstra OT, Wilson JH: Selective accumulation of endogenously produced porphyrins in a liver metastasic model in rats. Gastroenterology 1992; 103(2):647-651
3. Kriegmair M, Baumgartner R, Knüchel R, Stepp H, Hofstetter A: Detection of early bladder cancer by 5-aminoloaevelunic acid induced porphyrin fluoreszenz. J Urol 1996; 155:105-109
4. Mlkvy P, Messmann H, Regula J, Conio M, Millson CE, MacRobert AJ, Bown SG: Sensitization and photodynamic therapy (PDT) of gastrointestinal tumors with 5-aminolaevulinic acid (ALA) induced protoporphyrin IX (PPIX). A pilot study. Neoplasma 1995; 42(3):109-113
5. Winger MJ, MacDonald DR, Cairncross JG: Supratentorial anaplastik gliomas in adults. The prognostic importance of extent of resection and prior low-grade glioma. J Neurosurg 1989; 71(4):487-493

Laser in der Neurochirurgie zur Jahrtausendwende

P.W. Ascher, M. Knoop
Abteilung für Neurochirurgie der Poliklinik und Klinik für Chirurgie der Universität Rostock, Schillingallee 35, D-18055 Rostock

Die heutige Neurochirurgie verändert Ihren Umfang in bezug auf Techniken, Instrumente, Indikationen und Konzepte, schneller als je zuvor. Seitdem in der frühgeschichtlichen Epoche Menschen erste Schädelöffnungen aus kultischer Veranlassung sowie Operationsversuche am Ge -hirn ausführten, hat die Neurochirurgie bis zum Beginn des 20. Jahrhunderts einen Dornröschenschlaf gehalten.

Große Schritte wurden mit Einführung der Elektrochirurgie, insbesondere der bipolaren Pinzette, des Operationsmikroskopes sowie des Endoskopes getan.

Andere Entwicklungen im Bereich der Diagnostischen Methoden haben einen gleich großen Beitrag geleistet. Mit der Entdeckung der Röntgenstrahlen, der Einführung des EEG, der Computer- und Magnetresonanztomographie eröffneten sich immer neue Dimensionen.

Unser kleiner Beitrag war die Einführung verschiedener Laser.

Einführung

Trotz aller großen Fortschritte stellen Operationen an tief sitzenden Läsionen im Bereich des Zentralen Nervensystems ein beträchtliches Risiko für den Patienten dar.

Infolge der jüngsten Weiterentwicklungen in der Diagnostik werden zu viele Bandscheibenoperationen bei lumbaler Bandscheibenprotrusion durchgeführt, ein weltweites soziales Problem wird damit geschaffen.

Bereits heute sowie in naher Zukunft öffnen sich neue Wege in die letzten verborgenen Winkel des menschlichen Gehirn: durch stereotaktisch, computergesteuerte Operationsplanung, zusätzliche Laseranwendung in Kombination mit Endoskopen sind heute schon CT-/MRT-gesteuert operierende Roboter jederzeit einsatzbereit.

Die endoskopischen Technologien geben uns einen neuen diagnostischen Blick sowie die Möglichkeit, zu therapeutischen Maßnahmen unter Sichtkontrolle via Monitor.

Interstitielle Laser Assistierte Thermo-Therapie (ILTT)

Die Behandlung von Tumoren in der Nähe oder im Zentrum des Gehirns stellt eine Hochrisikotherapie dar.

Die Brachytherapie, die Einführung des LINAC wie auch die Radiochirurgie (Gamma-Knife) sind minimalinvasive Behandlungsprozeduren im Vergleich zu chirurgischen Standardtechniken.

In obigen Fällen ist nur eine einmalige Behandlung notwendig, durch welche ein sich selbst entwickelnder Prozeß in Gang gesetzt wird. Auf der anderen Seite ist ein ausgedehntes Equipment notwendig [3].

Die Interstitielle Laser Assistierte Thermo-Therapie nutzt Hitze als Behandlungsmöglichkeit. Die Therapieprozedur wird mittels Realzeit-MR kontrolliert.

Das Basisprinzip der ILTT ist sehr einfach. Proteine denaturieren bei 57 °C. In der Thermo-therapie werden die Zellen einfach auf 60 bis 65 °C aufgeheizt. Die Prozedur ist beendet, wenn die Isotherme 60 °C den Tumor umschließt. Die thermisch geschädigten Zellen haben Ihr Zellteilungspotential verloren; die denaturierten Proteine sind totes Eiweiß, welches von körpereigenen Zellen phagozytiert wird.

Eine Möglichkeit der Hitzeerzeugung ist die Nutzung des Laserlichtes (Nd; YAG 1,07 µm), welches im Tumorgewebe absorbiert wird. Erste Experimente und klinische Untersuchungen zeigen, daß die Behandlung niedriggradiger Astrozytome so möglich ist. Diese operative Taktik könnte auch eine Form des palliativen Eingriffes bei malignen Hirntumoren sein.

Die Operation wird unter lokalanästhetischen Bedingungen durchgeführt, nur ein kleines Bohrloch im Schädel ist notwendig.

Nucleus pulposus Denaturierung (NPD)

Die Nucleus pulposus Denaturierung mittels Laser ist eine weitere minimal-invasive Technik, welche sich zwischen der konservativen Behandlung und dem mikrochirurgischen Vorgehen ansiedelt [2].

Während bei der mikrochirurgischen Operation Narben im Bereich der Weichteile sowie des Knochens entstehen, wird dazu im Gegensatz bei der Nucleus pulposus Denaturierung der protrahierte Nucleus pulposus perkutan direkt mit einer 18 Gouche Nadel punktiert, die Laserfaser eingeführt und der Nucleus pulposus mittels Hitze verdampft. Es wird so kein Weichteilgewebe und kein Knochen, wie durch den invasiven Eingriff in Mitleidenschaft gezogen [1].

Bei der Anwendung der Laser-Technik in der Bandscheibenchirurgie schrumpft der Nucleus pulposus (Nd; YAG-, Diode- oder KTB-Laser) oder verdampft (CO_2-, Er-YAG-Laser).

Zur erfolgreichen Anwendung dieser Technik ist eine strenge Indikationsstellung notwendig: neben der Kompression einer Nervenwurzel, muß der klinischer Befund übereinstimmend mit der röntgenologischen, der CT- oder MR-Untersuchung sein, und bei einer konsequenten konservativen Therapie - über mindestens 3-6 Wochen - muß der Erfolg ausgeblieben sein.

Das Behandlungsergebnis der mittels dieser minimal-invasiven Technik behandelten Patienten ist in ca. 80 % zufriedenstellend. Allerdings eignen sich nur 15-17 % der Patienten mit Lumbalgien für die Nucleus pulposus Denaturierung.

Die größeren Vorteile der Nucleus pulposus Denaturierung sind:
1. die ambulante Behandlung des Patienten - geringe Kosten;
2. eine Lokalanästhesie - diese ermöglicht es dem Operateur, zu jedem Zeitpunkt des Eingriffes
den Patienten verbal zu kontrollieren und neurologisch zu untersuchen;
3. keine Narben und
4. ein geringes Risiko; die NPD ist die sicherste verfügbare Methode - die Infektionsrate beträgt 1-2 Fälle auf 1000 Patienten (1-2 ‰).

Neuroendoskopie

Seit den späten 50er Jahren werden sogenannte Shunt-Operationen bei Patienten mit einem Hydrocephalus ausgeführt. Die Implantation dieses Shuntesystems rettet oft das Leben der Patienten, aber sie schafft gleichzeitig ein neues Krankheitsbild, die sogenannte "Shunt-disease". Die betroffenen Patienten sind den Rest Ihres Leben in der kontinuierlichen Betreuung ihres Arztes.

Der Laser in Kombination mit dem Endoskop gibt die Möglichkeit der Ausführung einer Ventrikolostomie des 3. Ventrikels sowie der Plexus-Koagulation bei einem insgesamt niedrigeren Operationsrisiko.

Die erste Methode wird angewandt bei Patienten mit einem Hydrocephalus occlusivus, die zweite Methode wird zur Zeit noch im tierexperimentellen Rahmen erprobt.

Literatur

[1] P. W. Ascher: Percutaneous Lumbar Discectomy, in Operative Neurosurgical Techniques, Third Edition (Ed: H. H. Schmideck, W. H. Sweet, W. B. Saunders, Philadelphia, London etc.1995), p. 1927-1933
[2] P. W. Ascher, E. Justich, F. Ulrich, M. Bettag, F. Frank, St. Hessel: Untersuchungen und Ent-wicklungen zur interstitiellen Thermotherapie bei der Behandlung von Hirntumoren mit dem Nd:YAG Laser, Lasermed. Vol. 7, p. 41-51; 1991
[3] O. J. Beck, K. Bise, W. Gorisch, L. Rupprecht und G. Kübler: Endoskopische selektivePlexuskoagulation mittels Laser, ein denkbarer Weg zur Behandlung des Hydrocephalus. Vortrag auf der XXXI. Jahrestagung der Deutschen Gesellschaft für Neurochirurgie, Erlangen 01. 05. - 04. 05. 1980

Photoablation of Meningeomas and Neurinomas by Holmium Yag Laser Radiation

Sigrun Leyser[1], Hermann-Josef König[1], Hans-Jochen Foth[2], Dirk Meyer[2]
[1]Department of Neurosurgery, Westpfalz-Klinikum GmbH,
Hellmut-Hartert-Str. 1, D-67655 Kaiserslautern, Germany
[2]Department of Physics, University of Kaiserslautern,
Erwin-Schrödinger-Str., D-67663 Kaiserslautern, Germany

Abstract
Cranial rat bone was irradiated by 2,1 µm Holmium Yag laser radiation. Quantitative edge rates were calculated. Histologic sections were investigated by light and electron microscopy. 20 cases of hard fibrous or calcified spinal and cranial meningeomas and neurinomas were operated upon using pulsed laser beam. In rat cranial bone ablation rate ranged between 3-5/10 mm per pulse. Perifocal thermal damage was observed in a zone of 20-90µm around the lesion.

In all human cases tumors could be removed totally without additional neurological deficit. In vivo heat development was measured by an IR-camera.

Introduction
Pulsed infrared lasers may be of potential use in microneurosurgical procedures. Precise tissue ablation with little perifocal thermal damage is of interest in the area of functional indispensable or vital structures. The suitability of 2.1 µm Holmium Yag laser was investigated in an experimental and clinical study.

Experimental Study
Cranial rat bone was irradiated in vivo. After survival times up to 30 days histologic sections were taken and analysed by light and electron microscopy. Laser beam was transmitted to the operating field using a fibre of 400 µm in diameter. Beam application was done in single shots of 250 µsec, a pulse energy of 1800 mJ and a power of 15 W.

Results
Ablation rate in rat cranial bone ranged between 3-5/10 mm per shot. Perifocal coagulation by thermal effect was observed in a range of 20-90 µm.

Clinical Study
In analogy with the experience gained from animal experiments, 20 cases of hard fibrous or calcified spinal and cranial meningeomas and neurinomas have been ope-

rated on by pulsed laser beam. Heat development was measured by an IR- camera during operation. Just after radiation with the laser beam a maximum of 60°C was registered in a diameter of 0.5-1 cm around the beam focus. In comparison Nd Yag laser will cause temperature rise up to 80°C in a diameter of 1-1.5 cm. Tissue temperature went down to baseline value after 0.3 sec. Normalisation after Nd Yag laser application will last about 1 sec.

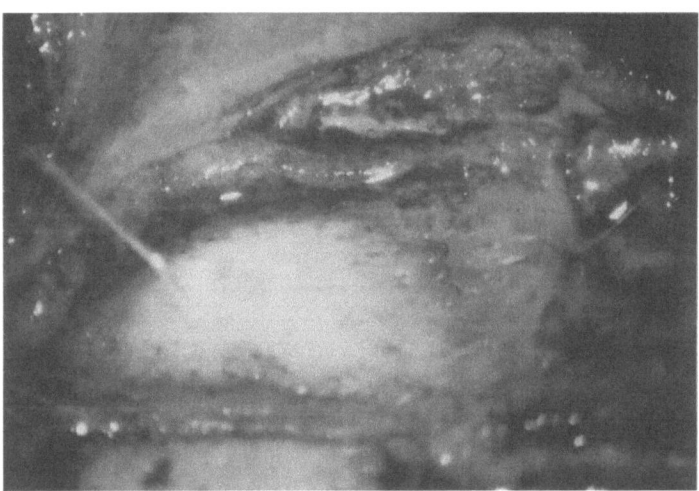

Fig. 1. Rat bone laser lesion of 0,5 x 1 mm (Operating field)

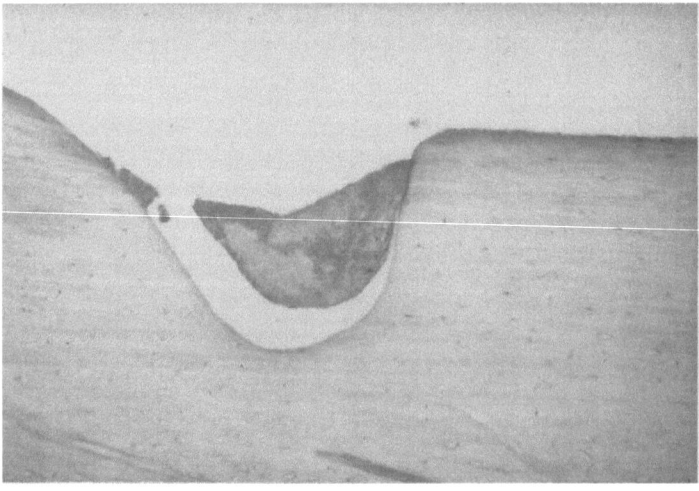

Fig. 2. Clear cut lesion with precise ablation effect a few minutes after irradiation (HE x 40)

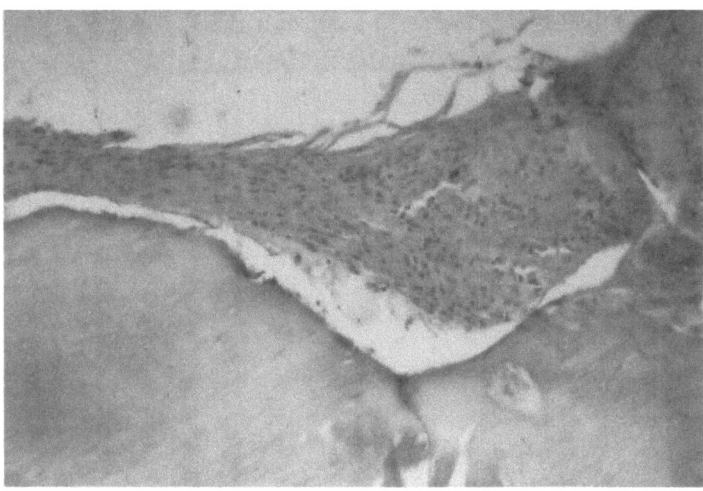

Fig.3. Ten days after irradiation there was found a thrombus or an osseous reparation process within the defect crater (HE x 40)

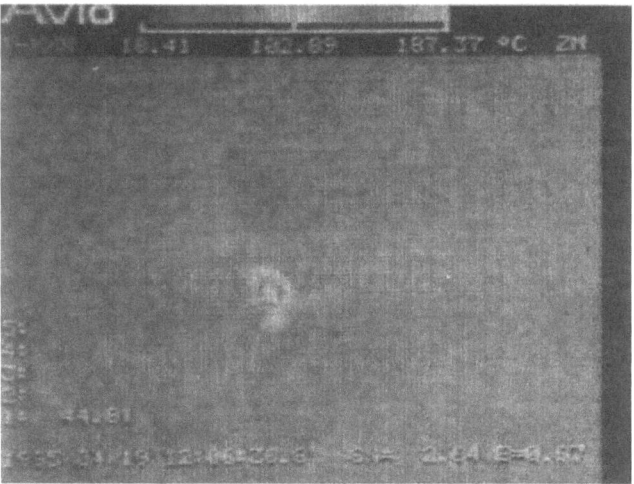

Fig. 4. Intra-operative heat development of the Holmium Yag laser beam

Clinical examples:

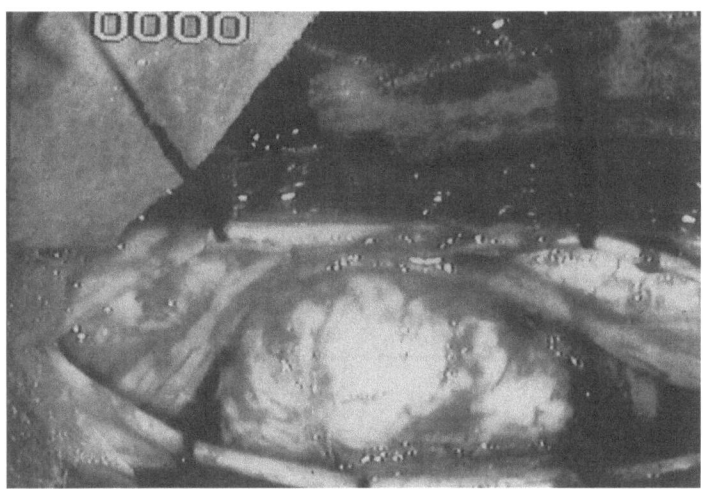

Fig. 5. Intra-operative situs of a neurinoma

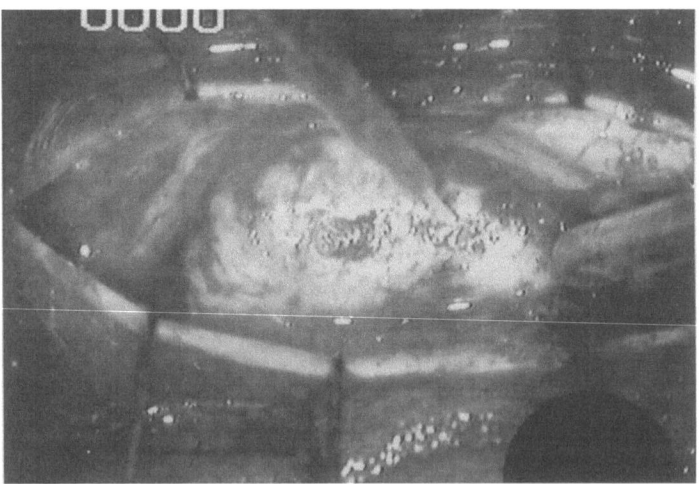

Fig. 6. No-touch laser technique by using the laser beam

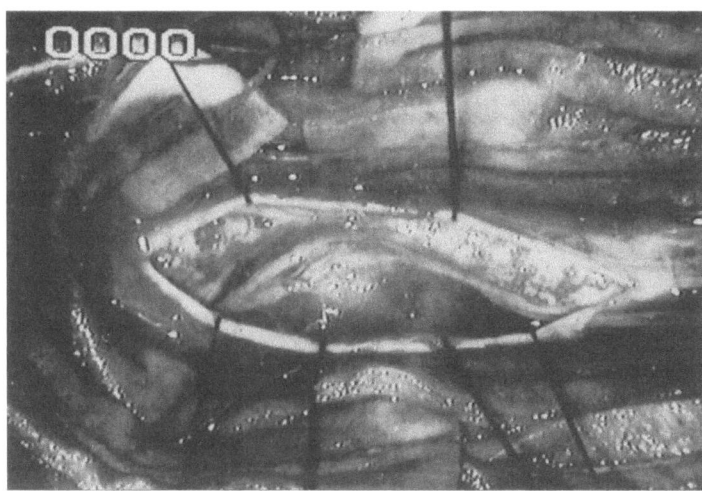

Fig. 7. The tumor could be removed totally

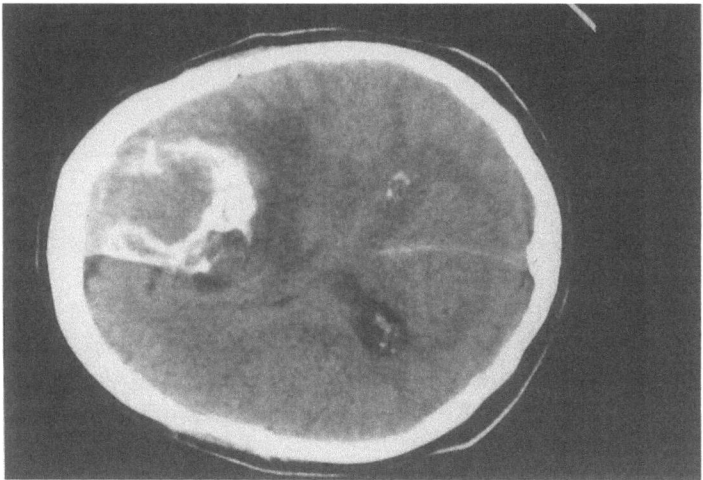

Fig. 8. CT scan of a calcified meningeoma left frontal

Holmium Yag laser has proved to be superior to mechanical tools preserving cranial nerves or vascular structures in the vicinity of hard fibrous or calcified tumors.

Conclusion

Experimental and clinical data underline the suitability of 2.1 μm Holmium Yag laser for microneurosurgical bony or hard fibrous tissue ablation. Perifocal thermal damage is minimal and without relevance from a clinical point of view. A no- touch technique is superior to all other mechanical tools and gives optimal access and overview of small surgical spaces.

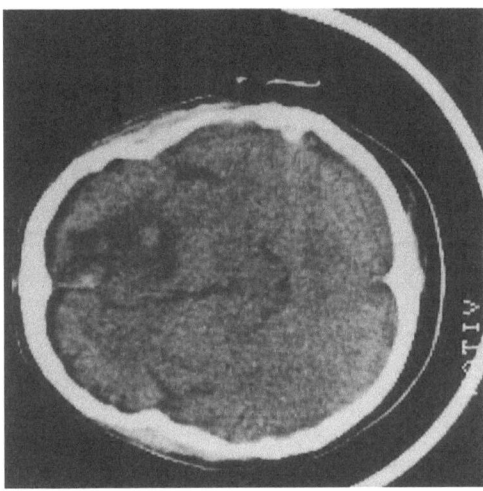

Fig. 9. CT scan: Post-operative view

References

[1] R. Fischer. Untersuchungen zur Zellvitalität nach Oberflächenbehandlung von Gelenkknorpel mit XeCl-Excimer und Ho:YAG-Laser, Arbeitskreis 29 beim DGOT-Kongreß, 13.10.1994, Wiesbaden, Germany

[2] V. Saadat, C.T. Vangsness Jr., B. Ghaderi, and N. Gong. Effects of a High Power Energy Holmium: YAG Laser on Human Meniscal Ablation Rates. SPIE: 2128: 133-148 (1994) R. Lane Smith, L. Montgomery, and G. Fanton. Holmium: YAG Laser Effects on Articular Cartilage Metabolism In Vitro. SPIE: 2128: 149-153 (1994)

[3] H.-J. Foth, T. G. Barton, M. Bressem, D. Meyer, K. Hörmann. Is the Holmium Laser the ProperLaser for Ablation of Bone andCartilage in ENT?. SPIE: 2395: 177-187 (1995)

[4] R. Qadir, D. Kennedy. Use of the Holmium: Yttrium Aluminum Garnet (Ho: YAG) Laser forCranial Nerve Decompression: An In Vivo Study Using the Rabbit Model. Laryngoscope 103: June 1993

[5] R. C. Nuss, R. L. Fabian, R. Sarkar, C. A. Puliafito. Infrared Laser Bone Ablation: Lasers in Surgery and Medicine 8: 381-391 (1988)

Quantitative Bestimmung des Ablationsverhaltens von humanen Bandscheibengewebe mit dem Ho:YAG-Laser

J. Krott [1], R. Sroka [2], W. Stummer [1], H.-J. Reulen [1]
[1] Neurochirurgische Klinik, Klinikum Großhadern,
[2] Laser-Forschungslabor an der Urologischen Klinik, Klinikum Großhadern,
D-81377 München

Zusammenfasung

Um den Einfluß der verschiedenen Laserparameter auf die Abtragung von Bandscheibengewebe zu untersuchen, wurden bei einem Holmium:YAG-Laser (λ=2130 nm) die Energie eines Einzelimpulses, die Gesamtenergie und die Repetitionsrate systematisch verändert um deren Einfluß auf die Größe der Ablation und die Verkohlung des Bandscheibengewebes zu bestimmen. Alle Untersuchungen wurden im contact-mode, unter Berührung des Lichtwellenleiters mit der Bandscheibenoberfläche, und im non-contact-mode, einem Abstand zwischen dem Lichtwellenleiter und der Oberfläche der Bandscheibe von 1 mm, durchgeführt.

Mit steigender Gesamtenergie nehmen sowohl im contact- als auch non-contact-mode die Ablationsvolumina zu. Im contact-mode finden sich tiefere Krater, im non-contact-mode größere Durchmesser der Läsionen. Sowohl bei einer Erhöhung der Energie des Einzelimpulses als auch der Repetitionsrate kommt es zu einer Zunahme des abgetragenen Volumens. Das größte Ablationsvolumen pro Einzelimpuls zeigt sich bei der Kombination der Parameter von 5 Joule Einzelimpulsenergie und 3 Hertz Repetitionsrate. Der Grad der Gewebeverkohlung steigt vor allem mit zunehmender Repetitionrate. Er ist im non-contact-mode geringer als im contact-mode.

Nach der vorliegenden Untersuchung ist der Ho: YAG- Laser in der Kombination von 5 Joule und 3 Hertz ein geeignetes Instrument zur Abtragung von Bandscheibengewebe. Um die Karbonisation gering zu halten, empfiehlt sich die Anwendung im non- contact-mode.

Einleitung

Trotz des routinemäßigen Einsatzes verschiedener Lasertypen im Rahmen der perkutanen laser-assistierten Diskektomie besteht ein Mangel an standardisierten Daten über den Einfluß einzelner Laserparameter auf die Abtragungsrate von Bandscheibengewebe. Es war daher das Ziel der vorliegenden Untersuchung, die Wirkung des Ho:YAG- Laser auf die Ablation und die Verkohlung des Gewebes unter systematischer Veränderung einzelner Parameter an humanem Bandscheibenmaterial zu quantifizieren und die zur Abtragung optimalen Parameter zu ermitteln.

Material und Methode
Die Wirkung des Laser wurde an frischen humanen Leichenbandscheiben untersucht. Um ein Austrocknen und eine Autolyse der Bandscheiben zu verhindern, wurden sie innerhalb von 12 Stunden nach Entnahme bearbeitet. Als Laser wurde ein Ho:YAG-Laser (BLM 800, Baasel- Medizintechnik, Starnberg) mit einer Wellenlänge von 2130 nm verwendet. An dem Lasergerät konnte die Energie der Einzelimpulse von 0,5 bis 5 Joule und die Repetitionsrate von 1 bis 8 Hertz stufenweise verändert werden. Die Durchschnittsleistung war auf maximal 15 Watt begrenzt. Die applizierte Gesamtenergie betrug bis zu 150 Joule. Die Untersuchungen wurden sowohl im contact-mode mit Berührung des Lichtwellenleiters mit der Bandscheibenoberfläche als auch im non-contact-mode mit einem konstanten Abstand von 1 mm zwischen Lichtwellenleiter und Bandscheibenoberfläche durchgeführt.

Die Tiefe und der Durchmesser der Ablationskrater wurden mikroskopisch vermessen und ihr Volumen errechnet. Der Grad der Gewebeverkohlung wurde anhand einer 5-teiligen semiquantitativen Skala bewertet.

Ergebnisse
Mit steigender Energie kam es sowohl im contact- als auch im non-contact-mode zu einem Anstieg der Ablationsvolumina. Die Abtragungen im contact- und non-contact-mode unterschieden sich dabei nicht signifikant in ihren Volumina.

Im non-contact-mode zeigten sich dabei signifikant größere Durchmesser, im contact-mode größere Tiefen der Läsionen. Sowohl eine Erhöhung der Energie der Einzelimpulse als auch der Repetitionsrate ergaben ein größeres Ablationsvolumen. Die größte Abtragung pro Einzelimpuls fand sich bei der Kombination einer Einzelimpulsenergie von 5 Joule und einer Repetitionsrate von 3 Hertz.

Neben dem Ablationsvolumen wurde der Einfluß der Laserparameter auf die Gewebeverkohlung untersucht. Eine Erhöhung der Einzelimpulsenergie und der Repetitionsrate führten zu einer stärkeren Gewebeverkohlung. Niedrige Energien mit hohen Repetitionsraten führten dabei zu größeren Gewebeverkohlungen als hohe Energien mit niedrigen Repetitionsraten. Der Grad der Gewebeverkohlung war somit vor allem von der Repetitionsrate abhängig. Zusätzlich beeinflußte auch der Abstand des Lichtwellenleiters von der Bandscheibenoberfläche die Gewebeverkohlung. Bei Anwendungen im non-contact-mode war die Karbonisation auf der semiquantitativen Skala um einen Grad geringer als im contact-mode.

Diskussion
CHOY [2] verwendete erstmals 1986 einen Laser in der von HIJIKATA [3] eingeführten per-kutanen Nukleotomie. Obwohl die laser-assistierte perkutane Nukleotomie erfolgreich durchgeführt wird [1, 5, 8], liegen derzeit keine allgemeingültigen Aussagen bezüglich Auswahl der Lasertypen und geeigneter Wahl der einzelnen Laserparameter zur Abtragung von Bandscheibengewebe vor [4]. In der hier vorlie-

genden Untersuchung wurde ein Ho:YAG- Laser, der sich durch eine hohe Energieabsorption von Bandscheibengewebe auszeichnet [9], zur Ermittlung der optimalen Laserparameter verwendet.

Die Größe des Ablationsvolumen war von der Höhe der Energie der Einzelimpulse abhängig. Ebenso war die Repetitionsrate für die Größe des abgetragenen Volumens verantwortlich. Diese bestimmte jedoch auch die stärkere Verkohlung des Gewebes. Die Karbonisation absorbierte die Laserenergie und verhinderte eine weitere Abtragung des Gewebes. Durch Anwendung des Laser im non-contact-mode kam es infolge der numerischen Appertur des Lichtwellenleiters zu einer im Vergleich zum contact-mode großflächigeren Bestrahlung und damit zu einer geringeren Strahlenintensität pro Fläche. Dies erklärt den größeren Durchmesser und die geringeren Karbonisation im non-contact-mode. Der erstmals 1991 [6] verwendeten Ho:YAG- Laser erwies sich in unseren Versuchen mit einer Einzelimpulsenergie von 5 Joule und einer Repetitionsrate von 3 Hertz im non-contact-mode als geeignet, um Bandscheibengewebe abzutragen. Da sich mit dem Laser auch kleine Volumina abtragen lassen, ist sein Einsatz bei Sequestern und in der Nähe empfindlicher Strukturen wie einer Nervenwurzel denkbar. Erste erfolgreiche Ansätze einer minimal invasiven Therapie von sequestrierten Bandscheibenvorfällen im Rahmen einer perkutanen Laser- Sequestrektomie wurden bereits vorgestellt [7].

Literatur
1. Caspar G D, Hartman V L, Mullins L L: Results of a clinical trial of the Holmium:YAG-Laser in Disc Decompression utilizing a side-firing fiber Laser Surg Med, Vol 19: 90-96 (1996)
2. Choy D S J, Case R B, Fielding W: Percutaneous laser nucleolysis of lumbar discsN Engl J Med 317: 771-772 (1987)
3. Hijikata S, Yamagushi M, Nakayama T, Oomari K: Percutaneous nucleotomy- A new treatment method for lumbar disc herniationJ Toden Hosp 5: 39-42, (1975)
4. Neev J, Lee J. P: Two-laser assisted ablation: A method for enhancing conventional laser ablation of materials Laser Surg Med, Vol 19: 130-134 (1996)
5. Ohnmeiss D D, Guyer R D, Hochschuler S H: Laser disc decompression. the importance of proper patient selection.Spine, 19 (8): 2054-2058 (1994)
6. Quigley M R, Shih T, Elrifai A, Loesch D V, Maroon J C: Laser discectomy: Comparison of Ho:YAG and Nd:YAG-Laser Surg Forum 42: 507-509 (1991)
7. Seibel R. M M: Mikroendoskopische minimal-invasive Therapie von sequestrierten Bandscheibenvorfällen Medizin und Bild 1: 51-57 (1997)
8. Siebert W: Percutaneous Laser Disc Decompression: The European Experience- Spine State of the Art Reviews, Vol 7(1): 103-133 (1993)
9. Vorwerk D, Husemann T, Blazek V, Zolotas G, Guenther R: Laserablation des Nucleus pulposus: Optische Eigenschaften von degeneriertem Bandscheiben- gewebe im Wellenlängenbereich von 200-2200 nm Fortschr Röntgenstr 151: 725-728, (1989)

Urologie / Urology
Moderation: A. Hofstetter, G. Staehler

Seiten 155 - 185

Laseranwendung in der Urologie -
Wo stehen wir nach 25 Jahren Forschung und Klinik?

A. Hofstetter

Urologische Klinik und Poliklinik der Ludwig Maximilians-Universität München, Klinikum Großhadern und Innenstadt (Direktor: Prof.Dr.med.Dr.h.c.A. Hofstetter)

1. Historisches

Als ich vor 25 Jahren durch Herrn Müßiggang zur klinischen Laserforschung kam, herrschte noch Urweltstimmung.

Es gab einen CO_2-, Argon- und Neodym-YAG-Laser, jedoch keine Glasfasern als Transmissionssysteme. Die Wirkung der verschiedenen Laser auf totes und lebendes Gewebe war weitgehendst unbekannt. So waren auch die damaligen Experimente von dem Bemühen gekennzeichnet, für eine neue Technologie in der Medizin eine Indikation zu finden.

Vor diesem Hintergrund stellte ich zusammen mit H. Müßiggang bei der DFG 1972 einen Antrag zur Unterstützung unseres Forschungsprojektes: "Endoskopische und offene Laseranwendung in der Urologie". 1973 wurde dieser Antrag genehmigt, wobei ich als Projektleiter unterzeichnete. Noch 1973 schied H. Müßiggang, der sich zwischenzeitlich als praktisch tätiger Urologe niedergelassen hatte, aus dem Forschungsprojekt aus, so daß ich mich nach neuen Mitarbeitern umsehen mußte.

Die Jahre 1974 - 1976 waren vorallem dem Thema: "Laser-Gewebsinteraktionen" mit den damals zur Verfügung stehenden Lasern, dem CO_2-, Argon- und Neodym-YAG-Laser gewidmet.

Zu meinen damaligen Mitarbeitern gehörten: G. Staehler, T. Halldorson, J. Langerholc, W.Gorisch, H. Rother und F. Frank. In diese Zeit fiel auch die Entwicklung der ersten Quarzglasfaser zur Übertragung des Neodym-YAG-Laser-Lichtes durch den Physiker G. Nath.

Ermöglicht wurden die damaligen, grundlegenden Forschungsarbeiten durch die großzügige Unterstützung des Institutes für Strahlen- und Umweltforschung in Neuherberg. Dasselbe gilt für das Institut für Pathologie am Städt. Krankenhaus München-Schwabing unter dem damaligen Leiter Prof. Langer, der seinem Oberarzt Dr. Ernst Keiditsch die Kooperation mit unserer Forschergruppe gestattete und somit die Grundlage für eine fruchtbare 25-jährige Kooperation geschaffen hat.

Nach fast 4-jähriger Grundlagenforschung war es dann möglich, am 1. Juni 1976 sowohl den ersten Patienten mit einem Harnblasenkarzinom endoskopisch, als auch den ersten Patienten mit einem Peniskarzinom offen mit Neodym-YAG-Laserstrahlung zu behandeln und somit vor radikalen, verstümmelnden Eingriffen zu bewahren.

Übrigens, aus dieser Zeit stammt auch unser Patient, der in einem Münchner Krankenhaus wegen eines infiltrierenden Harnblasenkarzinoms zystektomiert werden sollte, diesen Eingriff jedoch ablehnte, nachdem er von der neuen Technologie gehört hatte. Der Patient ist heute karzinomfrei bei normaler Harnblasenfunktion.

Die Jahre 1976-1983 gehörten der Etablierung des Neodym-YAG-Lasers in der Urologie. Um die Vorzüge des Neodym-YAG-Lasers für das minimal invasive endoskopische und offene Operieren verständlich zu machen, veröffentlichte ich zusammen mit F. Frank die Broschüre: "Der Neodym-YAG-Laser in der Urologie", Hoffman La Roche, 1979. Ein Durchbruch war uns jedoch, zumindest in der Deutschen Urologie nicht beschieden, so daß ich mich 1994 entschloß, den Laser als Operationsinstrument für minimal invasives Operieren in einer Operationslehre, die 1995 im Springer-Verlag erschien, umfassender darzustellen.

Von 1977 - 1983 befaßten wir uns experimentell mit der Laserlithotripsie, ein Unterfangen, das damals im Schatten der ESWL bei der zuständigen Industrie auf wenig Gegenliebe stieß, so daß wir erst in der Zeit zwischen 1983 und 1989 die intrakorporale Laserlithotripsie im Bereich der oberen Harnwege mit dem ersten intelligenten Laserlithotripter abschließen konnten. In diesem Zusammenhang sind vorallem die Namen Haering und Pensel zu erwähnen.

In die Zeit von 1983-1989 fielen auch die Untersuchungen zur Behandlung der Harnblasenbilharziose, des Lasereinsatzes bei der Prostatahyperplasie und der Biostimulation an dem von mir errichteten Medizinischen Laserzentrum in Lübeck und der Klinik für Urologie der MUL.

Seit 1991 wenden wir den Neodym-YAG- und Diodenlaser klinisch bei der interstitiellen Laserkoagulation von Prostataadenomen an. Außerdem haben wir die PDD/PDT durch Einführung der 5-Aminolaevulinsäure in die Diagnostik und Therapie von urothelialen Tumoren der Harnblase und der oberen Harnwege auf eine neue Basis gestellt. Auch bei der Diagnostik von Tumoren des äußeren Genitales wie Condylomata acuminata hat sich die Deltaaminolaevulinsäure als sehr nützlich erwiesen. Experimentell werden zur Zeit die Anwendung der PDT beim Prostatakarzinom, die Lasermikrostrahltechnik sowie neue Fragestellungen auf dem Sektor "Biostimulation" untersucht.

Da die klinische Laserforschung im wesentlichen von München ausging, habe ich mich entschlossen, die damals bestehenden Arbeitsgruppen in der Gastroenterologie (Kiefhaber), Neurochirurgie (Leheta/Beck) sowie das Laserforschungslabor (Gorischl, Unsöld) 1976 zu einer Arbeitsgemeinschaft zusammenzufassen.

Aus dieser Arbeitsgemeinschaft ist dann 1981 die *Deutsche Gesellschaft für Lasermedizin* entstanden. Soweit der geschichtliche Überblick.

2. Ergebnisse
Was ist nun nach all den Jahren für die Urologie geblieben?

Diese Frage läßt sich am besten beantworten, wenn wir die einzelnen Laser/Gewebsinteraktionen am Urogenitaltrakt näher betrachten. Da sind zunächst die *thermischen* Laserwirkungen, die vor allem für die offene und endoskopische *Tumorzerstörung*, aber auch bei schweren entzündlichen Läsionen wie z.B. bei der *Harnblasenbilharziose* oder *interstiellen Zystitis* in Frage kommen. Daneben bewährte sich die thermische Wirkung des Neodym-YAG-Lasers bei der Zerstörung von virusassoziierten Hautläsionen, Präkanzerosen, Harnröhrenstrikturen und -Klappen sowie durch die interstiellen Anwendung bei der Prostatahyperplasie.

Weniger überzeugend waren die Resultate beim sogenannten Gewebeschweißen im Zusammenhang mit der Reanastomosierung von Samenleiter- oder Gefäßstümpfen.

Von den *photochemischen* Laserwirkungen sind vorallem die PDD und PDT klinisch von Bedeutung. Mit der Einführung der Deltaaminolaevulinsäure kann bei der PDD auf einen UV-Laser verzichtet werden. Hier genügt normales UV-Licht. Weiter zu entwickeln ist vorallem die PDT, mit weniger toxischen Photosensitzern.

Von den *nicht linearen Prozessen* zur Erzeugung von Schockwellen hat sich die intrakorporale Steinzertrümmerung im Bereich des Harnleiters bewährt. Ich darf in diesem Zusammenhang nochmals auf den oben erwähnten Laserlithotripter verweisen, der über eine Spektralanalyse von Stein und Harnleitergewebe mit Hilfe eines Feedback-Mechanismus die Auslösung der Schockwelle steuert.

Wohin führt der Weg - sicherlich zu Eingriffen an und in der lebenden Zelle. Erste Ergebnisse im Zusammenhang mit der in vitro-Fertilisation weisen diesen Weg. Darüberhinaus könnte der Laser eines Tages zu einem wichtigen Instrument der Gentechnik werden.

Wo stehen wir also nach 25 Jahren Forschung und klinischer Anwendung des Lasers in der Urologie?

Wir haben minimal invasive Operationsverfahren bei bestimmten Formen des Harnblasenkarzinoms entwickelt, so daß wir mit der Lasertherapie dem einen oder anderen Patienten die radikale Zystektomie ersparen können. Wir haben mit der interstiellen Laserkoagulation des Prostataadenoms die Morbidität der konventionellen TURP deutlich verringert und wir haben mit der Laseranwendung bei Karzinomen des Penis eine Möglichkeit geschaffen, den Patienten vor operativer Verstümmelung zu bewahren. Die Harnblasen-Bilharziose sowie die interstielle Zystitis können saniert oder vermindert positiv beeinflußt werden.

Die von uns entwickelte intrakorporale Laserlithotripsie ist eine sichere, minimal invasive Methode, um vorallem auch die Steine zu zerstören, die der ESWL nicht zugänglich sind.

Die Laserapplikation ermöglicht minimal invasives Operieren, zeigt hohe Effektivität und bedeutet für den Patienten in der Regel kurze Hospitalisationszeit. Die Nachteile wiegen dagegen kaum.

Insgesamt eine positive Bilanz, nicht nur für die Urologie, sondern auch für andereFachdisziplinen, die bei entsprechenden Erkrankungen die in der Urologie entwickelten Methoden übernehmen können wie dies in vielen Fällen bereits geschehen ist.

Untersuchungen zur Abhängigkeit der interstitiellen Laserkoagulation der BPH von der eingestrahlten Wellenlänge

R. Esser, A. Perlmutter[1], T. Pongratz, R. Sroka, R. Muschter, A. Hofstetter
Laser-Forschungslabor, Urologische Klinik, Ludwig-Maximilians-Universität, München, Germany und [1] Brady Prostate Center, The New York Hospital, New York, USA

Abstrakt
Die interstitielle Laserkoagulation (ILK) ist ein minimal invasives Verfahren zur Behandlung der Obstruktion bei benigner Prostatahyperplasie (BPH) mit dem Vorteil, die Mukosa der prostatischen Harnröhre intakt zu belassen. Der Wirkungsvergleich unterschiedlicher Wellenlängen unter reproduzierbaren Bedingungen weist keine signifikanten Unterschiede der induzierten Nekrosedurchmesser für die Wellenlängen $\lambda = 805 \pm 25$nm, $\lambda = 940 \pm 25$nm und $\lambda = 1064$nm auf.

Einleitung
Der Vergleich der Nekroseausdehnung, induziert mittels interstitieller Bestrahlung mit unterschiedlichen Wellenlängen bei benigner Prostatahyperplasie (BPH), ist von großem Interesse. Gegenüber der derzeitigen Standardwellenlänge des Nd:YAG-Lasers ($\lambda = 1064$nm) ist hierbei die Einführung handlicher und kostengünstiger Diodenlaser ($\lambda = 805 \pm 25$nm, $\lambda = 940 \pm 25$nm) in den klinischen Gebrauch von Bedeutung. Der Wirkungsvergleich zwischen diesen drei Wellenlängen wurde in-vitro und in-vivo durchgeführt und mit einer Computersimulation verglichen.

Material und Methoden
Im Vorfeld der in-vitro und in-vivo Experimente wurden die Bestrahlungen mit dem Computerprogramm LITCIT4 (LMZ-Berlin, A. Roggan) an humaner Prostata simuliert. Die Wellenlängen wurden zu l = 830, 980 und 1064nm festgelegt und als klinkrelevante Applikation der DMT-Modus des Programmes gewählt. Für den Vergleich mit den Experimenten wurde eine Perfusion von 1 ml/g/min für die in-vivo und 0 ml/g/min für die in-vitro Situation in die Simulation einbezogen. Aus den Simulationen wurden die Koagulationsdurchmesser für den Vergleich herangezogen. Obwohl mit Hilfe des Simulationsprogrammes eine relative Bewertung des zu erwartenden Gewebseffektes beim Vergleich unterschiedlicher Parameter möglich ist, erscheint eine direkte Übertragbarkeit der ermittelten Nekrosedurchmesser auf die experimentellen Bedingungen nicht möglich. Für den Vergleich mit den erstellten Experimenten wurden die Ergebnisse aus der Simulation mit einem für alle Wellenlängen identischen Faktor versehen und so den experimentellen Werten angepaßt.
  Am nativen Testgewebe (Putenmuskel) wurde die Ausdehnung der laserinduzierten Koagulationszone verglichen. Dabei wurde das Laserlicht der drei Wellen-

längen in das Gewebe mittels interstitiellem Lichtwellenleiter (ITT-DMT Faser, Dornier-Medizintechnik, Germering) appliziert. Die distale Leistung wurde vor und nach jeder Bestrahlung mit einem auf die jeweilige Wellenlänge kalibriertem Ulbrichtkugel-Leistungsmeßgerät gemessen. Bei jeder Wellenlänge wurde pro Läsion eine Gesamtenergie von 2400J (10W, 240s) appliziert. Unmittelbar nach Bestrahlung wurden die Durchmesser der induzierten Koagulationszonen gemessen. Je Parameter wurden bis zu 7 Einzelapplikationen durchgeführt.

Die in-vivo Experimente wurden an Prostatagewebe anästhesierter Hunde (n = 4-7/Wellenlänge) durchgeführt. Die applizierte Gesamtenergie pro Läsion betrug 720J (8W, 90s). Eine Stunde nach Bestrahlung wurden die Durchmesser der Koagulationszonen ermittelt. Laser und experimentelle Bedingungen entsprachen denjenigen in den in-vitro Experimenten.

Ergebnisse
In Abbildung 1 sind die Ergebnisse des Vergleichs zwischen Simulation und in-vitro Bestrahlung dargestellt. Während aus der Simulation keine Unterschiede der Nekrosedurchmesser in Abhängigkeit der applizierten Wellenlänge hervorgeht, wurden bei Bestrahlungen des Putenmuskels mit l = 1064nm signifikant größere Koagulationsdurchmesser gegenüber der anderen Wellenlängen ermittelt.

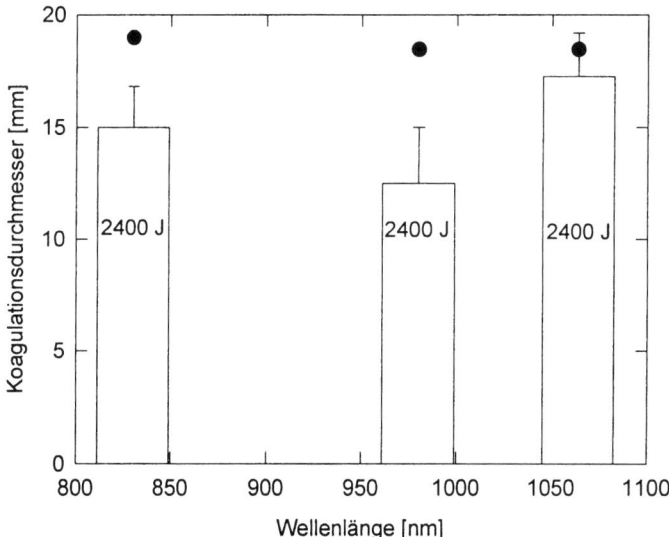

Abb. 1. Vergleich der Koagulationsdurchmesser (Mittelwerte, Standardabweichung), hervorgerufen durch Bestrahlung mit unterschiedlichen Wellenlängen, aus der Simulation (●) und den in-vitro Experiment.

In Abbildung 2 ist der Vergleich der Koagulationsdurchmesser in Abhängigkeit der applizierten Wellenlänge zwischen in-vivo Experiment und Simulation bei einer Perfusion von 1ml/g/min dargestellt. Während aus den Simulationsrechnungen für eine angenommene Perfusion der Prostata von 1ml/g/min kein Unterschied der Nekrosedurchmesser hervorgeht, konnte in-vivo eine tendenzielle Zunahme der Koagulationsdurchmesser bei l = 940±25nm ermittelt werden.

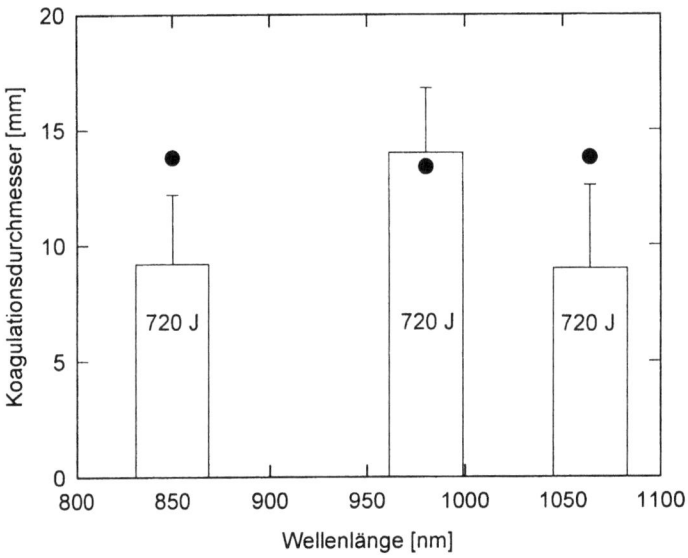

Abb. 2. Vergleich der Koagulationsdurchmesser (Mittelwerte, Standardabweichungen) Abhängigkeit der applizierten Wellenlänge zwischen in-vivo Experiment und Simulation (●) bei einer Perfusion von 1 ml/g/min.

Diskussion

Obwohl aus der Simulation kein signifikanter Unterschied in der Wirkung der drei Wellenlängen zu erkennen ist, wurden in den Experimenten unterschiedliche Koagulationsdurchmesser bestimmt. Während am Putenmuskel für l = 1064 nm signifikante Wirkungen gegenüber den Diodenlasern auftraten, ergaben sich unter den in-vivo Bedingungen bei Durchblutung der Prostata l = 940±25nm die größten Nekrosedurchmesser [5, 6]. Obwohl in den in-vivo Experimente die Perfusion für einen Abtransport der Wärme und somit als Kühlung sorgte, scheint das lokale Absorptionsmaximum von Wasser um l = 980nm für die tendenziell vergrößerten Koagulationsdurchmesser verantwortlich zu sein [2]. Die vergrößerte mittlere Eindringtiefe für l = 1064nm begründet die vergrößerten Läsionen in der in-vitro Situation [3]. Der unterschiedliche Energiebedarf zur Induktion der Nekrosen kann auf die unterschiedlichen Ausgangstemperaturen zu Beginn der jeweiligen Bestrahlung zurückgeführt werden. Während im in-vitro Experiment die Anfangstemperatur bei Raumtemperatur TR = 21°C betrug, war die Anfangstemperatur im in-vivo Experiment die Körpertemperatur TK = 36°C. Diese Temperaturdifferenz und der daraus resultierende Temperaturgradient innerhalb des Gewebes führte zu einem Energiemehraufwand, der das 3-fache beträgt.

Zusammenfassend kann aus den vorgestellten Untersuchungen geschlossen werden, daß die Verwendung von kompakten Diodenlasern als Alternativen für den Nd:YAG-Laser für die interstitielle Laserkoagulation berechtigt ist [1].

Literatur
1. Jacques S., Thomsen S., Schwartz J., Motamedi M., Rastegar S., Mannonen I., (1992) Comparing tissue optics and coagulation for a diode laser (805 nm) versus the Nd:YAG (1064nm), Lasers in Surgery and Medicine, Supplement 4, Abstract 9.
2. Jansen E. D., Motamedi M., Welch A. J., (1993) Temperature Dependence of mid-infrared Laser Radiation Absorption by Water, Lasers in Surgery and Medicine, Supplement 5, Abstract 9.
3. Newman C., Jacques S. L., (1991) Laser penetration into prostate for various wavelengths, Lasers in Surgery and Medicine, Supplement 3, Abstract 310.
4. Orihuela E., Pow-Sang M., Motamedi M., Pow-Sang J., Covan D., Adesokan A., Warren M., (1995) Thermocoagulation Effect of Diode Laser (810nm) Radiation in the Human Prostate: Acute and Chronical Histipathological Study, Lasers in Surgery and Medicine, Supplement 7, Abstract 302.
5. Perlmutter A., Muschter R., Anson K., Vargas J. C., Razvi H., (1995) A Comparison of Semiconductor Diode Laser Wavelengths in the Canine Prostate, Lasers in Surgery and Medicine, Supplement 7, Abstract 301.
6. Pow-Sang M., Motamedi M., Bhattacharya A., Orihuela E., Johnson S., Cowan D., Warren M., (1995) Comparison of the Photocoagulative Effects of Diode Laser (980nm) versus Nd:YAG Laser (1064nm) in the Canine Prostate, Lasers in Surgery and Medicine, Supplement 7, Abstract 300.

Optimierung der Behandlungszeit bei der interstitiellen Laserkoagulation der BHP

R. Esser, A. Perlmutter [1], T. Pongratz, R. Sroka, R. Muschter, A. Hofstetter
Laser-Forschungslabor, Urologische Klinik, Ludwig-Maximilians-Universität, München, Germany und [1] Brady Prostate Center, The New York Hospital, Cornell Medical Center, New York, USA

Abstrakt
Mit dem Ziel, die Behandlungszeit bei der interstiellen Laserbehandlung zu verkürzen und eine Karbonisierung der Laserfaser zu verhindern, wurden mit dem Nd:YAG-Laser (λ = 1064 nm) verschiedene Zeit-Leistungs-Stufenprogramme (PWR getestet. Die Versuche wurden simuliert und mit den Ergebnissen aus den in-vitro und in-vivo Bestrahlungen verglichen. Dabei war eine Zeitreduktion auf eine Minute bei Erhalt gleicher Läsionsgrößen möglich, ohne eine Karbonisation zu erzeugen.

Einleitung
Die interstitielle Laserkoagulation (ILK) ist ein minimal invasives Verfahren zur Behandlung der Obstruktion bei benigner Prostatahyperplasie (BPH) mit dem Vorteil, die Mukosa der prostatischen Harnröhre intakt zu belassen. Laut Bestrahlungsprotokoll werden derzeit mit dem Nd:YAG-Laser einerseits definierte Leistungen über bestimmte Zeitdauer, andererseits auch Zeit-Leistungs-Stufenprogramme (Powermodes, PWR) [5], wobei sich die Leistungen kaskadenartig verringern, benutzt. Als kürzeste Bestrahlungszeit pro Läsion steht bisher ein 3-min-Zeit-Leistungs-Stufenprogramm zur Verfügung. Das Ziel dieser Untersuchung war es, eine Verkürzung der Behandlungszeit unter Beibehaltung der induzierten Läsionsgröße in der in-vivo Anwendung zu entwickeln.

Material und Methoden
Ausgehend vom bereits vorliegenden und klinisch genutzten 3-min-Stufenprogramm [5], wurden mit Hilfe eines Simulationsprogrammes (LITCIT4, A. Roggan, LMZ-Berlin) weitere Stufenprogramme ermittelt, bei denen unter Verkürzung der Bestrahlungszeit die applizierte Energie nahezu gleich bleibt, eine Karbonisierung der Faser vermieden wird und Nekrosezonen gleicher Größe erzeugt werden.
  Die Simulation wurde mit den klinisch relevanten Parametern l = 1064nm, den optischen Parametern der humanen Prostata und Perfusionen von 0 bzw. 1 ml/g/min für den Vergleich mit den in-vitro bzw. in-vivo Experimenten durchgeführt. In Abb. 1 sind im Vergleich zum 3-min-PWR graphisch zwei zusätzliche Stufenpro-

bekannten 3-min Programm (PWR 3) mit total applizierter Energie von 1980J und einer Anfangsleistung von 20W stand somit ein 2-min Programm (PWR 2) mit einer applizierten Energie von 1730J und einer Anfangsleistung von 50W sowie ein 1-min Programm (PWR 1) mit einer applizierten Energie von 1750J und ebenfalls einer Anfangsleistung von 50W zur Testung zur Verfügung. Für den Vergleich mit den Experimenten wurden die geometrischen Größen aus der Simulation mit einem konstanten Faktor multipliziert.

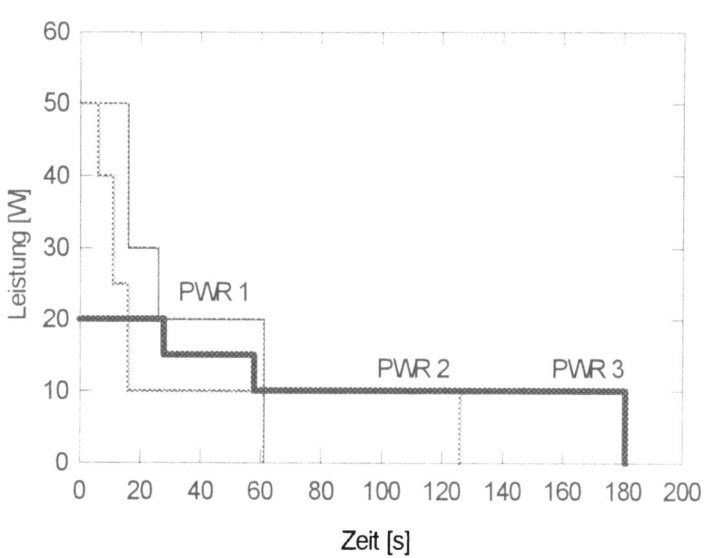

Abb. 1. Graphische Darstellung der 3 zu testenden Leistungs-Zeit-Stufenprogramme. Die applizierten Energien betragen: PWR1-1750J, PWR2-1730J, PWR 3-1980J

Experimentell wurden die Bestrahlungen mit der Wellenlänge $\lambda = 1064$nm (medilas Fibertom 4060, Dornier-Medizintechnik, Germering, FRG) und einer DMT-Laser-Faser (Dornier-Medizintechnik, Germering, FRG) an frischem Putenmuskel (in-vitro-Modell) durchgeführt. Jedes Stufenprogramm wurde fünfmal getestet. Nach jeder Bestrahlung wurden die Koagulationsvolumen ermittelt, der Mittelwert und die Standardabweichung bestimmt und mit den Simulationsergebnissen verglichen.

Für die in-vivo Versuche wurde das Prostatagewebe ($n \geq 3$/Programm) anästhesierter Hunde mittels Laparatomie dargestellt. Die Lichtenergie eines Nd:YAG-Lasers (medilas Fibertom 4060, Dornier-Medizintechnik, Germering, FRG) wurde über einen in das Gewebe eingestochenen ITT-Lichtleiter (DMT-Faser, Dornier-Medizin-Technik, Germering, FRG) gemäß den Zeit-Leistungs-Stufenprogrammen an das Gewebe abgegeben. 1h nach Bestrahlung wurde das Gewebe entnommen und der Koagulationsdurchmesser gemessen, der Mittelwert und die Standardabweichung bestimmt und mit den Simulationsergebnissen verglichen.

Ergebnisse:
Wie aus Abb. 2 ersichtlich wird, wurden mit dem 1-min-PWR in den in-vitro-Experimenten im Mittel die größten Läsionen erzeugt werden. Die Nekrosen für das 2-min- und 3-min Programm unterscheiden sich nicht signifikant voneinander. Bei keiner Bestrahlung konnte Karbonisierung beobachtet werden. Aus den Ergebnissen der Simulation (Perfusion: 0 ml/g/min) geht hervor, daß im Vergleich der Stufenprogramme ähnliche relative Größenunterschiede ermittelt werden.

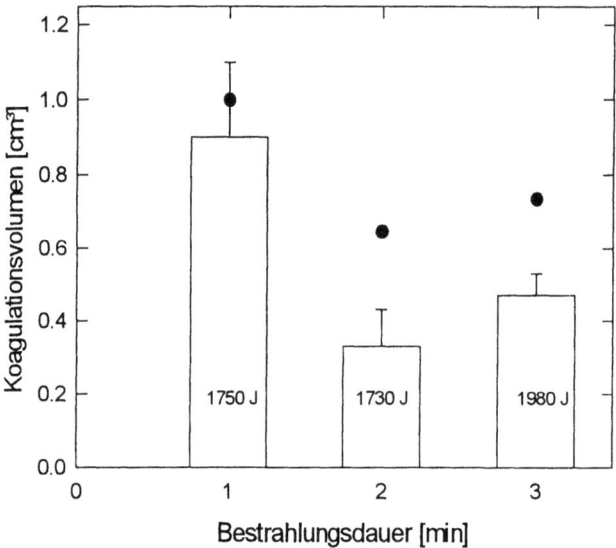

Abb. 2. in-vitro Vergleich der Nd:YAG-Laser induzierten Koagulationsvolumina (Mittelwert und Standardabweichung) im Testgewebe hervorgerufen mittels unterschiedlicher Stufenprogramme. Gleichzeitig sind die aus Simulationsrechnungen (●) ermittelten Werte angegeben

In Abb. 3 sind die Ergebnisse für den Vergleich zwischen der Simulation und der Bestrahlung im in-vivo Modell dargestellt. Sowohl für die Simulationen als auch für die experimentellen Ergebnisse sind kein signifikanten Unterschiede in der Nekrosewirkung der verschiedenen Zeit-Leistungs-Stufenprogrammen zu erkennen.

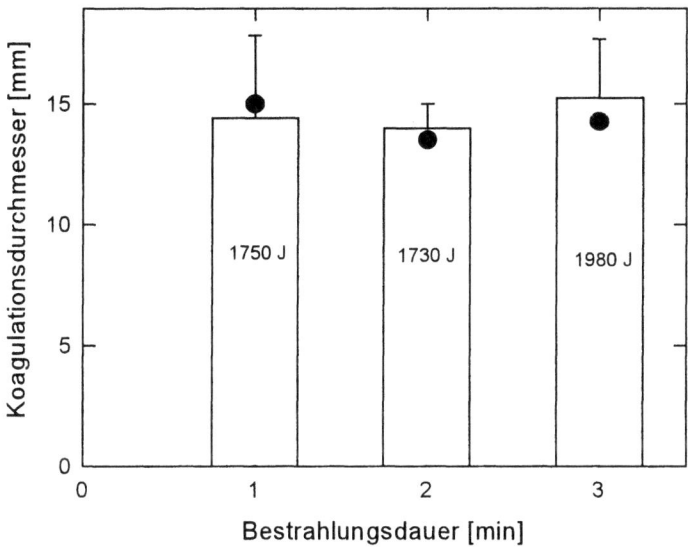

Abb. 3. Vergleich zwischen den Ergebnissen der Stufenprogrammen aus dem in-vivo Experiment und der Simulation (●) (Perfusion 1 ml/g/min)

Diskussion

Im in-vivo Experiment unterscheidet sich der 1-min-PWR nicht von den übrigen Programmen, erreicht aber in nur einer Minute vergleichbare Läsionengrößen. Im durchbluteten Gewebe bewirkt scheinbar eine initial höhere Leistung, wie sie beim PWR 1 vorliegt, einen Wärme akkumulierenden Effekt, da diese aufgrund des plötzlichen Gefäßverschluß nicht mehr abtransportiert werden kann [3]. In keinem der Fälle wurde eine Karbonisation beobachtet. Mit Hilfe des Computerprogrammes ist es möglich, sowohl für die in-vitro als auch für die in-vivo Situation die relative Verteilung der Läsionsgrößen zu simulieren, obwohl die Absolutwerte der Läsionsgrößen nicht übereinstimmen. Aus klinischer Sicht konnte somit die Behandlungszeit um einen Faktor 3 unter Beibehaltung der induzierten Koagulationsgröße verkürzt werden. Wegen der hohen initialen Leistung von 50W muß die Bestrahlung jedoch sofort nach raschem Einstechen in das Gewebe begonnen werden [1, 2]. In den Einstichkanal eintretendes Blut führt bei verzögertem Bestrahlungsbeginn zur Karbonisierung der Lichtwellenleiterspitze, was unweigerlich den Abbruch der Bestrahlung zur Folge hat [4]. Die vorliegende Arbeit belegt, daß bei der interstitiellen Laserkoagulation der BPH eine Zeitverkürzung bei nahezu gleicher applizierter Energiemenge und bei Wirkungsparität die Behandlungszeit auf 1/3 des bisherigen 3-min Programmes reduziert werden kann.

Literatur

1. Bhatta K. M., Skowhegan M. E., Cho G., (1995) Initial Clinical Results of Laser Prostatectomy using new 50 Watt Diode Laser, Lasers in Surgery and Medicine, Supplement 7, Abstract 305.
2. Boon T. A., van Swol C. FP, Beerlage H. P., Verdaasdonk R. M., van Venrooij G. EPM, (1995) Visual Laser Prostatectomy (VLAP) Comparing the movable with the fixed position technique: A randomized study, Lasers in Surgery and Medicine, Supplement 7, Abstract 287.
3. Cowles III R. S., Rawlings C. A., (1995) The Effect of Intraprostatic Blood Flow on Laser Energy Penetration in the Canine Prostate, Lasers in Surgery and Medicine, Supplement 7, Abstract 293.
4. Gill H. S., Kabalin J. N., Mikus P. W., (1994) Characterization of Tissue Effects Produced by the Prolase II Lateral- Firing Neodymium:YAG Laser Fiber in the Canine Prostate, Lasers in Surgery and Medicine 15:185-190.
5. Muschter R., (1996) Initial Laser Therapy. In: Smith's Textbook of Endourology (eds. A. Smith, G. Badlani, et al) Quality Medical Publishing, Inc., St. Louis, USA, 1098-1118.

Nd:YAG-Laser ermöglicht ambulante und kostenreduzierte Prostatabehandlungen

Prof. Dr. B. Aeikens*, Dr. M. Glotz**, Dr. C. Scholz**
*D-28277 Bremen, ** Hüttinger Medizintechnik, D-79224 Umkirch

Einleitung
Als Methode der Wahl ist in den letzten 40 Jahren die transurethrale Resektion der Prostata (TURP) mit HF-Strom weltweit als Standard anerkannt für die Behandlung der obstruktiven Prostatahyperplasie.

Die Vorteile der TURP sind:
- Entfernung von überschüssigem Gewebe
- keine operativen Zugangswege
- sofortige Erfolgskontrolle

Nachteile stelle sich dar als:
- Entfernung von teilweise nativem Gewebe, verbunden mit Blutverlust
- Einschwemmung von Spüllösung (TUR-Syndrom).

Um die Vorteile der TURP zu nutzen und die Nachteile zu vermeiden, wurde in Zusammenarbeit von Prof. Aeikens und der Fa. Hüttinger Medizintechnik, sowie der Fa. Martin Medizintechnik/Tuttlingen ein Verfahren zur ambulanten Prostatabehandlung erfolgreich entwickelt. Basierend auf der koagulierenden Wirkung von gezielt dosierter Nd:YAG-Laserstrahlung und der Resektionstechnik mittels eines HF-Chirurgiegeräts wurde es möglich, risikoarm und unblutig Prostataadenome zu therapieren.

Methode
Grundlage für die Anwendung der transurethralen Laserung des Prostatagewebes ist die Möglichkeit zur gezielten, wohldosierten Anwendung des Nd:YAG-Lasers unter endoskopischer Sicht. Hierfür wurde von der Bauart etablierter Resektoskope ein Laserzystoskop abgeleitet, welches alle erforderlichen Nutzungsanforderungen bietet, für den Urologen aber kein grundsätzlich neuartiges Instrumentarium darstellt.

Die notwendige Umlenkung des Laserlichts zur nahezu lotrechten Einstrahlung wird durch ein leicht abgebogenes Ende eine bare fiber mit 400 µm Kerndurchmesser erreicht. Die Faser bietet genügend Flexibilität, um die vordere Spitze nach Präparation von Hand umzubiegen und in ein Faserführungsrohr einzusetzen. Eine ungewollte, seitliche Laserabstrahlung aus der Faser heraus erfolgt nicht. Der Raum für die freie Beweglichkeit des Faserrohrs mit der Laserfaser wird durch die besondere

Gestaltung des Zystoskopschaftes sichergestellt, der mit seitlichen Aussparungen in Form einer Kufe den Arbeitsabstand von 1-2 mm für die Non-Kontaktbehandlung des Gewebes mit der Faser schafft.

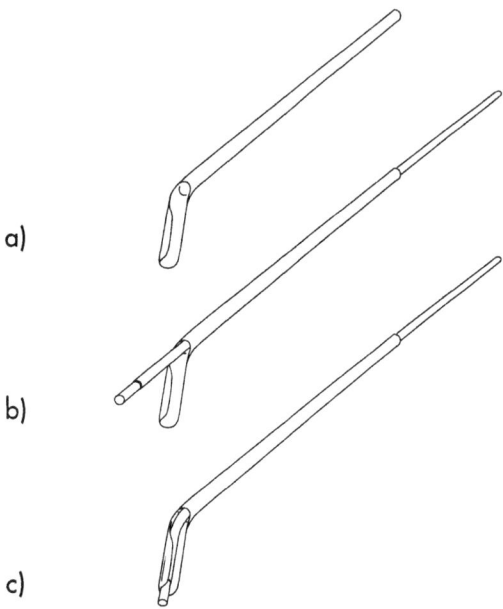

Abb. 1. Faserführungsrohr a) ohne, b) mit eingeschobener und c) mit eingelegter bare fiber

Laserleistung bis 60 W lässt sich so auf das Prostatagewebe applizieren. Grundlage für die koagulierende Wirkung des Lasers ist seine Wellenlänge von 1064 nm und die geringe Absorption des Gewebes für diese Wellenlänge, wodurch eine bis in die Tiefe von 15-20 mm wirkende Strahlungserwärmung erfolgt. Karbonisation kann beim Arbeiten in Spülflüssigkeit sicher vermieden werden.

Das in die prostatische Harnröhre plazierte Laserzystoskop ermöglicht durch die mechanische Vor- und Rückbewegung der Laserfaser im Arbeitsgerät mittels Daumengriff eine systematische Laserung des betroffenen Gewebes. Durch die eingesetzte Endoskopieoptik wird die Anwendung per Videokamera oder direkt über das Okular beobachtet. Die heute allgemein üblichen Narkoseformen für ambulantes Operieren haben sich sehr gut bewährt. Derzeitige Entwicklungen mit einer innovativen endoskopischen Injektionsmethode gehen in Richtung von lokalen Anaesthesien.

Behandlungsverlauf
Die vollständige Laserbehandlung des Prostatagewebes gibt die Grundlage für eine nachfolgende blutungsfreie Resektion. Durch die vorhergehende Koagulation des Gewebes mit dem Laser wird eine sichere Zerstörung und Thrombosierung der blutversorgenden Gefäße erreicht. Bei normaler bis großer Prostata wird dann zwischen die Laserbehandlung und die HF-Resektion ein Zeitraum von wenigen Tagen gelegt. Anschließend kann eine klassische Elektroresektion mit der Schlinge ohne das Auftreten von Blutungen erfolgen. Die Resektionsschlinge erlaubt auf einfache Art und Weise eine minutiöse Entfernung des Gewebes, besonders in kritischen Bereichen wie Apex und Spinkter. Komplikationen, wie Blutungen, Einschwemmungen von Spülflüssigkeit in den Körper, TUR-Syndrom, sowie die Notwendigkeit von Bluttransfusionen werden vermieden, sodaß die operative Belastung für den Patienten deutlich geringer einzustufen und aus diesem Grunde in der Regel ambulant durchführbar ist. Die Möglichkeit der histologischen Auswertung des resizierten Gewebes bleibt dabei gegeben, so daß Karzinome sicher zu diagnostizieren sind.

Ergebnisse
Das Verfahren zur ambulanten Prostataresektion mit Laseranwendung wird seit Frühjahr 1994 in der Praxis Prof. Aeikens/Bremen eingesetzt. Als Instrumentarium wird das beschriebene Laserzystoskop sowie ein 60-W-Nd:YAG-Laser (Fa. Martin/Tuttlingen) verwendet. Von insgesamt 189 Patienten mit Prostataadenomen konnten 36 einzeitig und 153 mehrzeitig mit dieser Kombinationsmethode behandelt werden. Bei 4 Patienten wurden durch die histologischen Untersuchungen okkulte Karzinome diagnostiziert.
  In keinem der Fälle wurden Blutkonserven benötigt.
  Die langjährigen, ambulanten Ergebnisse zeigen eine starke positive Patientenakzeptanz dieser Methode. Die hohen Patientenzahlen und kurzen Heilungszeiten weisen sie als sehr sichere Methode aus.

Zusammenfassung
Mit einem speziell entwickelten multifunktionellen Laserzystoskop kann die transurethrale Resektion der Prostata (TURP) ambulant durchgeführt werden. Vermieden werden alle Nachteile der klassischen TURP. Die Verwendung einer bare fiber im Laserinstrument zur Koagulation des Gewebes im Non-Kontaktverfahren bietet zusätzlich einen kostengünstigen Einsatz des Lasers. Ein Nachpräparieren der Faser ist mehrfach möglich. Kostenintensive LITT- oder Side-firing-Fasern werden nicht benötigt. Die erforderliche Laserleistung bei diesem Verfahren liegt unterhalb von 60 W. Die Gewebsresektion erfolgt mittels HF-Schlinge in bekannter Weise. Die Multifunktionalität des Geräte- und Instrumentensystems führt der Methode weitere Indikatonen - wie Harnleiterstrikturen, Prostata- und Blasenkarzimone - zu, die sich ebenfalls bereits im klinischen Alltag bewähren.

Integrale photodynamische Therapie des oberflächlichen Harnblasenkarzinoms mit 5-Aminolävulinsäure
- Erste klinische Ergebnisse -

R. Waidelich, M. Kriegmair, R. Baumgartner, H. Stepp, A. Hofstetter
Urologische Klinik und Poliklinik der Ludwig-Maximilians-Universität München, Klinikum Großhadern, D-81366 München

Das oberflächliche Urothelkarzinom der Harnblase zeichnet sich durch eine hohe Rezidivhäufigkeit aus. Etwa 70% der Patienten erleiden innerhalb von 2 Jahren nach Erstbehandlung ein oder mehrere Rezidive. Als Ursache hierfür ist eine kanzerogene Disposition des gesamten Urothels zu sehen. Folglich muß eine Behandlung des rezidivierenden Harnblasenkarzinoms eine integrale Therapie der gesamten Harnblasenschleimhaut einschließen. Als Standardverfahren zur Rezidivprophylaxe werden derzeit intravesikale Instillationen von Chemotherapeutika und BCG eingesetzt. Beim multifokalen, BCG-refraktären Harnblasenkarzinom besteht die Indikation zur Zystektomie [3].

Die integrale photodynamische Therapie der Harnblase (PDT) stellt ein attraktives alternatives Verfahren zur Behandlung des rezidivierenden oberflächlichen Harnblasenkarzinoms dar. Das Wirkprinzip der PDT beruht auf der Energieübertragung von Licht auf einen Photosensibilisator. Gelingt es, Tumorzellen selektiv mit einem Photosensibilisator anzufärben, führt die Bestrahlung durch Licht geeigneter Wellenlänge zur Tumorzerstörung. Von den zahlreichen Photosensibilisatoren, welche bislang im Hinblick auf ihre Eignung für die PDT getestet wurden, haben bislang nur die synthetischen Hämatoporphyringemische Eingang in die Klinik gefunden. Zahlreiche Studien haben die Wirksamkeit dieser Substanzen zur Prophylaxe und Therapie des oberflächlichen Harnblasenkarzinoms bewiesen [2, 3, 4, 5, 7, 8]. Die Akzeptanz der intravenös zu applizierenden synthetischen Porphyrine wird jedoch leider durch eine mehrwöchige Photosensibilisierung der Haut beeinträchtigt.

Unter den sogenannten "Photosensibilisatoren der 2.Generation" nimmt 5-Aminolävulinsäure (5-ALS) eine herausragende Stellung ein. 5-ALS ist das Ausgangsprodukt der Hämbiosynthese und führt nach exogener Applikation durch Umgehung des negativen Rückkopplungsmechanismus von Häm zu 5-ALS zur endogenen Akkumulation von potenten Photosensibilisatoren, vor allem des Protoporphyrin IX in Zellen epithelialen Ursprungs wie dem Urothel. Diese Akkumulation erfolgt vorwiegend in Neoplasien und Präneoplasien, was zur Entwicklung einer Methode zur Tumordetektion, der "Photodynamischen Diagnostik mit 5-ALS" geführt hat [6].

Die überwiegend tumorselektive Anreicherung des Photosensibilisators ließ uns eine Methode zur Tumorerkennung etablieren und läßt eine Anwendung zur Tumortherapie sinnvoll erscheinen.

Patienten und Methode
Im Rahmen individueller Therapieversuche haben wir 1995 begonnen, 5-ALS für die PDT des Harnblasenkarzinoms einzusetzen. Wir können derzeit 26 Patienten (22 Männer und 4 Frauen) mit einem Nachbeobachtungszeitraum von mindestens 3 Monaten evaluieren. Alle Patienten litten an rezidivierenden, oberflächlichen, multifokalen, BCG-refraktären Urothelkarzinomen der Harnblase. (TIS: 5 Patienten, Ta: 9 Patienten, T1: 5 Patienten, Ta/T1 und TIS: 7 Patienten). Die Rezidivrate / Patient vor PDT betrug im Durchschnitt 5, 4 (2 - 27 Rezidive / Patient). Alle Patienten hatten im Jahr vor PDT mindestens 2 Rezidive erlitten. Die Durchführung einer Zystektomie wurde von den Patienten verweigert oder konnte im Hinblick auf ein stark erhöhtes Narkoserisiko wegen gravierender internistischer Comorbidität nicht durchgeführt werden. Die PDT erfolgte 10 bis 18 Tage nach kompletter Resektion aller exophytärer Tumore. Bei den Patienten mit T1 Tumoren war der Tumorgrund ohne maligne Veränderungen. Infusionsurogramme hatten einen Befall des oberen Harntraktes ausgeschlossen, die Staging-Untersuchungen mittels bildgebender Verfahren hatten keinen Anhalt für eine Organüberschreitung oder Metastasierung gezeigt.

Alle Patienten erhielten 4 bis 6 Stunden vor Bestrahlung der Harnblase oral 40 mg /kg Körpergewicht 5-ALS, gelöst in 100 ml Flüssigkeit.

Die Bestrahlung wurde mittels einer Quarzglasfaser durchgeführt, deren kugelförmige Spitze nach allen Richtungen gleichmäßig Licht abstrahlt. Der Lichtleiter wurde über ein Rückspülresektoskop zentral in der Harnblase positioniert, die Bestrahlung erfolgte unter Dauerspülung. Dabei wurde auf eine glatte, vollständige Entfaltung der Harnblasenwand geachtet, um eine gleichmäßige Bestrahlung der gesamten Harnblasenschleimhaut zu gewährleisten. Spüldruck und Blasenvolumen wurden während der gesamten Bestrahlungsdauer konstant gehalten.

Als Lichtquelle dienten ein Argonlaser und ein Farbstofflaser. Um zunächst die oberflächlichen Urothelschichten zu therapieren, wurden zuerst 40 J/cm^2 der Wellenlänge 514 nm appliziert. Anschließend erfolgte die Bestrahlung mit 20 J/cm^2 bei der Wellenlänge 635 nm.

Ergebnisse
3 Monate nach der PDT zeigte sich bei 15 Patienten (58%) makroskopisch und histologisch kein Anhalt für ein Rezidiv. 3 (60%) der Patienten mit Carcinoma in situ, 6 (66%) mit Ta-Tumoren, 2 (40%) der Patienten mit Tumoren, welche eine Infiltration der Submucosa gezeigt hatten und 4 (57%) der Patienten mit papillären Tumoren und begleitendem TIS zeigten eine komplette Remission.

Innerhalb eines Nachbeobachtungszeitraumes von 3 bis 27 Monaten (Durchschnittliche Nachbeobachtungszeit 13,5 Monate) zeigte sich in den 3-monatlichen zystoskopischen Kontrollen bei 38% der Patienten makroskopisch, histologisch und zytologisch kein Anhalt für ein Rezidiv. Das beste Ergebnis war bei Patienten mit TIS zu erzielen, hier blieben 60% der Patienten in der kompletten Remission. 2 der 5 Patienten mit T1-Tumoren (40%), 3 der 9 Patienten mit Ta-Tumoren (33%) und 2 der 7 Patienten mit papillären Tumoren und TIS (28%) blieben bislang tumorfrei. Tabelle 1 zeigt eine Zusammenfassung der Therapieergebnisse.

Bei 2 Patienten mit Rezidiv des Carcinoma in situ (1 Patient hatte vor PDT begleitend einen papillären Tumor, der nach PDT nicht mehr auftrat) konnte durch eine zweite PDT mit 5-ALS eine komplette Remission erzielt werden. Eine Patientin mit initial TIS erlitt nach der PDT einen Tumorprogress im Sinne eines monolokulären muskelinfiltrierenden Tumors am Blasendach, welcher transurethral reseziert wurde. Bei der nachfolgend durchgeführten Zystektomie zeigte die Harnblase zwei Herde TIS, jedoch keinen infiltrierenden Tumor mehr. Ein Patient mit intial Ta-Tumoren und 1 Patient mit T1-Tumor erlitten einen unilokulären Tumorprogress. Beide Patienten verweigerten weiterhin die Zystektomie und wurden mittels Nd:YAG-Laser bestrahlt. Alle übrigen Patienten mit Rezidiv zeigten hochdifferenzierte Ta-Tumore, welche ebenfalls endoskopisch therapiert wurden.

Tab. 1. Photodynamische Therapie des oberflächlichen Harnblasenkarzinoms mit 5-Aminolävulinsäure: Ergebnisse.
CR = Complette Remission, PDT = Photodynamische Therapie

Tumorstadium	Patienten (n)	CR nach 3 Monaten	Rezidivfrei nach PDT	Nachbeobachtungszeit (Monate)
TIS	5	3 (60%)	3 (60%)	7-18 (o 12,6)
Ta	9	6 (66%)	3 (33%)	4-20 (o 12,6))
T1	5	2 (49%)	2 (40%)	9-17 (o 12,8)
Ta/T1 + TIS	7	4 (57%)	2 (28%)	7-27 (o 15,6)

Nebenwirkungen

Als Nebenwirkung der PDT beobachteten wir bei 2/3 der Patienten eine 2 bis maximal 14 Tage andauernde lokal-irritative Symptomatik mit imperativem Harndrang und Algurie sowie eine passagere, gering ausgeprägte Makrohämaturie. Eine Lichtempfindlichkeit der Haut bestand für maximal 24 Stunden. Bislang entwickelte keiner unserer Patienten eine Schrumpfblase.

Zusammenfassung und Diskussion

Soweit an Hand eines relativ kurzen Nachbeobachtungszeitraumes und einer kleinen Patientenzahl beurteilbar, erscheint die Photodynamische Therapie mit 5-Aminolävulinsäure effektiv zu sein als Rezidivprophylaxe auch des BCG-refraktären

Urothelkarzinoms der Harnblase. Engmaschige endoskopische Kontrollen vorausgesetzt, ist dieses Verfahren als ultimativer Versuch des Organerhaltes einsetzbar bei Patienten, welche die Durchführung einer Zystektomie verweigern oder bei denen dieser Eingriff nicht durchführbar ist.

Gegenstand der Forschung sind derzeit die genauen Wirkmechanismen der PDT mit 5-ALS sowie die Optimierung der Bestrahlungsmodalitäten und des Applikationsmodus. Desweiteren wird unsere Arbeitsgruppe den kombinierten Einsatz der PDT als Rezidivprophylaxe und des Nd:YAG-Lasers zur lokalen Tumorzerstörung bei Patienten mit Residualtumor durchführen, um mögliche synergistische Effekte dieser beiden Laserverfahren zu untersuchen.

Literatur
1. Benson R (1986) Laser photodynamic therapy for bladder cancer. Mayo Clin 61: 859
2. D'Hallewin M-A, Baert L (1995) Long-term results of whole bladder wall photodynamic therapy for carcinoma in situ of the bladder. Urology 45: 763
3. Hudson MA (1992) When intravesical measures fail. Indications for cystectomy in superficial diseases. Urol. Clin. North Am 19(3): 601
4. Jocham D, Baumgartner R, Stepp H, Unsöld E (1990) Clinical experience with the integral photodynamic therapy of bladder carcinoma. J. Photochem Photobiol. B. 6: 183
5. Kriegmair M, Waidelich R, Lumper W, Ehsan A, Baumgartner R, Hofstetter A (1995) Integral photodynamic treatment of refractory superficial bladder cancer. J.Urol. 154: 1339
6. Kriegmair M, Baumgartner R, Knüchel R, Stepp H, Hofstädter F, Hofstetter A (1996) Detection of early bladder cancer by 5-aminolevulinic acid induced porphyrin fluorescence. J. Urol. 155: 105
7. Nseyo U. (1992) Photodynamic therapy. Urol. Clin. North Am. 19: 591
8. Prout G et al. (1987) Photodynamic therapy with hematoporphyrin derivative in the treatment of superficial transitional-cell carcinoma of the bladder. N. Engl. J. - Med. 317: 1251

Photodynamische Therapie mit 5-Aminolävulinsäure bei Urothelkarzinomen des oberen Harntrakts

R. Waidelich, M. Kriegmair, R. Baumgartner, H. Stepp, A. Hofstetter
Urologische Klinik und Poliklinik der Ludwig-Maximilians-Universität München, Klinikum Großhadern, D-81366 München

Die Standardtherapie des Urothelkarzinoms des oberen Harntrakts ist die Nephroureterektomie unter Mitnahme einer Blasenmanschette. Organerhaltende Therapie ist indiziert bei Patienten, bei welchen dieser Eingriff zu signifikantem Verlust der Nierenfunktion mit der Notwendigkeit zur Hämodialyse führen würde. In den letzten Jahren wurden endoskopische Verfahren entwickelt, welche eine organerhaltende Behandlung ermöglichen. Jedoch sind die Rezidivraten nach Resektion, Koagulation oder Vaporisation von Tumoren des oberen Harntraktes hoch. Um Rezidiven vorzubeugen, werden BCG oder Chemotherapeutika in den oberen Harntrakt instilliert. Erfahrungen mit diesen Therapieformen beziehen sich aber derzeit noch auf Fallbeschreibungen und kleine Serien.

Die erfolgversprechenden Ergebnisse der Photodynamischen Therapie (PDT) mit 5-Aminolävulinsäure (5-ALS) beim oberflächlichen Urothelkarzinom der Harnblase ließen uns diese Therapie auch beim urothelialen Tumor des oberen Harntrakts versuchen.

Patienten

Wir behandelten 4 Patienten (2 Männer und 2 Frauen) mit einem Durchschnittsalter von 64,7 Jahren (50 bis 74 Jahre). Bei allen Patienten bestand die Indikation zur Nephroureterektomie wegen eines ausgedehnten Befalles des oberen Harntraktes mit oberflächlichen Tumoren. Dieser Eingriff jedoch hätte auf Grund des bilateralen Befalles des oberen Harntraktes respektive dem Vorliegen einer anatomischen oder funktionellen Einzelniere zur Dialysepflichtigkeit geführt. Bei allen Patienten waren gut- bis mittelgradig-differenzierte oberflächliche Tumore (pTa,G1-2) eine Woche vor der PDT mittels Ureteroskopie und Biopsie histologisch gesichert worden. Die papillären Tumore hatten sich bei drei Ureteren über die gesamte Länge ausgebreitet, bei einem Patienten fanden sich multifokale Tumore im oberen und mittleren Drittel des Harnleiters, bei einem weiteren Patienten war das distale Drittel eines Harnleiters nahezu komplett mit Tumoren überwachsen. Zusätzlich wiesen zwei Patienten Tumore im Nierenbeckenkelchsystem auf. Bei zwei Patienten waren BCG- und Mitomycin C-Instillationen des oberen Harntraktes erfolglos geblieben.

Photosensibilisierung
Die Patienten erhielten 3 bis 6 Stunden vor der Laserbestrahlung 40 mg/kg Körpergewicht 5-ALS, gelöst in 200 ml Wasser zu trinken.

Lichtapplikation
Die Ureterorenoskopie erfolgte mittels eines Ureteroskopes charr 12,5 bis in das Nierenbeckenkelchsystem. Eine flexible Quarzglas-Faser mit zylindrischer Strahlerspitze wurde über dieses Ureteroskop in unmittelbare Nähe zu allen sichtbaren Tumoren in den Harnleitern und dem Nierenbeckenkelchsystem positioniert. Als Lichtquelle dienten ein Argonlaser und ein Farbstofflaser. Die Bestrahlung wurde mit grünem (514 nm) und rotem (635 nm) Laserlicht durchgeführt. Um thermische Schädigungen zu vermeiden, wurde vor Bestrahlung eine perkutane Nierenfistel positioniert und die Bestrahlung unter kontinuierlicher Niederdruckspülung durchgeführt. Die Bestrahlung war auf 200 mW/cm für beide Wellenlängen beschränkt. Die Bestrahlungszeit betrug 471 s für jede Läsion, resultierend in einer Bestrahlung von 50 J/cm^2 auf eine angenommene Oberfläche von 1,88 cm^2/cm Strahlerlänge. Läsionen, die mehr als 50% des Radius in das Harnleiterlumen hineinragten, wurden 2 bis 3 mal behandelt nach geeigneter lateraler Positionierung des Strahlers. Nach der Bestrahlung wurde die Nierenfistel entfernt und eine Double-J-Harnleiterschiene eingelegt.

Ergebnisse
4, 11 und 13 Wochen nach PDT wurden eine retrograde Ureteropyelographie, Ureterorenoskopie, Biopsie suspekter Läsionen und Nierenbeckenspülzytologie durchgeführt. Das Verschwinden aller sichtbarer Läsionen und eine negative Zytologie wurden als komplette Remission definiert. Eine partielle Remission wurde definiert als eine mindestens 50% Reduktion in Tumorvolumen und / oder Zahl der Tumore.

Zwei Patienten wiesen 4 respektive 13 Wochen nach PDT eine komplette Remission auf. Diese beiden Patienten blieben im Nachbeoachtungszeitraum (7 respektive 17 Monate) tumorfrei. Bei den beiden anderen Patienten konnte der ausgedehnte Befall im oberen Harntrakt auf solitäre papilläre Tumore reduziert werden, welche bei der ersten Kontrollureteroskopie nach 11 Wochen mittels Nd:YAG-Laser koaguliert werden konnten. Auch diese Patienten sind innerhalb des Nachbeoachtungszeitraumes (24 Monate) tumorfrei.

Nebenwirkungen
Unter Lichtschutz für 24 Stunden trat bei keinem Patienten eine phototoxische Hautreaktion auf. Ein Patient erlitt Übelkeit und Erbrechen vier Stunden nach oraler Applikation von 5-ALS. Drei Patienten zeigten in zeitlichem Zusammenhang mit der oralen Einnahme von 5-ALS einen hyperdyname Kreislaufreaktion, welche jedoch medikamentös gut therapierbar war. Der exakte Mechanismus, welcher zu den beobachteten hämodynamischen Nebenwirkungen führt, wird derzeit von uns gemeinsam

mit den Kollegen des Institutes für Anästhesiologie unserer Klinik untersucht.

Wir beobachteten bei keinem unserer Patienten Veränderungen der Leber- oder Nierenfunktion oder Harnleiterperforationen respektive Harnleiterstrikturen.

Schlußfolgerung

Unsere ersten klinischen Ergebnisse zeigen, daß die Photodynamische Therapie mit 5-Aminolävulinsäure eine effektive minimal-invasive Therapie-Option zur Behandlung des multifokalen oberflächlichen Urothelkarzinoms des oberen Harntraktes darstellt. Selbstverständlich sollte eine solche Therapie auf Tumore beschränkt bleiben, welche eindeutig Epithel-begrenzt sind.

Zahlreiche Fragen sind noch offen und gegenwärtig Gegenstand der Forschung, insbesondere die optimale Konzentration von 5-ALS, die Lichtdosimetrie sowie die notwendige zu applizierende Lichtmenge.

Fluoreszenzdiagnostik urethraler Humane-Papillom-Virus(HPV)-Effloreszenzen

P. Schneede, S. Wagner, M. Kriegmair und A. Hofstetter
Klinik für Urologie, Klinikum Großhadern, LMU-München, D-81377 München

Einleitung

Humane Papillomviren verursachen neben Genitalwarzen, Condylomata acuminata, auch Präkanzerosen und Karzinome bei beiden Geschlechtern. Damit geht der klinische Stellenwert der HPV-Infektionen heute weit über die bislang berücksichtigten kosmetischen Aspekte hinaus. Eine gründliche HPV-Diagnostik und -therapie hat vielmehr die Bedeutung von Krebsprävention insbesondere beim weiblichen Geschlecht erlangt. Dabei ist es wichtig zu wissen, daß von den heute mit HPV-DNA-Hybridisierungstechniken differenzierbaren 77 HPV-Subtypen nur eine kleinere Gruppe sogenannter High-risk-Typen regelmäßig in Präkanzerosen und Karzinomen gefunden werden. Der Kliniker muß mit den drei unterschiedlichen HPV-Infektionstypen vertraut sein. Während man unter klinischen HPV-Infektionen alle leicht erkennbaren HPV-Effloreszenzen wie z.B. Condylomata acuminata versteht, müssen die subklinischen HPV-Infektionen zunächst beispielsweise mit einer Essigsäuremarkierung sichtbar gemacht werden. Dabei sollten Vergrößerungstechniken verwendet werden. Unter einer latenten HPV-Infektion versteht man schließlich alle Infektionen, die weder klinisch sichtbar sind, noch histologisch nachgewiesen werden können, aber labortechnisch mit HPV-DNA-Hybridisierungstechniken bestimmbar sind. Auf Grund des unterschiedlich großen Virusgehaltes in klinischen und subklinischen HPV-Effloreszenzen einerseits und latenten HPV-Infektionen andererseits, besteht allgemein Einigkeit darüber, die klinischen und subklinischen Effloreszenzen auf Grund ihres Infektionsrisikos für den Sexualpartner behandeln zu müssen. Die latenten HPV-Infektionen haben eine vergleichsweise geringe Viruslast in den oberflächlichen Epi-thelzellen, weshalb das Infektionsrisiko als theoretisch zu bewerten ist und sich eine Behandlungs- notwendigkeit nicht zwingend ableiten läßt. Es sollte in diesem Zusammenhang eher von einer HPV-Durchseuchung der geschlechtsaktiven Bevölkerung als von einer latenten Infektion gesprochen werden. Allerdings können latente Infektionen unter begünstigenden Umständen, z.B. einer Immunschwäche, zu klinischen HPV-Effloreszenzen führen. Einer gezielten Therapie sind jedoch zur Zeit nur die HPV-Infektionen zugänglich, die man auch sehen kann. Somit konzentriert sich die klinische Diagnostik derzeit auf die klinischen und subklinischen Effloreszenzen im Rahmen von Partneruntersuchungen. Der Harnröhre wurde als Erregerreservoir stets eine besondere Rolle zugeschrieben, obwohl bei Untersuchungen klinische Effloreszenzen weitaus seltener in der Harnröhre als am äußeren

Genitale festgestellt werden. Problem der Diagnostik war allerdings, daß es bislang kein klinisches Nachweisverfahren für subklinische HPV-Infektionen der Harnröhre gab. Da subklinische HPV-Infektionen am äußeren Genitale aber mindestens doppelt so häufig vorkommen wie klinische, muß man von einer großen Dunkelziffer der HPV-Infektionen der Urethra ausgehen. Der indirekte Nachweis der subklinischen HPV-Infektionen der Urethra auf Grund virusbedingter zytologischer Veränderungen blieb bislang von untergeordnetem Wert, da einerseits eine anschließende gezielte Therapie bei fehlender endoskopischer Erkennbarkeit nicht möglich war, andererseits ungezielte Immuntherapien bei hohen Behandlungskosten unbefriedigende Ergebnisse zeigten. Auf Grund der großen morphologischen Ähnlichkeiten zwischen Harnblasenneoplasien einerseits und den klinischen HPV-Effloreszenzen der Harnröhre andererseits lag es nahe, ein an unserer Klinik für die Früherkennung auch kleinster Dysplasien und Carcinomata in situ des Urothels etabliertes Verfahren für die HPV-Diagnostik der Harnröhre zu modifizieren. Nachfolgend wird über erste klinische Erfahrungen mit der PDD bei HPV-Effloreszenzen berichtet.

Material und Methodik
Bei an 254 Paaren durchgeführten HPV-Untersuchungen hatten wir bei 58 Patienten klinische HPV-Effloreszenzen der Urethra nachgewiesen und behandelt. Die Mehrzahl der Effloreszenzen waren bereits bei der klinischen Inspektion des äußeren Genitale am Meatus urethrae externus auffällig. Ein Teil konnte erst nach Meatusspreiznug und Urethroskopie nachgewiesen werden. Die von uns behandelten Patienten wiesen, ähnlich wie von anderen Patientenkollektiven berichtet, eine mit über 40% besonders hohe Rezidivrate auf. Da viele der Rezidive nicht etwa das Behandlungsgebiet, sondern korrespondierende Schleimhautareale oder andere Harnröhrenabschnitte bereits kurze Zeit nach Operation betrafen, mußten klinisch übersehene Urethralinfektionen diskutiert werden. Bei 38 Patienten wurden in einem neuen klinischen Projekt daraufhin Versuche zur Fluoreszenzdiagnostik von HPV-Effloreszenzen unternommen und schließlich eine modifizierte Form der Photodynamischen Diagnostik (PDD) für den Einsatz in der Urethra etabliert. Wir verwendeten eine 1%ige Konzentration von in Instillagel® gelöster Deltaaminolävulinsäure (ALA) bei den meisten Patienten. Für die PDD von Meatus-Kondylomen eignete sich auch eine Lösung von 1,5 g ALA-Hydrochlorid (Merk, Darmstadt) in 50 ml Bikarbonat-Puffer angewendet als Penisbad. Für eine Photodynamische Untersuchung der gesamten Urethra mußte jedoch eine Instillation einer ALA-Instillagel®-Lösung in die Harnröhre erfolgen. Um ein rasches Ausfließen der ALA-Lösung zu verhindern, wurde nach Instillation ein Kondom angebracht und eine weiche Penisklemme hinter der Glans penis positioniert. Auf diese Weise wurde erreicht, daß ausreichend ALA-Lösung in der Urethra verblieb, andererseits die ausfließende ALA-Lösung den Raum zwischen Kondom und Glans, Präputium und Penisschafthaut ausfüllte. Auf diese Weise konnte zusätzlich die PDD auf die Genitalregion ausgedehnt werden, die die meisten HPV-Effloreszenzen aufweist. Die PDD-Ergebnisse am äußeren Geni-

tale wurden mit der klassischen Essigsäuretestmethode (5%ige Essigsäure-Exposition für 5 min., anschließende Inspektion mit Vergrößerungstechniken) verglichen und korreliert. Nach 0,25 bis 5 Stunden Einwirkzeit der ALA-Lösung wurde eine Urethroskopie unter Weißlicht und Fluoreszenzanregung durchgeführt. Klinische HPV-Effloreszenzen wurden mit dem Nd-YAG-Laser (20 Watt) koaguliert und der Erfolg der Lasertherapie mittels PDD nochmals kontrolliert. Fluoreszenzpositive, unter Weißlicht übersehene Areale der Harnröhre wurden unter dem Verdacht des Vorliegens subklinischer HPV-Effloreszenzen biopsiert und mit dem Laser koaguliert. Eine HPV-DNA -Hybridisierung der Biopsien wurde durchgeführt. Bei Fehlen von klinischen und subklinischen Effloreszenzen aber nachweisbarer unspezifischer Fluoreszenz wurden Fluoreszenzspektren aufgezeichnet.

Ergebnisse
I. PDD am äußeren Genitale
In Abhängigkeit von Einwirkzeit, Verhornung und Begleitentzündung wurden teilweise scharfe Demarkierungen von klinischen und subklinischen HPV-Effloreszenzen am äußeren Genitale gesehen. Teilweise stellten sich Effloreszenzen nicht oder nur sehr schwach mit der PDD dar. Bei zwei Peniskarzinomen der Glans penis konnten umliegende Herde von Carcinomata in situ und hochgradige Dysplasien nachgewiesen werden. Im Vergleich zur Essigsäuremarkierung konnten aber weder in Spezifität noch Sensitivität ein Vorteil der PDD am äußeren Genitale gesehen werden.

PDD der Urethra
Mit der PDD wurden alle (n=16) klinische HPV-Effloreszenzen der Urethra durch intensive Porphyrin-Fluoreszenz scharf gegenüber dem deutlich schwächer fluoreszierenden Normal-Urothel demarkiert. Durch Messung von Fluoreszenzspektren konnte eine um den Faktor 17,7 fach stärkere Anreicherung des biologischen Photosensitizers Protoporphyrin IX in den HPV-Effloreszenzen nachgewiesen werden. Bei Gruppen mikropapillärer HPV-Effloreszenzen, bei denen unter Weißlicht kleinste Ausläufer leicht übersehen werden können, bot sich unter Fluoreszenzanregung eine wesentlich klarere Übersicht veränderten und normalen Urothels. Die PDD wurde daher nach Lasertherapie unter Weißlicht wiederholt, um den Erfolg der Lasertherapie zu überprüfen. Übersehenes, weiterhin fluoreszierendes Urothel wurde nochmals mit dem Laser behandelt. Neben den klinischen HPV-Effloreszenzen wurden teilweise (n = 5) weitere deutlich fuoreszierende Schleimhautareale im Normalniveau gesehen, die unter Weißlicht nicht aufgefallen waren; HPV-DNA-Analysen zeigten nach Biopsie dieser Areale in allen Fällen HPV-DNA. In den meisten Fällen (n = 4) lagen HPV-Subtypen der sogenannten High-risk-Gruppe vor, in einem Fall fanden wir einen Low-Risk-Virustyp, der selten in Präkanzerosen und Karzinomen gefunden wird.

Schlußfolgerung
Eine modifizierte Technik der Photodynamischen Diagnostik, die ursprünglich für die Blasentumorfrüherkennung entwickelt wurde, erlaubt nunmehr auch die selektive Porphyrinfluoreszenz-Markierung von virusbedingten Epithelveränderungen. Während bislang am äußeren Genitale mit den verwendeten ALA-Konzentrationen und -Expositionszeiten keine Vorteile der PDD gegenüber der schnellen, billigen und einfach durchführbaren Essigsäuremarkierung herausgearbeitet werden konnten, schließt die PDD der Urethra eine diagnostische Lücke. Bislang war nämlich die Darstellung subklinischer HPV-Effloreszenzen der Urethra unmöglich. Wir konnten bei 5 von 16 Patienten mit Harnröhren-Kondylomen weitere subklinische HPV-Effloreszenzen darstellen. Die hohe Rate an HPV-Rezidiven in der Urethra dürfte insbesondere auf diese bislang übersehenen HPV-Effloreszenzen zurückzuführen sein. Somit könnte die PDD der Urethra zukünftig zur Senkung der Rezidiv- und Partnerinfektionsrate beitragen.

Literatur
Schneede, P.: Condylome: Diagnostik und Formen der Therapie. Iatros Urol. 7: 30 (1991)
Schneede, P., A. Hofstetter: Laserstrahlen zur Behandlung von HPV-Effloreszenzen. Lasermedizin 8:202 (1992)
Schneede, P., M. Kriegmair, A. Hofstetter: Condylombehandlung mit Neodym-YAG-Laser. Laser in der Medizin/ in Medicine, Waidelich, W., R. Waidelich und A. Hofstetter (Eds.), Springer-Verlag, Berlin, Heidelberg, New York, Tokyo, 69-72 (1992)
Schneede, P., A. Hofstetter: Condylomata acuminata und andere virusassoziierte Hautläsionen. Laser in der Urologie- eine Operationslehre, A.G. Hofstetter (Ed.), Springer-Verlag, Berlin, Heidelberg, 49-57 (1995)
Schneede, P., H.-U. Fink, R. Muschter, A. Hofstetter: Laser-Urethrotomie zur Behandlung von Strikturen und koinzidenten HPV-Infektionen der distalen Harnröhre. Lasermedizin 12: 103 (1996)
Schneede, P., A. Hofstetter: Diagnostik und Therapie klinischer HPV-Effloreszenzen der Harnröhre. Das Gesundheitswesen 58: 95 (1996)
Schneede, P., A.G. Hofstetter: Condylomata acuminata and other viral skin lesions. Lasers in Urological surgery, A.G. Hofstetter (Ed.), Springer-Verlag, Berlin, Heidelberg. 47-55 (1997).
O. Aynaud, P. Schneede, R. Barrasso: Urethra: diagnosis and treatment. Human Papilloma Virus Infektion. A clinical atlas. Gross/ Barrasso (eds.), Ulstein Mosby-Verlag, 379-386 (1997).

Treatment of La Peyronie Disease with Laser Therapy and Surgery

L. Longo, C. Curti, St. Mancini, *M. Postiglione
General Surgery Institute Siena University - i
*Institute for Laser Medicine of Florence / Italy

Introduction and Objectives
Induratio penis plastica or La Peyronie Syndrome is a rheumatic pathology which concerns the fascia penis, shows different clinical pictures and has a course with various poussées. The cause is unknown although the commonly accepted patho-genetic theory considers a vasculitis of "vasa vasorum" as the triggering course (1, 2, 3). Several therapies has been proposed for this pathology, but practically none has been codified and defined (3, 4, 5). In extreme cases the "fascia penis" is replaced with plastic material. A small percentage of I.P.P. cases is self-limiting. (1, 2).

Since 1981 we have proposed laser as a physical therapy as well as a surgical one (3, 5). Infact, lasers with low energetic density, with emission on visible and infrared spectrum and with dosages respectively between 6 and 4 Joules per scm, inhibit fibroblastic activity and collagen formation (3, 4, 6, 7, 8, 9). The purpose of our study is to verify the action of defocalized lasers in this syndrome and, if the indication exists, to establish the type of laser and the exact dosage of radiation to use in each case.

Patients and Methods
87 patients with I.P.P. of at least six months duration and with positive test of spontaneous erection were treated with laser therapy. The I.P.P. was documented with ecographic data, as well as with a complete clinical picture, with presence of spontaneous pain, both at night and under the erection stimulus, ' recurvatio", presence of nodules and or plaque at palpation. Only in case of negativity of erection test, patients were submitted to further examination with diagnostic instrumental invasive and in any case unpleasant tests, like the search for "evoked potentials', cavernography, erection tests. The intention was not to provoke additional disconfort to patients, which is useful only for scientific and theoretical speculation. Those patients with negative erection test were treated with other therapies (10).

70% or the patients treated presented also association with Dupuytren's nodules of the palmar apuneurosis and 10% few episodes of hyperglycemia. In 10% of the cases the starting of induratio was related to contusion due to mechanical trauma. In all other cases the onset was spontaneous, progressive and wiithout a triggering cause. All patients had undergone unsuccessfully at least two other medico-physical therapies before coming to our observation. No other therapies were done during the laser treatment.

Table 1. Laser treatment of la Peyronie's syndrome

Doses		CO_2	Diode
Energy density/Spot	Joule	4	4
SPW peak power	Watts	100	54
Repet. Pulse frequency	Hertz	1000	3000
Time of irridation /Spot	Minutes	1	10
Spot	CMS	5	1
Irradiated points		4	
Method of irradiation		Scanner	Fixed
Number and Rythme of irradiation		15 - Once a	day

Table 2. Tunable laser features

Flashlamp pumped dye laser	
Wavelength 504 nm	
Optical output	Lens coupled fiber optic
Laser mode of output	Multimode
Beam uniformity	+ 3%
Cooling method	tap water
Spot size	0.2 diameter
Pulse features	
Rate	0 - 20
Duratio	1.5 microsec
Peak power per pulse	40 kw

At the first, use was made of the following lasers: He-Ne, diodic 904 nm and defocalized CO_2, depending on the presence of flogistic and/or degenerative processes on the same induratio (3, 8, 11). In opposite, mixed cases were the majority, then two types of lasers were used in association, on 87 cases (Table 1) (9,10). Cycles of fifteen applications performed on each case were six months from each other, repeating them only if necessary. In three cases in which calcifications were present, patients were submitted directly to surgical therapy, by injecting in one case a photoacustic, isothermic, laser ray, the characteristics of which are summanzed in the table 2 (3, 12).

In two cases Nd-YAG laser ray was trasmitted through optical fibre inserted into a syringe needle which punctured the plaque, under continuous ecographic control. In these cases use was made only of a local anaesthetic with Carbocaine 2% and in the case of Nd-YAG, the region was continuously cooled with cold physiological solution (9, 10).

Table 3. Groups of results

	0	+	++	+++
No. of cases	11	21	22	33
%	12.6	24.1	25.3	37.9

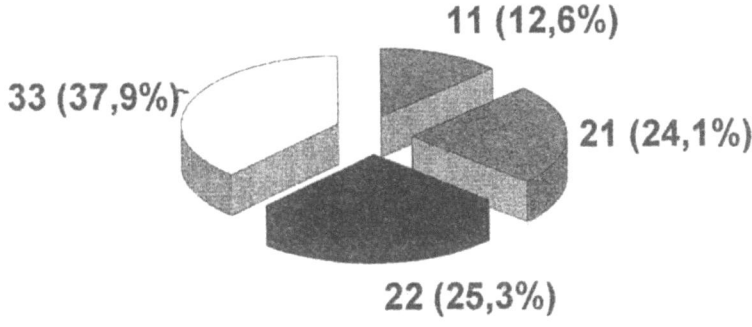

Table 4. Follow-up

Months	1	6	12
No. of relapses	21	5	15

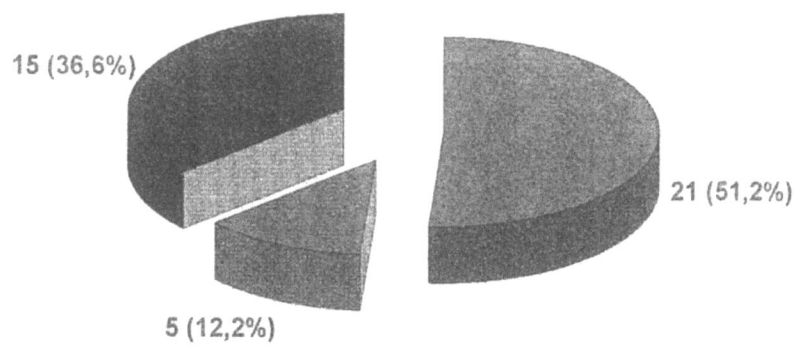

Results
Evaluation of results was based on measurement of three groups of parameters: clinical signs such as pain, recurvatio and "impotentia coeundi", as well as on ecographic signs, measured one month after the end of the treatment. Patients were submitted to periodic annual controls (9, 10). Results are summarized in table 3. The patients were divided in four group : **0** Absence of result; + improvement of one parameter, ++ improvement of two parameter; +++ Improvement of all three parameters. Relapses were treated with further cycles of fifteen applications.

In the patient with calcified I.P.P. treated with photoacoustic laser, the calcified plaque disappeared immediately as confirmed radiologically. No reappearance occured after ten years. In the two patients with calcified plaques treated with Nd-YAG, calcifications also disappeared immediately, but with a much longer post-operative course, due to oedema which appeared after approximately two months, together with shooting pain. Furthermore calcified plaques were replaced by fibrous tissue.

Discussion
In the majority of cases laser therapv has shown to be effective in the treatment of I.P.P. Negative cases have been those with plaques disposed circularly and/or across the major axis of the penis (9, 10). The first effect of laser therapy seems to be the increase of elasticity of the affected area, followed by disappearance of pain and of other signs of phlogosis, if present. Recurvatio is redtwed much later and disappears completely in post-traumatic cases. Finally the three cases treated with laser surgery indicate a new way of surgical approach in the treatment of this syndrome. However, more cases are needed before reaching defihitive conclusions.

Conclusions
Defocused laser therapy has shown to be useful in the treatment of several clinical variations of I.P.P. It remains to be seen, however, which is the most effective dose and type of laser in the various cases. This treatment is not useful in cases of I.P.P. with circular and/or transversal plaques and in calcified lesions. The latter could be effectively treated with photoacoustic laser according to the surgical technique described above, which is invasive only to a small extent and is practically without side-effects.

References
1. Austoni E, Pisani E, Evoluzione e progressi terapeutici nell'Induratio Penis Plastica: 15 anni di esperienza Arch Iatl di Urologia LX:231-257
2. Hurst JW, Medicine for the practicing Physician Buttherworth Publishers, Woburn, 1983, 1238-39

3. Longo L, Peruzzi GP, Durval A, Laser therapy on La Peyronie's syndrome In Waidelich W, Laser/Optoelectronics in Medicine,Proceeding od Laser 89 Optoelektronik , Munchen, Springer Verlag , 1990, 116-121
4. Pisani E, Orgoteina per infiltrazione e ionoforesi associata al laser nella terapia dell' IPP. Simp. Internaz. on IPP, milan, 1984, 47
5. Puente de La Vega, A Laser therapy in La Peyronie's disease Acta Urol Esp 1985, 9:107-8. Longo L, Corcos L Defocused CO_2 laser therapy in pathologic wounds healing.Proceed. of LaserMed 91,Munchen, in Waidelich W, Hofstetter A Laser/Optoelectronics in Medicine, 1991 Springer Verlag, Heidelberg 408-412
6. Abergel RP, Meeker CA, Lam TS, Dwyer RM, Lesavoy MA,Vitto J, Control of connective tissue metabolism by lasers: recent developments and future prospects J Am Acad Dermatol, 1984 Dec, 11(6), 1142-50
7. Lievens P, The influence of laser treatment on the lymphatic system and on wound healing Laser, 1988 2:6-12
8. Longo L, Clementi F, CO_2 laser treatment of calcific metaplasias In Spinelli P, Dal Fante M and Marchesini R Photodynamic therapy and Biomedical lasers, Elsevier Science Publisher, 1992 186-190
9. Longo L, Simunovic S, Postiglione Mariano, Postiglione Marc Laser Therapy for fibromyositic rheumatism 16th Congress ASLMS, Orlando (FL) April 1996, Abs in Laser Surg. Med. Suppl.
10. Longo L, Mazza E, Curti C, Mancini ST Laser treatment of La Peyronie's Disease 17th Congr. of American Soc. for Laser Medicine and Surgery, Phoenix, 1997, 3-6 April, abs on Laser Surg. Med., Suppl.
11. Longo L, Corcos L, The role of defocused lasers in normal and pathologic wound healing in M Bracale and F Denoth Medicon 92 Proceed. of the VI Mediterranean Conference on Medical and Biological Engineering, Capri, July 1992, Vol II, 1257-60
12. Watson GM, Wickam J EA, Initial experience with a pulsed dye laser for ureteric calculi Lancet, 6:1357-58, 1986

Interstitielle Lasertherapie - Basisuntersuchungen
Interstitial Laser Therapy - Basics
Moderation: R. Muschter

Monitoring der interstitiellen Lasertherapie mit farbkodierter Duplexsonografie

C. Philipp, P. Urban, U. Müller, H.-P. Berlien
Abt. für Lasermedizin, Krankenhaus Neukölln, Rudower Str. 48, D-12351 Berlin

Abstract
Die thermisch wirkende interstitielle Laserkoagulation ist ein minimal invasives Verfahren zur Zerstörung inoperabler Tumoren der Weichteile oder parenchymatöser Organe. Nach der Etablierung dieser Technik bei benignen vaskulären Tumoren und Fehlbildungen und der benignen Prostatahyperplasie wird es seit mehreren Jahren auch zur Zerstörung maligner Primär- und vor allem Sekundärtumoren eingesetzt. Als Monitoringverfahren des Koagulationsprozesses haben wir neben der Kernspintomografie auch die Duplexsonografie untersucht. Hierbei wird die Punktion der Läsionen im B-Bild überwacht, während der eigentliche Koagulationsprozeß durch die dabei entstehende Gewebebewegung ein charakteristisches Duplex-Signal erzeugt. Dieses Signal ist temperaturgebunden und in seiner Ausprägung von den Absorptionseigenschaften des Gewebes, den verwendeten Leistungsdichten und den erreichten Gewebevolumina abhängig. Dieses sowohl bei perkutanen Punktionen als auch intraoperativ oder laparoskopisch einsetzbare Monitoringverfahren bietet für die meisten Indikationen eine kostengünstige und zuverlässige Alternative zur kernspintomografischen Kontrolle.

1. Einleitung

Seit der Einführung dieser Technik 1984 wird zur Behandlung von vaskulären Malformationen und Hämangiomen auch die interstitiellle laserinduzierte Thermotherapie durchgeführt. Bei der Behandlung von subkutanen Läsionen erfolgt die direkte Kontrolle der Temperaturausbreitung durch Anlegen der Finger an die Haut über dem behandelten Bereich. Dabei ist eine Krepitation fühlbar, die durch die Ausgasung der im bestrahlten Gewebe gelösten Gase verursacht wird. Es wurde beobachtet, daß sich diese Reaktion während der gleichzeitigen Untersuchung des behandelten Bereiches mittels der farbkodierten Duplexsonografie (FKDS) in Form eines Farbsignals darstellen läßt. Dieser "Farbnebel" weist im Verlauf der Laserbehandlung einen reproduzierbaren zeitlichen und räumlichen Verlauf auf. In dieser Studie sollten die Möglichkeiten des Einsatzes der farbkodierten Duplexsonographie zur on-line Kontrolle des LITT-Prozesses in vitro untersucht werden. Hierbei wurde das FKDS-Signal quantitative und qualitative erfasst und in Abhängigkeit von den Parametern Bestrahlungszeit und applizierter Leistungsdichte untersucht. Ferner wurde die Korrelation zwischen den im B-Bild der FKDS gemessenen Größen der Gewebeveränderungszonen und den Ausmaßen der Koagulationszonen in makroskopischen Messungen ermittelt.

2. Material und Methode

Experimentelle Untersuchungen zur on-line FKDS-Kontrolle der interstitiellen Laserkoagulation wurden in vitro an frischen Schweineleberpräparaten durchgeführt. Die Laserung erfolgte mittels der in das Gewebe eingebrachten Applikationssysteme (bare fiber, Abbocath16G bzw. ein diffus abstrahlender LITT-Applikator, MARTIN/SOMATEX), die das Laserlicht eines Nd:YAG-Lasers (1064nm) übertragen haben. Die Punktion des Gewebes und die Einführung des Applikatorsystems wurden unter sonografischer Kontrolle (B-Bild) des FKDS (Quantum 2000, Elegra, SIEMENS) durchgeführt. Die anschließenden Laserkoagulationen erfolgten unter der on-line Kontrolle des FKDS-Gerätes (Duplexmodus). Es wurden jeweils 5 Bestrahlungsserien für die Leistungen 2, 3, 4 und 5 W über 120, 240 und 480s (bare fiber) sowie 4, 5 und 6W über 600, 780 und 900s (diffus abstrahlender LITT-Applikator) vorgenommen. Für ein Teil der Versuche wurden mittels im Gewebe plazierter faseroptischer Thermosonden die Temperaturen gemessen, bei denen besondere Veränderungen des FKDS-Signals auftraten. Nach Abschluß der Laserung erfolgte im B-Bild sowie in makroskopischen Messungen die Ermittlung der Ausmaße der Koagulationszonen.

Für die klinische Anwendung der LITT hat sich der Einsatz des Nd:YAG-Lasers mit der Wellenlänge von 1064nm klinisch bewährt (Dornier 4060N, MARTIN MY60). Als Laserapplikationssystem dient überwiegend die blanke Quartzglasfaser (bare fiber) mit dem Kerndurchmesser von 600µm.

Die Punktion des zu behandelnden Bereiches erfolgte unter der Kontrolle des B-Bildes mit dem Abbocath 16G (bei der Punktion von Lebertumoren wurden 5 French Biopsienadeln verwendet (Turner Biopsy Needle). Nach dem Einführen der bare fiber erfolgte der Rückzug des Katheters um ca. 10mm, so daß sich die Faserspitze des Lichtwellenleiters im direkten Kontakt mit dem Gewebe befand. Die Laserung erfolgte mit der Leistung von 4-5W unter der on-line Kontrolle des FKDS-Gerätes (Quantum 2000 Siemens). Bei größeren Befunden erfolget nach Erreichen einer Koagulation in einem Bereich die Umpositionierung der Faser und erneute Laserung eines neuen Bereiches mit den gleichen Parametern. Bei der Entfernung der Faser wurde unter Rückzug des gesamten Systems der Punktionskanal schrittweise koaguliert. Die postoperative Kontrolle erfolgte unmittelbar und 4 Wochen nach der Behandlung.

3. Ergebnisse

3.1. Durchführung der Punktion und Positionierung des Applikators

In allen Fällen war die Punktion des zu behandelnden Gewebes mit dem benutzten Punktionssystem bei der ausreichend guten Darstellung der Gewebestrukturen im B-Bild einfach und schnell durchführbar. Der Teflonkatheter und die Faserspitze im Fall der Laserkoagulation mittels bare fiber sowie der diffus abstrahlende LITT-Applikator im Hüllschlauch stellten sich im Grauwertbild als echoreiche Strukturen dar, so daß ihre genaue Positionierung im Gewebe möglich war. Die eventuell notwendigen Korrekturen ließen sich schnell und problemlos durchführen.

3.2. FKDS-Kontrolle während der Laserkoagulation
3.2.1 Bare fiber
Nach Beginn der Laserung wurde im Grauwertbild die Entwicklung einer echoreichen Zone um die Faserspitze mit Schallauslöschung nach unten beobachtet. Diese Zone vergrößerte sich im weiteren Verlauf der Bestrahlung. Nach 30s(5W), 40s(4W), 60s(3W) bzw. 80s (2W) kam es im Bereich der Faserspitze zur Entwicklung eines Farbsignals, das aus einer Mischung von roten und blauen Punkten bestand. Im weiteren Verlauf der Laserkoagulation kam es regelmäßig zur Größenzunahme dieses Signals. Während jedoch bei 2 W die Größenzunahme langsam erfolgte, kam es bei 3, 4 und 5W zu einer plötzlichen Ausbreitung des "Farbnebels". Danach nahm das Farbsignal langsamer an Größe zu. Während der weiteren Laserung konnte man eine Verschiebung des Farbsignals entlang des Punktionskanals in Richtung auf die Punktionsstelle beobachten. Gleichzeitig war im Monitor die Bewegung einzelner Gasbläschen entlang des Katheters sichtbar, die dann an der Oberfläche aus dem Katheter entwichen. Bei längerer Laserung kam es zum Verlust des Farbsignals. Gleichzeitig wurde keine weitere Vergrößerung der echoreichen Zone beobachtet. Die Farbintensität und Größe des FKDS-Signals waren bei jeweils gleicher Bestrahlungsdauer für die Leistung von 5W am größten, für 4W mittelstark, für 3W schwächer und für die Leistung von 2W am schwächsten ausgeprägt.

Die Temperaturmessungen ergaben beim ersten Auftreten vom Farbsignal Werte von 60 (+/- 3)°C. Bei der plötzlichen Ausbreitung des Farbsignals bei der Leistung von 3, 4und 5W erreichte die Temperatur Werte von 95 (+/-3)°C.

3.2.2 Diffus abstrahlender LITT-Applikator
Im B-Bild konnte die langsame Entwicklung einer echoreichen Zone und ihre Ausbreitung entlang der gesamten Länge des Applikators beobachtet werden. Nach ca.360s (6W), 420s (5W) bzw.480s (4W) kam es zum Auftreten eines Farbsignals in Form von einzelnen roten bzw. blauen Punkten. Im weiteren Verlauf der Laserung kam es zu einer räumlichen Ausbreitung dieses Signals, wobei seine Größe und Form nicht der Ausbreitung der echoreichen Zone entsprachen. Die Farbintensität und Größe des FKDS-Signals waren insgesamt schwächer ausgeprägt als bei der bare fiber.

3.3 Kontrolle nach der Laserkoagulation
Sofort nach der Laserung konnte man im B-Bild regelmäßig eine echoreiche Veränderungszone im bestrahlten Bereich beobachten. Innerhalb von ca.10min. (bare fiber) bzw. 2-3min. (LITT-Applikator) nach dem Beenden der Laserung kam es zu einer Verkleinerung dieses Areals. Die zu dieser Zeit im B-Bild ermittelten Formen und Ausmaße der echoreichen Zonen im B-Bild stimmten mit den Formen und den Ausmaßen der Koagulationszonen in makroskopischen Messungen überein.

3.4 Klinische Evaluation
Während der präoperativen Diagnostik mittels FKDS können die Struktur, Größe und Vaskularisation des zu behandelnden Bereiches erfasst werden. Dies ist für die Vorbereitung und Planung der LITT erforderlich. Punktion und Positionierung der Faser sind ein-

fach und präzise durchführbar. Auch die anschließende Einführung und Positionierungskorrekturen der Faser konnten problemlos erfolgen.

Während der Laserung lieferten die Veränderungen des FKDS-Farbsignals wichtige Informationen zur Wärmeausbreitung und Intensität der Gewebereaktion. Die Abnahme der Intensität bzw. Verlußt dieses Signals können als ein indirektes Anzeichen der eingetretenen Koagulation interpetiert werden. Somit wird die Steuerung des Koagulationsprozesses möglich. Die Ausmaße der Koagulationszonen ließen sich bereits 2-3 Minuten nach Laserexposition ermitteln. Die postoperative Kontrolle 4 Wochen sowie 3 und 6 Monate nach der Therapie ergab in den meisten Fällen eine deutliche Abnahme der Perfusion und/oder Anzeichen der Fibrosierung im behandelten Volumen. Eine direkt nach der Applikation zu beobachtende Vakuolenbildung im Bereich der bare fiber Spitze verringert ihr Volumen im weiteren Verlauf und ist nach 3 Monaten nicht mehr darstellbar.

4. Diskussion

Das Auftreten des Farbsignals ist an die Temperaturen um 60°C gebunden und entspricht der vermehrten CO_2-Ausgasungsreaktion im Gewebe. Das Erreichen der Temperatur von 60°C ist gleichzeitig mit dem Auftreten einer Koagulation im Gewebes verbunden. Mit Steigerung der Temperaturen auf Werte um 100°C kommt es durch zusätzliche Verdampfung des Gewebewassers zu einer räumlichen Ausbreitung des Signals. Mit Auftreten der Koagulation wird das Gewebe fester und es kommt zur Abnahme der Signalintensität die die eingetretene Koagulation anzeigt.

Bei Verwendung der verschiedenen Applikatoren für die LITT zeigt sich eine Abhängigkeit des zeitlichen Auftretens des Farbsignals von der Leistungsdichte. Die endgültige Größe der Koagulationszone läßt sich im B-Bild in Abhängigkeit von der Leistungsdichte sofort nach der Laserung bzw. bis 10 Minuten danach, nachdem sich das Gas im Gewebe verteilt hat, genau ermitteln. Dieses Intervall erscheint in vivo verkürzt, was durch einen besseren Abtransport bzw. erneute Lösung von Gasen im Gewebe erklärt werden kann.

Die klinische Durchführung der LITT unter FKDS-Kontrolle ist einfach, komfortabel und für den Anwender leicht erlernbar. Die Operationszeiten sind im Vergleich mit anderen Methoden relativ kurz. Die realen Kosten sind von eingesetzten technischen Mitteln abhängig. Unter der berechtigten Annahme kürzerer Hospitalisierungszeiten bzw. bei ambulanter Durchführung, kürzerer Rekonvaleszenz (im Sinne der Wiederaufnahme normaler Aktivität) und geringerer behandlungsbedingter Morbidität dürfte ein wirtschaftlicher Vorteil der interstitiellen Laserkoagulation zu erwarten sein.

Durch den Einsatz der bare fiber und entsprechende Wahl der geeigneten Kontrollmethode lassen sich die hohen Geräte- und Applikatorkosten ohne kurative Einbuße weitgehend senken. Außerdem ist die Verwendung der einfacheren Techniken meistens mit geringeren Belastungen der Patienten verbunden. Bei der LITT von subkutanen Tomoren kann in vielen Fällen die direkte Positionierungskontrolle im transilluminierten HeNe-Pilotlicht bzw. die Überwachung der Temperaturausbreitung durch manuelle Kontrolle erfolgen. Bei den tiefsitzenden Organtumoren bietet der Einsatz des FKDS-Verfahrens zur Kontrolle des Koagulationsprozesses einige Vorteile gegenüber der MRT-Methode.

Mittels eines Gerätes ist es möglich die Diagnostik und die gesamte Überwachung der Therapie durchzuführen, der Patientenkontakt kann während der gesamten Behandlung beibehalten werden. Die räumliche Auflösung ist jedoch geringer als die des MRT. Während im MRT Temperaturen darstellbar werden, sind im FKDS lediglich Temperaturbereiche unterscheidbar (1, 2).

5. Schlussfolgerung

Die bisherigen Erfahrungen mit der Anwendung der MRT zur Kontrolle der Laserinduzierten Thermotherapie zeigen, daß der Einsatz dieser Kontrollmethode im Bereich der atemunverschieblichen Organe, vor allem in der Neurochirurgie sinnvoll und notwendig ist. In allen anderen Fällen wie zum Beispiel die interstitielle Laserbehandlung der benigner Prostatahyperplasie, subkutaner Metastasen des Mammakarzinoms, der Hämangiome und der vaskulären Malformationen sowie Tumoren der atemverschieblichen Weichteilorgane (darunter primäre und sekundäre Tumoren der Leber) sollten die Vorteile der FKDS-Kontrolle genutzt werden.

Literaturhinweise

1. Philipp C; Rhode E; Berlien H-P;: Treatment of Congenital Vascular Disorders (CVD) with Laserinduced Thermotherapy (LITT) in: Laser Interstitial Thermotherapy, Ed.MüllerG; Roggan A; 443-458, SPIEE Press, Bellingham 1995
2. Interventional MR Imaging-guided Laser-induced Thermotherapy for Recurrent Nasopharyngeal Carcinoma: Initial Clinical Results; Vogl, T.J., Fischer, P., Knoebber, U., Mack, M.G., Philipp, C., Felix, R.;Proceedings of the Annual Meeting of the Radiological Society of North America 1994, Nov. 27 - Dec. 2

MR-Guided Laser-Induced Thermotherapy of Liver Metastases

T. J. Vogl[1], M. G. Mack[1], R. Straub[1], A. Fussan[2], W.-R. Scholz[1], A. Roggan[2], R. Felix[1]
[1] Virchow Klinikum, Strahlen- und Poliklinik, Augustenburger Platz 1, D-13353 Berlin
[2] Laser- und Medizin-Technologie GmbH, Krahmerstr. 6-10, D-12207 Berlin

Introduction

The liver is the most common site of metastatic disease from colorectal carcinoma, and it is rare that metastases are present at other sites if the liver and lung are free of tumor [12]. In 1994 in the US, colorectal carcinoma developed in approximately 149,000 people; approximately 56,000 patients died of this neoplasm. Weiss et al. [12] estimated that at least 20% of patients with this disease will die with metastases exclusively in the liver.

In many patients, the degree of hepatic involvement is the main determinant of survival [4, 5, 9]. The median survival for patients with liver metastases from colorectal carcinoma is 4 to 12 months from the time of diagnosis of metastatic disease. Among those patients with a solitary metastasis, 45% are alive at 2 years, whereas only 12% are alive at 3 years.

In patients who are not candidates for hepatectomy, the palliative management of hepatic metastases remains unsatisfactory. There is a need for an efficient, minimally invasive technique which succeeds in retarding, if not halting, growth of metastases.

Interstitial laser-induced thermotherapy (LITT) is a minimally invasive technique suitable for local tumor destruction within solid organs, using optical fibers to deliver high-energy laser radiation to the target lesion [1, 3, 10, 11]. Due to light absorption, temperatures of up to 150°C are reached within the tumor, leading to a substantial theramo coagulation. MR imaging is used both for placement of the laser applicator in the tumor and for monitoring progress of thermocoagulation. The thermosensitivity of certain MR sequences is the key to real-time monitoring, allowing accurate estimation of the actual extent of thermal damage [2, 6-8].

The current paper presents the results of local lesion control with MR-guided minimally invasive laser-induced thermotherapy and associated survival data.

Material and Methods

Laser system and application set
Laser coagulation was performed using a Neodymium-YAG laser (Dornier MediLas 5060, Martin MY 30) with a specially developed scattering dom light emitter. For an effective LITT-procedure, a special diffusing applicator and an application kit

(SOMATEX, Berlin, Germany) for percutaneous treatment was developed and optimized for our purposes.

The LITT treatment protocol and inclusion criteria were approved by the local ethics committee and written informed consent was obtained from all patients. We included patients who developed metastases in remaining liver after hepatectomy (n = 69); patients who had metastases in both liver lobes (n = 64), and patients who had contraindications for surgery (n = 20). Excluded were patients with more than five metastases; with metastases larger than 4 cm in the greatest diameter; or with extrahepatic tumor spread.

In patients who developed additional liver metastases during the follow-up period, we also treated these metastases. Therefore the maximum number of treated lesions per patient attained nine over time.

Patients treated with LITT
Between June 1993 and May 1997, 153 consecutive patients with liver metastases, aged 28 to 84 (mean 59 years; range 28 to 84 years), were treated with MR-guided laser-induced interstitial thermotherapy (LITT) under local anesthesia. The primary tumor was a colorectal carcinoma in 99 patients, breast cancer in 25 patients, and hepatocellular carcinoma (HCC) in 7 patients. In the remaining 22 patients, the primary tumors were thyroid carcinoma, urothelial carcinoma, esophageal carcinoma, hypernephroid carcinoma, bronchial carcinoma and melanoma. A total of 427 lesions was treated in these 153 patients with a total of 1150 laser applications. 166 of these 1150 laser applications were performed with the internally cooled power-laser applicator with a mean power of 24.1 Watt.

MR-thermometry
MR thermometry is performed via a Turbo-FLASH sequence (TR/TE/TI=7/3/400) and a Thermo-FLASH-2D sequence (TR/TE/Flip angle = 102/8/15), which is more sensitive for the detection of thermal induced changes in signal and morphology.

Results
All patients tolerated the procedure well under local anesthesia without severe complications. Six patients experienced mild nausea after LITT; in one patient, an asymptomatic right subphrenic hemorrhage developed (visualized in MR images). No deaths, infections, or any forms of liver or bile duct injury occurred.

During the follow-up period, 34 of 153 treated patients died. The cumulative survival rate was 0.88 after 12 months, 0.69 after 24 months and 0.48 after 36 months. The median survival time calculated with the Kaplan-Meier method was 36.4 months (Fig. 1).

In patients with liver metastases of colorectal cancer, local tumor destruction using minimally invasive percutaneous LITT under local anesthesia is well tolerated and results in improved clinical outcomes and survival rates. These data can be a basis for a randomized study on a comparison of LITT versus surgery.

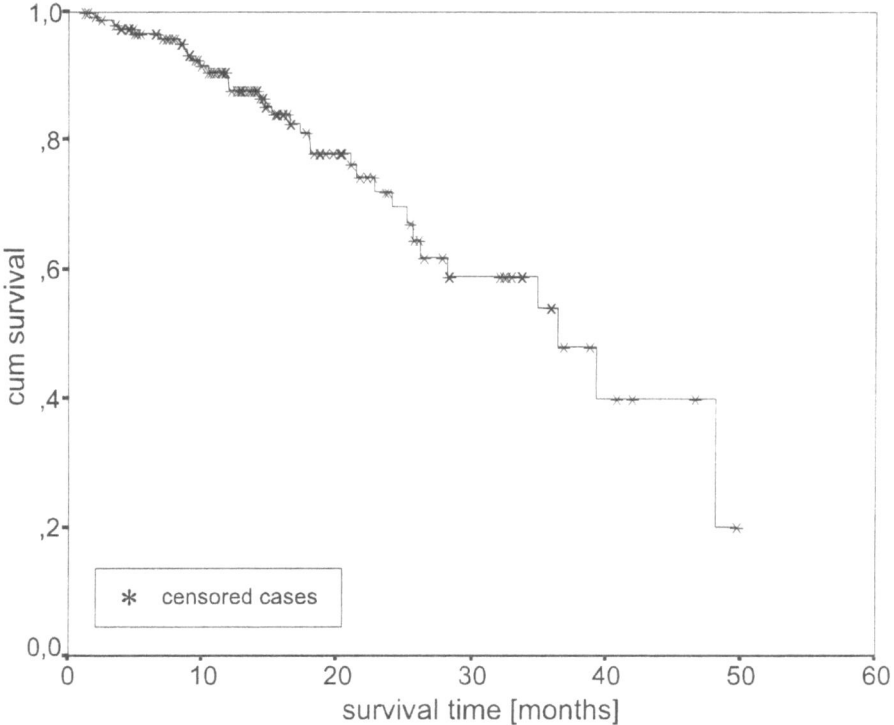

Fig. 1. Cumulative survival rate of the consecutive patient serie

Conclusion

In conclusion, our experience with MR-guided LITT in the treatment of liver metastases shows that it yields survival and local tumor control rates comparable to those of hepatic resection; the further advantages associated with the minimally invasive character of LITT should make it a very promising method for the treatment of liver metastases.

References
1. Amin Z, Bown SG, Lees WR (1993) Local treatment of colorectal liver metastases: a comparison of interstitial laser photocoagulation (ILP) and percutaneous alcohol injection (PAI). Clin-Radiol 48:166-171
2. Castren Persons M, Lipasti J, Puolakkainen P, Schroder T (1992) Laser-induced hyperthermia: comparison of two different methods. Lasers Surg Med 12:665-668

3. Gewiese B, Beuthan J, Fobbe F, et al. (1994) Magnetic resonance imaging-controlled laser-induced interstitial thermotherapy. Invest-Radiol 29:345-351
4. Goslin R, Steele G, Jr., Zamcheck N, Mayer R, MacIntyre J (1982) Factors influencing survival in patients with hepatic metastases from adenocarcinoma of the colon or rectum. Dis-Colon-Rectum 25:749-754
5. Jaffe BM, Donegan WL, Watson F, Spratt JS, Jr. (1968) Factors influencing survival in patients with untreated hepatic metastases. Surg-Gynecol-Obstet 127:1-11
6. Jolesz FA, Bleier AR, Jakab P, Ruenzel PW, Huttl K, Jako GJ (1988) MR imaging of laser-tissue interactions. Radiology 168:249-253
7. Le Bihan D, Delannoy J, Levin RL (1989) Temperature mapping with MR imaging of molecular diffusion: application to hyperthermia. Radiology 171:853-857
8. Matsumoto R, Oshio K, Jolesz FA (1992) Monitoring of laser and freezing-induced ablation in the liver with T1-weighted MR imaging. J-Magn-Reson-Imaging 2:555-562
9. Steele G, Jr., Ravikumar TS (1989) Resection of hepatic metastases from colorectal cancer. Biologic perspective. Ann-Surg 210:127-138
10. Vogl TJ, Mack MG, Scholz WR, et al. (1996) MR imaging guided laser-induced thermotherapy. Min Invas Ther & Allied Technol 5:243-248
11. Vogl TJ, Muller PK, Hammerstingl R, et al. (1995) Malignant liver tumors treated with MR imaging-guided laser-induced thermotherapy: technique and prospective results. Radiology 196:257-265
12. Weiss L, Grundmann E, Torhorst J, et al. (1986) Haematogenous metastatic patterns in colonic carcinoma: an analysis of 1541 necropsies. J-Pathol 150:195-203

on-line Monitoring der Nekroseausdehnung bei laserinduzierter Thermotherapie

R. Sroka, M. Gauch, W. Beyer, T. Pongratz, R. Esser, R. Muschter,
R. Baumgartner, A. Hofstetter
Laser-Forschungslabor, Urologische Klinik, Ludwig-Maximilians-Universität,
München, Germany

Einleitung
Für die Beurteilung einer interstitiellen Thermotherapie ist es wichtig, die Entwicklung und den Verlauf der Koagulationsausdehnung während der Behandlung zu verfolgen [2, 3]. Bisherige Messung der Gewebetemperatur lassen nur einen indirekten Schluß auf die Nekrose zu [2, 3]. Über NMR-Methoden lassen sich neben der Temperatur auch die Gewebeveränderungen bildgebend darstellen, jedoch sind diese Verfahren recht aufwendig [1]. Mit Hilfe von Ultraschallmethoden können während der Behandlung Temperaturabschätzungen durchgeführt werden, der denaturierte Gewebeanteil läßt sich jedoch erst ca. 10min nach Behandlungsende darstellen [4]. Ziel dieser Entwicklungsarbeit war es, ein Verfahren zur Abschätzung des Koagulationsvolumens zu entwickeln, auf dessen Basis Abschaltkriterien für die Behandlung ermittelt werden können.

Theorie
Als Folge einer thermischer Denaturierung von Gewebe resultiert eine Weißfärbung des Gewebes. Diese makroskopische Veränderung ist ein Hinweis auf die Zunahme der Lichtstreuung im Gewebe [6]. Die Änderung der optischen Eigenschaften des Gewebes bewirken eine Änderung der remittierten Lichtintensität eines in diesen Bereich eingebrachten Testlichtes. Wird eine Detektionseinheit in den Übergangsbereich von nativem zu koaguliertem Gewebe eingebracht, kann die Intensitätsänderung als Hinweis für den Übergang genutzt werden.

Material und Methoden
In Abb. 1 ist der prinzipieller Aufbau des experimentellen Aufbaus skizziert. Mit Hilfe eines eingestochenen interstitiellen Laserlichtdiffusors können ellipsoide Gewebenekrosen erzeugt werden. Die Ausdehnung ist abhängig von der verwendeten Laserlichtwellenlänge, der an das Gewebe abgegebenen Leistung und der Applikationsdauer. Wird parallel zur Therapiefaser in definierter Geometrie eine Lichtdetektionsfaser positioniert, kann die Auswirkung der Gewebsveränderung auf die Transmission des Pilot- als auch des Therapielichtes oder auf die Remission eines in die Detektorfaser eingekoppelten Testlichtes mit geeigneten Nachweisverfahren bestimmt werden.

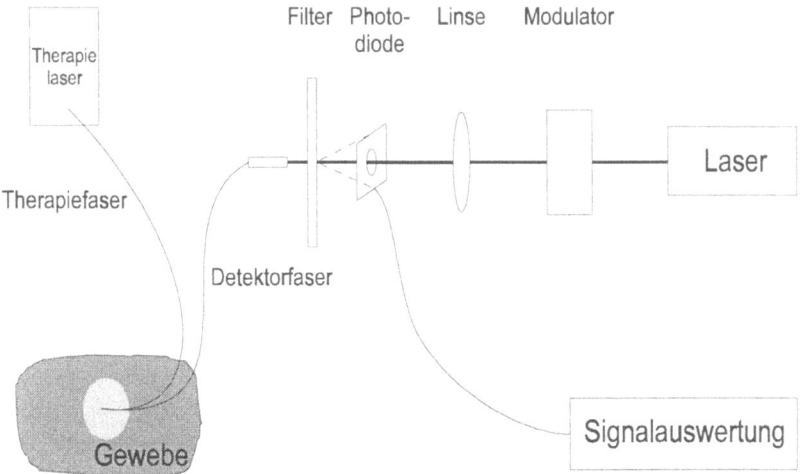

Abb. 1. Experimenteller Aufbau für den lokalen optischen Nachweis von der Grenzschicht natives Gewebe - koaguliertes Gewebe.

Ergebnisse

Wie in Abb. 2 dargestellt ist, wird aufgrund der Änderung der optischen Eigenschaften eine sigmoide Intensitätsänderung mit Sättigungsverhalten detektiert. Wird zusätzlich die Geometrie von Therapiefaser und Detektionsfaser verändert (Abstand d), ändert sich zwar die Steigung und die Intensität während der prinzipielle Verlauf der Detektionskurve erhalten bleibt. Experimentelle Untersuchungen des Kurvenverlaufes weisen darauf hin, daß, sobald die Koagulationsgrenze die Position des Detektorfaserendes erreicht, die Detektionskurve in Sättigung übergeht.

Diskussion

Da ein intraoperatives on-line Monitoring von Koagulationsnekrosen mit Ultraschall- und NMR-Methoden nur bedingt durchführbar ist [1, 4, 5], scheint die vorgestellte Entwicklung für eine lokale on-line Detektion der thermischen Gewebeveränderung geeignet zu sein. Ausgehend von einer ellipsoiden Form der sich ausbildenden Nekrosezone ist aus der vor Behandlungsbeginn festgelegten Geometrie von Detektorfaser - Therapiefaser eine Bestimmung des Koagulationvolumen möglich. Zur besseren Übersicht kann nach Beendigung der thermischen Behandlung mit einer Ultraschallmessung der gesamte Nekrosebereich bildgebend dargestellt werden [4]. Da bei geeigneter Anordnung die Detektionsfaser proximal direkt an die Therapiefaser gekoppelt werden sollte, wird kein zusätzlicher Einstich bei der interstitiellen Thermotherapie benötigt. Aus den Untersuchungen geht hervor, daß als Abschaltkriterium für das Erreichen einer vor Therapiebeginn festgelegten Nekroseausdehnung, das Erreichen des Sättigungsbereiches der Detektionskurve sinnvoll ist. Vor einer klinischen Anwendung sollte das System jedoch miniaturisiert und einer in-vivo Testung unterzogen werden.

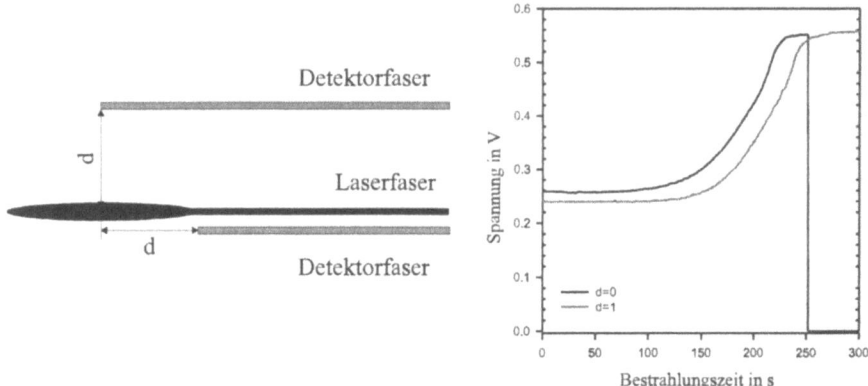

Abb. 2. Veränderungen der Position von Detektorfaser zur Lasertherapiefaser resultieren nur in einer Veränderung des Zeitpunktes zum Erreichen der Sättigung

Literatur

1 Müller-Lisse G., Schneede P., Heuck A., Muschter R., Scheidler J., Reiser M., Hofstetter A. Magnetic resonance imaging in laser-induced thermometry of the prostate. In: Laser-Induced Inerstitial Thermotherapy (eds. G. Müller, A. Roggan), SPIE Optical Engineering Press, Bellingham, USA, 1995, 340-343

2 Muschter R., Ehsan A., Stepp H., Hofstetter A. Clinical results of LITT in the treatment of benign prostate hyperplasia. In: Laser-Induced Inerstitial Thermotherapy (eds. G. Müller, A. Roggan), SPIE Optical Engineering Press, Bellingham, USA, 1995, 434-442

3 Muschter R. Interstitial Laser Therapy. In: Smith`s Textbook of Endourology (eds. A. Smith, G. Badlani, et al) Quality Medical Publishing, Inc., St. Louis, USA, 1996, 1098-1118

4 Philipp C., Rohde E., Berlien H.-P. Treatment of congenital vascular disorders (CVD) with laser-induced thermotherapy (LITT). In: Laser-Induced Inerstitial Thermotherapy (eds. G. Müller, A. Roggan), SPIE Optical Engineering Press, Bellingham, USA, 1995, 443-459

5 Rohde E., Philipp C., Berlien H.-P. Monitoring of interstitial laser-induced thermometry with coloe-coded duplex sonography (CDDS). In: Laser-Induced Inerstitial Thermotherapy (eds. G. Müller, A. Roggan), SPIE Optical Engineering Press, Bellingham, USA, 1995, 267-278

6 Roggan A., Dörschel K., Minet O., Wolff D., Müller G. Optical properties of biological tissues in the near-infrared wavelength range: review and measurements. In: Laser-Induced Inerstitial Thermotherapy (eds. G. Müller, A. Roggan), SPIE Optical Engineering Press, Bellingham, USA, 1995, 10-44

8-Kanal Temperaturmeßgerät für die LITT

M. Klingenberg, G. Martschoke, M. H. Niemz
Institut für Angewandte Physik, Universität Heidelberg,
D-69120 Heidelberg

Abstract
Die Laser-induzierte interstitielle Themotherapie (LITT) spielt eine immerwichtigere Rolle in der Gefäßkoagulation und bei der Behandlung von tieferliegenden Tumoren [1, 2]. Es wird ein kompaktes Gerät vorgestellt, welches die Meßwerte von acht Temperaturfühlern simultan aufnehmen kann. Es kommen Temperaturfühler auf Halbleiterbasis zum Einsatz, welche einen bereits integrierten A/D-Wandler enthalten. Die Temperatur wird über das Taktverhältnis eines oszillierenden Tastsignals codiert, wodurch störende Einflüsse in den Meßleitungen deutlich reduziert werden. Mit diesem Meßgerät läßt sich der zeitliche Verlauf der Temperatur während der LITT dokumentieren. Im Experiment wurde Lebergewebe *in vitro* mit einem Nd:YAG Laser (Dornier Medizintechnik) bei einer mittleren Leistung von 1 Watt bestrahlt. Als Applikatoren dienten hemisphärische Lichtleiter der Fa. Sharplan.

Einleitung
Die Laser-induzierte Thermotherapie (LITT) hat sich in den letzten Jahren als Tumortherapie weiter durchsetzen können. Die LITT ermöglicht die Photokoagulation von Gewebevolumina mit Durchmessern von mehreren Zentimetern. Für den therapeutischen Einsatz der Thermotherapie ist es notwendig, die Schädigung des Gewebes während der Operation zu kontrollieren. Untersuchungen haben gezeigt [3], daß die zentrale Nekrosezone in den Tagen nach der Therapie weiter anwächst, da das Gewebe in der Peripherie der Bestrahlungszone durch Hyperthermie nur teilweise geschädigt worden ist und der Nekroseprozess zunächst anhält. Um die Koagulationsnekrose nicht zu groß werden zu lassen, ist die Überwachung der Temperatur während des Behandlung erforderlich. Als nichtinvasives bildgebendes Verfahren zur globalen Bestimmung des Temperaturprofils stellt die Kernspintomographie (MRI) eine sehr günstige Methode im therapeutischen Einsatz der LITT dar. Das Problem bei der Temperaturmessung mit MRI aber ist die Tatsache, daß sich die Signaleffekte der Temperaturerhöhung und Nekrotisierung überlagern können. Deswegen ist es oft interessant, die Erwärmung mit zusätzlichen Themometern invasiv zu überwachen. Bei den Messungen mit Thermometern erhält man nur punktuell Temperaturwerte. Um ein globales Temperaturprofil erstellen zu können, müssen mehrere Werte mit geeigneten Simulationen extrapoliert werden. Damit die dabei

entstehenden Fehler nicht zu groß werden, ist es zweckmäßig, möglichst viele Temperaturfühler zu verwenden. Die Thermometer beeinflussen aber oft die Meßwerte geringfügig, so daß andererseits nur wenige Fühler benutzt werden sollten. Der Vorteil von Thermoelementen und Halbleiterthermistoren liegt in der großen Genauigkeit und der hohen erreichbaren Orts- und Zeitauflösung der Temperaturmeßwerte. Thermometer sind vor allem bei *in vitro* Studien gut einsetzbar.

Material und Methode

Für die Messungen kamen die Thermistoren SMT 160-30 der Firma *Ginsbury-Electronic GMBH* zum Einsatz, deren technische Daten in Tabelle 1 wiedergegeben sind. Thermistoren bestehen aus Halbleitern, deren Widerstand temperaturabhängig ist. Mit einer geeigneten logarithmierenden Ausleseelektronik lassen sich über die Widerstandsbestimmung Temperaturen messen. Der Unterschied des SMT 160-30 zu den bekannten Temperatursensoren liegt in dem integrierten A/D-Wandler, der ein zeitkontinuierliches TTL - und CMOS- kompatibles Rechtecksignal liefert. Der Tastgrad $g = t_d/t_p$ ist direkt proportional zur Temperatur:

$$T = 212.766 \cdot (g - 0.32) \; [°C] \tag{1}$$

Dabei ist t_d die Pulslänge und t_p die Frequenz des Rechtecksignals, das durch Zeitmessung zwischen den Flanken digital verarbeitet werden kann. Im Bereich von -45 °C bis +100 °C ist die Genauigkeit des Sensors durch eine "On-Chip-Kalibrierung" besser als 0.7 °C. Im gesamten Temperaturbereich von -45 °C bis +135 °C beträgt der maximale Fehler ohne Kalibriermaßnahmen 1.2 °C. Die Übertragung des zeitmodulierten Sensorsignals ist sehr störungsarm und von der Länge der Meßleitungen bis 20m praktisch unbeeinflußt. Zwei Anschlüsse (+V_{cc} und GND) versorgen den Sensor mit einer Betriebsspannung von +5 V.

Tab. 1. Technische Daten des Halbleitersensors

Temperaturbereich	-45...135°C
Gesamtfehler (im Bereich -30...100°C)	+ 0.7°C
Abmessungen	8 x 2.5 x 0.64 mm
Versorgungsspannung	5 V DC
Zeitauflösung (abh. von Samplingrate)	0.3 s

Die digitale Verarbeitung des Sensorsignals des SMT 160-30 erfolgt mit dem Mikrocontroller des Temperaturmeßgerätes mp37, das in der elektronischen Werkstatt des *Physikalischen Instituts Heidelberg* angefertigt wurde (Abb.1).

Um den Tastgrad zu messen, muß das Sensorsignal abgetastet werden. Wegen der endlichen Abtastfrequenz erfolgt dieser Vorgang über mehrere Perioden des Rechtecksignals. Die Meßzeit ist umso kürzer, je schneller die Abtastung erfolgt. Die minimale Periodendauer t_p ist durch die maximal mögliche Frequenz (4 kHz) des

Rechtecksignals gegeben und beträgt somit 250 µs. Die mindestens benötigte Meßzeit t_m ergibt sich dann zu

$$t_m = 30.25 \cdot (f_A)^{-2} \cdot (dT)^{-2} \ [\mu s] \tag{2}$$

wobei f_A die Abtastfrequenz und dT der maximale Quantisierungsfehler ist. Um auf 0.1°C genau zu messen, sollte dT nicht größer als 0.01°C gewählt werden. Bei einer Abtastfrequenz f_A von 1 MHz ergibt sich dann für t_m etwa 0.3 s. In einer Meßschleife wird das Signal abgetastet und das Auftreten von Ereignissen (steigende bzw. fallende Flanke) als Timer-Stand in einem Zwischenspeicher abgelegt. Die Abbruchbedingung der Schleife ist durch die mindestens benötigte Anzahl der Abtastungen $Z = t_m \cdot f_A$ gegeben, im obigen Beispiel also etwa 10^5.

Zusammen mit dem Temperaturfühler SMT 160-30 wurde die Ansprechgeschwindigkeit des auf einer Glashalterung befestigten Fühlers in Wasser getestet. Der Vergleich mit einem Thermoelement, das eine Zeitauflösung von 0.3 s aufweist, zeigte, daß der hier verwendete Thermistor genauso schnell anspricht wie das Thermospannungsmeßgerät (in Übereinstimmung mit dem theoretisch erwarteten Wert).

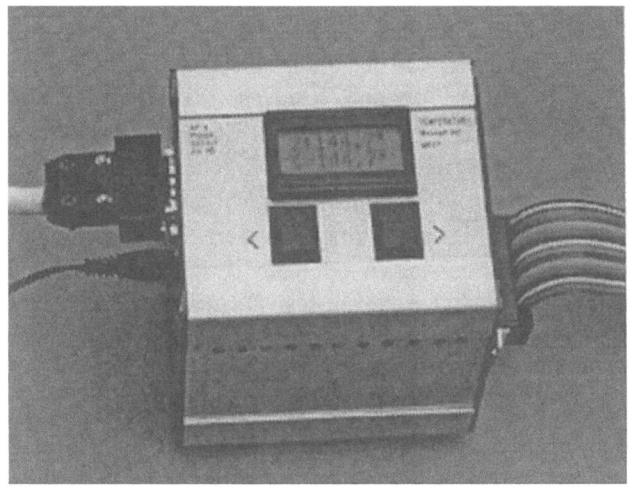

Abb.1. Meßgerät mp37

Vom Mikrocontroller werden acht Temperaturkanäle gleichzeitig verarbeitet. Die Meßwerte können in vier verschiedenen Modi (Aktuelle Temperatur, größte bzw. Kleinste erreichte Temperatur, Anzeige einer (einstellbaren) oberen bzw. unteren Temperaturgrenze) auf einem Display ausgegeben werden. Werden die Temperaturgrenzen über- bzw. unterschritten, gibt das Gerät einen Warnton aus. Alternativ zu dieser Ausgabe können die Werte auch über eine serielle Schnittstelle (RS-232) an einen PC weitergegeben und mit einem Terminalemulationsprogramm ausgelesen und zum Teil auch eingestellt werden.

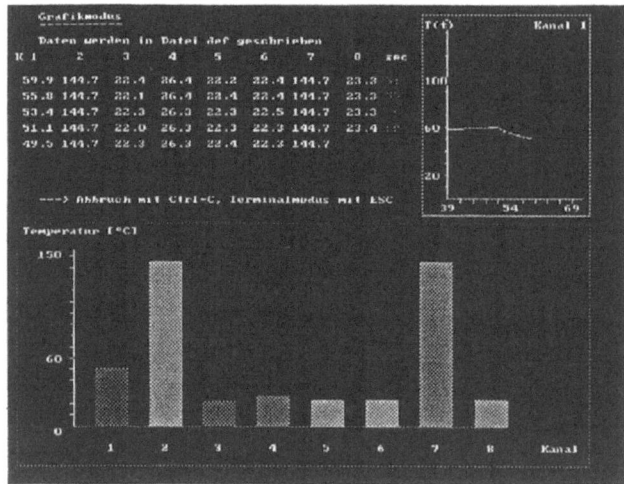

Abb. 2. Temperaturüberwachung am PC

Sämtliche Messungen zur LITT wurden mit dem Nd:YAG-Laser (λ = 1064 nm) Medilas 4060N der Firma Dornier Medizintechnik durchgeführt, der mit einer mittleren Leistung von 1 Watt betrieben wurde. Bei der Faser handelte es sich um eine für die interstitielle Behandlung geeignete Sharplase hemispherical bare-fiber 800 μm, deren distales Ende abgerundet ist. Diese Faser strahlt das Laserlicht auch etwas zur Seite ab, so daß zur externen Leistungsbestimmung die Ergebnisse der Studien zum Strahlprofil der Faser durch R. Kurek [4] miteinbezogen wurden. Zur Koagulation wurde Leber von Schwein und Rind benutzt, da es sich hierbei um sehr homogenes Gewebe handelt. Die Temperaturmessungen erfolgten in Höhe des distalen Endes der Faser und in verschiedenen radialen Abständen. Dazu wurden auf einer Platine in wohldefinierten Abständen Halterungen für die Temperaturfühler angebracht.

Ergebnisse

Zur Ansprache des Gerätes mp37 wurde ein Programm erstellt, das es ermöglicht, die gemessenen Daten aller acht Kanäle on-line auf einem PC graphisch auszugeben und abzuspeichern (Abb.2). Die Daten einer typischen Messung sind in Abb.3 wiedergegeben. Durch die Breite des Sensors konnten die Temperaturen nur auf etwa 2.5mm genau gemessen werden. Bei An- und Abschalten des Lasers zeigt sich wie bei fast allen anderen Messungen eine sehr starke Temperaturänderung. Diese schnelle Temperaturerhöhung rührt von der Selbstabsorption der Fühler her und wurde schon eingehend von C. Phillip [5] untersucht: Aufgrund des höheren Absorptionskoeffizienten des Fühlers erwärmt sich dieser viel schneller als seine Umgebung. Dieser Effekt ist für Sensoren im Nahbereich des LITT-Applikators am stärksten, im Fernbereich ist er aufgrund der endlichen Eindringtiefe des Lichts deutlich geringer.

Da der flache Temperaturfühler auf einer Seite eine wesentlich stärker absorbierende Schutzschicht für den Sensorchip aufweist, war die Selbstabsorption von der Stellung der Fühler relativ zur LITT-Faser abhängig und konnte bei einigen Messungen reduziert werden. Vergleichsmessungen mit Thermoelementen und faseroptischen Sensoren zeigten, daß auch diese den Effekt der Selbstabsorption aufweisen. Aufgrund der Materialeigenschaften ist er bei Thermoelementen etwas geringer.

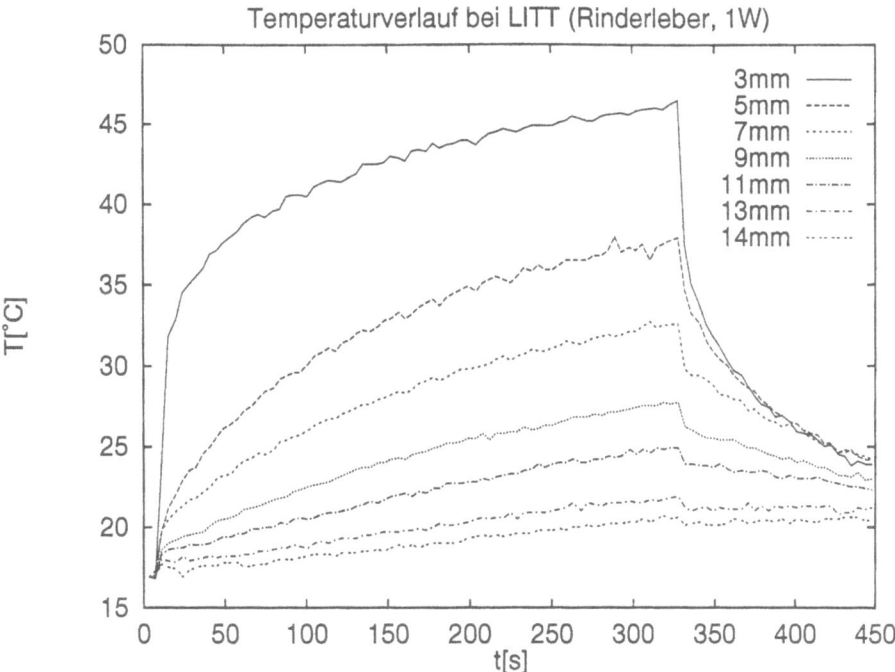

Abb. 3. *In-vitro* Messung zur LITT

Diskussion

Mit dem Temperaturmeßgerät mp37 lassen sich Temperaturverläufe bei in vitro Studien zur LITT messen. Durch die dazu verwendeten Halbleitersensoren SMT 160-30 können simultan acht Temperaturen sehr genau und mit hoher zeitlicher Auflösung aufgenommen werden, was eine on-line Überwachung der Messung ermöglicht. Das spezielle Design der Sensoren erlaubt die Verwendung von sehr langen Meßleitungen, da das Meßergebnis hierduch nicht verfälscht wird. Als nachteilig haben sich die Größe und die Selbstabsorption der Fühler erwiesen. Eine Chip-Optimierung könnte eine Verkleinerung des Sensors bewirken, und durch die Verwendung entsprechender Materialien liesse sich auch die Selbstabsorption minimieren. Durch erhöhten Aufwand wäre das Auslesegerät auch auf mehr Meßkanäle erweiterbar. Damit stellt das hier vorgestellte Meßsystem eine sinnvolle Alternative zur Temperaturmessung bei in vitro Experimenten und Phantomstudien zur LITT dar.

Literatur
[1] Roggan A, Müller G: Laser-induced interstitial thermotherapy, SPIE - The International Society for Optical Engineering Bellingham, Washington, 1995
[2] Niemz MH: Laser-Tissue Interactions Springerverlag, Heidelberg, 1996
[3] Anzai Y, et al.: MRI-Histopathologic correlation of thermal injuries induced with interstitial Nd:YAG laser irradiation in the chronic model J.Magn.Res.Imag. 2 : S 671, 1992
[4] Kurek R, et al.: Sculpted Fibers, Fortschritt in der Nd:YAG-Laser-Kontakt-Technik? - Ergebnisse einer physikalischen, morphometrischen und klinischen Studie Lasermedizin 10 : S 194, 1994
[5] Phillip C, et al.: Zur Problematik von Temperaturmessungen mit Thermoelementen während Laserbestrahlung in streuenden Medien Lasemedizin 8 : S 188, 1992

Laser-induced Thermotherapy of Head and Neck Tumors

Martin G. Mack[1], Thomas J. Vogl[1], Petra Müller[1], Ralf Straub[1], André Roggan[2], Ulrike Bockmühl[3], Roland Felix[1]

1   Virchow Klinikum, Strahlenklinik und Poliklinik, Augustenburger Platz 1, D-13353 Berlin
2   Laser- und Medizin-Technologie gGmbH, Krahmerstr. 6-10, D-12207 Berlin
3   Virchow Klinikum, HNO-Klinik, Augustenburger Platz 1, D-13353 Berlin

Introduction

Interstitial laser-induced thermotherapy (LITT) is a minimally invasive technique for local tumor destruction within solid organs. Low-power laser, with delivery of light energy through thin optical fibers, results in a well-defined area of coagulative necrosis. Thus, laser can destroy tumor by direct heating, while greatly limiting damage to surrounding structures. Experimental work has shown that a well defined area of coagulative necrosis is obtained around the fibre tip, with minimal damage to surrounding structures. The head and neck area includes a multitude of small, complexly arranged anatomic structures; intimate knowledge of normal spatial relationships and variations is necessary to plan and implement appropriate therapy. Lesions often lie near vital structures, complicating diagnostic and therapeutic procedures. Improved visualization during such procedures can therefore provide the physician with critical information, permitting innovative procedures and improved outcomes.

Pilot clinical studies have demonstrated that this technique is practical for the palliation of hepatic tumors [1, 8-10]. The success of LITT is dependend on delivering the optical fibres to the target area, real time monitoring of the effects of the treatment and subsequent evaluation of the extent of thermal damage [4, 5]. The key to achieving these objectives is the imaging methods used. The Magnetic Resonance (MR) findings of LITT in the experimental [2, 6] setting have been described, but the clinical role of MRI during and after LITT has been only described in a small series of patients [3, 7]. Magnetic Resonance Imaging (MRI) has proven as an ideal clinical instrument for the exact positioning of the optical fibers in the target area, real time- monitoring of the hyperthermic effects and the subsequent evaluation of the extent of induced coagulative necrosis.

Material and Methods

Laser system and application set
Laser coagulation was performed using a Neodymium- YAG laser (Dornier Medi-Las 5060, Martin MY 30) with a specially developed scattering dom light emitter. For an effective LITT-procedure, a special diffusing applicator and an application kit (SOMATEX, Berlin, Germany) for percutaneous treatment was developed and optimized for our purposes.

The laser application kit (SOMATEX, Berlin, Germany) consists of a cannulation needle with a tetragonally sharpened tip and the guide wire, a sheath system with mandrin (15 cm, 7 Ch), and a special protective catheter (43 cm, 4 Ch) which is closed at the distal end. The protective catheter prevents direct contact of the laser applicator with the patient and enables complete removal of the applicator even in the unlikely event of damage during treatment. This increases patient safety and simplifies the procedure. The catheter is transparent for laser-radiation and resistant to heat (up to 400°C). Marks on the sheath and the protective catheter allow exact positioning of both in the lesion.

The system is fully compatible with MR imaging systems. Magnetite markers on the laser-applicator allow an easier visualizing and positioning procedure.

The laser itself is installed outside of the examination unit. The laser light is transmitted via a 10 m long optical fiber. The complete set-up used for LITT is shown in figure 1.

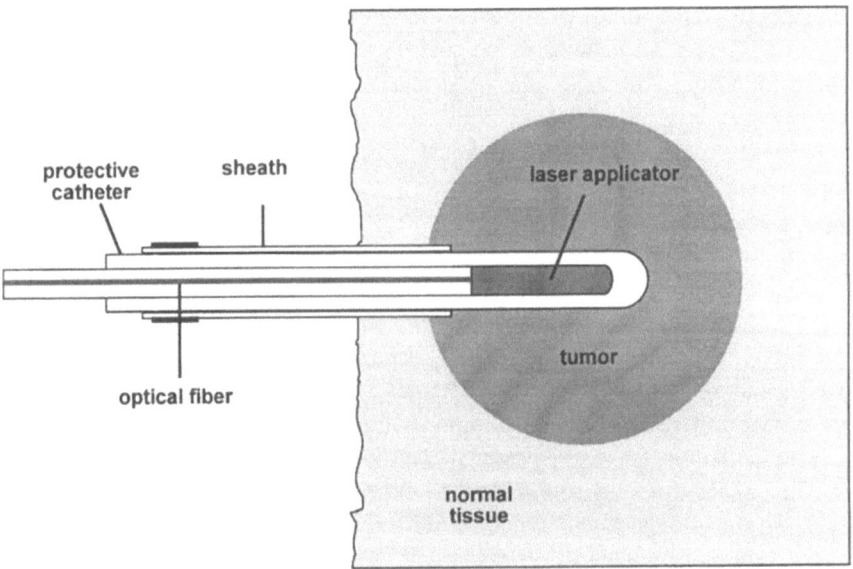

Fig. 1. The drawing shows the LITT-setup

Technique of MR guided LITT
Before LITT treatment all patients undergo CT and a contrast enhanced MRI study at least 2 days prior to the intervention and informed consent is obtained from the patient. Immediatelly prior to the procedure patients receive and pethidine (50 - 100 mg) intravenously. After localization of the tumor with CT, 20 ml of 1 % lidocaine is infiltrated.

A 7 French catheter is then inserted via a percutaneous approach under CT guidance. A special thermostable plastic catheter is thereafter introduced. In a third step a software program is calculating the parameters for the laser treatment, like energy and total application time. After positioning the patient at the MR table, the laser catheter is inserted into the guiding catheter and the patient is asked to stay calm.

MR-thermometry

MR thermometry is performed via a Turbo-FLASH sequence (TR/TE/TI = 7/3/400) and a Thermo-FLASH-2D sequence (TR/TE/Flip angle = 102/8/15), which is more sensitive for the detection of thermal induced changes in signal and morphology.

Before and after LITT treatment T1 weighted (SE, GE), and T2 weighted (SE) images are obtained at 1.5 Tesla magnet. Of special importance is a dynamic Turbo-FLASH sequence protocol, which is started precontrast and with a short delay (6 seconds) postcontrast over a total length of 180 seconds. Nonenhanced and contrast enhanced imaging studies are also performed 1 week, 4 weeks, 3, and 6 months after therapy. Qualitative and quantitative parameters are evaluated including size, morphology and contrast enhancement pattern at early and late follow up.

Patient material

12 patients (mean age = 63.3) with recurrent head and neck tumors were treated using MR-controlled laser-induced thermotherapy. A total number of 13 lesions were treated.

Results

In-vitro MR-thermometry

The in vitro study using muscle tissue demonstrated reproducible loss of signal intensity corresponding to increasing tissue temperatures. Using an energy of 5 Watt and an application time of 12 min, the maximum diameter of the region with signal loss was 25 mm. This effect was best monitored using the Thermo-TurboFlash sequence at TR-values of 300 to 400 ms, providing a nearly linear, inverse correlation between signal intensity and temperature. By comparison, this correlation was somewhat less linear using the FLASH-2D sequence; this sequence did, however, provide higher spatial resolution and clearer delineation of topographical structures.

In-vivo study

In a prospective study twelve patients underwent LITT of the head and neck under MRI guidance using an interventional subzygomatic approach for recurrent tumors of the nasopharynx and parapharyngeal space. Lesions of the floor of the mouth and the larynx were directely punctured. Pretherapeutic MR scans revealed tumor recurrence in all patients. All patients had already surgery and/or chemotherypy before the LITT intervention.

11 patients tolerated the procedure well. One patient with a recurrent squamous cell carcinoma and infiltration of the sublingual gland developed pain 5 minutes

after starting the laser. No long-term side effects related to treatment were observed. The 2 year MR-control study of the patients with the pleomorphic adenoma showed no recurrent tumor.

MR thermometry enabled on-line display of the hyperthermic effects, seen as progressively decreased signal from spaces surrounding tumor. Criterias for evaluating success of treatment included clinical data such as pain or other local symptoms as well as pre- and posttherapeutic changes in signal and tumor morphology. We were able to induce coagulative necrosis in all patients (volume range: 3 cm^3 to 25 cm^3) and to reduce clinical symptoms in seven patients.

Conclusion

The newly designed MR-guided LITT allows accurate on-line thermometry during the interventional procedure. Dynamic gadolinium enhanced MRI is suitable for early and late follow up studies for lesions treated with LITT. Follow up studies indicate that the laser-induced effects lead to reliable palliation in recurrent head and neck tumors.

References

1. Amin Z, Bown SG, Lees WR (1993) Local treatment of colorectal liver metastases: a comparison of interstitial laser photocoagulation (ILP) and percutaneous alcohol injection (PAI). Clin-Radiol 48:166-171
2. Anzai Y, Lufkin RB, Castro DJ, et al. (1991) MR imaging-guided interstitial Nd:YAG laser phototherapy: dosimetry study of acute tissue damage in an in vivo model. J-Magn-Reson-Imaging 1:553-559
3. Castro DJ, Lufkin RB, Saxton RE, et al. (1992) Metastatic head and neck malignancy treated using MRI guided interstitial laser phototherapy: an initial case report. Laryngoscope 102:26-32
4. Cline HE, Schenck JF, Watkins RD, Hynynen K, Jolesz FA (1993) Magnetic resonance-guided thermal surgery. Magn-Reson-Med 30:98-106
5. Dickinson RJ, Hall AS, Hind AJ, Young IR (1986) Measurement of changes in tissue temperature using MR imaging. J-Comput-Assist-Tomogr 10:468-472
6. Jolesz FA, Bleier AR, Jokab P (1988) MR imaging of laser tissue interactions. 168:629-631
7. Vogl TJ, Mack MG, Muller P, et al. (1995) Recurrent nasopharyngeal tumors: preliminary clinical results with interventional MR imaging--controlled laser-induced thermotherapy. Radiology 196:725-733
8. Vogl TJ, Mack MG, Scholz WR, et al. (1996) MR imaging guided laser-induced thermotherapy. Min Invas Ther & Allied Technol 5:243-248
9. Vogl TJ, Mack MG, Straub R, et al. (1997) MR-guided laser induced themotherapy (LITT) of liver metastases: Results of the multiapplicator technique versus monoapplication. ISMRM Abstracts 522
10. Vogl TJ, Muller PK, Hammerstingl R, et al. (1995) Malignant liver tumors treated with MR imaging-guided laser-induced thermotherapy: technique and prospective results. Radiology 196:257-265

Photodynamik / Photodynamics

I. Basisuntersuchungen / Basic Research
Moderation: R. Baumgartner, H. Schneckenburger
Seiten 213 - 254

II. Photodynamische Diagnostik (PDD) / Photodynamic Diagnostics
Moderation: M. Kriegmair
Seiten 255 - 273

III. Photodynamische Therapie (PDT) / Photodynamic Therapy
Moderation: J. Feyh, A. Goetz
Seiten 274 - 304

Charakterisierung von Meso-Tetraphenylporphyrinen an Endothelzellen *In Vitro*

R. Sailer[1], M.H. Gschwend[1], W.S.L. Strauss[1], H. Emmert[1],
R. Steiner[1] und H. Schneckenburger[1,2]

[1] Institut für Lasertechnologien in der Medizin und Meßtechnik an der Universität Ulm, Helmholtzstraße 12, D-89081 Ulm

[2] Fachhochschule Aalen, Institut für Angewandte Forschung, D-73428 Aalen

Zusammenfassung

Zur quantitativen Charakterisierung der synthetischen meso-Tetraphenylporphyrine $TPPS_1$, $TPPS_{2a}$, $TPPS_3$ und $TPPS_4$ in vitro an der Endothelzellinie BKEz-7 (Kalbsaorta) wurden Zytotoxizität, intrazelluläre Akkumulation und Phototoxizität bestimmt. Die lipophilen Photosensibilisatoren $TPPS_1$ und $TPPS_{2a}$ wiesen, im Vergleich zu $TPPS_3$ und $TPPS_4$, eine ausgeprägte Zytotoxizität auf. Die intrazelluläre Anreicherung war für alle vier Derivate, bei Inkubation mit der sensibilisatorspezifischen nicht-zytotoxischen Inkubationskonzentration, vergleichbar. Um eine photodynamische Inaktivierung auf 50% der Kontrolle zu erreichen, waren für $TPPS_1$ und $TPPS_{2a}$ 10-20fach geringere Bestrahlungsdosen als für $TPPS_3$ und $TPPS_4$ erforderlich. Die ausgeprägten Unterschiede zwischen den lipophilen und hydrophilen Sensibilisatoren weisen auf eine unterschiedliche intrazelluläre Lokalisation und auf unterschiedliche Schädigungsorte in den Zellen hin.

1. Einleitung

Die systematische Untersuchung und der Vergleich von Photosensibilisatoren unterschiedlicher Hydrophilie erfordert standardisierte Versuchsbedingungen. In einem ersten Schritt wird die Zytotoxizität der Photosensibilisatoren in Abhängigkeit der Inkubationskonzentration bestimmt. Die Charakterisierung der Zytotoxizität erfolgt einerseits durch die IC_{50}, d.h. diejenige Konzentration, bei der die Anzahl der vitalen Zellen auf 50% abgesunken ist, und andererseits durch die größte nicht-zytotoxische Inkubationskonzentration. Darüberhinaus wird der intrazelluläre Gehalt des Sensibilisators für unterschiedliche Inkubationszeiten und Inkubationstemperaturen bei nicht-zytotoxischen Inkubationskonzentrationen ermittelt. Die Bestimmung des Sensibilisatorgehalts bei unterschiedlichen Temperaturen erlaubt Rückschlüsse auf den Aufnahmemechanismus (37°C: aktiv unter Energieverbrauch; 4°C: passiv durch Diffusion). Die Untersuchung der Phototoxizität umfaßt die Bestimmung der Inaktivierung in Abhängigkeit der Bestrahlungswellenlänge (Aktionsspektrum), der Bestrahlungsdosis sowie der Inkubationszeit. Ein quantitatives Maß für die Effektivität eines Sensibilisators ist dabei diejenige Bestrahlungsdosis, die benötigt wird, um eine Zellinaktivierung auf 50% (ID_{50}) zu erreichen.

Fluoreszenzmikroskopische und fluoreszenzspektroskopische Methoden zur Bestimmung der intrazellulären Lokalisation und zur Untersuchung lichtinduzierter Reaktionen der Photosensibilisatoren ermöglichen die Interpretation der quantitativen Daten zu Dunkeltoxizität, Aufnahme und Phototoxizität.

2. Material und Methoden

Stammlösungen von $TPPS_1$, $TPPS_{2a}$, $TPPS_3$ und $TPPS_4$ (Porphyrin Products, Logan, UT, USA) wurden in Dimethylsulfoxid oder destilliertem Wasser hergestellt. Die Untersuchungen wurden an BKEz-7-Endothelzellen der Kalbsaorta durchgeführt (Halle et al. 1984). Die Kultivierung der Zellen erfolgte in Minimum Essential Medium Eagle, supplementiert mit 5% foetalem Kälberserum (FKS), bei 37°C und 5%CO_2.

Zur Bestimmung der Zytotoxizität wurden die Zellen für 24 Stunden mit steigenden Konzentrationen der Sensibilisatoren inkubiert. Anschließend wurden die Zellen mit Pufferlösung gewaschen und für 48 Stunden in sensibilisatorfreiem Medium kultiviert. Die Zytotoxizität wurde durch Zellzählung bestimmt. Zur Bestimmung der intrazellulären Akkumulation von $TPPS_{1-4}$ wurden die Zellen mit nicht-toxischen Sensibilisatorkonzentrationen bis zu einem Zeitraum von 24 Stunden inkubiert. Anschließend wurden die Zellen mit Pufferlösung gewaschen, vom Substrat abgelöst und in drei Aliquots aufgeteilt. Zwei Aliquots wurden zentrifugiert, der Überstand abgenommen und die Sensibilisatoren mit einem Lösungsmittelgemisch aus Methanol/Aceton (1:1; vol/vol) extrahiert. Der Sensibilisatorgehalt wurde im Überstand fluorimetrisch bestimmt. Das dritte Aliquot diente zur Bestimmung der Zellzahl. Für die Bestimmung der Phototoxizität wurden die Zellen mit nicht-toxischen Sensibilisatorkonzentrationen über einen Zeitraum von 24 Stunden inkubiert, mit Pufferlösung gewaschen und anschließend bei einer Wellenlänge von 650nm (Maximum des Aktionsspektrums) und unterschiedlichen Energiedichten bestrahlt. Als Bestrahlungslichtquelle diente ein Ar^+-Laser gepumpter Farbstofflaser (Ar^+-Laser: Meditec, Erlangen, Deutschland; Farbstofflaser: Spectra Physics, Mountain View, CA, USA). Nach einer weiteren Wachstumszeit von 48 Stunden wurde die Phototoxizität durch Zellzählung bestimmt.

3. Ergebnisse und Diskussion

Zur Charakterisierung der meso-Tetraphenylporphyrine $TPPS_1$, $TPPS_{2a}$, $TPPS_3$ und $TPPS_4$ wurden Untersuchungen hinsichtlich Zytotoxizität, intrazellulärer Akkumulation und Phototoxizität durchgeführt. Die Ergebnisse sind in Tabelle 1 zusammengefaßt.

Für die lipophilen Photosensibilisatoren $TPPS_1$ und $TPPS_{2a}$ konnte, im Vergleich zu den hydrophilen Photosensibilisatoren $TPPS_3$ und $TPPS_4$, eine ausgeprägte Zytotoxizität bestimmt werden. Gleichzeitig dienten diese Untersuchungen dazu, nicht-toxische Inkubationskonzentrationen für die weiteren Experimente zu bestimmen.

Der intrazelluläre Gehalt von $TPPS_1$, $TPPS_{2a}$ und $TPPS_3$ erreichte nach 6 stündiger Inkubationszeit ein Maximum und veränderte sich danach nur noch geringfügig. $TPPS_4$ wurde hingegen über den gesamten Inkubationszeitraum aufgenommen. Dagegen wurde für die murine Leukämiezellinie L1210 (Suspensions-kultur) eine sehr rasche Aufnahme von $TPPS_{1-4}$ in einem Zeitraum von 1-30 Minuten beschrieben (Kessel et al. 1986). Es wurde daher ein zeitunabhängiger Aufnahmemechanismus postuliert. Der Aufnahmemeachnismus der Substanzen ist sowohl von der Substanz selbst als auch von der untersuchten Zellinie abhängig. Beispielsweise kann die Aufnahme für den hydrophilen Sensibilisator $TPPS_4$ einerseits passiv durch Diffusion (Hep-2-Zellen), andererseits aktiv durch Endozytose (Vero-Zellen) erfolgen (Carrano et al. 1978). Für die Zervixkarzinomzellinie NHIK 3025 wurde eine endozytotische Aufnahme für $TPPS_1$, $TPPS_{2a}$ und $TPPS_4$ angenommen (Berg et al. 1990b). Bei der Bestimmung des intrazellulären Sensibilisatorgehalts in Endothelzellen, findet man für $TPPS_1$ und $TPPS_{2a}$ eine wesentlich stärkere intrazelluläre Anreicherung als für $TPPS_3$ und $TPPS_4$. Dieses Ergebnis stimmt mit Untersuchungen an einer Suspensionskultur (L1210) (Kessel et al. 1986) und an adhärenten Tumorzellen (NHIK 3025) (Berg et al. 1990b) gut überein. Die lipophilen Sensibilisatoren $TPPS_1$ und $TPPS_{2a}$ waren weiterhin durch eine ausgeprägte Phototoxizität gekennzeichnet. Bei vergleichbaren intrazellulären Gehalten war die Phototoxizität um den Faktor 10-20 höher als für die hydrophilen Derivate $TPPS_3$ oder $TPPS_4$.

Tab. 1. Vergleich von Zytotoxizität, intrazellulärer Gehalt (nach 24 Stunden) und Phototoxizität der Photosensibilisatoren $TPPS_1$, $TPPS_{2a}$, $TPPS_3$ und $TPPS_4$

Photosensibilisator	nicht-toxische Konzentration [µM]	IC_{50} [µM]	intrazellulärer Gehalt [pmol/10^6 Zellen]	ID_{50} [J/cm^2]
$TPPS_1$	1,5	5	149±7	1
$TPPS_{2a}$	1	5	268±7	0,6
$TPPS_3$	10	>100	316±29	4
$TPPS_4$	25	>100	145±18	>20

Dies deutet auf eine unterschiedliche intrazelluläre Lokalisierung und somit auf unterschiedliche photodynamische Schädigungsorte hin: Mit fluoreszenzmikroskopischen Methoden konnte für $TPPS_1$ und $TPPS_{2a}$ eine diffuse Verteilung in L1210-Zellen gemessen werden (Kessel et al. 1986). In NHIK3025 war die Verteilung von $TPPS_1$ sowohl granulär als auch diffus, von $TPPS_{2a}$ weitgehend granulär (Berg et al. 1990a). Für $TPPS_3$ und $TPPS_4$ ist in unterschiedlichen Zellinien bevorzugt eine granuläre Verteilung beschrieben (Berg et al. 1990a; Wessels et al. 1992). Mit verschiedenen spektroskopischen Methoden konnte weiterhin gezeigt werden, daß $TPPS_4$ sowohl lysosomal als auch im Bereich der Zytoplasmamembran lokalisiert ist (Berg et al. 1990a; Schneckenburger et al. 1995). Untersuchungen über zelluläre

Schädigungsorte deuten darauf hin, daß die photodynamisch aktivsten Anteile von TPPS$_1$ und TPPS$_4$ im Zytoplasma und nicht in den Lysosomen lokalisiert sind Kessel et al. 1986). Durch TPPS$_{2a}$ wird für L1210-Zellen vorzugsweise eine Schädigung der Zytoplasmamembran erzielt (Kessel et al. 1986). Nach der Charakterisierung von Dunkeltoxizität, intrazellulärer Akkumulation und Phototoxizität dieser meso-Tetraphenylporphyrine an Endothelzellen sollen in weiteren Experimenten intrazelluläre Schädigungsorte und Schädigungs-mechanismen untersucht werden.

5. Literatur

Berg K, Bommer JC, Winkelman JW, Moan J (1990a) Cellular uptake and relative efficiency in cell inactivation by photoactivated sulfonated mesotetraphenylporphines. Photochem. Photobiol. 52:775-781

Berg K, Western A, Bommer JC, Moan J (1990b) Intracellular localization of sulfonated meso-tetraphenylporphines in a human carcinoma cell line. Photochem. Photobiol. 52:481-487

Carrano CJ, Tsutsui M, McConnell S (1978) Tumorlocalizing agents: the transport of meso-tetra
(p-sulfophenyl)porphyrine by Vero and Hep-2 cells in vitro, Chem.-Biol. Interact. 21:233-248

Halle W, Siems W-E, Jentzsch KD, Teuscher E, Göres E (1984) Die in vitro kultivierte Aorten-Endothelzelle in der Wirkstofforschung - Zellphysiologische Charakterisierung und Einsatz-möglichkeiten der Zellinie BKEz-7. Die Pharmazie 39:77-81

Kessel D, Thompson P, Saatio K, Nantwi KD (1986) Tumor localization and photosensitization by sulfonated derivatives of tetraphenylporphyine. Photochem. Photobiol. 45:787-790

Schneckenburger H, Gschwend MH, Sailer R, Rück A, Strauss WSL (1995) Time-resolved pH dependent fluorescence of hydrophilic porphyrins in solution and in cultivated cells, J. Photochem. Photobiol. B: Biol. 27:251-255.

Wessels JM, Strauss W, Seidlitz KH, Rück A, Schneckenburger H (1992) Intracellular localization of meso-tetraphenylporphine tetrasulfonate probed by time-resolved and microscopic fluorescence spectroscopy. J. Photochem. Photobiol. B: Biol. 12:275-284

Differenzierte gastrointestinale Resorption von ALA zur PDT und LIFD

J. Preßmar[1], J. Böhm[1], J. Stern[1], B. Kohl[2] und J. Gahlen[1]
[1] Chirurgische Universitätsklinik Heidelberg, Laserlabor, D-69120 Heidelberg
[2] Medizinische Universitätsklinik und Poliklinik Heidelberg, Zentrallabor, D-69115 Heidelberg

1. Einleitung

Der Laserlicht induzierten Fluoreszenzdiagnostik (LIFD) und der Photodynamischen Therapie (PDT) liegt die selektive Anreicherung eines Photosensitizers (PS) bzw. seine selektive Biosynthese in malignem Gewebe zugrunde (v. Hillegersberg 1992). Anschließende Laserlichtanregung induziert Fluoreszenz oder eine phototoxische Reaktion, die die Detektion bzw. Zerstörung von Karzinomen und Dysplasien ermöglicht. Die Hauptnebenwirkung dieses Verfahrens besteht in einer allgemeinen Photosensibilisierung des gesamten Organismus. Dadurch ist in Abhängigkeit des verwendeten Photosensitizers eine anschließende Tageslichtmeidung von wenigen Tagen bis zu mehreren Wochen nötig (Zalar et al. 1977, Bellnier u. Dougherty 1989). Die lokale Applikation von δ-Aminolävulinsäure (ALA) eignet sich nicht nur zur Detektion von kolorektalen Karzinomen und Dysplasien (Gahlen et al. 1997), die primäre nur kurzzeitig (1-2 Tage) erhöhte allgemeine Photosensibilität des Organismus läßt sich möglicherweise durch lokale Applikation von ALA weiter reduzieren.

2. Material und Methode

Männliche Wistar Ratten (450-550g) mit DMH-induzierten (Dimethylhydrazin) multizentrisch wachsenden Kolonkarzinomen, wurden mit δ-Aminolävulinsäure (ALA) sowohl systemisch mittels intravenöser Injektion oder oraler Instillation als auch lokal durch isolierte Füllung des Kolons, Dünndarms und Magens photosensibilisiert (Tab. 2.1). Vor sowie 2 und 4h nach Photosensibilisierung wurden Urinproben durch Blasenpunktion gewonnen. Transport und Lagerung erfolgte stets tiefgefroren und abgedunkelt. Die Bestimmung der ALA- und PBG-Konzentration (Porphobilinogen) im Urin, als Kriterium der allgemeinen Photosensibilisierung des Organismus, erfolgte durch Ionenaustausch-Chromatographie (Mauzerall u. Granick 1956).

3. Ergebnisse

Die maximale Konzentration von δ-Aminolävulinsäure (ALA) im Urin bei isolierter Füllung des Magens mit einer 3%igen ALA-Lösung liegt 2 und 4h nach Applikati-

Tab 2.1. Photosensibilisation

	Dosierung	Applikation		
		Lösung	Ort	
systemisch				
I.v.	100mg/kg KG	0.17M ALA-Lösung in NaHCO$_3$, pH 6.5	Schwanzvene	3.4ml/kg KG
Oral	100mg/kg KG	0.30M ALA-Lösung in H$_2$O; pH 6.5	Schlund	2.0ml/kg KG
lokal				
Kolon	1333mg/kg KG	0.18M ALA-Lösung in NaHCO$_3$, pH 6.5	Kolon	20ml
Dünndarm	1333mg/kg KG	0.18M ALA-Lösung in NaHCO$_3$, pH 6.5	Dünndarm	20ml
Magen	333mg/kg KG	0.18M ALA-Lösung in NaHCO$_3$, pH 6.5	Magen	5ml

Tab. 3.1. ALA-Konzentration im Urin vor sowie 2 und 4h nach intravenöser, oral und lokaler PS-Applikation (* $p < 0.05$ i. Vgl. zu "Kolon")

	ALA-Konzentration im Urin [mg/l]		
	Zeit post applicationem		
PS-Applikation	0h	2h	4h
systemisch			
intravenös	-	731.4 ± 254.8 *	525.9 ± 287.8 *
oral	17.7 ± 26.6	834.6 ± 328.8 *	670.8 ± 226.9 *
lokal			
Kolon	**4.2 ± 10.9**	**242.8 ± 124.0**	**329.7 ± 144.5**
Dünndarm	2.3 ± 1.9	894.1 ± 319.6	1030.5 ± 163.5
Magen	1.8 ± 0.7	27.8 ± 32.5 *	25.9 ± 40.6 *

Tab. 3.2. PBG-Konzentration im Urin vor sowie 2 und 4h nach intravenöser, oral und lokaler PS-Applikation (* $p < 0.05$ i. Vgl. zu "Kolon")

	PBG-Konzentration im Urin (mg/l)		
	Zeit post applicationem		
PS-Applikation	0h	2h	4h
systemisch			
intravenös	4.9 ± 4.7	420.1 ± 269.8 *	666.0 ± 378.4 *
oral	5.5 ± 8.3	275.5 ± 110.8 *	644.3 ± 253.8 *
lokal			
Kolon	**1.6 ± 0.9**	**89.0 ± 69.8**	**219.2 ± 107.6**
Dünndarm	2.2 ± 2.2	139.2 ± 59.2*	224.8 ± 140.9*
Magen	1.3 ± 0.5	23.7 ± 19.0 *	41.3 ± 37.0 *

on im Vergleich zur Füllung des Kolons (10%) und des Dünndarms (3%) deutlich niedriger. Auch die Konzentrationen von Porphobilinogen (PBG, 1. Stoffwechselfolgeprodukt von ALA in der Hämbiosynthese) liegen 4-5fach niedriger (Tab. 3.1, 3.2).

Im Gegensatz zu den Unterschieden der ALA-Konzentration im Urin zwischen lokaler Applikation ins Kolon (242.8±124mg/l) und der Füllung des Dünndarm (894.1±320mg/l), weisen die entsprechenden PBG-Konzentrationen ähnliche Werte auf (Tab. 3.2).

Die gängigen Photosensibilisierungsverfahren (oral, i.v.) zur Detektion von Kolonkarzinomen führen im Vergleich zur topischen Kolonapplikation zu 1.6-3.4fach höheren ALA- und 3-4.7fach höheren PBG-Konzentrationen. Die höchsten Konzentrationen werden hierbei bereits nach 2h erreicht. Bei Füllung des Kolon werden maximale ALA-Konzentrationen erst nach 4h erreicht, dennoch liegen die ALA- und PBG-Konzentration nach 4h für die orale Applikation (303% bzw. 294%) und die intravenöse Applikation (159% bzw. 304%) weit über den Werten der topischer Kolonapplikation (Tab. 3.1, 3.2).

4. Diskussion

Die Hauptnebenwirkung der LIFD bzw. PDT besteht in der allgemeinen Photosensibilisierung des Organismus. Diese erfordert in Abhängigkeit des verwendeten Photosensitizers eine anschließende Tageslichtmeidung von wenigen Tagen bis zu mehreren Wochen (Zalar et al. 1977, Bellnier u. Dougherty 1989). Mit ALA steht ein PS zur Verfügung, der sich nicht nur zur Detektion kolorektaler Karzinome und Dysplasien eignet (Gahlen et al. 1997), sondern auch durch seine kurzeitige allgemeine Photosensibilisierung den postdiagnostischen bzw. -therapeutischen Dunkelaufenthalt auf ca. 2 Tage beschränkt. Die topische Applikation von ALA zur Detektion kolorektaler Tumore und Dysplasien durch Instillation des PS in das Kolon reduziert die systemische Konzentration um ein vielfaches. Es ist zu erwarten, daß hiermit die anschließende Phase der Tageslichtmeidung vollkommen zu vernachlässigen ist, und eine ambulant durchgeführte LIFD kolorektaler Tumore und Dysplasien damit möglich wird.

5. Zusammenfassung

Die topische Applikation von ALA ermöglicht nicht nur die Detektion kolorektaler Tumore und Dysplasien, sondern verringert zusätzlich die allgemeine Photosensibilisierung des Organismus. Der obligate Dunkelaufenthalt reduziert sich damit weiterhin, so daß eine ambulante Durchführung der LIFD vorstellbar wird.

6. Literatur

Bellnier DA, Dougherty TJ (1989) The time course of cutaneous porphyrin Photosensitization in the murine ear. Photochem Photobiol 49(3): 369-372

Gahlen J, Stern J, Preßmar J, Böhm J, Born A and Herfarth Ch (1997) Experimentelle Validierung der Laserlichtinduzierten Fluoreszenzdiagnostik (LIFD) von Dysplasien und Frühkarzinomen des Kolons. Langenbecks Archiv für Chirurgie, Forumband 1997, Suppl.1: 141-144

Mauzerall G, Granick S (1956) The occurence and determination of δ-aminolevulinic acid and porphobilinogen in urine. J Biol Chem 219, 435-446

v. Hillegersberg R, v. d. Berg WO, Kort WJ, Terpstra OT and Wilson JHP (1992) Selective accumulation of endogenously produced porphyrins in a liver metastasis model in rats. Gastroenterol 103: 647-651

Zalar GL, Poh-Fitzpatrick M, Krohn DL, Jacobs R and Habber LC (1977) Induction of drug photosensitisation in man after parenteral exposure to hematoporphyrin. Arch Dermatol 113: 1392-1397

Synthese, Zytotoxizität und Intrazelluläre Akkumulation eines lipophilen Meso-Tetraphenylporphyrins

H. Emmert[1], R. Sailer[1], W.S.L. Strauss[1], D.G. Kieback[1,2] und R. Steiner[1]

[1] Institut für Lasertechnologien in der Medizin und Meßtechnik an der Universität Ulm, Helmholtzstraße 12, D-89081 Ulm
[2] Baylor College of Medicine, Houston, Texas, USA

Zusammenfassung

Die Darstellung von 5-(p-Hydroxymethyl)phenyl-10,15,20-triphenylporphyrin (TPP(CH$_2$OH)$_1$) erfolgte durch gemischte Cyclokondensation und anschließende chromatographische Reinigung. Die Untersuchungen zu Zytotoxizität und intrazellulärer Akkumulation erfolgten an der Mammakarzinomzellinie MCF-7 und der Ovarialkarzinomzellinie OV2774. Die Zytotoxizität des Sensibilisators war für beide Zellinien identisch. Während die intrazelluläre Akkumulation des Sensibilisators in OV2774 nach etwa 3 Stunden abgeschlossen war, erfolgte die Aufnahme in MCF-7 über den gesamten Inkubationszeitraum von 24 Stunden. Die Aufnahme des Sensibilisators in MCF-7 war darüberhinaus stark von der Zelldichte abhängig und war für geringe Zelldichten am größten. Für beide Zellinien konnte eine intrazelluläre Anreicherung bei einer Inkubationstemperatur von 4°C (durch Diffusion) bestimmt werden. Im Gegensatz zu MCF-7 konnte keine Freisetzung des Sensibilisators bei 4°C aus OV2774 bestimmt werden. Dies deutet darauf hin, daß es in den untersuchten Zellinien temperaturabhängig zu einer Anreicherung des Sensibilisators in unterschiedlichen Zellkompartimenten kommt.

1. Einleitung

Die intrazelluläre Aufnahme von synthetischen Porphyrinen kann einerseits durch aktive endozytotische Mechanismen (Berg et al. 1990), andererseits passiv durch Diffusion erfolgen (Carrano et al. 1978). Der Aufnahmemechanismus ist dabei auch von dem verwendeten Zelltyp abhängig (Carrano et al. 1978). Die intrazelluläre Akkumulation der Sensibilisatoren in unterschiedlichen Zellorganellen hängt vom Aufnahmemechanismus und von der Umverteilung der Substanzen nach dem Eintritt in die Zellen ab. Damit korreliert ist der Schädigungsort und die photodynamische Wirksamkeit der Sensibilisatoren. Die Kenntnis des intrazellulären Sensibilisatorgehalts, des Aufnahmemechanismus und der intrazellulären Verteilung der Sensibilisatoren ermöglichen damit Rückschlüsse auf deren Wirkmechanismus. Für das hydrophile synthetische Porphyrin TPPS$_4$ ist beispielsweise bekannt, daß die Aufnahme über rezeptorvermittelte Endozytose erfolgt (Berg et al. 1990). Intrazellulär ist TPPS$_4$ bevorzugt in Lysosomen lokalisiert (Strauss et al. 1995). Das lipophile synthetische Porphyrin TPPS$_1$ wird ebenfalls endozytotisch aufgenommen, weist aber, im Gegensatz zu TPPS$_4$, eine weitgehend diffuse Lokalisation im Zytoplasma auf (Berg et al. 1995). Die photodynamische Wirksamkeit von TPPS$_1$ ist - bei vergleichbaren intrazellulären Gehalten - wesentlich ausgeprägter als die Phototoxizität von TPPS$_4$ (Kessel et al. 1986). Ziel unserer Arbeit war es, die Aufnahme eines stark lipophilen synthetischen meso-Tetraphenlyporphyrins in unterschiedliche Zellinien unter Berücksichtigung verschiedener Inkubationsparameter zu vergleichen.

2. Material und Methoden
2.1. Synthese von TPP(CH$_2$OH)$_1$

Die Hydroxygruppe von p-Hydroxymethylbenzaldehyd (dargestellt aus Terephthalaldehyd durch partielle Reduktion mit Natriumborhydrid) wurde mit p-Nitrobenzoesäurechlorid geschützt. Pyrrol, Benzaldehyd und p-Nitrobenzoesäure(p-formylbenzyl)ester wurden in abs. Dichlormethan in einer Schutzgasatmosphäre (Argon) mit Bortrifluorid-Etherat (BF$_3$) als Katalysator (12 Stunden, Raumtemperatur) umgesetzt. Das dabei entstandene Porphyrinogen wurde mit p-Chloranil zum Porphyrin oxidiert (2 Stunden, 40°C). Dieses wurde mittels zweimaliger Säulenchromatographie (1. Al$_2$O$_3$ / CH$_2$Cl$_2$; 2. SiO$_2$ / CH$_2$Cl$_2$) gereinigt. Die Abspaltung der Schutzgruppe erfolgte mit KOH in DMF (6 Stunden, 80°C). Das entstandene 5-(p-Hydroxymethyl)phenyl-10,15,20-triphenylporphyrin(TPP(CH$_2$OH)$_1$) wurde durch Säulenchromatographie (SiO$_2$ / CH$_2$Cl$_2$: Essigsäureethylester = 97 : 3) und Umkristallisation aus Isopropanol gereinigt und durch NMR-Spektroskopie charakterisiert. Für die Zellkulturexperimente wurde eine Stammlösung von TPP(CH$_2$OH)$_1$ (2,5mM) in DMSO hergestellt.

2.2. Zellkultur

Verwendet wurden die Zellinien MCF-7 (Mammakarzinomzellinie) und OV2774 (Ovarialkarzinomzellinie). Die Kultivierung der Zellen erfolgte in RPMI 1640 Medium, supplementiert mit 5% foetalem Kälberserum (FKS), bei 37°C und 5%CO$_2$. Zur Bestimmung der Zytotoxizität wurden die Zellen für 24 Stunden mit steigenden Konzentrationen des Sensibilisators inkubiert. Anschließend wurden die Zellen mit Pufferlösung gewaschen und für 24-48 Stunden in sensibilisatorfreiem Medium kultiviert. Die Zytotoxizität wurde durch Zellzählung bestimmt. Zur Bestimmung der intrazellulären Akkumulation wurden die Zellen mit einer Sensibilisatorkonzentration von 10µM bis zu einem Zeitraum von 24 Stunden bei 37°C oder bis zu einem Zeitraum von 3 Stunden bei 4°C inkubiert. Anschließend wurden die Zellen mit Pufferlösung gewaschen, vom Substrat abgelöst und in drei Aliquots aufgeteilt. Zwei Aliqouts wurden zentrifugiert, der Überstand abgenommen und der Sensibilisator mit einem Lösungsmittelgemisch aus Methanol / Aceton (1:1; vol/vol) extrahiert. Der Sensibilisatorgehalt wurde im Überstand fluorimetrisch bestimmt. Das dritte Aliquot diente zur Bestimmung der Zellzahl.

3. Ergebnisse und Diskussion

Die Porphyrinsynthese erfolgte (nach Lindsey et al. 1987) durch gemischte Cyclokondensation und anschließende Oxidation. Dabei konnte nicht p-Hydroxymethylbenzaldehyd eingesetzt werden, da die Hydroxygruppe den Katalysator der Reaktion (BF_3) zerstören würde. Daher wurde die Hydroxygruppe vor der Porphyrinsynthese als p-Nitrobenzoesäureester blockiert. Die Schutzgruppe wurde nach Umsetzung und chromatographischer Reinigung durch alkalische Hydrolyse wieder abgespalten. Alle dargestellten Verbindungen waren DC-rein und wurden durch NMR-Spektroskopie charakterisiert.

Die in vitro Testung von $TPP(CH_2OH)_1$ wurde an einer humanen Mammakarzinomzellinie (MCF-7) und einer humanen Ovarialkarzinomzellinie (OV2774) durchgeführt und umfaßte die Bestimmung von Zytotoxizität und intrazellulärer Akkumulation. Für beide Zellinien konnte eine nahezu identische Zytotoxizität des Sensibilisators bestimmt werden. Bei einer Inkubationskonzentration von 25µM wurde eine Inaktivierung auf 75% der Kontrolle gemessen. Für alle weiteren Experimente wurde eine nicht-zytotoxische Inkubationskonzentration von 10µM gewählt.

Der intrazelluläre Sensibilisatorgehalt in OV2774 erreichte nach 3-6 Stunden ein Maximum und blieb für den weiteren Inkubationszeitraum nahezu unverändert. Dagegen wurde für MCF-7 während der gesamten Inkubationszeit ein Anstieg des Sensibilisatorgehalts beobachtet. Nach 24 Stunden wurde für OV2774 ein Sensibilisatorgehalt von $213\pm42 pmol/10^6$ Zellen und für MCF-7 ein Sensibilisatorgehalt von $367\pm37 pmol/10^6$ Zellen bestimmt. Die Inkubation der beiden Zellinien für 3 Stunden bei 4°C führte ebenfalls zu einer intrazellulären Akkumulation des Sensibilisators. Da die intrazelluläre Aufnahme bei einer Inkubationstemperatur von 4°C energieunabhängig erfolgt, wurde ein passiver Aufnahmemechanismus (Diffusion) angenommen.

Die Inkubation von MCF-7-Zellen bei geringer Zelldichte (durchschnittlich 93 ± 42 Zellen/mm^2) führte zu einer deutlich stärkeren Akkumulation des Sensibilisators als bei höherer Zelldichte (durchschnittlich 219 ± 52 Zellen/mm^2). Nach 24 stündiger Inkubation wurde ein Sensibilisatorgehalt von $367\pm37 pmol/10^6$ Zellen bzw. von $80\pm13 pmol/10^6$ Zellen bestimmt. Für Hämatoporphyrin-Derivat, ein Substanzgemisch, das teilweise über Diffusion aufgenommen wird, ist ebenfalls eine intrazelluläre Akkumulation in Abhängigkeit der Zelldichte beschrieben (Kreimer-Birnbaum et al. 1985). Dies deutet darauf hin, daß mit zunehmender Zelldichte eine Diffusionsbarriere für den Sensibilisator entsteht. Mögliche Ursachen dafür sind eine Erhöhung der Membranrigidität (Parasassi et al. 1992) oder eine Änderung des Anteils ionisierbarer Oberflächenmoleküle. Eine Verringerung der Zelloberfläche erscheint für MCF-7 unwahrscheinlich (Rizk und El Rakhawy 1981).

Die Freisetzung des Sensibilisators aus OV2774 war sowohl von der Inkubations- als auch von der Reinkubationstemperatur abhängig. Für diese Experimente wurden OV2774 bei 4°C oder 37°C über einen Zeitraum von 3 Stunden inkubiert. Das Inkubationsmedium wurde entfernt und durch ein sensibilisatorfreies Medium ersetzt. Nach der Bestimmung des intrazellulären Sensibilisatorgehalts nach 2 stündiger

Reinkubationszeit bei 4°C oder 37°C wurde der Anteil an freigesetztem Sensibilisator errechnet. Bei Inkubation bei 4°C oder 37°C und anschließender Reinkubation bei 4°C konnte keine Sensibilisatorfreisetzung gemessen werden. Bei Reinkubation mit 37°C wurde ein Teil des Sensibilisators aus den Zellen freigesetzt. Allerdings war dieser Anteil für die beiden Inkubationstemperaturen unterschiedlich. Nach Inkubation bei 4°C wurden 37% und nach Inkubation bei 37°C 75% freigesetzt. Dies deutet darauf hin, daß es bei verschiedenen Inkubationstemperaturen zu einer Anreicherung dieses Sensibilisators in unterschiedlichen zellulären Kompartimenten kommt. Nach der Charakterisierung von Dunkeltoxozität und intrazellulärer Akkumulation sollen in weiteren Experimenten intrazelluläre Lokalisation und Phototoxizität dieses Porphyrins untersucht werden.

5. Literaturverzeichnis

Berg K, Western A, Bommer JC, Moan J (1990) Intracellular localization of sulfonated meso-tetraphenylporphines in a human carcinoma cell line. Photochem. Photobiol. 52:481-487

Kessel D, Thompson P, Saatio K, Nantwi KD (1986) Tumor localization and photosensitization by sulfonated derivatives of tetraphenylporphyrine. Photochem. Photobiol. 45:787-790

Kreimer-Birnbaum M, Garbo GM, Keck R, Selman SH (1985) Porphyrin interactions with AY-27 tumor cells. In: Jori G, Perria C (Hrsg) Photodynamic therapy of tumors and other diseases. Libreria Progetto, Padova, S 177-182

Lindsey JS, Schreiman IC, Hsu HC, Kearney PC, Marguerettaz AM (1987) Rothemund and Adler-Longo reactions revisited: Synthesis of tetraphenylporphyrins under equilibrium conditions. J. Org. Chem. 52:827-836

Parasassi T, Di Stefano M, Ravagnan G, Sapora O, Gratton E (1992) Membrane aging during cell growth ascertained by Laurdan generalized polarization. Exp. Cell Res. 202:432-439

Rizk NN, El-Rakhawy MT (1981) Tissue culture and scanning electron microscopy of breast carcinoma cell line MCF-7 from pleural effusion. Acta anat. 109: 70-74

Strauss WSL, Gschwend MH, Sailer R, Schneckenburger H, Steiner R, Rück A (1995) Intracellular fluorescence behaviour of meso-tetra(4-sulphonatophenyl)porphyrin during photodynamic treatment at various growth phases of cultured cells. J. Photochem. Photobiol. B: Biol. 28:155-161

Laserlicht induzierte Fluoreszenz der Nebenniere und Phäochromocytomzellen der Ratte nach Applikation von mTHPC

J. Gahlen[1], M. Colombo-Benkmann[1], M. Muhm[1], Ch. Heym[2], Ch. Herfarth[1]
[1]Chirurgische Universitätsklinik Heidelberg, Laserlabor, D-69120 Heidelberg
[2] Institut für Anatomie und Zellbiologie, D-69120 Heidelberg

Einleitung

Meso-Tetra-(hydroxyphenyl)chlorin (mTHPC) ist ein Photosensitizer der zweiten Generation [2] mit einem Absorbtionsspektrum bei 652 nm [3]. Er hat aufgrund seines Absorbtionsspektrums gegenüber anderen vergleichbaren Chromophoren den Vorteil, einer höheren Gewebepenetration des applizierten Lichtes. Wegen seiner gegenüber Hämatoporphyrinderivaten bis um das 100fach erhöhten Anregbarkeit, sind deutlich niedrigere Energiedosen und Bestrahlungszeiten für PDT und PDD notwendig [4]. Eine in bestimmten malignen Tumoren bis zu dem 14fach erhöhte Konzentration führt ebenso zu einer deutlich höheren diagnostischen und therapeutischen Effektivität für die PDD und PDT [5].

Trotz umfangreicher Untersuchungen zur Gewebsverteilung von mTHPC [1], ist in der vorhandenen Literatur weder eine Aufnahme in endokrine Organe beschrieben worden, noch finden sich Ansätze einer PDD oder PDT bei Erkrankungen endokriner Organe insbesondere der Nebenniere. Überlegungen wie die PDD und PDT bei Erkrankungen endokriner Organe sinnvoll eingesetzt werden können, wurden bis heute nicht angestellt.

Material und Methoden

6 männliche Wistar Ratten wurden mit mTHPC (0,5 mg kg^{-1}, Fa. Scotia) 48h vor Organentnahme systemisch (i.v.) photosensibilisiert. Nach Laparotomie und vor der Organentnahme erfolgte die systemische Perfusion mit isotonischer NaCl-Lsg. (pH 7,4), 2 %igem phosphatgepuffertem Paraformaldehyd (pH 7,4) und Zamboni Fixationslösung. 4 männlichen Wistar Ratten wurde 5 Tage vor Organentnahme Reserpin (2,5 mg kg^{-1}) i.m. appliziert. 48h vor Fixation mit phosphatgepuffertem Paraformaldehyd oder Zamboni Fixationslösung erfolgte auch hier die systemische Photosensibilisierung mit mTHPC. Nach bilateraler Adrenalektomie wurden die Nebennieren schockgefroren und Gefrierschnitte von 20 µm angefertigt.

PC 12 Zellen wurden in einem Medium (DMEM, 10% fetales Kälberserum, 1% PSN) welchem mTHPC zugesetzt wurde 24 und 48 h inkubiert. Die Gefrierschnitte und die Zellen wurden unter einem Fluoreszenzmikroskop qualitativ untersucht.

Ergebnisse

Wir konnten nach Photosensibilisierung der Ratte mit mTHPC im Vergleich zu anderen Photosensibilisatoren (Photofrin II, ALA) eine sehr starke Fluoreszenz gesunder Nebennieren in situ unter Laserlichtbestrahlung (ArDye Laser, 514 nm) beobachten. Aufgrund seiner äußerst selektiven Anreicherung in der Nebenniere der Ratte hat sich mTHPC hier als Photosensitizer der ersten Wahl erwiesen. In unseren anschließenden Untersuchungen wurden die Nebennieren fluoreszenzhistologisch untersucht. Während die Nebennierenrindenzellen, und hier vor allem die Zona fasciculata und reticularis, eine intensive mTHPC-induzierte Fluoreszenz zeigten, war im Nebennierenmark keine Fluoreszenz zu erkennen. Untersuchungen an Nebennieren von Kontrolltieren, die nicht mit mTHPC vorbehandelt wurden, zeigten keinerlei Fluoreszenz der Nebennierenrindenzelle oder Nebennnierenmarkszellen. Im Gegensatz zum Nebennierenmark zeigten Phäochromocytomzellen der Ratte (PC 12) sowie des Menschen in vitro nach Inkubation mit mTHPC in den in vivo eingesetzten Konzentrationen (0,25 mg/l) nach 24 und 48 Stunden eine sehr intensive zytoplasmatische Fluoreszenz.

Schlußfolgerungen

Eine zu beobachtende intensive Fluoreszenz der Nebenniere nach Photosensibilisierung mit mTHPC und anschließender Laserlichtanregung beruht auf der Akkumulation von mTHPC in der Nebennierenrinde, jedoch nicht in dem Nebennierenmark. Eine Stimulation der Zellproliferation chromaffiner Zellen durch Reserpin, welches auch Phäochromocytome induziert, kann die Aufnahme von mTHPC steigern.

Nicht konfluierende PC 12 Zellen zeigten in der Zellkultur eine wesentlich höhere mTHPC Akkumulation in Form einer deutlich höheren Fluoreszenz als konfluierende Zellen. Zellproliferation kann somit ein wesentlicher Faktor zur Photosensitizeraufnahme in vivo und in vitro sein. Bevorzugte Aufnahme von Cholesterol in die Nebennierenrinde und gleichzeitig vorhandene Lipophilie von mTHPC kann der Hauptgrund für die erhöhte Rindenakkumulation sein. Aus der hier erstmals beschriebenen intensiven mTHPC-Aufnahme der Nebeniere ergeben sich neue Möglichkeiten der Diagnostik und Therapie neuroendokriner Tumore. Unter Umständen werden einfache, durch bildgebende Verfahren gesteuerte, percutane Therapien der Nebenniere möglich. Intraoperative Darstellung von Tumorgrenzen sowie Detektion und Therapie von Metastasen maligner Nebennierentumore könnten durchgeführt werden.

Literatur

1. Alian W, Anderson-Engels S, Svanberg K, Svanberg S (1994) Laser induced fluorescence studies of meso-tetra(hydroxy-phenyl)chlorin in malignant and normal tissues in rats. Br J Cancer 70: 880-885
2. Berenbaum MC, Akande SL, Bonnett R, Kaur H, Ioannou S, White RD, Winfield UJ (1986), a newclass of potent tumour photosensitisers with favourable selectivity. Br J Cancer 54: 717-725

3. Bonnett R, Nizhnik AN, Berenbaum MC (1990) Porphyrin sensitisers in tumour phototherapy. Novel sensitisers of the chlorin and bacteriochlorin class with amphiphilic properties. J Photochem Photobiol 6: 29-37
4. Mlkvy P, Messmann H, Pauer M, Stewart JCM, Millson CE, MacRobert AJ, Bown SG (1996) Distribution and photodynamic effects of meso-tetra-(hydroxyphenyl)porphyrin (mTHPC) in the pancreas and adjacent tissues in the syrian gold hamster. Br J Cancer 73: 1473-1479
5. Ris H-B, Altermatt HJ, Inderbitzi R, Hess R, Nachbur B, Stewart JCM, Wang Q, Lim CK, Bonnett R, Berenbaum MC, Althaus U (1991) Photodynamic therapy with chlorins for diffuse malignant mesothelioma: initial clinical results. Br J Cancer 64: 1116-1120

NADH-Fluoreszenzspektroskopie in der medizinischen Diagnostik

W. Schramm, W. Höhne, J. Rauschenberg, H.-D. Kronfeldt
Optisches Institut der Technischen Universität Berlin, D-10623 Berlin

1. Einleitung

Die NADH-Laserfluoreszenzspektroskopie bietet günstige Möglichkeiten für die Diagnostik des Energiestoffwechselzustandes von Zellen und Geweben, da das in diesen natürlicherweise vorkommende NADH, die reduzierte Form von NAD (Nicotinamid-Adenin-Dinukleotid), einerseits als wasserstoffübertragendes Coenzym selbst maßgeblich an der Energiegewinnung auf zelluärer Ebene beteiligt ist und andererseits einen für die Spektroskopie geeigneten natürlichen Fluoreszenzfarbstoff darstellt. Dieser kann durch Licht im nahen UV bei 337 nm angeregt werden und liefert eine Fluoreszenz im Blauen bei 470 nm.

2. Untersuchungsgegenstände und Methoden

Im folgenden werden die Ergebnisse von Untersuchungen

– zur Vitalität von Spermazellen und
– zur intrapartalen Überwachung der fetalen Sauerstoffversorgung

beschrieben.

Für die diagnostische Messungen wurde ein Mehrfaser-Fluoreszenzmeßsystem, dessen grundsätzlicher Aufbau in [1] näher dargestellt ist, eingesetzt. Zur Bewertung der optischen Gewebeeigenschaften wurde dabei in der letztgenannten Anwendung die Remission des Gewebes bei der Anregungswellenlänge mit erfaßt.

An Samenzellen von Bullensperma, wie sie im Rahmen von Fertilitäts-Untersuchungen verwendet werden, wurde der Zusammenhang von Zell-Vitalität und NADH-Fluoreszenzintensität untersucht. Es ist bekannt, z.B. aus Messungen der Motilität oder des Sauerstoffverbrauchs, daß gefrorene Spermazellen nach Auftauen in physiologischer Kochsalz-Lösung bei 37°C innerhalb von ca. 3 Stunden ihre Lebensfähigkeit verlieren. Die Anzahl lebender Zellen in der Suspension nimmt zeitlich annähernd sigmoidal ab. Gegenstand der Untersuchung war der Zeitverlauf der NADH-Fluoreszenz in der Suspension, der bei Übereinstimmung mit den Ergebnissen der Zellzählung eine Möglichkeit der on-line-Überwachung der Vitalität eröffnen kann. Zur Durchführung wurden tiefgefrorene Spermaproben aufgetaut und im Wasserbad bei 37°C aufbewahrt. Die Messungen mit in die Suspension eingetauchter Sensorfaser erfolgten jeweils unmittelbar nach Auftauen und im Abstand von 30

Minuten über 2.5 Stunden. Um den zeitabhängigen Grad der Empfindlichkeit der Zellen hinsichtlich äußerer Einflüsse zu untersuchen, erfolgte eine Cyanidvergiftung mit 20 mM NaCN. Die Zellen waren bis zum Zeitpunkt der Cyanidgabe unbehandelt. Die Messungen erfolgten im gleichen Zeitregime wie die Vitalitätsmessungen.

Eine weitere bemerkenswerte klinische Anwendungsmöglichkeit ist die Erfassung des fetalen Energiestoffwechselzustandes während der Geburt, um durch Sauerstoffmangel bedingte Störungen frühzeitig zu erkennen. Hierzu wurde in bisher 33 Fällen während des Geburtsvorganges der zeitliche Verlauf der NADH-Fluoreszenz an der Kopfschwarte des Kindes parallel zum üblichen CTG (Kardiotokogramm) erfaßt. Die verwendete Lichtleiter-Mehrfasersonde, die in eine handelsübliche CTG-Skalpelektrode integriert worden war, wurde bei geöffneten Muttermund gemeinsam mit dieser appliziert. Der NADH-Fluoreszenzverlauf wurde parallel zum CTG-Verlauf gemessen und mit dem CTG-Monitor registriert. Abb. 1 zeigt die Meßanordnung im Überblick.

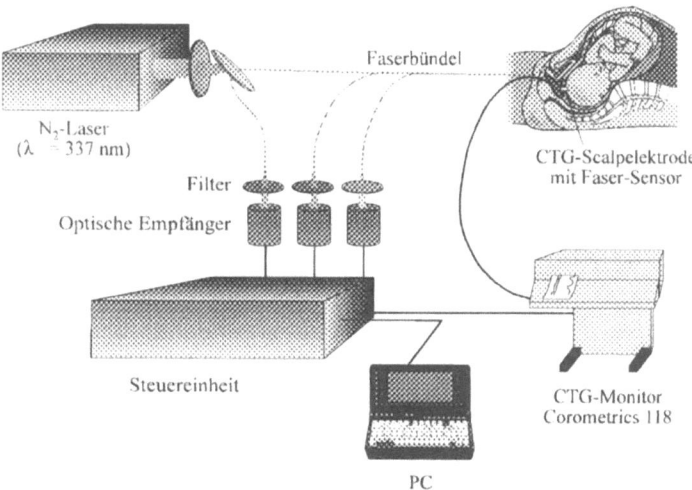

Abb. 1. Meßaufbau für das Fetalmonitoring

3. Meßergebnisse

3.1. Messungen an Bullensperma-Suspensionen

Abbildung 2 zeigt den Wert der NADH-Fluoreszenzintensität der einzelnen Proben zu unterschiedlichen Zeitpunkten, gemessen in relativen Einheiten. Die erste Kurve macht die nahezu identische Ausgangsintensität aller Proben zu Beginn der Messung deutlich. Die untere Kurve zeigt den Abfall der NADH-Konzentration in den Proben, gemessen in Abständen von 30 min nach dem Auftauen, der dem Verlauf der Anzahl lebender Zellen in der Suspension weitgehend entspricht. Das Abster der Zellen innerhalb der 2,5-stündigen Meßzeit repräsentiert sich in einer parallelen Abnahme der Fluoreszenzintensität.

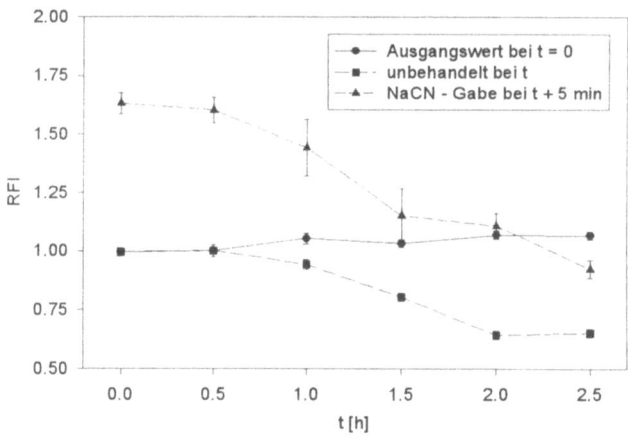

Abb. 2. Zeitverlauf der NADH-Fluoreszenz von Spermazellenben

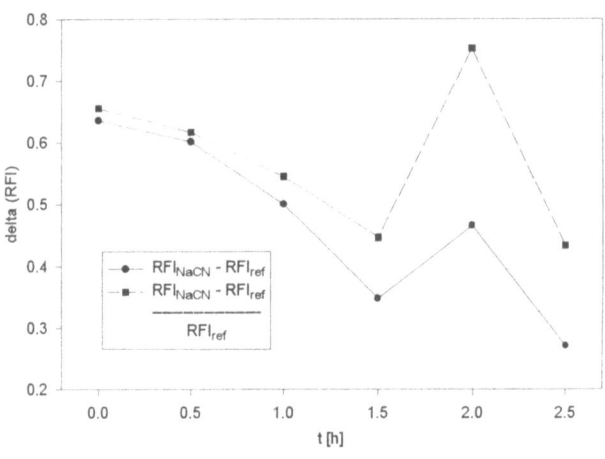

Abb. 3. Zellantwort bei NaCN-Gabe

Die Flureszenzintensitäten der Suspensionen nach Gabe von 20 mM NaCN zeigt die obere Kurve. Die Suspensionen weisen zu den einzelnen Beobachtungszeitpunkten deutlich unterschiedliche Sprungamplituden der NADH-Fluoreszenz auf, wobei die Ansprechzeiten jedoch weitgehend konstant bei etwa 10 s liegen. Abb. 3 zeigt den zeitlichen Verlauf der absoluten und relativen Fluoreszenzänderung nach NaCN-Gabe. Bemerkenswert ist, daß die Stärke der Zellantwort, wahrscheinlich bedingt durch eine allgemein abnehmende Energiestoffwechselaktivität, abnimmt. Auffällig ist weiter der ausgeprägte Peak um t = 2 h, nach Abb. 2 dem Zeitraum mit der höchsten Absterberate.

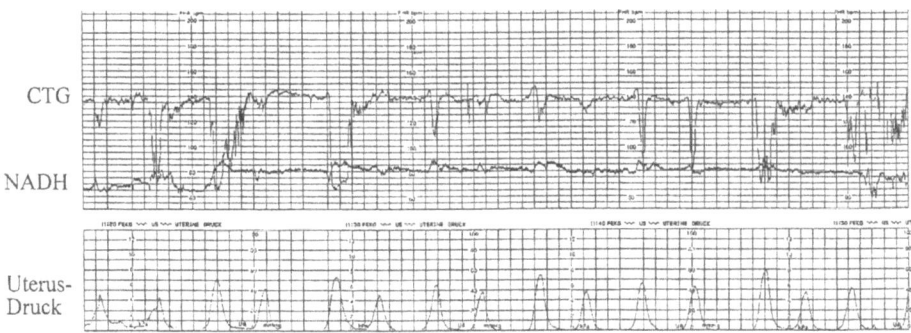

Abb. 4. CTG mit Verlauf der NADH-Fluoreszenzintensität an der fetalen Kopfschwarte

3.2. NADH-Fluoreszenzmessung in der Geburtshilfe
In Abb. 4 ist ein 30-minütiger Ausschnitt aus einer Signaldarstellung gezeigt, der etwa zwei Stunden nach Beginn der direkten Überwachung durch Anlegen der kombinierten CTG-NADH-Meßsonde registriert wurde. Neben den üblicherweise aufgenommenen Kurven für die kindliche Herzrate und den Wehendruck ist zusätzlich die Kurve für die gemessene NADH-Fluoreszenz dargestellt. Da die NADH-Fluoreszenzintensität gerätebedingt über einen zweiten Herzratenkanal zur Anzeige gebracht wurde, ist die NADH-Fluoreszenzintensität auch in bpm dargestellt.

Unmittelbar nach dem Anlegen der Meßsonde betrug das NADH-Fluoreszenzsignal 65 bis 70 bpm, was der NADH-Konzentration von gut versorgtem Gewebe entsprach. Nach zwei Stunden zu Beginn des dargestellten Ausschnittes war der Mittelwert auf etwa 72 bpm angestiegen. Beginnend mit der Zeitmarke 11:24 steigt das NADH-Fluoreszenzsignal mehrmals auf ein Maximum von etwa 90 bpm, was mit variablen Dezelerationen der Herzrate einhergeht. Insgesamt liegt jetzt der mittlere NADH-Fluoreszenzpegel bei 80bpm und normalisiert sich schnell wieder nach den wehenbedingten kurzen Pegelanhebungen.

Dieses Anwendungsbeispiel aus der Geburtshilfe, herausgegriffen aus 33 unter klinischen Bedingungen durchgeführten NADH-Fluoreszenzmeßabläufen, zeigt die Anwendbarkeit und deutet die Nützlichkeit der neuartigen Überwachungsmethode an, die den Stoffwechselzustand des Kindes während der Geburt mit einbezieht. Das NADH-Fluoreszenzsignal weist Langzeit- und Kurzzeitveränderungen des fetalen Energiestoffwechselzustandes aus. Der Langzeitanstieg der Fluoreszenz ist offenbar durch eine allgemeine Verschlechterung des kindlichen Stoffwechsel-zustandes mit der Geburtsdauer bedingt, während die Kurzzeitänderungen durch bestimmte Ereignisse, wie z.B. den Wehenablauf bestimmt werden.

4. Zusammenfassung

Mittels Mehrfaserlichtleitersystem zur spektroskopischen Erfassung der NADH-Fluoreszenz wurde in zwei sehr unterschiedlichen Fällen der im Untersuchungsobjekt vorliegende Energiestoffwechselzustand diagnostiziert. Die erhaltenen Ergebnisse liefern Ansatzpunkte, in den jeweiligen Fällen vertiefte klinische Studien durchzuführen, um diese verhältnismäßig neuartige Meßmethode in der klinischen Diagnostik anwenden zu können.

Danksagung

Wir danken dem BMBF für die Unterstützung der Arbeiten im Rahmen des Projektes 13N6097. Für die Bereitstellung der Zellkulturen und zahlreiche Diskussionen sei hiermit Herrn W.-E. Siems vom Forschungsinstitut für Molekulare Pharmakologie, Berlin herzlich gedankt. Gedankt sei weiter Herrn Prof. Dr. H. Halle, Geburtshilfliche Abteilung der Frauenklinik der Charité, Berlin, für die Unterstützung durch die Betreuung der klinischen Untersuchungen.

Literatur

1. W. Schramm, W. Höhne, H.-D. Kronfeldt: A fiber-optical spectrometer for NADH autofluoescence studies. Proc. Int. Conf. Lasers '95, Charleston, STS Press (1996) 406-412

Methylenblau in der Photodynamischen Therapie

K. Heckelsmiller[1], N. Akgün[1], G. Beck[1], F. Genze[1], K. Orth[2], A. Rück[1]
[1] Institut für Lasertechnologien in der Medizin und Meßtechnik,
  Helmholtzstraße 12, D-89081 Ulm
[2] Chirurgie I, Universitätsklinikum, D-89075 Ulm

Einleitung
Methylenblau (MB^+) ist ein in vielen Bereichen der Medizin eingesetzter Wirkstoff. Das Absorptionsmaximum von MB^+ bei 662 nm in wäßriger Lösung, die selektive Anreicherung in einigen Tumorzellen sowie eine vergleichsweise niedrige Dunkeltoxizität sprechen auch für einen Einsatz in der Photodynamischen Therapie (PDT). Die ersten klinischen Studien in Kooperation mit unseren klinischen Partnern waren in der Therapie des Kolonkarzinoms sowie des Ösophaguskarzinoms vielversprechend und ohne klinische Komplikationen [1]. Im Vergleich zu anderen Photosensibilisatoren konnten wir ein geringeres Auftreten von Schmerzen beobachten. In der Literatur wird MB^+ für Blasenkarzinome [2] sowie für maligne Tumore der Mundhöhle, des Larynx und des Pharynx diskutiert [3]. Im Rahmen dieser Arbeit interessierten wir uns für die Zeitabhängigkeit der intrazellulären Fluoreszenzänderung von MB^+ während der Bestrahlung, sowie der Korrelation mit Ca^{2+} und pH-Änderungen. Ziel der Arbeit war es, den Wirkungsmechanismus in der Anfangsphase der Therapie auf zellulärer Ebene zu analysieren. Da die Wirkung der PDT nicht nur direkt auf der Zerstörung von Tumorzellen, sondern auch auf der Schädigung mikrovaskulärer Gefäße beruht, wurden sowohl virustransformierte Rattenepithelzellen als auch Endothelzellen untersucht.

Material und Methoden
Mit dem SV-40-Virus transformierte Rattenblasenepithelzellen (RR 1022), sowie bovine Kälberaortenendothelzellen (BKEz-7) wurden zwischen der 15. und 22. Passage in unterschiedlicher Dichte ausgesät. Für die mikroskopische Untersuchung auf Objektträger betrug die Aussaatdichte 25 Zellen/mm² für RR 1022-Zellen und 100 Zellen/mm² für BKEz-7 Zellen. 100 Zellen/mm² wurden sowohl für RR 1022 als auch BKEz-7 Zellen zur Bestimmung der Phototoxizität in 4-well Platten ausgesät. Die Zellen wurden nach Aussaat 48 h bei 37°C in einem Inkubator bei 5% CO_2 (100% relative Feuchtigkeit) kultiviert. Methylenblau (Merck) wurde in einer Konzentration von 1 µM für 4 h inkubiert.

Die RR 1022 Zellen wurden mit Medium 199 (GibcoBRL), die BKEz-7 Zellen mit Minimum Essential Medium Eagle (Sigma) kultiviert. Beide Medien wurden mit

5% fötalem Kälberserum sowie Penicillin (10 U/ml) und Streptomycin (10 mg/ml) supplementiert.

Zur Bestimmung der Phototoxizität wurden die Zellen in 4-well Platten (Nunc) bestrahlt. Dabei wurde sowohl die Leistungsdichte (10, 50 und 100 mW/cm²) als auch die Energiedichte variiert. Je drei unabhängige Versuche wurden durchgeführt und die Lebendzellzahl durch auszählen in einer Neubauerkammer bestimmt. Die Kontrolle wurde auf die Lebendzellzahl inkubierter, aber nicht bestrahlter Zellen bezogen. Bei einer Inkubation mit MB$^+$ in einer Konzentration von 1 µM wurde eine Dunkeltoxizität von 10% ermittelt.

Der Fluoreszenzfarbstoff BCECF-AM (Molecular Probes, Leiden, NL) wurde zur Ermittlung von intrazellulären pH-Änderungen, der Fluoreszenzfarbstoff Fluo-3-AM (Molecular Probes, Leiden, NL) zur Feststellung intrazellulärer Ca^{2+}-Änderungen eingesetzt. Diese Proben wurden mit einem Laserscanningmikroscop (LSM 410, Zeiss) detektiert. Die Anregungswellenlänge für beide Marker war 488 nm, wobei die Leistungsdichte des Lasers für BCECF-AM auf 0,1 % und für Fluo 3-AM auf 10 % abgeschwächt wurde. Die resultierende Fluoreszenz wurde mit einem Langpaßfilter zwischen 515 und 565 nm detektiert. MB$^+$ wurde bei 633 nm angeregt und oberhalb von 665 nm detektiert, wobei gesichert war, daß es keine Überlagerung der Fluoreszenz von MB$^+$ und des Fluoreszenzmarkers gibt. Die zeitabhängige Fluoreszenzkinetik wurde mit der Funktion „Time Series" mit etwa 0,8 Bildern pro Sekunde bei einer 800-fachen Vergrößerung (Objektiv 40x, Zoom 2) aufgenommen. Es wurden ROIs (region of interest) für Zellkern und Cytoplasma gesetzt und die Mittelwerte mit der Funktion „Scan Mean of ROIs" dargestellt. Die Verwendung der Fluoreszenzproben erfolgte wie von Molecular Probes beschrieben. Die Inkubationszeiten und -konzentrationen betrugen 15-20 min. für 1 µM Fluo-3-AM und 30 min. für 1 µM BCECF-AM. Die Fluoreszenzproben wurden mit MB$^+$ koinkubiert.

Ergebnisse und Diskussion

Wurden die Zellen bei einer Dichte von 100 Zellen/mm² bestrahlt, so erwies sich eine Dosis bis 30 J/cm² als noch nicht toxisch. Erst oberhalb dieser Dosis konnte eine deutliche Phototoxizität festgestellt werden (Abb. 1). Bei einer Leistungsdichte von 50 mW/cm² stellte sich bis 70 J/cm² noch keine Erhöhung der Phototoxizität ein. Eine längere Bestrahlung konnte hier aus versuchstechnischen Gründen nicht erfolgen.

Eine stark leistungsdichteabhängige Reaktion wurde in Form eines Fluoreszenzanstieges von MB$^+$ auch mit Hilfe des LSM beobachtet. Bei der Bestrahlung von mit MB$^+$ inkubierten Zellen kommt es zu einer Steigerung der MB$^+$-Fluoreszenz [4]. Kommt es zu keinem MB$^+$ Fluoreszenzanstieg bei abgeschwächter Bestrahlung (Transmissionsfilter 32% im Anregungsstrahlengang bei 633 nm) läßt sich zu mehr als 50% ein sofortiger Fluoreszenzanstieg durch einen einmaligen Impuls bei nicht abgeschwächter Bestrahlung feststellen. Abbildung 2 zeigt die Fluoreszenzkinetiken zweier nebeneinander liegender, mit BCECF-AM koinkubierter BKEz-7 Zellen. Bei

Zelle 1 kam es zu keinem MB⁺- Fluoreszenzanstieg und auch keiner Änderung in der BCECF-Fluoreszenz. Bei Zelle 2 trat die oben beschriebene leistungsdichteabhängige Reaktion, ein starkes Ansteigen der MB⁺ Fluoreszenz auf. Dieser Anstieg korreliert immer mit morphologischen Änderungen der Zelle, wie z. B. Blasenbildung und Aufquellen, Zeichen des bevorstehenden Zelltods. Ein scheinbarer geringer Anstieg der MB⁺-Fluoreszenz von Zelle 1 ist nur durch Überstrahlen der MB⁺-Fluorteszenz der Nachbarzelle verursacht. Ein analoges Verhalten wurde bei den untersuchten RR 1022-Zellen beobachtet.

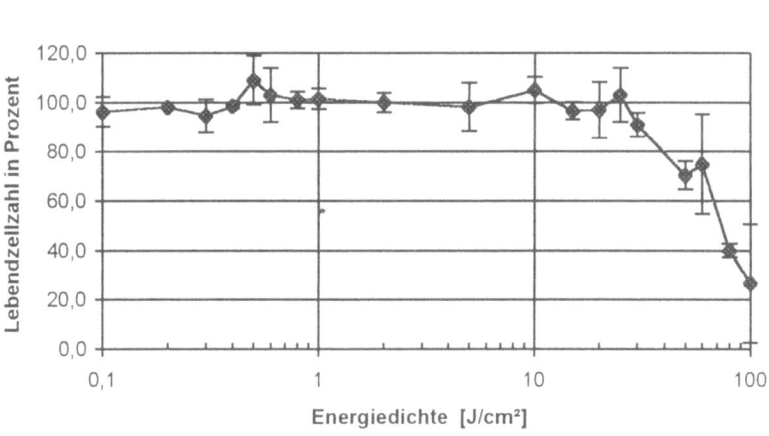

Abb. 1. Phototoxizitätskurve bei einer Bestrahlung von BKEz-7 Zellen, die mit 1 µM MB⁺ 4 h inkubiert waren.

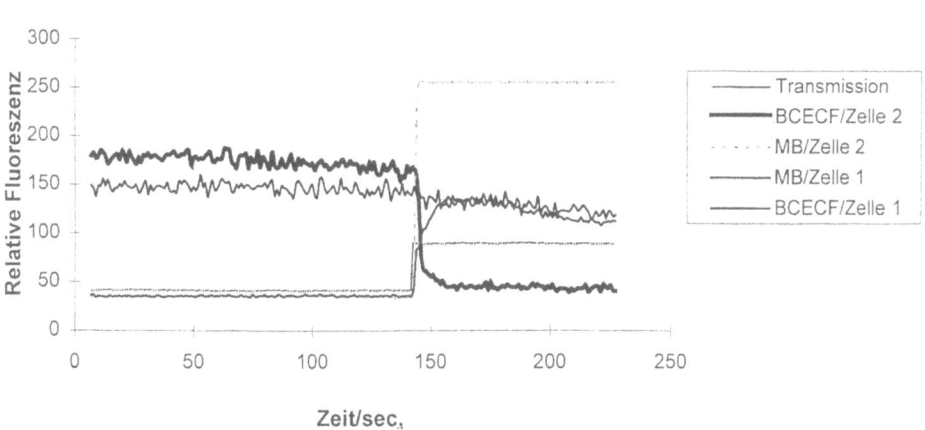

Abb. 2. Fluoreszenzkinetik zweier BKEz-7 Zellen, koinkubiert mit dem pH-Indikator BCECF-AM

Abbildung 2 zeigt außerdem einen rapider Fluoreszenzabfall von BCECF. zu Dies ist auf eine pH-Wert Erniedrigung, die mit dem MB^+-Fluoreszenzanstieg korreliert, zurückzuführen. Mit MB^+ inkubierte Zellen zeigen den Verlust von Lysosomenintegrität, Lipidperoxidation und erhöhten K^+-Durchlaß bei Bestrahlung [5]. Wurde nur ein leichter, langsamer Anstieg der MB^+-Fluoreszenz beobachtet, handelte es sich mit großer Wahrscheinlichkeit um eine geringe und reversible Schädigung von Lysosomen. Hierbei wurden keine morphologischen Veränderungen beobachtet.

Als weitere Zellreaktion wurden Konzentrationsänderungen des cytosolischen Ca^{2+} untersucht. Hier ergab sich in den Kinetiken eine geringe Abnahme der Fluo-3 Fluoreszenz, welche mit dem MB^+ Fluoreszenzanstieg korreliert. Bei der Abnahme der Fluo-3 Fluoreszenz in Korrelation mit dem MB^+ Fluoreszenzanstieg muß aber die pH-Abhängigkeit des Fluo-3 mitberücksichtigt werden. Dies berücksichtigt ändert sich nach unseren Beobachtungen die Ca^{2+} Konzentration bei Bestrahlung nicht signifikant.

Zu den beobachteten Fluoreszenzänderungen der MB^+ Fluoreszenz, dem BCECF-Fluoreszenzabfall und den korrelierenden morphologischen Änderungen kam es immer bei höherenergetischer Bestrahlung. Dies und die gezeigte starke Abhängigkeit der Phototoxizität von der Leistungsdichte sowie eine hohe Phototoxizitätsschwelle von 70 J/cm² auch bei Bestrahlungen mit 100 mW/cm² favorisieren ein hochenergetisches Bestrahlungsprotokoll.

Danksagung
Wir bedanken uns für die BKEz-7 Zellen bei Dr. W. Halle, Institut für Molekulare Pharmakologie, Berlin

Literatur
1. Orth K., Rück A, Beck G., Stanescu A, Beger HG., (1995) Photodynamische Therapie kleiner Adenocarcinome mit Methylenblau. Chirurg. 66 (12) 1254-7
2. Williams JL., Stamp J., Devonshire R., Fowler GJ., (1989) Methylene blue and the photodynamic therapy of superficial bladder cancer. J. Photochem-Photobiol-B. 4 (2) 229-32
3. Kleemann D., (1990) Experimental studies for photodynamic therapy of malignant tumors of the mouth cavity, larynx and pharynx with the photosensitizer methylene blue. Laryngorhinootologie 69(8) 437-9
4. Rück A., Heckelsmiller K., Akgün N., Beck G., Kunzi-Rapp K., Schick E., Steiner R., Nonlinear dynamics of intracellular Methylene Blue during light activation of cell cultures. Photochem. Photobiol., accepted
1. Yao J., Zhang G-J., (1996) Loss of lysosomal integrity caused by the decrease of proton translocation in Methylene blue-mediated photosensitization. Biochem. Biophyx. Acta 1284 35-40

The Detection of Oxygen Based Radicals Using Electron Spin Resonance Under PDT Conditions

B. Algermissen[1], B. Jamil[1], K. Osterloh[2] and H.-P. Berlien[1]
[1]Dept. of Lasermedicine, Krankenhaus Neukölln, Rudower Str. 48, D-12313 Berlin, Germany
[2]Magnettech GmbH, Rudower Chaussee 6, D-12489 Berlin, Germany

Introduction
The standard theories about the mechanisms involved in PDT concern themselves above all with the oxygen-centred species singlet oxygen ($^1O_2$) and the hydroxyl radical ($\cdot$OH) [1-3]. The efficacy of the therapy depends very much on the photosensitizer, choice of irradiation parameters, light source, and the tissue's degree of oxygenation. Both clinical and experimental studies point to the fact that the treatment of hypoxic areas results in a disappointing response. The radical nature of the products generated in the reactions means that the physical method of choice for research on PDT is electron spin resonance (ESR). The aim of our investigations was to gather information for a comparison of the degrees to which various photosensitizers produce singlet oxygen and hydroxide radicals in vitro. We also investigated the effects of a simple variation in the partial pressure of the dissolved molecular oxygen.

Materials and Methods
Our light source was a pulsed dye laser with a wavelength of 635nm from Baasel Lasertechnik GmbH, Starnberg. We applied 200mJ pulses at 5Hz with a bare fibre directly into a quartz flat cell. The ESR spectrometer was an X-band device, developed by Magnettech GmbH, Berlin. We worked with a modulation of 0.030 mT, and a field sweep of 10mT. We aimed at a comparison between the porphyrins and dyes in this pilot study, and the choice of photosensitizers for the work presented here fell on the porphyrins protoporphyrin IX (PPIX, Sigma) and Photosan 3® (Seelab, Germany) and the dyes toluidine blue-O and methylene blue. Singlet oxygen production was measured using a 2,2,6,6 tetramethylpiperidine emulsion (TEMP, Fluka) [4-6] (10^{-4} mol/l). The OH-radical generation was measured using 5,5-dimethyl-1-pyrroline-N-oxide (DMPO, Fluka) (100µM) [7-9]. The oxygen saturation of the solutions was monitored with a Clarke-type electrode (UKS, Germany).

Results
Singlet oxygen and OH-radical production after the delivery of 5J is shown as a function of photosensitizer concentration for PPIX, methylene blue and toluidine blue-O in Fig. 1. The dyes generated considerable amounts of OH-radicals, in contrast to PPIX, which however generated the most singlet oxygen. We note that tolui-

dine blue-O generated more $^1O_2$ and OH-radicals than did methylene blue under these conditions, possibly because of the wavelength used.

The results of investigations on $^1O_2$ and OH-radical generation as a function of energy using 10^{-4} M methylene blue solutions, firstly under atmospheric conditions, then with oxygen-saturated solutions prepared within a closed system (pO_2 = 36,3mg/l), are shown in (Fig. 2). Oxygen saturation apparently leads to a greater production of $^1O_2$, but not of OH-radicals.

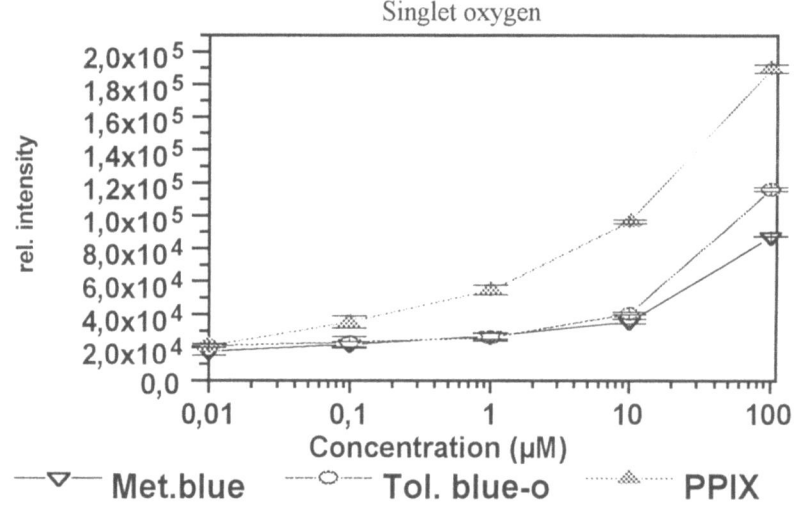

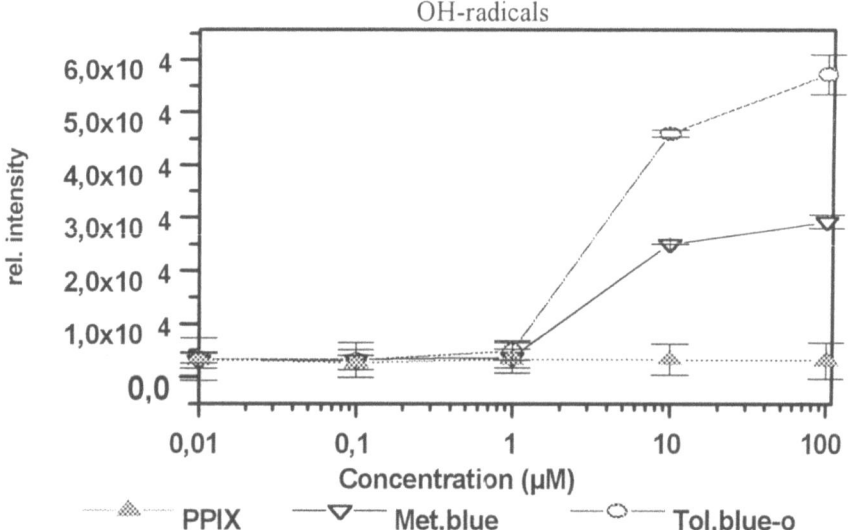

Fig. 1. Generation of singlet oxygen and OH-radicals as function of sensitizer concentration.

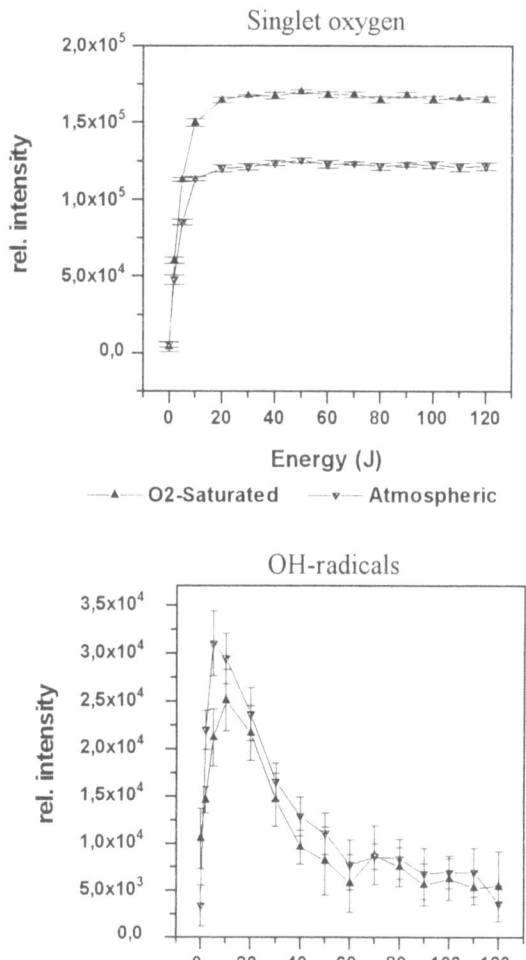

Fig. 2. Singlet oxygen and OH-radicals as functions of energy/time for 10^{-4} M methylene blue

In Fig. 2, the $^1O_2$ production reached a plateau at around 20J, corresponding to the observation that the solutions then became completely colourless (photobleaching). The rapid loss of (DMPO-)OH signal intensity is due to the reaction of radicals with each other, probably also involving the carbon-centred radicals (not shown here), seen to be generated in abundance. We investigated the same situation with 10^{-5} M methylene blue solutions, where the molecular ratios of oxygen to methylene blue are ten times higher. The results show a clear suppression of OH-radical generation through molecular oxygen (Fig. 3). We also prepared solutions highly saturated with nitrogen (pO$_2$ = 1,7mg/l), comparing the results with those from solutions prepared under atmospheric conditions. The results (Fig. 4) lead to the conclusion that molecular oxygen is necessary. The generation of carbon-centred radicals is also displayed in the same diagram, and appears to be independent of the degree of oxygen saturation.

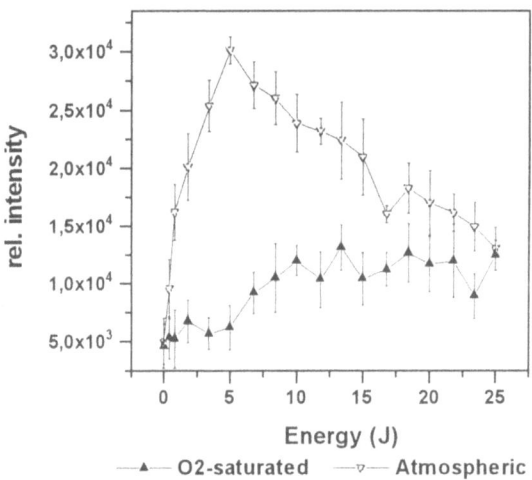

Fig. 3. OH-radical suppression through saturation with molecular O$_2$

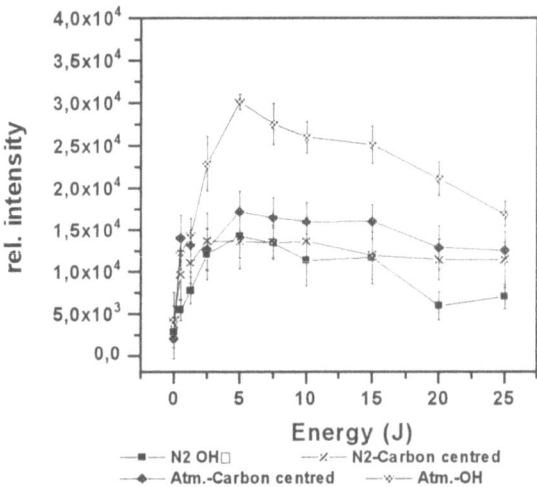

Fig. 4. OH-radical suppression through saturation with N^2, which has no significant effect on carbon-centred radical generation

The results concerning the $^1O_2$ generation for PPIX and Photosan 3® are displayed in Fig.5. We performed two parallel series of tests, one under atmospheric conditions, the other with oxygen-saturated solutions. We found no evidence of OH radical generation. We consistently achieved a multiple of the maximum total $^1O_2$ production with the saturated solutions. We can see no clear sign of photobleaching with either porphyrin. On the contrary, the decrease in the signal is in contrast to the plateau evidenced in Fig. 2, and we interpret this as evidence of a continued photosensitizer activity.

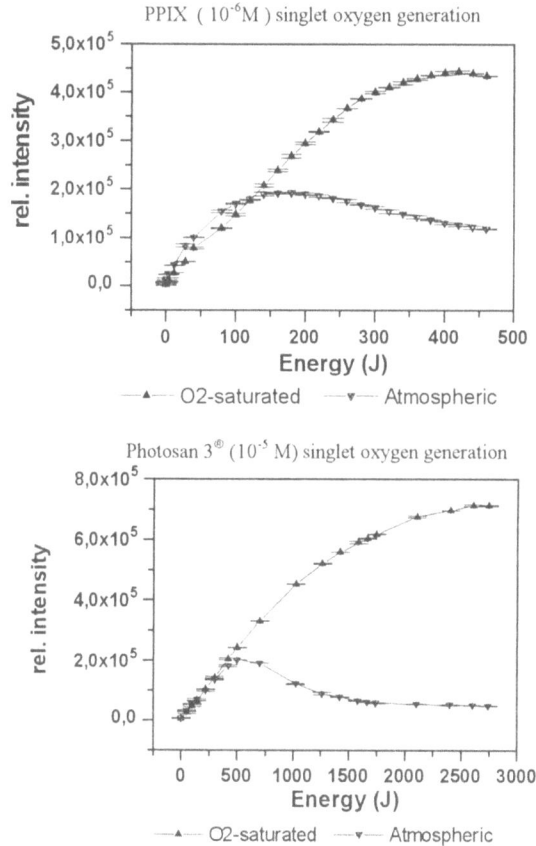

Fig.5. $^1O_2$ generation as function of energy for PPIX and Photosan 3®

Summary

Electron spin resonance shows itself to be very useful as a method for both the quantitative and the qualitative comparison of photosensitizers in in vitro experiments under PDT conditions. In contrast to the porphyrins, the dyes generated large quantities of OH and carbon-centred radicals, and underwent rapid photobleaching. The generation of OH radicals was suppressed by oxygen saturation, which hardly seemed to affect the generation of carbon-centred radicals. Oxygen saturation led to an increase in total singlet oxygen production, much more marked in the case of the porphyrins.

References
1. Weishaupt, K.R., Gomer, C.J., Dougherty, T.J., „Identification of Singlet Oxygen as the Cytotoxic Agent in Photo-inactivation of a Murine Tumor", Cancer Research (1976),36 : 2326-2329
2. Laustriat, G., „Molecular mechanisms of photosensitization", Biochimie (1986) 68: 771-778
3. Röder, B., „Biologische Bedeutung aktivierter Sauerstoffspezies", Biol. Rundschau (1987) 25: 273-284
4. Gottfried,V., Peled, D., Winkelman, J.W., Kimel, S., „Photosensitizers in Organized Media: Singlet Oxygen Production and Spectral Properties", Photochemistry and Photobiology (1988) 48, No.2: 157-163
5. Pass, H.I., „Photodynamic Therapy in Oncology: Mechanisms and Clinical Use", Journal of the National Cancer Institute, (1993), 85, No. 6: 443-456
6. Lion, Y., Delmelle, M., van de Vorst, A., „New method of detecting singlet oxygen production", Nature (1976), 263: 442-443
7. Sroka, R., Fuchs, C., Stepp, H.G., Baumgartner, R., „Vergleichende in vitro-Untersuchungen zur phototoxischen Wirkung 5-ALA-induzierte Porphyrine nach Laser und Weißlichtbestrahlung", Lasermedizin,(1996), 12: 72-75
8. Tromberg, B.J., Orenstein, A., Kimel, S., Barker, S.J., Hyatt, J., Nelson, J.S., Berns, M.W., „in vivo Tumor Oxygen Tension Measurements for the Evaluation of the Efficiency of Photodynamic Therapy", Photochemistry and Photobiology, (1990), 52, No.2: 375-385
9. Moore, R.B., Chapman, J.D., Mercer, J.R., Mannan, R.H., Wiebe, L.I., McEwan, A.J., McPhee, M.S., „Measurement of PDT-Induced Hypoxia in Dunning Prostate Tumors by Iodine-123-Iodazomycin Arabinoside", The Journal of Nuclear Medicine, (1993), 34, No. 3: 405-411
10. van Geel, I.P.J., Oppelaar, H., Oussoren, Y.G., Stewart, F.A., „Changes in Perfusion of Mouse Tumours after Photodynamic Therapy", Int. J. Cancer (1994), 56: 224-228
11. Chen, Q., Chen, H., Hetzel, F.W., „Tumor Oxygen Changes Post Dynamic Therapy,, Photochemistry and Photobiology, (1996), 63 (1): 128-131

Indocyanine Green: Phototoxic Effects in vitro

Sonja Fickweiler [1,2], Rolf-Markus Szeimies [1], Wolfgang Bäumler [1], Pia Steinbach [2], Sigrid Karrer [1], Christoph Abels [1], Ferdinand Hofstädter [2], Michael Landthaler [1]
[1] Department of Dermatology, University of Regensburg, D-93042 Regensburg
[2] Institute of Pathology, University of Regensburg, D-93042 Regensburg

Abstract

Indocyanine green (ICG; absorption peak in human plasma 805 nm) was investigated for ICG-mediated phototherapy in vitro. To examine dose dependent phototoxic effects in vitro, cells were incubated with 0-50 µM ICG for 24 h and irradiated by a diode laser (805 nm) with different energy densities (0, 12, 24, 48 J/cm2). Cells treated with ICG-phototherapy showed a significant reduction in cell viability, as determined using the MTT assay, with increasing ICG concentration and increasing light dose. Cell viability for dark control and cells incubated with 50 µM ICG and irradiated with 24 J/cm2 was 82 (15 % and 11 ± 6 %, respectively. Sodium azide (100 mM), a potent singlet oxygen quencher, inhibited significantly the cell killing using 50 µM ICG and 24 J/cm2. Growth curves following ICG-phototherapy showed that cells treated with the EC50 (20 µM ICG for 24 J/cm2) were killed within one week post treatment. Photoactivation of ICG by irradiation with a diode laser was shown to induce effectively cell killing of HaCaT keratinocytes. Moreover, this effect was inhibited by the singlet oxygen quencher sodium azide, thus irradiation of ICG might induce a photodynamic reaction.

Introduction

Indocyanine green (ICG), which has been approved by the United States Food and Drug Administration, is widely applied in medical diagnosis since 1956 [1, 2]. Indocyanine green has a low incidence of adverse reactions [3] and has been intensively studied regarding its physicochemical characteristics [4] and pharmacokinetics [5]. The absorption spectrum of this watersoluble, anionic tricarbocyanine dye exhibits a strong band between 600 and 900 nm coincident with the emission wavelength of a diode-laser (805 nm) (see Fig. 1). The monomer fluorescence quantum yield is 2,7% [6], the quantum yield for triplet formation is 11% [7]. The present study has been conducted in order to evaluate wether ICG has a photosensitizing potency in vitro in addition to the above mentioned applications.

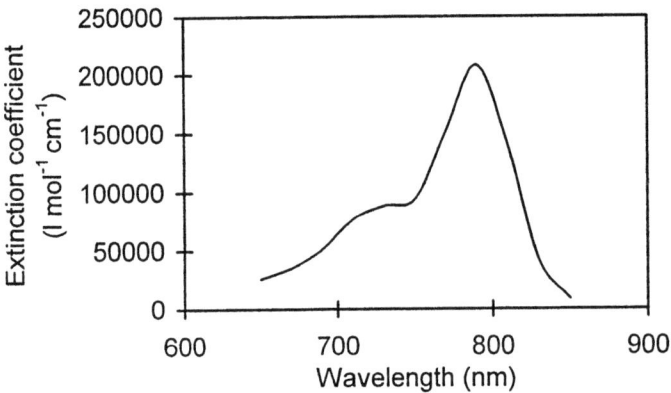

Fig. 1. Absorption spectrum of ICG in culture medium

Materials and Methods

The immortalized human keratinocyte cell line HaCaT [8] was maintained in DMEM supplemented with 5% fetal calf serum and 1% L-glutamine. HaCaT cells were seeded into 96-well microtitre plates (15 (103 cells/well). After cell attachment overnight, medium was replaced with 100 µl ICG (PULSION Medizintechnik, München, Germany) solved in growth medium at various concentrations (5, 10, 25, 50 µM). Following incubation for 24 h at 37° C the cells were washed and then irradiated using a cw-diode laser emitting light at 805 nm (Opto Power Corp., CA, USA). Three different energy densities were used at a fluence rate of 40 mW/cm2: 12, 24, and 48 J/cm2. Cell viability (CV) 24 h after ICG and/or light treatment was assessed by means of the 3-4, 5 dimethylthiazol-2,5 diphenyl tetrazolium bromide (MTT) assay [9, 10]. To investigate the effect of ICG-phototherapy on cell proliferation, cell numbers were determined over a time interval of ten days following treatment. To study the mechanism of cell killing by photoactivation of ICG, sodium azide, an effective physical quencher of singlet oxygen [11], was added to the cell culture before irradiation. HaCaT cells treated with 50 µM ICG for 24 h were irradiated as described above (24 J/cm2) but in presence of sodium azide at concentrations of 10, 50, 100 mM in PBS. As a positive control, each experiment was repeated using Photosan-3 (Seelab, Wesselburenerkoog, Germany). Cells incubated with 2.5 µg/ml Photosan-3 for 24 h were irradiated with a lamp emitting incoherent light [9] (PDT 1200, Waldmann Medizintechnik, VS-Schwenningen, Germany; 40 mW/cm2, 24 J/cm2) in presence of sodium azide (10, 50, 100 mM in PBS). Cell viability was assessed as described above.

Results and Discussion

Viability assays 24 h after irradiation exhibited a concentration dependent CV. A concentration of 50 µM ICG yielded a dark toxicity of 18 % (CV = 82 (15 %). Irradiation alone did not result in a significant decrease in CV (95 (14 %). Incubation with ICG and light irradiation reduced the CV significantly at all ICG concentrations except for 5 µM (p < 0.001; Fig. 2). Light dose finding studies showed that CV decreased continuously with increasing light dose (p < 0.01; Fig. 2).

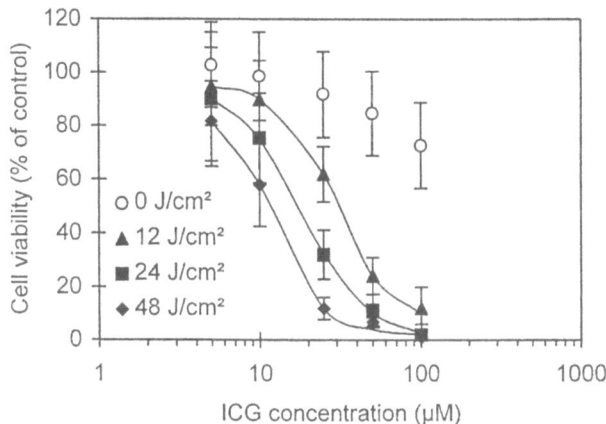

Fig. 2. Concentration and light dose finding studies: Cell viability of HaCaT keratinocytes following incubation for 24 h with different concentrations of ICG and irradiation using a cw-diode laser (805 nm; power density 40 mW/cm2) and different total light doses (n = 3)

Phototoxicity assays following photodynamic treatment (24 J/cm2) with Photosan-3 (2.5 µg/ml; 24 h) of HaCaT cells resulted in equivalent cell killing (CV = 4 (3 %; dark toxicity: CV = 88, 12 %). Growth curves following ICG-phototherapy showed that cells treated using 20 µM ICG and 24 J/cm2 (EC50) were killed within one week post treatment (see Fig. 3).

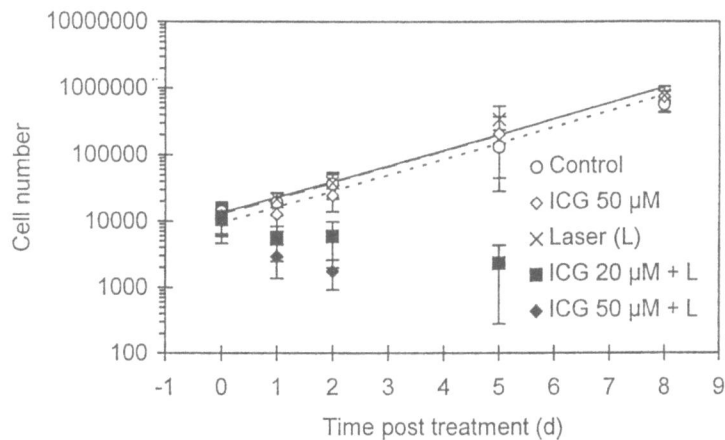

Fig. 3. Growth curves following ICG-phototherapy (n = 4)

Sodium azide, a well-known quencher of singlet oxygen [11], reacts also with hydroxyl radicals and other radical species [12]. As a positive control, the efficacy of sodium azide in vitro was demonstrated using PDT with Photosan-3, which is known to generate singlet oxygen [13, 14]. Cell viability after light irradiation in presence of sodium azide significantly differed from CV after irradiation without quenching ($p < 0.05$; Fig. 4).

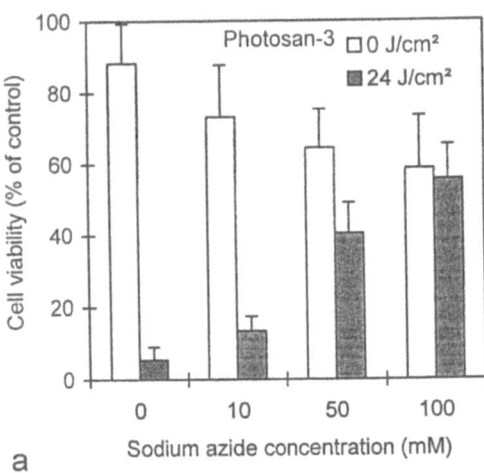

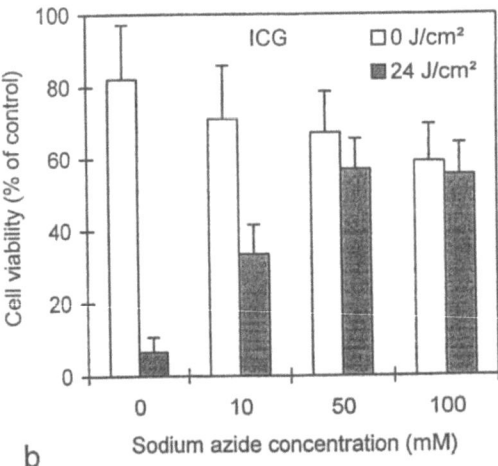

Fig. 4. Effect of sodium azide on drug-mediated photokilling (incubation time 24 h; total light dose 24 J/cm2): Cell viability of HaCaT keratinocytes following incubation with different concentrations of sodium azide with and without light irradiation for (a) Photosan-3 2.5 µg/ml (PDT 1200; 580 - 740 nm; 40 mW/cm2) and (b) ICG 50 µM (diode-laser; 805 nm; 40 mW/cm2). The open bars represent CV with drug and quencher, the grey bars represent CV with drug, quencher and irradiation (n = 3)

Figure 4a shows the CV following drug and quencher incubation (0, 10, 50, 100 mM) with and without light irradiation (24 J/cm2) for Photosan-3 (2.5 µg/ml). The protective effect increased with increasing sodium azide concentration. Employing the same protocol for ICG, sodium azide also inhibited significantly the ICG-mediated photokilling of HaCaT keratinocytes. Figure 4b shows the CV following drug and quencher incubation (0, 10, 50, 100 mM) with and without light irradiation (24 J/cm2) for ICG (50 µM). The CV of irradiated cells increased according to increasing quencher concentration. The most effective concentration for the quenching of ICG-mediated photokilling was 100 mM sodium azide. Cell viability after light irradiation in presence of sodium azide significantly differed from CV after irradiation without quenching ($p < 0.05$). The quenching experiment for ICG-mediated photokilling revealed comparable results as for PDT with Photosan-3. Therefore, photoactivation of ICG in the present in vitro setting is likely to generate radical species which finally cause cell death. Thus taking into account the presented data, photodynamic effects might dominate over photothermal effects in ICG-mediated photokilling of HaCaT keratinocytes in vitro. However, an intracellular temperature increase has to be excluded to fully support our hypothesis. Regarding the approval of ICG by the FDA these intriguing results will stimulate further research, in particular in vivo.

References

[1] I.J. Fox, L.G.S. Brooker, D.W. Heseltine, H.E. Essex and E.H. Wood, New dyes for continuous recording of dilution curves in whole blood independent of variations in blood oxygen saturation, (Abstr.) Am. J. Physiol., 187 (1956) 599.

[2] I.J. Fox and E.H. Wood, Indocyanine green: physical and physiologic properties, Mayo Clin. Proc., 35 (1960) 732-744.

[3] M. Hope-Ross, L.A. Yannuzzi, E.S. Gragoudas, D.R. Guyer, J.S. Slakter, J.A. Sorenson, S. Krupsky, D.A. Orlock and C.A. Puliafito, Adverse reactions due to indocyanine green, Ophthalmology, 101 (1994) 529-533.

[4] M.L.J. Landsman, G. Kwant, G.A. Mook and W.G. Zijlstra, Light-absorbing properties, stability, and spectral stabilization of indocyanine green, J. Appl. Physiol., 40 (1976) 575-583.

[5] G. Paumgartner, P. Probst, R. Kraines and C.M. Leevy, Kinetics of indocyanine green removal from the blood, NY Acad. Sci., 170 (1970) 134-170.

[6] R. Philip, A. Penzkofer, W. Bäumler, R.M. Szeimies and C. Abels, Absorption and fluorescence spectroscopic investigation of indocyanine green, J. Photochem. Photobiol. A: Chemistry, in press (1996).

[7] S. Reindl, A. Penzkofer, S.H. Gong, M. Landthaler, R.M. Szeimies, C. Abels and W. Bäumler, Quantum yield of triplet formation for indocyanine green, J. Photochem. Photobiol. A: Chemistry, in press (1997).

[8] P. Boukamp, R.T. Petrussevska, D. Breitkrutz, J. Hornung, A. Markham and N.E. Fusenig, Normal keratinization in a spontaneously immortalized aneuploid human keratinocyte cell line, J. Cell. Biol., 106 (1988) 761-771.

[9] R.M. Szeimies, R. Hein, W. Bäumler, A. Heine and M. Landthaler, A possible new incoherent lamp for photodynamic treatment of superficial skin lesions, Acta Derm. Venereol. (Stockh.), 74 (1994) 117-119.

[10] A.P. McHale and L. McHale, Use of a tetrazolium based colorimetric assay in assessing photoradiation therapy in vitro, Cancer Lett., 41 (1988) 315-321.

[11] J.A. Hampton, D. Skalkos, P.M. Taylor and S.H. Selman, Iminium salt of copper benzochlorin (CDS1), a novel photosensitizer for photodynamic therapy: mechanism of cell killing, Photochem. Photobiol., 58 (1993) 100-105.

[12] A. Singh, G.W. Koroll and R.B. Cundall, Azide radical formation from sodium azide and hydroxyl and its reactions with tryptophan and tyrosine, in M.A.J. Rodgers and E.L. Powers (eds.), Oxygen and Oxy-radicals in Chemistry and Biology, Academic Press, New York, 1981, pp. 739-741.

[13] J. Moan, E.O. Pettersen and T. Christensen, The mechanism of photodynamic inactivation of human cells in vitro in the presence of haematoporphyrin, Br. J. Cancer, 39 (1979) 398-407.

[14] J.P. Keene, D. Kessel, E.J. Land, R.W. Redmond and T.G. Truscott, Direct detection of singlet oxygen sensitized by haematoporphyrin and related compounds, Photochem. Photobiol., 43 (1986) 117-120.

Pharmacokinetics Comparison of 13^2-Hydroxy- Bacteriopheophorbid-A Methyl Ester and Octa-α-Butyloxy-Zinc Phthalocyanine in Mice Bearing Lewis Lung Carcinoma

M.S. Ismail,[1,2] C. Dressler,[3] B. Röder,[4] H. Weitzel,[2] H.-P. Berlien[1,3]

[1] Dept. of Laser Medicine, Neukölln Hospital, Berlin
[2] Dept. of Gyn. and Obst., University Hospital Benjamin Franklin, FU Berlin
[3] Laser Medicine Technology Centre Berlin (LMTB) [4] Dept. of Physic, Humboldt University, Berlin

Abstract

The pharmacokinetics of 13^2-hydroxy-bacteriopheophorbid-a methyl ester (13^2-OH-BPME) and octa-α-butyloxy-zinc phthalocyanine (8-α-bo-Zn-Pc) were studied in mice bearing *Lewis lung* carcinoma. Absorption spectroscopy was used to measure the photosensitizers concentrations. High 13^2-OH-BPME and 8-α-bo-Zn-Pc uptakes were recorded in the parenchymatous organs (liver, lung), with 8-α-bo-Zn-Pc long retention. The malignant tissues accumulated 13^2-OH-BPME of more than 20 folds than 8-α-bo-Zn-Pc at all incubation times. 8-α-bo-Zn-Pc concentrations in the skin and the muscle were lower than 13^2-OH-BPME concentrations at any time period, but also, the 8-α-bo-Zn-Pc retained longer until 168h. PDT with 13^2-OH-BPME will be more effective than with 8-α-bo-Zn-Pc since it is accumulated at higher concentrations in the malignant tissues.

Introduction

Several groups of compounds such as substituted porphyrins, chlorins and phthalocyanines have been investigated as "second generation" photosensitizers because of their photoproperties including high photostability together with a relative simple and inexpensive preparation [1]. The development of photosensitizers with strong light absorption above 700nm offers the advantages of optimum light penetration through the treated tissue at these wavelength [16]. The metallophthalocyanines are good photosensitizers candidates which may prove effectiveness in PDT of cancer [3, 5]. The present paper deals with the *in vivo* pharmacokinetics of octa-α-butyl-oxy-zinc phthalocyanine (8-α-bo-Zn-Pc) and 13^2-hydroxy-bacteriopheophorbide a methyl ester (13^2-OH-BPME) in mice bearing *lewis lung* carcinoma. The Zinc phthalocyanie complex was chosen on the basis of the known effect of this metal on the photochemical properties of the phthalocyanines, which characterized by high absorption coefficients at the wavelength 735nm and high singlet oxygen quantum yield. Also, the investigated 13^2-OH-BPME is one of promising compounds of the bacteriochlorophyll a derivatives. Its electronic absorption spectrum shows an intense absorption band (at 750nm) [16].

Material and Methods

Chemicals: The potential photosensitizers 13^2-OH-BPME and 8-α-bo-Zn-Pc were prepared according to [8, 11]. They were dissolved in Dulbeccos phosphate buffered saline (PBS), [Biochrom Seromed, Berlin], with 1% Tween 80 [Sigma, Germany] and sterilized by filtration before *in vivo* administration.

Animals and tumour model: B6D2F1 mice bearing *Lewis lung* carcinoma inoculated s.c in the flank (0.1ml tumour cell suspension) were used as animal model. After a steady tumour growth over one week, the tumour showed an average diameter of about 1cm.

Pharmacokinetics studies: 13^2-OH-BPME and 8-α-bo-Zn-Pc were administered i.v at a dose of 7.8µmol/kg b.w., the incubation period in darkness were 2, 12, 24, 48, 168h, then the animals were killed and the tissues of different organs were stored under liquid nitrogen. The sensitizer recovery was studied in tumour, lung, liver, spleen, kidney, muscle and skin.

Chemical extraction and spectroscopic evaluation: Tissue samples were thawed, weighted wet, refrozen and thoroughly homogenized in 1-2ml methanol/acetone (1:1) for 13^2-OH-BPME and in absolute Ethanol for 8-α-bo-Zn-Pc. Homogenized samples were centrifuged at 800-1000g for 10min. The supernatants were centrifuged again at 1800-2000g. Absorption spectra of the extracts were analyzed spectrophotometrically (Perkin Elmer UV/Vis-Lambda 2) in the spectral range between 500-900nm. Concentrations were calculated using the absorption coefficient = 15800 $eM^{-1}cm^{-1}$ (at 748nm), for 13^2-OH-BPME and the absorption coefficient = 180000 $eM^{-1}cm^{-1}$ (at 735nm) for 8-α-bo-Zn-Pc.

Results

Table 1. 13^2-OH-BPME concentrations in different organs of mice bearing lewis lung carcinoma. Mean values [nmol/g tissue] ± s.d

Organ	Time				
	2h	12h	24h	48h	168h
Liver	20. 2 ±2.6	6.6 ±1.3	1.3 ±0.1	1.6 ±1.9	0.02 ±0.03
Spleen	4.9 ±0.8	2.1 ±0.3	0	0	0
Lung	42 ±17	22.7 ±1.3	5.98 ±3.7	0.7 ±0.18	0
Kidney	9.7 ±1.2	2.5 ±1.3	2.0 ±0.8	0.4 ±0.5	0
Muscle	0.7 ±0.8	0.2 ±0.2	0	0.05 ±0.08	0
Skin	0.6 ±0.5	0.8 ±0.1	0.7 ±0.2	0.6 ±0.2	0
Tumour	5.4 ±3.2	5.4 ±1.8	1.6 ±0.9	1.8 ±0.4	0

Table 2. 8-α-bo-Zn-Pc concentrations from different tissues of *lewis* lung carcinoma bearing mice. Mean values [nmol/g tissue] ± s.d.

Organ	Time				
	2h	12h	24h	48h	168h
Liver	22.7 ± 6.4	11.2 ±2.4	9.7 ±2.3	9.7 ±1.4	5.2 ±0.66
Spleen	2.7 ±0.54	2.1 ±0.28	2.40 ±1.8	1.7 ±0.35	2.3 ±0.58
Lung	110.7 ±60.4	99.1 ±12.1	100.7 ±31.5	95.1±32.2	21.1 ±14.1
Kidney	0.85 ±0.17	0.23 ±0.04	0.30 ±0.24	0.24 ±0.11	0.08 ±0.05
Muscle	0.11 ±0.04	0.09 ±0.02	0.09 ±0.06	0.03 ±0.02	0.02 ±0.02
Skin	0.21 ±0.19	0	0.15 ±0.21	0.13 ±0.21	0.05 ±0.08
Tumour	0.32 ±0.25	0.21 ±0.05	0.19 ±0.17	0.33 ±0.12	0.04 ±0.03

Tables 1 and 2 shows the concentrations of 13^2-OH-BPME and 8-α-bo-Zn-Pc measured in different tissues of the experimental animals. The data presented in both tables shows a rapid accumulation of both photosensitizers in liver, spleen, kidney and lung. In the liver, the concentrations were in the same range for both photosensitizers until 12h incubation time after that the 13^2-OH-BPME concentrations dropped markedly in comparison to 8-α-bo-Zn-Pc which remained considerably high until 168h. In the spleen the 13^2-OH-BPME showed its maximum concentration at 2h (4.9 nmol/g tissue), which was higher than 8-α-Zn-Pc concentration at this time. While the 13^2-OH-BPME was not detected after 12h incubation time, the 8-α-bo-Zn-Pc showed the same range of concentration which was detected at 2h until the end of the study (168h). In the lung, extremely high 8-α-bo-Zn-Pc concentration of more than 110 nmol/g tissue at 2h to more than 21 nmol/g tissue at 168h were recorded. In comparison the 13^2-OH-BPME showed concentrations of 42 nmol/g tissue at 2h and dropped markedly to 5.98 nmol /g tissue at 24h and to 0.7 nmol /g tissue at 48h post injection. After 48h there was no 13^2-OH-BPME could be detected. In the kidney, the 13^2-OH-BPME concentrations were significantly higher than 8-α-bo-Zn-Pc concentrations until 48h incubation intervals after this period no 13^2-OH-BPME could be detected. 8-α-bo-Zn-Pc stilled to be detected until 168h. In skin and muscle, the 13^2-OH-BPME concentrations measured were higher than 8-α-bo-Zn-Pc until 48h. In tumour tissue, the 13^2-OH-BPME exhibited higher concentrations all through the incubations period, but 8-α-bo-Zn-Pc was of longer retention until 168h the time at which no 13^2-OH-BPME could be detected.

Discussion

It is important to quantify the photosensitizers concentrations in normal and neoplastic tissues [13], in order to evaluate their biodistribution patterns, as well as, their elimination rates [2]. These quantification will improve the PDT planning protocol. Photosensitizers preferential uptake by the neoplastic tissue is an essential parameter in PDT. PDT will be more effective if the light energy is delivered, when higher photosensitizer concentration in tumour tissue than in the adjacent normal tissue was present [2, 9, 12, 13]. In this comparative study between two photosensitizers from the "second generation" group, the results showed that the parenchymatous organs, unlike other normal tissues, accumulated very high concentrations of both photosensitizers. A high uptake of 8-α-bo-Zn-Pc and 13^2-OH-BPME in the lung, liver, spleen, and kidney. These high uptake was higher and longer in retention with 8-α-bo-Zn-Pc than 13^2-OH-BPME. In contrast, the muscle and skin showed lower 8-α-bo-Zn-Pc uptake than 13^2-OH-BPME. The tumour recorded a higher 13^2-OH-BPME uptake than 8-α-bo-Zn-Pc which was of low accumulation at any time intervals. Higher 13^2-OH-BPME tumour:muscle ratio (26:1 at 12h) than 8-α-bo-Zn-Pc tumour:muscle ratio (11:1 at 48h) was recorded in this study. This high ratio can be added to the advantages of 13^2-OH-BPME in its application in the processes of PDT as the muscle represents the normal healthy surrounding tissue in relation to tumour. This high ratio during light application will offers a minimal destruction to the surrounding tissues. In spite of the 13^2-OH-BPME tumour:muscle ratio was more than two folds the 8-α-bo-Zn-Pc ratio, the last ratio was not low in comparison with the other photosensitizers and could be considered an advantage to this photosensitizer.

Several studies have been investigated the efficiency of phthalocyanine and bacteriopheophorbide as second generation photosensitizers. These studies showed rapid, high uptake and long retention of phthalocyanine in parenchymatous organs and high uptake by the tumour and high photosensitizer tumour: normal surrounding tissue ratios. They also reported little or minimal uptake of phthalocyanine in muscle and skin [3, 4, 6, 9, 12, 13, 14, 17]. If we evaluate the results of the present study in relation to the other studies, it appears that they correlate with each others, except in the point which related to the tumour phthalocyanine uptake. According to our results the 8-α-bo-Zn-Pc is an unsuitable photosensitizer for PDT if systemically administered. The high and rapid accumulation of 8-α-bo-Zn-Pc in the parenchamatous organs could be the cause for its low accumulation in tumour, as these reticuloendothelial organs may rapidly deplete the plasma level and thus profoundly reduce the quantity of photosensitizer available for subsequent uptake by the target tissue. Such a mechanism might account for the noted differences in distribution with different modes of photosensitizers administration. For example, when a photosensitizer was injected intraperitonally it will retained to a higher extent within the abdominal cavity and relatively little will appear in the liver and spleen.

In relation to the pheophorbide group, Yano et al., 1990, have recorded a pheophorbide a tumour:muscle ratio of 100:1 at 4h incubation time and the maximum time for the pheophorbid a concentration was at 1h. Iwaik and Kimuras, 1988, compared the pharmacokinetics of pheophorbid a and pheophorbide dimmer in mice bearing FM3A tumour and have reported that 9h-12h, is the time of maximum pheophorbide dimmer concentration and 18-24h for the pheophorbide a. Also, they have reported a tumour:muscle ratio of more than 20 at the corresponding time. Röder et al., 1994, have investigated the pharmacokinetics of 13^2-OH-BPME in lewis lung carcinoma bearing mice using the fluorescence microscopy. She suggested that PDT using 13^2-OH-BPME could be effective at photosensitizer incubation time of about 12h.

Because of this high 13^2-OH-BPME tumour accumulation and its high tumour:muscle ratios recorded in the present study and in comparison to 8-α-bo-Zn-Pc, 13^2-OH-BPME will be a good candidate for its application in the processes of PDT especially at 12 hour post injection. Also, we can classify the examined photosensitizers according to their duration of retention in the tumour and the different organs into a short acting photosensitizer as the 13^2-OH-BPME (from 2h up to 48h) and a long acting sensitizer as 8-α-bo-Zn-Pc (from 72h up to 168h). Because of low 8-α-bo-Zn-Pc accumulation rat in the tumour tissue, it is suggested to be applied topically or in combination with a suitable carrier system in order to increase its uptake in the target tissue, as well as to decrease its loss in the other healthy tissues.

References

[1] Berenbaum M., Bonnet R., Chevertton S., Akand-adebakin S. and Ruston M., (1993): Selectivity of mesotetra (hydroxyphenyl) porphyrins and chlorins in causing photodamage in tumour, skin, muscle and bladder. Laser Med. Sci. 8: 235-243.

[2] Biolo R. Jori G., Kennedy C., Nadean P., Reddi E., and Weagle G., (1991): A comparison of fluorescence methods used in the pharmacokinetics studies of Zn-phthalocyanine in mice. Photochem. photobiology 53: 43-52.

[3] Bown S., Tralau C., Coleridge S., Akdemir D. and Wieman T., (1986): Photodynamic therapy with porphyrin and phthalocyanine sensitization: Quantitative studies in normal rat liver. Br. J. Cancer 54: 43-52.

[4] Chan W. , Marshall J., Svenson J. Bedwell J. and Hart I., (1990): Effect of sulfonation on the cell and tissue distribution of the photosensitizer aluminium phthalocyanine. Cancer Res. 50: 4533-4538.

[5] Chan W. Marshall J., Svenson J. Bedwell J. and Hart I., (1991): Photocytotoxic efficacy of sulphonated species of aluminium phthalocyanine against cell monolayers, multicellular spheroids and in vivo tumors. Br. J. Cancer: 64: 827-832.

[6] Chatlani P., Bedwell J., MacRobert A., Barr H., Bolous P., Krasner N., Phillips D., and Bown S., (1991): Comparison of distribution and photodynamic effects of di- and tetra-sulphonated aluminium phthalocyanines in normal rat colon. Photochem. Photobiology. 53: 745-751.

[7] Dario M., Aramendia P., San Roman E., Braslavsky S., (1991): Carboxylated Zinc-phthalocyanines II dimerization and singlet molecular oxygen in hexadeyl trimethyl ammonium bromide mice cells. Photochem. Photobiology: 54: 367-370.

[8] Evans H. Matthew S., Perry R., fraker D., Norton J. and Pass H., (1989): Cytotoxic and mutagenic effects of the photodynamic action of chloroaluminium phthalocyanine and visible light in L5178Y cells. Photochem. photobiology. 49: 43-47.

[9] Hünerbein M. Stern J., Graschew G., Friedrich E., Sinn H. and Schlag P., (1992): Wirksamkeit von Spectroskopie und Laser-Fluorezenz-Mikroskopie zum Nachweis von Photosensibilisatoren in Gewebe. Lasermedizin 8: 153-158.

[10] Iwai K. and Kimura S., (1988): Efficiency of pheophorbide-dimer in photodynamic therapy of mouse tumour. J. Clin. Biochem. Nutr., 5: 145-149.

[11] Moser J., Herchenbach B., Evenschor K., Kirsch D. and Schoch S., (1992): Biotechnology of bacteriopheophorbides, naturally occurring 2nd. generation photosensitizers. Laser in Med. Sci., Vol. 7: 272.

[12] Panjehpour M., Sneed R., Frazier D., Barnhill M., OBrien S., Harb B. and Overholt B., (1992): laser- induced fluorescence quantitation of chloroaluminium phthalocyanine tetrasulfonate concentration in rat tissue. SPIE 1645: 172-179.

[13] Panjehpour M. Sneed R., Frazier D., Barnhill M., OBrien S., Harb B. and Overholt B., (1993): Quantification of phthalocyanine concentration in rat tissue using laser-induced fluorescence spectroscopy. Laser Surg. Med. 13: 23-30.

[14] Reddi E., Castro G., Biolo R. and Jori G., (1987): Pharmacokinetic studies with zinc II phthalocyanine in tumour-bearing mice:. Br. J. Cancer 56: 597-600.

[15] Richter A., Kelly B., Chow J., and Liu D., (1988): Characterization of benzoporphyrin derivatives, a new photosensitizer SPIE. 997: 132-138.

[16] Röder B., Dressler C., Hagemann R., Fuchs B., Berlien H.-P., Nowak Ch. and Moser J., (1994): On the pharmacokinetics of 13^2-hxdroxy-bacteriopheophorbide a methyl ester studied by fluorescence spectroscopy on lewis lung carcinoma bearing mice. SPIE 2078: 427-437.

[17] Tralau C., Mac-Robert A., Coleridge-Smith P., Barr H. and Bown S., (1987): Photodynamic therapy with phthalocyanine sensitization: quantitative studies in a transplantable rat fibrosarcoma. Br. J. cancer 55: 389-395.

[18] Yano T., Uozumi T., Kawamoto K., Onda J. and Fujimoto N., (1991): Photodynamic therapy for rat pituitary tumour in vitro and in vivo using pheophorbide-a and white light. Laser in surg. and med. 11: 174-182.

Acknowledgements: This study is part of the program "Photodynamische Lasertherapie" granted by the Bundesministerium für Forschung und Technik of the Federal Republic of Germany.

Fluoreszenztumorlokalisierung nach Applikation von 5-Aminolävulinsäure - Technische Grundlagen

H. Stepp, R. Baumgartner, M. Kriegmair, K. Rick, S. Wagner, A. Hofstetter
Laser-Forschungslabor, Urologische Klinik, Klinikum Großhadern,
Ludwig-Maximilians-Universität, D-81377 München, FRG

Einleitung

Nach Verabreichung von 5-Aminolävulinsäure (5-ALA) kommt es zu einer meist tumorselektiv erhöhten intrazellulären Akkumulation von fluoreszierendem Protoporphyrin IX (PPIX). Durch eine endoskopische Fluoreszenzanregung von PPIX können somit Tumorgrenzen und Tumorfrühstadien besser aufgespürt werden [1]. Für eine klinisch praktikable Fluoreszdarstellung erwies es sich als vorteilhaft, neben dem roten Fluoreszenzlicht von PPIX auch einen Teil des blauen Anregungslichts abzubilden. Damit ist nicht nur eine bessere Orientierung gewährleistet, sondern auch eine vereinfachte Erkennung fluoreszenzpositiver Areale über einen rot/blau Farbkontrast.

Im Fachbereich Urologie ist das Verfahren zur Lokalisierung von Harnblasenkarzinomen bereits so weit entwickelt, daß derzeit mit kommerziell verfügbarem Equipment eine nationale multizentrische Zulassungsstudie durchgeführt wird. In folgenden weiteren Anwendungsbereichen werden von der Arbeitsgruppe am Laser-Forschungslabor klinische Pilotstudien betreut: malignes Gliom (Neurochirurgie) [2], Karzinome in Mundhöhle, Larynx und Pharynx (HNO) [3], Tracheobronchialkarzinom (Pulmologie) [4], Cervix/Vulva-Karzinom (Gynäkologie) [5].

In diesem Beitrag wird der Material und Methoden Aspekt übergreifend für alle Fachbereiche (siehe Koautoren Stepp oder Baumgartner) vorgestellt und diskutiert.

Material und Methode

Wie alle Porphyrine weist PPIX eine starke Absorptionsbande im violett-blauen Spektralbereich auf (380-420 nm). Die Fluoreszenzemission erfolgt im roten Spektralbereich mit zwei Banden bei 635 nm und 700 nm. Zur endoskopischen Fluoreszenzbeobachtung wurde die in Abb. 1 gezeigte Gerätekombination verwendet. In der einfachsten Ausführung besteht das System lediglich aus Anregungslichtquelle und Endoskop. Eine direkte visuelle Beobachtung der Fluoreszenzbilder ist möglich. Mit Hilfe einer Farb-Endo-Kamera kann eine Videodokumentation vorgenommen werden. Zur Aufzeichnung von Spektren kann Fluoreszenzlicht über einen Strahlteilerspiegel fasergestützt einem Spektrometer zugeführt werden.

Anregung

Zusammen mit einem Industriepartner wurde eine leistungsstarke inkohärente Lichtquelle auf Basis einer Xe-Kurzbogenlampe entwickelt (D-Light, K. Storz, Tuttlingen). In einem mittels Fußschalter oder über die Kamerasteuerung schaltbaren Filterrad ist ein Kurzpaßfilter (440 nm) montiert. Zusammen mit dem Emissionsspektrum des Lichtsystems ergibt sich ein guter spektraler Überlapp mit der Absorptionsbande von PPIX (vgl. Abb. 2). Das Glasfaserbündel des Beleuchtungskanals ist in einem Stück von der Einkoppelstelle in der Lichtquelle bis zum distalen Ende des Endoskops ausgeführt. So steht z.B. bei Verwendung von Zystoskopen eine Lichtleistung von etwa 200 mW zur Fluoreszenzanregung zur Verfügung.

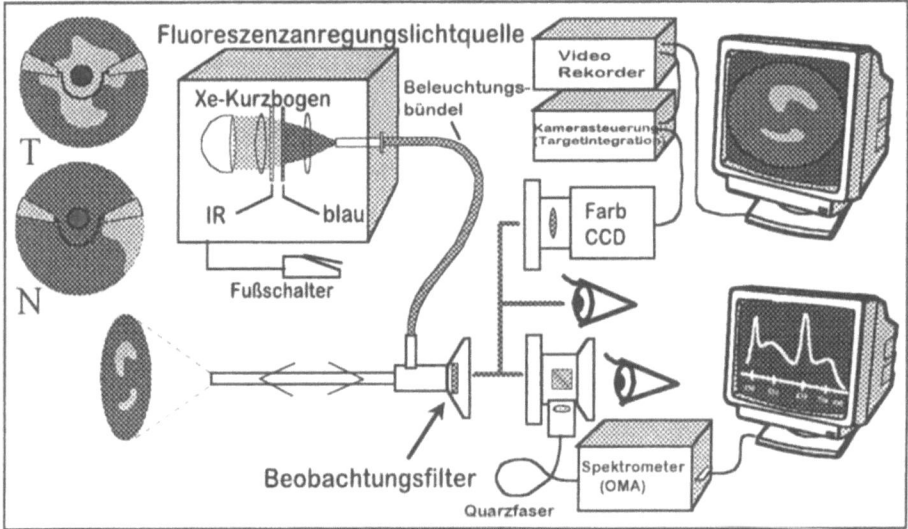

Abb. 1. Schema der Gerätekonfiguration zur endoskopischen Fluoreszenzdiagnostik. Für die Beobachtung mit dem bloßen Auge ist nur die Anregungslichtquelle und das Endoskop nötig

Beobachtung mit dem Auge

Zur Fluoreszenzbeobachtung ist ein zweiter Filter im Okular des Endoskops notwendig. Hierzu wurde ein Langpaßfilter mit Kantenlage bei ca. 450 nm ausgewählt. Dabei wurde gezielt angestrebt, daß im Überlappbereich der beiden Filter eine teilweise Transmission des diffus vom Gewebe rückgestreuten Anregungslichts (Re-mission) stattfindet. Dadurch wird erreicht, daß Normalgewebe (geringe PPIX-Speicherung) blau erscheint. Das Gefäßsystem stellt sich wegen der Blutabsorption als dunkles Netz dar. Damit ist eine gute Orientierung auch in fluoreszenzschwachen Arealen gewährleistet. Suspekte Areale (hohe PPIX-Speicherung) treten dann durch die Rotfluoreszenz in einem gut erkennbaren Farbkontrast in Erscheinung. Die Tumorerkennung orientiert sich an diesem Farbkontrast, der zuverlässiger beurteilt werden kann als ein reiner Intensitätskontrast. Zudem ist der Farbeindruck eines Gewebeareals unabhängig vom Abstand zur Gewebeoberfläche. Die Abhängigkeit von der Beobachtungsgeometrie sowie von Übertragungscharakteristiken des Endoskops (inhomogene Ausleuchtung) ist somit stark reduziert. Ein weiterer Vorteil liegt in der Kompensierung des Einflusses der Blutabsorption. Die Intensität remittierten Anregungslichts bei 445 nm wird bei erhöhter Gewebeabsorption durch den roten Blutfarbstoff in guter Näherung im gleichen Maße reduziert wie die an dieser Stelle emittierte Fluoreszenzlichtintensität [6]. Der Farbkontrast wird also nicht beeinflußt. Dies führt dazu, daß verstärkt absorbierende Tumore im Intensitätskontrast nicht dargestellt werden können, während sie bei Zumischung der Remission durch den erzielten Farbkontrast (weniger Blau im Tumor bei gleich viel Rot) deutlich sichtbar und abgrenzbar sind. Der Anteil an Remission, der zugemischt werden muß hängt durchaus von organspezifischen Gegebenheiten ab. Bei höchster erforderlicher Nachweisempfindlichkeit empfiehlt es sich, die Remission vollständig zu blocken, und dafür einen durch die Kantenlage des Beobachtungsfilters wählbaren Anteil der Gewebeeigenfluoreszenz im Grünen (vgl. Abb. 2) zur Kontrastierung zu verwenden. Dies ist meist die Methode der Wahl bei der Lokalisierung von Karzinomen in der Mundhöhle, da hier sehr niedrige Konzentrationen von 5-ALA eingesetzt werden, um eine unspezifische PPIX-Akkumulation in normaler Mukosa zu vermeiden.

Beobachtung mit der Kamera
Zur Videodokumentation wurde eine handelsübliche Farb-Endo-Kamera (1-chip, telecam SL, K. Storz, Tuttlingen) für den Einsatz in der Fluoreszenzendoskopie optimiert. Um auch bei größeren Beobachtungsabständen eine ausreichende Bildaussteuerung zu erhalten, wird ein sogenannter Integrationsmodus verwendet, der auf Kosten der Bildwiederholfrequenz die Bildhelligkeit erhöht. Ferner wurde die Empfindlichkeit des Kamerasystems im Roten erhöht und für die beiden Beobachtungsmodi Weißlicht und Fluoreszenz eine getrennte Einstellung der Verstärkung der einzelnen Farbkanäle (Weißlichtabgleich) ermöglicht. In den drei Farbkanälen der Kamera stehen verschiedene spektrale Informationen zur Verfügung (Abb. 2): Im Rotkanal wird die PPIX-Fluoreszenz wiedergegeben, im Grünkanal die Gewebeeigenfluoreszenz und im Blaukanal die Remission. Dies bildet die Basis für eine nachfolgend mögliche Bildverarbeitung.

Spektraldarstellung
Zur quantitativen Bestimmung der PPIX-Fluoreszenzintensität (z.B. T/N Kontrast), für Messungen mit höchster Nachweisempfindlichkeit, für Pharmakokinetikmessungen, zur Bestimmung des Ausbleichverhaltens und zur Charakterisierung der Gewebeeigenfluoreszenz eignet sich eine spektral aufgelöste Darstellung der Fluoreszenzintensität. Dazu wird ein Spektrometer mit intensiviertem Detektor eingesetzt (OSMA, SI Instruments, Gilching). Die Detektion erfolgt dabei durch die Abbil-

dungsoptik des Endoskops wie in Abb. 1 gezeigt mit Hilfe eines am Okular angebrachten Strahlteilers und Quarzglasfaser (600µm). Dabei wird ein zentraler Ausschnitt des Gesichtsfeldes (schraffierter Bereich in den Einfügungen links oben in Abb. 1) auf die Quarzfaser abgebildet und somit der Spektraldetektion zugeführt. Für absolute Messungen muß ein reproduzierbarer Gewebeabstand gewährleistet sein. Dies läßt sich auf einfache Weise mit einer wie in der Urologie üblichen Resektionsschlinge erreichen, die mit Hilfe des Resektionsschlittens eine voreingestellte Strecke ausgefahren werden kann. Diese Schlinge kann in sanften Gewebekontakt gebracht werden. Damit ist gleichzeitig der Detektionsbereich markiert (siehe Abb. 1).

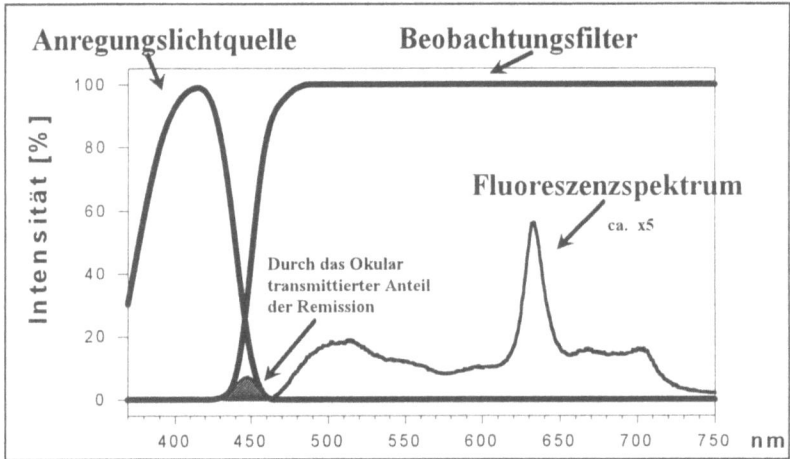

Abb. 2. Schematische Darstellung der Filtercharakteristiken von Anregungsfilter in der Lichtquelle und Beobachtungsfilter im Okular des Endoskops, sowie der verlauf eines typischen Fluoreszenzspektrums aus dem Gewebe mit Gewebeeigenfluoreszenz (peak bei 510 nm9 und PPIX-Fluoreszenz (peaks bei 635 und 705 nm, peak bei 670 nm ist Photoprodukt)

Diskussion
Der wesentliche Fortschritt der hier dargestellten Entwicklungsarbeit zur klinisch eingesetzten Fluoreszenztumorlokalisierung ist zu sehen in der Methodik der Farbkontrastierung der PPIX-Fluoreszenz zur Remission bzw. zur Gewebeeigenfluoreszenz. Damit können entartete Gewebeareale sichtbar gemacht werden, die unter ungünstigen Umständen einer monochromen Fluoreszenzerfassung entgehen. Die Reduktion in Umfang, Kosten und Komplexität der erforderlichen Geräte machen das Verfahren sogar für niedergelassene Fachärzte interessant.

Die bisherigen Erfahrungen zeigen, daß die Substanzdosimetrie (5-ALA-Applikation) den spezifischen Anforderungen angepaßt werden muß. So empfiehlt sich eine Konzentration an 5-ALA von 3% für die intravesikale Instillation, von 1% für die Applikation in der Harnröhre zur Lokalisierung von kondylomatösen Effloreszenzen und von nur 0,4% als Spüllösung in der Mundhöhle. Den entsprechend unterschiedlichen PPIX-Konzentrationen muß auch gerätespezifisch Rechnung getragen werden. Entsprechend wird auch der Stellenwert der Gewebeeigenfluoreszenz zur Kontrastverbesserung untersucht.

Die Spektraldarstellung erfolgte bisher mit relativ kostspieligen Systemen. Der technische Fortschritt und die Miniaturisierung von Spektrometern und Detektoren macht aber bereits den Einsatz einfacherer und kostengünstigerer Systeme möglich, so daß immer dort, wo durch die Spektraldetektion nützliche Zusatzinformation gewonnen werden kann diese auch in ein Gerätekonzept sinnvoll integriert werden kann.

Literatur
1. Kriegmair M, R. Baumgartner, R. Knüchel, H. Stepp, F. Hofstädter and A. Hofstetter, Detection of early bladder cancer by 5-aminolevulinic acid induced porphyrin fluorescence, J. Urol. 155, 105-109, 1996
2. Stummer W, S. Stocker, S. Wagner, H. Stepp, C. Fritsch, C. Goetz, A.E. Goetz, R. Kiefmann and H.J. Reulen, Intraoperative fluorescence detection of malignant glioma by 5-ALA induced Protoporphyrin IX, submitted to Neurosurgery, accepted
3. Leunig A, K. Rick, H. Stepp, R. Gutmann, G. Alwin, R. Baumgartner and J. Feyh, Fluorescence imaging and spectroscopy of 5-aminolevulinic acid induced protoporphyrin IX for the detection of neoplastic lesions in the oral cavity, Am. J. Surg. 172 , 674-677, 1996
4. Huber RM, F. Gamarra, S. A. Leberig, H. Stepp, K. Rick, K. Häussinger and R. Baumgartner, Stellenwert der Fluoreszenzmethoden in der bronchologischen Diagnostik: Früherkennung des Bronchialkarzinoms möglich?, Atemwegs- und Lungenkrankheiten21/11,558-561, 1995
5. Korell M, M. Untch, C. Abels, M. Dellian, M. Kirschstein, R. Baumgartner, W. Beyer and A.E. Goetz, [Use of photodynamic laser therapy in gynecology], Gynakol. Geburtshilfliche. Rundsch. 90-97, 1995
6. Stepp H, R. Baumgartner, W. Beyer, R. Knüchel, T.O. Körner, M. Kriegmair, K. Rick, P. Steinbach, H.G. Stepp and A. Hofstetter, Fluorescence imaging and spectroscopy of ALA-induced protoporphyrin IX preferentially accumulated in tumour tissue, in: R. Chubeddu, S.R. Mordon, and K. Svanberg (eds.), Optical biopsy, Proc. SPIE 2627, 13-24, 1995.

Fluoreszenztumorlokalisierung nach Applikation von 5-Aminolävulinsäure: Quantitative Bildanalyse

S. Wagner[1], R. Baumgartner[1], R. Knüchel[2], M. Kriegmair[1], K. Rick[1], H. Stepp[1], A. Hofstetter[1]

[1] Urologische Klinik, Laser Forschungslabor Klinikum Großhadern, Ludwig-Maximilian-Universität, Marchioninistraße 23, D-81377 München
[2] Pathologisches Institut, Universtät von Regensburg / D

Zusammenfassung

Die Fluoreszenzdiagnostik von Harnblasenkarzinom ist mit einer Rate von falsch fluoreszenzpositiven Befunden von ca. 35 % behaftet. Mit Hilfe der Quantifizierung der Gewebefluoreszenz wird - an 19 Patienten und 41 Biopsien - gezeigt, daß die Fluoreszenzintensität falsch fluoreszenzpositiver Befunde signifikant niedriger ist als der richtig positiver Befunde. Mit einem geeigneten Schwellwert können 33 % der falsch positiven, das heißt benignen Biopsien eindeutig von den malignen Biopsien differenziert werden. Eine Anhebung des Schwellenwertes, verbunden mit einer Reduktion der Rate der falsch positiven auf 66 % erscheint möglich, wenn man morphologische Kriterien in der Begutachtung mit berücksichtigt.

Einleitung

Nach einer topischen Applikation von 5-Aminolevulinsäure (ALS) reichern Tumore der Harnblase selektiv Protoporphyrin-IX (PPIX) an (1, 2). PPIX ist ein Stoffwechselprodukt von ALS in der Hämsynthese. Durch eine Anregung mit Licht im Wellenlängenbereich zwischen 375 und 440 nm kann PPIX zu einer starken Fluoreszenz im roten Wellenlängenbereich (620-740 nm) angeregt werden. Bei der AlS induzierten Fluoreszenz Diagnostik (AFD) wird die Fluoreszenz des PPIXs zusammen mit einem geringen Anteil des remittierten Anregungslichtes beobachtet. Dies ergibt einen für den Operateur gut erkennbaren Rot-Blau Kontrast zwischen tumorösem und normalem Gewebe. Mit der AFD können Tumotfrühformen lokalisiert werden, die der Standardcystoskopie mit weißem Licht entgehen. Die Sensitivität ist mit ca. 95 % signifikant höher als die der Standardcystokopie. Die Spezifität des AFD ist jedoch nicht erhöht, d. h. es werden fluoreszierende Biopsien aus der Blase entfernt, die sich später in der Histologie als nicht maligne herausstellen. Mit einer bildgebenden Quantifizierung der Fluoreszenzintensität bei der AFD soll der Zusammenhang zwischen Intensität der Fluoreszenz und der Histologie untersucht werden. Insbesondere soll geklärt werden, ob durch eine geeignete Fluoreszenzintensitätsschwelle maligne von benignen Befunden unterschieden werden können.

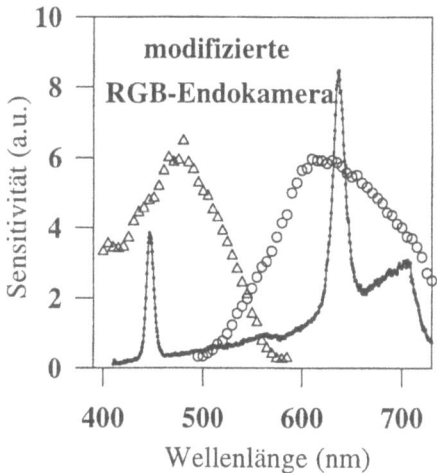

Abb. 1. Sensitivität der modifizierten RGB-Ein-Chip-CCD-Kamera in Abhängigkeit von der Wellenlänge im Vergleich zu einer typischen Protoporphyrin IX-Fluoreszenzspektrum von einem Blasentumor. Ein Teil des remittierten Anregungslichts wird bei ~445 nm detektiert und wird im Blau-Kanal der Kamera (Δ) aufgezeichnet. Die Protoporphyrin IX-Fluoreszenz (~625-720 nm) wird vom Rot-Kanal der Kamera (O) erfaßt

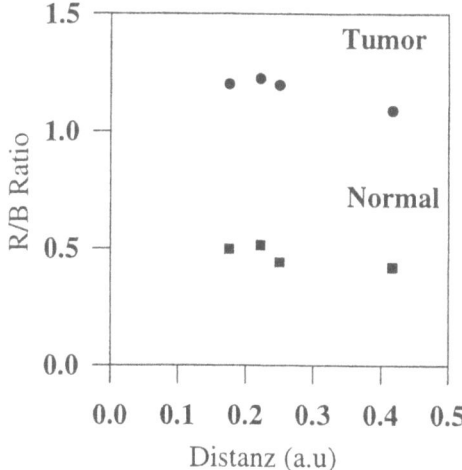

Abb. 2. Das Verhältnis von Rotem zu Blauem Signal (R/B Verhältnis) wird im Tumor und im Normalen Gewebe in verschiedenen Abständen zwischen distalem Ende des Endoskops und dem Gewebe ausgewertet. Das R/B Verhältnis ist weitgehend unabhängig vom Abstand und kann damit als Maß für die Intensität der Protoporphyrin IX-Fluoreszenz benützt werden

Material und Methode
AFD und bildgebende Quantifizierung wurde bei 19 Patienten mit fluoreszenzpositiven Läsionen in der Blase durchgeführt. Den Patienten wurde zwischen 2 und 3 Stunden vor geplantem Operationsbeginn 50 ml eine 3 %-ige ALS-Lösung (pH 4.9) in die Blase installiert. Die AFD wurde mit einer Lampe durchgeführt, die mit Hilfe eines Fußschalters von weißem Licht auf blaues Fluoreszenzanregungslicht umgeschaltet werden kann. In den verwendeten Endoskopoptiken ist ein Filter integriert der das Anregungslicht bis auf einen kleinen Anteil abblockt. Die rote Fluoreszenz suspekter Areale kontrastiert deutlich gegen das Normalgewebe, das im remittierten Anregungslicht blau erscheint.

Quantifizierung
Für die Quantifizierung und Dokumentation wurde eine hochsensitive Ein-Chip-CCD-Endokamera (Storz, Tuttlingen) benützt. Das remittierte Anregungslicht wird von der Kamera im blauen Kanal aufgezeichnet. Die Sensitivität des roten Kanals der Kamera ist gegenüber einer Standardendokamera so modifiziert, daß der Überlapp zwischen PPIX-Fluoreszenz und Kanalintensität besonders groß ist (Abb.1). Die Kanaltrennung zwischen blauem und rotem Kanal ist gut. Die Fluoreszenzbilder wurden vo einem Computer mit speziellem Bildverarbeitungsmodul (mfg-board, Stemmer, Puchheim) und Bildverarbeitungsprogramm (OPTIMAS 5.0, Stemmer, Puchheim) aufgezeichnet. Das Dunkelsignal der Kamera wurde durch einen Abgleich der A/D Wandler am Bildverarbeitungsmodul auf Null abgeglichen. Das Verhältnis von rotem zu blauen Kanal ist nun ein Maß für die Stärke der Fluoreszenz in jedem einzelnen Bildpunkt. Es ist weitgehend unabhängig von der Entfernung des distalen Endes des Endoskops vom Gewebe (Abb. 2). Für einen interindividuellen Vergleich der Fuoreszenz wird das komplette System Lampe, Optik, Endoskop, Kamera auf einen Fluoreszenzstandard geeicht (Radiergummi, Läufer). Alle weiteren Fluoreszenzangaben beziehen sich auf diesen Standard. Ein frei bewegliches Auswertungsfenster wird im Fluoreszenzbild des Tumors auf den Tumor plaziert und dann auf das kontrastierende Normalgewebe. Das R/B-Verhältnis wird für beide Fenster gemittelt und im Erhebungsbogen notiert.

Ergebnisse und Diskussion
Zur Evaluierung möglicher patientenindividueller Unterschiede in der unspezifischen Anreicherung von PPIX im normalen Urothel wurden 5 Patienten an tumorfreien Arealen in der ganzen Blase entsprechend vermessen. Die R/B-Verhältnisse lagen bei 0,47 ± 0,07 in Einheiten des Fluoreszenzstandards (Abb.3).

Die Korrelation von Fluoreszenzwert mit dem histopathologischen Befund wurde an bisher 41 fluoreszenzpositiven Biopsien von 19 Patienten untersucht. In Abbildung 4 sind die Fluoreszenzwerte der richtigpositiven Befunde dunkel, die der benignen, aber fluoreszierenden Befunde hell dargestellt. Die Mittelwerte der beiden Gruppen (Richtig positiv: 1.38 ± 0.42, Falsch positiv: 0.89 ± 0.28) sind signifikant unterschiedlich (p = 0.0002), jedoch nicht durch Einführen eines Schwellenwertes

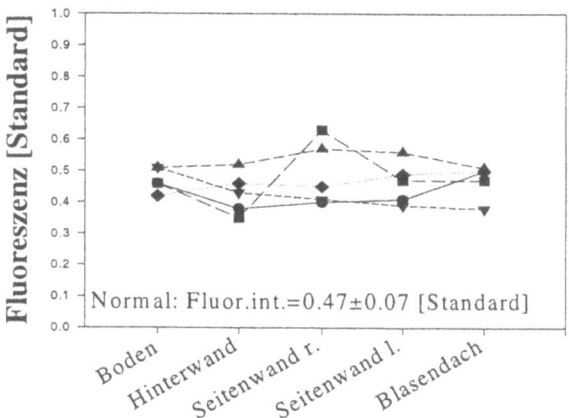

Abb. 3. Fluoreszenzwerte von Normalgewebe

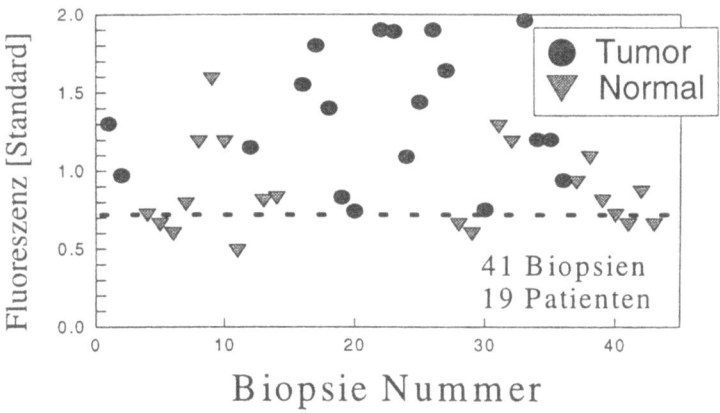

Abb. 4. Fluoreszenzwerte von als subjektiv fluoreszenzpositiv zur Umgebung eingestuften Arealen und zugehörige Histologie

eindeutig voneinander separierbar. Der eingezeichnete Schwellenwert von 0.7 (gestrichelte Linie) verbessert die Spezifität um 33 %, ohne die Intensität zu beeinträch-tigen. Ein höherer Schwellenwert ist mit einem Verlust an Sensitivität verbunden, der nur durch zusätzliche Berücksichtigung struktureller Informationen kompensiert werden kann. So befinden sich unter den 3 malignen Befunden mit Fluoreszenzwerten unter 0.9 (durchgezogene Linie, Spezifität wird um 66 % verbessert) zwei auch unter Weißlicht schon erkannte papilläre Tumore und eine flache, unter Weißlicht zwar unauffällige Läsion (pTaG1), die jedoch durch ihre scharf begrenzte Kontur im Fluoreszenzlicht als suspekt einzuordnen ist. Die Fluoreszenzquantifizierung verspricht eine größere Sicherheit in der Bewertung von Fluoreszenzbefunden, ohne die Erfahrung des Operateurs gänzlich ersetzen zu können.

(Gefördert vom BMBF unter 13N6311)

Literatur
1. Kennedy, J. C., Pottier, R. H.: Endogenous protoporphyrin IX, a clinically useful photosensitizer for photodynamic therapy. J. Photochem. Photobiol. B., 14 (1992) 275-292
2. Kriegmair, M., Baumgartner, R., Knuechel, R., Steinbach, P., Ehsan, A., Lumper, W., Hofstädter, F., Hofstädter, A.: Fluorescence photodetection of neoplastic urothelial lesions following intravesical installation of 5-aminolevulinic acid. Urology, 44 (1994) 836-841
3. Kriegmair, M., Baumgartner, R., Knuechel, R., Stepp, H., Hofstädter, F., Hofstädter, A.: Detection of early bladder cancer by 5-aminolevulinic acid induced porphyrin fluorescence (see comments). J. Urol., 155 (1996) 105-109

Fluoreszenztumorlokalisierung nach Applikation von 5-Aminolävulinsäure - Anwendung in der Pulmologie

J. Pichler, H. Stepp, R. Baumgartner, *K. Häußinger, **P. Brand, *F. Stanzel
Urologische Klinik, Laser-Forschungslabor, Klinikum Großhadern
Marchioninistr 23, D-81377 München
* Pneumologische Abteilung, LVA-Klinik (Gauting)
**Institut für Inhalationsbiologie der gsf (Gauting)

Der Tumormarker 5-Aminolävulinsäure wird entsprechend der Instillation in der Urologie [1] nun auch in der Bronchologie [2] topisch, d.h inhalativ eingesetzt. Die neu entwickelte Inhalationstechnik ermöglicht eine homogone Deposition der Substanz in der Lunge. Da größere Tumoren oft nur partiell fluoreszieren, nutzen wir als alternatives Verfahren zusätzlich die verminderte Autofluoreszenz über Tumorgewebe. Beide Verfahren sind direkt visuell bildgebend und ermöglichen die Früherkennung maligner Veränderungen. Dies ist Grundlage für den kurativen Einsatz der photodynamischen Therapie [4].

Material und Methode
Für die Anregung der Protoporphyrin-IX-Fluoreszenz und der Autofluoreszenz wird eine Xenon-Lichtquelle (D-Light, Fa. K. Storz, Tuttlingen) verwendet. Verschiedene Filter erlauben die visuelle Detektion der jeweiligen Fluoreszenzremission mit starren Hopkinsoptiken[3] und flexiblen Bronchoskopen (Storz, Olympus). Die fluoreszierenden Areale können können sowohl direkt visuell beurteilt wie auch spektral vermessen werden. Das endoskopische Bild wird mit einer integrierenden Kamera aufgenommen und weiterverarbeitet. Für die bronchoskopische Fluoreszenzdiagnose mit Protoporphyrin-IX inhalieren [2] die Patienten ca. 15 min 62.5 mg 5-Aminolävulinsäure (Fa. Medac, Hamburg) in 2.5 ml isotonischer Kochsalzlösung. Ein speziell entwickelter Inhalator ermöglicht über ein volumen- und flußkontrolliertes Atemmanöver (250 ml, 40 cm^3/s, Applikationsdauer 6s) eine homogene Deposition von 0.5 mg pro Atemzug im zentralen Bereich der Lunge. Bei 100 Atemzügen beträgt die berechnete Deposition 50mg. Die Untersuchung erfolgt 90 min nach der Inhalation und dauert mit Probebiopsieentnahme etwa 25 Minuten. Die Weißlichtbronchoskopie erfolgt erst im Anschluß an die Fluoreszenzbeobachtung [5], um das Ausbleichen von Protoporphyrin-IX [6] zu vermeiden. Durch den Wechsel der Anregungswellenlänge und des Beobachtungsfilters kann zusätzlich die Autofluoreszenz [7] detektiert werden. Die spektralen Daten werden kalibriert und bezüglich des remittierten Lichts normiert, um abstandsunabhängige Werte zu erhalten. Die Quantifizie-

rung des relativen Protoporphyrin-IX-Anteils [8,9] wird durch Bestimmung der Fluoreszenzintensitäten bei 520, 635 und 445 nm erreicht:

$$[PP-IX] \sim [I_{635nm} - 0.65 * I_{520nm}]/I_{445nm}.$$

Ergebnisse

Mit der vom Institut für Inhalationsbiologie der GSF aufgebauten Inhalationsapparatur wurde zunächst an gesunden Probanden die Dosisabhängigkeit der PP-IX-Akkumulation getestet. Hintergrund dieser Messungen war die Frage nach einem möglicherweise vorhandenen Schwellwert an inhalierter 5-ALA Menge unterhalb dessen keine PPIX-Akkumulation beobachtet wird[8,9]. An drei Probanden (25, 50 und 75 Atemzüge) wurde ca. 90 min nach Inhalation eine Bronchoskopie durchgeführt und an mehreren Stellen im oberen Tracheobronchialtrakt das Spektrum abgegriffen[8,9].

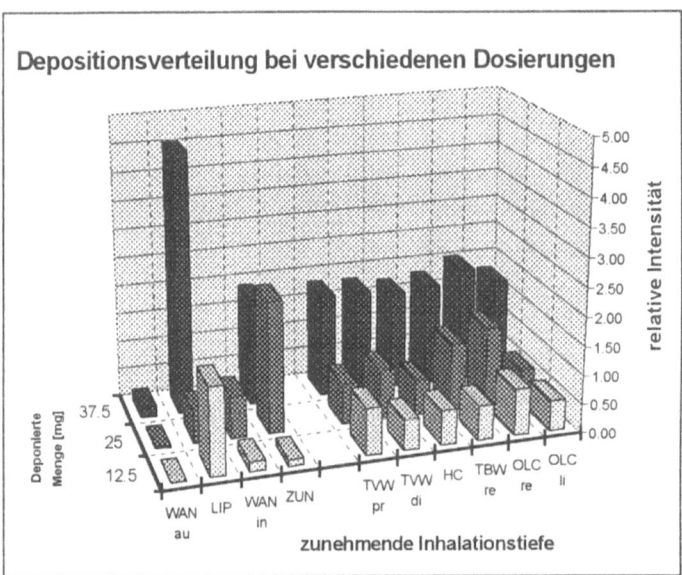

Abb. 1. normierte Fluoreszenzintensität an verschiedenen Lokalisationen in der Mundhöhle und im Tracheobronchialbereich nach Inhalation von 25 bis 50 Atemzügen 5-ALA wie oben beschrieben, entsprechend einer deponierten Menge von etwa 12,5 bis 37,5 mg.
(WAN = Wange, LIP = Lippe, ZUN = Zunge, TVW = Trachea Vorderwand, HC = Haupt-karina, TBW = Tracheobronchialwinkel, OLC = Oberlappenkarina, au = außen, in = innen, pr = proximal, di = distal, re = rechts, li = links)

Die Abbildung 1 zeigt zunächst, daß selbst bei nur 12,5 mg deponierter Menge an 5-ALA PPIX-Fluoreszenz nachzuweisen ist (eine relative Intensität von 0,5 entspricht einem PPIX-Fluoreszenz-Signal in der etwa gleichen Intensität wie die Autofluoreszenz). Mit der deponierten 5-ALA Menge steigt die PPIX-Fluoreszenzintensität. Die recht konstanten Meßwerte im Tracheobronchialbereich jeweils eines Probanden lassen auf eine gute Homogenität der Deposition im vermessenen Bereich schließen. Der visuelle Eindruck der Gewebsfluoreszenz zeigt auch bei der höchsten Dosis noch keine Rotverfärbung. Erst bei einer verstärkten Anreicherung in frühmalignen Arealen setzt sich die Intensität der Fluoreszenz gegenüber dem remittierten blauen Anregungslicht durch und führt zum Kontrast zwischen Tumor und Normalgewebe [1]. Dies ist anhand der Spektren eines Tumorpatienten in Abbildung 2 gezeigt. Das Karzinom in der rechten Oberlappenkarina liefert einen guten Farbkontrast bei einer relativen Anreicherung zum benachbarten Normalgewebe von etwa 3,7:1 [8, 9].

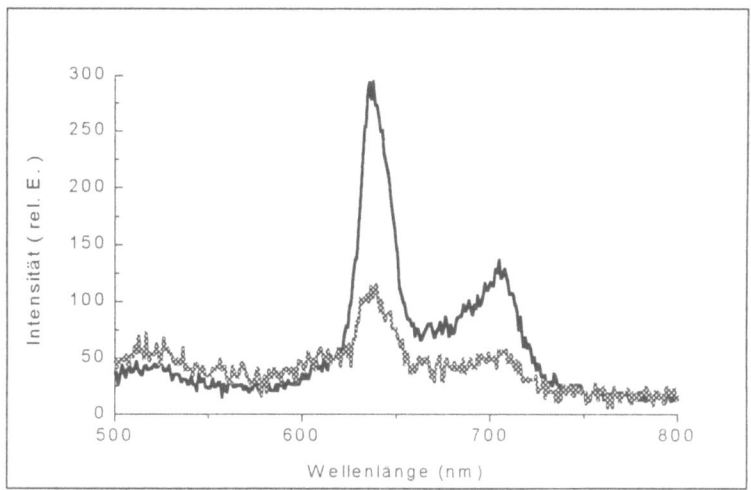

Abb. 2. Fluoreszenzpektren aus Tumorgewebe (rechte Oberlappenkarinea) und Normalgewebe (linke Oberlappenkarina.)

Die klinischen Ergebnisse der Fluoreszenzbronchoskopie bei 71 Patienten (290 Biopsien) nach 5-ALA Inhalation (10 mit standardisierter Inhalationstechnik, ca. 2,5 ml 2,5%ig in isotoner NaCl-Lösung 90 Minuten vor Fluoreszenzbronchoskopie) sind in Tabelle 1 der Weißlichtbronchoskopie gegenübergestellt. Da hier die Sensitivität und Spezifität von Weißlicht- und reiner Fluoreszenzbronchoskopie (ohne Berücksichtigung des Weißlichtbefundes) verglichen sind, ergibt sich für die Detektion invasiver Tumoren unter Fluoreszenzbeobachtung eine geringere Sensitivität als unter Weißlicht. Dies dürfte auf Tumornekrosen und Fibrinbeläge auf der Tumoroberfläche zurückzuführen sein, die eine 5-ALA Penetration bzw. eine Umsetzung zu PP-IX verhindern oder die Fluoreszenz abschirmen.

Tab. 1. Sensitivität und Spezifität von Weißlicht- und Fluoreszenzbronchokopie nach inhalativer 5-ALA-Applikation

Histologie	Sensitivität	Sensitivität	Spezifität
	Tumor invasiv	Dysplasie CIS	
Weißlicht	89,5%	62,5%	93,3%
Fluoreszenz	80,7%	87,5%	93,7%

Außerdem kann im Fluoreszenzspektrum auch eine tumorspezifisch ca. 3-fach erniedrigte Autofluoreszenz[10, 11] nachgewiesen werden. Dies ist nun auch bildgebend[7] darstellbar. Die Charakteristika der Autofluoreszenz können vor allem bei Tumorspätstadien gewinnbringend zur Kontrastverstärkung insbesondere des Tumorrandes von fortgeschrittenen Stadien eingesetzt werden. Eine weitere Kontraststeigerung beider Fluoreszenzen wird mit Hilfe der Bildverarbeitung (Rotkanal/Grünkanal) erzielt, zumal der Rotanteil stark von der erhöhten Fluoreszenzintensität der Protoporphyrin-IX-Fluoreszenz beeinflußt wird, und der Grünanteil stark von der verminderten Autofluoreszenz. Diese abstandsunabhängige Verrechnung der Intensitäten wird künftig in das Kamerabild integriert und erhöht die Kontrastintensität. Schließlich werden die Verringerung der Autofluoreszenz und die Erhöhung der PPIX-Fluoreszenz über dem Tumor spektral[12] überprüft.

Zusammenfassende Diskussion

Es gibt zwei verschiedene Ansätze für die Fluoreszenzdiagnostik von Tumorfrühstadien in der Lunge. Die Beobachtung der ALA-induzierten Protoporphyrin-IX-Fluoreszenz lieferte auch mit der bislang verwendeten unkontrollierten Inhalation einen wesentlichen Sensitivitätsgewinn bei der Erkennung von Tumorfrühstadien. Ein neu entwickelter Inhalator kontrolliert das Atemmanöver des Patienten und ermöglicht so eine gleichmäßige Deposition und Dosierung der 5-Amino-lävulinsäure im endoskopisch einsehbaren Bereich der Bronchien. Damit läßt sich erreichen, daß die Fluoreszenzintensität des Normalgewebes unterhalb der Sichtbarkeitsschwelle bleibt. Die Darstellung der malignen Veränderungen wird damit kontrastierter, falsch positive Befunde finden sich nur noch bei starken Entzündungen. Nekrotisch überzogene, fortgeschrittene Tumorstadien, die unter Weißlicht ohnehin erkennbar sind, werden mit der Protoporphyrin-IX-Fluoreszenz nicht oder nur teilweise dargestellt. Hier ist durch die Fluoreszenzbeobachtung auch kein diagnostischer Zugewinn gegenüber der Weißlichtbeobachtung zu erwarten. Zur weiteren Optimierung des Kontrasts und der Verbesserung der Abgrenzung des Tumorrandes ist es aber doch sinnvoll, zusätzlich die verminderte Autofluoreszenz[7] über dem Tumor im Vergleich zum Normalgewebe zu nutzen. Über den Wechsel von drei Filterpositionen an einer Xenonlichtquelle können Weißlichtremission, Autofluoreszenz- und Protoporphyrin-IX-Fluoreszenz miteinander verglichen werden. Die Bildverarbeitung (roter PPIX-Anteil durch grüner Autofluoreszenzanteil) kann die Kontraste beider Fluoreszenzen noch verstärken und ermöglicht somit eine bessere Tumordiskriminierung. Schließlich werden die Verringerung der Autofluoreszenz und die Erhöhung der PPIX-Fluoreszenz über dem Tumor spektral abgeklärt. Da beide Methoden der Fluoreszenzbeobachtung Nachteile aufweisen, bringt erst die Kombination der Verfahren einen deutlichen Zugewinn beim Erkennen von Tumorfrühstadien mit Hilfe der Bronchoskopie. Die zusätzliche spektrale Abklärung der Befunde ist für das Erkennen der Tumore nicht nötig, vermindert aber die Zahl der falsch positiven Befunde und könnte das weitere therapeutische Vorgehen beeinflussen[12]. Rechtzeitg erkannte Tumore können mit der photodynamischen Therapie erfolgreich[3] behandelt werden. Die derzeit laufenden Untersuchungen zur insitu Validierung der Fluoreszenzquantifizierung sollen in klinischen Studien evaluiert werden, um eine breite Datenbasis zu schaffen.

Literatur

1. Kriegmair M, Stepp H, Steinbach P, Lumper W, Ehsan A, Stepp HG, Rick K, Knüchel R, Baumgartner R, Hofstetter A, „Fluorescence Cytoscopy following intravesical instillation of 5-amino-levulinic acid: A new procedure with high sensitivity for detection of hardly visible urothelial neoplasias". Urol. Int 55: 190-196,1996
2. Baumgartner R, Huber RM, Schulz H, Stepp H, Rick K, Gammarra F, Leberig A, Roth C, „Inhalation of 5-aminolevulic acid: a new technique for fluorescence detection of early stage lung cancer", J. Photochem Photobiol. B. 36 (1996) 169-174
3. Häussinger K, Stanzel F, Nimmermann C, Huber RM, Baumgartner R: „Hämatoporphyrinderivate in der Therapie": Momentane Erkenntnisse und Ausblicke für die Zukunft. Atemw. Lungenkrkh. 22 Nr. 5 295-300
4. Baumgartner R, Fisslinger H, Jocham D, Lenz H, Ruprecht L, Stepp H, Unsöld E: „A fluorescence imaging device for endoscopic detection of early stage cancer - instrumental and experimental studies", Photochem. Photobiol. 46/5, 759-763 (1987)
5. Huber RM, Gamarra F, Leberig A, Häussinger K, Rick K, Baumgartner R: "Application of 5-aminolevulinic acid (5-ALA): a new technique for photodynamic detection (PDD) of lung cancer [Abstract]", Am. J. Respir. Crit Care Med 1995; 151:A694
6. Moan J, Streckyte G,Bagonas S, Bech O, Berg K: „Photobleaching of protoporphyrin-IX in cells incubated with 5-aminolevulic acid, Int J Cancer. 70, 90-97 (1997)
7. Lam S, MacAuley C, LeRiche J, Ikeda N, Palcic B: "Fluorescence imaging of early lung cancer", In: Optical Biopsy and Fluorescence Spectroskopy and Imaging" (ed.: Cubeddu R, Machesini R, Mordon SR, Svanberg K, Rinneberg HH, Wagnieres G), Proc. SPIE 2324, 2-8 (1995)
8. Leunig A, Rick K, Stepp H, Goetz A, Baumgartner R, Feyh J: „Photodynamische Diagnostik von Neoplasien der Mundhöle nach lokaler Applikation von 5-Aminolävulinsäure", Laryngo.Rhino-Otol. 75, 459-464, 1996
9. Rick K, Sroka R, Stepp H, Kriegmair M, Huber RM, Jacob K, Baumgartner R: "Pharmakokinetics of 5-Aminolevulinic acid-induced protoporphyrin-IX in skin and blood, to be published

10. Hung J, Lam S, LeRiche JC, Palcic B: „Autofluorescence of normal and malignant bronchial tissue", Lasers Surg. Med., 11:99 (1991)
11. Schomacker K, Frisoli JK, Compton CC, Flotte TJ, Richter JM, Nishioka NS, Deutsch TF: „Ultraviolet laser- induced fluorescence microcopy of colonic tissue", Lasers in Surg. Med., 12, 63-78 (1992)
12. Freitag L, Korupp A, Itzigehl I, Dankwart F, Tekolf E, Reichle G, Kullmann HJ, Macha HN: „Erfahrungen mit Fluoreszenzdiagnostik und photodynamischer Therapie im multimodalen Therapiekonzept des operierten, rezidiviernden Bronchialkarzinoms", Pneumologie 50, 693-669 (1996)

Lokale Applikation von ALA zur Fluoreszenzdiagnostik von Kolonkarzinomen und Dysplasien

J. Gahlen[1], J. Stern[1], J. Preßmar[1], J. Böhm[1], R. Holle[2], Ch. Herfarth[1]
[1]Chirurgische Universitätsklinik Heidelberg, Laserlabor, D-69120 Heidelberg
[2]GSF-medis Institut, Forschungszentrum Neuherberg,
AG Quantitative Methoden der Evaluationsforschung, D-85758 Oberschleissheim

1 Einleitung

Die lokale Applikation von ALA-Lsg. (δ-Aminolävulinsäure) mit anschließender tumorspezifischer PpIX-Anreicherung ist in die klinische Fluoreszenzdiagnostik von Frühkarzinomen der Harnblase bereits eingeführt [2]. Makroskopisch nicht sichtbare maligne Befunde können fluoreszenzoptisch detektiert werden. Diese fluoreszenzoptische Untersuchungstechnik der Harnblase erweitert die diagnostischen Möglichkeiten einer herkömmlichen Weißlichtendoskopie erheblich. Maligne Tumore können eher diagnostiziert und deren volles Ausmaß exakt definiert werden. Gleiches wäre auch für die Diagnostik kolorektaler Karzinome wünschenswert.

Die Prognose kolorektaler Karzinome ist stadienabhängig. Dysplasien und Frühkarzinome werden durch die konventionelle Diagnostik (Koloskopie, Kolonkontrasteinlauf) nicht systematisch erfaßt. Die endoskopische Diagnose eines Colitis ulcerosa assoziierten Kolonkarzinoms oder vorhandener Schleimhautdysplasien ist oft ein Zufallsbefund im Rahmen von willkürlichen Stufenbiopsien. Hier hat die rechtzeitige Diagnose, neben einer deutlich besseren posttherapeutischen Prognose, auch erhebliche therapeutische Konsequenzen. Mit Hilfe der Laserlicht induzierten Fluoreszenzdiagnostik (LIFD) können makroskopisch nicht sichtbare maligne Tumore und Dysplasien detektiert werden [1, 6, 7]. Die LIFD basiert auf der selektiven Aufnahme von Photosensitizern (PS) bzw. der selektiven Verstoffwechslung ihrer Vorstufen in malignen Geweben. Anschließende Laserlichtanregung führt zu makroskopisch erkennbarer Fluoreszenz. Der Nachteil bisheriger PS besteht in einer Photosensibilisierung des gesamten Organismus mit gesteigerter Lichtempfindlichkeit [3, 4]. Durch lokale Applikation von δ-Aminolävulinsäure (ALA) kann eine systemische Aufnahme weitgehend vermieden werden. Ziel ist es, mit Hilfe der Laserlicht induzierten Fluoreszenzdiagnostik (LIFD) selektiv makroskopisch nicht sichtbare Karzinome und Dysplasien, die durch die konventionelle Diagnostik nicht erfaßt werden, unter möglichst geringer Photosensibilisierung des Organismus zu detektieren.

2 Material und Methodik

An männlichen Wistar Ratten (450-550g) wurde durch wöchentliche s.c. Injektionen von 1,2 Dimethylhydrazin (DMH; 21mg/kg KG) über 22 Wochen multizentrisch wachsende Kolonkarzinome in allen Stadien induziert [5].

Nach einem definierten Zeitraum wurde bei den Versuchstieren eine mediane Laparotomie durchgeführt. Zunächst erfolgte die anterograde Darmlavage mit NaCl-Lsg. über das punktierte Coecum bis das peranale Lavat vollständig klar war. Terminales Ileum und Anus wurden anschließend ligiert, bzw. mit einer Naht verschlossen. Es folgte die selektive Kolonfüllung mit einer ALA-Lsg. (20 ml) über eine im Coecum plazierte stumpfe Kanüle. Nach einer lokalen Expositionszeit von 4h unter Abdunkelung des Operationssitus führten wir anschließend eine totale Kolektomie an den Versuchstieren durch. Am eröffneten und auf eine Korkplatte aufgespanntem Kolonpräparat folgte die LIFD (Argon-Dye Laser, 514nm). Es wurden sowohl makroskopisch sichtbare Tumore als auch Fluoreszenzareale ohne makroskopisches Korrelat markiert und anschließend mit konventionellen histologischen Methoden (HE-Färbung) untersucht und ausgewertet.

3 Ergebnisse

Die Versuchstiere (n = 25) entwickelten nach wöchentlichen s.c. DMH-Injektion im Durchschnitt 3.1 makroskopisch erkennbare Kolonkarzinome, die mittels LIFD zu 95% unter lokaler Applikation von ALA erkannt wurden. Zusätzlich konnten jedoch durch die LIFD mit topischer Applikation von ALA 1.6 makroskopisch nicht sichtbare Frühkarzinome und Dysplasien je Versuchstier detektiert werden, die der rein makroskopischen Untersuchung entgingen. Die Zahl der tatsächlichen Karzinome und Dysplasien erhöht sich somit durch die fluoreszenzoptische Untersuchungstechnik mit ALA lokal von 3.1 auf 4.7 pro Versuchstier. Es konnten Unterschiede im Fluoreszenzverhalten zwischen Karzinomen und Dysplasien festgestellt werden.

Fluoreszenz in histologisch unauffälligem Gewebe, d.h. falsch positive Befunde war in 21.5% zu beobachten.

4 Diskussion

Mit der LIFD lassen sich nach lokaler Füllung des Kolons mit ALA-Lsg. in dem DMH-induzierten Kolonkarzinommodell der Ratte makroskopisch nicht erkennbare Dysplasien und Karzinome der Kolonschleimhaut detektieren, die einer konventionellen Diagnostik entgehen würden.

Der klinische Einsatz der LIFD, neben Koloskopie und Kolonkontrasteinlauf, als ergänzende Diagnostik maligner Veränderungen im Kolon scheiterte bisher an der allgemeinen Photosensibilisierung des Patienten, die einen z.T. tagelangen Aufenthalt in abgedunkelten Räumen erforderlich machte. Durch die lokale Applikation von ALA läßt sich die Photosensibilisierung erheblich reduzieren ohne die Qualität der Untersuchung einzuschränken. Eine systemische Photosensibilisierung durch Absorbtion von ALA durch die Kolonschleimhaut ist zu vernachlässigen. Damit scheint die LIFD von Kolonkarzinomen und v. a. Dysplasien unter lokaler Anwendung von ALA aufgrund der hohen Sensitivität bei vertretbarer Anzahl falsch positiver Ergebnisse und nicht bekannter Nebenwirkungen geeignet.

5 Zusammenfassung

Mit der Laserlicht induzierten Fluoreszenzdiagnostik (LIFD) lassen sich in dem DMH-induzierten Kolonkarzinommodell der Ratte makroskopisch nicht erkennbare Dysplasien und Karzinome der Kolonschleimhaut detektieren. Diese würden einer konventionellen Diagnostk entgehen. Der Nachteil einer allgemeinen systemischen Photosensibilisierung des Patienten mit der Notwendigkeit einer posttherapeutischen Tageslichtmeidung läßt sich durch die lokale Applikation von ALA vermeiden, ohne die Qualität der Untersuchung im Vergleich zur systemischen Applikation herkömmlicher Photosensibilisierung einzuschränken.

6 Literatur

1. Jones BB, Jessop LD, Samowitz WS, Bjorkman DJ (1993) Computer-assisted fluorescence identification of colon cancer in rats. Am J Gastroenterol 88 (10): 1724-1728
2. Kriegmair M, Stepp H, Steinbach P, Lumper W, Ehsan A, Stepp HG, Rick K, Knüchel R, Baumgartner R, Hofstetter A (1995) Fluorescence Cytoscopy following Intravesical Instillation of 5-Aminolevulinic Acid: A New Procedure with High Sensitivity for Detection of Hardly Visible Urothelial Neoplasias. Urol Int 55: 190-196
3. Manyak M, Smith, Harrigton PD, Steinberg SM, Glatstein E, Russo A (1988) Protection against dihematoporphyrin ether photosensitivity. Photochem Photobiol 47: 823-830
4. Bellnier DA, Dougherty TJ (1989) The time course of cutaneous porphyrin Photosensitization in the murine ear. Photochem Photobiol 49(3): 369-372
5. Maskens PM (1978) Mechanisms of Histogenesis and Carcinogenesis in Dimethylhydrazine-Induced Rat Colon Cancer. Gastrointestinal Tumors: Pergamon Press, Oxford-New York, Toronto-Frankfurt.
6. Bedwell J, MacRobert AJ, Philipps D, Bown SG (1992) Fluorescence distribution and photodynamic effect of ALA-induced PP IX in the DMH rat colonic model. Br J Cancer 65 (6): 818-824
7. Orenstein A, Kostenich G, Roitman L, Shechtman Y, Kopolovic Y, Ehrenberg B, Malik Z (1996) A comparative study of tissue distribution and photodynamic therapy selectivity of chlorin e6, Photofrin II and ALA-induced Protoporphyrin IX in a colon carcinom model. Br J Cancer 73(8): 937-944

Fluoreszenzmarkierung von Kopf-Hals-Tumoren nach topischer Applikation von 5-Aminolävulinsäure

C. Betz[1,2], K. Rick[2], H. Stepp[2], J. Feyh[1], A. Leunig[1]
[1] Klinik für Hals-, Nasen- und Ohrenheilkunde und [2] Laser-Forschungslabor der Urologischen Klinik, Klinikum Großhadern der Ludwig-Maximilians-Universität, Marchioninistr. 15, D-81377 München

Einleitung

In den letzten Jahren ist die Neuerkrankungsrate von Kopf-Hals-Tumoren deutlich gestiegen. Die Inzidenz von Mundhöhlenmalignomen in Deutschland beträgt entsprechend dem Saarländischen Tumorregistors 15.1/100000 männliche Einwohner (14). Die relative 5-Jahres-Überlebensrate wurde mit 45 % angegeben (5). 1978-1980 betrug die Inzidenz 8.4/100000 (15) und zeigt damit einen Zuwachs um den Faktor 2. Für diese Entwicklung werden der vermehrte Einfluß schädlicher Substanzen wie Zigarettenrauchpartikel oder Ethylalkohol auf die Schleimhaut verantwortlich gemacht. In über 90 % der Fälle handelt es sich histologisch um Plattenepithelkarzinome (1).

Nach einer Studie von SHIBUYA et al. (13) ergibt sich für Patienten mit einem primären Mundhöhlenkarzinom eine erhöhte Wahrscheinlichkeit für das Auftreten eines Zweitkarzinoms. Die Ursache liegt in einer langjährigen Schädigung der Schleimhäute ("condemned mucosa") aufgrund exogener Noxen.

Entscheidend für die Prognose dieser Erkrankung ist das frühzeitige Erkennen der Tumoren und die entsprechende Einleitung einer Therapie. Jedoch stehen dem Mediziner gerade in der Frühdiagnose von Erst- bzw. Zweitkarzinomen keine ausreichenden Hilfsmittel zur Verfügung, da sowohl durch die makroskopische und endoskopische Betrachtung als auch durch bildgebende Verfahren derartige Befunde teilweise übersehen werden. Die angesprochenen Tumorfrühformen imponieren oft nur als extrem flache Schleimhautläsionen und weisen noch keine morphologischen Tumorcharakteristika auf. Des weiteren stellt sich bei bereits voroperierten Patienten häufig das Problem für den behandelnden Arzt, bei den Nachsorge-Untersuchungen mögliche Rezidivtumoren von physiologischem Narbengewebe zu differenzieren.

Ziel unserer Untersuchung ist die Evaluierung der fluoreszenzgestützten Endoskopie anhand der 5-Aminolävulinsäureinduzierten Protoporphyrin IX Fluoreszenz im Kopf-Hals-Bereich. Wir berichten über erste Ergebnisse der Visualisierung malignen Gewebes nach topischer Applikation von 5-Aminolävulinsäure bei Patienten mit Plattenepithelkarzinomen der Mundhöhle. Das Fernziel ist die Erkennung von Tumorfrühformen wie z. B. schwere Dysplasien oder Carcinomata in situ sowie auf die Festlegung makroskopisch nicht diagnostizierter Tumorausläufer bzw. Randbereiche.

Methodik
Patienten
33 Patienten mit histologisch gesicherten Plattenepithelkarzinomen der Mundhöhle bzw. des Oropharynx wurden nach Überprüfung der Ein- und Ausschlußkriterien (schriftliches Einverständnis, 18 < Alter < 75, Blutwerte im Normbereich, keine bekannte Porphyrinallergie oder Porphyrie, keine psychischen Erkrankungen, keine Schwangerschaft) in die Untersuchung einbezogen. Davon wurden bisher 22 Patienten (Durchschnittsalter 57.1 Jahre) experimentell und statistisch ausgewertet.

Substanz
Die von uns verabreichte Substanz 5-Aminolävulinsäure (Firma Medac, Hamburg/D) stellt das physiologische Produkt aus Glycin und Succinyl-CoA und gleichzeitig das erste Zwischenprodukt der menschlichen Häm-Biosynthese dar. In der Literatur werden verschiedene Theorien diskutiert, weshalb es nach Gabe von 5-Aminolävulinsäure (5-ALA) zu einer selektiven Anreicherung von Protoporphyrin IX (PPIX) in karzinomatösem Gewebe kommt. Für diese Beobachtung scheint vor allem eine veränderte Katalyserate der Enzyme der Häm-Biosynthese in den Tumorzellen verantwortlich zu sein. Dabei ist die Aktivität des Enzyms Ferrochelatase (11, 12, 16) erniedrigt und die Aktivität der Enzyme 5-Aminolävulinsäure Dehydrase und Porphobilinogen Deaminase (11, 16) gesteigert. Des weiteren ist die Aufnahme von 5-ALA aus der Mundhöhle in die tumorösen Zellen über das abnorme Keratin der Karzinomoberfläche gesteigert (6).

Applikation
Nach vorausgegangenen Untersuchungen zur Dosisfindung zeigte sich bei den Mundhöhlenpatienten eine optimale Wirkstoffmenge von 200 - 250 mg ALA (5-Aminolävulinsäure) auf 50 ml Mineralwasser. Dies entspricht einer Konzentration von 0.4 - 0.5 %. Mit dieser Spüllösung erwies sich eine Expositionszeit von 15 min am effektivsten.

Technische Grundlagen
Sowohl vorher als auch nach 0.5 - 3 stündiger Inkubation wurden die verdächtigen Areale abwechselnd mit Weißlicht und dem violetten Licht (375 - 440 nm) einer gefilterten Xenon-Kurzbogenlampe (D-Light-System, Firma Storz, Tuttlingen/D) über ein modifiziertes 4 mm Endoskop (0°-Optik, Art.-Nr. 7200A, Firma Storz, Tuttlingen/D) angeregt. Dabei diente eine hochempfindliche Farb-CCD-Kamera mit nachgeschaltetem Videorecorder und Bildschirm der Aufzeichnung der Fluoreszenzemission und der Dokumentation desselben Befundes unter Weißlichtausleuchtung. Der zwischengeschaltete Beobachtungsfilter ermöglichte eine vollständige Elimination des diffus reflektierten blauvioletten Lichtes, so daß sich die rote PPIX-Fluoreszenz in starkem Kontrast zur grün erscheinenden Autofluoreszenz des Gewebes darstellte. Mit Hilfe eines optischen Vielkanalanalysators (O-SMA 3, SI Instru-

ments, Gilching/D) erfolgte eine semiquantitative Analyse des Fluoreszenzkontrastes zwischen Tumor -und Normalgewebe.

Des weiteren wurden aus fluoreszenzpositiven Arealen Biopsien entnommen und in flüssigem Stickstoff schockgefroren. Aus den gewonnenen Gewebestücken wurden ungefärbte Schnitte der Dicke 15 µm und HE-gefärbte Schnitte der Dicke 5 µm angefertigt um fluoreszenzmikroskopisch eine Aussage zur Korrelation zwischen der Rotfluoreszenz im Tumorgewebe und der histopathologischen Untersuchung treffen zu können.

Ergebnisse

Bei allen 33 Patienten war nach erfolgter Inkubation PPIX-Fluoreszenz in der Mundhöhle nachweisbar. Dabei zeigte sich in dysplastischem und karzinomatösem Gewebe eine erhöhte Anreicherung von PPIX. Dies konnte anhand der spektralen Daten nachgewiesen werden (Abb. 1). Dabei blieb die Auswertung auf die Intensitätswerte bei 635 nm beschränkt, da die PPIX-Fluoreszenz hier ihr größtes Maximum aufweist. Das optimale Verhältnis der PPIX-Fluoreszenz zwischen Tumor- und Normalgewebe (T/N-Ratio) ergibt sich nach einer 2-stündigen Inkubation mit 5-ALA (Abb. 1) mit einem Faktor von nahezu 10. Die anfangs niedrigen T/N-Ratios ergeben sich aus der Aufnahmekinetik von 5-ALA in die Zellen und die Syntheseleistung von PPIX aus 5-ALA. Da etwas zeitlich versetzt auch Normalgewebe nach exogener Exposition durch 5-ALA verstärkt PPIX anreichert, sinkt das T/N-Ratio nach dem Maximum bei 2 h wieder ab. Makroskopisch entsprach der durch Rotfluoreszenz demarkierte Bereich weitgehend dem unter Weißlicht erkennbaren tumorösen Areal.

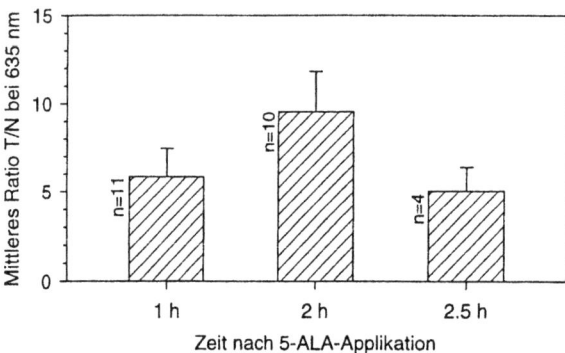

Abb. 1. Das Verhältnis der Intensität der Protoporphyrin-IX-Fluoreszenz in Tumor- und Normalgewebe wird als "T/N-Ratio" bezeichnet. Dieses zeigt ein Maximum bei 2 h

Bereits vor 5-ALA-Exposition ließen sich im Tumor teilweise stark erhöhte Fluoreszenzintensitäten im roten Spektralbereich messen. Hervorgerufen wird dieses Phänomen durch die endogene Fluoreszenz von Bakterienbelägen, die auch unter Weißlichtbetrachtung oft als milchig-weiße Schicht imponieren. In Bakterienkulturen dieser Beläge konnte vor allem Heamophilus parainfluenzae nachgewiesen werden, der über eine starke endogene Porphyrinproduktion verfügt (9).

Schlußfolgerung
In der Literatur sind verschiedene Ansätze zur Verbesserung der Diagnostik von Kopf-Hals-Malignomen beschrieben worden. So erfolgte in der Gruppe um DUNN im Jahre 1972 eine fluoreszenzoptische Markierung von Kopf-Hals-Tumoren mit Tetrazyklinen (2). EPSTEIN et al. evaluierten eine selektive Darstellung von Tumorgewebe nach Doppelfärbung mit Toluidin-Blau und Lugolscher Lösung (3). 1987 wurde durch SILVERMAN et al. die Intravitalfärbung von Mundhöhlenkarzinomen mit Toluidin-Blau an einem größerem Patientengut erprobt. Seit der Veröffentlichung von LEONHARD et al. über den systemischen Einsatz von Hämatoporphyrinderivat zur Diagnostik von Tumoren des Kopf-Hals-Bereichs im Jahre 1971 (8) haben sich verschiedene Gruppen mit dieser Methode auseinandergesetzt (7, 10). Auch der Weg einer Detektion malignen Gewebes anhand einer Autofluoreszenzabschwächung über Larynxtumoren ist bereits von einer Gruppe im Jahre 1995 beschritten worden (4). Dabei sind die einzelnen Verfahren jedoch nach kurzer Zeit aufgrund schlechter Ergebnisse wieder verlassen worden, erwiesen sich als zu kostenintensiv oder müssen in ihrer klinischen Wertigkeit durch größere Patientenzahlen noch evaluiert werden. Ziel unserer Untersuchung ist es, den potentiellen Stellenwert der fluoreszenzgestützten Diagnostik nach topischer Applikation von 5-Aminolävulinsäure bei Mundhöhlen- und Oropharynxkarzinomen aufzuzeigen.

Makroskopisch wurde das Tumorgewebe nach Inkubation mit 5-ALA durch seine rote Fluoreszenz demarkiert, und stellte sich in starkem Kontrast zum grün erscheinenden umliegenden Normalgewebe dar. Eine Quantifizierung des Kontrastes erfolgte hierbei durch die Analyse von Fluoreszenzspektren. Sie wurden bei gleichbleibender Anregungsintensität mit jeweils konstantem Abstand und Winkel (90°) zur Oberfläche des Gewebes bestimmt. Die nachgewiesenen Variationen der Fluoreszenzintensität führen wir auf das unterschiedliche Spülverhalten und variierende Gewebeparameter der einzelnen Patienten zurück. Die optimale Inkubationszeit für die fluoreszenzgestützte Diagnostik von Tumoren im Mundraum liegt nach unseren Ergebnissen bei 2 Stunden und stellt somit den idealen Zeitpunkt zur klinischen Untersuchung dar.

Mikrobiologische Untersuchungen zeigen, daß die bereits initial erhöhten Fluoreszenzwerte im Tumor auf der endogenen Fluoreszenz von Bakterienbelägen beruht. Aufgrund einer sehr inhomogenen Verteilung eignet sich eine derartige Fluoreszenz nicht zur Präzisierung der Tumorränder.

Eine fluoreszenzmikroskopische Auswertung der Biopsien und deren Korrelation mit den Ergebnissen der histopathologischen Untersuchung wird angestrebt und soll der histologischen und zytologischen Evaluierung des Verfahrens dienen.

Die fluoreszenzgestützte Diagnostik stellt in unseren Augen ein vielversprechendes neues Verfahren zur Früherkennung von Kopf-Hals-Tumoren dar. Insbesondere die Erkennung von Tumorfrühformenn und Rezidivtumoren erscheint uns mit dieser Methode möglich, da die Anreicherung von PPIX im Tumor auf biochemische Veränderungen auf zellulärer Ebene und nicht auf makroskopisch erkennbare Ursachen zurückzuführen ist. Das Verfahren ist nicht invasiv, bisher nebenwirkungsfrei, ambulant und zügig durchführbar sowie leicht reproduzierbar. Die Evaluierung für die klinische Routine und die Prüfung von Spezifität und Sensitivität ist Ziel weiterer Bemühungen.

Literatur
1. Becker W, Naumann HH, Pfaltz CR (1989) Mundhöhle und Pharynx. In: Hals-Nasen-Ohrenheilkunde: kurzgefasstes Lehrbuch mit Atlasteil. Thieme, Stuttgart, New York, S. 299-387
2. Dunn Rj, Devine KD (1972) Tetracycline-induced fluorescence of laryngeal, pharyngeal, and oral cancer. Laryngoscope 82:189-198
3. Epstein JB, Scully C, Spinelli J (1992) Toluidine blue and Lugol`s iodine application in the assessmentof oral malignant disease and lesions at risk of malignancy. J. Oral Pathol. Med. 21:160-163
4. Harries ML, Lam S, MacAulay C, Qu J, Palcic B (1995) Diagnostic imaging of the larynx: Autofluorescence of laryngeal tumours using the helium-cadmium laser. J. Laryngol. Otol.109:108-110
5. Hölzel D, Klamert A, Schnidt M (1996) Übersichtstabellen. In: Krebs: Häufigkeiten, Befunde und Behandlungsergebnisse. W. Zuckschwerdt Verlag GmbH, Germering/München, S. 491-534
6. Kennedy JC, Pottier RH, Pross DC (1990) Photodynamic therapy with endogenous protoporphyrin IX: basic principles and present clinical experience. J. Photochem. Photobiol. B. 6:143-148
7. Lam S, Palcic B, McLean D, Hung J, Korbelik M, Profio AE (1990) Detection of early lung cancer using low dose Photofrin II. Chest 97:333-337
8. Leonhard J, Beck W (1971) Hematophyrin fluorescence: an aid in diagnosis of malignant neoplasm. Laryngoscope 81:365-372
9. Leunig A, Rick K, Stepp H, Gutmann R, Goetz A, Baumgartner R, Feyh J (1996) Fluorescence imaging and spectroscopy of 5-aminoluvelinic acid induced protoporphyrin IX for the detection of neoplastic lesions in the oral cavity. Am.J. Surg. 172:674-677
10. Monnier P, Savary M, Fontolliet C, Wagnieres G, Chatelain A, Cornaz P, Depeursinge C, van den Bergh H (1990) Photodetection and photodynamic therapy of "early" squamous cell carcinomas of the pharynx, oesophagus and tracheobronchial tree. Lasers. Med. Sci. 5:149-169
11. Navone NM, Polo CF, Frisardi AL, Andrade NE, del C.Batlle AM (1990) Heme biosynthesis in human breast cancer - mimetic "in vitro" studies and some heme enzymic activity levels. Int. J. Biochem. 22:1407-1411

12. Rastti L, Rubini GF, Droago W, (1996) Ferrochelatase, ALA-dehydrase and ALA-synthetase activity in human tumor tissues. Minerva. Med. 57:2834-2837
13. Shibuya H, Hisamitsu S, Shioiri S, Horiuchi S (1987) Multiple primary cancer risk in patients with squamous cell carcinoma of the oral cavity. Cancer 60:3083-3086
14. Statistisches Landesamt Saarland (1996) Inzidenzraten nach Lokalisation und Geschlecht 1993. In: Morbidität und Mortalität an Bösartigen Neubildungen im Saarland. Saarbrücken, S. 30-31
15. Statistisches Landesamt Saarland (1996) Entwicklung der Inzidenz nach Geschlecht und Lokalisationen 1978 bis 1993. In: Morbidität und Mortalität an Bösartigen Neubildungen im Saarland. Saarbrücken, S. 22-25
16. van Hillgersberg R, Van den Berg JW, Kort WJ, Terpstra OT, Wilson JH (1992) Selective accumulation of endogenously produced porphyrins in a liver metastasis model in rats. Gastroenterology 103: 647-651

Der Einfluß einer kombinierten Behandlung: Strahlentherapie und PDT, auf die Überlebenszeit des Ösophagus Karzinoms

M. Schaffer, L. Corti, H. Hollenhorst, C. Bosso, P. M. Schaffer,
M. Busch, E. Dühmke.
Strahlenklinik in Großhadern München /Germany und Universität Padua / Italien

Einführung
Die Chirurgische Intervention ist die empfehlenswerte Behandlungsmethode bei dem Öesophaguskarzinom.

Bei einer bedeutenden Anzahl von Patienten wird die Diagnose leider in einem fortgeschrittenem Stadium der Erkrankung gestellt, so daß ein chirurgischer Eingriff nicht sinnvoll ist. Auch bei Patienten die aufgrund internistischer Vorerkrankungen oder einem schlechten Allgemeinzustand selbst in einem Früh Stadium ,ist die OP nicht Sinnvoll. In diesen Fällen können andere palliative oder kurative Behandlungsmethoden vorgeschlagen werden.

Zur Palliation der Dysphagie können verschiedene Methoden angewendet werden: z.B. Dilatation, Stent, ND-Yag Laser Behandlung, BIACAP Thermal Probes und Strahlentherapie (1, 2).

Diese konventionellen palliativen Behandlungsmethoden des Öesophagus Karzinoms zeigen keine befriedigen Ergebnisse im Sinne einer „Long-Term" Überlebenszeit.

Die Photodynamische Therapie (PDT) ist eine neue Behandlungsmethode für Patienten mit inoperablem Ösophaguskarzinom (3, 4).

Die PDT Behandlung besteht aus einer i.V. Injektion oder lokaler Applikation einer photosensitiven Substanz (z.B. Hämatoporphyrin oder Hämatoporphyrin Derivaten), die sich selektiv im Tumorgewebe ansammeln. Später (24-48 h) erfolgt die Bestrahlung des Tumors mit 630 nm Wellenlänge durch eine Lichtquelle, insbesondere mit Laser.

Die Reaktion Zwischen Licht und Photosensitizer führt zur Freisetzung von Sauerstoff Radikalen die, die letztendlich zu Zerstörung der Zellen führen.

Methode
Zwischen 1982 bis 1996 haben wir 74 Patienten mit inoperabelem Ösophguskarzinom im Alter zwischen 44-86 Jahr mit PDT allein oder in Kombination mit Strahlentherapie behandelt (Padova Universität).

Die Kontraindikationen für einen operativen Eingriff waren:

Leber cirrhosis, Kardiopulmonarversagen, Schlechter Allgemeinzustand.

Die Patientenverteilung war wie folgt:

31 Patienten Tumor in Situ.
16 Patienten Stadium I Tumor
12 Patienten Stadium II Tumor
2 Patienten Stadium III Tumor
4 Patienten Stadium IV Tumor
9 Patienten Tumor Rezidiv nach OP oder Strahlentherapie
Total: 74 Patienten.

Als Lichtquelle benutzten wir einen Argon Dye Laser (Meditec).
Die Photosensitizer waren: HP-5 (5mg/kg
                                     Photosan (2.5mg/kg
                                     Photofrin 2 (2mg/kg).

Für die Behandlungen nutzen wir Laser Fibern von Zylindrischen oder Mikrolens Typ. Die verabreichte Dose Rate lag zwischen 60 -300 J/cm2.

Im Durchschnitt wurden die Patienten in 2 PDT Sitzungen behandelt, mit einem Abstand von 4 Wochen zwischen den beiden Sitzungen. Bei Patienten die nur eine Teilremission (PR) oder keine Remission (NR) erzielten wurde eine Strahlentherapie mit einem Linearbeschleuniger (50 GY + 10 GY Boost) eingeleitet, oder es wurde eine palliative Behandlung mit einem Nd-YAG Laser durchgeführt.

Wir haben einen retrospektiven Vergleich mit einer zweiten Gruppe von 75 Patienten, die im Zeitraum zwischen 1990-1996 in der Abt. für Strahlentherapie Universität München behandelt wurden, durchgeführt. In dieser zweiten Gruppe erfolgte eine konventionelle Bestrahlung mit 50Gy+ 10Gy Boost mit oder ohne Chemotherapie (5 FU und Mitomycin).

Tumor Distribution zweite Gruppe (RT, RT*CT)

     Stadium I   3 Pat.

     Stadium II   23 Pat.

     Stadium III   22 Pat.

     Stadium IV   27 Pat.

Total: 75 Pat.

Ergebnisse

Gruppe I (PDT+RT)

Überlebensrate: Carcinoma in Situ 37 Monaten
                 Stad I   32 MonatenRange 4-108 Mo
                 Stad. II   29 Monaten.
                 Stad. III-IV   8 Monaten.
                 Rezidive   20 Monaten.

Überlebensrate nach   1   3   5   Jahre
         Stad. Tis   100%   58%   9.6%
         Stad. I   90%   31%   6.25%

PDT Allein	PDT+RT
Ca in Situ (10 Pat.) 34 Mo.	44 Mo (21 Pat.) (Range 7-67 Mo.)
Stad. I (7 Pat.) 24 Mo.	28 Mo (16 Pat.) (Range 4-51 Mo.)
Stad. II (0 Pat.) -----	29 Mo (12 Pat.)
Rezidive (0 Pat.) ----	20 Mo (9 Pat.)

Es wurden keine signifikanten Nebenwirkungen beobachtet, die auf PDT oder auf die strahlentherapeutische Behandlung zurückzuführen waren.

Zweite Gruppe (RT,RT+CT)

Durchschnitt überlebensrate 12 Monaten.

Stadium I   9 Mo (3Pat)

Stadium II   20 Mo (23 Pat)

Stadium III- IV   8 Mo (49 Pat)

Die Kaplan Mair Kurve zeigt leichte Vorteile für eine Kombinierte Behandlung aber es besteht kein statistisch signifikanter Unterschied zwischen RT+CT oder nur RT.

Diskussion:

Die review von Beaty (5) zeigt nach 3.5 Jahren eine Überlebensrate von 20% bei Stadium I Patienten, und von 11% bei Stadium II (ohne PDT).

Husey (6) berichtet über eine Überlebenszeit von bis zu 2 Jahren bei 192 Patienten im Stadium I(ohne PDT).

Earlam und Cunha-Melo (7),berichten bei nur Strahlentherapie (Review 49 Serien mit mehr als 8400 Pat.)über eine 18% Überlebensrate im ersten Jahr,sowie 8% Überlebensrate nach 2 Jahren.

Rich TA (8) dokumentieren in ihrer Review mit 42 Referenzen bei alleiniger Strahlentherapie eine Überlebenszeit von 10%, in den ersten 2 Jahren und 5% in 5 Jahren. Neue Berichte informieren über 12-20% überlebenzeit in 5 Jahren.

Obwohl ein Vergleich der beiden Gruppen wegen der Unterschiedlichen Stadieneinteilung problematisch ist, kann in Anlehnung an die Literaturquellen bestätigt werden, daß eine kombinierte Behandlung PDT+ RT zu einer signifikanten Lebensverlängerung führt (9).

Konklusion

Die Photodynamische Therapie ist eine wertvolle und alternative Behandlungsmethode für inoperable Patienten. Insbesondere kann die Kombination mit der Strahlentherapie einen großen Vorteil für Patienten in frühen Tumorstadien bewirken.

Literatur

1. Overholt BF.: Laser and Photodynamic Therapy of esophageal cancer. Sem. Surg. Oncol. 1992, 8;191-203.
2. Suzuki H, Miho O, Watanabe Y,et al.: Endoscopic laser therapy in the curative and Palliative treatment of upper gastrointestinal cancer. World J. Surg. 1989,13;158-164.
3.. Monier P, Savary M, Fontolliet C, et al: Photodetection and Photodynamic therapy of early squamios cell carcinomas of the pharynx, esophagus and tracheobronchial tree. Laser Med. Sci. 1990,5;149-69.
4. Kato H, Skai H, Kawaguchi M, et al.: Experience with photodynamic therapy in early gastric cancer. Onkologie 1992,15;232-237.
5. Beaty JD, et al.: Carcinoma of esophagus pretreatment assessment, correlation of radiation treatment parameters with survival, and identification and management of radiation treatment failure. Cancer 43; 2254, 1979.
6. HusseyDH, Barkley, Bloedorf.: Carcinoma of the esophagus. in Fletcher GH, Textbook of the radiotherapy , 3rd ed, p688, Philadelphia, Lea+ Febiger 1980.

7. Earlam R., Cunha Melo Jr., :Esophageal squamouse cell carcinoma, II critical review of radiotherapy. Br. J. Surg. 67:455, 1980.

8. Rich TA , Ajani JA: High dose external beam radiation therapy with or without concomitant chemotherapy for esophageal carcinoma. Ann. Oncol. (Netherlands) 1994, 5 suppl. 3 p 9-15

9. Calzavara F., Tomio L., Corti L., et.al.; Esophageal cancer by photodynamic therapy alone or followed by radiation therapy. J. Photobiol. B. Biol., 6;167-74.

PDT of Melanoma in vivo and ex vivo with new Tricarbocyanin Sensitizer

S. I. Schastak[1], V. Enzmann[1], S. Loebel[1], E. A. Zhavrid[2], E. S. Voropai[3], E. N. Alexandrova[2], M. P. Samtsov[3] und P. Wiedemann[1]

[1] Klinik und Poliklinik für Augenheilkunde der Universität Leipzig, Liebigstr. 22b, D-04103 Leipzig (Direktor: Prof. Dr. med. P. Wiedemann)
[2] Institut für Onkologie und Medizinische Radiologie Minsk, Republik Belarus
[3] Belarussische Staatliche Universität Minsk, Republik Belarus

Summary

The use of photosensitizing dyes for local treatment and diagnoses of malignant tumors has achieved more and more interest over the last years. Photodynamic therapy (PDT) as a method for a such treatment of tumors based on a selective accumulation of photosensitizers (PS) in neoplastic tissue.

The used tricarbocyanine dyes have considerable advantages in comparison with the photosensitizers of the first generation such as hematoporphyrin derivative (HPD), chlorine e6 and other porphyrin derivatives because their strong absorption bands (ε = ca 5×10^5 M^{-1} cm^{-1}) in far-red region between 700 to 900 nm correspond to the transparency region of biological tissues. This fact gives the possibility to rise the penetration depth of the incident light into the irradiated tissue which grows with the wavelength.

Here, photodynamic effects of six new carbocyanine sensitizers on human melanoma cells in vitro and ex vivo are reported.

1. Einleitung

Die Suche nach neuen Photosensitizern bleibt nach wie vor eine der wichtigsten Aufgaben in der PDT der malignen Tumore. In dieser Hisicht werden die Tricarbocyanine als potentielle Photosensitizer immer interessanter, da sie starke Absorptionsmaxima zwischen 700 nm und 900 nm besitzen, wo die Eigenabsorption des biologischen Gewebe am niedrigsten ist. Sechs neu sythetisierte Verbindungen wurden von uns für die Untersuchungen der Dunkeltoxizität, der Pharmakokinetik und des photodynamischen Effektes herangezogen.

2. Material und Methode

Die Untersuchungen wurden an humanen Aderhautmelanom-Zellen (AHM) ex vivo und an einer permanenten humanen Hautmelanom-Zellinie MelJuso durchgeführt.

Die Bestrahlung der Zellen erfolgte mit Hilfe eines quasi-cw Nd:YAG/Ti:Sa-Lasers mit einer mittleren Leistung von 200 ± 10 mW in einem durchstimmbaren Bereich von 700 bis 900 nm. Die Bestrahlungsdosis konnte in unseren Experimenten mit einer Genauigkeit von ± 5% eingestellt werden. Die untersuchten Photosensitizer haben folgende Laborbezeichnung: PS04 (λ_{abs} = 831 nm), PS06 (λ_{abs} = 748 nm),

PS65 (λ_{abs} = 727 nm), PS98 (λ_{abs} = 796 nm), PS101 (λ_{abs} = 831 nm) und PS341 (λ_{abs} = 750 nm). (Abb.1).

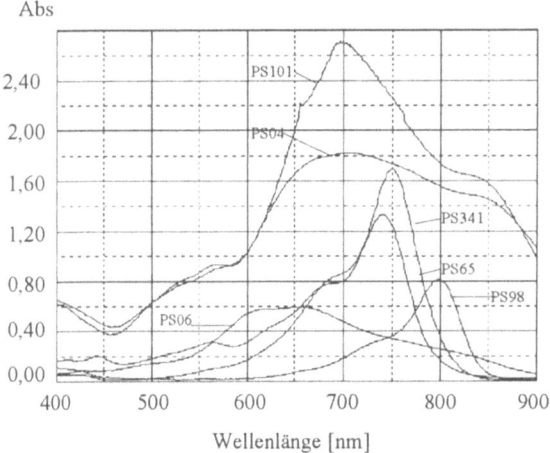

Abb. 1. Absorptionsspektren der Tricarbo-cyanin-Photosensitizer im Nährmedium RPMI 1640 + 10% FKS

Sie sind alle positiv geladen und dissoziieren in wässriger Lösung. Man bereitete eine Stammlösung der Photosensitizer in DMSO mit einer Konzentration von 5 µg/ml vor, die in den weiteren Untersuchungen mit dem Zellkulturmedium RPMI 1640 bis zur notwendigen Konzentration verdünnt wurde.

3. Experimentelle Ergebnisse

Die Dunkeltoxizität wurde experimentell mittels eines MTT-Tests an beiden Melanom-Zellinien im Vergleich zu nicht behandelten Zellen untersucht. Die Ergebnisse der DunkeltoxizitätsUntersuchungen an den AHM-Zellen wurden [1] bereits beschrieben. (Tab.1).

Tab. 1. Dunkeltoxizität der Tricarbocyanin-Sensitizer (PS) verschidener Konzentration (K) bei der Inkubation mit der humanen Melanomzellinie MelJuso (Kontrolle: 100% = 3×10^5 Zellen/ml, n=4)

PS Nr.	K [µg/ml]	Anzahl der vitalen Melanom-Zellen [%] nach der Inkubationszeit in [h]				
		1h	2h	3h	4h	5h
04	0,025	88±6,5	104±6	90±2,5	79±5	89±6,5
06	6,25	90±3	102±2,5	91±4	79±4	87±6
65	0,125	81±1	92±1,5	84±3,5	78±5,5	82±6,5
98	1,0	79±7	78±7	89±4	97±3	90±4
101	0,05	86±2,5	92±4,5	85±2	84±4	83±2,5
341	0,1	86±5	98±4	95±2	99±4,5	94±3

287

In den weiteren Untersuchungen zur Pharmakokinetik bzw. zum photodynamischen Effekt der Photosensitizer verwendeten wir folgende Konzentrationen: 0,125 µg/ml für PS65, 1,0 µg/ml für PS98 und 0,1 µg/ml für PS341. Der Zeitpunkt der maximalen Akkumulation der Photosensitizer in den Melanom-Zellen als eine Funktion der Inkubationszeit lag übereinstimmend für beide Zellinien zwischen ca. 1,0 und 3,0 Stunden (Abb. 2). In unseren Experimenten sind wir bei einer Inkubationszeit von ca. 1,5 Stunden geblieben.

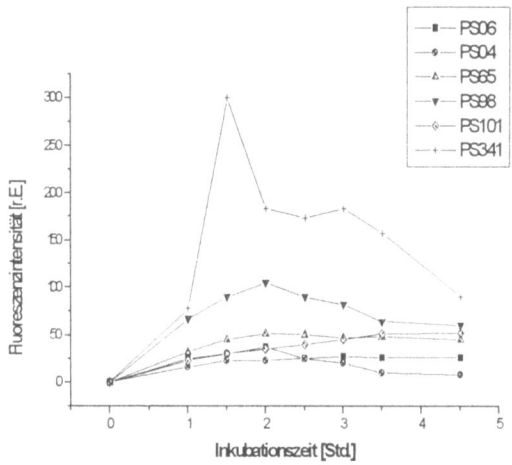

Abb. 2. Fluoreszenz-Intensität des in Mela-nomzellen akkumulierten Photosensitizers als eine Funktion der Inkubationszeit

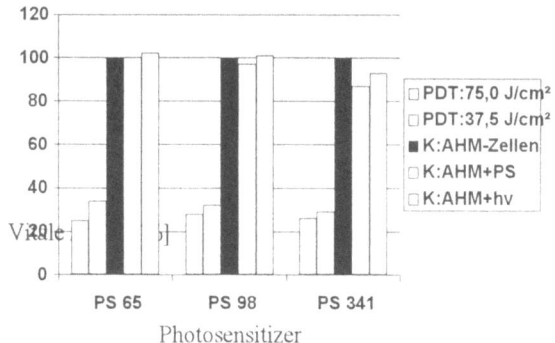

Abb. 3. PDT-Wirkung einiger Photosensitizer auf die Aderhautmelanom-Zellen ex vivo (Kontrolle:100% = 3×10^5 Zellen/ml, n = 12)

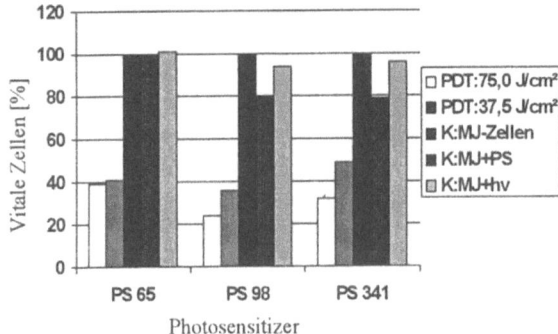

Abb. 4. PDT-Wirkung einiger Photosensitizer auf die MelJuso-Zellen in vitro. Kontrolle:100% = 3×10^5 Zellen/ml, n = 12)

Die Untersuchung der photodynamischen Wirkung erfolgte durch Bestrahlung der Zellen in den Mikrotiterplatten, nachdem sie vom Photosensibilisator zwei Mal gewaschen und mit frischem Nährmedium versorgt wurden. Die Photosensitizer Nr. 04, 06 und 101 wurden aus den weiteren Untersuchungen ausgeschlossen, da sie nur schwach photodynamisch wirksam waren (2). Die Bestrahlungsdosis betrug 37,5 ± 2,0 J/cm^2 bzw. 75,0 ± 4,0 J/cm^2. Während der gesamten Bestrahlungszeit befanden sich die Mikrotiterplatten mit den Zellen in einem Thermostat bei einer Temperatur von 4 °C. Nach der Bestrahlung inkubierten die Mikrotiterplatten über Nacht bei einer Temperatur von 37 °C. Für die Quantifizierung der phototoxischen Wirkung des jeweiligen Photosensitizers erfolgte 24 Stunden nach der Lichteinwirkung ein MTT-Test.

Die experimentellen Daten für die Photosensitizer Nr. 65, 98 und 341 wurden mit dem Kolmogorov-Smirnov-Test auf die Normal-Verteilung und mit dem t-Test auf die Signifikanz geprüft. Die so aufbereiteten Ergebnisse sind auf der Abb. 3 bzw. auf der Abb. 4 dargestellt.

Schlußfolgerung

Als neue potentielle Photosensitizer mit einer starken Absorption im NIR-Bereich wurden sechs Tricarbocyanine getestet. Alle Verbindungen sind in DMSO löslich und besitzen starke Absorptionsbanden zwischen 727 und 797 nm im sogenannten „phototherapeutischen Fenster".

Die verwendeten Tricarbocyanine besitzen eine positive Ladung. Sie können vermutlich dank des höheren Potentialgradienten in den Mitochondrien von Tumorzellen besser aufgenommen und länger dort gespeichert werden.

Es konnte festgestellt werden, daß bei konstanter Temperatur der Melanomzellen von ca. 4°C eine Erhöhung der Lichtdosis zu einer deutlichen Steigerung des photodynamischen Effektes führt. Die Abtötung von ca. 75% der AHM-Zellen konnten wir beim Einsatz des PS65 bzw. des PS98 feststellen. Dabei lagen ihre Konzentrationen im nichttoxischen Bereich und auch eine hyperthermale Wirkung konnte nicht festgestellt werden. Die Wirkung der Photosensitizer Nr. 98 bzw. 341 auf die Zellen des Hautmelanoms MelJuso ist der des PS65 ähnlich, die quantitativen Aussagen sind jedoch wegen der hypethermischen bzw. toxischen Einflüsse erschwert. Diese Photosensitizer werden weiterhin in Experimenten an SCID-Mäusen an dem Aderhautmelanom in vivo getestet.

Literatur
1. Schastak S.I. at al: Lasermedizin 13; 50 (1997)
2. Voropay, E.S. at al: Experimental Oncology, 1: 25 (1997)

Verteilung und Pharmakokinetik des Photosensibilisators Photofrin in Gallengangskarzinomen

S.A. Pahernik[1], F. Berr[2], A. Tannapfel[3], C. Wittekind[3], M. Dellian[4] und A.E. Goetz[5]
[1] Institut für Chirurgische Forschung, [4] Klinik und Poliklinik für HNO und [5] Institut für Anästhesiologie, Ludwig Maximilians Universität, Klinikum Großhadern, Marchionistraße 15, D-81377 München
[2] Medizinische Klinik und Poliklinik II, Zentrum für Innere Medizin, Universität Leipzig, Philipp-Rosenthal-Straße 27, D-04103 Leipzig
[3] Institut für Pathologie, Universität Leipzig, Liebigstrasse 26, D-04103 Leipzig

Einleitung

Das Gallengangskarzinom ist ein bösartiger Tumor, der in den extrahepatischen Gallenwegen ensteht und eine sehr ungünstige Prognose hat. Ohne Therapie versterben die Mehrzahl der Patienten innerhalb von 4 Monaten an den Folgen einer biliären Obstruktion oder einer lokalen Tumorausbreitung (Henson et al. 1992). Therapeutisch sind kurativ-resezierende von palliativ-galleableitenden Verfahren zu unterscheiden. Die Resektabilität von Tumorlokalisation, -ausbreitung und Gefäßbeteiligung ab und variiert je nach Literaturangabe zwischen 15 und 44% (Bismuth et al. 1988, Baer et al. 1993). Die mittlere Überlebenszeit beträgt nach kurativer Resektion etwa 2 Jahre (Reding et al. 1991, Bismuth et al. 1992). Da für die Mehrzahl der Patienten eine kurative Resektion ausscheidet, kommt als palliative Alternative für die biliäre Drainage der biliodigestive Bypass, die perkutane oder endoskopische Plazierung von Kathetern oder selbst-expandierenden Metall-Stents in Frage. Bei Palliation mit internen Gallengangsdrainagen liegt die mediane Überlebenszeit bei 5-6 Monaten (Deviere et al. 1988).

Vor kurzem wurde als weiteres palliatives Therapieverfahren die intracholangioläre PDT vorgeschlagen. Erste Ergebnisse zeigen, daß die PDT zu Besserung der Cholestase und Lebensqualität und, verglichen mit der Versorgung mit Gallenwegsdrainagen, tendenziell zu längeren Überlebenszeiten führt (Ortner et al. 1996, Berr et al. 1997).

Die Photodynamische Therapie (PDT) ist eine neue Therapieform, für oberflächlich wachsende maligne Tumoren. Sie ist insbesondere geeignet als zusätzliches Verfahren zur Komplementierung von endoskopischen Therapieregimen. Bei der PDT wird ein Photosensibilisator mit Tumorselektivität in das Gewebe aufgenommen und anschließend mit Lichtenergie geeigneter Wellenlänge bestrahlt, um lokal einen zytotoxischen Effekt zu erzielen.

Für das Ausmaß des selektiven Gewebeschadens im Tumor ist die Photosensibilisatorkonzentration im Gewebe, das photodynamische Potential der Substanz sowie die absorbierte Lichtenergie entscheidend. Für Photofrin, den am meisten verwendeten Photosensibilisator in der Klinik, wird eine maximale Tumorselektivität 12h - 96h nach Photofringabe gefunden (Bugelski et al. 1981). Bis dato liegen keine Daten zur Gewebeverteilung von Photofrin in Tumoren des Gallengangs vor. Daher war es Ziel dieser Studie, die Kinetik der Photofrinfluoreszenz in normalen Gallengangsgewebe und im Cholangiokarzinom, sowie das Verteilungsmuster von Photofrin in beiden Gewebetypen zu untersuchen, um für potentielle zukünftige Anwendungen der PDT in Gallengangskarzinomen eine Grundlage zu schaffen.

Material und Methodik
Acht Patienten mit Gallengangsneoplasien, bei denen eine kurative Resektion des Tumors nicht möglich war, wurden mit Zustimmung der lokalen Ethikkommision mit PDT behandelt. Photofrin (Quadra-Logic, Vancouver, Canada) wurde mit einer Konzentration von 2 mg/kg KG intravenös injiziert. Die Biopsien vom Tumor- und vom Normalgewebe wurden endoskopisch sukzessiv entnommen, sofort bei -20°C eingefroren und im Dunkeln gelagert. Für die Fluoreszenzauswertung wurde das Gewebe mit dem Kryostat 20 µm dick, für die histologische Zuordnung des Gewebes in HE-Schnitten in 3 µm Dicke angefertigt. Alle Schritte wurden abgedunkelt durchgeführt, um eine Photodegradation der Photofrinfluoreszenz zu minimieren.

Mit Hilfe eines Mikroskopes (ORTHOPLAN, Leitz, Wetzlar), einer Kamera für die Transillumination (XC-77-CE, Sony, Japan) und einer hoch lichtempfindlichen Kamera für die Fluoreszenz (C2400, Hamamatsu Phototonics, Herrsching) wurden identische Bildauschnitte aufgenommen werden. Die Photofrin Fluoreszenz wurde mit einer 100 W Quecksilberdampflampe bei 355-425 nm angeregt, die Emission bei einer Wellenlänge über 610 nm aufgenommen. Die Transillumizenzbilder für die histologische Zuordnung und die Fluoreszenzbilder für die Quantifizierung der Photofrinfluoreszenz wurden digitalisiert und mit einem digitalen Bildverarbeitungssystem (IBAS 2.0, Kontron, Eching) analysiert. Potentielle Änderungen der Kamerasensivität und Inhomogenitäten der Lichtquelle wurden kompensiert durch die Verwendung von einem Referenzstandard. Die *regions of interest* wurden im HE-Bild ermittelt, in der Transillumination definiert und die Photofrinverteilung im Fluoreszenzbild quantifiziert.

Ergebnisse
Abbildung 1 zeigt eine höhere Fluoreszenzintensität im Tumor gegenüber normalen Gallengangsgewebe. Parallel dazu ist ein benachbarter, HE-gefärbter Schnitt der gleichen Biopsie abgebildet. Bei der Kinetik der Photofrinfluoreszenz (% des Standards) zeigte sich einen Tag (n = 5) nach Photofrin-Gabe eine Intensität von 10,9 ± 2,9% für das Gallengangsgewebe und 19,0 ± 11,4% für den Tumor, zwei Tage nach Photofrin-Gabe ergaben die Meßwerte entsprechend 13,2 ± 9,1 und 25,2 ± 12,7%. Zwei Tage nach der Laserbestrahlung (4 Tage nach Photofrin-Gabe) fiel die Photofrin Fluoreszenz im Tumor vermutlich aufgrund des *Photobleaching* auf 2,6 ± 2,2%, wohingegen sich die Fluoreszenzintensität im normalen Gallengangsgewebe sich auf 6,7 ± 3,9% belief. Im weiteren Verlauf kam es zu einem Anstieg der Fluoreszenz im Tumor mit im darauffolgenden abfallender Tendenz sowohl im Normal- als auch im Tumorgewebe. Die Tumorselektivität, das heißt das Verhältnis der Fluo-

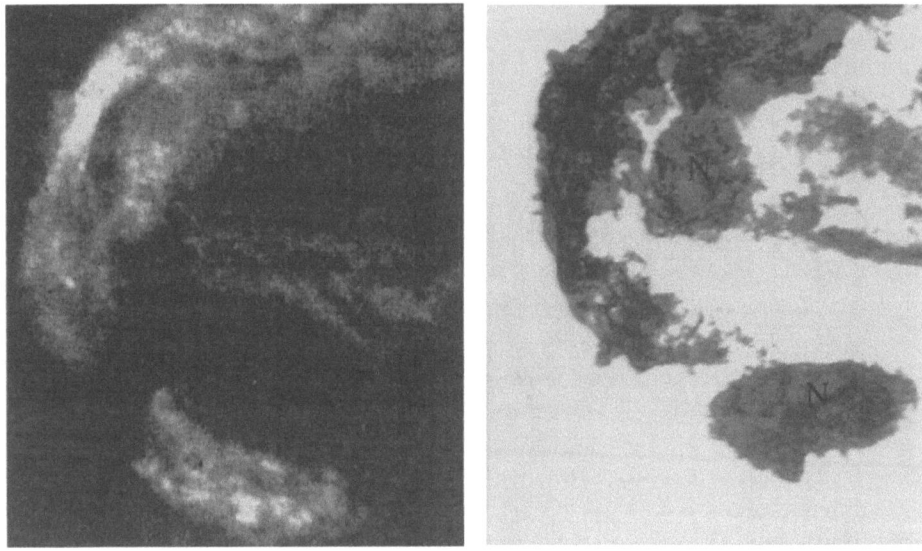

a) b)

Abb. 1. a) Fluoreszenzbild eines Cholangiokarzinomes, umgeben von normalen Gallengangsgewebe 48h nach Gabe von 2 mg/kg KG Photofrin. Die höchste Photofrinfluoreszenz ist weiß dargestellt. b) Vom identischen Biopsie-präparates ist ein HE-Bild zur histologischen Zuordnung abgebildet. (T = Tumor, N = normales Gallengangsgewebe)

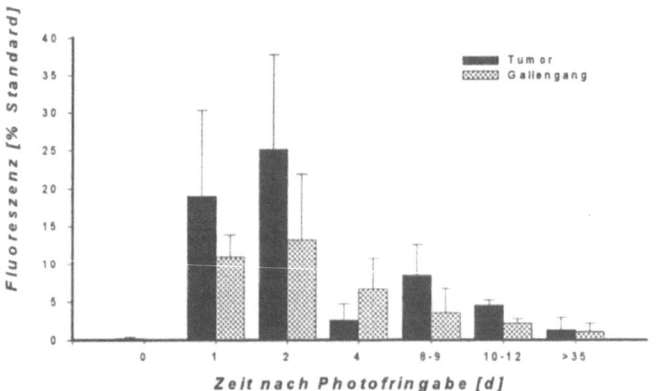

Abb. 2. Fluoreszenz von Photofrin in Abhängigkeit des Zeitpunktes nach Photofringabe. Photofrin (2 mg/kg KG) wurde i.v. appliziert und die Fluoreszenz mit Hilfe quantitativer Fluoreszenzmikroskopie gemessen. Schwarze Säulen zeigen die Fluoreszenz im Tumor, weißen Säulen die Werte des Normalgewebes. Die Fluoreszenzintensität ist in % eines Referenzstandards (Mittelwert ± SD) ausgedrückt und aus mindestens 3 verschiedenen Patientendaten-berechnet

reszenzintensität zwischen Tumor und normalen Gallengangsgewebe, belief sich auf 1,7 ± 0,7 einen Tag und 2,3 ± 1,1 zwei Tage nach Photofringabe.

Diskussion
Photofrin, eine Fraktion des Haematoporphyrinderivates, besteht aus einer Mischung trimerer und oligomerer Porphyrine, die hauptsächlich über Ether- und Esterbrücken verbunden sind. Die Substanz ist der häufigst verwendete Photosensibilisator in der klinischen PDT, und von den zuständigen Gesundheitsbehörden für ausgewählte Indikationen zugelassen.
  Pharmakokinetische Studien zeigen, daß Photofrin eine biphasische Elimination im Plasma besitzt mit einer initialen Eliminationshalbwertzeit von 12-22h und einer zweiten Halbwertszeit von 5-6 Tagen (Kessel et al. 1991). Etwa 90% des Photofrins wird faekal ausgeschieden, davon 65% in den ersten 8 Tagen (Bellnier et al. 1989). Speziell in Organen des retikuloendothelialen Systems, wie etwa der Leber, der Milz und der Niere, wird Photofrin verstärkt retiniert; die Werte liegen um etwa 5 bis 20 fach höher sind als die vergleibaren Werte im Tunor (Gomer und Dougherty 1979). Nach 75 Tagen werden noch 10% der zugeführten Photofrin-Menge in der Leber gefunden (Bellnier et al. 1989). In der Haut finden sich 2-5% des Photofrins für vier bis sechs Wochen (Pass et al. 1991).
  Für die erhöhte Tumorselektivität des Photofrin werden verschiedene Ursachen diskutiert. Zum einen verläßt Photofrin, das an Lipoproteine gebunden ist, im Vergleich zu Normalgefäßen verstärkt die Tumorgefäße, da in Tumoren die vaskuläre Permeabilität für Makromoleküle erhoht ist. Zum anderen spielt der abgeschwächte lymphatische Abfluß und der niedrige pH-Wert im Tumor eine Rolle für die erhöhte Tumorkonzentration des Photofrins. Außerdem konnte gezeigt werden, daß LDL-Rezeptoren in Tumoren verstärkt exprimiert werden. Da Lipoproteine die hauptsächlichen Träger von lipophilen Porphyrinen im Blutstrohm sind, könnte dies ebenfalls die erhöhte Tumoraufnahme des Photofrin erklären.
  Für Photofrin variiert die tumorselektive Anreicherung zwischen Werten von 1-1,5 für Hauttumoren (Dougherty et al. 1987, Leunig et al. 1993) bis 50 bei Hirntumoren (Hill et al. 1990), möglicherweise wegen der in Hirntumoren aufgehobenen Blut-Hirn Schranke. Der Zeitpunkt der besten Tumorselektivität, das heißt der höchsten absoluten Photofrinkonzentration im Tumor im Vergleich zum Normalgewebe, bestimmt den Zeitpunkt der Laserbestrahlung. Üblicherweise wird der Zeitraum zwischen 24h und 96h als der dafür geeigneteste angesehen (Gomer und Dougherty 1979, Bugelski et al. 1981, Tronconi et al. 1995). Beim amelanotischen Melanom wird von einer Tumorselektivität von etwa 1,7 berichtet, die wie auch die absoluten Fluoreszenzwerte im Zeitraum 15 min bis 72h nur gering variierten (Leunig et al. 1993). Von einer anderen Arbeitsgruppe, die Tumoren der Mundhöhle, der Speiseröhre und der Bronchien untersuchten, wird berichtet, daß die beste Tumorselektivität ein bis zwei Stunden nach Photofringabe erreicht ist und daß 48h bis 72h nach Photofringabe die Fluoreszenz nahezu verschwunden ist (Braichotte et al. 1994). Möglicherweise führen spezifische Unterschiede verschiedener Tumoren zu heterogenen Tumorselektivitäten.

Die untersuchten Adenokarzinome des Gallengangs zeigten alle eine für die PDT geeignete tumorselektive Photofrinanreicherung im Tumorgewebe, welche bereits nach 24h erreicht wurde. Die Photofrinanreicherung im Tumor gipfelte nach 48h und fiel bis zum 8.Tag auf ein Drittel des Maximums ab. Die PDT sollte nach 24-48h nach Photofringabe durchgeführt werden.

Literatur

Abels C, Heil P, Dellian M, Kuhnle GEH, Baumgartner R, Goetz AE (1994). In vivo kinetics and spectra of 5-aminolaevulinic acid-induced fluorerscence in an amelanotic melanoma of the hamster. Br J Cancer 70: 826-833.

Baer HU, Stain SC, Dennison AR, Eggers B, Blumgart LH (1993). Improvements in survival by aggressive resections of hilar cholangiocarcinoma. Ann Surg 217: 20-27.

Bellnier DA, Dougherty TJ (1989). The time course of cutaneous porphyrin photosensitization in the murine ear. Photochem Photobiol 49: 369-372.

Berr F, Tannapfel A, Pahernik S, Wiedmann M, Lange K, Halm U, Dellian M, Goetz A, Wittekind C, Mössner J (1997). Selective local control of bile duct cancer by photodynamic therapy. Gastroenterology 112: A 538.

Bismuth H, Castaing D, Traynor O (1988). Resection or palliation: priority of surgery in the treatment of hilar cancer. World J Surgery 12: 39

Bismuth H, Nakache R, Diamond T (1992). Managment strategies in resection for hilar cholangiocarcinoma. Ann Surg 215: 31-38

Braichotte DR, Wagnieres GA, Bays R, Monnier P, Van den Bergh HE (1995). Clinical pharmacocinetic studies of photofrin by fluorescence spectroscopy in the oral cavity, the esophagus, and the bronchi. Cancer 75: 2768-2778.

Bugelski PJ, Porter CW, Dougherty TJ(1981). Autoradiographic distribution of hematoporphyrin in normal and tumor tissue of the mouse. Cancer Res 41: 4606-4612.

Crean DH, Liebow C, Penetrante RB, Mang TS (1993) Evaluation of porfimer sodium fluorescence for measuring tissue transformation. Cancer 72: 3068-3077.

Deviere J, Baize M, de Toeuf J, Cremer M (1988). Long-term follow-up of patients with hilar malignant stricture treated by endoscopic internal biliary drainage. Gastrointest Endoscop 2: 95-101.

Dougherty TJ (1987): Photosensitizers: therapy and detection of malignant tumors. Photochem Photobiol 45: 879-889.

Gomer CJ, Dougherty TJ (1979). Determination of [3H] and [14C] hematoporphyrin derivative distribution in malignant and normal tissue. Cancer Res 39: 146-151.

Henson DE, Albores-Saavedra J, Corle D (1992). Carcinoma of the extrahepatic ducts. Cancer 70: 1498-1501.

Kessel D, Nseyo U, Schulz V, Sykes E (1991). Pharmacokinetics of Photofrin II distribution in man. SPIE Optical Methods for Tumor Treatment and Early Diagnosis 1426: 180-187.

Hill SH, Kaye AH, Sawyer WH, Morstyn G, Medison PD, Stylli SS (1990). Selective uptake of hematoporphyrin derivate into human cebebral glioma. Neurosurgery 26: 248.

Leunig M, Richert C, Gamarra F, Lumper W, Vogel E, Jocham D, Goetz AE (1993) Tumour localisation kinetics of photofrin and three synthetic porphyrinoids in an amelanotic melanoma of the hamster. Br J Cancer 68: 225-234

Pass HI (1991). Photodynamic therapy for lung cancer. Chest Surg Clin North Am 1:135-151.

Reding R, Buard JL, Lebeau G, Launois B (1991). Surgical management of 552 carcinomas of the extrahepatic bile ducts. Ann Surg 213: 236-242.

Tronconi M, Colombo A, De Cesare M, Marchesini R, Woodburn KW, Reiss JA, PDR, Zunino F (1995). Biodistribution of haematoporphyrin analogues in a lung carcinoma model. Cancer Lett 88: 41-48.

Photobestrahlung photosensibilisierter Gewebe
Laser-Sicherheit bei der photodynamischen Therapie

E. Unsöld[1,2], T.G. Papazoglou[3], W. Wöllmer[4]

[1] Zentrales Laser Büro (ZLB), Postfach 1124, D-85758 Oberschleissheim/München
[2] Universität Salzburg, A-5020 Salzburg, Österreich
[3] FORTH - IESL, GR-71110 Heraklion, Griechenland
[4] Univ.-Krankenhaus, Klinik für HNO-Krankheiten, D-20246 Hamburg-Eppendorf

Zusammenfassung

Laser-gestützte photodynamische Verfahren eröffnen völlig neue Möglichkeiten für die Tumor-Diagnose und -Therapie. Durch exogene oder endogene Photosensibilisierung wird das Fluoreszenzemissionsvermögen bzw. die Lichtempfindlichkeit tumorösen Gewebes gegenüber der des umgebenden normalen Gewebes erhöht. Da sich infolge der Sensibilisator-Applikation die optischen Parameter von Geweben ändern, sind neue Laser- und Licht-Sicherheitsstandards notwendig.Phototests wurden entwickelt, um die allgemeine Photosensibilisierung und -empfindlichkeit von Patienten zu erfassen, die nahezu generell nach der Anwendung photodynamischer Methoden beobachtet wird. Die häufig als Indikationshemmnis oder -hindernis für photodynamische Methoden genannte allgemeine Photosensibilisierung wird angesichts geeigneter, mit heute bereits zur Verfügung stehenden Mitteln realisierbarer Lichtschutz-Maßnahmen u.E. praktisch bedeutungslos.

Einführung

Der Grad der jeweiligen Wechselwirkung von Licht und Materie wird im wesentlichen durch deren optische Eigenschaften, Absorptions- und Streuvermögen, charakterisiert; nur die Photonen, die von den Atomen oder Molekülen eines Targets absorbiert werden, können in ihm photochemische und thermische oder nicht-thermische photophysikalische Prozesse auslösen. Ein hohes Transmissionsvermögen, d.h. eine hohe Transparenz, ist dagegen mit einer minimalen Wechselwirkung verknüpft.

Der Grad der Wechselwirkung von Licht und Materie kann beeinflußt werden durch Einbringen bestimmter chemischer Substanzen in das zu bestrahlende Gewebe. Dadurch wird dessen Transmissions- bzw. Absorptionsverhalten künstlich verändert. Eine Erhöhung der Lichtempfindlichkeit wird als Photosensibilisierung bezeichnet, die entsprechenden chemischen Substanzen als Photosensibilisatoren. Auch eine Photodeaktivierung bzw. Lichtschutzwirkung durch derartige Prozesse ist denkbar.

Besonderes Interesse in der Medizin gilt den Klassen von Photosensibilisatoren, die neben ihren photochemischen auch gewebe-, zell-, organ- oder organismusspezifische, physiologische Eigenschaften besitzen. Eine ganze Reihe von Photosen-

sibilisatoren führen zu einer vorübergehenden, selektiven Markierung von Tumorgeweben. Sie bildet die Voraussetzung für
- Tumordiagnoseverfahren auf der Grundlage lumineszenz- bzw. fluoreszenz- und phosphoreszenzoptischer Nachweisverfahren [1] sowie insbesondere für
- Tumortherapieverfahren, die auf photochemischen und physikalisch-thermischen Folgeprozessen einer photosensibilisator-bedingten Strahlung/Materie-Wechselwirkung beruhen. Dabei können phototoxische, photodynamische oder photothermische Wechselwirkungsprozesse eine Rolle spielen [7, 8].

Voraussetzung für beide Verfahren ist die optische Zugänglichkeit des zu behandelnden bzw. zu bestrahlenden Areals. Zudem hängen die Bestrahlungsparameter in hohem Maße von den optischen Eigenschaften des Photosensibilisators und des zu behandelnden Gewebes ab.

Speziell bei intrakorporalen Anwendungen ggf. in Kombination mit minimalinvasiv-therapeutischem Instrumentarium kommen faseroptische Systeme u.U. in Verbindung mit starren oder flexiblen Endoskopen zum Einsatz. Therapeutisch praktikable Lichtleistungen können über dünne Lichtwellenleiter bzw. Fasern nur unter Einsatz von Laserstrahlungsquellen transportiert werden.

Neben den Problemen der Lichtausbreitung und -verteilung in stark streuendem, photosensibilisiertem Gewebe sind die der Lichtdosimetrie bei in ihren optischen Eigenschaften veränderten Geweben sorgfältig zu beachten. In engem Zusammenhang damit zu sehen sind neue Sicherheitsbetrachtungen zu den verwendeten Laser- und sonstigen optischen Strahlungsquellen.

Laser-Strahlenschutz - allgemein und bei photodynamischen Verfahren
Die spezifischen Eigenschaften der Laserstrahlung, speziell die erreichbaren hohen Leistungsdichten, erfordern für ihre sichere Anwendung in der Medizin und besonders in der klassischen Laserchirurgie spezielle Sicherheitsregularien und eindeutige Dosis/Wirkungsbeziehungen [10]. Patienten, Ärzte und Assistenzpersonal müssen vor schädlichen (Laser-)Strahlungseinflüssen geschützt werden. Auch muß die Auslösung von Feuer, Verpuffungen, Explosionen oder sonstigen nicht direkt personenbezogenen Auswirkungen verhindert werden. Detaillierte Informationen und Regeln sind in den nationalen [9] und internationalen Regelwerken enthalten.

Die bestehenden allgemeinen Sicherheitsregeln für optische Strahlung einschließlich Laserstrahlung behalten auch beim Einsatz photomedizinischer Diagnose- und Therapieverfahren ihre Gültigkeit. Hinzu kommen Effekte infolge der durch Photosensibilisatoren u.U. veränderten optischen Eigenschaften des Zielgewebes [7, 8]. Trotz weltweiter Anstrengungen bei der Weiterentwicklung der vielversprechenden photodynamischen Tumordiagnose und vor allem -therapie konnte bisher keine alle medizinischen Erfordernisse erfüllende Sensibilisatorsubstanz entwickelt werden; nur in wenigen Ländern wurden durch deren Gesundheitsbehörden einzelne Substanzen für kontrollierte vorklinische und klinische Studien oder spezielle Fachgebiete zugelassen. Einige Substanzklassen sind in [8] aufgelistet. Ein Vergleich der substanzklassentypische Extinktionswerte zeigt, daß Empfindlichkeitsunterschiede über 60x auftreten.

Die Streu- und Extinktions- bzw. Absortionskoeffizienten der den Photosensibilisator einlagernden Gewebe differieren ebenfalls erheblich; sie sind u.a. auch altersabhängig.

Diese Faktoren beeinflussen die Wechselwirkung von Licht mit (photosensibilisiertem) Gewebe und damit auch den Grad einer eventuellen Schädigung. Da einerseits nur wenige Daten zur Verfügung stehen und diese meistens an ex vivo-Proben gewonnen wurden, besteht noch erheblicher Forschungsbedarf.

Photo- und Photodynamische Bestrahlungen
Voraussetzung für eine verläßliche Bestrahlungsplanung sowohl mit kohärenten Laser-, als auch inkohärenten Lichtquellen sind exakte Daten (optische Gewebeparameter) [11]. Da sie (noch) nicht zur Verfügung stehen [4], entfällt die Möglichkeit einer Vorausbestimmung von Risiken im Photobereich - im Gegensatz zur Bestrahlungsplanung bei der Anwendung ionisierender, gewebedurchdringender Strahlung [5]. Empirisch ermittelte Bestrahlungswerte müssen exakte Bestrahlungsplanungen ersetzen [8].

Neben den vorwiegend eingesetzten Lasern spielen inkohärente Lichtquellen bei der Therapie nur eine untergeordnete Rolle. Sie sind jedoch bei den photodynamischen Verfahren in hohem Maße für unerwünschte Nebeneffekte verantwortlich, die sie vorwiegend auf der Haut und in den Augen aufgrund einer allgemeinen Sensibilisierung auslösen. Diese klingt im allgemeinen je nach individuellen, im einzelnen nicht geklärten Patienteneigenschaften innerhalb von 14-42 Tagen auf unbedenkliche Werte ab. Während dieser Zeit sind eine ganze Reihe von Schutzmaßnahmen gegen eine unerwünschte Erythembildung zu treffen; hierzu zählen Sonnenschutzbrillen und Lichtschutzkleidung, Lichtschutzcremes mit Lichtschutzfaktoren bis zu 65x sowie eine Abschirmung des Tageslichtes [8] bzw. eine Ausrüstung der Patientenzimmer mit Na-Dampflampen; die klinisch verwendeten Photosensibilisatoren absorbieren nicht im Spektralbereich der gelben Na-D-Linien [2]. Zusätzlich sollte in Zweifelsfällen die Sensibilisierung der Haut, das nach den Augen am meisten gefährdete Organ, anhand von Lichttreppen-Untersuchungen [3, 6] kontrolliert werden.

Fazit
Die Photo-Strahlungsrisiken nach einer photodynamischen oder auch phototoxi-schen medizinischen Intervention sind durch die nicht vollständig kontrollierbare, allgemeine Photosensibilisierung u. U. des gesamten Körpers des Patienten wesentlich erhöht. Die eventuelle Gefährdung kann jedoch abgeschätzt und insbesondere durch die o.g. Schutzmaßnahmen auf ein tragbares Minimum reduziert werden.

Häufig werden diese Risiken überschätzt, besonders im Vergleich mit denen von Radiationes, Chemotherapien oder gar offener, "klassischer" Chirurgie. Zudem ist die nach den verschiedenen Tumortherapieformen zu erwartende Lebensqualität für den Krebspatienten abzuschätzen und der bei Einhaltung der o. g., nach einer photodynamischen Behandlung erforderlichen Vorsichtsmaßnahmen gegenüberzustellen.

Literatur

[1] Alfano RR, Tata DB, Cordero J, Tomashefsky P, Longo FW, Alfano MA (1984) Laser-induced Fluorescence Spectroscopy from Native Cancerous and Normal Tissue. IEEE J Quant El QE-20:1507-1511

[2] Berlien HP, Berlin (1997) persönliche Mitteilung

[3] Brunner R, Haina D, Landthaler M, Schröder M, Jocham D, Kummermehr J, Unsöld E, Waidelich W, Braun-Falco O (1985) Photoradiation Therapy of Skin Tumors after Tumor-Selective Photosensitization with Hematoporphyrin Derivative (HpD). Arch Dermatol Res 227:429

[4] Gottschalk W (1992) Ein Meßverfahren zur Bestimmung der optischen Parameter biologischer Gewebe in vitro. Inauguraldissertation, Universität Karlsruhe

[5] Krieger H (1997) Strahlenphysik, Dosimetrie und Strahlenschutz. Teubner, Stuttgart

[6] Landthaler M, Haina D, Waidelich W, Braun-Falco O (1987) Laser in der Dermatotherapie. In: Petres J (Hrsg) Fortschritte in der Dermatotherapie III. Springer, Berlin-Heidelberg-New York-Tokyo, 27-35

[7] Ochsner M (1997) Photophysical and Photobiological Processes in the Photodynamic Therapy of Tumours. J Photochem Photobiol 39:1-18

[8] Unsöld E (1994) Photodynamische Therapie. In: Wilmanns W. et al. (Hrsg) Internistische Onkologie. Thieme, Stuttgart-New York, 256-262

[9] Verwaltungs-Berufsgenossenschaft Hamburg (1995) VBG 93 Unfallverhütungsvorschrift "Laserstrahlen". Heymanns, Köln

[10] Weber HP, Heinze A, Enders S, Ruprecht L, Unsöld E (1997) Laser Versus Radiofrequency Catheter Ablation of Ventricular Myocardium in Dogs: a Comparative Test. Cardiology 88:346-352

[11] Weinberg W (1983) Die Änderung des Reflexionsvermögens der Netzhaut als Maß für die räumliche Ausdehnung der thermisch induzierten Gewebsschädigung bei der therapeutischen Photokoagulation. Inauguraldisseratation, Johann-Wolfgang-Goethe Universität, Frankfurt

Applied Photosensitizers Classification for Clinical Photodynamic Therapy

M.S. Ismail,[1,2] H. Weitzel,[2] H.-P. Berlien[1]

[1] Dept. of Laser Medicine, Neukölln Hospital, Berlin
[2] Dept. of Gyn. and Obst., University Hospital Benjamin Franklin, FU Berlin

Abstract
Evidently there is no one ideal photosensitizer for all malignancies, but there are many photosensitizers, each with a specific affinity for various types of tumours. In this study photosensitizers are classified according to their activity times in tumours into three categories; short-acting, intermediate-acting and long-acting photosensitizers. Short-acting photosensitizers, show their maximum concentration and retention period between 2h - 24h post injection as pheophorbide and chlorine. Intermediate-acting photosensitizers as the aluminium and silicon phthalocyanine, show their maximum concentrations between 24h - 72h. Long-acting photosensitizers with a retention periods from 72h - 288h post injection as hematoporphyrin derivatives, tetraphenyl porphyrin sulphate, zinc phthalocyanine and Evan blue. Short-acting photosensitizers will be suitable for surface lesions when light irradiation applied at short time. While both the intermediate- and long- acting photosensitizers will be suitable for internal lesions. This classification will be more relevant when selecting the appropriate photosensitizer.

Introduction
A large number of photosensitizers have been tested in laboratories all around the world with promising results. Determination of the photosensitizers retention times and their duration of activity in tumours is an important factor in the field of PDT. Photosensitizers with different activity periods could be used synergisticaly to optimize the time of light application in the photodynamic process. Also, it will be an important factor to avoid and minimize photosensitizers side effects especially skin hypersensitivity (3). In this article, the characters of some photosensitizers in different studies were recorded with respect to their duration of accumulation and retention in neoplastic tissues.

Materials and Methods
For the comprehensives background on various photosensitizers, the topics concerned with photosensitizers pharmacokinetics were reviewed from the following sources:- Yearly reviews (17, 20, 5, 10, 23), specific books (1, 4, 8, 9, 18,19), SPIE interna-

tional congress series (2, 26, 16) and the pharmacokinetics results of hydroxy- bacteriopheophorbid a methyl ester and octa-butyl-zinc phthalocyanine studied in mice bearing lewis lung carcinoma. The characters of different photosensitizers in different reports were recorded with respect to their times of maximum accumulation and duration of retention in neoplastic tissues. We have compared only the studies which expressed their photosensitizers extraction with µg/g with injected doses in mg/kg body weight. These results were expressed in term of the specific uptake ratio (SUR). SUR = C (µg/g) / D (mg/kg body weight) (15), where C is the photosensitizer concentration in µg/ g tissue, and D is the photosensitizer injected dose in mg/kg body weight. We have used the SUR to overcome the problem of the effect of different photosensitizers doses.

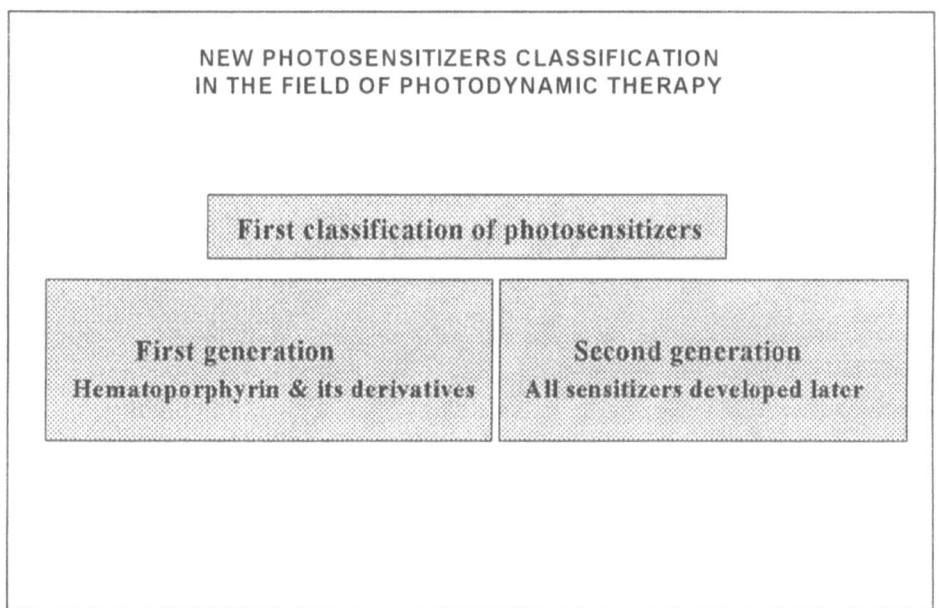

Schema 1. Traditional photosensitizers classification

Results and Discussion

1. Traditional photosensitizers classification:

In the field of PDT, The photosensitizers have been classified on the basis of their chronological development into two main generations. The first generation included the hematoporphyrin derivatives (HPD) and the second generation involved the other later developed photosensitizers in trial to overcome HPD drawbacks (10). Benzoporphyrin derivatives, tetraphenyl porphyrin sulphates, texaphyrin, 5-aminolevulinic acid (5-ALA), the precursor of protoporphyrin IX, zinc-, aluminium- silicon- and gallium phthalocyanine, octa-butyloxy-zincphthalocyanine, pheophorbid- a, pheophoebid dimer, 13^2-hydroxy-bacteriopheophorbid a methylester, chlorine e_6, Evan blue, merocyanine-540 and Rhodamine-123 all are examples for the second generation photosensitizers (28, 22, 23, 21, 25, 10, 24, 6) (Schema 1).

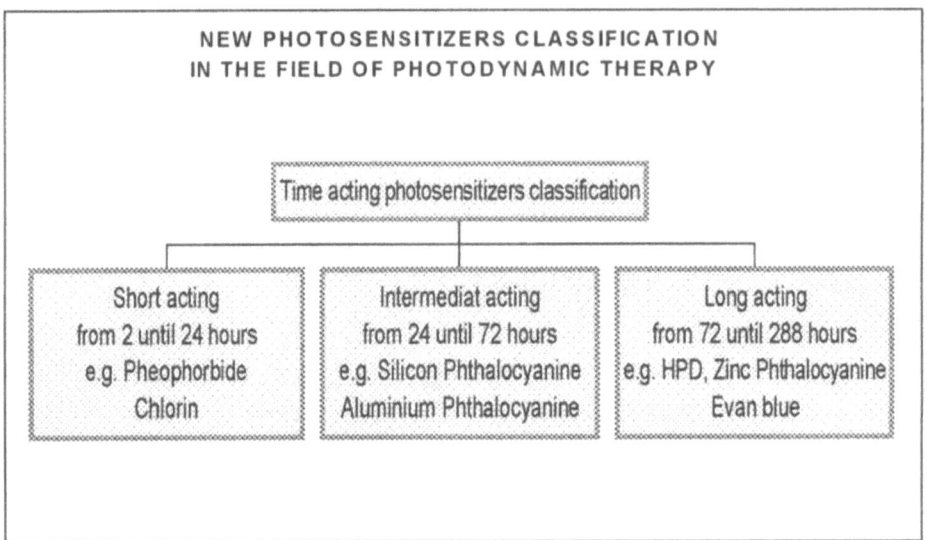

Schema 2. Photosensitizers time acting classification

2. Time acting Photosensitizers classification:
After reviewing the photosensitizers pharmakokinetcs in literature (6, 7, 11, 12,14, 15, 29, 30, 31), we have obtained a general outline information about different photosensitizers. Photosensitizers could be classified according to their time of retention and activity in tumours into three categories (Schema 2). Short acting photosensitizers e.g. pheophorbid group which showed their maximum concentrations and retention from 2h to 24h. Intermediate acting photosensitizers e.g. aluminium-/ silicon phthalocyanine from 24h to 72h, and long acting photosensitizers e.g. HPD, zinc phthalocyanine, Evan blue from 24h to 288h. With the short acting photosensitizers, photoirradiation has to be performed within a few hours after administration in order to elicit a strong response. Light application at short time intervals after injection is clearly acceptable for treatment of surface lesions where normal tissue can be protected, simply by controlling the irradiation area. However, for internal lesions where light will fall on normal tissue, some time to allow for differentiation of tissues by the sensitizer is needed. Short-acting sensitizers would not be expected to be present for the time needed for this differentiation to occur and both the intermediate- and long acting sensitizers would perhaps hold more promise in such situations (21). Some photosensitizers were classified according to their uptake by skin. Photosensitizers such as monoaspartyl chlorine e_6 (hydrophilic) and benzoporphyrin derivative (hydrophobic) are cleared rapidly from skin (short acting). Conversely, sensitizers such as tin-etiopurperin (hydrophobic) produces responses for 24 - 36h following administration (intermediate acting), after which response falls rapidly with the time. Photosensitizers such as sulfonated phthalocyanines (hydrophilic) appear to remain in skin some what longer (21). Photosensitizers classification with regard to their acting time is of clinical relevance than the traditional classification.

References

1. Andreoni A. and Cubeddu R.: Porphyrins in tumour phototherapy. Plenum Press, New York, 1984.
2. Brault D., Jori G., Moan J. and Ehrenberg B.: Proceeding of Photodynamic therapy of cancer II, Progress in biomedical optics, SPIE, 2325, 1994.
3. Castro D.J. et al.,: Future direction of laser phototherapy for diagnosis and treatment of malignancies, Laryngoscope 101: 1-10,1991.
4. Doiron D. R. and Gomer C. J.,: Porphyrin localisation in treatment of tumour. Alan R. Liss, New York. pp. 301-314,1984.
5. Dougherty J.: Photosensitizers therapy and detection of malignant tumours. Photochem. photobiolo., 45, 879-889,1987.
6. Dressler C., et al.,: On the pharmacokinetics of the far red absorbing of octa-butyl-zinc phthalocyanine in lewis lung carcinoma bearing mice. SPIE 2325: 220-227,1994.
7. Gilbertson J. et al.: Photodynamic therapy: Basic aspects and tissue interaction, in Medical Laser Endoscopy, Jensen D. M. and Brunetaud J. M. (eds.), Klauwer Academic Publishers, Dorecht- Netherlands. 295- 311,1990.
8. Gomer J.,: Photodynamic therapy. Pergamon Press, New York, 1987.
9. Gomer J.,: New direction in Photodynamic therapy. SPIE, 1990.
10. Gomer J.,: Preclinical examination of first and second generation photosensiteizers used in Photodynamic therapy. Photoch. Photobiol., 54, 1093-1107,1991.
11. Gomer C. et al.,: Tissue distribution and photosensitizing properties of Mono-L-aspartyl chlorin e6 in a mouse tumour model. Cancer Res. 50: 3985-3990,1992.
12. Gomer C. et al.,: Determination of [H^3], [C14] HPD distribution in malignant and normal tissue. Cancer Res. 39: 146-151, 1979.
13. Ismail M.S. et al.,: 13^2-hxdroxy-bacteriopheophorbide a methyl ester specific uptake ratio in mice bearing lewis lung carcinoma. Lazermedizin 13:1997.
14. Iwai K. et al.,: Efficiency of pheophorbide-Dimer in Photodynamic therapy of mouse tumour. J. Clin. Biochem. Nutr., 5, 145-153, 1988.
15. Jeeves W., et al.,: Studies of HPD and radio labelled HPD in vivo and in vitro. In Advances in experimental medicine and biology: Methods in porphyrin photosensitization. Ed., David Kessel, 193: 51-67, 1985.
16. Jun-Heng Li,: Proceeding of Photodynamic therapy of cancer I, Progress in biomedical Optics, SPIE, 2978, 1993.
17. Kessel D.: Hematoporphyrin and HPD: Photophysics, photochemistry and phototherapy. Photochemistry and photobiology, 39, 6, 851-859, 1984.
18. Kessel D.,: Methods in Porphyrin photosensitization. Advanced in experimental medicine and biology, 193, 1985.
19. Kessel D. et al.,: Porphyrin photosensitization. Plenum Press, New York, 1983.
20. Moan J.,: Porphyrin photosensitization and phototherapy. Photoch. Photobiol. 43, 681-690, 1986.
21. Morgan A.R. and Skalkos D.,: Second generation sensitizers where are we and where should we be going ? SPIE, 156, 87-106, 1990.

22. Rosentahl I.: The effect of substituents on phthalocyanine photocytotoxicity. Photoch. Photobiol., 46, 959-963, 1987.
23. Rosental I.,: Phthalocyanine as photodynamic sensiteizrs. Photoch. Photobiol., 53, 859-870,1991.
24. Röder B. et al.,: Photophysical properties and Photodynamic activity in vivo of some tetrapyrroles. Biophysical Chemistry, 35, 303-312, 1990.
25. Rück A.: Photochemische Wirkungen, In Angewandte Lasermedizin, Lehr- und Handbuch für Praxis und Klinik, Berlien. Müller (eds.), ecomed, 1-6, 1990.
26. Spinelli M. et al.: Photodynamic Therapy and Biomedical Lasers. Excerpta Medica, 1992.
27. Straight F. and Spikes L.: Preliminary studies with implanted polyvinyl alcohol sponges as a model for studying the role of neointerstitial tumours in the localization, retention and photodynamic effects of photosensitizers. Advances in experimental medicine and biology: Methods in porphyrin photosensitization. David Kessel (ed.), 193: 77-90, 1985.
28. Van den Bergh H. und Coranz P.: Lokalizierung und Therapie von Tumoren mit Porphyrinen. Nachr. chem. Tech. Lab. 33, 7, 582-589,1985.
29. Wharen A., et al.,: Quantification of HPD in human gliomas, experimental central nervous system tumours. Neurosurgery, 12: 440-446,1983.
30. Winkelman J.,: Quantitative studies of TPPS and HPD distribution in animal tumour system. In Advances in experimental medicine and biology: Methods in porphyrin photosensitization. ed., David Kessel, 193: 91-96,1985.
31. Yano T., et al.,: Photodynamic therapy for rat pituitary tumour in vitro and in vivo using pheophorbide-a and white light. Laser in surgery and medicine 11:174-182, 1991.

Gynäkologie / Gynecology

Moderation: W. Albrich

Verwendung von δ-Aminolävulinsäure bei der Photodynamischen Diagnose von Dysplasien der Portio

A. Botzlar [1], M. Dellian [2], M. Kirschstein [3], J. Müller-Höcker [4],
P. Hillemanns [3], M. Untch [3], M. Korell [3], A.E. Goetz [5]
[1] Institut für Chirurgische Forschung, [2] Klinik und Poliklinik für Hals-Nasen-Ohren-Heilkunde, [3] Frauenklinik und [5] Institut für Anästhesiologie, Ludwig-Maximilians-Universität, KlinikumGroßhadern, Marchioninistraße 15,
D-81377 München,
[4] Institut für Pathologie, Ludwig-Maximilians-Universität, Klinikum Innenstadt, Thalkirchnerstraße 36, D-80337 München

Einleitung

Das Zervixkarzinom entsteht überwiegend im Bereich des Übergangs vom unverhornten Plattenepithel der Portiooberfläche zum drüsenbildenden Zylinderepithel des Zervikalkanals. Wie das carcinoma in situ ist auch eine geringer ausgeprägte Epitheldysplasie eine obligate Präkanzerose, beide werden nach CIN Grad I-III (Cervikale intraepitheliale Neoplasie) klassifiziert. Durch den zur Früherkennung eingesetzten zytologischen Abstrich (Cramer, 1974) steigt die Inzidenz der präkanzerösen Epitheldysplasie gerade auch jüngerer Frauen zunehmend an (Rummel et al., 1979). Als Standardtherapie der schweren Epitheldysplasie bzw. des carcinoma in situ wird die Konisation durchgeführt. Die histologische Aufarbeitung erbringt dabei entweder die erfolgreiche Exzision des atypischen Epithelbezirkes im Gesunden – eine engmaschige zytologische Verlaufskontrolle ist jedoch weiterhin nötig – oder macht eine weitergehende – aufgrund der hohen Rezidivrate dieser prämalignen Veränderungen oft auch mehrmalige – chirurgische Intervention nötig. Neben den physischen Folgen wie Zervixinsuffizienz oder Ausbildung narbiger Stenosen können dadurch auch die psychischen Folgen dieser Eingriffe erheblich sein.

In verschiedenen Fachbereichen, wie etwa der Dermatologie (Fritsch et al., Szeimies et al., 1994), der Hals-Nasen-Ohren-Heilkunde (Baumgartner et al., 1992, Leunig et al., 1996, Feyh, 1996), der Urologie (Hisazumi et al., 1983, Baumgartner et al., 1992, 1993) und der Gastroenterologie (Berr et al., 1997) wird seit Jahren die photodynamische Diagnose, durch photodynamische Diagnose gesteuerte chirurgische Exzision und die photodynamische Therapie von Karzinomen und ihrer Vorstufen experimentell erprobt und klinisch getestet (Pass, 1993). Dabei wird jeweils ein Photosensibilisator verabreicht, der sich selektiv im Tumorgewebe anreichert und dieses nach Bestrahlung mit Laserlicht einer bestimmten Wellenlänge und Energie erkennbar macht bzw. zerstört, indem er durch seinen Zerfall phototoxische Effekte auslöst. Somit wird selektiv nur das dysplastisch veränderte Gewebe zerstört, das funktionelle und kosmetische Ergebnis ist dem der konventionellen Behandlung oft überlegen (Feyh, 1996). Nachteil der photodynamischen Diagnose und Therapie mit der bislang einzigen klinisch zugelassenen Substanz Photofrin® ist neben der relativ niedrigen Selektivität auch die langsame Kinetik sowie die Notwendigkeit der intravenösen Applikation: diese Faktoren resultieren unter anderem in einer bis zu Wochen andauernden und somit für die Patienten höchst unangenehmen – bei Nichteinhaltung der entsprechenden Verhaltensmaßregeln gegebenenfalls auch gefährlichen – systemischen Photosensibilisierung (Marcus et al., 1987, Dougerthy et al., 1990).

Aufgrund einer schnellen Kinetik und der Möglichkeit der lokalen Applikation stellt δ-Aminolävulinsäure einen vielversprechenden Photosensibilisator für neue Anwendungen der photodynamischen Diagnose und Therapie (Kennedy et al., 1992, Abels et al., 1994, Langer et al., 1996) dar. Es handelt sich dabei um einen Stoff aus der Hämsynthese, welcher aus Glycin und Succinyl-CoA gebildet wird. Dieser die Geschwindigkeit der Hämsynthese bestimmende Schritt wird durch die exogene Zufuhr von δ-Aminolävulinsäure umgangen. Als Folge akkumuliert δ-Aminolävulinsäure im Gewebe (Abels et al., 1994, Szeimies et al., 1994, Langer et al., 1996) und wird vor allem in malignen Zellen zu Protoporphyrin IX umgesetzt (Baumgartner et al. 1993). Eine systemische oder langanhaltende Photosensibilisierung des Patienten findet folglich nicht statt. Es ergab sich daraus die Frage, ob auch für die präkanzerösen Epitheldysplasien der Portio nach lokaler Applikation von δ-Aminolävulinsäure eine photodynamische Diagnosefrüherkennung möglich ist.

Material und Methodik
Bei 39 Patientinnen der Frauenklinik am Klinikum Großhadern mit suspekten Portiobefunden wurde präoperativ vor der geplanten Konisation δ-Aminolävulinsäure in 3%iger aqua-dest.-Lösung (pH-Einstellung mit $NaHCO_3$ auf 5,5) unter Verwendung einer Portio-Kappe aufgetragen und somit gleichzeitig bis zum Eingriff vor Licht geschützt. Nach der Exzision wurden die Konisate bei -75°C lichtgeschützt gelagert. Nach Abschluß der histologischen Routineuntersuchung im Institut für Pathologie, Außenstelle Großhadern, welche ausschlaggebend für das weitere therapeutische Vorgehen bei den Patientinnen war, wurde aus jenen Konisaten, welche durch dysplastische Veränderungen aufgefallen waren, ein Teilstück für unsere Untersuchungen gewonnen. Dieses wurde auf einem Kryostaten seriell mit 10 μm Schichtdicke geschnitten und jeder zweite Objektträger zu erneuten histologischen Untersuchung mit Hämatoxylin und Eosin angefärbt. In den angefertigten HE-Schnitten wurden die Epithelveränderungen gemäß der CIN-Klassifikation bewertet und markiert. Auf diese Weise konnten die korrespondierenden Regionen in den unfixierten Schitten, welche für die Fluoreszenzuntersuchungen zur Verfügung standen, leicht identifiziert werden.

Für die Messung der Fluoreszenzintensität in Portioschnitten von neun auf diese Weise behandelten und ausgewählten Patientinnen stand ein Mikroskop (Ploemopak; Leitz, Wetzlar, Deutschland), verbunden mit einer Restlicht-verstärkenden CCD-Kamera (C2400-97; Hamamatsu, Herrsching, Deutschland) zur Verfügung. Ein speziell angefertigtes Y-Stück (Opto-Sonderbedarf, München, Deutschland) erlaubte das Anbringen einer zweiten Schwarz-Weiß-CCD-Kamera (Sony XC-77;

Kontron Elektronik, Eching, Deutschland), welche deckungsgleiche Aufnahmen der Durchlichthistologie lieferte. Beide Kameras sind mit einem digitalen Bildverarbeitungssystem (IBAS 2000; Kontron Elektronik, Eching, Deutschland) verbunden. Mit Hilfe einer Quecksilberdampflampe (HBO 100W/2; Osram, München, Deutschland) wurde die Fluoreszenz im Wellenlängenbereich von 355 bis 425 nm (D2 Filterblock; Leitz, Wetzlar, Deutschland) angeregt, die Detektion erfolgte mittels eines Langpaßfilters (Leitz, Wetzlar, Deutschland) im Wellenlängenbereich über 610 nm. Die Verwendung eines Fluoreszenzstandards erlaubte die Ermittlung der Fluoreszenzintensität in relativen Grauwerten und ermöglichte so den Vergleich der Meßwerte. Bei der digitalen Bildverarbeitung können in der mit den Fluoreszenzaufnahmen deckungsgleichen Durchlichthistologie Areale – z. B. für dysplastische oder physiologische Mukosa, Submukosa etc. festgelegt und somit die Fluoreszenz in diesen Gewebeabschnitten bestimmt werden.

Ergebnisse

Nach lokaler Applikation von δ-Aminolävulinsäure konnte in der Mukosa der untersuchten Portio-Konisate (n = 9) Fluoreszenz (% des Standards) nachgewiesen werden, wobei die in mittel- bis hochgradig dysplastischer Mukosa dedektierte Fluoreszenz deutlich intensiver war als jene, welche in der unmittelbar benachbarten (2 – 3 mm entfernten), physiologischen Mukosa nachgewiesen werden konnte (Abb. 1). Der Dysplasie-Grad hatte kaum Einfluß auf das für die Erkennung von dysplastischem Gewebe entscheidende Verhältnis von in dysplastischer Mukosa gemessener Fluoreszenzintensität zu der in benachbarter physiologischer Muksoa registrierten Fluoreszenzintensität: bei der Gruppierung der Meßergebnisse nach Dysplasiegraden unabhängig von der Expositionszeit ergaben sich stets Fluoreszenzverhältnisse um 1,4 : 1. Das Fluoreszenzverhältnis wurde hingegen vorrangig durch die Länge der Expositionszeit beeinflußt (Abb. 3), wobei sich ein Zeitfenster von 2 bis 4 Stunden Exposition (Fluoreszenzverhältnis 3,1 : 1) als ideal darstellte. Bei kürzeren Expositionszeiten war das Fluoreszenzverhältnis weniger deutlich ausgeprägt (1,7 : 1), jedoch konnte auch durch Verlängerung der Epositionszeit über 4 Stunden hinaus keine Steigerung der dedektierbaren Fluoreszenz oder des berechneten Fluoreszenzverhältnisses (2,6 : 1 für 4 bis 8 Stunden Expositionszeit) erreicht werden (Abb. 1 und Abb. 3).

Diskussion

Präkanzeröse Epitheldysplasien der Zervikalschleimhaut rezidivieren bzw. persistieren in ca. 50% aller Fälle, in ca. 10% gehen sie in ein carcinoma in situ über (Soost et al., 1978). Am Zervixkarzinom versterben immerhin ca. 3% aller Frauen (Meisels et al., 1977). Als therapeutische Maßnahmen werden bisher die chirurgische Exzision, deren Nebenwirkungen erheblich sein können, bzw. die CO_2-Laserung eingesetzt, wobei die Effizienz dieser Methode mehrfach in Zweifel gezogen wurde (Townsend et al., 1981, Cullimore et al., 1990).

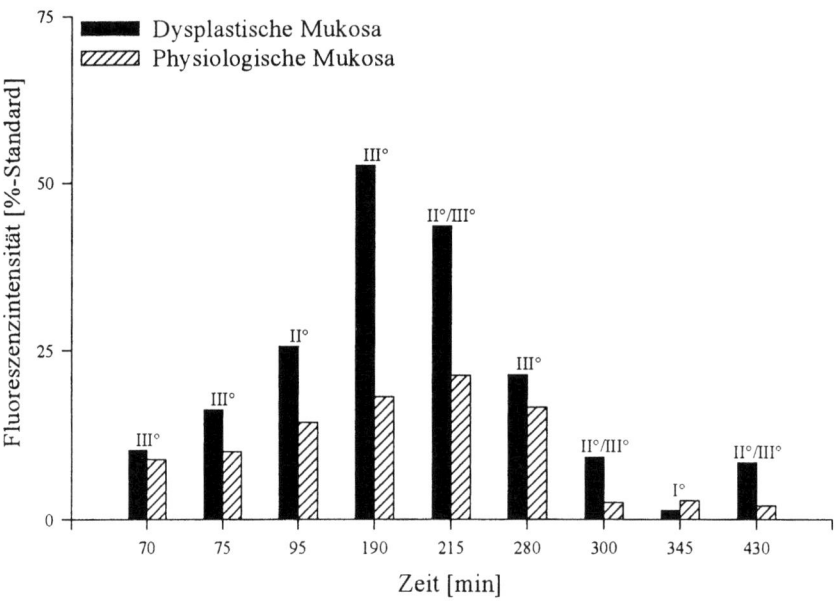

Abb. 1. Fluoreszenzintensität, detektiert in dysplastischer (CIN I° bis CIN III°) und physiologischer Mukosa der einzelnen Konisate (n = 9)

Die schon in anderen Fachbereichen für photodynamische Diagnostik und Therapie eingesetzte δ-Aminolävulinsäure wird selektiv in entartete, epitheliale Zellen aufgenommen (Baumgartner et al., 1993) und im Zyklus der Hämsynthese zu Protoporphyrin IX, dem potentesten endogenen Photosensibilisator, umgesetzt. Noch konnte nicht geklärt werden, ob in schnell proliferierenden Zellen eine verstärkte Hämsynthese (Rebeiz et al., 1992) oder eine verminderte Ferrochelataseaktivität (Dailey et al., 1994) für die Anreicherung von Protoporphyrin IX verantwortlich ist.

In unserer Untersuchung zeigt sich, daß dysplastische Gewebeareale in der Portio-Mukosa selektiv eine höhere Fluoreszenz aufweisen als die sie umgebende physiologische Mukosa. In Penetrationsstudien konnte bereits gezeigt werden, daß diese durch δ-Aminolävulinsäure-Exposition ausgelöste Fluoreszenz auf die Mukosa begrenzt ist (Korell et al., 1995) – bei einer geplanten photodynamischen Therapie von präkanzerösen Epitheldysplasien der Zervixschleimhaut würde so die Zerstörung tieferliegender Gewebeanteile auf jeden Fall vermieden. Die lokale Anwendung von δ-Aminolävulinsäure scheint daher geeignet für die photodynamische Detektion und gegebenenfalls auch Therapie von präkanzerösen Epitheldysplasien der Zervixschleimhaut, jedoch muß einschränkend auf das erhobene Fluoreszenzverhältnis hingewiesen werden, welches im Falle der Portio-Mukosa ausgeprägt ist, als es

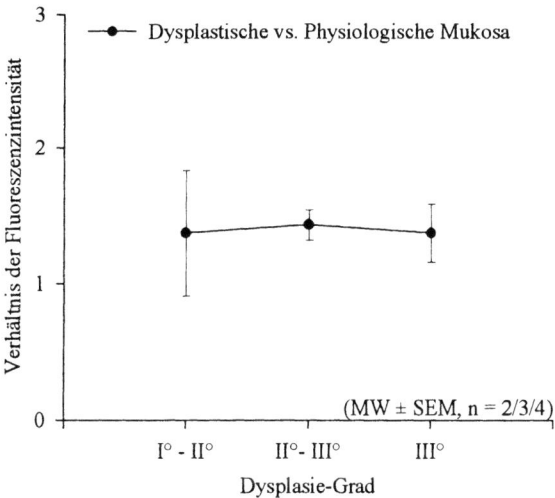

Abb. 2. Verhältnis der Fluoreszenzintensität, detektiert in dysplastischer und physiologischer Mukosa, geordnet nach Dysplasie-Graden (n = 9, MW ± SEM).

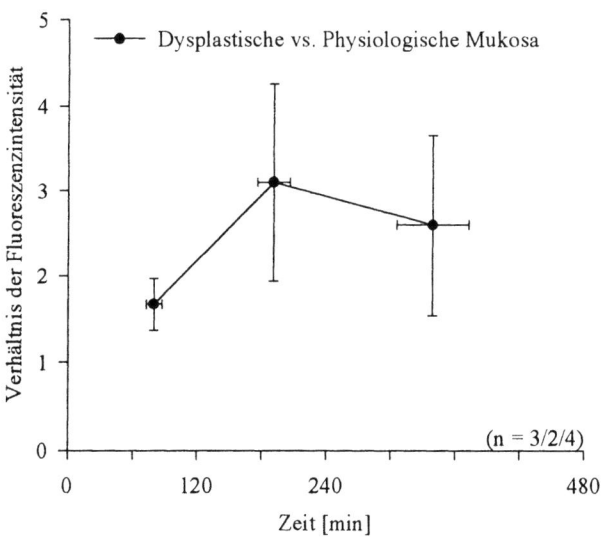

Abb. 3. Verhältnis der Fluoreszenzintensität, detektiert in dysplastischer und physiologischer Mukosa, geordnet nach Zeitverlauf (n = 9, MW ± SEM). deutlich geringer

als es Untersuchungen zur selektiven Fluoreszenz von Malignomen nach Applikation von δ-Aminolävulinsäure im Tiermodell erwarten lassen (Abels et al., 1994).

Literatur

Abels C, Heil P, Dellian M, Kuhnle GEH, Baumgartner R, Goetz AE (1993). In vivo kinetics of 5-aminolevulinic acid in an amelanotic melanoma of the hamster Br J Cancer 70: 826-833

Baumgartner R, Kriegmair M, Jocham D, Huber R, Feyh J, Hofstetter A (1992). Photodynamische Diagnose von Tumoren – Ein klinischer Erfahrungsbericht. Lasermedizin 92: 8-90

Baumgartner R, Kriegmair M, Kneuchel R, Stepp H, Heil P, Hofstetter A (1993). δ-ALA-assisted fluorescence detection of cancer in the urinary bladder. in: Cubbedu R, van den Bergh H, Svanberg S (eds.). Optical Instrumentation for Biopsy. Proc. SPIE 2081, pp. 74-80

Berr F, Tannapfel A Pahernik S, Wiedemann M, Lange K, Halm U, Dellian M, Goetz AE, Wittekind C Mössner J (1997). Selective local control of bile duct cancer by photodynamic therapy. Gastroenterology 112: A538

Cramer DW (1974). The role of cervical cytology in declining morbidity and mortality of cervical cancer. Cancer 34: 2018-2027

Cullimore JE, Rollason TP, Luesley DM, Ward K, Wadell C, Jordan JA (1990). Invasive cervical cancer after laser vaporisation for cervical intraepithelial neoplasia J Gyn Obstet 6: 103

Dailey HA, Smith A (1994). Differential interaction of porphyrins used in photoradiation therapy with ferrochelatase. Biochen J 223: 441-445

Dougherty TJ, Cooper MT, Mang TS (1990). Cutaneous phototoxic occurence in patients receiving Photofrin. Lasers Surg Med 10: 485-488

Feyh J (1996). Photodynamic treatment for cancer of the head and neck. J Photochem Photobiol B 36: 175-177

Hisazumi H, Misaki T, Miyoshi N (1983). Photoradiation therapy of bladder tumors. J Urol 130: 685-687

Kennedy JC, Pottier H (1992). Endogeneous protoporphyrin IX, a clinically useful photosensitizer for photodynamic therapy. J Photochem Photobiol 14: 275-292

Korell M, Untch M, Abels C, Dellian M, Kirschstein M, Baumgartner R, Beyer W, Goetz AE (1995). Einsatz der photodynamischen Lasertherapie in der Gynäkologie. Gynäkol Geburtshilfliche Rundsch 35: 90-97

Langer S, Abels C, Botzlar A, Rick K, Baumgartner R, Goetz AE (1996). Kinetics of 5-aminolevulinic acid induced porphyrins in amelanotic melanomas. Int J Microcirc Clin Exp 16 (S1): 154

Leunig A, Rick K, Stepp H, Goetz A, Baumgartner R Feyh J (1996). Photodynamsiche Diagnostik von Neoplasien der Mundhöhle nach lokaler Applikation von 5-Aminolävulinsäure. Laryngorhinootologie 75: 459-464

Marcus S, Dougherty TJ (1987). Photosensitizers: Therapy and detection of malignant tumours. Photochem Photobiol 45: 879-889

Meisels A, Begin R, Schneider V (1977): Dysplasia of uterine cervix. Epidemiological aspects: Role of age of first coitus and use of oral contraceptives. Cancer 40: 3076

Pass H (1993). Photodynamic therapie in oncology: Mechanisms and clinical use. J Natl Cancer Inst 85: 443-456

Rebeiz N, Rebeiz CC, Arkins S, Kelly KW, Rebeiz CA (1992). Photodestruction of tumor cells by induction and endogeneous accumulation of protoporphyrin IX: Enhancement by 1,10-phenantroline. Photochem Photobiol 55: 431-435

Rummel HH, Frick R, Heberling D (1979). Zur gegenwärtigen Epidemiologie des Zervikalkarzinoms Geburtshilfe Frauenheikd 39: 503-507

Soost HJ, Joswig-Priewe H (1978). Einfluß oraler Ovulationshemmer auf die Kanzerogenese des Zervixepithels. Arch Geschwultsforsch 48: 345

Szeimies RM, Sassy T, Landthaler M (1994). Penetration potency of topical applied aminolevulinic acid for photodynamic therapy of basal cell carcinoma. Photochem Photobiol 59: 73-76

Towsend DB, Richart R, Marks B, Nielsen J (1981) Invasive cancer following outpatient evaluation and therapy for cervical disease. Obstet Gynecol 57: 145

Grundlagenuntersuchung zur interstitiellen Laserkoagulation beim Uterus Myomatosus

T. Reiß[1], R. Sroka[2], T. Wagner[3], A. Roesler[4], S. Rödel[3], R. Muschter[5],
A. Hofstetter[5], A. Wischnik[1]
Zentralklinikum Augsburg, Frauenklinik[1], Pathologie[3], Radiologie[4],
Stenglinstr. 2 , D-86156 Augsburg
Urologische Klinik[5] und Laserforschungslabor[2] der LMU München, Großhadern

Die spezielle Form der interstitiellen Laserapplikation (ILK) wurde an der urologischen Universitätsklinik Großhadern von HOFSTETTER und MUSCHTER zur minimalinvasiven Therapie der benignen Prostatahyperplasie (BPH) entwickelt und wird seit über fünf Jahren erfolgreich angewandt [2, 3, 4]. Bei diesem schonenden Therapieverfahren wird eine Laser-diffusorspitze zystoskopisch und unter Sicht vollständig in die Prostata eingestochen. Während der Laserung wird an der Faserspitze das gebündelte Laserlicht so gestreut, daß es zu einer zirkulären und homogenen Hitzeabgabe an das zu behandelnde Gewebe kommt. Die gesetzten Koagulationsnekrosen werden innerhalb von 4-8 Wochen resorbiert, wodurch es zur Volumenreduktion des Prostatagewebes und zur Beschwerdebesserung kommt. Für den urologischen Patienten bedeutet dies eine Zunahme des Uroflows und eine Abnahme des Restharnes.

Unser Ziel ist es, dieses minimal invasive Behandlungsprinzip für die Therapie auch intramural gelegener Myomknoten hysteroskopisch bzw. laparoskopisch einzusetzen und dabei das Myometrium möglichst wenig zu traumatisieren. CHAPMAN berichtet über den erfolgreichen, niederenergetischen ILK-Einsatz beim Uterus myomatosus [1]. Da bislang keine Arbeiten über das thermische Verhalten des Myom- und Uterusnormalgewebes während der ILK existieren, sind zur Risikominimierung beim Einsatz der ILK vorab Grundlagenuntersuchungen notwendig.

Material und Methode
Zu diesem Zweck wurden bei 11 Myompatientinnen im Alter von 38-56 a (MW = 48 a) und einem mittleren Uterusgewicht von 325 g (210-420 g) im Rahmen der abdominellen Hysterektomie insgesamt 16 in vivo-Laserungen für 3, 6 bzw. 9 min mit simultaner Temperaturmessung (10 im Myom- und 6 im Uterusnormalgewebe) durchgeführt und anschließend mit einer Fadenmarkierung kenntlich gemacht. Analoge 23 Messungen erfolgten postoperativ am Operationspräparat in vitro (13 im Myom- und 10 im Uterusnormalgewebe). Als Energiequelle diente ein für die BPH-Therapie entwickelter, temperaturgesteuerter Diodenlaser der Firma Indigo. Das Gerät arbeitet im Infraroten (805 nm) mit einer maximalen Leistung von 20 W. Während der Laserung wird an der Faserspitze photooptisch kontinuierlich die Ist-

Temperatur gemessen und am Gerät angezeigt. Als maximale Faserspitzentemperatur können 100°C vorgegeben werden. Die Messung der Temperaturverteilung innerhalb des bestrahlten Gewebes erfolgte über 3 Ni/Cr/NiAl Thermocouples (Thermocoax) in 3, 7 und 11 mm Distanz zum Emitter. Die Operationspräparate wurden kernspintomographisch mit einem Gyroscan ACS-NT 1,5 Tesla-Hochfeld-MR-Gerät der Firma Philips untersucht: T1-gewichtete Bilder im Spinecho (TR 450/TE 12) Schichtdicke 4mm, NSA 4 und T2-gewichtete Bilder im Turbospinecho (TR 2400/TE 80) TF 14, Schichtdicke 4mm, NSA 2. Zudem wurden die frischen Koagulationsnekrosen makroskopisch vermessen und histologisch unter dem Mikroskop beurteilt.

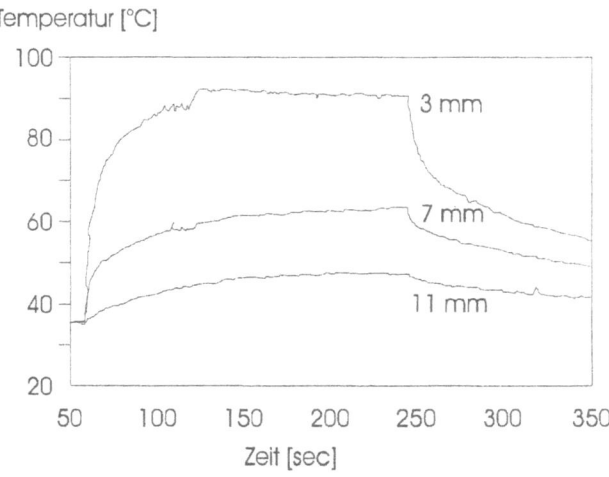

Abb. 1. Gewebetemperatur während Laserung in 3, 7 und 11mm Distanz zum Emitter

Ergebnisse

Das zeitliche Temperaturverhalten ergab in vivo ausgehend von 37°C nach Laserbeginn in 3 mm Abstand einen steilen Temperaturanstieg auf 93-110°C. Die gewünschte Faserspitzentemperatur wurde automatisch konstant gehalten. Mit Beendigung der Laserung kam es wieder zum raschen Temperaturabfall. Entsprechend schwächere Effekte zeigten sich im Abstand von 7 und 11 mm zur Laserfaser (Abb.1). Von besonderem Interesse zur Risikoabschätzung für benachbarte Organe waren die Temperaturmaxima in 11 mm Entfernung. Bei den in vivo-Laserungen betrug die mittlere maximale Temperatur im Normalgewebe 47°C und im Myomgewebe 55°C. Die höheren Temperaturwerte im Myomgewebe dürften auf die geringere Gewebsperfusion mit dem geringeren Wärmeabtransport und dem höheren bindegewebigen Anteil im Myomgewebe mit geringerem Wasseranteil zurückzuführen sein. Dieser Gewebsunterschied kam am Operationspräparat bei den in vitro-Laserungen mit durchschnittlich 60°C im Myomgewebe und 50°C im Normalgewebe zum Tragen. Entsprechend den urologischen Empfehlungen sollte der Abstand von der Diffusorspitze zur Prostatakapsel mindestens 1 cm betragen [4]. Komplikationen, wie dauerhafte Harninkontinenz oder Verletzungen bzw. Affektionen von Nachbarorganen (Rektum) traten beim urologischen Einsatz bisher nicht auf [4].

In der kernspintomographischen Beurteilung der Operationspräparate zeigte sich die typisch wirbelförmige Myomstruktur in entsprechend inhomogener Signalintensität im Gegensatz zum homogenen Myometrium uteri. In Abb. 2 erkennt man am oberen Bildrand bei 12 Uhr einen ca. 1 cm langen und nach 5 Uhr ziehenden Stichkanal der Laserdiffusorspitze. Bei der vorliegenden in vivo-Laserung für 3 min bei 20 W Initialleistung und einer Faserspitzen-Solltemperatur von 100°C ist im T1 gewichteten MRT-Bild um den Stichkanal eine Signalanhebung als Folge der Hitzeeinwirkung entsprechend der makroskopischen Koagulationsnekrose zu erkennen. Die kreisrunde, signalreiche Randzone um den Stichkanal im T2-Bild (Abb. 3) entspricht einem ödematösen Randsaum, korrelierend zu dem makroskopisch sichtbaren, hämorrhagischen Randsaum.

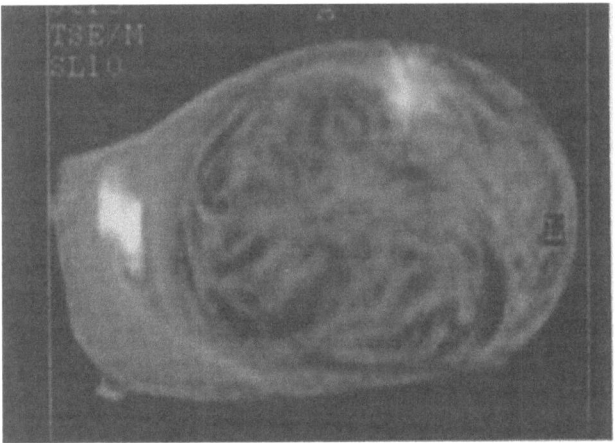

Abb. 2. Myomknoten. Laserung 3min/20W/100°C. T1-gewichtet im Spinecho (TR450/TE12), Schichtdicke 4mm, NSA4

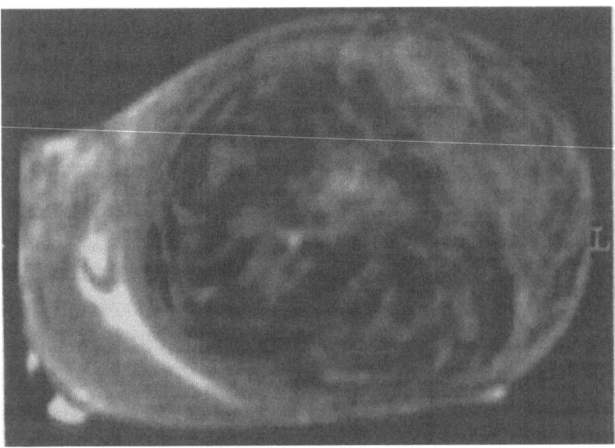

Abb. 3. Myomknoten. Laserung 3min/20W/100°C. T2-gewichtet im Spinecho (TR2400/TE80) TF14, Schichtdicke 4mm, NSA2

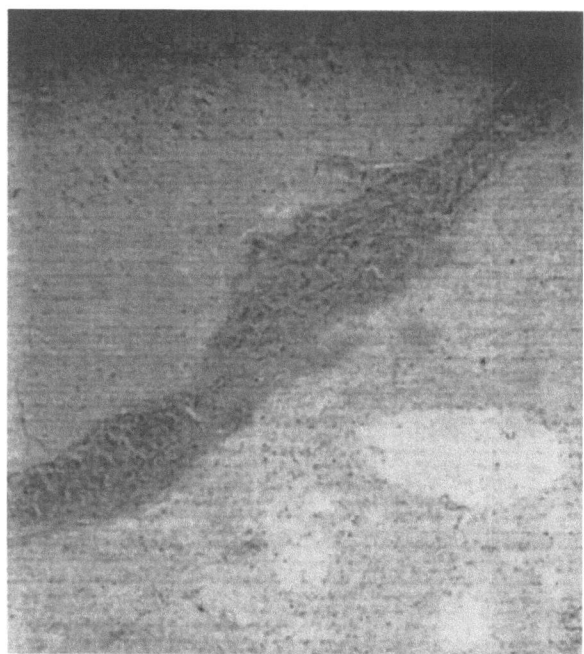

Abb. 4. Nekrose am Rande des Stichkanals. Laserung 6 min. 20 W. Färbung HE, Vergrößerung 100fach

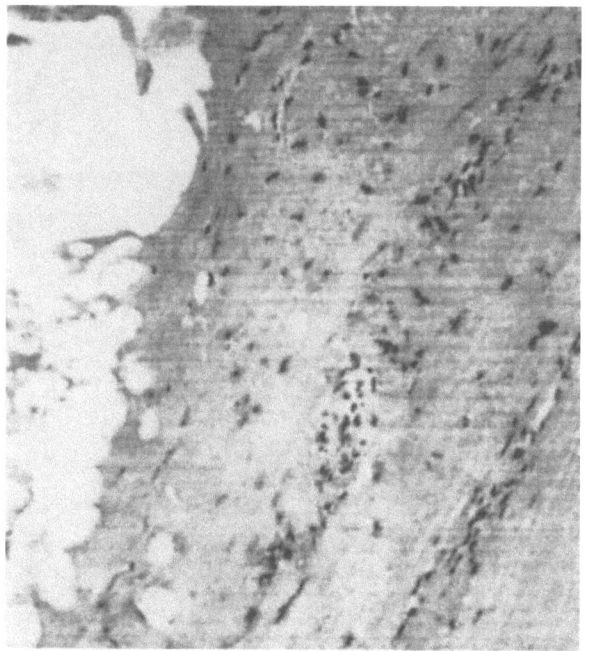

Abb. 5. Hämorrhagischer Randsaum. Laserung 6 min., 20 W, Färbubg HE, Vergrößerung 40fach

Bei der makroskopischen Beurteilung der frischen Koagulationsnekrosen war bei den in vivo-Laserungen neben einer graubräunlichen Verfärbung im Bereich um den Stichkanal in circa 1cm Abstand ein hämorrhagischer Randsaum zu erkennen. Dieser trat ausschließlich bei den in vivo-Laserungen als Zeichen der vitalen Gewebsreaktion auf. Die in vivo erzeugten Nekrosen-durchmesser betrugen 5-25 mm, in vitro 5-20 mm. Signifikante Größenunterschiede zwischen Normal- und Myomgewebe waren dabei nicht festzustellen. Im urologisch klinischen Einsatz wird pro Laserapplikation von einem Nekrosendurchmesser bis ca. 20mm ausgegangen [2, 4].

Die frischen Koagulationsnekrosen zeigten im Gegensatz zum unbehandelten Myomgewebe mit den typisch spindelförmigen Zellkernen und dem zarten Kernchromatin am Rande des Stichkanals ein verwaschenes Zellbild mit Kondensation des Kernchromatins, mit vacuolären Gewebsartefakten durch thermische Schädigung (Abb.4). Im Bereich des hämorrhagischen Randsaumes ist eine kapilläre Stase mit Erythrozytenextravasat zu sehen (Abb.5).

Resümee

Die ILK beim Uterus myomatosus erlaubt eine gezielte und räumliche Hitzeapplikation die ihrerseits eine minimalinvasive laparaskopische bzw. hysteroskopische Therapie auch intramural gelegener Myomknoten ermöglicht. Unter sonographisch kontrollierter Laserung könnten bei wiederholter Applikation sowohl die Nekrosendurchmesser effektiv vergrößert und zugleich das Risiko der thermischen Schädigung angrenzender Organe vermieden werden. Gelingt es mit der ILK, Myomknoten dauerhaft zu verkleinern oder vollständig zu beseitigen, so wäre diese Therapieform vor allem für Frauen mit bestehendem Kinderwunsch eine interessante Alternative.

Danksagung

Allen beteiligten Mitarbeitern der Radiologie, der Pathologie und der Frauenklinik des Zentralklinikums Augsburg, der Urologischen Klinik und dem Laserforschungslabor Großhadern sowie der Firma Indigo sei für die ausgezeichnete Zusammenarbeit und die Unterstützung gedankt.

Literatur

[1] Chapman R (1994) Low power interstitial photocoagulation of uterine leiomyomas by KTP/NAG laser. Lasers-Med-Sci 9/1, 37-46

[2] Muschter R (1996) Interstitial laser therapy. In: Smith's Textbook of Endourology, Ed. Schmith A.

[3] Muschter R, Hessel S, Hofstetter A, Keiditsch E, Rothenberger KH, Schneede P, Frank F (1993). Die interstitielle Laserkoagulation der benignen Prostatahyperplasie. Urologe [A] 32, 273-281

[4] Muschter R, Zellner M, Hessel S, Hofstetter A (1995) Die interstitielle laserinduzierte Koagulation (ILK) der Prostata zur Therapie der benignen Hyperplasie (BPH). Urologe [A] 34, 90-97

Role of Laser Thermotherapy for Treatment of Local Recurrences Breast Cancer

M.S. Ismail,[1,2] U. Torsten,[2] C. Philipp,[3] H. Weitzel,[2] H.-P. Berlien[1]
(1) Dept. of Laser Medicine, Neukölln Hospital, Berlin
(2) Dept. of Gyn. and Obst., University Hospital Benjamin Franklin, FU Berlin

Abstract
The effect of Laser induced Thermotherapy (LITT) as a palliative method in otherwise pre-treated patients (irradiation, chemotherapy and/or surgery) with local recurrences of breast cancer should be investigated. In 7 women, an interstitial laser application was performed percutaneously into the centre of the diseased tissue. The laser used was a Nd:YAG laser with a wavelength of 1064nm. Heat expansion was controlled digitally and monitored by ultrasound and Color Coded Duplex Sonography (CCDS) respectively. This minimal invasive method enabled the precise coagulation of the tumour without destruction of the skin or ulceration, although these areas had been pre-treated by irradiation up to 60Gy, before. All patients are scheduled in a long-time follow-up. The CCDS-guided interstitial laser therapy is a safe and minimal invasive method for palliative treatment of subcutaneous local recurrences of breast cancer.

Introduction
Laser- Induced Thermotherapy (LITT) covers the treatment modality of laser induced hyperthermia for temperatures from 42°C to 60°C as well as high temperature treatment of Laser Induced Coagulation for temperatures above 60°C. Since 1984, LITT has been applied at this centre, starting with the treatment of vascular malformations and hemangiomas. For the time being, over 5000 LITT's have been performed (1). For palliative reasons, otherwise extensively pre-treated subcutaneous chest wall recurrences in patients suffering from breast cancer have been treated by the LITT-method under the control of Color Coded Duplex Sonography (CCDS).

Development of the Method
For several years of application of the LITT procedure in the treatment of subcutaneous lesions of different pathological origin, we controlled heat expansion on the surface of the skin always digitally. But this method did not satisfy all aspects of LITT control. By this digital control we also detected a crepitation caused by vapour and

degasification of CO_2 in the tissue (2). This reaction can also be monitored in CCDS in form of indeterminate random noise of red and blue. The color signal starts, changes and moves in a reproducible pattern following the heat distribution and the subsequently occurring degasification of the tissue. This color signal represents the intensity of tissue reaction and gives information about the actual heat development. The CCDS may also be used for monitoring of the fiber localization, and here above all is the localization of the fiber tip. In the procedures where we used the B-scan image for puncture control, a color signal was displayed representing tissue movements. By means of the CCDS, changes in perfusion are also detectable. The precise extent of the coagulation zone becomes visible, when using the B-scan several minutes after laser exposure.

Material and Methods
For treatment of chest wall recurrences in breast cancer patients, the CCDS was used both for preoperative visualization of tumour anatomy and for control of the therapeutic coagulation effects. The laser used was a continuous wave Nd:YAG laser (wavelength 1064 nm) since light has the greatest penetration depth in biological tissue within the NIR wavelength range. The fiber used was a bare fiber with a core diameter of 600μm. The CCDS used was a Quantum 2000 (Siemens), both with a transducer frequency of 7.5 MHz. In each case, a freshly cleaved bare fiber was inserted through a Teflon catheter (Abbocath G 16, which was placed within the tissue under B-scan control. The Nd:YAG laser was applied with a power setting of 4W or 5W for 120 to 600sec. The irradiation was controlled by real time CCDS imaging. The interstitial laser treatment was performed under local anaesthesia for small metastases (diameter smaller than 20mm) or under general anaesthesia for multiple or large size metastases, where multiple punctures were needed.

Results
Seven patients suffering from subcutaneous pre-treated chest wall recurrences of breast cancer were treated by the LITT for palliative reasons. On the whole, the LITT was performed 11 times in theses patients. Their age ranged from 50 to 84 year with a Karnofsky-index around 50. In this physical condition, it was no longer possible to treat these lesions surgically by a TRAM-flap or a latissimus dorsi muscle-flap. In all cases, the areas of concern had been pre-treated by chest wall irradiation after mastectomy and/or systemic chemotherapy. The tissue changes in those treated areas could be visualized excellently by the CCDS. By this, it became possible to change the positioning of the bare fiber, if necessary and to coagulate the metastasis on total. The cutis in the above laying layers of the metastasis were always saved without any sign of necrosis. The control CCDS two weeks after the primary treatment showed all signs of fibrosis and reduction of vascular perfusion in these areas.

Discussion

Until now a small number of studies (2, 3, 4, 5) reported on the LITT for breast cancer. The interstitial laser photocoagulation was used for evaluation of tumour coagulation efficiency before its surgical resection. The assessment of response to therapy was under contrast enhanced magnetic resonance imaging (MRI). It is concluded that LITT can achieve complete tumour ablation in primary breast cancer and the post-contrast MR images can define the extent of both laser induced necrosis and residual tumour following LITT of breast cancer (3). The same group have used the LITT for treating breast fibroadenoma in 14 patients. 40% reduction in tumour volume in all treated fibroadenomas after 8 weeks post laser application was achieved (2). LITT was applied in thirteen patients with mammography-detected, well defined tumours (6-18 mm in diameter). Total tumour ablation was achieved in nine cases (4, 5). It is the first clinical report about the application of interstitial laser therapy as a modality treatment for retreatment of locally advanced recurrences of breast cancer. It is also the first study used the CCDS as a controlling imaging modality.

Conclusion

In view of the severity of the disease and the escape-phenomena by other treatment modalities, the laser induced thermotherapy (LITT) can play a main role in treatment of repeated local recurrences of breast cancer. This high risk patients group may derive advantage from this method in a palliative situation, concerning their quality of life.

References

1. Philipp C., Bollow M., Krasicka-Rohde E., Fobbe F., Berlien H.-P. : Color-Coded Sonography as a new method for monitoring of Laser-Induced Thermotherapy, SPIE. 2132, 287 - 294, 1994
2. Mumtaz, H., Hall-Craggs, M., Kissin, M., Amin, Z., Taylor, I. and Bown, S. G., The treatment of breast fibroadenomas using interstitial laser photocoagulation. Laser in medicine and surgery (Abstract), 8: 15: 1997.
3. Mumtaz, H., Hall-Craggs, M., Lewis, T., Kissin, M, Taylor, I. Davidson, T., and Bown, S. G., Multiple fiber interstitial laser photocoagulation for the treatment of breast cancer. Laser in medicine and surgery (Abstract), 8: 14: 1997.
4. Dowlatshahi, K., Fan, M., Bloom, K., and Gould, V.: Stereotaxically-guided interstitial laser therapy for non-palpable breast cancers. Laser in medicine and surgery (Abstract), 8: 15: 1997
5. Harries, S., Amin, Z., Smith, M.E., Lees, W. R. and., Bown S. G. Interstitial laser photocoagulation as a treatment of breast cancer. Br J Surg. 81; 1617-1619; 1994.

HNO / ENT

I. Enorale und Endonasale Laseranwendungen
Moderation: S. Wolf, H. Lenz
Seiten 325 - 355

II. Laseranwendungen in der Otologie
Moderation: S. Jovanovic, I. A. Werner
Seiten 356 - 374

III. Onkologische Lasertherapie
Moderation. M. Westhofen, R. Heermann
Seiten 375 - 396

Nanosekunden-gepulste Gelblichtlaser - therapeutische Möglichkeiten bei vaskulären Läsionen der Kopf-Hals-Region

K. Schwager
Hals-Nasen-Ohrenklinik der Julius-Maximilians-Universität Würzburg
D-97080 Würzburg

Einleitung
Vaskuläre Läsionen sind im Kopf-Hals-Bereich häufig. Gerade die kindlichen Hämangiome können große Ausdehnung erfahren und im Bereich der Lippe, der Lider, der Nase und des äußeren Ohres zu großen Problemen führen. Mit der Gelblichtlaser-Therapie ist es möglich, vaskuläre Läsionen zu behandeln, ohne die darüberliegende Hautschicht zu schädigen [1, 5, 16]. Das Prinzip der Gelblichtlaser-Anwendung besteht im unterschiedlichen Absorptionsspektrum von Oxyhämoglobin und dem Hauptchromophor der Haut, dem Melanin. Oxyhämoglobin zeigt eine relativ hohe Absorption von gelbem Licht der Wellenlänge 578 nm, während Melanin in Relation dazu bei dieser Wellenlänge eine niedrige Lichtabsorption aufweist. Durch Anwendung von gepulstem Laserlicht läßt sich eine Schädigung des umgebenden Gewebes weiter reduzieren [2]. Bei den Pausen zwischen den sehr kurzen Laserpulsen kann das umgebende Gewebe abkühlen, die Möglichkeit der thermischen Schädigung wird dadurch reduziert. Nanosekunden-gepulste Gelblichtlaser stehen als Kupferdampf- bzw. Kupferbromidlaser zur Verfügung. Die Pulsfrequenz dieser Laser liegt zwischen 15 und 20 kHz und einer Pulsdauer von 10 - 20 ns. Der Spotdurchmesser beträgt ca. 100 µm. Die Emission von Laserlicht kann quasi kontinuierlich erfolgen oder auch im sog. gehackten Modus, z.B. 0,2 s Belichtung unterbrochen von 0,2 bzw. 0,1 s Pause.

Krankheitsbilder

<u>Hämangiome</u>
Hämangiome sind vaskuläre Läsionen des Säuglingsalters und des ersten Lebensjahres [13] Ein Großteil dieser Läsionen findet sich in der Kopf-Hals-Region. Bei Geburt sind sie noch nicht vorhanden oder nur als kleiner roter Fleck sichtbar. Hämangiome können in den ersten postpartalen Wochen erheblich an Größe zunehmen [4, 5, 10]. Kritisch sind vor allem Ausdehnung im Bereich der Augenlider, diese führen bei Verdeckung der Pupille zur Deprevierung des Auges und zur Amblyopie. Dem ersten Proliferationsschub nach der Geburt kann sich ein zweiter im Alter von 4 - 6 Monaten anschließen. Spätestens mit Vollendung des ersten Lebensjahres stagniert

die Proliferation des Hämangioms und es kommt zur Involution der Läsion. Wie ausgedehnt die Involution tatsächlich einsetzt, ist unklar [6, 10]. Eine vollständige Rückbildung wird nur in 10 % der Fälle gesehen. Nanosekunden-gepulste Gelblichtlaser können gerade im Frühstadium der Hämangiomentwicklung eingesetzt werden. Rechtzeitig erkannt und frühzeitig behandelt ist es möglich, ein proliferierendes Hämangiom im Anfangsstadium zu stoppen.

Naevus flammeus
Beim Naevus flammeus handelt es sich um eine von Geburt an bestehende Ektasie kapillärer und postkapillärer Gefäße. Eine Proliferation wie beim Hämangiom findet sich nicht. Ebenso zeigt sich auch keine Involution. Im Laufe des Lebens vollzieht diese vaskuläre Fehlbildung eine typische morphologische Wandlung. Der zunächst hellrote Naevus flammeus des Kindes wird mit zunehmendem Lebensalter dunkler, nimmt eine mehr purpurne Farbe an [3]. Grund hierfür ist die zunehmende Ektasie der Gefäße. Dies führt auch zur Ausbildung eines unregelmäßigen Oberflächenreliefs, der sog. Pflastersteinformation. Wegen dieser Fortentwicklung ist eine Lasertherapie dieses Krankheitsbildes bereits beim Kinde angezeigt. Mit dem Kupferdampf- bzw. Kupferbromidlaser können sowohl der jugendliche Naevus flammeus als auch das Feuermal des Erwachsenenalters behandelt werden. Gerade für die unterschiedlich ektatischen Gefäße der Pflastersteinformation eignet sich der Kupferdampflaser mit seiner individuell zu führenden therapeutischen Anwendung.

Teleangiektasien
Hierbei treten ektatische Gefäße mit einem Durchmesser zwischen 0,1 und 1 mm auf. Diese können venösen, kapillären oder arteriellen Ursprungs sein. Als Spider naevi werden Teleangiektasien mit kräftigem Zentralgefäß bezeichnet. Unterschieden werden primäre und sekundäre (symptomatische) Teleangiektasien. Sekundäre Teleangiektasien finden sich häufig nach chronischer Sonnen- und Witterungsexposition.

Die Gefäßgröße der teleangiektatischen Veränderungen ist für eine Kupferdampflaser-Behandlung sehr gut geeignet [9, 12]. Im gehackten Modus unter der Lupenbrille mit ca. 4facher Vergrößerung werden die Gefäße von peripher nach zentral verfolgt. Die manchmal sehr kräftig ausgeprägten Zentralgefäße der Spider naevi können in der Koagulation problematisch sein [17].

Die teleangiektatischen Veränderungen des Morbus Osler (Teleagiectasia hereditaria) im Gesichtsbereich können sehr gut mit dem Kupferdampflaser behandelt werden [11]. Problematisch sind die Gefäßveränderungen im Naseninneren, wegen der damit verbundenen häufigen Epistaxis wird der Hals-Nasen-Ohrenarzt regelmäßig mit diesem Krankheitsbild konfrontiert. Bei der Behandlung dieser endonasalen Schleimhautläsionen hat sich der Kupferdampflaser als nicht vorteilhaft erwiesen. Gerade in den schwerwiegenden Fällen mit heftiger Epistaxis ist die Lasertherapie von geringem therapeutischem Effekt. Aufgrund der Vorschädigung und der extrem dünnen Schleimhaut kann der Einsatz des Lasers Hämorrhagien provozieren.

Diskussion
Mit dem Kupferdampflaser bzw. einer weiteren Entwicklung, dem Kupferbromidlaser besteht die Möglichkeit, Gefäßläsionen der Kopf-Hals-Region zu therapieren. Von großem Vorteil sind diese Laser gerade beim kindlichen Hämangiom in der ersten Proliferationsphase bei teleangiektatischen Veränderungen sowie der vaskulären Malformation des Naevus flammeus [7, 8]. Wegen der geringen Eindringtiefe des gelben Lichts ist der Einsatz auf kutane und kutane Anteile von transkutanen Läsionen beschränkt [8]. Tieferliegende Gefäßfehlbildungen können nicht erfaßt werden. Auch Läsionen mit kräftigen, zuführenden Gefäßen sind für eine Laserkoagulation ungeeignet [17]. Der hohe Gefäßdruck würde bald zur erneuten Öffnung der koagulierten peripheren Gefäße führen. Vorteilhaft ist die mögliche Anwendung unter Lokalanästhesie, bei teleangiektatischen Veränderungen sind Eingriffe beim Erwachsenen auch ohne Anästhesie tolerierbar. Kann die Läsion in einer Sitzung nicht vollständig behandelt werden, oder treten erneut ektatische Gefäße auf, so sind jederzeit weitere Eingriffe möglich. An Risiken besteht die Möglichkeit der Hypo-, aber auch der Hyperpigmentation sowie der Narbenbildung [7]. Bei richtiger Anwendung ist ein Narbenrisiko von weniger als 1 % anzusetzen [17]. Der Hals-Nasen-Ohrenarzt wird häufig mit größeren, auch kombinierten (transkutanen) vaskulären Läsionen konfrontiert sein. Mit dem Gelblichtlaser ist es möglich, die superfiziellen Anteile zu therapieren, der Laser stellt jedoch nur einen Teil des notwendigen Werkzeugs in der Behandlung vaskulärer Läsionen dar. Die ausgedehnten Läsionen mit zusätzlichen subkutanen Anteilen erfordern darüberhinaus plastisch-chirurgisches Vorgehen [14] oder Anwendung von Lasern mit Wellenlängen größerer Eindringtiefe.

Literatur
1. Anderson RR, Parrish JA: Microvasculature can be selectively damaged using dye lasers: a basic theory and experimental evidence in human skin. Laser Surg Med 1 (1981) 263-267
2. Anderson RR, Parrish JA: Selective photothermolysis: Precise microsurgery by selective absorption of pulsed radiation. Science 220 (1983) 524-526
3. Barsky SH, Rosen S, Greer DE, Noe JM: The nature of port wine stains. A computer assisted study. J Invest Derm 74 (1980) 154
4. Bowers RE, Graham E, Tomlinson K: The natural history of the strawberry nevus. Arch Dermatol 82 (1960) 59-63
5. Enjolras O, Riche MC, Merland JJ, Escande JP: Management of alarming hemangiomas in infancy: a review of 25 cases. Pediatrics 85 (1990) 491-496
6. Grothusen G: Spontane Rückbildungsvorgänge an Hämangiomen des Säuglingsalters. Aesthetic Med 17 (1968) 27-33
7. Höhmann D, Waner M, Schwager K: Gelblichtlaserphotokoagulation vaskulärer Malformationen im Kopf- und Halsbereich. HNO 41 (1993) 173-178

8. Höhmann D, Waner M, Schwager K: Therapiekonzept bei Hämangiomen - Photokoagulation mit dem Kupferdampflaser. Laryngo-Rhino-Otol 74 (1995) 238-241
9. Key MJ, Waner M. Selective destruction of facial telangiectasia with a copper vapor laser. Arch Otol Head Neck Surg 118 (1992) 509-513
10. Mulliken JB, Young AE: Vascular birthmarks. Hemangiomas and Malformations. Saunders, Philadelphia 1988
11. Parkin JL, Dixon JA: Laser photocoagulation in hereditary hemorrhagic telangiectasia. Otolaryngol Head Neck Surg 89 (1981) 204-207
12. Schwager K, Waner M, Höhmann D: Lasretherapiekonzept bei Teleangiektasien und beim Naevus flammeus. Laryngo-Rhino-Otol 73 (1994) 287-290
13. Staindl O: Klinik und Therapie der Hämangiome. HNO 36 (1988) 257-266
14. Staindl O: Plastische Chirurgie im HNO-Gebiet im Kindesalter. Laryng Rhinol 63 (1984) 105-109
15. Tan OT, Carmey JM, Margolis R, et al: Histologic responses of port wine stains treated by argon, carbon dioxide, and tunable dye lasers. Arch Dermatol 122 (1986) 1016-1022
16. Tan OT, Sherwood K, Gilchrest BA: Treatment of children with port wine stains using the flashlamp-pulsed tunable dye laser. N Engl J Med 320 (1989) 416-421
17. Waner M, Deinhart S: Laser in facial plastic and reconstructive surgery. In: Davis RK (ed): Lasers in otolaryngology, head and neck surgery. Saunders, Philadelphia 1990
18. Waner M, Woods C: The treatment of facial capillary telangiectasia with pulsed yellow light. Lasers Surg Med 8 (1988) 189-194

Möglichkeiten und Grenzen des Lasereinsatzes in der Chirurgie der Trachea

S. Enders, R. Heermann, H. Tonn*
HNO-Klinik der Medizinische Hochschule Hannover
* Klinik Heidehaus Hannover

Im klinischen Alltag des HNO-Arztes zählt die akute sowie die chronisch zunehmende Atemnot zu den größten Problemen, da der Patient vital gefährdet sein kann und es meist schnell einer Intervention bedarf.

Neben Prozessen in Oro-Hypopharynx oder Larynx können hierfür auch maligne oder benigne Stenosen im Bereich der Trachea verantwortlich sein. Weiterhin finden sich paratracheal, die Trachea einengende Prozesse, Fremdkörper sowie nicht selten eine Tracheomalazie.

Bei der klinischen Untersuchung imponiert ein inspiratorischer Stridor der gegebenenfalls durch forcierte Atmung provoziert werden kann.

In der Diagnostik nimmt die Tracheo-Bronchoskopie eine zentrale Stellung ein. Ein entscheidender Vorteil des Lasers besteht in der Möglichkeit hier gleich therapeutisch tätig zu werden. Als Diagnostik werden weiterhin die Trachealzielaufnahme, Röntgen-Thorax-Untersuchungen, Spiral-CT oder MRT eingesetzt.

Bei unserem Patientengut sind bei > 90% in diesem Rahmen Lasereingriffe, je nach Ursache der Trachealstenose, entweder als Überbrückungs- oder als Dauertherapie durchgeführt worden. Zur Verfügung stehen dabei starre oder flexible Bronchoskope mit speziellem Arbeitskanal für die Laserfaser. Bei Stenosen im kurz unterhalb Ringknorpelbereiches setzen wir auch häufig den CO_2-Laser über eine Stützmikrolaryngoskopie unter Jet-Ventilation ein. Als Vorteil ist hier eine gute intraoperative Übersichtlichkeit anzusehen. Weiterhin bestehen verschiedene Einstellmöglichkeiten des Lasers wie Fokussierung, Defokussierung oder Swift-Laser.

Unter Jet-Ventilation sollte bei der Beatmung der O_2-Anteil 40% nicht übersteigen. Alternativ kann eine Aufsättigung des Patienten und Durchführung des Eingriffes während der Beatmungspause erfolgen.

Bei tiefer gelegenen Prozessen verwenden wir den Nd:YAG- oder KTP-Laser. Dabei wird der Befund direkt im Kontaktverfahren, Leistung zumeist 3 - 6 Watt, angegangen. Bei Blutungen kann gegebenenfalls die Faser ein Stück zurückgezogen und nach Erhöhung der Leistung die Blutung im Non-Kontaktverfahren gestillt werden.

Als Vorteil des Lasers in der Trachealchirurgie schätzen wir die Einsatzmöglichkeit im Akutfall, eine relativ geringe Blutungsgefahr auch bei gut vaskularisierten

Tumoren. Weiterhin besteht ein relativ geringer Aufwand mit zumeist kurzer Narkosedauer. Damit sind diese Verfahren auch schwerstkranken Patienten zugänglich. Es tritt eine sofortige Besserung der Symptomatik ein, eine Tracheotomie kann möglicherweise vermieden werden.

Je nach Ursache einer Trachealstenose kann der Laser als alleinige Therapie oder in Kombination mit anderen Therapien wie z. B. anschließende Stent-Einlage eingestzt werden. Weiterhin als Überbrückung im Akutfall bis zur endgültigen Therapieform wie beispielsweise eine Tracheaquerresektion.

Aufgrund der relativ großen Wellenlängendifferenz des Nd:YAG- sowie KTP-Lasers gegenüber dem CO_2-Laser besteht allerdings eine relativ hohe Tiefenwirkung, welche schwer abschätzbar ist. Damit besteht eine erhöhte Gefahr einer bedrohlichen Komplikation wie Trachealperforation mit Empysem, Pneumothorax oder Mediastinitis. Zudem können im weiteren Verlauf Ösophageale oder tracheobronchiale Fisteln entstehen.

Indikationen für den Lasereinsatz in der Trachealchirurgie sehen wir bei:

1. *Narbige Stenosen*

Nach Langzeitbeatmung treten gelegentlich sichelförmige oder zirkuläre Trachealstenosen auf, die eine Tendenz haben langsam zuzunehmen. Sichelförmige kurzstreckige Stenosen sind einer Laser-Therapie gut zugänglich und haben eine gute Prognose auf dauerhaften Erfolg.

Bei den zirkulären Stenosen besteht, auch nach mehreren Sitzungen, eine hohe Restenosierungstendenz, so daß häufig im weiteren Verlauf eine Stent-Einlage oder eine Tracheaquerresektion erforderlich wird. Bei einem Lasereingriff einer zirkulären Stenose sollte nach unserer Ansicht nicht die gesamte Circumferenz gelasert werden, da aufgrund einer postoperativen zirkulären Vernarbung am Ende eine breitere englumigere Stenose resultieren kann. Langstreckige narbige Stenosen sind einer Lasertherapie kaum zugänglich. Diese können in der Regel nur mit einem Montgomery-Röhrchen oder einem Stent dauerhaft versorgt werden.

2. *Benignen Tumoren wie Fibrome, Pappilome, Hämangiome etc.*

Gutartige Tumoren haben in aller Regel einen einseitigen Ansatz an der Trachealwand. Damit lassen sie sich in toto entfernen und es besteht eine gute Prognose.

3. *Maligne Tumoren*

Primäre maligne Tumoren der Trachea sind sehr selten. Maligne Tumoren der Trachea sind Laser - endoskopisch in der Regel nicht curabel zu operieren, da entweder eine Knorpelinfiltration, Organüberschreitung oder Lymphknotenmetastasen vorliegen. Ziel der Lasertherapie ist hier die akute Atemnot zu beseitigen. Je nach Palliativität der Situation kann dann anschließend ein Stent oder eine chirurgische Operation mit ggf. Anschlußradiatio erfolgen.

In den letzten 4 Jahren haben wir an unseren Kliniken insgesamt 21 Patienten mittels Laser im Bereich der Trachea operiert. Aufgrund der großen Heterogenität dieser Patienten in Bezug auf Primärerkrankung, Lebensalter, Erkrankungsalter Zweiterkrankung etc. erscheint es wenig sinnvoll, hier eine Statistik zu erstellen.

Deswegen 3 Fallbeispiele:

Patient 1:
18-jähriger männlicher Patient mit Zustand nach Sportunfall, komplizierter Oberschenkelfraktur und Langzeitbeatmung. Vier Monate nach Entlassung entwickelte sich eine zunehmende stridoröse Dyspnoe. Der Patient stand seinerzeit 6 Wochen vor seinem Abitur. Endoskopisch zeigte sich eine hochgradige zirkuläre Trachealstenose die mittels Nd:YAG frei gelasert wurde. Entlassung am 4. postoperativen Tag. Ca. 3 Monate nach obigem Eingriff hatte sich an gleicher Stelle erneut eine ringförmige Stenose gebildet. Daraufhin wurde eine Tracheaquerresektion durchgeführt. Der Patient ist jetzt gut 2 1/2 Jahre beschwerdefrei.

Patient 2:
43-jähriger männlicher Patient mit dem Zustand nach Polytrauma bei Autounfall. Hirnorganisches Psychosyndrom. Zustand nach Langzeitbeatmung und Entwicklung einer Trachealstenose. Daraufhin Tracheotomie. Aufgrund von insgesamt zwei Trachealstenosen - die erste kurz unterhalb des Tracheostoma, die zweite am Ende der Trachealkanüle - und des äußerst schwierig zu handhabenden Kanülenwechsels, erfolgte eine Nd:YAG-Laserresektion und anschließend die Einlage eines Montgomery-Röhrchens. Nach Anfangs komplikationslosem postoperativen Verlauf aspirierte der Patient beim Frühstück am 3. Tag. Durch den Hustenstoß resultierte ein beidseitiger Pneumothorax. Nach kontrollierter Beatmung und nach Anlage von Bülau-Drainagen konnte der Patient schließlich 14 Tage postoperativ mit Montgomery-Röhrchen entlassen werden.

3. Patient
74-jährige Patientin die innerhalb von 4 Tagen zunehmende Dyspnoe entwickelte. Bei unklarer Ursache wurde am Tag der stationären Aufnahme eine Tracheobronchoskopie durchgeführt. Dabei zeigte sich ein breitbasiger leicht blutender Tumor ca. 1,5 cm oberhalb der Bifurkation. Es wurde ein Tumordebulking mittels Laser zur Wiederherstellung der Luftpassage durchgeführt. Der Schnellschnitt ergab ein Adenokarzinom. Anschließend wurde ein DUMONT-Stent als Platzhalter eingesetzt. Die später durchgeführte Computer- und Kernspintomographie zeigte einen Trachealdurchbruch des Tumors mit Infiltration des Ösophagus und fraglicher Arrosion eines Wirbelkörpers. Weiterhin mediastinale Lymphknotenfiliae. Die Patientin wird derzeit noch radiochemotherapeutisch behandelt.

Mit dem Laser steht dem HNO-Arzt ein wenig invasives Verfahren in der Trachealchirurgie zur Verfügung. Er ist schon im Akutfall als Primärversorgung einsetzbar. Bei zumeist kurzer Narkosedauer ist er auch bei schwerstkranken Patienten einsetzbar.

Literatur

Surgical excision of tracheal and bronchial tumors after endobronchial Nd:YAG laser photocoagulation (see comments). AU: Strausz J, Bölcskei P, Häussinger K; TA: Orv Hetil / 2373-2375; DP: 1994 Oct 23 WERT: 97

A case of tracheal stenosis caused by invasion of recurrent lung cancer palliated with dumon stent after Nd:YAG laser and bouginage using of tracheal tube. AU: Horio H, Nomori H, Fuyuno G, Kobayashi R; TA: Kyobu Geka / 254-257; DP: 1996 Mar WERT: 97

Elective resection of tumours of the trachea and main carina after endoscopic laser therapy. AU: George PJ, Goldstraw P, Hetzel MR, Shankar S; TA: Thorax / 493-495; DP: 1990 Jun WERT: 100

Endoscopic laser surgery of the trachea. AU: Berezin IuD, Cherny i SM, Daminidiadi KV, Gerasin VA; TA: Grud Serdechnososudistaia Khir / 49-52; DP: 1991 Jun WERT: 99

Treatment by CO2 broncho-laser for acquired tracheobronchial stenosis in children with bronchopulmonary dysplasia. AU: Wagner I, Ayache D, Denoyelle F, Garabedian EN; TA: Arch Pediatr / 1079-83; DP: 1996 Nov WERT: 98

Malignant tracheal tumors-surgical experiences in 6 patients with primary malignancies of the trachea. Current diagnosis and therapy. AU: Teschner M; TA: Langenbecks Arch Chir / 23-33; DP: 1996 WERT: 98

Carbon dioxide laser bronchoscopy - a review of its use in the treatment of malignant tracheobronchial tumours in 142 patients (see comments). AU: Waller DA, Gower A, Kashyap AP, Conacher ID; TA: Respir Med / 954-965; DP: 1994 Nov WERT: 98

Endoscopic treatment of iatrogenic tracheal stenosis by laser Nd:YAG. AU: Gackowski W, Karwowski A, Otto W, Paczkowski PM; TA: Otolarnyngol Pol / 514-520; DP: 1994 WERT: 98

Endoscopic Nd:YAG laser surgery on malignant and benign lesions of the trachea and carina. AU: Baba M, Fujisawa T, Kadoyama C, Kimura H; TA: Jpn J Surg / 650-659; DP: 1990 Nov WERT: 98

Treatment of laryngotracheal papillomatosis with combined use of laser surgery and intralesional administration of alpha-interferon (Roferon). AU: Herberhold C, Walther EK; TA: Laryngorhinootologie / 485-491; DP: 1993 Oct WERT: 98

Lasersurgical Resection of the Lingual Tonsil in Patients with Lingual Tonsil Hyperplasia

C.G. Mahnke, B.M. Lippert, A.M. Niemann, B.J. Folz, J.A. Werner
Klinik für Hals-, Nasen-, und Ohrenheilkunde, Kopf- und Halschirurgie
Universität Kiel, Arnold-Heller-Str. 14, D - 24105 Kiel

Introduction
The lingual tonsil is part of Waldeyer's tonsilar ring. It can in some cases cause clinical problems such as infections not responding to antibiotics (JESBERG, 1956) and hyperplasia causing foreign body sensation, dysphagia or odynophagia up to airway compromise (OLSEN et al. 1981, KASHYAP et al. 1994). Owing to the difficult anatomical differentiation from the surrounding tissue, a surgical therapy of these diseases by resection of the lingual tonsil with cold cutting instruments is problematic due to the risk of severe intra- and postoperative hemorrhages. The use of the CO_2-laser and the development of modern micromanipulators with a small focusdiameter make a dissection of tissue with little or no bleeding possible and may therefore also allow the resection of the lingual tonsil.

Patients / Methods. Lasersurgery (CO_2 - laser, Zeiss, Oberkochen, Germany) for lingual tonsil hyperplasia was applied in 46 patients (m: 19, f: 24, average age: 39.7 J.) at the Department of Otorhinolaryngology, Head and Neck Surgery, University of Kiel between 1985 and 1995. Preoperatively patients were complaining of foreign body sensation (n = 4), soreness of the throat (n=18) and recurrent odynophagia (n = 7). A trial of conservative treatment with oral antibiotics preceeded surgery in all patients. Lasersurgical resection of the lingual tonsil was performed in general anesthesia. Flexible bonchoscopic intubation was necessary in 4 patients due to extensive hyperplasia of the lingual tonsil. The hyperplastic lingual tonsil was exposed with an oropharyngoscope (Storz, Tuttlingen, Germany). The resection was performed with an operating microscope. The laser was set at 2 - 4 watts in continuous wave mode and a focusdiameter of 0.25 mm. Particular attention was paid to not injuring the muscular layer. Small intraoperative hemorrhages were coagulated by monopolar electrocautery. All patients recieved soft food for four days and oral Cephalosporins postoperatively.

Results
No significant swelling or intraoperative bleeding was observed. All patients could be extubated without any problems. The postoperative clinical course was without complications in 44 of 46 cases (95%). Postoperative hemorrhages were observed in two patients and were controlled under general anesthesia. Three months postopera-

tively 39 patients stated a significant improvement of their preoperative complaints. There were no cases of worsening symptoms.

Discussion

The use of the CO_2-laser for resection of a hyperplastic lingual tonsil has several operative advantages. The combined use of operating microscope and micromanipulator allows a precise application of the laser beam. By reducing the laser power and the focus of the laser beam the view of the operative field is improved and preparation with minimal bleeding and tissue traumatisation is possible (LIPPERT et al. 1995). Endoscopes for the oropharynx permit an optimal exposure of the base of the tongue which is otherwise difficult to reach. Intra- and postoperative hemorrhages are minimized due to the hemostatic tissue effect of the CO_2-laser. Larger vessels are easily detected with the operating microscope and can then be grasped with forceps and coagulated with monopolar electrocautery before even injuring them (WERNER et al. 1995).

The majority of our patient was treated successfully by this method. Only six patients experienced no improvement of their symptoms after lasersurgical resection of the lingual tonsil. Similar success rates have been described by WOUTERS et al. (1988) who used this method successfully in 30 of 32 patients. Another study reports a success rate of 90% in 100 patients (REMACLE et al. 1994).

Dreaded complications following resection of the lingual tonsil are intra- or postoperative hemorrhages. Postoperative hemorrhages expose the patient to the significant risk of aspiration or asphyxia. These complications can be prevented by not resecting the muscular layer of the base of the tongue and by not resecting too far laterally. We only observed minimal intraoperative hemorrhages from the mucous membranes which could easily be controlled by monopolar coagulation. However, two patients suffered from postoperative bleedings which had to be coagulated in general anesthesia. REMACLE et al. (1994) mention one such complication which was similarly controlled. However, fatal outcomes due to postoperative hemorrhages have been reported (VAN OVERBEEK und TE RIJDT, 1995). It is therefore that this procedure requires a strict preoperative indication. The operative risk can then be compared to the risk of a tonsillectomy.

The resection of a hyperplastic lingual tonsil with the CO_2-laser in cases with a correct surgical indication is a procedure with little complications and allows the successful treatment of symptomatic patients.

References

Jesberg J (1956) Chronic, hypertrophic lingual tonsillitis. Arch Otolaryngol 64 : 2-13

Kashyap A, Farid A, Aldridge R, King A B (1994) Lingual tonsil causing airway obstruction. Ear Nose Throat J 73 : 830-834

Lippert B M, Werner J A, Rudert H (1995) Tissue effects of CO_2 Laser and Nd:YAG Laser. Adv Otorhinolaryngol 49 : 1-5

Olsen K D, Shu K W, Staat B A (1981) Surgically correctable causes of sleep apnea syndrome. Otolaryngol Head Neck Surg 89 : 726-731

Remacle M, Lawson G, Decat M, Mayne A (1994) Treatment of lingual tonsillitis by transoral CO_2 laser endoscopy. Eur Arch Otorhinolaryngol 251 : 263-266

van Overbeek J J M, te Rijdt J P (1995) Laser Surgery in Lingual Tonsil Hyperplasia. Adv Otorhinolaryngol 49 : 130-132

Werner J A, Lippert B M, Heissenberg M C, Rudert H (1995) Laser Delivery Systems and Laser Instruments in Otolaryngology. Adv Otorhinolaryngol 49 : 27 - 31

Wouters B, van Overbeek J J M, Buiter C T, Hoeksema P E (1989) Laser surgery in lingual tonsil hyperplasia. Clin Otolaryngol 14 : 291-296

Nd:YAG-Laseranwendungen zur Behandlung der rezidivierenden Epistaxis beim M. Osler

U.W. Geisthoff, B.M. Lippert, B.J. Folz, A.M. Niemann und J.A. Werner
Klinik für Hals-, Nasen- und Ohrenheilkunde, Kopf- und Halschirurgie
der Universität Kiel, Arnold-Heller-Straße 14, D-24105 Kiel

Einleitung

Der Morbus Rendu-Osler-Weber ist eine autosomal-dominant vererbte Erkrankung des Gefäßbindegewebes [3] die sich durch charakteristische Angiodysplasien auszeichnet [1]. Vulnerable Gefäßmißbildungen finden sich besonders im Bereich der Nasenschleimhaut, so daß die rezidivierende Epistaxis das führende Symptom der auch als hereditäre hämorrhagische Teleangiektasie bezeichneten Erkrankung ist. Zur Behandlung des rezidivierenden Nasenblutens sind viele Therapieverfahren beschrieben worden [2, 8, 9, 10, 11, 12, 15]. In den letzten Jahren wurden zunehmend verschiedene Lasersysteme mit zum Teil gutem Erfolg eingesetzt [4, 5, 7, 9, 16]. Der Nd:YAG-Laser wird an der Kieler Univ.-Klinik für Hals-, Nasen-, Ohrenheilkunde, Kopf- und Halschirurgie seit 1987 zur Behandlung des M. Osler eingesetzt. In der vorliegenden Arbeit werden die Operationstechnik und die Ergebnisse vorgestellt und diskutiert.

Patienten und Methoden

Zwischen 1987 und 1996 wurden an der Kieler Univ.- Klinik für Hals-, Nasen- und Ohrenheilkunde, Kopf- und Halschirurgie 41 Patienten mit rezidivierender Epistaxis bei M. Osler mit dem Nd:YAG-Laser therapiert. Es handelte sich um 22 Frauen und 19 Männer mit einem Durchschnittsalter von 48,6 ± 11,7 Jahren (Altersspanne: 21 – 93 Jahre). Von den 41 Patienten konnten 32 Patienten über einen Mindestbeobachtungszeitraum von 24 Monaten nachbeobachtet werden (längste Nachkontrolle: 64 Monate; durchschnittliche Nachbeobachtungszeit: 36 ± 9,3 Monate).

Neun Patienten waren noch nicht vorbehandelt, während sich 23 Patienten zum Teil mehrfach verschiedenen Behandlungsverfahren unterzogen hatten. Hierzu gehörten die Elektrokoagulation (n = 16), die Dermoplastik nach Saunders (n = 11), Kryotherapie (n = 4), Embolisation (n = 3) und Hormonbehandlungen (n = 2). Eine Septumperforation lag bei 17 Patienten vor. Vier Patienten wiesen endonasale Synechien auf.

Die Lasertherapie erfolgte bei allen Patienten unter stationären Bedingungen. Die laserchirurgischen Eingriffe wurden grundsätzlich in Allgemeinanästhie und ausschließlich von zwei Operateuren durchgeführt. Ab 1991 wurde die lokale Vorpflege mit weicher Nasensalbe obligater Bestandteil der Therapie. Bei 7 vorher behandelten Patienten geschah dies nur vereinzelt.

Die Nd:YAG-Laserlichtapplikation erfolgte in einen Abstand von 2 – 5 mm in zentripetaler Technik, d.h. von der Peripherie zum Zentrum der Gefäßmißbildung hin, appliziert, bis es zur vollständigen Abblassung der Angiodysplasie kam. Ab 1991 wurden Pulslängen von 0,1 – 0,5 s bei Laserleistungen zwischen 15 und 25 W verwendet, während in den Jahren davor geringere Leistungen (2 – 5 W) bei längerer Pulsdauer (0,3 – 1 s) angewendet wurden. Bei dorsal gelegenen Angiodysplasien wurde das Nd:YAG-Laserlicht mittels eines Laserrhinoskopes endoskopisch kontrolliert appliziert, ansonsten geschah dies unter operationsmikroskopischer Sicht. Zur Vermeidung von Septumperforationen wurde grundsätzlich nur einseitig behandelt. Intraoperative Blutungen konnten durch den Nd:YAG-Laser direkt oder mittels bipolarer Elektrokoagulation gestillt werden. Bis 1992 wurde an Operationsende in Einzelfällen eine Nasentamponade eingelegt, ab 1993 wurden die Nasenhaupthöhlen mit einer Salbenplombe (Polyspectran ®) gefüllt. Die postoperative Therapie beschränkte sich auf die intensive Pflege mit weicher Nasensalbe.

Die Evaluierung des Therapieerfolges erfolgte über die endoskopische Inspektion der Nasenhaupthöhle und über einen Patientenfragebogen [16].

Ergebnisse

Präoperativ stuften 7 Patienten (21,9 %) ihre Epistaxis als schwer-, 22 Patienten (68,7 %) als mittel- und 3 Patienten (9,4 %) als geringgradig ein. Drei Patienten erhielten wegen schwerer Epistaxis eine Bluttransfusion innerhalb der letzten 6 Monate vor Beginn der Lasertherapie. Nach erfolgter Nd:YAG-Laserbehandlung kam es bei 30 von 32 Patienten (93,8 %) zu einer Abnahme von Blutungsfrequenz und -intensität. Bei insgesamt 9 Patienten konnte postoperativ ein Anstieg des Hämoglobinwertes beobachtet werden. Bei zwei Patienten, die in den letzten 6 Monaten vor Behandlung transfusionspflichtig waren, konnte die Lasertherapie die Epistaxis nicht beeinflussen.

Die Dauer des Therapieerfolges war individuell unterschiedlich und variierte von 7 Wochen bis zu 14 Monaten. Hierdurch wurde auch der zeitliche Abstand bis zu einer nochmaligen Nd:YAG-Laserbehandlung bestimmt. Von den 32 Patienten wurden 5 Patienten einmal, 2 Patienten zweimal, 16 Patienten dreimal, 7 Patienten viermal und 2 Patienten sechsmal laserchirurgisch behandelt. Mit jeder Therapie verlängerte sich das zeitliche Intervall bis zur nächsten Behandlung. Endonasal korrelierte der Behandlungserfolg mit einer Abnahme der Angiodysplasien. In 12 Fällen traten nach 6 – 12 Monaten neue Teleangiektasien an nicht behandelten, zuvor reizlosen Schleimhautarealen auf.

Eine Verbesserung ihrer Lebensqualität durch die Lasertherapie gaben 94 % der Patienten an. Nebenwirkungen wurden von den Patienten nicht geäußert. Es traten keine schweren intra- und postoperativen Komplikationen auf. In zwei Fällen entwickelten sich Synechien zwischen der unteren Nasenmuschel und dem zur Seite deviierten Nasenseptum. In einem Fall trat eine kleine Perforation am vorderen Nasenseptum auf.

Diskussion und Schlußfolgerungen

Bis heute gibt es kein einheitliches, allgemein anerkanntes Behandlungskonzept der rezidivierenden Epistaxis beim M. Osler. Die Therapie mit dem Nd:YAG-Laser ermöglicht wie alle derzeit verfügbaren Therapieverfahren keine endgültige Heilung, sondern nur eine temporäre Besserung der rezidivierenden Epistaxis beim M. Osler [10, 15]. In Übereinstimmung mit den Ergebnissen anderer Autoren [5, 10] ließ sich bei der überwiegenden Zahl der Patienten eine deutliche Abnahme der Blutungen über mehrere Monate erzielen. Wir erachten die intensive Pflege mit weicher Nasensalbe als essentiellen Bestandteil der Therapie. Das Wiederauftreten der Epistaxis läßt sich zum Teil durch die Neubildung von Angiodysplasien in nicht behandelten Arealen erklären [8, 16]. Die Dauer des behandlungsfreien Intervalls nimmt möglicherweise aufgrund eines kumulativen Effektes mit der Zahl der Behandlungen zu [7]. Die auch im Vergleich zu anderen Lasersystemen sehr zufriedenstellenden Ergebnisse lassen sich am ehesten durch eine ausgeprägte Fibroseinduktion erklären [6]. Die Behandlung mit dem Nd:YAG-Laser ist wenig traumatisierend, beliebig oft wiederholbar, schmerz- und nebenwirkungsarm und somit gut zur Therapie der rezidivierenden Epistaxis beim M. Osler geeignet.

Literatur

[1] Braverman IM, Keh A, Jacobson BS (1990) Ultrastructure and three-dimensional organization of the teleangiectases of hereditary hemorrhagic teleangiectasia. J Invest Dermatol 95:422-427

[2] Elden L, Montanera W, Terbrugge K, Willinsky R, Lasjaunias P, D. Charles (1994) Angiographic embolization for the treatment of epistaxis: A review of 108 cases. Otolaryngol. Head Neck Surg 111:44-50

[3] Guttmacher AE, Marchuk DA, White RI (1995) Hereditary hemorrhagic telangiectasia. New England J Med 333:918-924

[4] Haye R, Austad J (1992) Hereditary haemorrhagic teleangiectasia: unsuccessful treatment with the flashlamp-pulsed dye laser. Rhinology 30:135-137

[5] Kluger PB, Shapshay SM, Hybels RL, Bohigian RK (1987) Neodymium-YAG laser intranasal photocoagulation in hereditary hemorrhagic telangiectasia: an update report. Laryngoscope 97:1397-1401

[6] Naveau S, Aubert A, Poynard T, Chaput JC (1990) Long-term results of treatment of vascular malformations of the gastrointestinal tract by neodymium YAG laser photocoagulation. Digestive Diseases Sciences 35:821-826

[7] Lennox PA, Harries M, Lund VJ, Howard DJ (1997) A retrospective study of the role of the argon laser in the management of epistaxis secondary to hereditary haemorrhagic telangiectasia. J Laryngol Otol 111:34-37

[8] Parkin JL, Dixon JA (1985) Argon laser treatment of head and neck vascular lesions. Otolaryngol. Head Neck Surg 93:211-216

[9] Pohar S, Mazeron JJ, Ghilezan M, Le Bourgeois JP, Pierquin B (1993) Management of epistaxis in Rendu-Osler disease: Is brachytherapy effective?. Int J Radiat Oncol Biol Phys 27:1073-1077

[10] Siegel MB, Keane WM, Atkins JP, Rosen MR (1991) Control of epistaxis in patients with hereditary hemorrhagic telangiectasia. Otolaryngol Head Neck Surg 105:675-679

[11] Saunders WH (1960) Septal dermoplasty for control of nosebleeds caused by HHT or septal perforations. Trans Am Acad Ophthalmol Otolaryngol 64:500-506

[12] Stecker RH, Lake CF (1965) Hereditary hemorrhagic telangiectasia. Review of 102 cases and presentation of an innovation to septodermoplasty. Arch Otolaryngol 82:522-526
[13] Vase P (1981) Estrogen Treatment of hereditary hemorrhagic telangiectasia. A double-blind controlled clinical trial. Acta Med Scand 209:393-396
[14] Werner JA, Rudert H (1992) Der Einsatz des Nd:YAG-Lasers in der Hals-, Nasen-, Ohrenheilkunde. HNO 40:248-258
[15] Werner JA, Geisthoff UW, Lippert BM (1997) Behandlung der rezidivierenden Epistaxis beim M. Osler. HNO, im Druck
[16] Werner JA, Lippert BM, Geisthoff UW (1997) Nd:YAG-Lasertherapie der rezidivierenden Epistaxis bei hereditärer hämorrhagischer Teleangiektasie. Laryngo-Rhino- Otol, im Druck

Nd:Yag-Laserbehandlung der Nasenmuscheln im Kontaktverfahren bei der Hyperreflektorischen und der allergischen Rhinopathie

A. Olthoff, P. Uhlig, F. Liebmann
HNO-Universitätsklinik Göttingen, Direktor: Professor Dr. W. Steiner
D-37075 Göttingen

Von Oktober 1993 bis Februar 1997 wurde an unserer Klinik bei 117 Patienten mit langjährigen Nasenatmungsbehinderungen eine Reduktion der hyperplastischen Nasenmuscheln mit dem Nd:YAG-Laser im Kontaktverfahren durchgeführt. Die Behandlungen erfolgten ambulant und in Lokalanaesthesie.

1 Patienten und Methoden

Von den 117 behandelten Patienten konnten 86 posttherapeutisch verfolgt werden. Bei einem Viertel dieser Patienten lag eine allergische Rhinitis vor. Die übrigen litten an einer hyperreflektorischen Rhinopathie. Bei den 29 Frauen und 57 Männern reichte das Behandlungsalter von der frühen Jugend (14 Jahre) bis ins hohe Alter (84 Jahre) und lag im Mittel bei 40 Jahren. Alle Patienten litten seit vielen Jahren (z.T. > 20 J.) an der Nasenatmungsbehinderung und der überwiegende Teil an einem "Privinismus", also dem Abusus von Xylometazolinhaltigen Nasensprays.

1.1 Prätherapeutische Diagnostik

Bei allen Patienten erfolgte vor der Laserbehandlung eine ausführliche Anamneseerhebung, die komplette mikroskopische und lupenendoskopische, HNO-ärztliche Untersuchung, eine NNH-Röntgen-Übersichtsaufnahme (b. Bed. CT-NNH), die Dokumentation des Zustandes vor und nach der Behandlung mit Hilfe der anterioren Rhinomanometrie sowie zur näheren Klassifizierung (allergisch, nicht-allergisch) eine Allergietestung.

Die Laserbehandlung war indiziert, wenn die Nasenmuschelhyperplasie als Beschwerdeursache gesichert und Nasennebenhöhlenpathologien ausgeschlossen werden konnten. Waren die Patienten nach dem medikamentösen (Xylometazolin) Abschwellen der Nasenschleimhäute praktisch beschwerdefrei, so bestätigte dies das klinische Bild der schleimhautbedingten Nasenatmungsbehinderung. Von der Behandlung mußten Patienten mit Allergien gegen Lokalanaesthetika sowie Patienten mit Gerinnungsstörungen ausgeschlossen werden.

1.2 Lokalanaesthesie

Ähnlich der von STAMMBERGER (1991) empfohlenen Lokalanaesthesie zur Durchführung von Nasennebenhöhleneingriffen, erfolgte zunächst das Abschwellen der Nasenmuscheln mit Nasenspray (Xylometazolin). Zur örtlichen Betäubung wurden Watteläppchen, mit einer Tetracain (2%)- plus Suprareninlösung (1:1000) getränkt, in der Nasenhaupthöhle appliziert und ca. 20 Minuten dort belassen.

1.3 Nd:YAG-Laserbehandlung
Die Laserfaser wurde bei den Behandlungen mit einem Spezialhandgriff (getrennte Arbeitskanäle für: Lupenoptik, Laserfaser, Absaugung) im Kontaktverfahren am Unterrand der unteren Muschel entlanggeführt, so daß ein ca. halber Zentimeter tiefer Schnitt in der Schleimhaut entstand. Hierbei wurde mit einer Energie von acht Watt, einer Pulsdauer von 0,5 Sekunden im Pulsintervall von 0,2 Sekunden gearbeitet. Die gesamte applizierte Energie pro Nasenmuschel betrug 350-400 Joule.

1.4 Posttherapeutische Ergebnissicherung
In Anlehnung an eine Literaturübersicht von LENDERS u. PIRSIG (1990), in der die Ergebnisse verschiedener Behandlungsverfahren in der Nasenmuschelchirurgie miteinander verglichen wurden (Turbinektomie, Diathermie, Cryotherapie, Lasertherapie), ließen wir unsere befragten Patienten (n= 86) anhand einer subjektiven Skala (sehr gut, deutliche Besserung, geringe Besserung, keine Besserung) den Behandlungserfolg einschätzen. Eine entsprechende Einteilung wählten FUKUTAKE et al. (1986) sowie ELWANY (1990) zur Dokumentation ihrer Ergebnisse nach CO_2-Laserchirurgie der Nasenmuscheln.

2 Ergebnisse
Ca. 60% der befragten Patienten gaben eine sehr gute bis deutliche Besserung der Beschwerden an. Weitere 20% gaben eine Beschwerdelinderung (geringe Besserung) an. Die restlichen 20% hatten keinen Effekt durch die Behandlung. Eine Verschlechterung trat bei keinem Patienten auf. Die genannten Zahlen gelten sowohl für unsere Gruppe der Allergiker als auch für die Nicht-Allergiker. Die genannten Besserungen stellten sich im Mittel nach vier Wochen ein. Ein Patient gab bereits nach einem Tag eine deutliche Besserung an, spätestens trat die Besserung nach 120 Tagen ein.

Zur Ermittlung der Langzeiteffekte der Laserbehandlung befragten wir die Patienten mit einer sehr guten bis deutlichen Besserung, bei denen die Behandlung mindestens ein Jahr zurücklag erneut nach ihrem Therapiegewinn (n= 39). Die maximale Nachbeobachtungszeit betrug 42 Monate und im Mittel 22 Monate (minimal 13 Monate). Bei nur drei Patienten kam es im Verlauf zu einer erneuten Verschlechterung der Nasenatmung. Über 90% der Patienten mit einer initial sehr guten bis deutlichen Besserung blieben also über den genannten Nachbeobachtungszeitraum beschwerdefrei.

2.1 Nebenwirkungen
Bei ca. einem Drittel der Patienten trat für zwei bis drei Tage eine blutig tingierten Nasensekretion auf, wovon jedoch in keinem Fall eine Tamponade oder Kaustik erforderlich war. Von den befragten Patienten gaben 14% ein Gefühl der trockenen

Nase an, welches durchschnittlich zwei Wochen anhielt. Über Schmerzen während der Laserbehandlung klagten 15% der Befragten.

3 Schlußbemerkung

Mit der Nd:YAG-Laserbehandlung steht uns ein einfaches und kostengünstiges (OP-Dauer ca. 10 min., Lokalanaesthesie, ambulant) Verfahren zur Behandlung bei Nasenmuschelhyperplasien zur Verfügung, welches nach unserer bisherigen Beobachtung bei dem beschriebenen Patientengut in 80% zu einer Beschwerdebesserung und in 60% zu einer dauerhaften Beschwerdefreiheit führt.

Falls erneut eine Behandlung der Nasenmuscheln notwendig wäre, würden 73% der befragten Patienten die genannte Behandlung nochmals durchführen lassen.
Über entsprechend gute Ergebnisse berichteten jüngst LIPPERT u. WERNER (1996) nach Nd:YAG-Laserbehandlung der Nasenmuscheln, die im "non-contact"-Verfahren durchgeführt wurde. Neben dem Vorteil einer zunächst geringeren Traumatisierung (die Schleimhaut bleibt bei diesem Verfahren intakt) wurde auf den zum Teil erst sehr spät einsetzenden positiven Behandlungseffekt hingewiesen, der sich bei der Laserbehandlung im "non-contact"-Verfahren nach sechs bis zwölf Monaten einstellte. Beschwerdebesserungen bei 70-90% der Patienten nach CO_2-Laserchirigie der Nasenmuscheln wurden von mehreren Autorengruppen beschrieben (ELWANY 1990, FUKUTAKE et al. 1986, LENDERS und PIRSIG 1990).

4 Literatur

Elwany S, Harrison R. (1990) Inferior turbinectomy: Comparison of four techniques. J Laryngol Otol 104: 206-209

Fukutake T, Yamashita T (1986) Laser surgery for allergic rhinitis. Arch Otolaryngol Head Neck Surg 112: 1280-1282

Lenders H, Pirsig W (1990) Wie ist die hyperreflektorische Rhinopathie chirurgisch zu beeinflussen? Laryngo-Rhino-Otol 69: 246-254

Lippert BM, Werner JA (1996) Nd:YAG-laserlichtinduzierte Nasenmuschelreduktion. Laryngo-Rhino-Otol 75: 523-528

Stammberger H (1991) Functional endoscopic sinus surgery. Decker, Philadelphia

Indikationen und Ergebnisse einer CO_2-Lasertherapie der mittleren und unteren Nasenmuscheln bei chronischer Rhinitis

A. Mohnert, B. Freigang
Medizinische Fakultät der Otto-v.-Guericke-Universität Magdeburg
Klinik für Hals-Nasen-und Ohrenkrankheiten
(Direktor: Prof. Dr. med. B. Freigang)

Einleitung
Die unteren und mittleren Nasengänge sind für die respiratorischen Funktionen der Nase von größter Bedeutung. Jede infolge Verlegung hervorgerufene Ventilationsstörung führt zu erheblichen physiologischen Beeinträchtigungen, die vom Patienten subjektiv als sehr störend empfunden werden [2,3,4,12,13]. Die häufigste Ursache einer endonasalen Obstruktion ist die nasale Schleimhauthyperreaktivität, die oftmals mit erheblichen Muschelhyperplasien einhergeht [1,4,5]. Die Therapie vergrößerter Nasenmuscheln wird sehr unterschiedlich diskutiert und reicht von konservativ medikamentösen Maßnahmen über die chirurgische Intervention bis zur Alternativmedizin. Im Rahmen der invasiven Techniken ist die Lasertherapie zu einem festen Bestandteil geworden, wobei unterschiedliche Lasersysteme verwendet werden [10,11,14].

Patienten und Methodik
Im Zeitraum vom 01.08.95 - 01.08.96 behandelten wir 60 Patienten, davon 41 Frauen, ambulant mit einer CO2-Lasertherapie der unteren und mittleren Nasenmuscheln. Das Durchschnittsalter betrug 32,7 Jahre (12-61 Jahre). Als Hauptbeschwerden beschrieben anamnestisch alle Patienten eine Nasenatmungsbehinderung, 33% mit Sekretion, 25% mit rezidivierenden Rhinosinusitiden und je 13% mit gehäuften Pharyngitiden oder Cephalgien. Entsprechend der klassischen Indikation zur Laserbehandlung der Nasenmuscheln bestand differentialdiagnostisch 21 mal eine allergisch bedingte nasale Hyperreaktivität, wobei 12 Patienten saisonal und 9 perennial reagierten. Die Genese der 39 nichtallergischen Schleimhauthyperreaktivitäten war bei 10 Patienten irritativ-toxisch, bei je 5 Patienten nerval-reflektorisch bzw.arzneimittelbedingt und 2 mal endokrin. In 17 Fällen konnte die Ursache nicht festgestellt werden.

Voraussetzungen zur alleinigen Lasertherapie der hyperplastischen Nasenmuscheln sind eine mittel- bis hochgradige Obstruktion der Nasenhaupthöhlen. Rhinoresistometrisch muß ein deutlicher Schleimhautabschwelleffekt nach topischer Applikation von Naphazolinhydrochlorid 0,1%, zum Ausschluß eines hyperplastischen oder paradox gebogenen Os turbinale, nachweisbar sein. Endoskopisch dürfen keine größeren Septumdeviationen oder eine Schleimhautpolyposis die Nasengänge verlegen. In der Nasennebenhöhlenaufnahme in mentooccipitalem Strahlengang sollte kein Hinweis für eine chronisch-putride oder polypöse Sinusitis vorliegen. Anamnestisch müssen Systemerkrankungen mit nasaler Manifestation ausgeschlossen werden.

Der operative Eingriff erfolgte generell ambulant in kombinierter lokaler Schmerzausschaltung. Dabei wurde die Schleimhautoberfläche mittels einer 1% igen Novesinelösung anästhesiert. Zusätzlich führten wir eine Leitungsanästhesie mit einer 0,5% igen Bupivacaininjektionslösung durch. Zur Therapie verwendeten wir den CO_2-Laser SL 25 Fa. Limmer. Dabei wurden entsprechend des Ausmaßes der Hyperplasie 4-8 Einzelspots mit 5-6 Watt Superpuls und einer maximalen Tiefenausdehnung von 2-3 mm entlang der unteren Muschel appliziert. Im Falle einer Hyperplasie der hinteren Muschelenden erfolgte zur Verbesserung des Zuganges eine adjuvante Schleimhautabschwellung. Bei 6 Patienten war eine accessorische Laserung der mittleren Muscheln notwendig. Wir führten postoperativ eine Synechieprophylaxe mittels Einlage von jellingelbeschichteten Fingerlingstamponaden in die unteren Nasengänge durch, welche nachweislich die mit Fibrinausschwitzung einhergehende Entzündungsreaktion vermindern. Nach Entfernung der Tamponaden waren 3-4 weitere Konsultationen zur Absaugung und Schleimhautpflege erforderlich. Danach führten die Patienten selbständig Nasenspühlungen und Schleimhautpinselungen mit Bepanthensalbe durch.

Ergebnisse

Schon ab der 3. postoperativen Woche beschrieben fast 70% der Patienten eine zunehmende Besserung ihrer anfänglichen Beschwerden. Ein Patient entwickelte in dieser Zeit eine kleine Synechie im hinteren Drittel zwischen Muschel und Nasenboden. Diese konnte problemlos durchtrennt werden. Nach 3 Monaten führten wir eine standardisierte Befragung zur Einschätzung des Operationserfolges hinsichtlich der präoperativen Symptomatik durch. Nur ein Patient gab keine Besserung der Nasenatmungsbehinderung an. Eine Persistenz der Cephalgien bestätigten 3 Patienten. Die rezidivierende Rhinosinusitis dauerte in 2 Fällen und die chronische Pharyngitis in 4 Fällen an. Am schlechtesten fiel die Zufriedenheit beim Vergleich der Sekretionssymptomatik aus. Nur 6 Probanden konnten eine Minderung des Taschentuchverbrauches angeben. Zum Ausschluß einer Überlagerung durch Wundheilungsprozesse schrieben wir die 60 Patienten nach 10-12 Monaten an. Die Antworten waren hinsichtlich der Rhinorrhoe nahezu identisch zum Ergebnis nach 3 Monaten. Insgesamt wurde in den 43 Rückantworten die Beschwerdefreiheit als dauerhaft angegeben. Im Rahmen der rhinoresistometrischen Kontrolluntersuchungen fanden wir nach ca. 2 Monaten eine Minderung des Strömungswiderstandes gegenüber den präoperativen Ausgangswerten um durchschnittlich 29 %. Bei einer weiteren Messung nach 3 Monaten verifizierten wir dann sogar 49 % Widerstandsabnahme im Vergleich. Interessant ist, daß der hydraulische Durchmesser als funktionelles Weitenmaß jetzt meist im Normbereich lag und der Abschwelleffekt deutlich geringer ausfiel. Die Vernarbungsprozesse an der unteren Muschel haben meßtechnisch zu keiner Turbulenzzunahme nach 2 bzw. 3 Monaten geführt. Zur Untersuchung der Klimatisierungsfunktion nach Restitution wurden 20 Patienten nach 8-10 Monaten untersucht. Keiner beschrieb eine störende Austrocknung der Nasenschleimhäute, die klinisch feucht und regeneriert waren. Der Saccharintest zur Prüfung der Zilienfunktion war in 18 Fällen regelrecht, 2 Patienten schmeckten die süße Lösung verzögert. Zwecks Beurteilung der feingeweblichen Regenerationsfähigkeit der Nasenschleimhaut nach CO_2-Laserbehandlung in Einzelspottechnik erfolgte bei 2 Patienten, die nach 12 bzw. 14 Wochen endonasal infundibulotomiert wurden, eine Schleimhautbiopsie. Die histologische Aufarbeitung ergab eine vollständige Reepithelisierung mit zum Teil noch inhomogener Schichtung. Neben mehrschichtigem Epithel findet sich auch eine herdförmige Überkleidung mit respiratorischem Epithel. Unter der verbreiterten Basalmembran ist das subepitheliale Bindegewebe mit Entzündungsinfiltraten aus Plasmazellen und Lymphozyten durchsetzt, die mit eosinophilen und neutrophilen Granulozyten durchmischt sind. In anderen Abschnitten zeigt sich eine zellarme Fibrose mit herdförmiger Sklerosierung. Die angeschnittenen Schleimdrüsen weisen Atrophien auf.

Diskussion

Die mikrochirurgisch-endonasale CO_2–Laserbehandlung hyperreaktiver Nasenmuschelhyperplasien ist im Bereich der gesamten Concha nasalis inferior und im vorderen Drittel der Concha nasalis media eine anerkannte Methode. Sie führt zu sehr guten funktionellen Ergebnissen [11]. Der Eingriff kann ambulant in Lokalanästhesie durchführt werden. Er ist komplikations- und nebenwirkungsarm und wird vom Patienten gut toleriert und akzeptiert. Ziel sollte es dabei sein, das Schwellgewebe zu karbonisieren unter Erhalt von regenerationsfähigen Schleimhautinseln [6]. Die in der Literatur beschriebene subepitheliale Fibrosierung als Voraussetzung für eine Volumenreduktion einschließlich vermindertem Schwellvermögen der Nasenmuscheln wurde histologisch bestätigt [9]. Eine adjuvante postoperative Spülbehandlung unterstützt die gute histomorphologisch nachgewiesene Schleimhautregeneration einschließlich ihrer Ziliarfunktionen [8]. Für eine alleinige Sekretionssymptomatik ist der Eingriff ungeeignet. Dabei ist die zum Teil therapieresistente Hypersekretion bei nasaler Hyperreaktivität auf die unbehandelten endonasalen Schleimhautkompartimente zurückzuführen. Hier laufen die topischen Reaktionen der Rhinitis weiter ab. Es ist vor allem die allergische Frühphase, die mit einer gesteigerten Sekretion einhergeht. Aber auch jede Spätphasenreaktion oder eine lokale unspezifische Reizung kann zur Rhinorrhoe führen. Die zytologische Eosinophilie und Becherzellhyperplasie haben wir als entsprechendes Korrelat nach Provokation sowohl im Schleimhautabstrich als auch im Schneuzpräparat nachweisen können [7].

Literatur

1 Albegger, K.: Nasale Hyperreaktivität und hyperreflektorische (vasomotorische) Rhinopathie Allergologie 11 (1988) 139- 149
2 Bachmann, W.: Die Funktionsdiagnostik der behinderten Nasenatmung. Springer, Berlin, Heidelberg, New York 1982
3 Bachmann, W., L. C. Bachert: Die behinderte Nasenatmung. Dustri, München (1987)
4 Dishoeck, H. A. E. van, M. D. Leiden: The part of valve and the turbinates in total nasal resistance. Int. Rhinol. 3 (1965) 19- 26
5 Ganzer, U.: Die nasale Hyperreaktivität. Die allergische Rhinitis und ihre Differentialdiagnosen- Konsensusbericht zur Pathophysiologie, Klassifikation, Diagnose und Therapie. Laryngo. Rhino. Otol. 76 (1997) 65- 76
6 Grevers, G., W. N. Kamargakis: Zur Morphologie des endonasalen Schwellgewebes unter besonderer Berücksichtigung muskulärer Polsterbildungen. Laryngo. Rhino. Otol. 73 (1994) 573- 576
7 Heppt, W.: (Hrsg.): Zytologie der Nasenschleimhaut. Springer, Berlin, Heidelberg, New York (1995) 78-87
8 Johannssen, V., St. Maune, H. Erichsen, H. Hedderich, J. A. Werner: Der Einfluß der postoperativen endonasalen Schleimhautpflege auf die nasale Bakterienflora: Prospektive Untersuchung zweier Spülverfahren mit NaCl- Lösung nach Nasennebenhöhlenchirurgie. Laryngo. Rhino. Otol. 75 (1996) 580- 583
9 Lenz, H., H. Preußler: Histologische Veränderungen des respiratorischen Schleimhautepithels der unteren Nasenmuscheln nach Argon- Laserstrichkarbonisation (Laser- Muschelkaustik) bei Rhinopathia vasomotorica. Laryngo. Rhino. Otol. 65 (1986) 438- 444
10 Levine, H. L.: Endoscopy and the KTP/ 532 laser for nasal sinus disease. Ann. Otol. Rhinol. Laryngol. 98 (1989) 46- 51
11 Lippert, B. M., J. A. Werner, P. Hoffmann, H. Rudert: CO2-und Nd: YAG- Laser: Vergleich zweier Verfahren zur Nasenmuschelreduktion. Arch. Otorhinolaryngol. Suppl. 2 (1992) 116- 117
12 Masing, H.: Experimentelle Untersuchungen über den Strömungsverlauf im Nasenmodell. Arch. klin. exp. Ohr-, Na- u. kehlk. Heilk. 189 (1967) 59- 79
13 Mlynski, G., J. Löw: Die Rhinoresistometrie - eine Weiterentwicklung der Rhinomanometrie. Laryngo. Rhino. Otol. 72 (1993) 1-3
14 Selkins, S. G.: Laser turbinectomy as an adjunct to rhinoseptoplasty. Arch. Otolaryngol. 111 (1985) 446- 449

Konstruktion eines Nasenendoskops für die Muschelverkleinerung mit dem CO_2-Laser

W. Wöllmer, M. Völkel°, R. Leuwer
Universitäts-HNO-Klinik, Martinistraße 52, D-20246 Hamburg-Eppendorf
° Olympus Winter & Ibe, Kuehnstraße 61, D-22045 Hamburg

Abstract
Für die Behandlung hyperplastischer Nasenmuscheln hat sich der Lasereinsatz bewährt. Der CO_2-Laser wird über den an das Operationsmikroskop gekoppelten Mikromanipulator angewendet. Da der Laserstrahl etwa parallel zum Nasenseptum verläuft, sind tiefergelegene Muschelabschnitte kaum zu erreichen. Diese Beschränkung läßt sich mit einem Waveguide mit distalem Spiegel umgehen, durch den statt der tangentialen eine eher orthogonale Bestrahlung auch tiefliegender Schleimhautbereiche möglich wird. Bei rechtwinkliger Ankopplung des Spiegelarms befindet sich die das Instru-ment führende Hand außerhalb des Blickfelds. Die visuelle Kontrolle der Behandlung erfolgt durch eine Staboptik. Als Führung für Waveguide und Optik wurde ein Nasenendoskop mit ovalem Quer-schnitt, 4 x 7 mm, entwickelt, in das Waveguide und Optik fest eingesetzt werden. Der Laserplume wird über den abgewinkelten Griff des Instruments abgesaugt. Die konstruktiven Details und Einsatzmöglichkeiten des Nasenendoskops werden vorgestellt.

Behandlung der Nasenmuscheln mit dem CO_2-Laser
Die Hyperplasie der Nasenmuscheln ist ein häufiger Befund bei Erwachsenen wie bei Kindern, für dessen Behandlung sich der Einsatz verschiedener Lasertypen bewährt hat. Bei der Anwendung des CO_2-Lasers (LIPPERT & WERNER 1995) wird über den an das Operationsmikroskop gekoppelten Mikromanipulator operiert, da die Bauform des Handstücks den Einblick in die zu behandelnde Nase verhindert. Allerdings sind über den Mikromanipulator tiefergelegene Muschelabschnitte nicht zu erreichen, da der Laserstrahl im wesentlichen parallel zum Septum verläuft. Im Gegensatz zur Behandlung mit dem Nd:YAG-Laser (LIPPERT & WERNER 1996), die über eine Glasfiber auf die gesamte Muschellänge ausgedehnt wird, wird mit dem CO_2-Laser daher hauptsächlich der Kopf der unteren Nasenmuschel bestrahlt. Diese Behandlung kann vielfach in Lokalanästhesie nach Einlage eines Spitztupfers mit Lidocain- und Privin-Lösung erfolgen. Es werden mehrere punktförmige Einschüsse gesetzt, die zu einer narbigen Kontraktion der Muschel führen, und zwar unter möglichst weitgehendem Erhalt der Schleimhautfunktion.

Selbst bei starkem Aufspreizen der Nase mit dem Spekulum könnten mittlere Areale der Muschel nur noch streifend bestrahlt werden, was nicht dem Konzept der punktförmigen Läsion entspricht. Ein weiterer, insbesondere bei ambulanter Behandlung zum Tragen kommender Aspekt betrifft die Sicherheit der Behandlung. Bereits eine kleine Bewegung des Kopfes des Patienten könnte dazu führen, daß der mikroskopisch geführte Laserstrahl den bei dieser Behandlungsform nicht abge-deckten Naseneingang des Patienten trifft. Dieses Risiko wäre auszuschließen, wenn der Strahl erst innerhalb der Nase freigesetzt würde, wie es sich mit einem sog. Waveguide, einem Strahlführungs-Röhrchen mit Metallhülse für den endoskopischen CO_2-Lasereinsatz, realisieren ließe. Waveguides sind mit einem distalen Spiegel ausgestattet erhältlich, sodaß eine etwa orthogonale Bestrahlung der Muschel in der Tiefe der Nase möglich wird (FUKUTAKE et al. 1986). Ist der Waveguide abgewinkelt (KAWAMURA et al. 1993) oder wird der Laserstrahl über eine winklige Ankopplung in den Waveguide eingespiegelt, so verdeckt das Handstück bzw. die Ankopplung die Sicht auf das Behandlungsfeld nicht.

Zur endoskopischen Kontrolle der Laserbehandlung in der Tiefe der Nase wäre eine Staboptik geeignet, unter der Voraussetzung, daß sie mit dem Waveguide derart gekoppelt werden kann, daß Blickfeld und Behandlungsfeld übereinstimmen und so während der Behandlung gehalten werden können. Das für den Einsatz des Nd:YAG-Lasers entwickelte Rhinoskop (WERNER & RUDERT 1992) kann für den CO_2-Laser mit Waveguide nicht eingesetzt werden, da dieser nicht in die Führung der Glasfiber eingeführt werden kann und auch nicht am distalen Ende abbiegbar ist. In dieser Arbeit wird daher ein neu entwickeltes Nasenendoskop vorgestellt, das die vorgenannten Anforderungen erfüllt und die Behandlung distaler Abschnitte der Nasenmuscheln mit dem CO_2-Laser unter endoskopischer Kontrolle ermöglicht.

Ein neues Nasenendoskop für die Muschelverkleinerung mit dem CO_2-Laser
Ein Endoskop für die dargestellte Fragestellung muß die folgenden Bedingungen erfüllen:
- Das Instrument muß in die Nase, möglichst auch die von Kindern, eingeführt werden können.
- Das Endoskop muß Führungskanäle mit Fixierung für Waveguide und Staboptik haben.
- Die Absaugung des bei der Behandlung entstehenden Laserplume muß integriert sein.

Die technischen Daten der eingesetzten Geräte sind in Tabelle 1 zusammengestellt.

Bei den in Tabelle 1 angegebenen Durchmessern von Waveguide und Optik müßte das Endoskop ein Lumen von mindestens 6 mm und ca. 7 mm Außendurchmesser haben. Um der Anatomie der Nase gerecht zu werden, wurde stattdessen ein ovales Rohr mit einer distalen Mündung von 4 x 7 mm hergestellt, mit einem unter 60° abgewinkelten Griff, der in einer Olive für den Rauchabsaugschlauch endet. In Abb. 1 ist das Endoskop zusammen mit dem darüber angeordneten Waveguide mit 90°-Ankopplung und oben der 30°-Staboptik wiedergegeben. Wegen der Bauform der 90°-Ankopplung (Spiegel-Aufsatz) kann die Optik proximal nicht dicht über dem Waveguide verlaufen, sodaß das Endoskoprohr konisch ausgeführt werden mußte. Abb. 2 zeigt die distale Mündung des Endoskops mit der 30°-Staboptik (oben) und dem Waveguide, Überstrahlung durch den HeNe-Laser-Suchstrahl.

Tab. 1. Technische Daten der eingesetzten Geräte und Behandlungsparamete

Laserdaten für die Muschelbehandlung		Komponenten der Neuentwicklung	
Typ, Wellenlänge	CO_2-Laser, 10600 nm	Waveguide, Hersteller	Infraguide HNO, LaserSonics
Modell, Hersteller	Paragon, LaserSonics	Waveguide Daten	16.5 cm x 3 mm, 70°-Spiegel
Mikromanipulator	Unimax, f = 250 mm	Verbindung	90°-Ankopplung
Leistung, Pulsbetrieb	15-30 W, Clearpuls 5	Staboptik, Hersteller	28 cm x 3 mm, 30°, Olympus
Takte / Pause	0.02 s / 0.04 s	Absaugung, Hersteller	Susy, Dräger

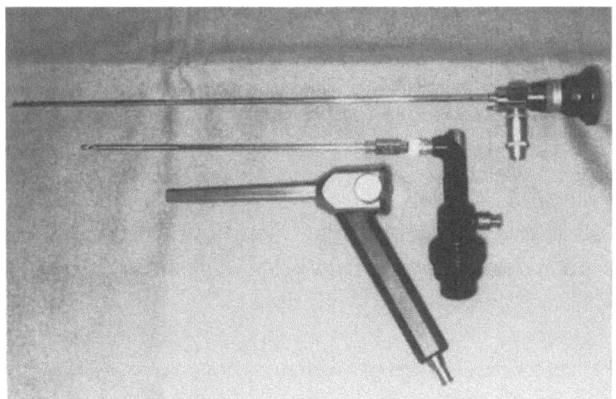

Abb. 1. Das neu entwickelte Nasen-endoskop (unten), Waveguide mit 90°-Ankopplung und 30°-Optik (oben)

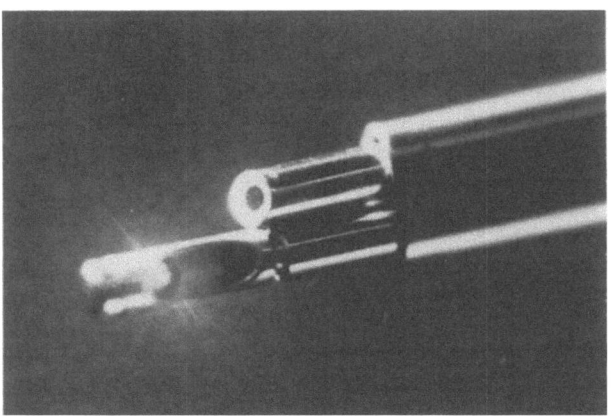

Abb. 2. Distalende des ovalen Rohrs des neu entwickel-ten Endoskops mit Waveguide (HeNe-Suchstrahl auf dem 70°-Spiegel) und 30°-Optik darüber

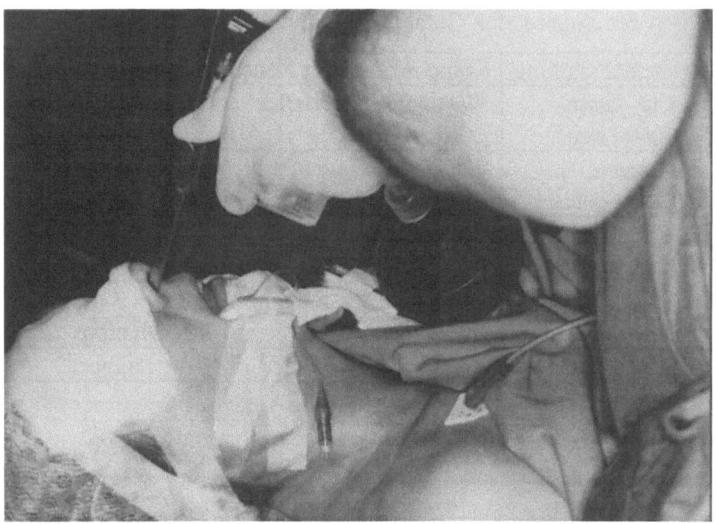

Abb. 3. Das neu entwickelte Nasenendoskop im rhinochirurgischen Einsatz, hier bei einer Patientin in Intubationsnarkose

Die optische Qualität des Laserstrahls ist am Ausgang des Waveguides wesentlich schlechter als unter herkömmlichen Bedingungen. Meßergebnisse des Leistungsverlusts an den einzelnen Komponenten des Applikationssystems sind in Tabelle 2 beispielhaft zusammengestellt. Der Leistungsverlust von 59% führt zu einer Erwärmung des Instruments, die bei Eingriffen am Patienten berücksichtigt werden muß.

Tab. 2. Leistungsverlust im Waveguide

Am Laser eingestellt	11.0 W
Am Spiegelarm-Ausgang	9.8 W (-11%)
An der 90°-Ankopplung	8.4 W (-24%)
Am geraden Waveguide	5.4 W (-51%)
Waveguide mit Spiegel	4.5 W (-59%)

Der endonasale Einsatz des neuentwickelten Endoskops wurde in Silikonschläuchen mit einem Innendurchmesser von 7 mm und in einem Papprohr, Innendurchmesser 8 mm, simuliert. Trotz erheblicher Rauchentwicklung konnten aufgrund der integrierten Rauchabsaugung optisch gut zu kontrollierende Einschüsse von 1.5 mm Durchmesser gesetzt werden. Die klinische Anwendung des Nasenendoskops zur Muschelverkleinerung mit dem CO_2-Laser über den Waveguide steht unmittelbar bevor.

Literatur

Lippert BM, Werner JA: Reduction of Hyperplastic Turbinates with the CO_2-Laser. in: Rudert H, Werner JA: Lasers in Otorhinolaryngology and in Head and Neck Surgery. Adv Otorhinolaryngol Vol 49, Karger Verlag, Basel 1995, 118-121

Lippert BM, Werner JA: Nd:YAG-Laserlicht-induzierte Nasenmuschelreduktion. Laryngo-Rhino-Otol 75 (1996) 523-528

Fukutake T, Yamashita T, Tomoda K, Kumazawa T: Laser Surgery for Allergic Rhinitis. Arch Otolaryngol Head Neck Surg Vol 112 (1986) 1280-1282

Kawamura S, Fukutake T, Kubo N, Yamashita T, Kumazawa T: Subjective Results of Laser Surgery for Allergic Rhinitis. Acta Otolaryngol (Stockh) Suppl 500(1993)109-112

Werner JA, Rudert H: Der Einsatz des Nd:YAG-Lasers in der Hals-, Nasen-, Ohrenheilkunde. HNO 40(1992)248-258

Der Einsatz des CO_2-Lasers bei der Therapie nasaler Obstruktionen durch Hyperplasie der Nasenmuscheln

S. Pätz, E. F. Meister
Klinik und Poliklinik für Hals-, Nasen-, Ohrenheilkunde / Plastische Operationen der Universität Leipzig. Direktor: Univ.-Prof. Dr. F. Bootz

Die Behinderung der Nasenatmung durch Hyperplasie der unteren Nasenmuscheln (Abb.1) ist ein häufiges Krankheitsbild in der Praxis des HNO-Arztes. Neben vasomotorischen, allergischen oder konstitutionellen Hyperplasien können auch knöcherne Variationen der Nasenmuscheln zu erheblichen Einschränkungen des nasalen Flows führen. Oftmals ist anamnestisch ein ausgeprägter Nasentropfenabusus nachweisbar. Die Vorstellung beim HNO-Arzt erfolgt häufig erst bei fehlender Wirkung der konservativen Behandlung. Kennzeichnend für diesen Zustand der nasalen Schleimhaut ist eine livide ödematöse Schwellung der unteren Nasenmuscheln mit nachhaltiger Schädigung des Flimmerepithels durch beginnende metaplastische Umwandlungen.

In der Literatur sind neben nichtinvasiven Therapiemöglichkeiten (medikamentös, Akupunktur) zahlreiche operative Verfahren beschrieben (Muschelkappung, subperiostale Konchektomie, Hochfrequenz-Elektrokoagulation ect.) [1]. Dabei hat sich die Anwendung der Lasertherapie in den letzten Jahren besonders etabliert; Erfahrungen liegen zum Argon-, Nd:YAG-und CO_2-Laser vor [4,5,6,7]. FUKUTAKE et al.[2] benutzen den Laserstrahl nicht allein zur Verkleinerung der hyperplastischen Nasenmuscheln, sondern auch zur Unterdrückung allergischer Reaktionen durch eine oberflächliche Narbenbildung. JOVANOVIC und DOKIC (1995) analysierten die nasale Lavage nach Allergenprovokation vor und nach Nd:YAG-Laser-Therapie der unteren Nasenmuscheln und konnten keine signifikante Veränderung des Mediatorenniveaus (Bradykinin, Histamin, TAME-Esterase-Aktivität) nachweisen [3].

Methodisches Vorgehen

Seit 1991 wurden 466 Patienten mit Hyperplasien der unteren Nasenmuscheln durch eine Laser-Muschelkaustik behandelt. Es kam hierbei ein CO_2-Laser, SL25 der Firma Limmer zum Einsatz. Als Betriebsart wurde vorwiegend der Superpulsmodus mit einer Superpulsleistung von 5 bis 8 W ausgewählt. Zur Auswertung kamen nur die ambulanten Eingriffe in Lokalanästhesie. Der Altersgipfel unserer Patienten lag im vierten Dezennium. Der jüngste Patient war 8 Jahre, der älteste 70 Jahre. Zur präoperativen Diagnostik wurden neben dem klinischen Befund eine

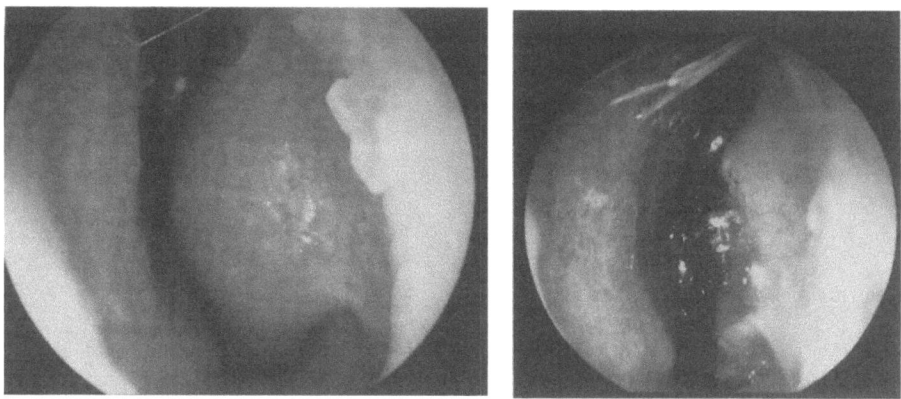

Abb. 1. Hyperplastischer Muschelkopf (a) vor und (b) nach CO2-Lasertherapie mit 5 Watt Superpuls

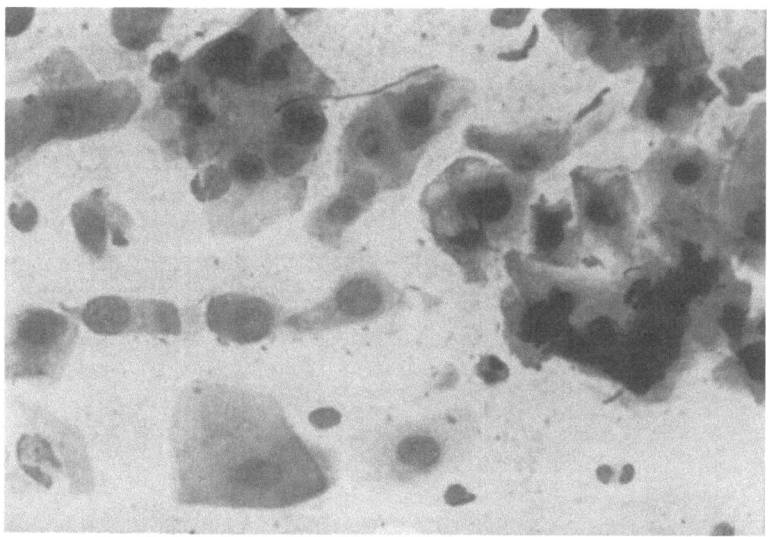

Abb. 2. Zytologieabstrich der unteren Nasenmuschel nach Papanicolaou gefärbt

(Abb.2). Anhand histologischer Präparate (untere Nasenmuschel) wurden die laserbedingten Gewebsinteraktionen kontrolliert (Abb.3). 75 Patienten erschienen zu mindestens einer Nachkontrolle bzw. übermittelten ihren subjektiven Eindruck anhand eines Fragebogens.

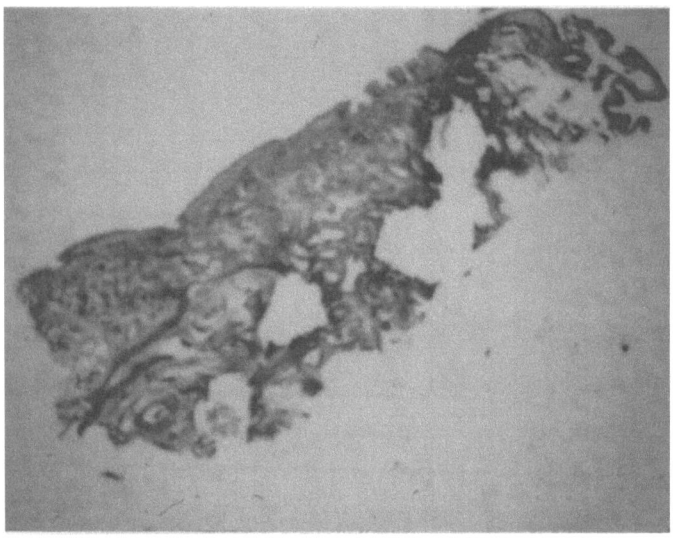
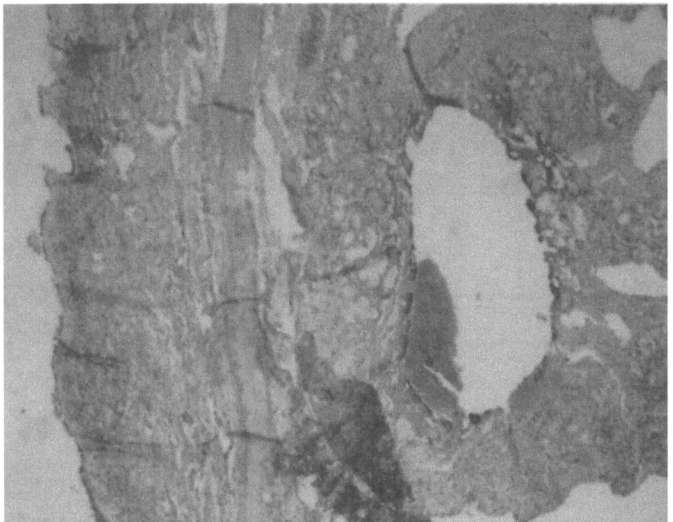

Abb 3. Nasenmuschelpräparat. Subepithelial aufgeweiteter Brennkanal mit schmaler Karbonisationszone. HE-Färbung, 100 fache Vergrößerung (a), 200 fache Vergrößerung (b)

Ergebnisse

Von den 75 nachuntersuchten Patienten gaben 56 (75%) eine deutliche Verbesserung der Nasenatmung nach mindestens einem Jahr an. 17 Patienten (22%) konnten keine deutliche Veränderung feststellen und 2 Patienten (3%) gaben eine Verschlechterung an. Rhinomanometrisch verbesserte sich bei 37 von 61 Patienten (61%) der nasale

Flow mindestens um 15%. Bei den restlichen 14 Patienten blieb das rhinomanometrische Ergebnis nahezu unverändert. Die subjektive Verbesserung der Nasenatmung wurde besonders von unseren Allergiepatienten in Form einer verminderten wäßrigen Rhinorrhoe und weniger Niesattacken beschrieben. Als mögliche Ursachen sind neben der Verkleinerung der Schleimhautoberfläche, die umschriebene Vernarbung mit eingeschränkter Schleimhautperfusion zu nennen. Anhand der prä-und postoperativ entnommenen Schleimhautzytologien mit Färbung nach Papanicolaou zeichnete sich durch semiquantitative Bestimmung eine Verminderung des Becherzellgehaltes ab. Hierin ist eine weitere Ursache für den nachlassenden Fließschnupfen und die subjektive Verbesserung der Nasenatmung zu sehen.

Die kurze Operationsdauer von ca.15 Minuten wurde von allen Patienten gut toleriert. Nachblutungen sind eher selten aufgetreten und sistierten meist spontan im Laufe der einstündigen Nachkontrolle. Der postoperative Verlauf mit Schwellungen und Verborkungen dauerte durchschnittlich ein bis zwei Wochen an. Von den meisten Patienten wurde bereits nach einer Woche ein Verbesserung der Nasenatmung angegeben. Ein Riechverlust oder eine atrophe Rhinitis wurde bei unseren Patienten nicht beobachtet. In einem Fall kam es zu einer einseitigen narbigen Verengung des Vestibulum nasi mit rhinomanometrisch objektivierbarer Nasenatmungsbehinderung.

Nach unseren Erfahrungen waren die Patienten mit einer Operation eher unzufrieden, bei denen bereits präoperativ relativ normale bzw. grenzwertige rhinomanometrische Befunde bestanden. Ähnliche Beobachtungen wurden von BACHMANN und BACHERT [1] vor und nach Nasenseptumoperationen gemacht.

Die CO_2-Laser-Behandlung zur Verkleinerung der hyperplastischen Nasenmuscheln stellt insgesamt einen ambulant gut durchführbaren und (abgesehen von den Anschaffungskosten) kostengünstigen Eingriff mit guter Wirksamkeit dar.

Literatur

1 Bachmann W, Bachert C (1987) Die behinderte Nasenatmung. Ein diagnostisches Vademecum. Dustri, München
2 Fukutake T, Kumazawa T, Naramura A (1987) Laser surgery for allergic rhinitis. AORN Journal 46,4 : 756-761
3 Jovanovic S, Dokic D (1995) Nd:YAG-Laserchirurgie in der Behandlung der allergischen Rhinitis. Laryngo-Rhino-Otol. 74: 419-422
4 Rudert H (1988) Laser-Chirurgie in der HNO-Heilkunde. Laryngol. Rhinol.Otol.67:261-268
5 Saito S (1993) CO_2laser vaporization of nasal mucosa in patients with allergic rhinitis. Head Neck Surg. 65/10: 871-876
6 Selkin SG (1985) Laser turbinectomy as an adjunct to rhinoseptoplasty. Arch.Otolaryngol. 111:446-449
7 Werner JA, Rudert H (1992) Der Einsatz des Nd:YAG-Lasers in der Hals-,Nasen-Ohrenheilkunde. HNO 40:248-258

Akustische Eigenschaften alloplastischer Mittelohrimplantate

M. Bärmann, N. Stasche, K. Hörmann, H.J. Foth
HNO-Klinik, Westpfalz-Klinikum Kaiserslautern, Hellmut-Hartert-Str. 1
D-67655 Kaiserslautern

Einleitung

Bei der hörverbessernden Chirurgie stand in den vergangenen Jahren die Entwicklung neuer Cochlear- und Hirnstammimplantate im Mittelpunkt des Interesses, doch auch auf dem Gebiet der rekonstruktiven Mittelohrchirurgie hat es insbesondere durch die Einführung neuer Mittelohrimplantate beachtliche Fortschritte gegeben. Das Angebot verschiedenster Materialien und Bauformen der alloplastischen Implantate ist kaum noch zu überschauen, es haben sich jedoch vor allem künstliche Gehörknöchelchen aus Metall und Keramik durchgesetzt. Die Forschung hat sich dabei fast ausschließlich auf die biologischen, biochemischen und biomechanischen Eigenschaften der Mittelohrimplantate konzentriert. Ziel der vorgestellten Studie war es, die akustomechanischen Eigenschaften verschiedener Implantatmaterialien und Implantatformen am Felsenbein mittels einer Laser-Doppler-vibrometrischen Schwingungsanalyse des Trommelfells und der Ossikel zu untersuchen.

Material und Methode

Zwölf frisch entnommene Felsenbeinpräparate wurden mastoidektomiert, sodaß nach Eröffnung des sogenannten Chorda-Facialis-Winkels ein weiter Einblick von hinten in das Mittelohr möglich war. Anschließend wurde, wie aus dem schematischen Versuchsaufbau zu entnehmen ist (Abb. 1), unter akustischer Reizung mit Weißem Rauschen (90 dB SPL, Frequenzbereich bis 10 kHz) mittels eines Laser-Doppler-Vibrometers über eine speziell entwickelte Linse [1] die Schwingung am Umbo respektive Stapesköpfchen analysiert. Die gewonnenen Daten wurden fouriertransformiert und nach Integration über die Zeit in ein Amplitudensignal überführt. Zunächst wurden dabei sechs Felsenbeine auf die Auswirkungen von Kettenfixierungen und -unterbrechungen untersucht, in einer zweiten Serie erfolgten die Untersuchungen verschiedener Mittelohrimplantate.

Ergebnisse

Die Variation der Hauptresonanz-Schwingungsamplituden am Felsenbeinumbo nach Mittelohrmanipulationen führte bei einer Kettenunterbrechung im Vergleich zur intakten Kette zu einer Resonanzüberhöhung von durch-schnittlich 3,5 dB. Hammerkopf- und Stapesfixierungen führten zu einer Erniedrigung, ein Paukener guß zu einem völligen Verschwinden der Resonanzfrequenz. Diese Ergebnisse waren an allen sechs Felsenbeinen sehr gut reproduzierbar (Abb. 2).

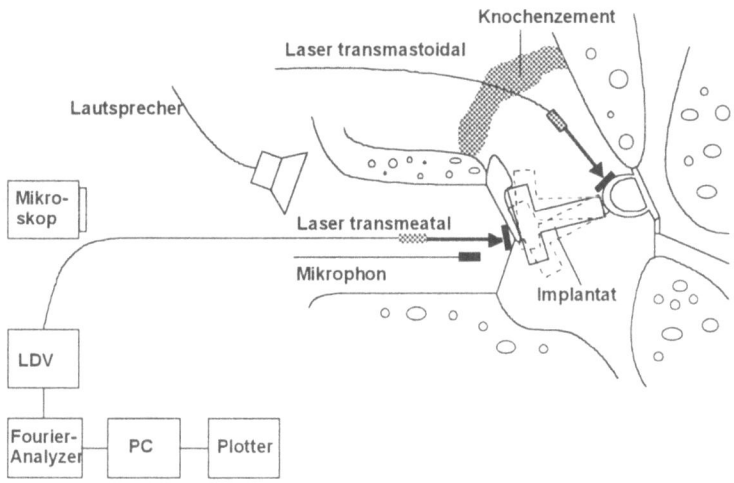

Abb. 1. Schematischer Versuchsaufbau

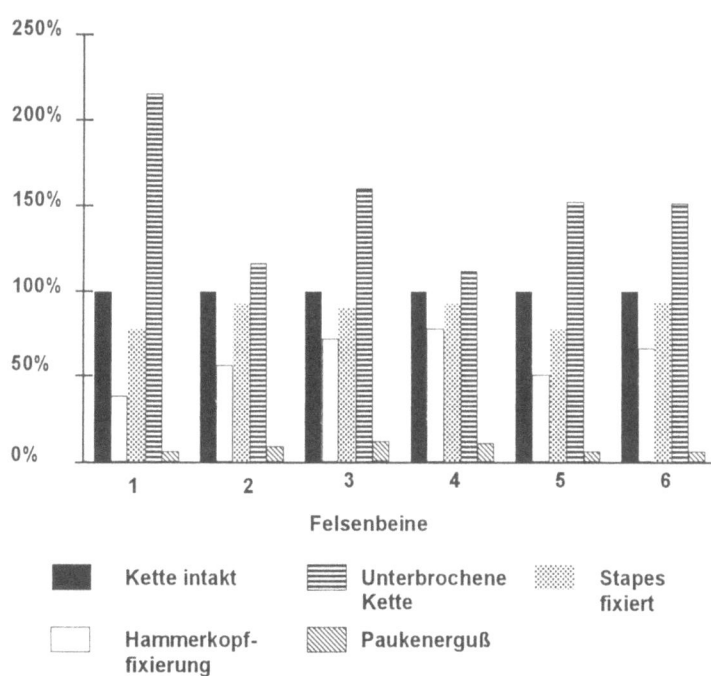

Abb. 2. Simulierte Mittelohrerkrankungen. Variation der Umbo-Auslenkungsamplituden von 6 Felsenbeinpräparaten (intakte Kette = 100%).

Bei den sich anschließenden Felsenbeinstudien zur operativen Kettenrekonstruktion wurden bisher vier verschiedene Ossikel untersucht: der felsenbeineigene Amboß sowie Prothesen aus Hydroxylapatit, Gold und Glaskeramik. Die Implantate wurden im Sinne einer Malleo-Stapedopexie eingesetzt, wobei der Einspannungsdruck durch Verkanten der Prothese zwischen Implantatlager und Trommelfell variiert wurde. Bei der Dopplervibrometrischen Schwingungsmessung am Stapesköpfchen (nach sekundärem Verschließen des Mastoides mit Wachs) zeigte sich die größte Resonanzüberhöhung und damit die beste akustische Transmission bei relativ lockerer Einspannung des Amboß und der Implantate. Eine straffe Einspannung der Ossikelprothesen resultierte im nahezu vollständigen Verschwinden der Resonanzfrequenz.

Der Vergleich von vier verschiedenen Implantaten bei niedrigem Einspannungsdruck mit der intakten Kette zeigte bei letzterer mit inem Amplitudenmaximum von etwa 30 nm bei Reizung mit 90 dB SPL mit Abstand die größte Resonanzüberhöhung, gefolgt vom felsenbeineigenen Amboß. Die weiteren Implantate (Gold, Hydroxylapatit, Glaskeramik) zeigten eine deutlich niedrigere Auslenkung mit einer gewichtsabhängigen Verschiebung der Hauptresonanz zu den niedrigeren Frequenzen hin (Abb. 3). Die akustomechanischen Eigenschaften der gemessenen Implantate wurden insgesamt wesentlich stärker durch eine Veränderung des Einspannungsdruckes als durch die Variation von Masse oder Form der Implantate beeinflußt.

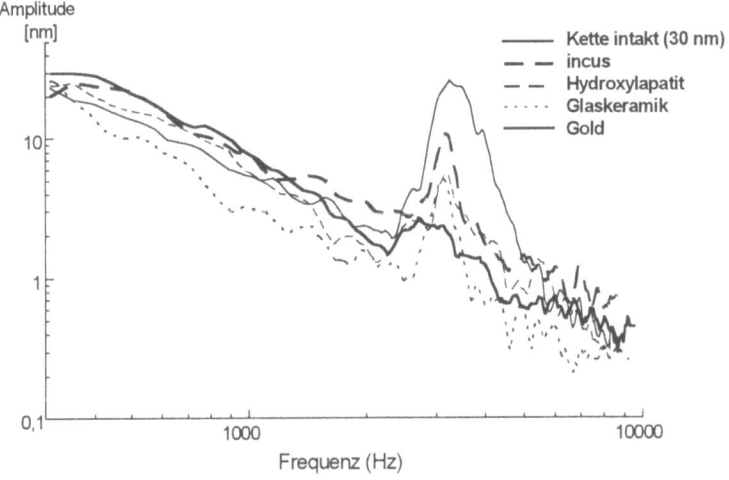

Abb. 3. Stapesauslenkung bei niedrigem Einspannungsdruck (eigener Amboß, Hydroxylapatit-, Glaskeramik- und Gold-prothesen als Columella im Vergleich zur intakten Kette)

Diskussion

Johannsen [2] beschrieb bereits 1948 den Einfluß von Masse, Steifheit und Reibung auf die Impedanz des Mittelohres, was kürzlich von Meister et al. [3] am Mittelohrmodell Laser-Doppler-vibrometrisch bestätigt werden konnte. So führte eine Massebelastung des

Systems zu einer Verschiebung der Hauptresonanz in den tieferfrequenten Bereich, während eine größere Steifheit die Transmission hoher Frequenzen verbessert. In der vorgestellten Felsenbeinstudie konnte der theoretisch postulierte Masseeinfluß z.B. anhand des leichten Amboß im Vergleich zur relativ schweren Goldprothese ebenfalls bestätigt werden. Eine höhere Steifheit, das heißt eine straffere Einspannung der Implantate, führte bei den sechs bisher gemessenen Felsenbeinen jedoch nicht zu der geforderten Verschiebung der Hauptresonanz in den höheren Frequenzbereich, sondern lediglich zu deren Abflachung. Dies hat klinisch jedoch nur eine untergeordnete Bedeutung, da in der Mittelohrchirurgie aufgrund des halboffenen Implantatlagers mit einem nur locker antamponierten Trommelfell die experimentell erzeugten hohen Einspannungsdrücke ohnehin nicht erreicht werden. Die Variation des Einfallswinkels des Laserstrahles spielte bei den Felsenbeinuntersuchungen keine wesentliche Rolle, was Rodriguez [4] bestätigt, der bei einer Abweichung des Meßstrahls von ± 40° lediglich eine Resonanzänderung von maximal ± 2,5 dB fand.

Zusammengefaßt liegen die wesentlichen Nachteile der beschriebenen Meßmethode neben der schwierigen Standardisierung am Felsenbein in einer relativ geringen interindividuellen Reproduzierbarkeit der Schwingungsamplituden mit Abweichungen von ca. 10 dB im Hauptresonanzbereich und in der derzeitigen Beschränkung der klinischen Anwendung der LDV auf das Mittelohrsystem. Vorteile bietet die LDV in der Otologie durch die experimentell und auch klinisch [5] nutzbare, hochsensitive und berührungsfreie Schwingungsanalyse des Mittelohres. Hierbei können zahlreiche Transmissionsstörungen und Mittelohrerkrankungen sowie der Erfolg der hörverbessernden Chirurgie mit einer sehr hohen intraindividuellen Reproduzierbarkeit beurteilt werden.

Literatur
1. Foth HJ, Huthoff C, Stasche N, Hörmann K: Measuring the motion of the human tympanic membrane by laser-Doppler-vibrometry: SPIE Vol 1994;2083:250-252.
2. Johannsen H: Relation of audiograms to the impedance formula. Acta Otolaryngol (Stockh) Suppl 1948; 74:65
3. Meister H et al: Ein Meßsystem zur Überprüfung des akustomechanischen Übertragungsverhaltens von Mittelohrimplantaten. HNO 1997; 45:81-85
4. Rodriguez J et al: Laser interferometric vibration measurements of the middle ear in healthy humans. SPIE 2628; 25
5. Stasche N, Foth HJ, Hörmann K, Baker Antonio, Huthoff C: Middle ear transmission disorders - tympanic membrane vibration analysis by laser-Doppler-vibrometry. Acta Otolaryngol (Stockh) 1994;114:59-63.

Low-Level-Lasertherapie des Innenohres: Eine dosimetrische Analyse der menschlichen Cochlea

S. Tauber, W. Beyer[1], R. Baumgartner[1], J. Feyh, E. Kastenbauer
Klinik- und Poliklinik für Hals-Nasen-Ohrenheilkunde und [1]Laser-Forschungslabor, Urologische Klinik, Klinikum Großhadern, Ludwig-Maximilians-Universität, München, FRG

Einleitung

Die Anwendung niederenergetischen Laserlichtes (Low-Level-Lasertherapie, Laser-Biostimulation) zur Bestrahlung des kochleo-vestibulären Systems könnte ein sinnvolles Therapieverfahren bei komplexen Innenohrfunktionsstörungen darstellen. In-vitro-Untersuchungen zur Low-Level-Lasertherapie aus dem Laser-Forschungslabor und aus der Literatur haben gezeigt, daß Laserlichtenergie vorwiegend in Wellenlängenbereichen von $\lambda=600-800nm$ bei Lichtdosen von $1-10J/cm^2$ eine Änderung der Zellproliferation, Proteinsynthese, Zellmotilität sowie weiterer zellbiologischer bzw. zellphysiologischer Parameter bewirken kann [1-4]. Es wurden eine deutliche Zellspezifität sowie eine Abhängigkeit von der Dosierung des Laserlichtes beobachtet.

In bisherigen klinischen Studien wurde eine niederenergetische Laserbestrahlung mit und ohne kombinierter intravenöser Applikation von Gingkoextrakten zur Behandlung von chronischem Tinnitus untersucht [5-8]. Die Laserbestrahlung erfolgte dabei auf der Hautoberfläche im Bereich der Mastoidregion mit Bestrahlungsrichtung analog dem Röntgenstrahlengang nach Schüller-Technik [5-7]. Es wurden auch Bestrahlungen im äußeren Gehörgang vorgenommen in der Absicht, eine höhere Transmission des Laserlichtes zur Cochlea zu erreichen [8]. Definierte Zielgrößen für die zu applizierenden Lichtdosen wurden nicht festgelegt [5-8]. Lediglich für die Mastoidbestrahlungen wurden zum Teil entsprechende lichtdosimetrische Analysen zur Bestimmung der Transmission und der notwendigen Bestrahlungsparameter durchgeführt [6]. Die Ergebnisse der In-vitro-Untersuchungen demonstrieren die Notwendigkeit einer zuverlässigen Lichtdosimetrie für Cochleabestrahlungen, für die aufgrund der komplexen anatomischen Gegebenheiten eine lichtdosimetrische Analyse der Cochlea erforderlich ist, die eine Beziehung zwischen der äußerlich eingestrahlten und der in die Cochlea transmittierten Lichtdosis herstellt. Das Ziel der Studie war die Bestimmung der Raumbestrahlungsstärke (Lichtleistung pro Querschnittsfläche einer infinitesimalen Detektorkugel) an verschiedenen Stellen innerhalb der menschlichen Cochlea ex vivo bei unterschiedlichen Einstrahlungsverhältnissen.

Methodik

Für unsere Studien verwendeten wir anatomische Formalin-konservierte menschliche Felsenbeinpräparate (n=15) mit regelrechter Darstellung der anatomischen Strukturen (Mastoid, äußerer Gehörgang, Trommelfell, Tympanon, Labyrinth, innerer Gehörgang). Nach Voruntersuchungen mithilfe der Ohrmikroskopie und der hochauflösenden Felsenbein-Computertomographie wurde unter mikroskopischer Kontrolle der innere Gehörgang freipräpariert und durch Abtragung der knöchernen Strukturen mithilfe eines Felsenbeinbohrers erweitert. Die Cochlea wurde aus retrokochleärer Richtung eröffnet und das häutige Labyrinth innerhalb der Cochleawindungen vollständig entfernt. Das ovale Fenster mit Steigbügelplatte, die Bogengänge, das Tympanon, das Trommelfell sowie das Mastoid blieben unversehrt.

Die Laserbestrahlung erfolgte mit verschiedenen Lichtleitertypen (Mikrolinsenstrahler, isotroper Strahler), Lichtleiterpositionierungen (Distanzen von 1/1.5/2cm vom Trommelfell, Trommelfellquadranten, Mastoidbereich) und Wellenlängen (Helium-Neon-Laser, λ=612nm, λ=633nm; Dioden-Laser, λ=805nm). Gemessen wurde die Bestrahlungsstärke, die bedingt durch die Transmission des Lichtes an verschiedenen Stellen der Cochleawindungen in retrokochleärer Richtung abgestrahlt wurde. Dazu wurde eine Glasfaser mit angeschlossenem Detektor (Lichtleistungsmeßgerät) auf die zu untersuchende Stelle aufgesetzt. Zur Kalibrierung wurde eine ebene Fläche mit bekanntem Rückstreuvermögen von 95% mit einer bekannten Bestrahlungsstärke beleuchtet und mit der Detektorfaser vermessen. Das Detektorsignal war dabei, wie für einen Lambert-Strahler zu erwarten, in gewissen Grenzen unabhängig von Abstand und Orientierung der Detektorfaser. Zur Positionierung der Detektorfaser wurden innerhalb der Cochleawindungen zwölf Meßpunkte im Abstand von jeweils 90° definiert, d.h. vier Einzelmeßpunkte für jede einzelne Windung. Zur Vermeidung von Meßfehlern durch Streulicht wurden die Messungen in einem abgedunkelten Raum durchgeführt. Die gemessenen Bestrahlungsstärken unterscheiden sich um einen Geometriefaktor von den Raumbestrahlungsstärken. Bezüglich einer intakten Cochlea sind aufgrund des Brechungsindexsprungs und der fehlende Rückstreustrahlung in der eröffneten Cochlea weitere Faktoren zu berücksichtigen. Anhand von Simulationsrechnungen zur Lichtverteilung mittels Monte-Carlo-Verfahren wurden diese Faktoren und damit die entsprechenden Raumbestrahlungsstärken ermittelt.

Ergebnisse

Bei Bestrahlung der einzelnen Trommelfellquadranten I-IV im Abstand von 1cm (Mikrolinsensonde; λ=633nm) ergaben sich für die unteren Trommelfellquadranten II mit 0.062 ± 0.023mW/cm² und III mit 0.079 ± 0.034mW/cm² deutlich höhere mittlere kochleäre Bestrahlungsstärken als für die oberen Quadranten I mit 0.019 ± 0.007mW/cm² und IV mit 0.022 ± 0.005mW/cm². Die angegebenen Werte (MW±SEM) beziehen sich auf 1mW eingestrahlte Lichtleistung. Bei zentraler Positionierung der Lichtleiter im äußeren Gehörgang zeigte die Analyse der Einzelmeßpunkte ein inhomogenes Verteilungsmuster der Bestrahlungsstärken mit ausgeprägter Variation zwischen Minima (0.014±0.002mW/cm²) und Maxima (0.118±0.023mW/cm²; für λ=633nm, Trommelfelldistanz 1cm). Das räumliche Verteilungsmuster war bei allen verwendeten Wellenlängen qualitativ gleich. Bei größeren Wellenlängen ergaben sich erwartungsgemäß aufgrund der größeren Lichttransmission größere Bestrahlungsstärken. Die Distanz zwischen Trommelfell und Lasersonde hatte im untersuchten Bereich von 1-2cm nur geringen Einfluß auf die gemessenen Bestrahlungsstärken. Die Verwendung des isotropen Strahlers ergab gegenüber dem Mikrolinsenstrahler geringere Unterschiede der Bestrahlungsstärken zwischen Minimal- und Maximalwerten in der Cochlea.

Bei Bestrahlung des Mastoidbereiches wurde eine extrem geringe Licht-Transmission innerhalb der Cochlea ermittelt. Aus den klinisch verwendeten Bestrahlungszeiten [5-7] wurde eine maximale kochleäre Raumbestrahlungsstärke von ca. 0.003 J/cm² kalkuliert (Dioden-Laser, λ=805nm).

Bei Positionierung der Lasersonde in den äußeren Gehörgang ergab sich gegenüber der Mastoidposition eine etwa 1000fach höhere Transmission von ca. 3-20% abhängig von der jeweiligen Wellenlänge, der Detektorposition sowie der Trommelfelldistanz.

Diskussion

Die Ergebnisse bei Bestrahlung der einzelnen Trommelfellquadranten korrelieren deutlich mit den anatomischen Gegebenheiten, da das Promontorium und damit die Anteile der Cochlea vornehmlich im Strahlengang bei Positionierung auf die unteren Trommelfellquadranten lokalisiert ist. Dieses Ergebnis weist auf eine direkte Licht- bzw. Strahlenübertragung über das Tympanon in Richtung Promontorium hin. Bei der Mastoidbestrahlung konnten Transmissionen ermittelt werden, die nach Kalkulation mit den verwendeten Bestrahlungszeiten hochsignifikant unterhalb der bisher diskutierten Biostimulationsdosis von 1-10J/cm² liegen, eine therapeutische Intervention durch Laserlicht in den bisherigen Studien bleibt damit fraglich [5-7]. Bei Bestrahlung des Trommelfells ist eine therapeutische Intervention orientierend an den bisher gültigen Biostimulationsdosierungen wahrscheinlicher als bei der Mastoidbestrahlung.

Die ausgeprägte räumliche Variation der gemessenen Transmissionswerte innerhalb der Cochlea bei Trommelfellbestrahlung muß bei der klinischen Anwendung berücksichtigt werden. Den einzelnen Meßpunkten kann eine entsprechende Frequenzverarbeitung von Schallwellen analog zur Tonotopie der Cochlea zugeordnet werden. Mithilfe der vorliegenden Daten könnte die Lichtenergie ermittelt werden, die äußerlich zu applizieren ist, um eine bestimmte Lichtdosis am Manifestationsort der Schädigung innerhalb der Cochleawindungen entsprechend dem Bereich der betroffenen Frequenzen zu erzielen und eine zuverlässige therapeutische Laseranwendung zu gewährleisten. In vivo sind jedoch zusätzlich Unterschiede zur Ex-vivo-

Situation aufgrund des Einflusses von Blutversorgung, Weichteilstrukturen und flüssigkeitsgefüllten Räumen zu berücksichtigen.
Das Ziel weiterer präklinischer Untersuchungen sind zellphysiologische und zellbiologische In-vitro-Analysen zu Wirksamkeit und Wirkungsmechanismen niederenergetischen Laserlichtes.

Literatur
1. Basford JR: Low intensity laser therapy: Still not an established clinical tool. Laser Surg Med 16: 331-342, 1995
2. Belkin M, Schwartz M: Evidence for the existence of low-energy laser bioeffects on the nervous system. Neurosurg Rev 17: 7-17, 1994
3. Sroka R, Fuchs C, Schaffer M, Schrader-Reichardt U, Busch M, Pongratz T, Baumgartner R: Biomodulation effects on cell mitosis after laser irradiation using different wavelengths. Laser Surg Med, Supplement 9: 6, 1997
4. Schaffer M, Sroka R, Fuchs C, Schaffer PM, Busch M, Dühmke E: Biomodulative effects induced by 805 nm laser light irradiation of normal and tumor cells. J Photochem Photobiol B: Biol, zur Veröffentlichung angenommen
5. Plath P, Olivier J: Results of combined low-power laser therapy and extracts of Gingko biloba in cases of sensorineural hearing loss and tinnitus. Adv Otorhinolaryngol 49: 101-104, 1995
6. v. Wedel H, Calero L, Walger M, Hoenen S, Rutwalt D: Soft laser/Gingko therapy in chronic tinnitus. A placebo-controlled study. Adv Otorhinolaryngol 49: 105-108, 1995
7. Partheniadis-Stumpf M, Maurer J, Mann W: Soft laser therapy in combination with tebonin i.v. in tinnitus. Laryngo-Rhino-Otol 72: 28-31, 1993
8. Shiomi Y, Takahashi H, Honjo I, Kojima H, Naito Y, Fujiki N: Efficacy of transmeatal laser irradiation on tinnitus: a preliminary report. Auris Nasus Larynx 24: 39-42, 1997

Laserinduzierte Schäden an Trommelfellen

H.-J. Foth, S. Färber, A. Gauer* und R. Wagner*
Fachbereich Physik, Universität Kaiserslautern, D-67663 Kaiserslautern
*Abteilung für Pathologie, Westpfalz-Klinikum, D-67655 Kaiserslautern

1 Einleitung

Der Einsatz von Laser-Doppler-Vibrometern zur Detektion der Bewegungen der Gehörknöchelchen im menschlichen Mittelohr zeichnet sich als erfolgversprechende Methode ab, um Erkrankungen nicht invasiv zu erkennen [1]. Hierzu wird der Strahl eines He-Ne-Lasers durch den äußeren Gehörgang geleitet und auf den Umbo des Trommelfells fokussiert. Das rückgestreute, aufgrund des Doppler-Effektes frequenzverschobene Licht wird in ein Interferometer eingekoppelt. Neben der Lösung einer Reihe von technischen Problemen [2], muß für den Einsatz dieser Meßmethode bei lebenden Menschen natürlich sichergestellt sein, daß der verwendete Laserstrahl keine Gefahr für das Trommelfell darstellt; d.h. die verwendeten Laserparameter, wie Wellenlänge $l = 633$ nm , Leistung $L = 1$ mW, Fleckdurchmesser $D = 40$ µm und Leistungsdichte $I = 80$ W/cm^2, dürfen nicht zu einer Koagulation oder Perforation führen.

2 Versuchsdurchführung

2.1 Apparativer Aufbau

Für die Bestrahlung der Trommelfelle wurde ein Ar$^+$-Laser-gepumpter, kontinuierlicher Farbstofflaser (Coherent 699-21) eingesetzt, dessen Wellenlänge auf 633 nm abgestimmt wurde. Die Über-prüfung der Wellenlänge erfolgt mit einem Michelson-Interferometer. Die Bestrahlungszeit der Trommelfelle wurde mit Hilfe eines elektromagnetisch gesteuerten, mechanischen Schalters auf $60 \pm 0,1$ s festgelegt. Die Emissionsleistung des Lasersystems wurde auf $L = 1$ Watt konstant gehalten, um einen stabilen Betrieb des Lasers zu gewährleisten; die auf die Trommelfelle eingestrahlte Leistung wurde mit zwei gegeneinander drehbare Nicol´sche Prismen stufenlos auf den gewünschten Wert eingestellt. Mit einer Linse der Brennweite $f = 100$ mm wurde der Laserstrahl auf die Trommelfelle fokussiert und dabei ein Fleckdurchmesser (FWHM) von 40,2 µm erreicht, der genau dem des Strahles des Laser-Doppler-Vibrometers entspricht. Der Fleckdurchmesser wurde mit einem Mikroskop-Objektiv und einer CCD-Kamera präzise ausgemessen. Der so verwendete Aufbau ermöglichte es, Leistungsdichten bis zu 80 kW/cm^2 zu applizieren.

2.2 Gewebeproben
Es wurden frische, höchstens 4 Stdn. postmortem alte Schweinetrommelfelle verwendet, die so herauspräpariert wurden, daß sie von einem intakten Knochen umgeben waren. Hierdurch konnten sie freistehend, ohne Kontakt zu einer Unterlage positioniert werden; auf diese Weise wurde ausgeschlossen, daß indirekte, über eine erwärmte Unterlage verursachte Schäden, die Meßwerte verfälschten. Insgesamt wurden 24 Trommelfelle bestrahlt.

2.3 Histologische Untersuchung
Unmittelbar nach der Laserbestrahlung wurden die Trommelfelle in Formalinlösung konserviert. Die später hergestellten Dünnschnitte wurden nach einer HE-Färbung lichtmikroskopisch beurteilt.

3 Ergebnisse
Wie auf der Abb. 1 dargestellt waren die experimentellen Ergebnisse sehr eindeutig. In keinem von 9 Fällen ergab die Applikation von bis zu 7,1 kW/cm^2 eine Schädigung während der Bestrahlungszeit von 60 s. Auf der anderen Seite wurde in allen 17 Fällen, in denen Leistungsdichten von 8,2 kW/cm^2 und mehr eingesetzt wurden, eine Schädigung erzeugt. Die Schädigung war hierbei in allen Fällen eine Perforation mit einem konusförmig größer werdenden Koagulationssaum. Auf der Auftrefffläche des Laserstrahls war der Koagulationssaum mit 100-200 µm noch recht dünn. Zur Austrittsfläche hin vergrößerte er sich auf einen Gesamtdurchmesser von 1 mm. Das Perforationsloch hatte einen Durchmesser in der Größenordnung des Laserstrahldurchmessers.

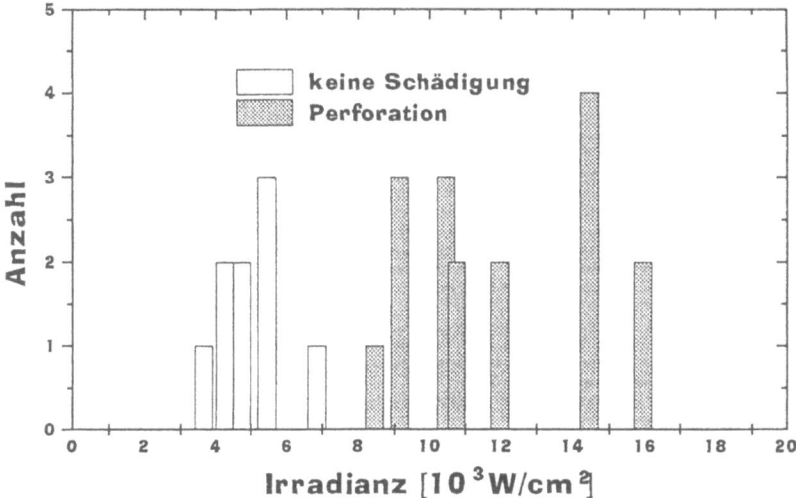

Abb. 1. Experimentelle Ergebnisse

4 Diskussion

Das Verhältnis von 80 W/cm^2, die bei der Laser-Doppler-Vibrometrie verwendet werden und der Schwelle für laserinduzierte Schäden bei 7100 W/cm^2 zeigt, daß in diesem Fall von dem Meßstrahl des Laser-Doppler-Vibrometers keine Gefahr ausgeht. Die Aussage beruht darauf, daß die Ergebnisse, die mit toten Schweinetrommelfellen erhalten wurden, auf lebende menschliche Trommelfelle übertragbar sind. Folgende Punkte sind hierbei zu beachten: Menschliche Trommelfelle sind mit einer Dicke von 80-100 µm quasi doppelt so dick wie Schweinetrommelfelle (d = 40 µm); dieses bedeutet eine längere Absorptionsstrecke aber auch eine höhere mechanische Stabilität und eine größere Wärmekapazität. Die Schädigungsschwelle sollte bei den dickeren Trommelfellen also eher zu höheren Werte verschoben sein. Außerdem besitzt das lebende Gewebe einen Kühlmechanismus durch die Blutzirkulation, der eine Erwärmung des Gewebes reduziert. Die Schädigungsschwelle für lebende menschliche Trommelfelle sollte somit deutlich oberhalb von 7,1 kW/cm^2 liegen.

Interessant ist die Beobachtung, daß in allen Fällen, in denen eine laserinduzierte Schädigung auftrat, diese massiv war, d.h. es wurde nie eine einfache koagulierte Stelle entdeckt, sondern stets eine vollständige Perforation mit umgebenden, sich in das Gewebe hinein verbreiternden Koagulationssaum beobachtet. Zur Erklärung wurde folgendes Modell entwickelt: Das Laserlicht wird beim Durchgang durch ein unverändertes Trommelfell quasi nicht absorbiert sondern nur gestreut. Ab einer Leistungsdichte von 7,1 kW/cm^2 kommt es während der Bestrahlungszeit von 60 s zu einer zunächst geringen Temperaturerhöhung. Dieses führt zu einer Erhöhung des Streukoeffizienten, mit der Konsequenz, daß Laserphotonen in dem Gewebe eine längere Strecke zurücklegen und somit eine höhere Wahrscheinlichkeit erhalten absorbiert zu werden, ohne daß sich der Absorptionskoeffizient erhöht hat. Die größere Absorption von Laserphotonen hat eine noch stärkere Erwärmung und somit einen weiteren Anstieg des Streukoeffizienten zur Folge. Ab einer Gewebeerwärmung auf 100 °C trocknet Gewebe aus, was mit einer Braunfärbung und Erhöhung des Absorptionskoeffizienten im sichtbaren Spektralbereich anheim geht. Die nun starke Absorption führt zur Gewebekoagulation und Vaporisation. Einfache Modellrechnungen zeigen, daß dieser Prozeß innerhalb weniger Sekunden abläuft, was wiederum erklärt warum bei einer Bestrahlungszeit von 60 s die Schädigung nie auf dem Stadium der Koagulation stehen blieb.

Die Form des Koagulationssaums wird durch eine nicht isotrope Streuung der Photonen im Trommelfell erklärt [3]. Das Trommelfell ist aus mehreren Schichten aufgebaut: Auf der Oberseite zum äußeren Gehörgang befindet sich eine Epitelschicht und auf der Seite zum Mittelohr eine Mukosaschicht. Innen ist das Trommelfell aus zwei Lagen mit radial bzw. zirkulär verlaufenden Fasern aufgebaut. Die Beobachtung eines breiten, mit zunehmender Eindringtiefe stark größer werdenden Koagulationssaumes legt den Schluß nahe, daß die Laserphotonen durch Streuung in den Faserschichten zur Seite abgelenkt werden und weniger senkrecht zur Schichtebene.

Literatur

[1] Stasche N, Foth H-J, Hörmann K, Baker A and Huthoff Ch (1994) Middle ear transmission disorders - tympanic membrane vibration analysis by laser Doppler vibrometry. Acta Otolaryngol. 114: 250-62

[2] Foth H-J, Huthoff Ch, Brenner M et al. (1996) Measuring the Motion of the in the human middle ear by laser Doppler vibrometry. Optics and Lasers in Engineering: 25: 289- 301

[3] Foth H-J, Färber S, Gauer A, Becker K and Wagner (1994) Dosimetry of tympanic membrane of pig versus laser radiation at 633 nm. SPIE proceedings 2323: 110-116

Der Er:YAG-Laser in der Ohrchirurgie: Anwendungsgebiete, Vorteile und Limitationen

R. Heermann, H.-G. Kempf, P.R. Issing, Th. Lenarz
HNO-Klinik der Medizinischen Hochschule Hannover, D-30623 Hannover

Einleitung

Das hohe Maß an Präzision in der Ohrchirurgie sowie die Vulnerabiltät der meisten Strukturen im Bereich des Mittelohres haben immer wieder neue genauere Operationstechniken verlangt. Der Laser bietet dem Chirurgen die Möglichkeit, berührungsfrei und mit großer Präzision zu arbeiten. Die bisher verwandten Wellenlängen wie Argon, KTP, Nd:YAG, Ho:YAG haben sich aufgrund der tiefreichenden und damit schwer abschätzbaren thermischen Wirkungen nicht durchsetzen können. Der CO_2-Laser unterscheidet sich hier durch seine deutlich geringere Eindringtiefe (JOVANOVIC). Die bis heute noch nicht abschließend untersuchten Fremdkörperreaktionen auf Karbonisate und ihre möglichen Folgen haben aber eine weitergehende Verbreitung bisher ebenso verhindert. Der seit kurzem verfügbare Er:YAG-Laser hat mit 2,94 µm sein Absorptionsmaximum im Wasserbereich und hat somit durch die Photoablation als Hauptbestandteil der physikalischen Reaktion einen sehr karbonisations- und koagulationsarmen Wirkmechanismus. Basierend auf den grundlegenden experimentellen und klinischen Arbeiten von PFALZ und Mitarbeitern hat die Fa. Carl Zeiss ein Forschungsgerät entwickelt, welches in unserer Klinik seit 2/96 zunächst in vitro im Labor, später in vivo im Operationssaal bei Mittelohreingriffen eingesetzt werden konnte.

Methode

Verwendung fand der Er:YAG-Laser OpMI 111 e der Fa. Carl Zeiss, welcher in ein Operationsmikrokop integriert wurde und mittels Mikromanipulator in den Fokus des Mikroskopes eingekoppelt wurde. Der gepulste Festkörperlaser hat eine Pulsfrequenz von 1-3 Hz. Die Pulsenergie kann zwischen 10 und 100 Millijoule variiert werden. Die Pulsdauer liegt zwischen 50-500 Mikrosekunden Der Hauptenergieanteil erfolgt in Form eines mechanischen Impulses. Diese wird zum Teil in akustische Energie frei. Die Temperatur im benachbarten Gewebe wird nur gering erhitzt. Vor dem Einsatz des Gerätes in vivo erfolgte die Erprobung im Felsenbeinlabor. Neben histologischen Untersuchungen zur Laser-Gewebe-Wechselwirkung wurden die notwendigen Einstellungsparameter und Verfahrensweisen bei den unterschiedlichen Operationsschritten evaluiert. Anschließend erfolgten unterschiedliche klinische Applikationen an 116 Patienten.

Ergebnisse

Bedingt durch die präzise Steuerung mit Hilfe des Mikromanipulator und nahezu athermische Photoablation sowie fehlende Transmission der Energie in Flüssigkeiten, bietet der Er:YAG-Laser bei einer Vielzahl von Eingriffen deutliche Vorteile gegenüber herkömmlichen ohrchirurgischen Verfahren. Tabelle eins gibt eine Übersicht der Patientenverteilung.

Er:YAG-Laser-Operationen

(HNO-Klinik der MHH 3/96-3/97)

- Stapedotomie	48	- PORP/TORP	17
- Malleovestibulopexie	7	- Exostosen	14
- Cochleostomie	11	- PIMF	6
- Myringoplastik	13	- Gesamt	116

Die Vorteile der Er:YAG-Stapedotomie liegen in der weniger traumatischen Bearbeitung der Fußplatte und des Steigbügeloberbaus. Während der hintere Stapesschenkel gut erreicht wird, muß in aller Regel der vordere Schenkel durch die Lage des langen Amboßschenkels mit mechanischem Instrumentarium frakturiert werden. Die Durchtrennung der Sehne des Stapediusmuskels ist problemlos möglich, kann jedoch ebenso gut und schneller mechanisch durchgeführt werden. Die Stapedotomie kann mit Hilfe des Er:YAG-Lasers insbesondere bei verdickter Fußplatte, bei Revisionsoperationen oder "floating footplate" deutlich sicherer und weniger traumatisch durchgeführt werden. Bei 48 Stapedotomien fanden sich 9 Revisionseingriffe, bei 5 Patienten war die Fußplatte beweglich. Bei 17 Patienten war die Fußplatte deutlich verdickt. Postoperative Perilymphfisteln oder Innenohrabfälle konnten nicht beobachtet werden. Bei fehlenden Amboß kann es problematisch sein, die Prothese suffizient am Hammergriff zu fixieren. Mit dem Erbium-Laser kann auch hier ein Kanal im Bereich des Hammergriffes oder -halses angelegt werden. Nach unseren vorläufigen Ergebnissen an 7 Patienten und den Erfahrungen von PFALZ scheint dieser sehr differenzierte Eingriff keinen wesentlichen Einfluß auf die Blutversorgung des Hammergriffes zu nehmen. Langzeitergebnisse müssen diese Beobachtungen jedoch bestätigen.

Die Entfernung von Narbengewebe am Rande der Trommelfellperforation gelingt sehr leicht mit Hilfe des Er:YAG-Lasersystems. Insbesondere die Präperation von tympanosklerotischen Plaques kann sehr trommelfellschonend durchgeführt werden. Es hat sich bewährt, zur Vermeidung von nicht auszuschließender Epithelversprengung vor dem Eingriff eine Paukenabdeckung mit z. B. Gelitta-Tamponade vorzunehmen.

Die Gehörknöchelchenrekonstruktion als PORP oder TORP erfordert sehr häufig die Entfernung von Narbengewebe oder Ossikelresten im Bereich des Stapes oder der ovalen Fensternische. Der Er:YAG-Laser erlaubt hier ein wenig traumatisierendes Vorgehen. Während die verwendeten Prothesen, je nach Materialbeschaffenheit, leichter und schneller mit Bohrer oder Zängelchen angepaßt werden können, hat es sich als äußerst vorteilhaft erwiesen, die Verankerung durch entsprechend geschaffene Ankerpunkt an der verbliebenen Ossikelkette mittels Einsatz des Er:YAG-Lasers zu optimieren. Kleine Vertiefungen im Bereich der Stapesfußplatte können sehr differenziert angelegt werden, so daß die Prothese im Zentrum des ovalen Fensters plaziert und gehalten werden kann. Das Bohren einer weiteren Vertiefung im Bereich des Hammers gibt der Prothese auch im lateralen Anteil einen besseren Halt und mindert das potentielle Abrutschen der Prothese.

Ein weiteres Anwendungsgebiet stellt die Cochleostomie bei Cochlea Implant-Operationen dar. Der Er:YAG-Laser hat seinen Einsatz bei Obliterationen mit Bindegewebe oder neugebildetem Knochen. Das Lumen kann mittels des Laserabtrages differenziert aufgesucht werden. Nachteilig zeigt sich hier jedoch die fehlende blutstillende Wirkung des Er:YAG-Systems. Der Eingriff ist zudem sehr zeitaufwendig. Es hat sich deshalb bewährt, die oberflächlichen Knochenanteile mit dem Bohrer in herkömmlicher Weise abzutragen und kurz vor vulnerablen Strukturen den Laser einzusetzen. Im Einklang mit den Erfahrungen von PFALZ, ZHAO-ZHANG und anderen haben wir bei den aufgeführten Eingriffen bisher keine Innenohrschädigungen beobachten können. Auch bei Operationen mit über 300 Pulsen (12500 mJ) fand sich kein Innenohrabfall. Audiologische Kontrollen erfolgten bei unserem Patientgut am ersten bis dritten postoperativen Tag, nach drei Wochen sowie abschließend nach drei Monaten. Eine Nachuntersuchung ist nach Ablauf von einem Jahr anberaumt. Entsprechend dem Wirkmechanismus des Er:YAG-Lasers sollte das Arbeiten an trockenem Gewebe vermieden werden. Karbonisation und Koagulation sind die Folge. Es hat sich bewährt Kochsalz- oder Ringerlösung auf das Gewebe zuzugeben. Bei Blutungen sollten lokal wirksame Vasokonstriktoren verwendet werden. Der Laser wurde bei Cholesteatomen bisher nicht eingesetzt. Die mögliche Gefahr von Cholesteatomversprengungen erfordert Sicherheitsmaßnahmen wie z.B. die Abdeckung mit Gelitta-Tamponade. Weitergehende Untersuchungen werden diesbezüglich folgen.

Diskussion
Der Er:YAG-Laser stellt ein neues Instrument für die Ohrchirurgie dar. Nach 12 Monaten Anwendung kann nur über vorläufige Ergebnisse in begrenzten Anwendungsbereichen berichtet werden. Dennoch erscheint es möglich, dieses System auch für die Akustikusneurinomentfernung oder andere Knochenbearbeitungen zu nutzen. Bei den bereits durchgeführten Mittelohreingriffen bietet der Er:YAG-Laser ein zusätliches Maß an Präzision und Sicherheit. Die minimalen Bohrungsdurchmesser können bisher mit keinem anderen System erreicht werden, ohne daß klinisch relevante Koagulationen oder Karbonisationen mit entsprechenden Wundheilungsstörungen auftreten. Im Gegensatz zu anderen Lasersystemen beinhaltet der Er:YAG-Laser nicht die Gefahr thermischer Schäden durchTransmission in den Perilymphbereich (FRENZ et al.). Auch die zunächst vermuteten akustisch evozierten Schäden konnten für den klinisch relevanten Bereich durch die Arbeiten von PFALZ als wenig wahr-

scheinlich eingestuft werden. Nach den bisherigen Erfahrungen muß man den Er:YAG-Laser als ein wertvolles zusätliches Instrument in der Ohrchirurgie betrachten. In anatomisch schwer zugängliche Bereichen oder Situationen, die einen sehr differnzierten Abtrag erfordern, eröffnet dieses Lasersystem neue Möglichkeiten. Geringere Traumatisierungen und höhere Sicherheit für Operateur und Patient sind gerade in Zeiten zunehmender Qualitätssicherung wichtige Aspekte. Die Einkopplung des Laserstrahls mittels Mikromanipulator ermöglicht eine sehr präzise Steuerung. Für Aufsichtprozeduren ist die Manipulatorapplikation sicher die geeignetste Methode. Insbesondere bei winkelchirurgischen Eingriffen wie z.B. die Durchtrennung des vorderen Stapesschenkelchens wäre ein flexibles Handstück sehr hilfreich. Die Einkopplung in eine Zinkoniumfluoridfaser mit Quarzhandstück böte sich an. Die Umlenkung des Laserstrahls mittels Spiegelsystemen konnte sich bereits im CO_2-Laserbereich nicht durchsetzen. Weitere Entwicklungen in diesem Bereich sind damit aus klinischer Sicht wünschenswert. Die Nutzung des Systems in anderen Bereichen unseres Fachgebietes, welche für die Investition in ein solches System wünschenswert wäre, wird weiterhin untersucht werden müssen. Langzeitergebnisse insbesondere in der Ohrchirurgie werden folgen müssen. Das Seriengerät wird ab Ende 1997 unter dem Namen TwinnEr erhältlich sein.

Literatur

Frenz, M., Romano, V., Pratisto, H., Weber, H. P., Altermatt, H.J., Felix, D., Grossenbacher, R.: Stapedotomie: Neue experimentelle Resultate mit dem Erbium-Laser, in: Sopko, J., Gammert, C., Guyot, J.P., Monnier, P., Rohner, Y., Wespi, H.H. (Hsg.) Huber, Bern 1994

Jovanovic, S: Experimental investigations of different laser systems for optimization of treatment parameter in stapedotomy Lasermedizin 1992; 8: 174-181

Pfalz, R.: Eignung verschiedener Laser für Eingriffe vom Trommelfell bis zur Fußplatte Laryngo-Rhino-Otol. 1995; 74: 21

Pfalz, R., Bald, N., Hibst, R.: Eignung des Er:YAG-Lasers für die Mittelohrchirurgie, Arch. Otorhinolaryngol. 1992; 250-251

Pfalz, R., Hibst, R., Bald, N.: Suitability of different lasers for operations ranging from the tympanic membrane to the base of the stapes in: Rudert, H; Werner J.A.;(eds.): Lasers in Otorhinolaryngology, Head and Neck SurgeryAdv. Otorhinolaryngol. Basel, Karger, 1995, vol 49, 87-94

Zhao-Zhang, L., Reinisch, L., Van de Merwe, W.P.: Bone Ablation with Er:YAG and CO_2 laser: Study of thermal and acoustic effects, Lasers Surg. Med. 1992; 12: 79-85

Stapedotomie mit dem Er:YAG-Laser unter besonderer Berücksichtigung der Operationszeit

B.M. Lippert, J.A. Werner
Klinik für Hals-, Nasen- und Ohrenheilkunde, Kopf- und Halschirurgie
der Universität Kiel, Arnold-Heller-Straße 14, D-24105 Kiel

Einleitung

Um mögliche Innenohrschädigungen durch Manipulationen mit konventionellen Instrumenten bei der Stapedotomie zu vermeiden, wurden seit Anfang der 80er Jahre verschiedene Laser zur Stapeschirurgie eingesetzt. Die größten Erfahrungen liegen mit dem CO_2- und dem Argonlaser vor [4,7,10]. Der gepulste Er:YAG-Laser (Wellenlänge: 2940 nm), dessen Strahlung nahezu vollständig vom Knochen absorbiert wird, ist aufgrund experimenteller Untersuchungen zur Anwendung am Mittelohr geeignet (9). Mitteilungen zur klinischen Anwendungen bei Patienten mit Otosklerose beschränken sich auf wenige Kongreßmitteilungen [8].

Patienten und Methode

Es wurde bei 23 an einer Otosklerose erkrankten Patienten mit eine Stapedotomie in Lokalanästhesie. durchgeführt. Nach Verifizierung der Stapesfixation wurden das Amboß-Stapes-Gelenk sowie die Sehne des M. stapedius konventionell-chirurgisch durchtrennt. Die Entfernung der Suprasstruktur des Stapes erfolgte kombiniert konventionell und laserchirurgisch. Zunächst wurde der hintere Stapesschenkel mit dem Er:YAG-Laser (OPMI 111, Zeiss, Oberkochen) unter mikroskopischer Kontrolle mit 3 - 6 Pulsen von je 60 mJ (Pulsfrequenz 1 Hz, Pulsdauer 0,25 ms) durchtrennt. Zum Schutz der Fußplatte vor einer akzidentellen Perforation durch die Laserstrahlung wurde ein kleines Bindegewebsstückchen direkt dorsal des hinteren Schenkels eingelegt. Der dünne vordere Schenkel wurde mit einem Häkchen frakturiert und anschließend der Stapesoberbau entfernt. Die Fußplattenperforation erfolgte laserchirurgisch mit 3-6 Einzelpulsen von 30 - 60 mJ Energie bei fokussiertem Strahl oder mit defokussiertem Laserstrahl durch 3 - 4 Einzelapplikationen von 70-100 mJ. Es wurde anschließend eine Stapesprothese der Stärke 4,5 x 0,4 mm (Kurz, Dußlingen) eingesetzt und am langen Amboßschenkel fixiert.

Am 1. postoperativen Tag wurde die Knochenleitungshörschwelle bestimmt. Am 7. postoperativen Tag wurde die Gehörgangstamponade entfernt und ein Knochen- und Luftleitungsaudiogramm erstellt. Weitere audiometrische Untersuchungen erfolgten 4 und 16 Wochen postoperativ. Diese Ergebnisse wurden mit den präoperativen Ergebnissen der Hörprüfungen verglichen. Die Operationszeit der Er-YAG-Laser-Stapedotomie wurde dokumentiert und der konventionellen Technik vergleichend gegenübergestellt.

Ergebnisse
Die Entfernung der Stapessuprastruktur war in allen Fällen unproblematisch. Bei 22 von den 23 Patienten wurde die Perforation der Fußplatte laserchirurgisch durchgeführt. Bei 6 Patienten erfolgte die Fußplattenperforation durch leicht versetzte Pulse von 60 mJ (8 Einzelpulse). In einem Fall war die Perforation zu groß, so daß eine 0,5 mm-Prothese eingesetzt wurde. Bei 16 Patienten wurde die Fußplattenperforation durch 2 - 4 Einzelpulse von 100 mJ Energie bei defokussiertem Strahl durchgeführt. Bei einer Patientin verlief ein kleines Blutgefäß quer über die Fußplatte, welches durch die Laserlichtapplikation verletzt wurde. In diesem Fall war eine laserchirurgische Fußplattenperforation nicht möglich, so daß diese konventionell mit dem Trokar durchgeführt werden mußte.

Es traten im untersuchten Patientengut weder intra- noch postoperativ Komplikationen auf. Die Operationszeit betrug im Durchschnitt 28 Minuten (15-42 min) und zeigte durch die Verwendung des Er:YAG-Lasers zur Durchtrennung des hinteren Schenkels und zur Stapedotomie keine signifikante Verlängerung im Vergleich zur konventionellen Technik. Intra- und postoperativ traten weder Schwindel noch eine Hörschwellenverschlechterung auf. Das postoperativ erzielte Hörergebnis (Verbesserung der Knochenleitungs-Luftleitungsdifferenz) war in allen Fällen zufriendenstellend (durchschnittlich 7,8 dB Restschalleitung)

Diskussion
Der Vorteil laserchirurgischer Techniken bei der Stapeschirurgie ist die Vermeidung mechanischer Traumata am Steigbügel, insbesondere die unkontrollierte Frakturierung der Fußplatte und die Stapesluxation [1,7]. Die Lasertechnik ist der konventionellen Chirurgie vor allem bei Revisionsoperationen nach Stapedektomie überlegen [2,5]. In der Stapeschirurgie wurden bisher überwiegend thermisch wirkende Laser wie z. B. der Argon-, der KTP- oder der CO_2-Laser mit guten Erfolgen eingesetzt [2,4,7,10]. Aufgrund der schlechten Absorption im Knochengewebe führen der Argon- und der KTP-Laser zu einer schlecht reproduzierbaren Fußplattenperforation mit Erwärmung der Innenohrflüssigkeit. Aufgrund dieser Temperaturerhöhungen kann eine Schädigung von Innenohrstrukturen nicht sicher ausgeschlossen werden. Lesinski und Stein [5] halten den KTP- und den Argon-Laser nicht zur Stapedotomie und insbesondere nicht zum Einsatz bei Revisionsoperationen für geeignet. Das CO_2-Laserlicht wird vom Knochen stärker absorbiert. Die hierdurch bedingte thermische Erwärmung während der Fußplattenperforation ist gering. Unter Berücksichtigung der geringen Einwirkzeit von 50 ms muß die Laserstrahlung für die Innenohrstrukturen als unbedenklich betrachtet werden [4].

Im Gegensatz zu den thermisch wirkenden Lasern basiert der Abtragungsmechanismus des gepulsten Er:YAG-Lasers auf dem Prozeß der Photoablation. Die Strahlung des Er:YAG-Lasers wird nahezu ausschließlich vom Wasser des Knochens absorbiert. Da praktisch keine Energie in Hitze umgewandelt wird, ist der thermische Schädigungssaum um die Applikationsstelle gering und beträgt nur 10 - 20 mm [6]. Das Gewebe bleibt nahezu kalt. Koagulation und Karbonisation fehlen fast vollständig [9]. Bei der mit dem Er.YAG-Laser durchgeführten Knochenabtragung entsteht Lärm einer Lautstärke von 100 bis 120 dB, der vom Ohr für eine kurze Zeit ohne Schädigung toleriert werden kann [6]. Pfalz und Mitarbeiter [9] konnten anhand tierexperimenteller Untersuchungen einen Grenzwert von 25 J Gesamtenergie (500 Pulse von je 50 mJ) festlegen, bei dem eine akustische Schädigung des Innenohres ausgeschlossen werden kann.

Der Er:YAG-Laser ist aufgrund seiner fast athermischen und akustisch kontrollierten Wirkung für die Mittelohrchirurgie und hier insbesondere für die Stapeschirurgie der wohl am besten geeignete Laser. Die klinischen Anwendungen an den Patienten bestätigten die hohe Effizienz und die geringe Komplikationsrate dieses Lasersystems. So kam es bei keinem der 23 Patienten zu einer Innenohrschädigung. Die postoperativen Hörergebnisse entsprachen denen konventioneller Techniken. Durch Applikation von energiereichen Pulsen (100 mJ) bei mäßig defokussiertem Strahl läßt sich eine optimale Perforationsgröße von ca. 500 mm erzielen. Die Operationszeit wird hierdurch im Vergleich zur Fußplattenperforation mit leicht versetzten Pulsen im fokussierten Strahl verkürzt und ist der konventionellen Technik vergleichbar.

Literatur

1. Barbara M, Caggiati A, Attanasio G, FilipoR (1990) Effect of mechanical trauma on the stapedial footplate after stapedotomy. ORL J Otorhinolaryngol Relat Spec 52:286-291
2. Haberkamp TJ, Harvey SA, Khafagy Y (1996) Revision stapedectomy with and without the CO_2 laser: an analysis of results. Am J Otol 17:225-229
3. Jovanovic S, Schönfeld U, Fischer R, Döring M, Prapavat V, Müller G, Scherer H (1995) Temperature measurements in inner ear model during laser irradiation. Lasermedizin 11:11-18
4. Lesinski SG, Palmer A (1989) CO_2 laser for otosclerosis: safe energy parameter. Laryngoscope 99 suppl 46:9-12
5. Lesinski SG, Stein JA (1989) Stapedectomy revision with the CO_2 laser. Laryngoscope 99 suppl 46:13-19
6. Li ZZ, Reinisch L, van de Merwe W (1992) Bone ablation with Er:YAG and CO_2 laser: study of thermal and acoustic effects. Lasers Surg Med 12:79-85
7. McGee TM (1989) Lasers inotology. Otolaryngol Clin North Am 22:233-238
8. Nagel D (1997) The Er.YAG laser in ear surgery. First clnical results at the University of Ulm. Eur Arch Otorhinolaryngol 254:32
9. Pfalz R (1995) Eignung verschiedener Laser für Eingriffe vom Trommelfell bis zur Fußplatte (Er: YAG-, Argon-, CO_2 s.p.-, Ho:YAG-Laser). Laryngo Rhino Otol 74:21-25
10. Vernick DM (1996) A comparison of the results of KTP and CO2 laser stapedotomy. Am J Otol 17:221-224

Therapy of Oral Cavity Malignomas with the Nd:YAG Laser Compared to the CO_2 Laser

B. J. Folz, B. M. Lippert, S. Gottschlich, J. A. Werner
Department of Otorhinolaryngology, Head and Neck Surgery, University of Kiel, Arnold-Heller-Str. 14, D-24105 Kiel, Germany

Introduction

The laser surgical treatment of carcinomas of the upper aerodigestive tract (UADT) has become an established treatment modality at many otolaryngology departments throughout the last years. The oncologic results that can be achieved with this surgical technique are quite as good as the results that can be achieved by conventional surgery, the functional results on the other hand often seem to be superior to conventional surgery [7, 8].

The CO_2 laser has shown a high efficacy for the excision of malignomas of the mucous membranes [7]. The Nd:YAG laser, whose radiation is absorbed to a high degree by tissue pigments penetrates deeper into the tissue. Thus its coagulative features are quite pronounced, its qualities as a dissecting tool on the tissue surface are rather poor [3]. The Nd:YAG laser has so far rarely been used as a cutting device in the head and neck region [5, 6].

The qualities of the Nd:YAG laser as a scalpel on the mucous membranes of the UADT could significantly be improved through the development of sapphire tips and the so called fibertom mode [1]. This communication reports about a comparatative study on the use of the CO_2 laser and the Nd:YAG laser for therapy of oral malignancies.

Patients and Methods

Between 12/95 and 5/97 thirty-five patients with squamous cell carcinomas of the oral cavity were treated at the Department of Otolaryngology, Head and Neck Surgery of the University of Kiel with the Nd:YAG laser (mediLas fibertom 5100, Dornier Medizintechnik, Germering) in fibertom mode (30-50 Watt, cw-mode, 600 µm bare fiber). The male to female ratio was 28/7, with a median age of 62.3 ± 9.8 years. The tumor stage was in 19 cases a T1 and in 16 cases a T2 stage.

In cases where the carcinoma was localized on the inferior surface of the tongue right at the border of the floor of the mouth, which was true in 6 cases, a split thickness skin graft, harvested from the thigh, was sutured in as coverage to prevent synechiae. All patients received systemic antibiotics as well as intensive local wound care [4]. Every patient received an ipsilateral neck dissection, if infiltrated nodes were detected by histopathology an adjuvant radiation therapy was arranged.

The operative approach, intra- and postoperative complications, duration of the operation and of the healing process, as well as functional and oncologic results were documented and compared to the retrospectively raised data of a group of patients (n=25), that was treated by CO_2 laser surgery (OPMILAS CO_2 50, Zeiss, Oberkochen).

Results

When working with the Nd:YAG laser in fibertom mode fewer haemorrhages during the actual dissection could be observed as opposed to dissection with the CO_2 laser. By laser dissection with the Nd:YAG laser in fibertom mode the operation had to be interrupted to a much lesser extent for bipolar cautery, thus resulting in a reduced operation time.

In 5 cases postoperative haemorrhages were observed (3 of them following CO_2 laser surgery, 2 following Nd:YAG laser surgery). The haemorrhages were in 4 cases controlled by bipolar cautery under local anaesthesia, in 1 case an operative revision under general anaesthesia had to be performed. Until a complete reepithelialization of the laser wound was achieved an interval of 3-4 weeks went by. The duration of the reepithelialization was first of all dependent on the size of the defect. Following Nd:YAG laser excision the healing process was 7-10 days delayed when compared to CO_2 laser surgery. The formation of a synechia between the tongue and the floor of the mouth was observed after the excision of a carcinoma of the tongue with the Nd:YAG laser. The synechia was functionally disturbing and was therefore loosend in a second operation with the CO_2 laser.

Except for this case the functional and oncologic results were quite satisfactory and no major difference between the two laser systems could be observed.

Discussion

The lasersurgical excision of localized malignomas of the UADT has become an established procedure throughout the recent years. The low degree of intraoperative bleeding and the fact that contrary to conventional surgery no coverage of the defect by plastic surgical means have been found to be necessary, have been mentioned as major advantages of laser treatment [8].

The CO_2 laser is the most popular laser for surgery in the UADT. This is due to its excellent features as a cutting instrument and the low extent of thermic damage to the edge of the cut. However the haemostatic effect of the CO_2 laser is limited. Its use in highly vascularized tissue is therfore restricted [3]. Compared to the CO_2 laser the Nd:YAG laser beam penetrates deeper into the tissue and induces an even, conically shaped thermic coagulation [9]. The excellent coagulating features render the instant closure of blood vessels up to a diameter of 5 mm [2]. The improvement of the dissecting features of the Nd:YAG laser was achieved through the development of sapphire tips and the fibertom mode. The results of the presented study show that the Nd:YAG laser in fibertom mode can thus be used for the excision of malignomas of the oral cavity. A disadvantage of the Nd:YAG laser technique is given in the delayed wound healing. Closure of the defects generally are achieved with a delay of 7-10 days when compared to defects similar in size induced by the CO_2 laser [10]. However with regard to the functional results no limitations can be deducted by this observation.

The fibertom mode renders the use of the Nd:YAG laser for the excision of tumors in highly vascularized regions like e.g. the tongue, the floor of the mouth and the oropharynx. The functional and oncologic results which were achieved with this method in the treatment of carcinomas of the tongue are so convincing that the CO_2 laser has been replaced in our department by the Nd:YAG laser for the indications mentioned above. Tumors of the larynx and hypopharynx on the other hand remain to stay a domain of CO_2 laser surgery.

References
1. Gottschlich S, Lippert BM, Folz BJ, Mahnke CG, Werner JA (1997) Cutting quality optimization of the Nd:YAG laser through modern saphire tips and the so called fibertom mode. In: Waidelich W, Staehler G, Waidelich R (Hrsg) Laser in der Medizin/in Medicine, Springer, Berlin, in press
2. Keiditsch F, Hofstetter A, Zimmermann I, Stern J, Frank F, Bakaryka I (1985) Histological investigation to substantiate the therapy of bladder tumors with the neodymium:YAG-laser. Laser Med Surg 1:19-23
3. Lippert BM, Werner JA, Rudert H (1994) Laser tissue effects with regard to otorhinolaryngology. Otolaryngol Pol 48:505-513
4. Lippert BM, Werner JA, Godbersen GS, Rudert H (1994) Klinische Untersuchungen zur Wundheilung nach laserchirurgischen Eingriffen in der Mundhöhle. Eur Arch Otorhinolaryngol Suppl II, 70
5. Miyaguchi M, Sakai S (1994) The contact Nd-YAG laser for oral and oropharyngeal malignant tumors. Auris Nasus Larynx 21:226-231
6. Ohyama M, Yamashita K, Furuta S, Nobori T, Daikuzono N (1989) Applications of the Nd:YAG laser in Otorhinolaryngology. In: Joffe SN, Oguro Y (eds) Advances in Nd:YAG laser surgery. Springer Berlin, S.156-167
7. Rudert H, Werner JA (1996) Laseranwendungen in der HNO-Heilkunde, Kopf- und Halschirurgie. In: Ganz H, Schätzke W (Hrsg) HNO Praxis, Bd. 16, Springer, Berlin, S. 183-218
8. Steiner W (1988) Experiences in endoscopic laser surgery of malignant tumors of the upper aerodigestive tract. Adv Otorhinolaryngol 39:135-144
9. Werner JA, Rudert H (1992) Der Einsatz des Nd:YAG-Lasers in der Hals-, Nasen-, Ohrenheilkunde. HNO 40:248-258
10. Werner JA, Lippert BM, Rudert H, Godbersen GS (1993) Vergleichende Untersuchungen zur Revaskularisation der Schleimhaut des oberen Aerodigestivtraktes nach Skalpell-, CO_2- und Nd:YAG-Laserinzision. Eur Arch Otorhinolaryngol Suppl II, 32-33

Laserchirurgische Therapiestrategien bei Neoplasien von Pharynx und Larynx

Hans-Georg Kempf, Ralf Heermann, Peter Issing
Hals-Nasen-Ohrenklinik der Medizinischen Hochschule Hannover
D-30625 Hannover

Einleitung

Der CO_2-Laser ist das im HNO-Bereich am meisten genutzte Lasersystem. Zumeist erfolgt ein Ankoppelung an ein Operationsmikroskop, sodaß mittels einer Mikromanipulatorführung und dem etablierten Mikroinstrumentarium ein sehr genaues und der vorhandenen Pathologie adaptiertes Vorgehen möglich ist. Dabei steigt die Bedeutung des Lasereinsatzes gerade im Pharynx und Larynxbereich, da hier nicht nur sehr gut benigne Veränderungen entfernt werden können. Auch im Rahmen der onkologischen Tumorchirurgie spielen Aspekte wie Funktionserhaltung (Sprechen, Schlukken), Lebensqualität und auch Palliation eine zunehmende Rolle, für die der CO_2-Laser auch unter kurativen Gesichtspunkten als ein geeignetes Instrument gelten muß. Notwendig sind genaue anatomische Kenntnisse, eine genügende Erfahrung und instrumentelle Ausstattung für die endoskopisch gestütze Laserchirurgie, aber auch entsprechende anästhesiologische Gegebenheiten unter Beachtung sicherheitstechnischer Aspekte (Rudert und Werner 1996).

Klinische Untersuchung

An der HNO-Klinik der Medizinischen Hochschule findet derzeit ein CO_2-Laser-System der Fa. Sharplan (Freising/FRG) mit Mikromanipulator-Ankoppelung (Accuspot) an ein Zeiss-Operationsmikroskop (Opmi 111, Zeiss, Oberkochen/FRG) routinemäßig Verwendung. Üblicherweise erfolgt die Laserapplikation als Schnitttechnik im CW-mode mit stark fokussiertem Stahl (0,25mm) und einer Leistung von 8 - 15 Watt bei 400 mm Arbeitsabstand. Jährlich werden ungefähr 200 laserchirurgische Eingriffe bei gutartigen und malignen Neoplasien im Pharynx- und Larynxbereich durchgeführt (Tabelle 1). Bei gutartigen Läsionen (Papillome, Fibrome, Polypen, Intubationsgranulome, Leukoplakien) kann eine sichere Exzision im Gesunden erfolgen. Bei Malignomen im Larynx (97 % Plattenepithelkarzinome) werden in der Regel zwei Therapiestrategien verfolgt : Histologisch gesicherte T1a- T1b- und T2. Befunde der Glottis werden im Sinne einer Laserchordektomie mit entsprechender Randschnittkontrolle unter kurativer Intention reseziert. Bei ausgedehnten Befunden (T3 und T4 Tumoren) wird häufiger zur Vermeidung einer Tracheotomie ein großzügiges Tumordebulking (Schnitt- und Vaporisationstechnik) durchgeführt. Anschließend wird entschieden in welcher Form - totale Laryngektomie oder Bestrahlung - eine definitive Therapie erfolgen kann bzw. muß.

Im Oropharynxbereich - Zungenkörper, Zungengrund, Tonsille - können T1 und T2 Plattenepithelkarzinome transoral sicher reseziert werden. Bei größeren Befunden (T3) im Tonsillen- und Gaumenbogenbereich muß nach der Tumorresektion häufiger eine plastische Deckung erfolgen, sodaß hier eine konventionelle Resektionsttechnik bevorzugt wird.

Günstig ist die Laserresektion bei ausgedehnten Tonsillenlymphomen (2% der Fälle) um vor der Bestrahlung oder Chemotherapie eine Verbesserung der Schluck- und Atemfunktion zu erreichen.

Im Hypopharynx können kleine Tumoren (T1 und T2) häufig bei günstiger Lokalisation (Seitenwand, Hinterwand) mit guter Übersicht laserchirurgisch entfernt werden. Der onkologisch limitierende Faktor ist die häufig fortgeschrittene lymphogene Metastasierung, sodaß hier nach der Laserresektion eine zweizeitige Neck dissection und Anschlußbestrahlung indiziert ist. Große Hypopharynxkarzinome (T3 und T4 Befund) sind häufig nur unvollständig resektabel, wobei dann die Laserchirurgie eine deutliche Tumorverkleinerung mit verbesserter Schluckfunktion ermöglicht. Als primäres onkologisches Konzept wird hier eine primäre Radio-Chemotherapie eingesetzt, wobei vorher oder hinterher eine Metastasensanierung über eine Neck dissection indiziert ist.

Tabelle 1. Prozentuale Verteilung des CO_2-Laser-Einsatzes in den Regionen von Pharynx und Larynx (HNO-Klinik der Medizinischen Hochshule Hannover)

Kehlkopfmalignom	51%
Hypopharynxmalignom	27%
Oropharynxmalignom	10%
Chordektomie	8%
Trachelastenose	4%
Zenker-Divertikel	1%

Tabelle 2. Risikokatalog des CO_2-Lasereinsatzes

Komplikation/Risiko	Erforderliche Maßnahme
Schwellung endolarygeal	Tracheotomie
Blutung intraoperativ	monopolare Koagulation, Gefäßunterbindung von außen
Tubusbrand	Löschen, Tubuswechsel
Tumorresektion non in sano	Nachresektion, operative Resektion von außen
Blutung postoperativ	lokale Blutstillung, Gefäßunterbindung

Diskussion der therapeutischen Strategien

Laserchirurgie im Kehlkopf

Im Kehlkopf kommt fast ausschließlich der CO2-Laser zum Einsatz. Er wird hier überwiegend als Schneideinstrument und weniger zur Vaporisation eingesetzt. Von großem Vorteil ist das berührungsfreie und blutungsarme Schneiden unter mikroskopischer Sicht. Wie von Rudert (1991) empfohlen, können gutartige Veränderungen, aber auch kleine Malignome mit großer Sicherheit und geringem Operationsrisiko (Tabelle 2) entfernt werden. Für große, obturierende Malignome bietet sich ein Tumordebulking an um eine Tracheotomie zu vermeiden.

Laserchirurgie im Orpharynx

Eine transorale Tumorresektion ist dann indiziert, wenn der Tumor gut einstellbar ist und mit dem Laser sicher umschnitten werden kann. Limitierende Faktoren sind der Befall des Unterkiefers, eine zu große Tiefenausdehnung (Ultraschall, CT) und ein zu ausgedehnter Befall des weichen Gaumens. Im letzten Fall ist eine konventionelle Tumorresektion mit anschließender plastischer Deckung, z,B. mit einem mikrogefäßanastomosierten Unterarmlappen indiziert (Issing et al. 1996). Eine Laserresektion bietet hier weder onkologische noch funktionelle Vorteile.

Laserchirurgie im Hypopharynx

Seltener sind Hypopharynxkarzinome für die Laserchirurgie geeignet. Häufig herrschen fortgeschrittene Tumorstadien vor, sodaß sich hier keine kurative laserchirurgische Option ergibt. Günstiger sind kleine T1 und T2 Tumoren, die, sofern mit Spezialinstrumenten gut einstellbar, in sano reseziert werden können. Auf ein komplettes onkologisches Therapiekonzept kann aber selbstverständlich nicht verzichtet werden. Das Schicksal der Patienten mit Hypopharynxkarzinom wird überwiegend durch die vorliegende Metastasierung bestimmt. Insofern kann noch nicht endgültig beurteilt werden, welche Langzeiterfolge durch die Laserchirurgie ausgedehnter Hypopharynxkarzinome erzielt werden können und damit die z.B. von Steiner (1994) vorgelegten Ergebnisse bestätigt werden können.

Schlußfolgerung

Entsprechend unserer Erfahrung und Einschätzung ist insbesondere der CO_2-Laser ein wertvolles Instrument für die Tumorbehandlung im Pharynx- und Larynxbereich. Der CO_2-Laser hat seinen festen Platz in unserem therapeutischen Repertoire einer modernen funktionell orientierten HNO-Heilkunde.

Literatur

1. Issing PR, Kempf HG, Heppt W, Schönermark M, Lenarz T (1996) Rekostruktive Chirurgie im Kopf-Hals-Bereich mit regionalem und freiem Gewebetransfer. Laryngo-Rhino-Otol 75:476-481

2. Rudert H (1991) Larynx- und Hypopharynxkarzinome - endoskopische Chirurgie mit dem Laser, Möglichkeiten und Grenzen. Arch Otorhinolaryngol Suppl. I 3 - 18
3. Rudert H , Werner JA (1996) Laseranwendungen in HNO-Heilkunde, Kopf-und Halschirurgie. In: Ganz H, Schätzle W (Hrsg.) HNO Praxis heute 16: 183 - 218
4. Steiner W (1994) Therapie des Hypopharynxkarzinoms. Teil V. Diskussion der Langzeitergebnisse der transoralen Laseerchirurgie beim Hypopharynxkarznom. HNO 42:157-165

Ergebnisse der endoskopischen laserchirurgischen Therapie von frühen und fortgeschrittenen Kehlkopfkarzinomen

E. K. Walther, C. Herberhold und R. Broicher
Universitäts-Hals-Nasen-Ohrenklinik, Sigmund-Freud-Straße 25, D-53105 Bonn

Das glottische Kehlkopfkarzinom ist eines der häufigsten Tumoren im Kopf-Hals-Bereich. Therapeutisch stehen chirurgische und strahlentherapeutische Behandlungskonzepte in Abhängigkeit von der Tumorausdehnung zur Verfügung. Anerkanntermaßen stellt die operative Tumorresektion früher Fälle im Rahmen einer Mikrolaryngoskopie die Behandlung der ersten Wahl dar. Seit Anfang der achtziger Jahre wird das mikrochirurgische Standard-Instrumentarium durch den Laser ergänzt. Im Zuge einer zunehmenden Hinwendung zu organ- und funktionserhaltenden Operationsstrategien hat das laserchirurgische Vorgehen eine Indikationserweiterung ermöglicht. Vor diesem Hintergrund wurden die laserchirurgischen Behandlungsergebnisse bei frühen Kehlkopfkarzinomen im Stadium T1 und T2 sowie bei fortgeschrittenen Tumoren im Stadium T3 und T4 nachuntersucht.

In einem Beobachtungszeitraum von 12 Jahren wurden insgesamt 362 Larynxkarzinome behandelt. Hierbei handelte es sich ausschließlich um Neuerkrankungen. Bei 151 Patienten ergaben sich andere therapeutischen Festlegungen (Laryngektomie 107, externe Larynxteilresektion 10, alleinige Bestrahlung 7, Palliativtherapie 12, Therapieverweigerung 15). Bei den verbleibenden 211 Patienten wurde nach Diagnosestellung zunächst die Indikation zu einem primär laserchirurgischen Vorgehen gestellt. Männer und Frauen standen in einem Verhältnis von 9 : 1, das mittlere Lebensalter lag bei Therapiebeginn durchschnittlich bei 61,6 Jahren (28-88 Jahre).

Die lokale Tumorausdehnung der glottischen Karzinome ergab in 130 Fällen ein T1-Stadium mit einem Verhältnis 1a : 1b von 5 : 1. T2-Stadien fanden sich 39 mal, T3 27 mal und T4 15 mal. Das Behandlungskonzept sieht eine kurative laserchirurgische in sano Resektion des Tumors vor, der mindestens drei Mikrolaryngoskopien mit jeweils negativer Biopsie im Abstand von vier bis sechs Wochen folgen. Diese Kondition wurde in 183 Fällen erfüllt. Bei 28 Patienten dagegen bestand auch nach mehrfachen Laserresektionen Tumorprogredienz. Diese Patienten werden gesondert analysiert.

Tabelle 1 zeigt die Aufschlüsselung dieser laserchirurgischen Fehlschläge. Der Anteil der Patienten mit Tumorpersistenz bzw. -progredienz nimmt mit der Tumorausdehnung von 5,3% bei T1-/T2-Tumoren bis 45,2% bei T3-/T4-Tumoren zu. Initial kleinere Karzinome wurden durchschnittlich öfters laserchirurgisch vorbehandelt, bevor im Einklang mit vorausgegangener Bestrahlung das laserchirurgische Konzept verlassen und die Indikation zu einer externen Operation gestellt wurde. Bis auf einen Patienten mußten alle Patienten laryngektomiert werden.

Tabelle 1. Anteil der non-in-sano-Resektionen bei 211 primär laserchirurgisch indiziertem Vorgehen

n = 211	T 1 / T 2 169	T 3 / T 4 42
Tumorprogredienz	9/169 (5,3%)	19/42 (45,2%)
vorausgegangene Laser-Resektionen	7	3
Radiatio	6	5
Therapie	Laryngektomie 8 Teilresektion 1	Laryngektomie
n = 183	160	23

Tabelle 2. Ergebnisse der 183 laserchirurgisch behandelten Patienten

n = 183	T 1 / T 2 160	T 3 / T 4 23
Radiatio	32/160	12/23
Tumorrezidiv	11/160 (6,8%)	4/23 (17,3%)
Zeit bis Rezidiv	32 Mon.	10 Mon.
Laser-Resektion	8/11	-
Laryngektomie	2/11	1/4
Teilresektion	-	1/4
Ablehnung	1/11	2/4
Radiatio	4/11	3/4
up-staging	6/11 (T3/4)	-
Fernmetastasen, Zweit-Ca	2/11	3/4 (6/23)
gestorben	1/11	-
rezidivfrei	149/160 (93,1%)	19/23 (82,6%)
gestorben	5/160	-
Fünf-Jahres-Überlebensrate	94%	Beobachtungszeitraum 19,8 Mon.

In Tabelle 2 sind die Ergebnisse der 183 ausschließlich laserchirurgisch behandelten Patienten dargestellt. In der Gruppe der frühen Karzinome (T1/T2) mit 160 Patienten entwickelten 6,8% (11/160 Patienten) durchschnittlich 32 Monate nach abgeschlossener Primärtherapie ein lokales Tumorrezidiv. Bei den fortgeschrittenen Karzinomen mit 23 Patienten im T3- und T4-Stadium waren es 17,3% (4/23 Patienten) nach 10 Monaten. Therapeutisch konnten die Rezidive der frühen Stadien überwiegend laserchirurgisch beseitigt werden, 2 Patienten wurden laryngektomiert, 1 hat die Behandlung abgelehnt und ist verstorben. 6 der 11 Rezidive mußten höher klassifiziert werden. Die Rezidive fortgeschrittener Karzinome wurden bis auf eine Ausnahme bestrahlt. Jeweils zwei Patienten wurden von extern operiert bzw. lehnten weitere operative Maßnahmen ab. Nicht unerwähnt bleiben soll doch der relativ hohe Anteil an Fernmetastasen bzw. Zeitkarzinomen bei initial fortgeschrittenem Tumorleiden, wobei von den sechs betroffenen Patienten drei auf die Tumorrezidive entfallen.

Die Analyse der endolaryngealen Tumorlokalisation zeigt für die Primärtumoren eine Akzentuierung der Bereiche "gesamte Stimmlippe" (50,0% der Tumoren) und "vordere Kommissur" (40,1% der Tumoren). Bei der Betrachtung der Lokalisation der Tumorrezidive fällt im Stadium T1 eine Verschiebung zugunsten der vorderen Kommissur auf (55,5% der Rezidive). Im Stadium T2 lagen sogar alle Rezidive an der vorderen Kommissur. Die vordere Kommissur ist Prädilektionsort für das glottische Tumorrezidiv und onkologischer locus minoris resistentiae des Endolarynx. Sie bedarf daher im Verlauf der Tumornachsorge besonderer Kontrolle. Insbesonders ist auf "Granulationsbildung" auch und vor allem knapp oberhalb der vorderen Kommissur zu achten, da sich ein Tumorrezidiv nicht selten hinter solchen Befunden verbirgt. Kann der ventrale Stimmlippenansatz und der Schildknorpelbug indirekt-, aber auch direkt-laryngoskopisch nicht präzise überschaut werden, ist im Rahmen einer Mikrolaryngoskopie die zusätzliche endoskopische Befunderhebung mit Geradeaus- und abgewinkelten Optiken unerläßlich.

Von den primär rezidivfreien Patienten im Stadium T1 und T2 sind nach der Primärtherapie zwischenzeitlich 5 verstorben, so daß sich eine Fünf-Jahres Überlebensrate von 94% (Kaplan-Meier-Methode) ergibt (Tabelle 2). Hierbei verläuft die Kurve für die Tumoren der Klassifikation T1 erwartungsgemäß etwas günstiger als für T2. Bei den fortgeschrittenen Karzinomen ist noch kein Patient verstorben, ohnehin ist der Beobachtungszeitraum noch zu kurz.

Die vorliegenden Ergebnisse präsentieren das laserchirurgische Vorgehen bei der Resektion glottischer Kehlkopfkarzinome als ein onkologisch wertvolles Verfahren. Die Behandlung früher Tumorstadien ist dabei einem fortgeschrittenen Tumorwachstum auch bei strenger Indikationsstellung deutlich überlegen.

Wundinfektionen als Spätkomplikation nach Laserkehlkopfteilresektionen

M. Vössing, M. Jungehülsing, M. Damm, H.E. Eckel
Klinik und Poliklinik für Hals-, Nasen-, Ohrenheilkunde der Universität zu Köln
(Dir.: Univ.-Prof. Dr. Med. E. Stennert), Joseph-Stelzmann-Str. 9, D-50931 Köln

Einleitung
Zur Kehlkopferhaltenen Therapie der Kehlkopfkarzinome stehen zur Zeit drei Therapiemöglichkeiten als alleiniges Verfahren oder als Kombinationstherapie zur Verfügung: die Strahlentherapie, die konventionelle chirurgische horizontale oder vertikale Kehlkopfteilresektionen bis zur partiellen Laryngopharyngektomie oder die endolaryngeale Laserkehlkopfteilresektion. Die Nebenwirkungen der Strahlentherapie sind die Mitbeteilung der Halshaut, das persistierende Kehlkopfoedem und nicht zuletzt die Perichondritis oder Chondritis des Kehlkopfskeletts mit der Gefahr der Chondronekrose und Fistelbildung [6, 7]. Die Häufigkeit liegt laut Literatur bei 2-6 % [4, 8]. Oft werden jedoch bei der Therapie der Kehlkopfkarzinome chirurgische kehlkopferhaltene Therapieverfahren bevorzugt. Die Komplikationsrate dieser Eingriffe beträt 10-50 % [5]. Komplikationen wie Wundheilungsstörungen und Fisteln betragen 1-2 %, Perichondritis und Chondritis treten bei 0-7 % auf. Zur Therapie der begrenzten Kehlkopfkarzinome steht heute die endolaryngeale Kehlkopfteilresektion zur Verfügung. Die natürlichen Grenzen wie der Konus elasticus, das Lig. Thyreoepiglotticum, das derbe Kehlkopfperichondrium sowie die Membrana cricothyroidea verhindern ein frühes Ausbreiten der Karzinome und machen eine Laserresektion möglich [2]. Durch Einhalten des Sicherheitsstandards werden Gefährdungen für den Patienten und das OP-Personal gering gehalten. Haut- oder Schleimhautverbrennungen, Tubusbrand, Schleimhautoedem, Nachblutungen, verzögerte Wundheilung und Weichteilemphysem sind bekannte in Komplikationsstatistiken beschriebene Nebenwirkungen [9]. Über Wundinfektionen wie Perichondritis und Chondritis wird nur in Einzelfällen oder kasuistisch berichtet [1, 3]. Die Zeichen der Kehlkopfperichondritis sind das persistierende oder neu auftretende Larynxoedem, welches ein chirurgisches Vorgehen oder eine medikamentöse Therapie erfordert, Schmerzen oder Druckschmerzen im Kehlkopfbereich, lokale Entzündungszeichen, Schluckbeschwerden, Foetor ex ore, tastbare Knorpelerweichung, Aspiration sowie Ausbildung einer laryngo-cutanen Fistel [8].

Material und Methoden
Zwischen 1986 und 1995 wurden 325 Patienten der Klinik und Poliklinik für Hals-, Nasen-, Ohrenheilkunde der Universität zu Köln mit begrenzten Kehlkopfkarzinomen laserchirurgisch transoral operiert und prospektiv untersucht. Von diesen litten

189 an Karzinomen der Ausdehnung T1, 129 an T2, zehn an T3 und fünf an Karzinomen der Ausdehnung T4. 13 dieser Patienten hatten lokale Metastasen. Es wurden primär 255 Laserkehlkopfteilresektionen der Glottis sowie 70 supraglottische Resektionen durchgeführt. Zweitzeitig wurden 55 Patienten ein- oder beidseitig neck disseziert und 45 Patienten zusätzlich bestrahlt. 293 Patienten waren männlichen Geschlechtes, 32 weiblich, das Alter betrug durchschnittlich 65 Jahre (26-93 Jahre), der Untersuchungszeitraum erstreckte sich von einem Monat bis zu 10 Jahren. Es wurde eine Komplikationsstatistik angelegt und Patienten mit Perichondritis oder Chondronekrose des Kehlkopfes nach obiger Therapie besonders ausgewertet.

Ergebnisse

Im Rahmen der prospektiv erhobenen Kompliktionsstatistik zeigten sich im Untersuchungszeitraum 7 Patienten (2,2 %), die klinisch und laryngoskopisch aufgrund einer Perichondritis oder Chondronekrose behandelt werden mußten. Hiervon hatten alle Patienten ein persistierendes oder neu aufgetretenes Larynxoedem, welches eine chirurgische oder medikamentöse Therapie erforderlich machte. Sechs Patienten litten unter Schmerzen oder Druckschmerzen im Bereich des Larynx, fünf zeigten lokale oder regionäre Entzündungszeichen. Vier dieser Patienten klagten Einschluckstörungen, zwei hatten einen massiven Foetor, ein Patient erlitt eine Knorpelerweichung des Kehlkopfskeletts mit Ausbildung einer laryngo-cutanen Fistel und persistierender Aspiration. Bei einem Patienten wurde die Diagnose endoskopisch bei fehlender Klinik, jedoch persistierendem Oedem, Granulationen und freiliegendem Knorpel gestellt. Bei sechs Patienten wurden mikroskopisch Gewebsproben entnommen und histologisch aufgearbeitet.

Bei drei Patienten, die Zeichen einer Kehlkopfperichondritis im Zeitraum von 25 bis 39 Tagen entwickelten, konnte diese durch intravenöse Antibiotikagabe und antiphlogistische Medikation zur Ausheilung gebracht werden. Zwei Patienten erlitten Wundinfektionen nach 89 und 93 Tagen, hier wurde bei einem Patienten histologisch ein Rezidiv gesichert, welches laserchirurgisch reseziert werden mußte, da der Patient eine Laryngektomie ablehnte. Bei beiden Patienten entwickelte sich nach einem komplikationsfreien Intervall von 9 Monaten bis 1 Jahr eine ausgeprägte Chondronekrose, wobei histologisch kein Rezidiv nachgewiesen werden konnte. Beide Patienten waren postoperativ nachbestrahlt worden. Durch Knorpelresektion und Sequesterausräumung konnte der Prozeß bei einem Patienten zum Stillstand gebracht werden, der andere Patient lehnte erneut jede weitere Therapie ab und mußte im weiteren Verlauf tracheostomiert werden. Von zwei Patienten, die klinisch die Zeichen einer Perichondritis mit Abzeßbildung entwickelten und zunächst entsprechend behandelt wurden, zeigte sich bei einem Patienten in der Tiefe ein Karzinomrezidiv. Hier wurde eine Laryngektomie durchgeführt, der Patient ist zur Zeit lokal und regionär tumorfrei. Bei dem zweiten Patienten konnte histologisch kein Rezidiv gefunden werden, er entwickelte im weiteren Verlauf, in der er sich der Behandlung entzog, aufgrund eines schnell wachsenden Karzinomrezidives im Bereich der vorderen Komissur eine ausgeprägte laryngo-cutane Fistel. Er ist im weiteren Verlauf tumorabhängig verstorben.

Diskussion
Die laserchirurgische Kehlkopfteilresektion von begrenzten Larnynxkarzinomen ist ein insgesamt komplikationsarmes Verfahren. Wundinfektionen sind nach obiger Therapie nur in Einzelfällen beschrieben. Unter Berücksichtigung der Kriterien der Wundinfektionen nach Bestrahlungsbehandlungen fanden wir in unserem Patientengut (n = 325) sieben Patienten (2,2 %), die aufgrund einer solchen Komplikation zur Behandlung kamen. Betrachtet man den Heilungsverlauf, lassen sich drei Gruppen abgrenzen. Bei drei Patienten, bei denen diese Komplikation zwischen 25 und 39 Tagen auftrat, heilte die Wundinfektion nach intravenöser antibiotischer und antiphlogistischer Therapie ab. Diese Patienten hatten entweder keine peri- und postoperative Antibiose erhalten oder waren präoperativ bestrahlt worden. In der zweiten Gruppe zeigen sich 2 Patienten, bei denen die Infektion nach 89 und 93 Tagen auftrat und die Perichondritis zunächst problemlos ausheilte.Nach 9 Monaten bis ein Jahr trat jedoch eine ausgedehnte Chondronekrose ein. Diese Patienten waren postoperativ bis 60 Gy bestrahlt worden. Zuletzt finden sich zwei Patienten, bei denen sich hinter der Primärdiagnose einer Kehlkopfperichondritis ein lokales Rezidiv verbarg, ein Problem, welches auch nach alleiniger Bestrahlungsbehandlung solcher Tumoren bekannt ist. Der Anteil von Patienten mit Wundinfektion nach laserchirurgischen Therapie und zusätzlicher Bestrahlungsbehandlung im Vergleich zu Patienten mit alleiniger Lasertherapie beträgt 58 %, wobei nur 14 % aller Patienten bestrahlt worden waren.

Schlußfolgerung
Die Kehlkopfperichondritis ist eine zwar seltene aber ernstzunehmende Komplikation nach laserchirurgischen Kehlkopfeingriffen bei Malignomen. Zeichen wie lokale Rötung, Schwellung, Schluckbeschwerden, Heiserkeit oder ein persistierendes Larynxoedem erfordern eine genaue Diagnosestellung, da sich hier ein Rezidiv verbergen kann. Eine prä- oder postoperative Bestrahlung erhöht das Risiko, eine Wundinfektion zu erleiden. Eine peri- und postoperative Antibiose sollte bei solchen Eingriffen durchgeführt werden. Eine Perichondritis kann in eine Chondronekrose übergehen.

Literatur
[1] Ledermann, M (1972) Radiation Therapy in Cancer of the Larynx. Jour AMA 221:1253-1254
[2] McGovern FH, Fitz-Hugh JS, Constable W (1981) Post-Radiation Perichondritis and Cartilage Necrosis of the larynx. Laryngoscope 91:677-700

[3] Keene M, Harwood AR, Bryce DP, Van Nostand AWP (1982) Histopathological Study of Radionecrosis in Laryngeal Carcinoma. Laryngoscope 92:173-181

[4] Mintz DR, Gullane PJ, Thomson DH, Ruby RFR (1981) Perichondritis of the larynx following radiation. Otolaryngol Head Neck Surg 89:550-54

[5] Krespi YP, Khetarpal U (1993) Laryngeal Surgery. In Krespi YP, Ossof RH (Hrsg) Complications in Head and Neck Surgery. Saunders, Philadelphia, S. 215-231

[6] Eckel HE, Thumfart WF (1992) Laser surgery for the treatment of larynx carcinomas: indications, techniques, and preliminary results. Ann Otol Rhinol Laryngol 101:113-118

[7] Rebeiz EE, Stanley M, Shapshay SM (1995) Complications of laser surgery. In Weissler MC, Pillsbury III HC (Hrsg) Complications of Head and Neck Surgery. Thieme, New York Stuttgart, S. 64-73

[8] Fried PF (1984) A survey of the complications of the laser laryngoscopy. Arch Otolaryngol 110:31-34

[9] Ambrosch P, Steiner W (1995) Komplikationen nach transoraler Lasermikrochirurgie von Mundhöhlen-, Rachen- und Kehlkopfkarzinomen. Otorhinolaryngol Nova 5:268-274

CO_2-Laser-Churirgie zur Therapie des Verrukösen Larynxkarzinoms

M. Damm, H.E. Eckel, M. Jungehülsing, M. Vössing, U. Schröder
HNO-Klinik der Universität zu Köln, Joseph Stelzmann Str. 9, D-50924 Köln

Einleitung

Das verruköse Karzinom (VK) ist ein seltener, niedrig-maligner Tumor, der erstmals 1948 von Ackerman beschrieben wurde [2]. Prinzipiell kann dieser Tumor auf jeder Schleimhautoberfläche auftreten, die bevorzugte Lokalisation in den zentralen Atemwegen ist die Glottis [11]. Laryngoskopisch imponiert das VK als warzenhafter, papillomatöser Tumor. Es wächst langsam, örtlich invasiv und metastasiert nur extrem selten [6]. Die Häufigkeit des VKs wird mit 1-3.8% aller Larynxkarzinome angegeben [7,10].

Zur Therapie werden strahlentherapeutische oder chirurgische Behandlungskonzepte eingesetzt [9,10]. Das Spektrum der chirurgischen Maßnahmen reicht von zurückhaltenden, organerhaltenden Konzepten bis hin zu radikalen, onkologischen Therapien [1,3,8-13]. Nur vereinzelt finden sich Daten zur Carbon-Dioxid-(CO_2-)-Laser-Chirurgie des laryngealen VKs in der Literatur [1,4,9]. In einer retrospektiven Studie sollten deshalb Langzeitergebnisse der CO_2-Laser-Chirurgie beim VK des Larynx an unserem Krankengut ermittelt und daraus Indikationen für die transorale Laser-Kehlkopfteilresektion abgeleitet werden.

Materialien und Methoden

Zunächst wurden alle Patienten mit der initialen Diagnose „verruköses Kehlkopfkarzinom" der Jahre 1986 bis 1995 in unserer Tumorkartei ermittelt. Die Krankenunterlagen und das histologische Material dieser Patienten (n = 30) war komplett verfügbar und wurde erneut nach den Kriterien von Ackerman [2] untersucht. Neun Patienten mußten nach der erneuten histologischen Begutachtung ausgeschlossen werden, ein Patient (T4N0) wurde nicht laserchirurgisch operiert sondern laryngektomiert. Die glottischen Primärtumoren von 19 Männern und einer Frau erfüllten die histologischen Kriterien (Durchschnittsalter 57,4 Jahre). Diese Patienten wurden in unsere Studie eingeschlossen, die primäre Therapiemodalität war bei allen eine transorale Laser-Kehlkopfteilresektion. Die mittlere postoperative Nachbeobachtungszeit betrug im Mittel 52 Monate.

Die Laser-Kehlkopfteilresektion erfolgt in der HNO-Universitätsklinik Köln in Abhängigkeit von der Tumorlokalisation und Stadium nach vier Resektionstypen. Die Resektionsgrenzen der Typ-II-Operation, welche zur Therapie von T1a Karzinomen eingesetzt wird, entsprechen denen bei konventioneller Chordektomie. Die Typ-III-Resektion (für T1b-Karzinome) umfaßt als „erweiterte" Chordektomie die Resektion einer Stimmlippe, dabei kann die vordere Kommissur und das vordere Drittel der kontralateralen Stimmlippe, ggf. mit einseitiger Arytenoidektomie, eingeschlossen werden. Ein T2-Tumor erfordert die Typ-IV-Operation, wobei alle endolaryngealen Strukturen zwischen Schildknorpel, Krikoid, Krikothyroidmembran in die Resektion einbezogen werden können (ggf. inkl. einseitiger Arytenoidektomie). Die sogenannte „Typ-I-Resektion" wurde hier nicht eingesetzt. Sie entspricht von der Ausdehnung dem konventionellen Stimmband-Stripping und ist benignen Läsionen oder Carcinoma-in-situ vorbehalten.

Ergebnisse

Achtzehn der 20 Patienten (85%) hatten 20 oder mehr Zigaretten pro Tag über mindestens 10 Jahre geraucht. Als Leitsymptom trat eine Heiserkeit zwischen einem und 12 Monaten vor der Diagnosestellung auf.

Der Diagnose VK wurde bei 13 Patienten im Stadium T1N0 und bei 7 im Stadium T2N0 gestellt. In Abhängigkeit vom Tumorstadium bzw. der Lokalisation wurde bei 10 Patienten eine Laser-Typ-II-Kehlkopfteilresektion, bei 4 Patienten eine Typ-III-Resektion und bei 6 Patienten eine Typ-IV-Resektion durchgeführt. Bei zwei Patienten erfolgte der Ersteingriff histologisch nicht sicher im Gesunden und erforderte eine Lasernachresektion. Ein Patient erlitt ein Lokalrezidiv im Bereich der kontralateralen Stimmlippe und wurde nach acht Monaten erneut transoral laserchirurgisch operiert.

Bei einem Patient kam es postoperativ zu einer Tracheomalazie, die weitere chirurgische Interventionen erforderlich machte. Zwei Patienten entwickelten Zweittumoren (Bronchialkarzinome) ohne Hinweise auf lokale oder lokoregionäre Rezidive.

Zwei Patienten starben 6 Jahre nach der Diagnosestellung tumorunabhängig. Der postoperative Verlauf eines Patienten ist nur für 14 Monate bekannt. 17 Patienten lebten am Ende der Beobachtungsperiode ohne Hinweis auf ein lokales oder lokoregionäres Tumorrezidiv. Anaplastische Transformationen wurden in unserem Kollektiv nicht beobachtet. Totale Laryngektomien oder Tumorbestrahlungen wurden nicht notwendig.

Diskussion und Schlußfolgerung

Das Fehlen von Tumorklassifikationen in den meisten Publikationen erschwert den Vergleich der Therapieergebnisse. Faßt man die Daten beim laryngealen VK aus der Literatur zusammen (alle Tumorstadien, einschließlich Rezidivtherapie), wird eine lokale Tumorkontrolle bei 92% der Patienten mittels chirurgischen Maßnahmen und in 85% mittels Strahlentherapie erreicht [14]. Die transoralen Laserchirurgie ermöglichte in unserem Kollektiv eine lokale Tumorkontrolle von 100%. Dieses Ergebnis ist vergleichbar mit den Resultaten der konventionellen Kehlkopfteilresektionen und unterstützt somit einen chirurgischen Therapieansatz des VKs [12].

Die Strahlentherapie ist mit einem hohen initialen Therapiefehler (51%) behaftet [9]. Bei der näheren Analyse der bisher publizierten chirurgischen Ergebnisse fand sich ebenfalls eine hohe Rezidivrate (33%) bei nicht onkologischer Vorgehensweise (z. B. bei lokaler Exzision, Vaporisierung) [4]. Unsere Daten zeigen demgegenüber, daß das VK eine ausgezeichnete Prognose besitzen kann, wenn eine adäquate Therapie als initiale Behandlungsmodalität eingeschlagen wird (Rezi-divrate 5%).

Als Therapieempfehlung sollte daher beim VK, unabhängig vom Tumorstadium, immer eine onkologische Behandlungsstrategie gewählt werden. Basierend auf dem hier vorliegenden Datenmaterial erscheint uns die CO_2-Laserchirurgie als Methode der Wahl bei verrukösen Larynxkarzinomen der Tumorstadien T1 und T2 in Kombination mit einer sorgfältigen Tumornachsorge. Bei ausreichender Radikalität aus onkologischer Sicht profitieren die Patienten gleichzeitig von den Vorteilen der CO_2-Laserchirurgie (reduziertem Gewebetrauma, wiederholte Applikationsmöglichkeit) [5]. Tumore der Stadien T3 und T4 sollten mit einer totalen Laryngektomie behandelt werden. Eine Neck dissection ist beim VK des Kehlkopfes nicht indiziert.

Literatur

1. Abramson AL, Brandsma J, Steinberg B, Winkler B: Verrucous carcinoma of the larynx. Possible human papillomavirus etiology. Arch Otolaryngol 1985; 111:709-715.
2. Ackerman LV: Verrucous carcinoma of the larynx. Surgery 1948; 23:670-678.
3. Biller HF, Ogura JH, Bauer WC: Verrucous cancer of the larynx. Laryngoscope 1971; 81:1323-1329.
4. Damm M, Eckel HE, Schneider D, Arnold G: CO2 Laser surgery for verrucous carcinoma of the larynx. Lasers Surg Med (im Druck)
5. Eckel HE, Thumfart WF: Laser surgery for the treatment of larynx carcinomas: indications, techniques, and preliminary results. Ann Otol Rhinol Laryngol 1992; 101:113-118.
6. Edstrom S, Johansson SL, Lindstrom J, Sandin I: Verrucous squamous cell carcinoma of the larynx: evidence for increased metastatic potential after irradiation. Otolaryngol Head Neck Surg 1987; 97:381-384.
7. Ferlito A: Diagnosis and treatment of verrucous squamous cell carcinoma of the larynx: A critcal review. Ann Otol Rhinol Laryngol 1985; 94:575-579.
8. Ferlito A, Recher G: Ackerman's tumor (verrucous carcinoma) of the larynx: a clinicopathologic study of 77 cases. Cancer 1980; 46:1617-1630.

9. Hagen P, Lyons GD, Haindel C: Verrucous carcinoma of the larynx: role of human papillomavirus, radiation, and surgery. Laryngoscope 1993; 103:253-257.
10. Lee RJ: Verrucous carcinoma of the larynx. Otolaryngol Head Neck Surg 1988; 98:593-595.
11. Lundgren JA, van Nostrand AW, Harwood AR, Cullen RJ, Bryce DP: Verrucous carcinoma (Ackerman's tumor) of the larynx: diagnostic and therapeutic considerations. Head Neck Surg 1986; 9:19-26.
12. Myers E, Sobol S, Ogura JH: Hemilaryngectomy for verrucous carcinoma of the glottis. Laryngoscope 1980; 90:693-698.
13. Ryan RE, Jr., DeSanto LW, Devine KD, Weiland LH: Verrucous carcinoma of the larynx. Laryngoscope 1977; 87:1989-1994.
14. Tharp ME, Shidnia H: Radiotherapy in the treatment of verrucous carcinoma of the head and neck. Laryngoscope 1995; 105:396.

Ergebnisse der endolaryngealen Laserchirurgie zur Therapie der Kehlkopfpapillomatose

M. Jungehülsing, H.E. Eckel, M. Vössing, M. Damm
Klinik und Poliklinik für Hals-, Nasen-, Ohrenheilkunde der Universität zu Köln
D-50924 Köln

Einleitung

Das Kehlkopfpapillom tritt in drei unterschiedlichen Erscheinungsformen auf. Bekannt sind die juvenile Kehlkopfpapillomatose, das sogenannte juvenile, multiple Papillom des Erwachsenen und das adulte, solitäre Papillom des Erwachsenenalters [1, 8].

Das juvenile Papillom ist Human-papilloma-virus - assoziiert mit den HPV-Viren 6 und 11 [16]. Es neigt zu häufigen Rezidiven nach glottisch, supra- und subglottisch, und besonders die subglottische Ausbreitung bis in die Trachea und die Hauptbronchien ist gefürchtet wegen der damit verbundenen Risiken der Obstruktion der Atemwege [9, 14, 15]. Eine Malignisierung ist selten, tritt aber assoziiert mit der Ausbreitung in die Trachea auf [18].

Das juvenile multiple Papillom des Erwachsenen tritt mit einem Häufigkeitsgipfel zwischen dem 30. und 50. Lebensjahr auf und ist ebenfalls HPV-6 und -11 assoziiert [17]. Es gleicht histologisch und phänotypisch dem erstgenannten Papillom.

Das adulte, solitäre Papillom tritt ausschließlich im Erwachsenenalter auf. Obwohl es auch HPV 6- und HPV-11- assoziiert ist, ist es durch solitäres Auftreten, fehlende Rezidive, aber Malignisierungstendenz bis 50 % charakterisiert [1, 7]. Kleinsasser beschreibt es auch als Epitheliom [8].

Die Therapie der Papillome des Kehlkopfes ist chirurgisch. Konventionell werden die Papillome mittels Stützlaryngoskopie unter dem Mikroskop entfernt. Seit den 80-ger Jahren hat die Laserabtragung der Papillome mit dem CO_2-Laser immer mehr Bedeutung gewonnen. Neuere Arbeiten vor allem von Herberhold und Walther weisen auf eine deutliche Verlängerung einer laserchirurgisch eingeleiteten Remission durch die lokale Applikation von Alpha - Interferon in die Resektionsumgebung der Papillome hin [6, 20]. Andere Medikamente und immunmodulatorischen Substanzen sind in Erprobung [5, 10, 12].

Fragestellung unserer Untersuchung war, ob sich Unterschiede zeigen zwischen den Ergebnissen konventioneller chirurgischer und laserchirurgischer Abtragung von solitären und multiplen Kehlkopfpapillomen bezüglich Remissionsdauer, Rezidivquote und funktionellem Ergebnis.

Patienten und Methoden

Von 1980 bis 1995 wurden 60 Patienten, davon 41 mit multiplen und 19 mit solitären Papillomen konventionell - chirurgisch bzw. laserchirurgisch therapiert. Lokalisiert waren die Papillome bei 34 % der Patienten auf einer Stimmlippe, bei 22 % auf beiden Stimmlippen, bei 19 % der Patienten fand sich eine subglottische Ausdehnung. Bei 12 % der Patienten fand sich eine Mitbeteiligung der Epiglottis und bei 13 % der Patienten fand sich eine Ausdehnung bis in die Trachea.

Insgesamt führten wir 79 konventionelle und 74 CO2-laserchirurgische Eingriffe durch. Die Nachbeobachtungszeit bezüglich eines Auftretens von Rezidiven betrug 2 Jahre nach chirurgischer Intervention.

Ergebnisse

16 Patienten mit erstmaligem Auftreten von laryngealen Papylomen im Kindes- bzw. Jugendalter mußten im Zeitraum von 15 Jahren durchschnittlich 6,3 mal operativ behandelt werden. Bei 25 Patienten mit Erstmanifestation multipler Papillome im Erwachsenenalter wurde 2,1fach pro Patient eine Intervention notwendig. Bei 19 Patienten mit solitärem Papillom wurden nur 1,2 chirurgische Interventionen notwendig.

Innerhalb der Nachbeobachtungszeit nach chirurgischer Intervention von 2 Jahren kam es bei beiden Kollektiven gleich häufig zur Ausbildung eines Papillomrezidives (bei 26/79 (33 %) Patienten nach konventioneller Abtragung, bei 25/74 (34 %) Patienten nach laserchirurgischer Abtragung). Mit 5 % signifikant seltener fanden sich Stimmlippensynechien nach Laserchirurgie im Vergleich zu 20 % bei den Patienten nach konventioneller Abtragung.

4 Patienten mußten anschließend an eine konventionell-chirurgische Papillomextirpation tracheotomiert werden. Bei 3 dieser Patienten lag eine narbige Kehlkopfstenose vor, bei einem Patienten ein ausgedehntes, obstruierendes Pappilomrezidiv.

Diskussion

Die laserchirurgische Abtragung von Kehlkopfpapillomen verminderte in unserem Kollektiv nicht die Rezidivfrequenz von Kehlkopfpapillomen. Letztere lag für beide Behandlungsmodalitäten gleich hoch (33 % bzw. 34 %).Dies entspricht nicht den hierzu bisher publizierten Ergebnissen, die eine deutlich verminderte Rezidivquote beschreiben, allerdings bei variierenden Nachbeobachtungszeiten von nur 5 bis 35 Monaten [3, 13].

Als Risikofaktoren für die tracheale Ausbreitung multipler Papillome werden diskutiert die Tracheostomie - Anamnese, die Gesamtzahl der chirurgischen Abtragungen, und eine lange Dauer der Erkrankung [21]. Die Tracheostomie - Frequenz konnte durch den Einsatz des CO_2-Lasers gesenkt und damit die Gefahr einer Verschleppung von infektiösem Material in die Trachea [2] vermindert werden. Dies entspricht den Daten bisher hierzu publizierter Arbeiten [11, 13].

Im Vergleich mit der konventionell-chirurgischen Therapie war die Häufigkeit von Synechien der Stimmlippen nach CO_2 - Laserbehandlung in unserem Krankengut signifikant seltener (20 % Synechien nach konventioneller versus 5 % Synechien nach Laserbehandlung). Dies entspricht den bisher hierzu publizierten Ergebnissen [4, 19].

Zusammenfassend erscheint heute die CO_2 - Laserchirurgie der konventionellen Chirurgie der Kehlkopfpapillome überlegen wegen der verminderten Tracheostomiefrequenz und der besseren funktionellen Ergebnisse. Eine weitere Therapieverbesserung scheint durch den gleichzeitigen systemischen [5, 10, 12] oder lokalen [6, 20] Einsatz immunmodulatorischer Substanzen erreichbar.

Literatur

1. Bomholt A. (1988) Laryngeal papillomas with adult onset. an epidemiological study from the copenhagen region. Acta Otolaryngol (Stockh) 106:(1-2)140-4
2. Cohen SR, Geller KA, Seltzer S, Thompson JW. (1980) Papilloma of the larynx and tracheobronchial tree in children. a retrospective study. Ann Otol Rhinol Laryngol 89:(6 Pt 1)497-503
3. Crockett DM, Rihkanen H. (1990) Laryngeal laser surgery. Otolaryngol Clin North Am 23:49-66
4. Dedo HH, Jackler RK. (1982) Laryngeal papilloma: results of treatment with the co2 laser and podophyllum. Ann Otol Rhinol Laryngol 91:(4 Pt 1)425-30
5. Elo J, Mate Z. (1988) Combined therapy with isoprinosine and co2 laser microsurgery for the treatment of laryngeal papillomatosis. Arch Otorhinolaryngol 244:(6)342-5
6. Herberhold C, Walther EK. (1995) Combined laser surgery and adjuvant intralesional interferon injection in patients with laryngotracheal papillomatosis. Adv Otorhinolaryngol 49:166-9
7. Kashima HK, Shah F, Lyles A, Glackin R, Muhammad N, Turner L, Van Zandt S, Whitt S, Shah K. (1992) A comparison of risk factors in juvenile-onset and adult-onset recurrent respiratory papillomatosis. Laryngoscope 102:(1)9-13
8. Kleinsasser O, Oliviera e Cruz G. (1973) Übersichten: "Juvenile" und "Adulte" Kehlkopfpapillome. HNO 21:97-106
9. Klos J. (1970) Clinical course of laryngeal papillomatosis in children. Ann Otol Rhinol Laryngol 79:(6)1132-8
10. Lopez Aguado D, Perez Pinero B, Betancor L, Mendez A, Campos Banales E. (1991) Acyclovir in the treatment of laryngeal papillomatosis. Int J Pediatr Otorhinolaryngol 21:(3)269-74
11. Mahnke CG. (1995) Laser surgery for laryngeal papillomatosis. Adv Otorhinolaryngol 49:162-5

12. McGlennen RC, Adams GL, Lewis CM, Faras AJ, Ostrow RS. (1993) Pilot trial of ribavirin for the treatment of laryngeal papillomatosis. Head Neck 15:(6)504-12; discussion 512-3
13. Nawka T, Wendler J. (1989) Therapie der Larynxpapillomatose mit dem Kohlendioxidlaser. HNO 14:211-6
14. Oleske JM, Kushnick T. (1971) Juvenile papilloma of the larynx. Am J Dis Child 121:(5)417-9
15. Quiney RE, Hall D, Croft CB. (1989) Laryngeal papillomatosis: analysis of 113 patients. Clin Otolaryngol 14:(3)217-25
16. Rihkanen H, Aaltonen LM, Syrjanen SM. (1993) Human papillomavirus in laryngeal papillomas and in adjacent normal epithelium. Clin Otolaryngol 18:(6)470-4
17. Sataloff RT, Heuer RJ, Rosen DC. (1994) Adult onset laryngeal papillomas. Ear Nose Throat J 73:(3)142
18. Shouten J, van den Broek P, Cremers CWRJ, Jongerius CM, Meyer JWR, Vooys P. (1983) Interferons and bronchogenic carcinoma in juvenile laryngeal papillomatosis. Arch Otolaryngol Head Neck Surg 109:289-91
19. Strong MS, Vaughan CW, Cooperband SR, Healy GB, Clemente M. (1976) Recurrent respiratory papillomatosis - management with the CO2 - laser. Ann Otol Rhinol Laryngol 85:508-16
20. Walther EK, Herberhold C. (1993) Behandlung der laryngotrachealen Papillomatose mit kombinierter Anwendung von Laserchirurgie und intralasionaler Applikation von Alpha-Interferon (Roferon). Laryngorhinootologie 72:(10)485-91
21. Weiss MD, Kashima HK. (1983) Tracheal involvement in laryngeal papillomatosis. Laryngoscope 93:45-8

Augenheilkunde / Ophthalmology
Moderation: M. Mertz

Seiten 399 - 421

Bearbeitung von Spenderhornhäuten zu Transplantationszwecken mittels Excimerlaser: Herstellung hochpräziser Transplantate - Fortschritte und Anwendungen

P. Homolka[1]*, R. Biowski[2], W. Husinsky[1], C. Blaas[1], I. Gosch Baumgartner[2], G. Grabner[3]

[1]Institut für Allgemeine Physik, Technische Universität Wien/A,
[2]Universitäts Klinik für Augenheilkunde, AKH, Wien/A, [3]LKA Salzburg,
St. Johanns Spital, Salzburg/A

Zusammenfassung
Im letzten Jahr wurde das auf der Hornhautbank des AKH aufgestellte Excimer Laser Corneal Shaping System (ELCS-S) einer vollständigen Überarbeitung unterzogen, wobei es - hauptsächlich durch die Entwicklung (P.H., R.B.) und Implementation (R.B., C.B.) eines vollständig neuen Ablationsalgorithmus - gelang, die erreichbare Oberflächenqualität so wesentlich zu verbessern, daß die Herstellung von hochpräzisen Transplantaten, wie etwa Lentikeln für die Epikeratophakie, nun in naher Zukunft auch im Routinebetrieb machbar erscheint. Erste Tests (R.B.) sind sehr erfolgversprechend, sowohl was die Dicke als auch die Oberflächenqualität der hergestellten Transplantate betrifft.

Das ELCS wurde als Prototyp in enger Zusammenarbeit des Institutes für Allgemeine Physik (W.H. und Mitarbeiter) und der Univ. Klinik für Augenheilkunde (G.G. und Mitarbeiter) entwickelt [1-3]. Mittels Laserstrahlung (193 nm, ArF) wird eine Spenderhornhaut auf die gewünschte Dicke und Form abgetragen und anschließend perforiert. 193 nm bieten sich aus zwei Gründen an, erstens ist der vorherrschende Ablationsmechanismus photochemischer Natur (ablative Photodecomposition, APD [4]), woraus sich die exakten Schnitte und die geringe Schädigung des umliegenden Gewebes erklären, und zweitens besitzt Corneagewebe im Bereich zwischen etwa 0.5 und 1.5 J/cm^2 ein Plateau in der Ablationsrate (ca. 1.5 µm pro 10 ns Puls), wodurch die für den Excimerlasertypischen Schwankungen in der Leistung sowie die Inhomogenität des Strahlprofiles bis zu einem gewissen Grad tolerierbar werden [5-10].

Bei dem ELCS-S wird die flächenhafte Abtragung durch einen scannenden Laserstrahl (in der derzeitigen Version mit halbkreisförmigen Profil von etwa 1 mm Durchmesser) realisiert. Die Cornea befindet sich dabei in einem metallenen Halter, der mit drei Präzisionsmotoren unter dem (ortsfesten) Laserstrahl computergesteuert

---

* Jetzige Adresse: Institut für Biomedizinische Technik und Physik, UniversitätWien/A

bewegt wird. Die Abtragung erfolgt - etwa im Gegensatz zu den Flying Spot Methoden - auf Kreisbahnen mit einem fixen Abstand von 50 oder 100 µm.

Das ELCS-S ist als "add-on-device" für das Keratom der Fa. Schwind (Kleinostheim, D) kommerziell erhältlich. Prinzipiell lassen sich damit verschiedene Arten von Transplantaten herstellen, und zwar:
(I) Penetrierende Keratoplastiken. Dabei umfaßt das Transplantat die gesamte Dicke der Cornea, das ELCS wird nur zum Perforieren verwendet.
(II) Lamellierende Epikeratoplastiken beliebiger Dicke und
(III) Lentikel für die Epikeratophakie mit positiver und negativer Brechkraft. Lamellierende Keratoplastiken wurden mehrfach mit sehr zufriedenstellenden Ergebnissen transplantiert (G.G. und Ch. Skorkip, Univ. Klinik f. Augenheilkunde, Wien).

I und II sind sowohl mit runder als auch beliebiger, dem Operationsfeld angepaßter, Umrißform herstellbar. Im ersten Fall wird die Form mittels digitaler Bildverarbeitung von einer Aufnahme des Patientenauges ermittelt.

Bei der Herstellung der penetrierenden Keratoplastik ruht das Endothel auf einem hochviskösem Gel (Healon GV®). Die Bearbeitung erfolgt von der konvexen (Epithel-) Seite her, da das Endothel unbedingt lebend erhalten werden muß. Untersuchungen betreffend die Vitabilität des Endotheles sind zur Zeit im Gang (R.B.). Im Gegensatz dazu erfolgt die Bearbeitung der anderen beiden Transplantatformen endothelseitig, um die Bowman-Membran zu erhalten.

Bedingt durch die Verwendung von halbkreisförmigen Blenden zur flächenhaften Abtragung und dem festen Abstand der Bearbeitungsbahnen von meist 100 µm bildet sich auf der bearbeiteten Oberfläche eine sehr regelmäßige wellenförmige Struktur aus, deren radiale Periode durch den Bahnabstand gegeben ist. Die Höhe der "Wellen" beträgt bei 100 µm Abstand der Bearbeitungsbahnen etwa 50 µm. Diese Abschätzung beruht auf der Auswertung von SEM Bildern einerseits als auch von Aufnahmen die mittels eines Konfokalmikroskopes (Zeiss) entstanden.

Um eine glattere Oberfläche zu erhalten, kann nur der Abstand zwischen den Bearbeitungsbahnen reduziert werden. Dies ist in den Fällen möglich, wo relativ wenig Material abzutragen ist, anderenfalls würde die Bearbeitungszeit zu lange. Dies führt zu einem zu starken Austrocknen der Hornhaut während der Bearbeitung und damit zu einem unbrauchbaren Ergebnis. Unseres Erachtens ist eine Bearbeitungszeit von 45 Minuten selbst bei Befeuchten während der Bearbeitung als obere Grenze anzusetzen.

Um hochpräzise Lentikel herstellen zu können, entwickelten wir einen vollkommen neuen Ablationsalgorithmus (OSLA, Optimized Scanning Laser Ablation). Erst eine detaillierte Analyse des Einflusses der möglichen Fehlerquellen (als besonders empfindlich hat sich dabei die Größe des Laserspots, seine exakte Form sowie die Dejustage des Lasers herausgestellt) hat es ermöglicht durch Einbeziehung der entsprechenden Größen in den Abtragungsalgorithmus die Qualität der Transplantate in ausreichendem Maße zu gewährleisten. De facto ist es nicht möglich, einen exakt runden Bearbeitungsspot zu erhalten, da bedingt durch die verschiedenen Divergenzwinkel der aus dem Laser austretenden Strahlung als auch durch den Einsatz von

Zylinderlinsen ein gewisser Restastigmatismus der Strahlung nicht verhindert werden kann. Daher wird der Bearbeitungsspot als Ellipse vermessen und mathematisch exakt in den Abtragungsalgorithmus einbezogen werden. Abbildung 1 zeigt als Beispiel die Änderung der erzielten Abtragung für eine Dejustage des Laserspots vom Zentrum im μm Bereich. Insbesondere im Zentrum des Transplantates sind die Auswirkungen beachtlich.

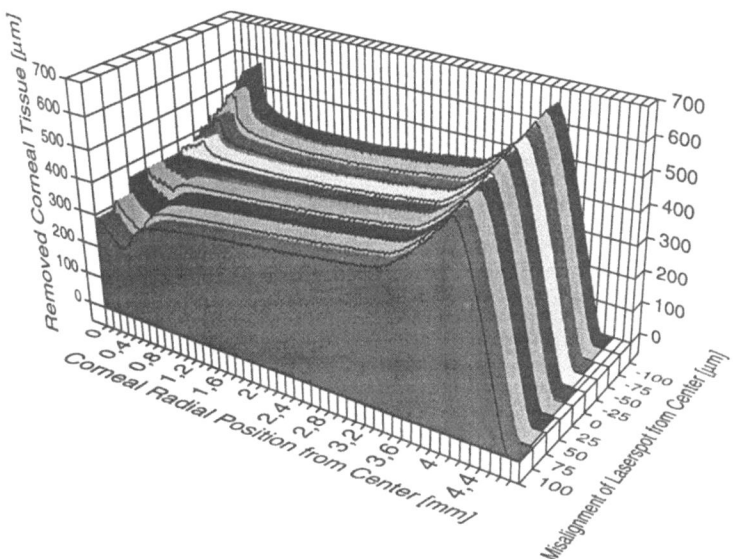

Abb. 1. Einfluß der Abweichung des Laserspots vom Zentrum der Hornhaut auf die abgetragene Hornhaut als Funktion des Hormhautradius

Das Prinzip der Abtragung in Zentrum der Hornhaut ist ebenfalls neu entwickelt worden. Bei dem ELCS wurden ursprünglich zentral drei verschieden große Vollkreisspots verwendet um dann zu halbkreisförmigen Spots zu wechseln. Der Einsatz verschieden großer Blenden bringt das Problem mit sich, daß bedingt durch einen (mechanischen) Blendenwechsel eine auf 1/100 mm genaue Positionierung auf der Cornea wenn überhaupt nur schwer zu realisieren ist. Daher beschränken wir uns auf den Einsatz einer Blende, und zwar vollkreisförmig mit einem Durchmesser des Bearbeitungsspots auf der Hornhaut von etwa einem Millimeter.

Die Verwendung von runden Spots bringt zwei generelle Vorteile mit sich, erstens wird die Laserenergie besser ausgenutzt und damit eine Reduktion der Bearbeitungszeit möglich, und zweitens weist das Ablationsprofil (als Funktion der radialen Koordinate, die gekrümmt auf der Hornhautinnenseite gemessen wird) nicht den durch die Kanten des halbkreisförmigen Spots bedingten scharfen Knick auf, der zu einer rauheren Oberfläche beiträgt.

Der zweite wesentliche Punkt war die Optimierung der Lage der Bearbeitungsbahnen. Diese werden nicht Äquidistant gelegt, sondern nach Vorgabe der gewünschten Oberflächenebenheit optimiert. Dabei ist es möglich, interaktiv die Qualität zentral und peripher vorzugeben. Im allgemeinen wird zentral eine hohe Qualität gewünscht sein, die gegen Rand schlechter werden darf. Es handelt sich immer um eine Abwägung Oberflächenqualität gegen Bearbeitungszeit, weshalb man bestrebt sein wird, die Oberflächenrauhigkeit selektiv im für den Patienten optischen Bereich des Transplantates zu optimieren.

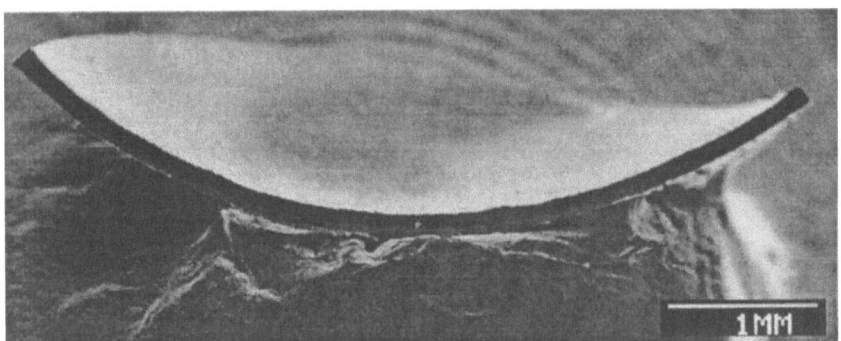

Abb. 2. SEM Bild eines lamellierenden Transplantats

Da aus erwähnten Gründen ein Wechsel der Spotgröße nicht sinnvoll erscheint, muß zentral eine Methode zum Einsatz kommen, die eine Abtragung von radialen Strukturen erlaubt, die viel kleiner sind als der Radius des Laserstrahles. Dies wird durch "exzentrisch" auf die Bahnen gesetzte Spots erreicht, da in diesem Fall die Abtragung im Bereich radialer Halbmesser des Spots b minus Radius der Bearbeitungsbahn R konstant ist um dann bei R+b gegen Null abzufallen. Die Anzahl dieser exzentrischen Bahnen entspricht der Anzahl verschiedener Blenden, die sonst nötig gewesen wären, um die entsprechende radiale Auflösung zu realisieren. Wir verwenden je nach Profil drei bis zehn solcher zentraler Bahnen. Dadurch wird allerdings die Anforderung an eine exakte Justierung des Corneazentrums als auch die Kenntnis der exakten Spotgröße von entscheidender Bedeutung, hier gemachte Fehler wirken sich extrem stark aus. Eine Dejustierung um 30 µm kann einen zentralen Fehler von 100 µm in der Abtragetiefe bedingen womit das Ergebnis unbrauchbar erscheint. Daher ist die Justierung und Erhebung der Spotgeometrie und -größe vor jeder Bearbeitung unerläßlich.

Die mit dieser Methode hergestellten Testlentikel zeigen eine sehr gute Gleichmäßigkeit der Dicke bei Oberflächenrauhigkeiten < 10 µm. Siehe dazu Abbildung 2. Die Beurteilung der Lentikel erfolgte mittels SEM und lichtmikroskopisch. Die Verwendung eines Konfokalmikroskopes ist geplant.

Danksagung
Unser Dank gilt Prof. A. Lametschwandtner und W. Muss (Institut für Zoologie, Universität Salzburg) für die Herstellung der Elektronenmikroskopaufnahmen.

Literatur
1. Altmann J, Grabner G, Husinsky W, et al.: Corneal Lathing Using the Excimer Laser and a Computer-Controlled Positioning System: Part I-Lathing of Epikeratoplasty Lenticules. Journal of Refr. and Corneal Surgery 1991; 7: 377-384.
2. Husinsky W, Mitterer S, Altmann J, et al.: Corneal Lathing Using the Excimer Laser and a Computer-Controlled Positioning System: Part II-Variable Trephination of Corneal Buttons. Refractive & Corneal Surg. 1991; 7: 385-389.
3. Gruber D, Husinsky W, Grabner G, et al.: Nano- and Femtosecond - Laser Processing of Human Donor Corneal Transplants and Lenticules for Corneal Surgery. LaserMed 95, München, Germany, 1995.
4. Petit G H, Sauerbrey R: Pulsed Ultraviolet Laser Ablation. Applied Physics A 1993; 56: 51-63.
5. Srinivasan R: Science 1986; 234: 559.
6. Srinivasan R, Wynne J J, Blum S E: Far-UV photoetching of organic material. Laser Focus 1983; 19: 62.
7. Srinivasan R, Braren B: Ultraviolet laser ablation and etching of polymethyl methacrylate sensitized with an organic dopant. Appl. Phys. A 1988; 45: 289.
8. Husinsky W, Grabner G, Baumgartner I, Skorpik F, Mitterer S, Temmel T: Mechanisms of Laser-Ablation of Biological Tissue. Desorption Induced by Electronic Transitions, DIET IV, Kranichberg, Austria, 1990.
9. Kautek W, Mitterer S, Krüger, J, Husinsky W, Grabner G: Femtosecond-Pulse Laser Ablation of Human Corneas. Applied Physics A - Solids and Surfaces 1994; 58(5).
10. Biowski R, Baumgartner I, Barisani T, Kaminski St., Homolka P, Husinsky W et al: Zum Einsatz eines spezialisierten Excimer Lasers Systems (ELCS-System) in der Hornhautbank. Spektrum Augenheilkd 1997; 11/2; 53-58

Optimierung der transskleralen Zyklophotokoagulation

Paul-Rolf Preußner, Burkhard Dick
Universitäts-Augenklinik, Langenbeckstraße 1, D-55101 Mainz

Zusammenfassung

Problemstellung: Das Hauptproblem bei der transskleralen Zyklophotokoagulation (Verfahren der Glaukomchirurgie) besteht bisher in der Dosierung der Energie für den einzelnen Lasereffekt. Der Operateur hat keine direkte Kontrolle über den Koagulationsvorgang, da das Zielgewebe nicht einsehbar ist. Aufgrund der hohen inter- und intraindividuellen Variation der optischen Gewebeparameter kommt es daher leicht zu Dosierungsfehlern. Unterdosierung ist therapeutisch wirkungslos, Überdosierung führt zum sogenannten "Pop-Effekt", der schwere Schäden zur Folge haben kann.

Problemlösung: Ein Teil der Laserstrahlung, die die Koagulation bewirkt, gelangt nach zahlreichen Streuprozessen in Sklera und Ziliarkörper auf den Augenhintergrund, wird dort reflektiert, durch die Pupillaröffnung nach außen transportiert und dort von einem Detektor registriert. Die zeitliche Änderung dieses Detektorsignals ist ein Maß für die Transmissionsänderung des Gewebes während der Koagulation. Sowohl der Operateur als auch ein Computer können daher mit dieser Information den Koagulationsvorgang gezielt abbrechen.

Schlußfolgerung: Die Sicherheit und Genauigkeit der transskleralen Zyklophotokoagulation werden durch diese Echtzeitsteuerung wesentlich erhöht.

1 Hintergrund

Die transsklerale Zyklophotokoagulation ist ein seit mehreren Jahrzehnten bekanntes Verfahren der Glaukomchirurgie (1). Ein Lichtleiter wird auf das Auge etwa 1-4 mm vom Übergang Hornhaut-Sklera auf das Auge aufgesetzt (3). Das über ihn eingekoppelte Laserlicht wird in der Sklera fast nicht absorbiert, sondern gelangt nach zahlreichen Streuungen entweder auf der Eintrittsseite wieder aus dem Auge heraus und ist somit verloren, oder es wird auf der Augeninnenseite im dort gelegenen Ziliarkörper größtenteils absorbiert. Durch die Absorption wird der Ziliarkörper, vor allem seine am stärksten dunkel pigmentierte Innenschicht erhitzt und koaguliert. Die Koagulation bewirkt eine Zerstörung unter anderem der Zellen, die das Kammerwasser bilden, das den Augendruck aufbaut. Außerdem wird angenommen, daß der Abfluß des Kammerwassers im koagulierten Bereich zunimmt. Durch beide Mechanismen wird der Augeninnendruck gesenkt.

Bisher wurde dieses Verfahren wegen seiner hohen Komplikationsrate ((6), (8), (4)) nur bei schweren, anders nicht mehr behandelbaren Fällen angewendet (z. B. (2), (5), (9)). Die Komplikationen müssen vor allem als Folge von unerwünschter Überdosierung angesehen werden, bei denen das Zielgewebe so stark überhitzt wird, daß es zur schlagartigen Verdampfung kommt. Dadurch wird Gewebe aus dem Ziliarkörper mit hörbarem Knall ("Pop-Effekt") in den Glaskörper geschleudert.

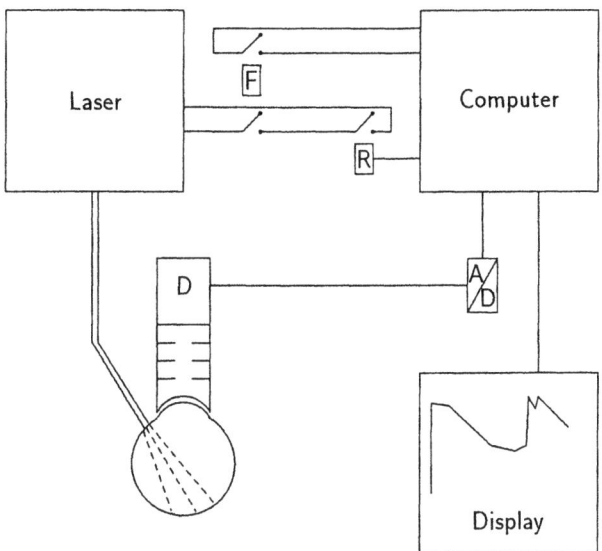

Abb. 1. Funktionsprinzip: Ein Teil der Laserstrahlung, die die Sklera und den Ziliarkörper passiert hat, wird vom Augenhintergrund reflektiert und außerhalb des Auges von einem Detektor D registriert. Das verstärkte elektronische Signal wird über einen A/D-Wandler in einen Computer eingespeist und in Echtzeit auf dessen Display dargestellt. Die Laserkoagulation wird duch Drücken des Fußschalters F zusammen mit der Registrierung durch den Rechner gestartet. Er kann sowohl vom Rechner über den Schalter R als auch vom Operateur durch Loslassen des Fußschalters F in Abhängigkeit vom jeweiligen Kurvenverlauf beendet werden

2 Technische Realisierung

Das Prinzip der Echtzeitsteuerung ist in Abb. 1 dargestellt, typische Zeitverläufe der registrierten Signalkurven in Abb.2. Der auf das Auge aufgesetzte Lichtleiter wurde nach den in (7) beschriebenen Kriterien optimiert. Als Laser wurde ein 810nm CW-Diodenlaser mit maximal 6.5W Leistung verwendet, nachdem sich herausgestellt hatte, daß ein ebenfalls auf seine Tauglichkeit untersuchter CW-Nd:YAG-Laser mit 1064nm sowohl relativ instabil in seiner Ausgangsleistung war, als auch keine "typischen" Signalverläufe erbrachte.

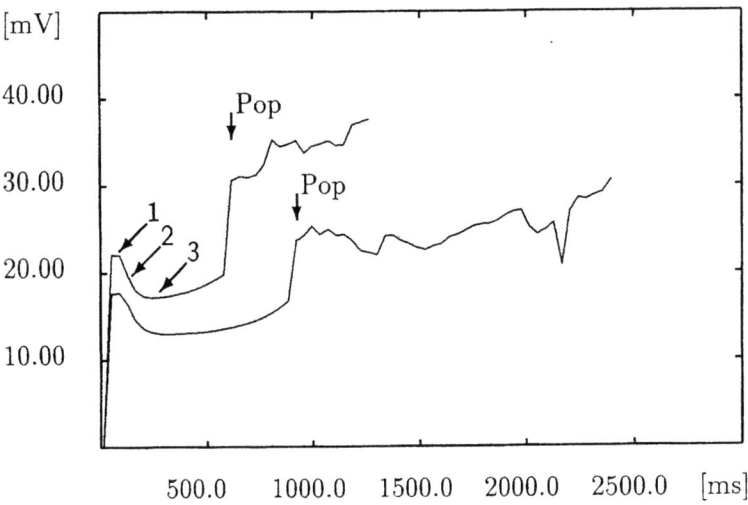

Abb. 2. Typische Transmissionskuven für den 810nm Laser: Das Detektorsignal (mV) der vom Augenhintergrund reflektierten Laserstrahlung bei der Koagulation von isolierten Schweineaugen ist als Funktion der Zeit (ms) dargestellt. Die Kurven representieren indirekt die zeitliche Transmissionsänderung des koagulierten Gewebes, da alle anderen Parameter zeitlich konstant sind. Die Kuvenform ist typisch: nach einem zunächst nahezu konstanten Anteil (1) zeigt sich ein tiefer, konkaver Abfall (2) gefolgt von einem flachen Minimum (3). Danach kommt es zum Pop-Effekt, der an einem ausgeprägten, fast senkrechten Transmissionsanstieg erkennbar ist. Der anschließende, unregelmäßige Verlauf entspricht einem weiteren "Kochen" des Gewebes

Es zeigte sich, daß die Kurven von Schweineaugen und menschlichen Leichenaugen prinzipiell den gleichen Verlauf aufweisen. Das Verfahren wurde daher (nach seiner Zulassung) mit sehr gutem Ergebnis an bisher 29 Patienten angewendet. Pop-Effekte konnten dabei mit hoher Wahrscheinlichkeit vermieden werden. Über die Optimierung der Abbruchkriterien im Sinn eines "Expertensystems" sowie über die klinischen Resultate werden wir an anderer Stelle berichten.

Literatur
(1) Beckmann H, Sugar HS (1973) Neodymium laser cyclophotocoagulation. Arch Ophthalmol 90:27-28
(2) Brooks AMV, Gillies WE (1991) The use of YAG cytophotocoagulation to lower pressure in advanced glaucoma. Aust NZ J Ophthal 19:207-210
(3) Federman JL, Ando F, Schubert HD Eagle RC (1987) Contact laser for transscleral photocoagulation. Ophthalmic Surg 18:183-184
(4) Hamada M, Suzuki R, Kurimoto S (1991) Transient complete visual loss during transscleral cytophotocoagulation. Jap J Clin Ophthalmol 45:949-951

(5) Heidenkummer HP, Mangouritsas G, Kampik A (1991) Klinische Anwendungen und Ergebnisse der transskleralen Nd:YAG-Zyklophotokoagulation bei therapierefraktärem Glaukom. Klin Mbl Augenheilk 198:174-180
(6) Maus M, Katz LJ (1990) Choroidal detachment, flat anterior chamber, and hypotony as complications of neodymium:YAG laser cyclophotocoagulation. Ophthalmology 97:69-72
(7) Preußner PR, Schwenn O (1995) Steps to optimize transscleral photocoagulation. Graefes Arch Clin Exp Ophthalmol 233:302-306
(8) Smith RS, Stein MN (1969) Ocular hazards of transscleral laser radiation: II. Intraocular injury produced by ruby and neodymium lasers. Am J Ophthalmol 67:100-110
(9) Wright MM, Grajewski AL, Feuer WJ (1991) Nd:YAG cyclophotocoagulation: outcome of treatment for uncontrolled glaucoma. Ophthalmic Surg 22:279-283

Erbium:Yag-Laser in der photorefraktiven Hornhautchirurgie

M. Mrochen [1], U. Schönfelder [2], R. Funk [2] und T. Seiler [1]
[1] Universitätklinikum Dresden, Augenklinik, Fetscherstr. 74, D - 01307 Dresden
[2] Universitätklinikum Dresden, Institut für Anatomie, Fetscherstr. 74, D - 01307 Dresden

1 Einleitung

Die Laserbehandlung der Hornhaut hat sich in den Bereichen der Photorefraktiven Keratektomie (PRK) sowie in der Phototherapeutischen Keratektomie (PTK) mit dem Excimerlaser (193 nm) etabliert[1]. Eine Alternative für die UV-Laser-Gewebewechselwirkung ergibt sich durch die hohe Absorption des Wassers im spektralen Bereich von 3µm. Im speziellen wird der Erbium:YAG (Yttrium Aluminium Granat) - Laser, der bei einer Wellenlänge von λ = 2,94 µm emittiert als potentielle Möglichkeit angesehen [2,5]. Die benötigten Laserparameter (Laserpulsdauer, Energie, Repetitionsrate) werden anhand experimenteller Ergebnisse evaluiert.

2 Behandlungsmethoden

Aus der logarithmischen Beziehung der Abtragstiefe zur Energiedichte und einer eingestrahlten gaußförmigen Energiedichteverteilung resultiert die parabolische Form der Ablationstiefe d(r) in Abhängigkeit vom Radius des Laserherdes r:

$$d(r) = m \cdot \ln\left(\frac{F_0}{F_{th}}\right) - \frac{2 \cdot m}{w^2} \cdot r^2 \qquad \text{Gl. 1}$$

mit r dem Radius eines Laserherdes, F_0 der zentralen Energiedichte und w dem Gaußradius des Strahlprofils [3]. Für r = 0 folgt die zentrale Abtragstiefe d_0 eines Laserspots auf der Hornhautoberfläche mit m der Abtragsrate in µm pro appliziertem Laserpuls und der Ablationsschwelle F_{th}.

2.1 Fundamentalmode Photoablation (FMP)

Ein Effekt, der in der Literatur[3] als Fundamentalmode Photoablation bezeichnet wird, ergibt sich für $r_0 \geq r \geq 0$ (r_0 Radius der optisch relevanten Zone ≈ 3 mm). Dieses ermöglicht es, ohne zusätzliche Laserstrahlmodulation (z.B. Irisblenden im Strahlengang) mit einem einzelnen Laserpuls eine Myopiekorrektur durchzuführen.

$$E_{tot} = 2 \cdot \pi \cdot (n-1) \cdot \frac{m}{\Delta D} \cdot F_{th} \cdot e^{\left(\frac{r_0^2 \cdot \Delta D}{2 \cdot m \cdot (n-1)}\right)} \quad \text{und} \quad w^2 = \frac{4 \cdot m \cdot (n-1)}{\Delta D} \quad \text{Gl.2a, b}$$

abschätzen (n = 1,337 Brechungsindex des Tränenfilms).

2.2 Scanning - Methode (SPRK)
Die benötigte Gesamtenergie E_{tot} und der Gaußradius w eines Laserspots beim Scannen der Hornhautoberfläche ergeben sich aus:

$$E_{tot} = \frac{\pi \cdot r_s^2}{\ln\left(\frac{F_0}{F_{th}}\right)} \cdot F_0 \quad \text{und} \quad w = \sqrt{\frac{2}{\ln\left(\frac{F_0}{F_{th}}\right)}} \cdot r_s \quad \text{Gl.3a,b}$$

mit $r_0 \gg r_s > 0$ dem Radius r_s eines Laserherdes auf der Gewebsoberfläche innerhalb der optischen Zone r_0. Zur Abschätzung der Gesamtpulszahl bei der Myopiekorrektur kann folgender Zusammenhang eingesetzt werden:

$$N = \frac{\Delta D \cdot r_0^4}{2 \cdot (n-1) \cdot m \cdot \ln\left(\frac{F_0}{F_{th}}\right) \cdot r_s^2} \quad \text{Gl. 4}$$

3 Material und Methode
3.1 Ablationsschwelle und Abtragsrate
Für eine Abschätzung der klinisch relevanten Laserparameter wurden Ablationsschwelle und Abtragsrate mittels der Durchschuß - Methode an enukleierten Schweinehornhäuten bestimmt. Der Erbium:YAG - Laser [4] emittierte Ausgangsenergien von mehr als 60 mJ im gütegschlateten (Pulsdauer = 0,6 µsec und 180 nsec) sowie 1J (Pulslänge = 20 µsec - 1 ms) im freilaufenden Betrieb. Durch den Einsatz eines Light Shaping Beam Homogenizer (LSBH-G) konnte eine definierte gaußförmige Energiedichteverteilung erzeugt werden.

3.2 Histologische Auswertung
Der Einfluß der Pulslänge auf das Ausmaß der thermischen Schädigung des Stromas wurde histologisch untersucht. Sofort nach Laserablation wurden die Hornhäute in Karnovsky - Lösung für 2-4 Stunden bei 4°C fixiert. Die Hornhautproben für die lichtmikroskopische Auswetung wurden mit Trypan blau oder Hämatoxylin/Eosin gefärbt. Die Untersuchung und photographische Dokumentation erfolgte mit dem Mikroskop und der entsprechenden Photoeinrichtung (Leica DMRB und Leica Wild MPS 52/48 Leica, Bensheim, Deutschland).

4 Ergebnisse

4.1 Ablationsschwelle und Abtragsrate

Die Abtragsrate konnte bei einer Pulslänge von 0,6µs auf einen Wert von 4µm/Puls bei einer Ablationsschwelle von etwa 0,2 J/cm² bestimmt werden. Dem gegenüber ermittelten wir für die längeren Laserpulse (Pulsdauer = 300 µs und 1ms) deutlich höhere Werte (0,8 J/cm^2 mit 14 µm / Puls und 1,1 J/cm^2 mit 15 µm/Puls).

4.2 Thermische Schädigung

Der Einsatz des gütegeschalteten Lasers führte zu einer Reduzierung der thermische Schädigung (Nekrose Zone) auf weniger als 3µm.

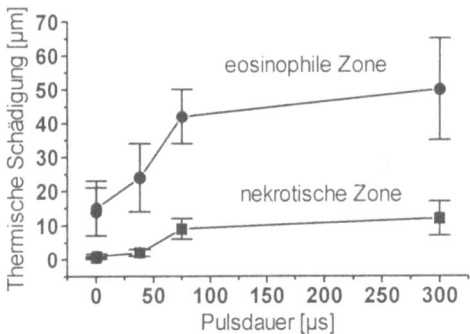

Abb. 1a. Thermische Schädigung in Abhängigkeit der Pulsdauer

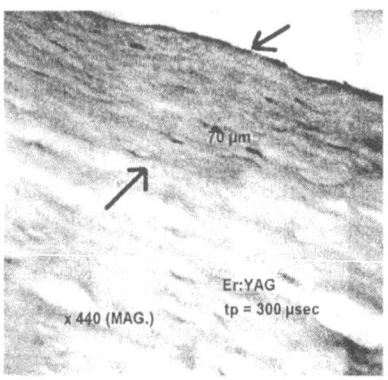

Abb. 1b. Lichtmikroskopische Aufnahme der Kornea nach FMP-Myopiekorrektur von -3 dpt (Ablative zone = 6mm); HE-Färbung (Darstellung der eosinophile Zone = 70µm)

Für die langen Laserpulsdauern (einige 50 µsec bis 300 µsec) erstreckt sich dieser Bereich zum Teil auf mehr als 10 µm. Die Eosinophile Zone verringert sich von 50 µm auf einen Bereich von <20 µm. Die Abhängikeit der thermischen Schädigung von der Pulsdauer ist in Abbildung 1a dargestellt. Abbildung 1b zeigt den Bereich der eosinophilen Zone (ca. 70 µm) nach einer FMP-Myopiekorrektur von -6 dpt (ablative Zone ca. 6 mm) bei einer Pulslänge von 300 µsec.

4.3 Laserparameter

Aus den ermittelten Ablationsparametern lassen sich die benötigten Laserparameter für die Fundamentalmoden Photoablation und die Scanning PRK abschätzen.

Tab 1. Berechnung der Laserparameter für FMP und SPRK bei einer Pulslänge von 0,6 µsec und einer ablativen Zone von $r_0=3$ mm. Der Spotradius für das Scannen ist $r_s = 0,5$ mm, die zentrale Energiedicht $F_0 = 2*F_{th}$.

Laserparameter	FMP	SPRK
Myopiekorrektur ΔD	-0,25 dpt/Puls	-6 dpt
Gesamtenergie E_{tot}	156 mJ	4,5 mJ
Gaußradius w	4,64 mm	0,85 mm
Anzahl der Pulse N	24 Pulse	1040 Pulse

Aufgrund der hohen Anzahl von Laserpulsen erfordert die Methode des Scannens eine entsprechend hohe Repetitonsrate des Lasers. Bei einer maximalen Behandlungsdauer (bzw. Laserzeit) von ca. 30 s ergibt somit eine Wiederholfrequenz von mehr als >30 Hz.

5 Zusammenfassung

Der Einsatz des Erbium:YAG - Lasers erfordert eine Güteschaltung mit Laserpulsdauern im Bereich von einigen 10 nsec bis einigen 100 nsec. Die thermische Schädigung reduziert sich auf < 3µm. Für die FMP sind Laserenergien von über 150 mJ notwendig. Bei der SPRK ergeben sich Laserenergien von mehr als 4 mJ im Zeitregime der gütegeschalteten Laserpulse. Weiterhin erfordert die SPRK Repetitionsraten von mehr als 30 Hz für eine akzeptable Behandlungsdauer. Beide Techniken FMP und SPRK haben das Potential für den klinischen Einsatz.

6 Literatur

1. Seiler T, McDonnell P J (1995) Excimer Laser Photorefractive Keratektomy. Survey of Ophthalmology 40:89-118
2. Högele A et.al. (1997) FTIR-Q-switched 3µm erbium lasers for applications in laser surgery. Laser und Optoelektronik 29(2):45-51
3. Seiler T, Wollensak J (1993) Fundamental mode photoablation of the cornea for myopic correction 1. Theoretical background. Laser Light Ophthalmol. 5:199-203
4. Mrochen M et.al. (1996) Experiments on Q-switched Solid State Lasers in the 2µm - 3µm Spectral Region. Laser und Optoelektronik 28(1):42-51
5. Bende T, Seiler T, Wollensak J (1991) Photoablation mit dem Er:YAG-Laser an okulären Geweben. Fortschr Ophthalmol 88:12-16

Laser Thermokeratoplastik: Eine in vitro- und in vivo-Studie mit kontinuierlich emittierender Laserdiode im mittleren IR-Spektralbereich

Ralf Brinkmann[1], Norbert Koop[1], Katharina Kamm[1], Gerd Geerling[2], Jürgen Kampmeier[1], Reginald Birngruber[1]

[1] Medizinisches Laserzentrum Lübeck GmbH, Peter-Monnik-Weg 4, D-23562 Lübeck
[2] Augenklinik d. Med. Universität zu Lübeck, Ratzeburger Allee 160, D-23538 Lübeck

Zusammenfassung

Laserthermokeratoplastik (LTK) mit kontinuierlich emittierenden, durchstimmbaren Laserdioden im mittleren infraroten Spektralbereich wurde bei Wellenlängen um 1.86 µm untersucht. Im Rahmen einer Pilotstudie an enukleierten Schweineaugen konnten die in Frage kommenden Bestrahlungsparameter zur Brechkraftänderung evaluiert werden. Hierzu wurden verschiedene Applikationsmodalitäten untersucht, wobei die Applikationsgeometrie, acht Hornhautkoagulationen äquidistant auf einem Ring von sechs Millimeter Durchmesser angeordnet, unverändert blieb. Mit den vielversprechensten Parametern wurde eine tierexperimentelle Studie an Minischweinen angeschlossen. Initiale Brechkraftänderungen bis zu +7 dpt. konnten sowohl in vitro als auch in vivo erzielt werden. Zusammenfassend zeigen sich die IR-Laserdioden als optimale Strahlquellen für die klinische LTK.

Einleitung

Im Rahmen der refraktiven Chirurgie stellt die Laserthermokeratoplastik (LTK) ein minimal invasives Verfahren zur Korrektur von Hyperopie und Astigmatismus dar [1, 2]. Im Gegensatz zu den bereits klinisch angewandten Verfahren zur Myopiekorrektur mittels der Photoablation zentraler Bereiche der Kornea mit einem Excimer-Laser wird bei der LTK die für das Sehen entscheidende zentrale Kornea nicht beeinträchtigt. In der LTK wird die zur Refraktionskorrektur notwendige Änderung des zentralen Krümmungsradiusses der Kornea errreicht, indem außerhalb der optischen Zone der Hornhaut einzelne thermische Läsionen appliziert werden. Die Koagulationen werden zur Hyperopiekorrektur ringförmig und zur Astigmatismuskorrektur überwiegend auf einem Meridian angeordnet. In Abb. 1 erkennt man acht ringförmig angeordnete Koagulationen zur Hyperopiekorrektur auf einem Schweineauge in vitro. Durch die bestrahlungsbedingte Temperaturerhöhung innerhalb der Läsionen kommt es durch Denaturierung lokal zur Kontraktion der Kollagenfibrillen. Die resultierenden, sich u.a. ringförmig ausbildenden Spannungen führen dann global zu einer Einschnürung auf dem Koagulationsring. Hierdurch kommt es in der Umgebung der Koagulationen zu einer Abflachung, jedoch im Zentrum der Kornea zu der gewünschten Aufsteilung der Krümmung.

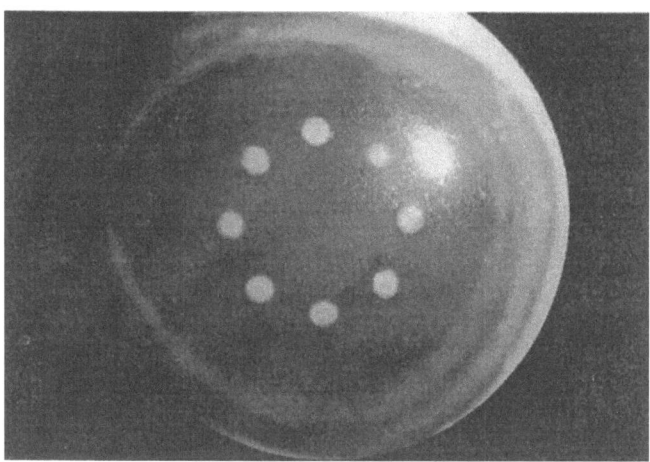

Abb. 1. Schweinehornhaut mit 8 oktogonal angeordneten laserinduzierten Läsionen auf einem Ring von 6 mm Durchmesser, appliziert via Handstück und Diodenlaser mit einer Wellenlänge von 1846 nm bei einer Leistung von 150 mW und 10 s Bestrahlungszeit

Material und Methoden

Wir verwendeten durchstimmbare Laserdioden (SDL 6432-P2) mit einer maximalen Leistung von 300 mW, emittiert aus einer 200 µm Faser. Mit dem verwendeten Treiber (SDL 820) konnten via Peltierkühler Betriebstemperaturen von -10°C bis 30 °C erreicht werden, was eine Wellenlängendurchstimmbarkeit von 1845 nm bis 1874 nm ermöglichte. Innerhalb dieses Spektralbereichs ändert sich der Absorptionskoeffizient von Kornea von $\alpha=0.90$ mm^{-1} auf $\alpha=2.04$ mm^{-1} und entspricht damit dem gesamten, als optimal erachteten Bereich für die LTK [3].

Als in vitro Augenmodell verwendeten wir frisch enukleierte, ungebrühte und bezüglich Sphärizität präselektierte Schweineaugen vom lokalen Schlachthof, da Schweineaugen dem humanen Auge sehr ähnlich sind und in ausreichender Anzahl fast täglich zur Verfügung stehen. Die Strahlung wurde über eine 400 µm Faser übertragen und mit einem Handstück in die Hornhaut fokussiert [2,3]. Das Handstück wurde dabei in eine saugringfixierte Maske eingesetzt. Als in vivo Modell wurden 5 Minischweine (Göttinger) mit unterschiedlichen Laserparametern bestrahlt, die Brechkraftänderung regelmäßig gemessen und der Heilungsverlauf der Läsionen dokumentiert [3].

Ergebnisse in vitro

Abbildung 2 stellt zunächst die erzielten Brechkraftänderungen in vitro als Funktion der Diodenleistung dar. Die Schwelleistung beträgt etwa 155 mW bei der fokussierten Applikation. Die Schwelle ist im fokussierten Modus, wie zu erwarten, deutlich stärker ausgeprägt als im direkten Faser non-Kontakt-Modus [3]. Weiterhin wurde der Einfluß der Bestrahlungszeit auf die erzielbare Brechkraftänderung untersucht, die in Abb. 3 dargestellt ist, wobei tendenziell ein Anstieg der Brechkraft bis zu Bestrahlungszeiten von 15 Sekunden ersichtlich ist.

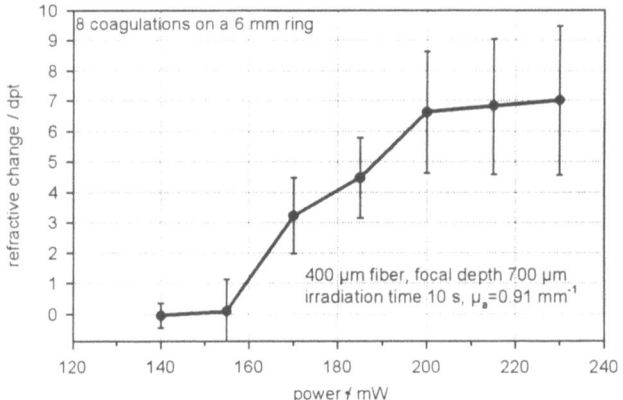

Abb. 2. Brechkraftänderung als Funktion der Leistung

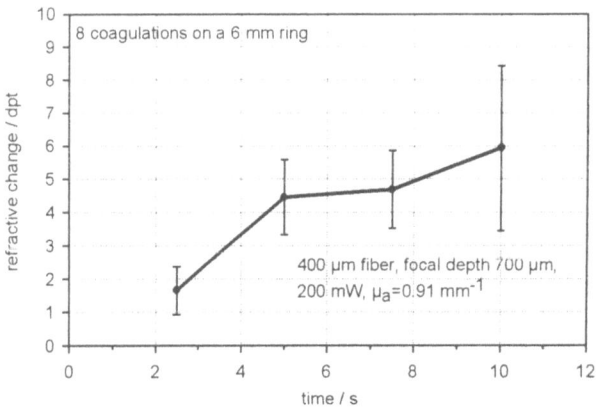

Abb. 3. Brechkraftänderung als Funktion der Bestrahlungszeit

Ergebnisse in vivo
Abbildung 4 zeigt die erzielten Brechkraftänderungen in vivo über einen Zeitraum von 6 Monaten. Fast unabhängig von den Bestrahlungsparametern wurden Regressionen von ca. 1 dpt/Monat gefunden, wobei es bei Laserleistungen bis zu 150 mW zu keinerlei Komplikationen im Heilungsverlauf kam.

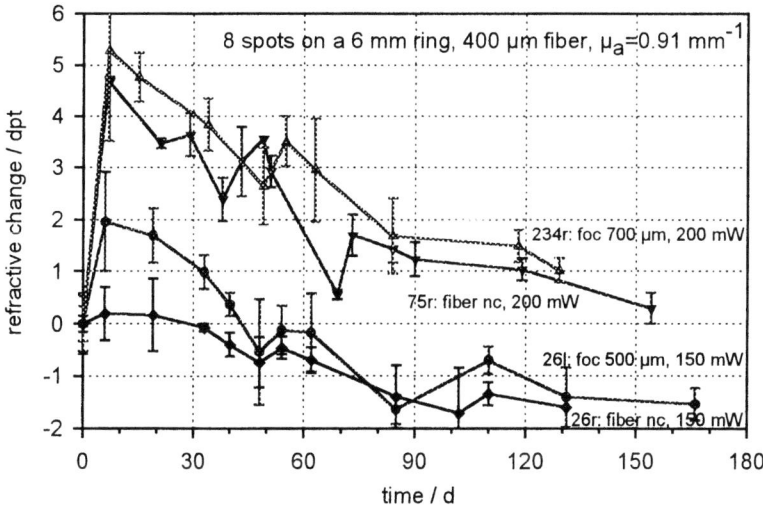

Abb. 4. Regression im Schweinemodell über einen Zeitraum von 6 Monaten bei unterschiedlichen Behandlungsparametern [3]

Diskussion

Als wesentliches Ergebnis zeigt sich, das die verwendeten Laserdioden gut geeignet sind, hyperope Brechkraftänderungen von bis zu 7 dpt. mit den hier verwendeten Parametern zu erzielen. Bei der relativ geringen Absorption von nur ca. $\alpha=0.9$ mm^{-1} bei einer Wellenlänge von 1845 nm werden mindestens 160 mW bei fokussierter Applikation und 10 Sekunden Bestrahlungszeit benötigt.

Die im in-vivo Modell erzielten Änderungen erwiesen sich jedoch als nicht stabil und regredierten innerhalb weniger Monate bzw. ergaben sogar eine myope Shift bei geringen Laserleistungen. Allerdings sind die verwendeten Schweineaugen bzgl. des Heilungsverlaufs mit menschlichen Augen nicht vergleichbar: Anatomisch betrachtet ist neben der ca. 50% dickeren Hornhaut die Bowmann'sche Membran beim Schwein nur sehr schwach ausgeprägt. Weiterhin sind zu behandelnde humane Augen mindestens 30 Jahre alt mit damit deutlich veränderter Elastizität und Heilungsvermögen gegenüber den hier bestrahlten weniger als 1 Jahr alten Schweineaugen.

Der Vorteil der Dioden gegenüber den bisher verwendeten Holmium-Lasern liegt in der kontinuierlichen Emission, die Spitzenleistungen vermeidet und eine gleichmäßige Temperaturerhöhung und somit Kollagenkontraktion im Stroma ermöglicht. Hinzu kommt der deutlich geringere Preises verbunden mit minimalen Wartungsaufwand. Weiterer Vorteil ist die spektrale Durchstimmbarkeit. Über diese Eigenschaft kann beim Übergang auf die dünnere humane Kornea die gleiche Temperatur im Stroma erreicht werden, indem bei höherer Absorption bei gleichzeitiger Reduktion der Leistung bestrahlt wird, um den Koagulationskegel auf ca. 90% der Hornhautdicke zu begrenzen. Die humane Dosimetrie muß noch detailliert optimiert werden, jedoch zeigen die ersten Ergebnisse an blinden, humanen Augen starke Brechkraftänderungen bei Bestrahlungszeiten von 10 Sekunden auf Einzel- und Doppelringen, wenn mit Leistungen von 130 mW bei einer Absorption um $\alpha=1$ mm^{-1} sowie mit 100 mW bei $\alpha=1.6$ mm^{-1} behandelt wird.

Das Projekt wurde unterstützt vom BMBF, Fördernummer 13N6080.

Literatur
1. Seiler T, Matallana M, Bende T (1990). Laser Thermokeratoplasty by Means of a Pulsed Holmium:YAG Laser for Hyperopic Correction. Refract Corneal Surg 6:335-339
2. Brinkmann R, Dröge G, Koop N, Wördemann A, Schirner G, Birngruber R. Investigations on laser thermokeratoplasty (1994). Lasers in Light and Ophthalmology 6(4):259-279
3. Brinkmann R, Koop N, Kamm K, Geerling G, Kampmeier J, Birngruber R (1996). Laser Thermokeratoplasty: an in vitro and in vivo study by means of a cw mid-IR laser diode, Laser Medizin 12:179-186

Laser-Thermokeratoplastik:
Finite Elemente-Modellierung der Kornea

Jürgen Kampmeier[1], Ralf Brinkmann[1], Erich Schneider[2] und Reginald Birngruber[1]
[1] Medizinisches Laserzentrum Lübeck GmbH, Lübeck / D
[2] Arbeitsbereich Biomechanik, Technische Universität Hamburg-Harburg, Hamburg / D

Zusammenfassung

Die biomechanischen Eigenschaften der Kornea sind von großer Bedeutung für das durch die Laser-Thermokeratoplastik (LTK) erzielte refraktive Ergebnis. Der isolierte Einfluß einzelner Größen auf die Krümmungsänderung ist allerdings im Laborexperiment oder im Rahmen einer klinischen Studie in vielen Fällen kaum zu ermitteln.

Es wurden daher dreidimensionale biomechanische Modelle der menschlichen Kornea mit der Finite Elemente-Methode (FEM) erstellt, um den Einfluß des intraokularen Drucks, der altersabhängigen Materialsteifigkeit (E-Modul) und der Bestrahlungsgeometrie zu untersuchen.

Eine Erhöhung des intraokularen Drucks nach LTK zeigt im Modell einen nur geringen Einfluß auf die Brechkraft. Die Variation der Materialsteifigkeit um einen Faktor von zwanzig erzeugt einen Unterschied von ungefähr 10% im refraktiven Ergebnis. Die durch die Änderung der Bestrahlungsgeometrie von Einzelring auf versetzten bzw. radiären Doppelring erzeugten Brechkraftänderungen unterscheiden sich bei Korrekturen bis 7 dpt um weniger als 30%.

Einleitung

Die Laser-Thermokeratoplastik ist ein minimal-invasives Verfahren zur Korrektur von Hyperopie und Astigmatismus (BRINKMANN 1996). Die Krümmungsänderung der zentralen Kurvatur der Kornea wird durch einzelne laserinduzierte thermische Läsionen in der Hornhautperipherie erreicht. Die bestrahlungsbedingte Temperaturerhöhung in den Läsionen führt zur Denaturierung und damit zu einer Kontraktion der Kollagenfibrillen. Ein großes Problem bei der LTK ist die Auswahl der optimalen Behandlungsparameter für eine individuelle Brechkraftkorrektur, was die Schwierigkeit der bisher nur schwer kalkulierbaren Langzeit-Regression einschließt (KOCH 1996).

Mit Hilfe der Finite-Elemente-Analyse ist es möglich, den Einfluß einzelner Größen auf die Brechkraftänderung in der LTK zu betrachten, um die Koagulationsstrategie zu optimieren. Bei den Berechnungen wird hierzu jeweils ein Parameter variiert, während alle anderen Größen im Modell konstant gehalten werden.

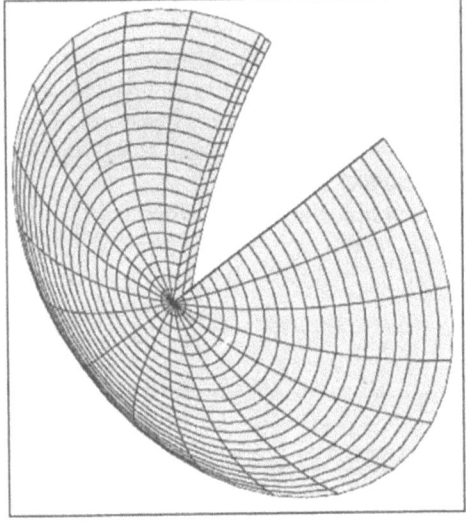

Die Finite Elemente-Methode (FEM, ZIENKIEWICZ 1977) ist ein Diskretisierungsverfahren für Kontinuumsprobleme. Das Prinzip beruht auf der Unterteilung der zu untersuchenden Struktur in kleinere Einheiten, den finiten Elementen (Fig.1). Mit Hilfe dieser Diskretisierung lassen sich auch inhomogene und komplexe Strukturen durch entsprechende Gleichungssysteme beschreiben. Jedem einzelnen Element können Werkstoffdaten, mechanische Belastungen und Randbedingungen, wie z.B. eine Einschränkung der Bewegungsfreiheitsgrade, zugeordnet werden.

Fig. 1. FE-Netz

Material und Methoden

Es wurden insgesamt drei rotationssymmetrische 3D-FE-Modelle der menschlichen Kornea entwickelt, die sich nur in der Anordnung der Koagulationsherde unterscheiden. Das Basismodell weist acht gleichmäßig auf einem 6 mm-Ring verteilte Läsionen auf, die in den beiden übrigen Modellen durch acht weitere auf einem 8 mm-Ring ergänzt werden. Die auf dem äußeren Ring plazierten Kegel sind entweder im gleichen Raumwinkel, also radiär (Fig. 2 links) oder um 22.5° konzentrisch versetzt zu den inneren Läsionen (Fig.2 rechts) angeordnet.

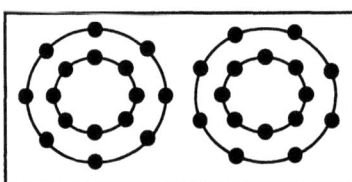

Fig. 2. LTK-Koagulationsmuster

Die Gestalt der Koagulationskegel wurde den Temperaturzonen aus Berechnungen zur Wärmeleitung während und nach der IR-Laserbestrahlung nachgebildet (BRINKMANN 1994). Die Läsionen haben einen oberflächlichen Durchmesser von 0.9 mm und verjüngen sich konisch zur Endothelseite.

Die geometrischen Daten der Kornea wurden der Literatur entnommen (Tab. 1). Die Materialeigenschaften sind homogen und isotrop, der lineare Elastizitätsmodul (E-Modul) beträgt $E=0.8$ MPa und die Poissonzahl $\mu=0.48$ (BRYANT 1996). Es wurde unter Ausnutzung der Rotationssymmetrie jeweils nur ein Viertel der Hornhautschale explizit aufgebaut. Das FE-Netz besteht aus ca. 6000 isoparametrischen Quader-Volumenelementen und die Rechnungen wurden unter Berücksichtigung der geometrischen Nichtlinearität durchgeführt.

Tab. 1. Geometrie (nach DAVSON 1984)

Krümmungsradius (anterior)	$r_a = 7.86$ mm
(posterior)	$r_p = 6.80$ mm
Dicke (zentral)	$d_z = 0.52$ mm
(peripher)	$d_p = 0.70$ mm
Durchmesser	$D = 11.5$ mm

Der Limbus ist in den Modellen fixiert und als Anfangsbedingung wurde immer ein intraokularer Druck von IOP=2 kPa angelegt. Die Koagulation bzw. die damit verbundene lokale Kontraktion wurde durch die gleichzeitige Schrumpfung der Kegel simuliert.

Zur Untersuchung des Einflusses des intraokularen Drucks und des Elastizitätsmoduls auf die korneale Brechkraft nach LTK wurden diese Parameter im Basismodell jeweils variiert, während alle übrigen Größen konstant gehalten wurden. Die eingesetzte mittlere Volumenschrumpfung der „Koagulationen" betrug im ersten Fall $\Delta V=36\%$ und im zweiten Fall $\Delta V=49\%$. Bei der Betrachtung der Bestrahlungsgeometrie waren die Modellparameter einschließlich der Volumenschrumpfung per Koagulationskegel in allen drei Modellen identisch.

Ergebnisse

Die Erhöhung des intraokularen Drucks nach LTK auf das dreifache des physiologischen Werts zeigt eine Zunahme der Brechkraft um 0.8 dpt (Fig. 3).

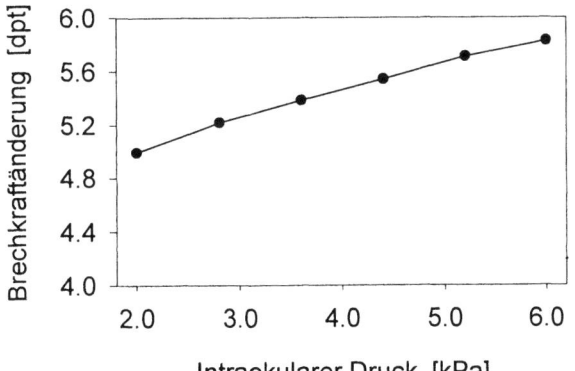

Fig. 3. FEM: Variation des IOP

Die Variation der wichtigsten Größe der kornealen Materialsteifigkeit, des E-Moduls, um einen Faktor von 20 erzeugt einen Unterschied in der gesamten Brechkraftänderung von ungefähr 2 dpt (Fig.5). Dieser Unterschied ist fast ausschließlich auf die Änderung der Krümmung durch den intraokularen Druck, der als Anfangsbedingung in jedem Modell angelegt wird, zurückzuführen. Die Variation der allein durch die LTK-Volumenschrumpfung hervorgerufenen Kurvaturänderung beträgt ungefähr 10%.

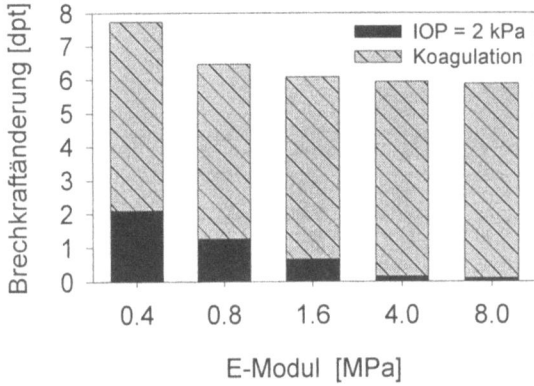

Fig. 4. FEM: Variation des E-Moduls

Die durch die unterschiedliche „Bestrahlungsgeometrie" bei einem Einzelring bzw. versetztem oder radiärem Doppelring erzeugten Brechkraftänderungen unterscheiden sich bei Gesamtkorrekturen bis zu 7 dpt um weniger als 30% (Fig. 6).

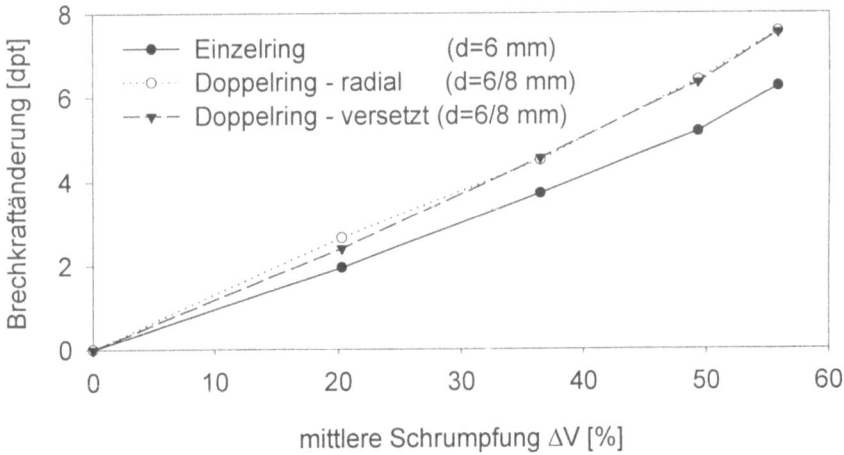

Fig. 5. FEM : Variation der Bestrahlungsgeometrie

Diskussion

Der Einfluß des intraokularen Drucks auf die Brechkraftänderung nach LTK ist als gering einzustufen, da selbst eine Erhöhung auf das dreifache des physiologischen Wertes, die eigentlich nur bei einem Glaukomanfall auftritt, nur eine relativ geringe Änderung von weniger als 1 dpt hervorruft.

Die Einflußnahme der Materialsteifigkeit auf die LTK ist schwieriger einzuschätzen, da über die individuelle Bandbreite und auch die Altersabhängigkeit dieser Größe bei der Kornea sehr wenig bekannt ist. Man weiß lediglich, daß kollagenhaltiges Gewebe mit dem Alter durch zusätzliche Bindungen im Fasernetzwerk steifer wird (ALPHEN 1991).

Im FE-Modell unterscheiden sich die erzeugten Kurvaturänderungen durch die unterschiedliche Anordnung der Koagulationskegel relativ gering. Aus diesem Grund kann die im Modell erzeugte initiale Brechkraftänderung die zur Zeit in der Klinik für die LTK favorisierte Verwendung eines radiären Doppelrings nicht unterstützen. Einen Hinweis kann in diesem Fall vielleicht die Untersuchung der Verteilung der mechanischen Spannungen in der Kornea direkt nach LTK geben, da diese den Ausgangspunkt für die folgenden Wundheilungsprozesse und den strukturellen Umbau der Kornea („remodeling") darstellt.

Literatur

van Alphen G.W.H.M., Graebel W.P., Vision Res. 31 (7/8) (1991), 1417-1438.
Brinkmann R., Dröge G., Koop N., Wördemann A., Schirner G. und Birngruber R., Lasers Light Ophthalmol. 6 (4), 259-279, 1994.
Brinkmann R., Koop N., Kamm K., Geerling G., Kampmeier J. und Birngruber R., Lasermedizin 12, 179-186, 1996.
Bryant M.R. und McDonnell P.J., J. Biomech. Eng. 118, 1996, 473-481.
Davson H., The Eye: Vegetative Physiology and Biochemistry, Academic Press, Orlando, 1984.
Koch D.D., Kohnen T., McDonnell P.J., Menefee R.F. und Berry M.J, Ophthalmology 103 (10), 1996, 1525-1536.
Zienkiewicz O.C., The Finite Element Method, McGraw-Hill Co, New York 1977.

Zahnheilkunde / Dentistry

Moderation: W. Gernet

I. Ablation von Zahnhartsubstanz /
Anwendung in der Paradentologie
Seiten 425 - 448

II. Weichteiltherapie / Bearbeitung Zahnärztlicher Werkstoffe
Seiten 449 - 465

Laser Treatment of Dental Substances with Spectroscopic Control

Peter Kohns[(1)], Ping Zhou[(1)], Harald Schulz[(1)], Reinhard Störmann[(1)], and Karin Heidrich[(2)]

(1) Optikzentrum NRW, Universitätsstraße 142, D-44799 Bochum
(2) Zahn- und Kieferklinik der Universität Köln, Kerpener Straße 32, D-50931 Köln

Abstract

During the preparation of dental substances (e.g. enamel, dentine, cement, amalgam, titan) with femtosecond laser pulses, the ablation rate and the plasma radiation of the ablated substances were investigated. The ablation rate was as high as 16 mm^3/min if demineralized enamel or dentine were treated. The obtained fluorescence spectra allowed the analysis of the removed substance. The data may be used to control the laser system so that only specific structures (e.g. carious tissue) are removed.

1 Introduction

The application of ultrashort laser pulses (i.e. laser pulses with a pulse duration of less than 100 ps) in dentistry, especially in caries therapy, is studied by several groups. In a work published recently [1] the ablation of dentine and enamel by picosecond pulses generated by a modelocked Nd:YLF laser system was investigated. The substances were ablated as a plasma by photodisruptive processes. The laser treatment generated mechanical damages like cracks with typical lengths in the order of 20 µm. While these damages are acceptable the ablation rate of the Nd:YLF laser is too low for clinical purposes.

Because the energy threshold for ablation processes approximately scales with the square root of the pulse duration [2], lower pulse durations may lead to higher ablation rates and a further reduction of undesired thermal and mechanical damages. In this work we study the interaction of dental substances with femtosecond laser pulses. Additionally we investigate the plasma radiation during the interaction of ultrashort laser pulses with several substances of dental interest.

2 Material and Method

As a light source a Ti:sapphire system consisting of an oscillator and a regenerative amplifier was used. It provided pulses with energies up to 1 mJ at a pulse repetition rate of 1 kHz. The pulse duration could be adjusted from 200 fs to 2 ps. The pulse intensity was controlled by an attenuator and a focusing lens with a focal length of 50 mm. The samples were held by a computer controlled x/y/z-translation stage with a resolution of 1 µm. The diameter of the focus spot on the surface of the teeth was about 30 µm. A second lens depicted the illuminated area onto the fiber entrance of a low-resolution spectrometer (Zeiss MMS VIS). It contained an optical grating and a photodiode array. A short-pass optical filter in front of the spectrometer prohibited the registration of harmful power levels of laser light reflected by the teeth. In addition we used a photodiode and a short-pass filter to investigate the brightness of the plasma emission.

We treated human molar teeth which were always kept in humid environment to avoid cracking due to dryness. In order to simulate carious lesions with reproducible properties some teeth were demineralized using synthetic saliva buffered at pH 4.8 with acetic acid at a temperature of 37 °C. After the laser treatment the teeth were examined using a light- and a scanning electron microscope. Additionally we treated several dental substances like dental cement of provisional fillings, titan pins, and amalgam.

3 Results

Like the picosecond laser pulses [1] the femtosecond pulses were able to ablate the dental substances as a plasma. The optical breakdown was initiated at pulse energies in the order of 10 µJ. The ablation threshold (i.e. the lowest energy density where the optical breakdown was observed) was about 300 mJ/cm^2 at a pulse duration of 200 fs. Therefore a pulse energy of 3 µJ was sufficient to start the ablation. Within the examined pulse duration interval from 200 fs to 2 ps the ablation threshold depended nearly linearly on the square root of the pulse duration.

The laser pulses ablated about 35 (µm)^3 of healthy material per µJ of pulse energy above the ablation threshold. Our laser system allowed an ablation rate of 2 mm^3/min of healthy material. The ablation of demineralized tissue was more efficient by a factor of 3 to 8 compared to that obtained by healthy dentine. The exact value varied from tooth to tooth and depended on the parameters of the demineralization process. As expected we did not find any crack or recrystallization due to the laser treatment. The treatment yielded sharp-edged ablated areas. The rough surface inside the ablated areas indicated that no melting had occurred.

The brightness of the plasma spark was measured by the photodiode. Despite the higher ablation rate the spark generated on demineralized enamel or dentine had only half the intensity of that generated on healthy material, when we used pulses with the same parameters.

A more accurate analysis of the plasma emission was possible by using the spectrometer. Typical spectra are shown in figure 3.1. In figure 3.1 a) we show the spectra of the plasma emission during the treatment of healthy and demineralized enamel. In spite of the low resolution of the spectrometer some lines of the healthy enamel could be identified as emission lines of calcium (at λ = 430 nm, 450 nm, 530 nm, and 560 nm) and sodium (at 590 nm). These emission lines are not recognizable in the spectrum of the plasma generated during the laser treatment of demineralized enamel. The plasma spectra of amalgam (fig. 3.1b), cement (fig. 3.1c), and titan (fig. 3.1d) are completely different to that of healthy enamel. Each spectrum allows the unambiguous identification of the treated substance.

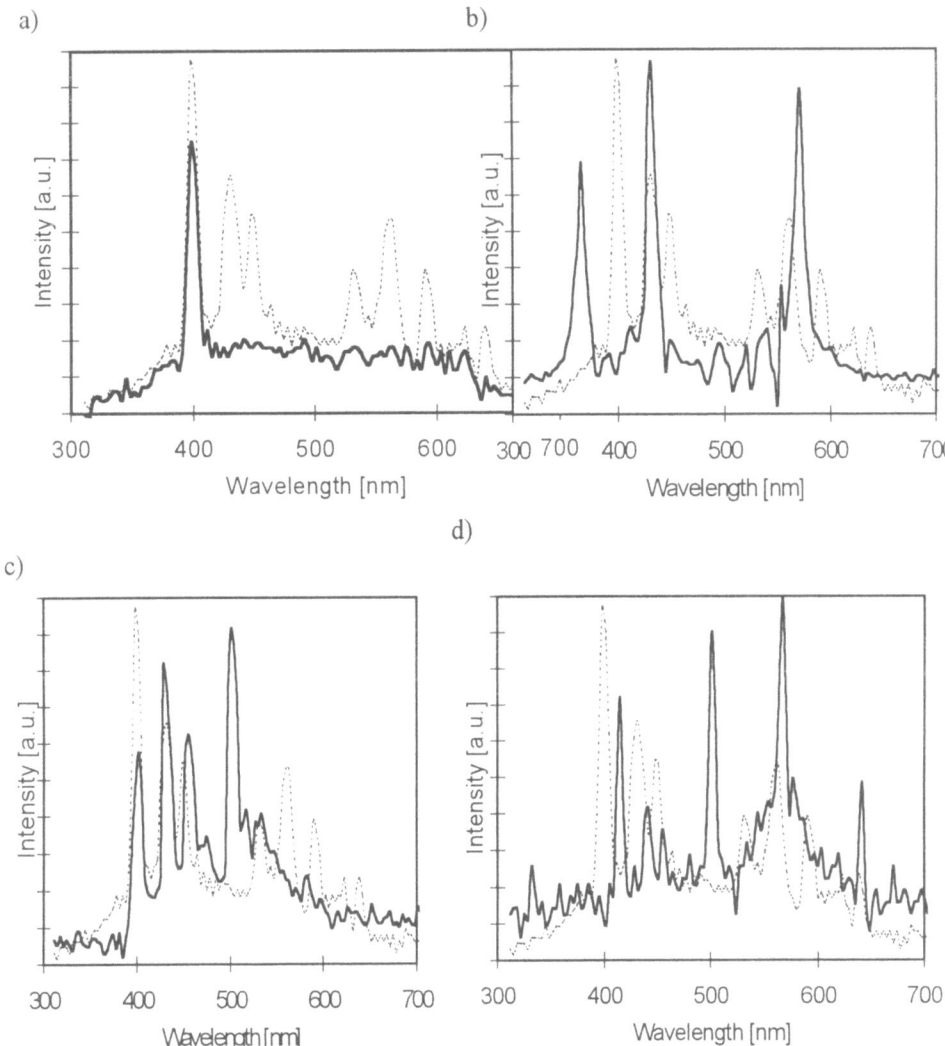

Fig. 3.1. Spectra of the plasma radiation during the laser treatment of several substances)
a) spectra of demineralized enamel (solid line) and healthy enamel (dotted line)
b) spectra of amalgam (solid line) and healthy enamel (dotted line)
c) spectra of titan (solid line) and healthy enamel (dotted line)
d) spectra of cement (solid line) and healthy enamel (dotted line)

4 Discussion

Our results show the feasibility of a femtosecond laser treatment of enamel and dentine. The ablation threshold falls clearly short compared to those reported by groups working with lasers with longer pulse duration. In Ref. [1] an ablation threshold of about 30 J/cm² is reported if pulses with a duration of 25 ps and a beam diameter of 30 µm are used. Because the part of the pulse energy below the ablation threshold generates undesired heating the laser treatment with femtosecond laser pulses will lead to a lower thermal load of the vicinity of the irradiated area. The main part of the energy will be used to generate the plasma. Thus the risk of mechanical and thermal damages is strongly reduced compared to the treatment using longer laser pulses.

The observed ($t^{1/2}$)-dependence of the ablation threshold (t = pulse duration) was also observed with picosecond lasers and was theoretically explained for longer pulse durations [2]. Our values follow this dependence within the experimental errors.

Compared to the modelocked Nd:YLF laser with comparable pulse energy and repetition rate but with a pulse duration in the order of 30 ps [1] the ablation due to the femtosecond pulses was increased by about one order of magnitude. There are two reasons for the higher efficiency of the femtosecond pulses. First the ablation threshold decreases at shorter pulse duration. Second the plasma generation starts about 1 ps after the beginning of the laser pulse. Therefore femtosecond laser pulses do not suffer absorption due to the plasma. On the other hand a high amount of the energy of picosecond laser pulses is absorbed by the plasma cloud.

The intensity of the plasma spark can contain additional information about the ablation process. A possible application is the on-line-control of the laser treatment which prevents further laser irradiation if the photodiode signal increases a threshold. By that way the ablation of healthy dental substance is prohibited.

Our results show that even inexpensive spectrometers with a low spectral resolution allow the on-line control of the ablation process. The clear identification of the fluorescence lines generated during the treatment of amalgam is important in order to protect the patient from harmful levels of toxic mercury vapor.

5 Conclusion

To summarize we showed the possibility to ablate healthy and carious areas of teeth with femtosecond laser pulses. We did not find any thermal or mechanical side effects. The ablation rate was considerably higher compared to that recorded from picosecond lasers. The analysis of the fluorescence spectra generated during the laser treatment of several dental substances allowed the unambiguous identification of the treated materials.

6 Acknowledgment

This work was supported by the German Ministry of Research, Education, and Technology (BMBF).

References

[1] Niemz M (1994) Investigation and Spectral Analysis of the Plasma-Induced Ablation Mechanism of Dental Hydroxyapatite. Appl.Phys.B 58: 273-281

[2] Niemz M (1995) Threshold Dependence of Laser-Induced Optical Breakdown on Pulse duration. Appl. Phys. Lett. 66: 1181-1183

Ablation von Zahnhartsubstanz mit ps- und fs-Laserpulsen

C. Momma[1], S. Nolte[1], A. Kasenbacher[2], M. H. Niemz[3], H. Welling[1]
[1] Laser Zentrum Hannover e.V., Hollerithallee 8, D-30419 Hannover
[2] Zahnarztpraxis, Obere Hammerstraße 5, D-83278 Traunstein
[3] Institut für Angewandte Physik der Universität Heidelberg, Albert-Überle-Straße 3-5, D-69120 Heidelberg

1 Einleitung

Der Laser hat sich in vielen medizinischen Bereichen als Instrument zur Therapie und Diagnose etabliert. Durch die Möglichkeit berührungsfrei, äußerst lokal und minimal-invasiv arbeiten zu können, stehen Laser mittlerweile in direkter Konkurrenz zu mechanischen Instrumenten, wie dem Skalpell und der Turbine. Insbesondere in der Zahnmedizin zeigt sich der Vorteil von Laserstrahlquellen sehr deutlich. So besteht prinzipiell die Möglichkeit der lokalisierten und schmerzfreien Behandlung von kariösem Zahnhartgewebe, was in den vergangen Jahrzehnten eine Vielzahl von Untersuchungen zur Wechselwirkung von Laserstrahlung mit unterschiedlichsten Parametern (Wellenlängen vom fernen Infraroten bis ins Ultraviolette, kontinuierlicher Betrieb bis hin zu Pulsdauern im Pikosekundenbereich, ...) mit Zahnhartsubstanz stimulierte. Allerdings konnte bislang die Problematik der Erzeugung von Mikrorissen („shock affected zones") und von großen wärmebeeinträchtigten Bereichen („heat affected zones") bei der Ablation von Zahnhartsubstanz noch nicht zufriedenstellend gelöst werden.

In den vergangen Jahren gab es sehr große Entwicklungen im Bereich der Ultrakurzpuls-Lasersysteme zur Erzeugung von leistungsstarken Pulsen mit Dauern im Bereich von weniger als einer Pikosekunde. In einer Reihe von grundlegenden Untersuchungen zur Wechselwirkung von Femtosekunden-Strahlung mit Materie konnte der große Vorteil dieser kurzen Pulse für die Mikro-Materialbearbeitung [1] und die Gewebeablation [2, 3] in teilweise beeindruckender Art und Weise demonstriert werden, so daß bspw. eine industrielle Nutzung dieser Lasersysteme zur Mikro-Bearbeitung unterschiedlichster Werkstoffe mittlerweile in Betracht gezogen wird. Auch ein medizinischer Einsatz dieser Strahlquellen in einer Arzt- bzw. Zahnarzt-Praxis scheint in absehbarer Zeit möglich.

Im folgenden Beitrag sind Ergebnisse von grundlegenden Untersuchungen zur Ablation von Zahnschmelz und Dentin mit Strahlung eines Titan-Sahpir-Lasers bei einer Wellenlänge von 780 nm in einem Pulsdauerbeich von etwa 20 ps bis hinunter zu nahezu 100 fs zusammengestellt. Wesentliches Ziel dieser Experimente war das Studium der Pulsdauerabhängigkeit der Ablation (sowohl qualitativ als auch quantitativ) mit der Fragestellung, ob Pulse im Subpikosekundenbereich für eine minimal-invasive Behandlung Vorteile bringen.

2 Experimenteller Aufbau

Das für die im folgenden beschriebenen Untersuchungen verwendete Lasersystem ist ein kommerzieller Titan-Saphir-Laser (Spectra-Physics), basierend auf der Technik der „Chirped-Pulse"-Verstärkung [4]. Diese Verstärkungstechnik ermöglicht eine Variation der Laserpulsdauer im Bereich von etwa 200 ps bis zu 100 fs. Die Laserwellenlänge beträgt 780 nm bei einer nahezu beugungsbegrenzten Strahlqualität. Die Repetitionsrate des Lasers beträgt 1 kHz und die variable Pulsenergie liegt bei maximal 1 mJ.

Die Strahlung wurde über eine chromatisch kompensierte Linse auf gesunde, frisch extrahierte Zähne fokussiert. Die Zähne wurden für die Untersuchungen auf einem rechnergesteuerten Drei-Achsen-Positioniersystem befestigt, so daß eine Positionierung der zu behandelnden Fläche und der Fokusebene mit einer Präzision im Mikrometer-Bereich möglich war. Die Anzahl der Laserpulse wurde über einen schnellen mechanischen Shutter kontrolliert.

Eine qualitative Analyse der erzeugten Kavitäten erfolgte mit Hilfe von Raster-Elektronen-mikroskopischen (REM) Aufnahmen.

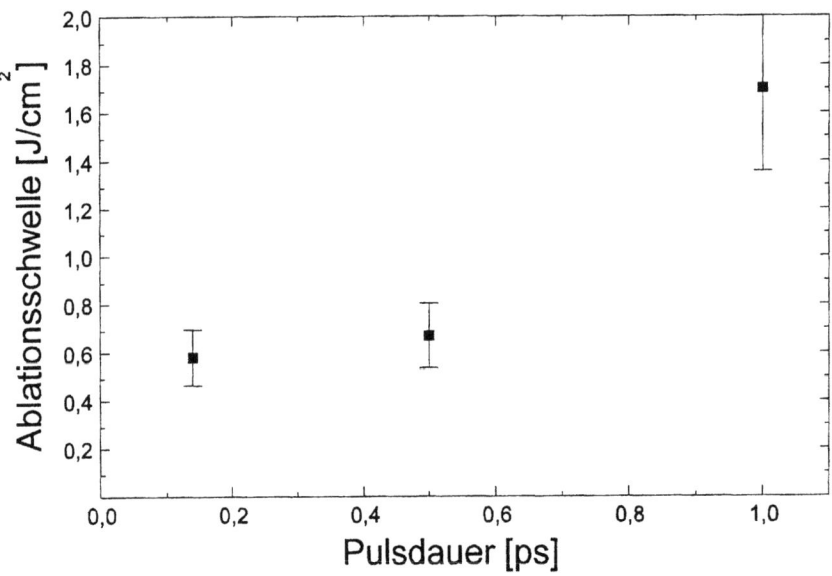

Abb. 1. Ablationsschwelle von Zahnschmelz als Funktion der Laserpulsdauer im Sub-Pikosekundenbereich. Die Laserwellenlänge betrug 780 nm

3 Experimentelle Ergebnisse und Diskussion

Abbildung 1 zeigt für Zahnschmelz die Abhängigkeit der Ablationsschwelle von der Laserpulsdauer für Titan-Saphir-Lasersrahlung bei 780 nm. Deutlich ist zu erkennen, daß die Schwelle tendenziell im Sub-Pikosekunden-Bereich mit geringer Pulsdauer abnimmt. Die ermittelten Daten in guter Übereinstimmung mit Resultaten von KOHNS et al. [3]. Interessant ist ein Vergleich mit veröffentlichten Schwellwerten eines 300 μs Er:YAG-Lasers

[5] und eines 30 ps Nd:YLF-Lasers [6], die 10 J/cm² bzw. 30 J/cm² betragen. Damit liegt die Schwellenergie für Femtosekunden-Pulse um mehr als eine Größenordnung darunter. Eine Tatsache, die es ermöglicht, einen Abtrag mit geringster thermischer Beeinträchtigung durchzuführen, was in Abbildung 2 qualitativ zu erkennen ist.

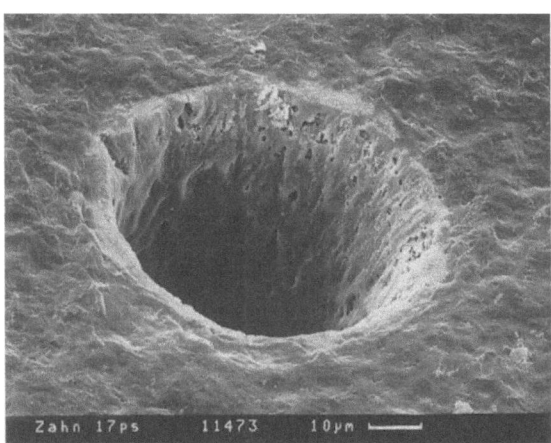

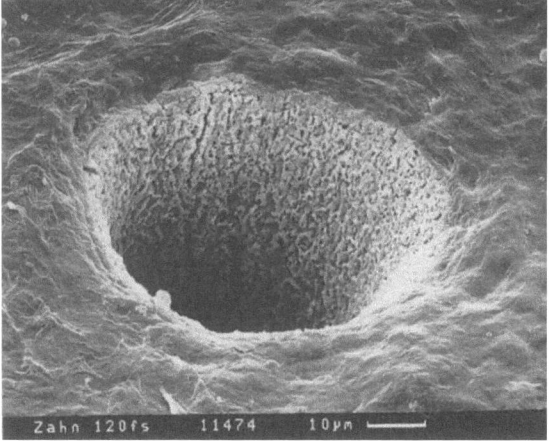

Abb. 2. Vergleich von Kavitäten, erzeugt im Dentin mit Laserpulsen bei einer Wellenlänge von 780 nm und Pulsdauern von 17 ps (Pulsenergie 400 µJ) (a) bzw. 120 fs (Pulsenergie 50 µJ) (b). Anhand der Schmelzbildung am Kavitätenrand ist die größere thermische Beeinträchtigung im Fall (a) deutlich sichtbar

Die Abbildung zeigt Kavitäten, die mit Titan-Saphir-Laserstrahlung in Dentin eingebracht wurden. Im Fall (a), entsprechend einer Pulsdauer von 17 ps, mußte die Laserpulsenergie um nahezu eine Größenordnung höher gewählt werden als für die 120 fs-Pulse (b), um eine vergleichbare Abtragrate pro Puls zu erhalten. Daraus resultiert für die hier verwendete Repetitionsrate von 1 kHz eine deutlich größere thermische Beeinträchtigung des Zahnes, was an dem vermehrten Schmelzaufkommen an der Kavitätenwand zu erkennen ist.

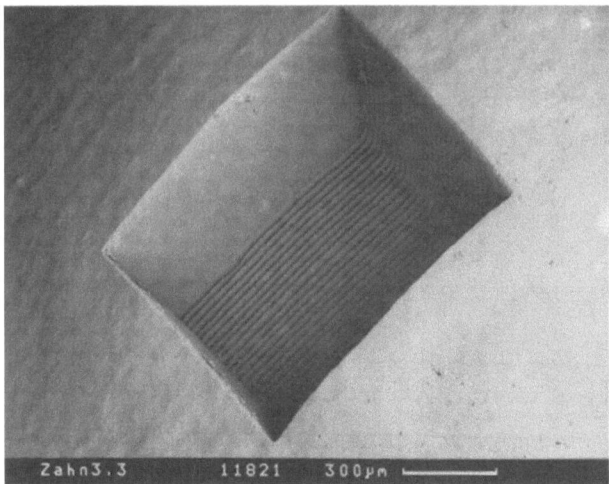

Abb. 3. Kavität in Zahnschmelz (1*1 mm^2), die in abrasternder Arbeitsweise eingebracht wurde. Mit einer Pulsdauer von 130 fs und einer Pulsenergie von 50 µJ konnte eine absolut schmelz- und mikrorißfreie Bearbeitung erfolgen

In der Abbildung 3 ist eine makroskopische Kavität (1*1 mm^2), die in Zahnschmelz erzeugt wurde, dargestellt. Dabei wurde in scannender Arbeitsweise abgetragen. Die Pulsdauer betrugt hier 130 fs und die Energie 50 µJ. Auch in diesem Fall sind weder thermische noch mechanische Beeinträchtigungen des Zahnhartgewebes erkennbar (d.h. keine Schmelzbildung und keine Mikrorisse). Die Abbildung demonstriert eindrucksvoll, daß unter Verwendung von ultrakurzen Laserpulsen die Möglichkeit einer minimal-invasiven Behandlung von Zahnhartgewebe gegeben ist.

4 Zusammenfassung
In dem vorliegenden Beitrag wurden Untersuchungen zur Ablation von Zahnhartgewebe diskutiert. Es wurde gezeigt, daß die benötigte Laserpulsenergie und somit die beaufschlagte mittlere Laserleistung bei Anwendung von Pulsen mit Dauern im Bereich von 100 fs minimiert werden kann. Ferner wurde demonstriert, daß Femtosekunden-Laserpulse die Möglichkeit bieten, eine mikroriß- und schmelzfreie Behandlung von Zahnhartgewebe durchzuführen. Hierdurch eröffnet diese zukunftsweisende Lasertechnologie neuartige, minimal-invasive ablative Behandlungsmöglichkeiten von Zahnhartgewebe.

Teilaspekte der Untersuchungen wurden durch das BMBF gefördert (13N6590).

5 Literatur

[1] C. Momma, S. Nolte, B.N. Chichkov, F. von Alvensleben, A. Tünnermann, Präzise Mikro-Bearbeitung mit Femtosekunden-Laserpulsen, Laser und Optoelektronik 29 (3), 82 (1997)
[2] J. Neev, L.B. Da Silva, M.D. Feit, M.D. Perry, A.M. Rubenchik, B.C. Stuart, Ultrashort Pulse Lasers for Hard Tissue Ablation, IEEE J. Selected Topics in Quantum Electron. 2 (4), 790 (1996)
[3] P. Kohns, P. Zhou, R. Störmann, Effective Laser Ablation of Enamel and Dentin without Thermal Side Effects, Journ. Laser Applications 9, 171 (1997)
[4] C. Sauteret, G. Mainfray, G. Mourou, Laser Designers Eye - Petawatt Power, Laser Fokus World (October 1990)
[5] R. Hilbst, U. Keller, Experimental Studies of the Application of the Er:YAG Laser on Dental Hard Substances: I. Measurement of the Ablation Rate, Laser Surg. Med. 9, 338 (1989)
[6] M.H. Niemz, Laser-Tissue Interactions, Springer-Verlag, 1996

In vitro - Untersuchungen zur Schadstoffentstehung bei Bestrahlung von Metallen im Rahmen einer Zahnhartsubstanz-Präparation mit gepulster Nd:YAG-Laserstrahlung

H. van Benthem, R. Klenk
Klinik und Poliklinik für spezielle Mund-Kiefer-Gesichtschirurgie mit Institut für Experimentelle Zahnheilkunde, D-48149 Münster

Obwohl ein großes öffentliches Interesse am Einsatz der Lasertechnologie in der Zahnheilkunde besteht und sich derzeit viele Lasersysteme in experimenteller und klinischer Erprobung befinden, konnten sich nur wenige dieser Verfahren in der Praxis bewähren bzw. wissenschaftliche Anerkennung finden [VAN BENTHEM 1994]. Eine klinische Anwendung derart neuer Verfahren ist aber nur gegeben, wenn alle möglichen Gefahren und Nebenwirkungen dieser neuen Therapie aufgrund wissenschaftlicher Untersuchungen weitestgehend auszuschließen sind. So ist bezüglich der Hartgewebsbearbeitung mit Lasern u.a. zu klären, ob auch vorhandene, alte Füllungen mit dem Laser entfernt werden dürfen. Es liegen zwar Untersuchungen über experimentell ermittelte, thermisch induzierte Abtragsraten vor [HIBST 1991, KELLER 1993], systematische Untersuchungen zum Abtragsmechanismus sowie den dabei entstehenden Abbrandprodukten fehlen weitestgehend. Unter diesem Aspekt ist der auch heute noch häufig verwendete Füllungswerkstoff Amalgam von besonderer Bedeutung. Ziel dieser Arbeit ist es daher, den Abtragsmechanismus von Amalgam infolge gezielter und versehentlicher Laserbestrahlung zu untersuchen und die dabei entstehenden Schadstoffe zu analysieren.

Material und Methode
Zur Herstellung der Amalgamprüfkörper (4 mm Durchmesser, 8 mm hoch) wurden die handelsüblichen non g_2-Amalgame Amalcap (Vivadent) und Luxalloy (Degussa) mechanisch kondensiert und danach 6 Wochen an Luft gelagert. Unmittelbar vor der Bestrahlung mit dem gepulsten Nd:YAG-Laser (Impulslänge 550 µs bis 12 ms, Impulsenergie 0,03 bis 59 J, Fleckdurchmesser 1,1 mm) wurden die Probenoberflächen entweder mechanisch poliert (Endkörnung 1 µm) oder mit SiC-Scheiben (1000 grid) geschliffen. Für jede der mit unterschiedlichen Parametern durchgeführten Bestrahlungen wurde der Massenverlust des Prüfkörpers gravimetrisch ermittelt. Das Material der Verdampfungswolke konnte auf einem 0,5 mm oberhalb der Probe fixierten Glasobjektträger aufgefangen und im REM mikromorphologisch und elementanalytisch (EDX) untersucht werden. Nach jeder Bestrahlung wurde die Hg-Dampf-Konzentration in der Umgebungsluft in einer geeigneten Apparatur (Jerome 411) ermittelt.

Ergebnisse und Diskussion
Die Laserbestrahlungen erzeugen in den Amalgamprüfkörpern konisch zulaufende Krater unterschiedlicher Tiefe mit deutlichen Aufschmelzungen am Kraterrand (Abb. 1a). Diese entstehen durch den mit dem Materialabtrag verbundenen hohen Dampfdruck, der auf die schmelzflüssige Phase wirkt. Abb. 1b zeigt die typische Strukturierung der auf dem

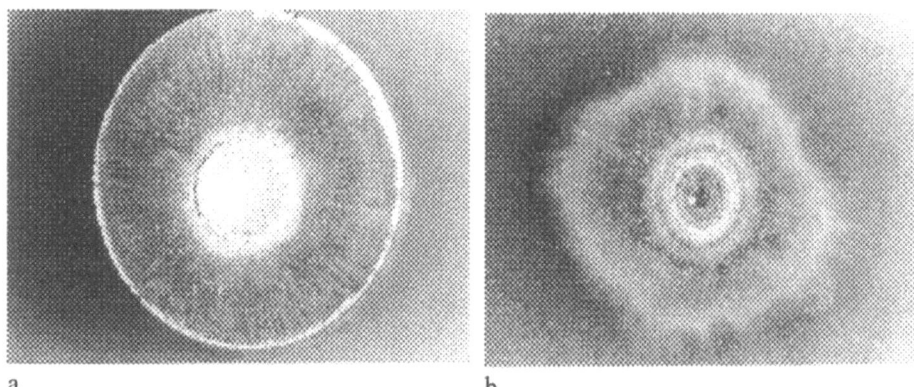

a b

Abb. 1 Lichtmikroskopische Auflichtaufnahmen des Einschußkraters in Amalgam (a) und der auf dem Glasobjektträger niedergeschlagenen Verdampfungswolge (b), Amalcap, Impulslänge 550 µs, Impulsenergie 2,04 J, Fleckdurchmesser 1,1 mm

Glasobjektträger aufgefangenen Verdampfungswolke. Es bilden sich fünf Zonen aus, die sich mikromorphologisch im Licht und Rasterelektronenmikroskop differenzieren lassen. Die mikromorphologische Strukturierung der einzelnen Zonen ist dabei unabhängig von den Bestrahlungsparametern [KLENK 1995]. Die rasterelektronenmikroskopische Aufnahme in Abb. 2 macht deutlich, daß die inneren Zonen I und II im wesentlichen aus kugeligen sowie unregelmäßig geformten Partikeln bestehen, deren Größe radial nach außen zunimmt. Zone III ist charakterisiert durch einen Niederschlag feinster Teilchen. Zone V kennzeichnet den Randbereich des Trägers. In den einzelnen Zonen findet sich die in Tab. 1 dokumentierte für jede Zone charakteristische elementare Zusammensetzung des Niederschlages. Diese ist unabhängig von den Bestrahlungsparametern Impulslänge und Energie. Lediglich der Durchmesser der Zonen nimmt mit steigender Impulsenergie zu. Durch die geringe Verdampfungsenthalpie des Quecksilbers verbleibt dieses Metall länger in der Gasphase als die übrigen Bestandteile des Amalgams. Daraus resultiert die Anreicherung des Quecksilbers in den äußeren, kälteren Zonen, während Kupfer und Zinn überwiegend bereits in den Zonen I und II und Silber entsprechend seiner Verdampfungsenthalpie vornehmlich in den mittleren Mittleren Zonen II und III kondensiert. In der äußersten

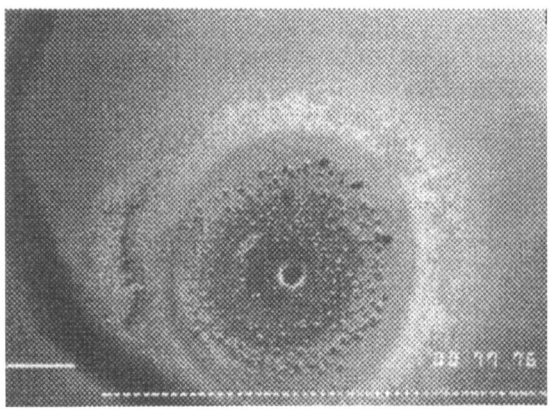

Abb. 2. Repräsentative rasterelektronenmikroskopische Aufnahme der aufgefangenen Verdampfungswolke von Amalgam

Tab. 1. typische elementare Zusammensetzung des Niederschlages in den einzelnen zu unterscheidenden Zonen (EDX-Analyse im REM)

Amalgam		Zone I	Zone II	Zone III	Zone IV	Zone V
51,2	Hg	0,2	0,7	12,3	72,9	+
29,8	Ag	46,2	61,9	58,9	11,2	0
7,2	Cu	18,0	10,4	10,9	1,9	0
11,8	Sn	35,7	27,1	17,9	14,1	0

Zone lassen sich nur noch die glasspezifischen Elemente sowie geringe Mengen Quecksilberkondensat nachweisen. Die Übergänge zwischen den einzelnen Zonen, die sich mikromorphologisch gelegentlich nur verschwommen darstellen, sind gekennzeichnet durch die abrupten Änderungen der elementaren Zusammensetzung [KLENK 1995].

Während sich bei der Zusammensetzung der Verdampfungswolke eine Abhängigkeit von den Laserparametern praktisch nicht nachweisen läßt, zeigt der gravimetrisch ermittelte Gesamtmaterialverlust eine deutliche Abhängigkeit von Impulsenergie und Impulslänge Abb. 3). Bei allen untersuchten Impulslängen liegt eine Proportionalität zwischen dem Materialabtrag und der Impulsenergie vor. Der maximale Materialabtrag pro Puls schwankt zwischen 0,5 mg bei 550 µs und ca. 20 mg bei 12 ms Impulslänge. Nach diesen Untersuchungen erfolgt der Materialabtrag ausschließlich infolge thermischer Laserwirkung. Bedingt durch den hohen Druck des verdampfenden Quecksilbers ist insbesondere bei kurzen Impulslängen ein Herausschleudern flüssigen Materials, also ein thermomechanischer Prozeß, dem Verdampfen überlagert [BASU 1992, KLENK 1995, VAN BENTHEM 1978, 1992].

Messungen der Hg-Dampfkonzentration in der Umgebungsluft ergaben bereits bei Impulslängen von nur 550ß µs Werte von mehr als 1 mg/m³, unabhängig vom verwendeten Material (Abb. 4). Auch die Oberflächenbearbeitung, poliert oder geschliffen, führte zu keinen signifikanten

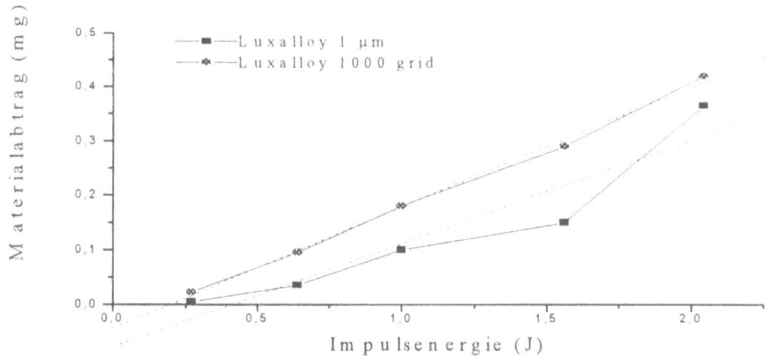

Abb. 3. Materialabtrag als Function der Impulsenergie (Impulslänge 550µs)

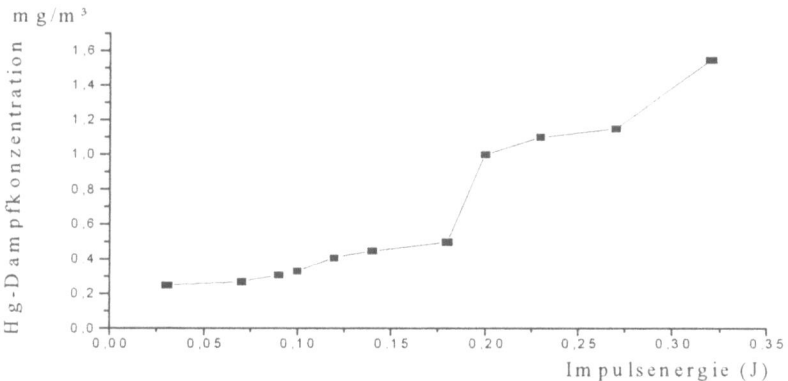

Abb. 4. Hg-Dampf-Konzentration in der Umgebungsluft (Impulslänge 550 µs)

Änderungen der Hg-Dampf-Konzentration, während der gesamte Materialabtrag bei geschliffenen Proben geringfügig größer ist als bei polierten Prüfkörpern. Aus den Abbildungen 3 und 4 ist zu erkennen, daß der etwa ab 180 mJ Impulsenergie beginnende Materialabtrag verbunden ist mit einer schlagartigen Erhöhung der Quecksilberbelastung der Umgebungsluft. Allerdings wurden auch mit Impulsenergien von weniger als 180 mJ, bei denen kein gravimetrisch erkennbarer Materialabtrag vorliegt, bereits Hg-Dampf-Konzentrationen von mehr als 250 µg/m³ gemessen. Daraus ist zu folgern, daß selbst bei versehentlicher Bestrahlung einer Amalgamfüllung, etwa auch im Rahmen einer chirurgischen oder parodontologischen Behandlung, Schadstoffkonzentrationen entstehen, die ein Gefährdungspotential sowohl für die Behandler als auch für den Patienten darstellen. Welche Schadstoffe bei der Entfernung anderer dentaler Füllungsmaterialien mit dem Laser entstehen, etwa bei Zementen und Kunststoffen, muß in weiteren Versuchen ermittelt werden. Solange deren Unbedenklichkeit nicht nachgewiesen ist, sollte auf die Anwendung der Laserstrahlung gleich welcher Wellenlänge zum Abtragen von Füllungsmaterial unbedingt verzichtet werden.

Literatur

Basu S, Debroy T: Liquid metal expulsion during laser irradiation. J Appl Phys 72, 3317 (1992)

Benthem H van, Predel B, Vahl J: Zum Verdampfungsverhalten von Metallen bei Laserbestrahlung. Z Metallkunde 69, 121-125 (1978)

Benthem H van : Laseranwendung in der Zahnärztlichen Prothetik und der Dentalen Technologie. In: Vahl J, Benthem H van: Laser in der Zahnmedizin. Quintessenz, Berlin 1992, S. 141

Benthem H van: Laseranwendung in der Zahnmedizin,. Stellungnahme der DGZMK 7/94. Dtsch Zahnärztl. Z 49, 431 (1994)

Ertl T, Müller G: Lasertypen und Anwendungen. In: Zuhrt R (Hrsg.): Laseranwendung in der Zahn-, Mund- und Kieferheilkunde. Fortschritte der Lasermedizin. Band 9, ecomed, Landsberg 1993, S. 13

Hibst R: Removal of dental filling materials by Er:YAG laser radiation. SPIE 1424, 120 (1991)

Keller U, Hibst R: Therapeutischer Einsatz des Er:YAG-Lasers in der Mundhöhle Lasermedizin 9, 41 (1993)

Klenk R.: Experimentelle Untersuchungen zur Wechselwirkung zwischen Amalgam und gepulster NdYAG-Laserstrahlung bei der Zahnhartsubstanzpräparation. physikalische Diplomarbeit, Münster 1995

Er:YAG-Laser für die Parodontologie:
Entwicklung und Test eines Faserhandstücks
zur Entfernung von subgingivalem Zahnstein

K. Stock, R. Hibst, U. Keller*
Inst. für Lasertechnologien in der Medizin und Meßtechnik an der Universität Ulm
*Poliklinik für Zahnärztliche Chirurgie, Universität Ulm

Zusammenfassung

Inhalt dieser Studie war die Entwicklung und der Test eines Faserhandstücks für den Er:YAG-Laser zur Entfernung von subgingivalem Zahnstein. Zur Bestimmung der Abtragseffizienz wurde die zur vollständigen Entfernung der Konkremente benötigte Zeit gemessen. Die dabei im Wurzelkanal auftretende Temperaturentwicklung wurde mit einem Thermoelement aufgezeichnet. Die auftretenden morphologischen Veränderungen der behandelten Wurzeloberfläche wurden unter dem Lichtmikroskop und Rasterelektronenmikroskop beurteilt.

Die Abtragseffizienz hängt stark von der Beschaffenheit und Lage der Konkremente ab und variiert zwischen 4,6 und 20 mm^2 / min. Die maximale gemessene Temperaturerhöhung beträgt 7,8 K nach einer Bestrahlungsdauer von ca. 2 Minuten ohne Unterbrechung. Die Oberflächen des Wurzelzements weisen flache Ablationsspuren auf, deren Tiefe ca. 100 µm beträgt. Insgesamt zeigen die Ergebnisse, daß der Er:YAG-Laser mit dem verwendeten Faserhandstück ein geeignetes Instrument zur effizienten und schonenden Entfernung von subgingivalem Zahnstein ist.

1 Einleitung

Entscheidend für eine erfolgreiche Parodontalbehandlung ist die vollständige Entfernung der subgingivalen Konkremente und des infizierten Wurzelzements [7,3]. Verschiedene Lasertypen wie CO_2- oder Nd:YAG-Laser wurden für einen Einsatz in der Parodontologie propagiert, ihre Anwendung bleibt jedoch hauptsächlich auf die Weichgewebschirurgie beschränkt [5,10]. Der Einsatz des Er:YAG-Lasers in der Kavitätenpräparation ist bereits etabliert, wohingegen nur wenige Untersuchungen zur Anwendung in der Parodontologie publiziert wurden [9, 6]. Aoki et al. haben gezeigt, daß die Entfernung von subgingivalem Zahnstein mit dem Er:YAG-Laser prinzipiell möglich ist, jedoch wegen der identischen Abtragsschwellen von Konkrement und Wurzelzement kein selektiver Abtrag, wie z. B. mit dem Alexandritlaser, erzielt werden kann [1, 2]. Die Verwendung verschiedener Kontaktspitzen zur Konkremententfernung mit dem Er:YAG-Laser wurden von Keller und Hibst untersucht [8].

Ziel dieser Studie war die Entwicklung und der Test eines Parodontalhandstücks für den Er:YAG-Laser zur Entfernung von subgingivalem Zahnstein. Hierzu wurde die Oberflächenmorphologie, die Abtragseffizienz und die Temperaturentwicklung untersucht.

2 Material und Methode

Als Lasersystem wurde ein Er:YAG-Laser mit Fasertransmissionssystem (KEY 2, KaVo GmbH) verwendet. Anstelle des Handstücks zur Kavitätenpräparation wurde das Parodontalhandstück an das Fasersystem adaptiert.

Es wurden frisch extrahierte Zähne mit unterschiedlichem Befall an Konkrementen behandelt. Vor der Behandlung wurden die Zähne in Formalin gelagert.

Alle Untersuchungen erfolgten mit festen Behandlungsparametern. Die Laserenergie am Faserende betrug 120 mJ, die Pulsfolgefrequenz war 15 Hz. Handstück und Probe wurden so mit der Hand gehalten, daß der Anstellwinkel der Faserspitze zur Wurzeloberfläche ca. 20° betrug. Die Behandlung erfolgte im Kontakt und unter Wasserspülung von 4 ml / min.

Die erzielbare Oberflächenqualität wurde unter einem Lichtmikroskop (Axiophot, C. Zeiss) und einem Rasterelektronenmikroskop untersucht. Hierfür wurden die Proben zunächst im Exsikkator getrocknet und anschließend besputtert.

Zur Bestimmung der Abtragseffizienz wurden die Zähne zunächst entsprechend der Morphologie ihrer Konkremente in 3 Gruppen eingeteilt. Die Zähne wurden behandelt und die zur vollständigen Entfernung der Konkremente benötigte Zeit gemessen. Anschließend wurde die Größe des behandelten Areals bestimmt und daraus die Abtragseffizienz in behandelte Fläche pro Minute ermittelt.

Zur Temperaturmessung wurde der mit Konkrementen behaftete Zahn an der Wurzelspitze aufpräpariert und dann ein Thermoelement bis auf Höhe der Behandlungsstelle in den Wurzelkanal geschoben. Das Spannungssignal des Thermoelements wurde konvertiert und in einen Rechner eingelesen. Die Konkremente wurden an zwei Stellen komplett und ohne Behandlungspause entfernt. Hierzu wurden 1300 bzw. 1600 Pulse benötigt.

3 Ergebnisse

3.1 Parodontalhandstück

Eine Skizze des Handstücks ist in Abb. 3.1 dargestellt. Der Laserstrahl wird in eine Kontaktspitze eingekoppelt, die sich durch die 90°-Strahlumlenkung und ihre Meißelform leicht in die Parodontaltasche einführen läßt. Die Kontaktspitze ist drehbar und kann somit mit ihrer Meißelbreitseite immer an den Zahn angelegt werden. Zur Kühlung des Zahns wird das Wasser entlang des Meißels direkt an die Bearbeitungsstelle geführt.

3.2 Handstücktest

Unter dem Lichtmikroskop sind flache Bearbeitungsspuren mit einer Tiefe von ca. 100 µm zu sehen. Die Rauheit der behandelten Fläche erscheint unter dem Rasterelektronenmikroskop etwas geringer als die der unbehandelten Wurzeloberfläche.
Die Mittelwerte der Abtragseffizienz betragen 4,8 mm² / min für harte, mineralisierte Konkremente, 8,4 mm² / min für voluminöse, grün/bräunliche Konkremente und 12,1 mm² / min für weiche, ringförmig angelagerte Konremente. Die mittlere Abtragseffizienz für alle untersuchten Zähne liegt bei 8,4 mm² / min. Die Behandlungsdauer pro Zahn variierte zwischen 30 Sekunden und 10 Minuten.

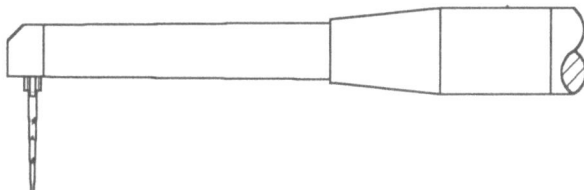

Abb. 3.1. Parodontalhandstück

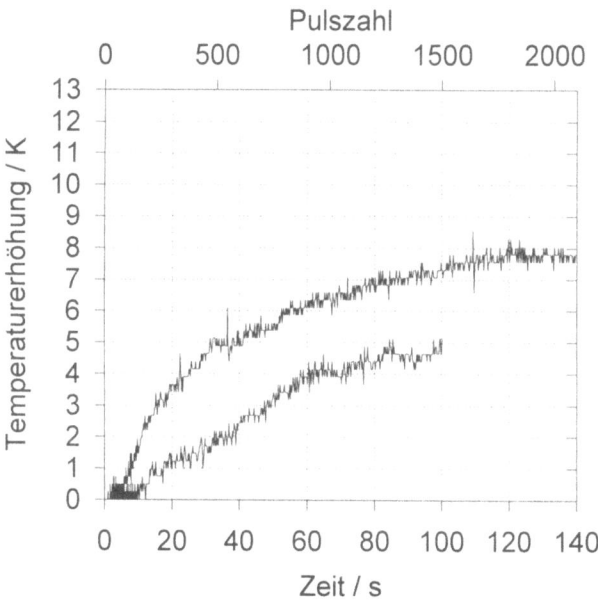

Abb. 3.2. Temperaturverlauf in der Pulpa

Wie erwartet steigt die Temperatur mit der Anzahl der eingestrahlten Laserpulse (Abb. 3.2). Die Maximaltemperaturen sind 4,7 K und 7,8 K. Die unterschiedlichen Verläufe sind in den unterschiedlichen Schichtdicken zwischen Thermoelement und Bearbeitungsstelle begründet. Wie man sieht, nimmt die Temperatur nicht proportional mit der Anzahl der eingestrahlten Laserpulse zu, sondern nähert sich mit steigender Pulszahl einem Maximalwert.

4 Diskussion

Nach dem Laserscaling erhält man die für den Er:YAG-Laser typische Oberflächenrauheit, jedoch weniger ausgeprägte Bearbeitungsspuren, wie sie z.B. Keller und Hibst mit ihren Faserspitzen erhielten. Welches die geeignete Oberfläche für eine gute Biokompatibilität und damit für ein gutes Reattachment ist, ist noch nicht geklärt und könnte eventuell durch Anhaftungsversuche mit Fibroplasten geklärt werden [11].

Die Abtragseffizienz hängt stark von Art, Lage und Schichtdicke der Konkremente ab. Vergleichsweise viel Zeit wird z.B. zur Entfernung der sehr dünnen plaqueartigen Beläge benötigt, da sie kaum eine Angriffsfläche für den flach angelegten Meißel bieten. Andererseits begünstigt die Meißelform das Abbrechen größerer Stücke bei der Entfernung der weichen voluminösen Konkremente.

Beide gemessene Temperaturverläufe überschreiten nicht den Wert von 12 K, welcher einer Temperatur in vivo von 49°Celsius entspricht und als untere Grenze für irreversible Schäden der Pulpa angesehen wird [4]. Erste Beeinträchtigungen der Pulpa wurden jedoch schon bei einer Temperaturerhöhung von 6 K beobachtet, weshalb die maximale Behandlungsdauer ohne Pause eine Minute nicht überschreiten sollte. Auch muß eine ausreichende Wasserspülung am Ort der Bestrahlung gewährleistet sein. In der klinischen Anwendung wird sich die zusätzliche Wärmeabfuhr in das umliegende Gewebe positiv auf die Temperaturentwicklung auswirken.

Insgesamt haben wir gezeigt, daß der Er:YAG-Laser mit dem verwendeten Parodontalhandstück ein effektives und schonendes Instrument zur Entfernung subgingivaler Konkremente ist.

Literatur

1. Aoki A, Ando Y, Watanabe H, Ishikawa I, "In vitro studies on laser scaling of subgingival calculus with an Er:YAG laser", J Periodontal 65, 1097-1106 (1994)
2. Hayase I, "Clinical application of CO_2 laser in periodontal treatment", SPIE Laser surgery: Advanced Characterization, Therapeutics, and Systems IV, 2128, 259-372 (1994)
3. Hibst R, Keller U, Steiner R, "The effect of pulsed Er:YAG laser radiation on dental hard tissues", Laser Med Surg 4, 163-165 (1988)
4. Khatiblou F and Ghodssi A, "Root surface smoothness or roughness in periodontal treatment, a clinical study", J Periodontal 54, 365-367 (1983)

5. Keller U and Hibst R, "Experimental removal of subgingival calculus with the Er:YAG laser", SPIE Proceedings of lasers in dentistry 2623, 189-198 (1995)
6. Keller U, Hibst R, "Laser systems for oral hard and soft tissue surgery; tissue interactions and indications", Laser Med Surg 10, 208-214 (1994)
7. O'Leary T J, "The impact of research on scaling and root planing", J Periodontol 57, 69-75 (1986).
8. Page Roy C, "Periodontal Therapy: Prospects for the Future", J Periodontol 64, 744-753 (1993)
9. Rechmann P, Hennig T, "Selective ablation of dental calculus with a frequency doubled Alexandrite laser", SPIE Proceedings of lasers in dentistry 2623, 180-188 (1995)
10. Raab W, Müller H, "Temperaturabhängige Veränderungen der Mikrozirkulation der Zahnpulpa", Dtsch Zahnärtzl Z 44, 496-497 (1989)
11. White J, Goodis H., Rose C., "Use of the pulsed Nd:YAG laser for intraoral soft tissue surgery", Lasers Surg Med 11, 455-461 (1991)

Die Periimplantitistherapie mit dem CO_2-Swiftlaser-Lasersystem - Eine In-Vitro Studie

H. Deppe[1], H.-H. Horch[1], T. Hiermer[2], G. Lebelt[3]
[1] Klinik und Poliklinik für Mund-Kiefer-Gesichtschirurgie
  (Direktor: Univ.-Prof. Dr. Dr. Dr. h.c. H.-H. Horch)
  Klinikum Rechts der Isar, Ismaninger Straße 22, D-81675 München
[2] Lehrstuhl für angewandte Materialwissenschaften
  (Direktor: Univ.-Prof. Dr. Schmitt-Thomas)
[3] Lehrstuhl für Elektrische Meßtechnik, FG Meß- und Regelungstechnik
  (Leiter: Univ.-Prof. Dr. F. Schneider) Technische Universität München

1 Einleitung

Bakteriell verursachte Entzündungen verlaufen aufgrund anatomischer Unterschiede am Implantat wesentlich rascher und foudroyanter als am natürlichen Zahn [3]: Wegen des fehlenden Desmodonts erreicht die Entzündungsreaktion rasch den Alveolarknochen, so daß sich eine lokale Osteomyelitis ausbildet, die sog. Periimplantitis. Das bislang ungelöste therapeutische Grundproblem besteht in der sicheren in-vivo Sterilisation kontaminierter Oberflächen zahnärztlicher Implantate, insbesondere der Titanplasmaflameschicht (TPS) [1].

Eine Lösung dieses Problems könnte in der Anwendung von CO_2-Laserstrahlen bestehen. Aufgrund der hervorragenden Absorption des CO_2-Laserlichts in Wasser [4] könnte die mit stark wasserhaltiger bakterieller Plaque besiedelte Titanplasmaoberfläche sicher sterilisiert werden. Andererseits ist am Titan-Knochen-Interface kaum eine Überhitzung zu befürchten, da der CO_2-Laserstrahl an Titan zu über 90% reflektiert wird [2] und Titan zudem eine für Metalle extrem geringe Wärmeleitfähigkeit aufweist [6]. Durch zusätzliche Anwendung sog. Scanning-Systeme wie dem Swiftlase® (Sharplan, D-Freising) wird erstmals eine großflächige und damit gleichmäßige Bestrahlung der kontaminierten Implantatoberfläche möglich.

Ziel der vorliegenden Studie war die Bestimmung von Temperaturänderungen am Implantat-Knochen-Interface bei Bestrahlung mit o.g. Scanning-System sowie die morphologische und chemische Untersuchung der bestrahlten Implantate.

2 Material und Methode

2.1 Verwendetes Lasersystem

Zur Verfügung stand ein medizinischer CO_2-Laser ($\lambda = 10{,}6$ µm) der Firma Sharplan vom Typ 20 C. Die Strahlführung erfolgt über einen Kohlefaserarm mit 7 Gelenken.

Bei den Betriebsarten kann unter cw-, Puls-und Superpulsbetrieb gewählt werden. Die Bestrahlungsart ist kontinuierlich und als Einzel- oder Wiederholpuls durchführbar. Die mittlere Ausgangsleistung beträgt im Superpuls-Betrieb 0,5 bis 7 Watt, im cw-Betrieb sind Leistungen bis 20 W möglich. In der Wiederholpulsfunktion können Expositions- und Relaxationszeiten von je 0,01 bis 1s gewählt werden.

2.2 Das Swiftlase-System

Das Zusatzgerät Swiftlase® (Sharplan, D-Freising) ermöglicht ein schnelles Rastern des Laserstrahls über eine Fläche. Durch zwei synchronisierte Drehspiegel wird der fokussierte Laserstrahl über ein kreisförmiges Gebiet von 1,5 bis 4 Millimeter Durchmesser (in Abhängigkeit von der Fokuslänge) geführt.

Bei einem Handstück mit der Brennweite von 125 Millimetern und einem Fokusdurchmesser von 200µm wird eine Fläche von etwa 3 Millimeter Durchmesser abgedeckt. Die Dauer eines vollen Durchlaufs der vom Laserstrahl beschriebenen Lissajouschen Bahn beträgt 0,1s. Die räumliche Verteilung der Pulse ist abhängig vom Startpunkt der beschriebenen Bahn und damit für den Benutzer nicht vorhersehbar.

2.3 Temperaturmessungen

Zur Bestimmung des thermischen Effekts am Interface [5, 7] wurde ein TPS-beschichtetes Frialit II-Stufenzylinderimplantat in ein frisches Stück Schweinekiefer inseriert und im Interface die verdrillten Enden eines Thermoelements ca. 1 Millimeter unterhalb der Bestrahlungszone eingeklemmt. Diese Anordnung wurde in einer speziellen Vorrichtung in einem Wasserbad bei 35°C positioniert. Die Strahlführung erfolgte unter einem Winkel von 90° zur Implantatachse und in einem Abstand von 125 Millimetern zum Strahlenausgang im Fokus. Die Temperatur im Interface wurde in einem PC erfaßt, digitalisiert und abgespeichert. Mit Hilfe eines speziell entwickelten getriggerten Fußschalters konnte der Beginn der Bestrahlung mit dem Beginn der Meßaufzeichnung synchronisiert werden.

Die Implantate wurden im cw-und im Superpuls-Betrieb - jeweils in kontinuierlicher und in Wiederholpuls-Bestrahlungsart - für 5 und 10 s bestrahlt. Als Expositionszeiten wurden im Wiederholpuls geradzahlige Vielfache des Swiftlase-Bahndurchlaufs gewählt (0,2, 0,4, 0,6, 0,8 und 1s), als Relaxationszeiten jeweils 0,1, 0,25, 0,5, 0,7 und 1s.

2.4 Oberflächen- und Gefügeuntersuchung

Hierfür wurden erneut Proben bestrahlt mit den Parametern, die am Interface eine gerade physiologisch noch vertretbare Temperaturerhöhung von maximal 10 K erbracht hatten (Ausgangstemperatur $T_0 = 35°C$). Diese Proben wurden mittels Rasterelektronenmikroskopie (REM) auf morphologische Veränderungen untersucht. Mit EDX (Energie dispersive x-ray) wurde die chemische Zusammensetzung der Oberfläche untersucht. Abschließend wurden Schliffe angefertigt, um eventuelle Gefügeänderungen festzustellen. Die Schliffe wurden mit einer Mischung aus 50ml H_2O, 20ml HNO_3 und 4ml Flußsäure geätzt und fotografiert.

3 Ergebnisse

3.1 Temperaturanstieg am Interface

Bei einem Vergleich der Temperaturanstiege am Interface fällt auf, daß die Temperaturentwicklung im Superpulsbetrieb grundsätzlich zu höheren Werten tendiert als im cw-Betrieb. Diese Beobachtung ist sowohl bei kontinuierlicher als auch bei Wiederholpulsbestrahlung zu machen.

Im cw-Betrieb sind kontinuierliche Bestrahlungen bis 10s bei 2,5 W möglich. Im Wiederholpuls können bei gleicher Bestrahlungsdauer bis zu 4,5 W bei einer Puls-Pause-Kombination von 0,2s / 0,1s unter physiologischen Bedingungen appliziert werden.

3.2 Oberflächenuntersuchung

Die rasterelektronenmikroskopische Untersuchung der bestrahlten Proben zeigt, daß im cw-Betrieb bei kontinuierlicher Bestrahlung Leistungen bis 4 W für 5s bzw. 2,5 W für 10s ohne entsprechende thermische Effekte an der TPS-Schicht applizierbar sind (Abb. 1). Ebenso sind in cw-Wiederholpulsbestrahlung Leistungen bis 4 W bei einer Bestrahlungszeit von 5s selbst bei sehr langen Pulsen und kurzen Pausen ohne Oberflächenveränderungen möglich. Bei Bestrahlung für 10 sind dagegen ab 3 W bei längerer Pulsdauer (> 0,4s) und kurzer Pausenlänge (< 0,7s) im REM Aufschmelzungen der TPS-Schicht zu erkennen.

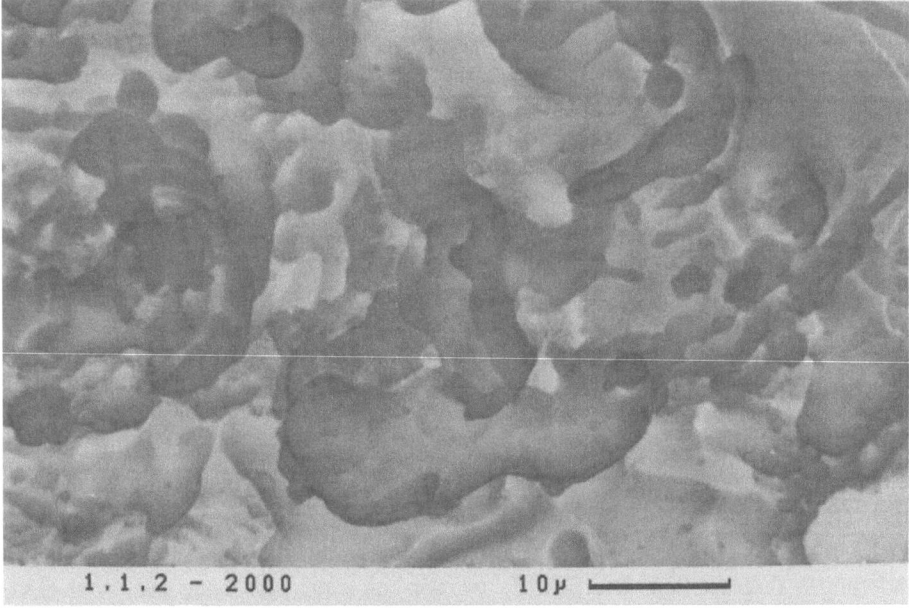

Abb 1. REM (2000x): kontinuierliche Bestrahlung im cw-Betrieb (2,5W, 10s). Die Oberfläche ähnelt der Referenz. Keine Aufschmelzungen

Im Superpulsbetrieb zeigt sich bei allen Bestrahlungsparametern bereits makroskopisch eine bläuliche Verfärbung der TPS-Schicht. Rasterelektronenmikroskopisch waren zum Teil großflächige Aufschmelzungen bis zu 50 µm Durchmesser zu erkennen (Abb. 2).

Mit den durchgeführten EDX-Analysen, insbesondere auch der in Superpuls bestrahlten Flächen, konnten keine meßbaren Abweichungen der Zusammensetzung von Grundwerkstoff und Beschichtung der Implanate festgestellt werden.

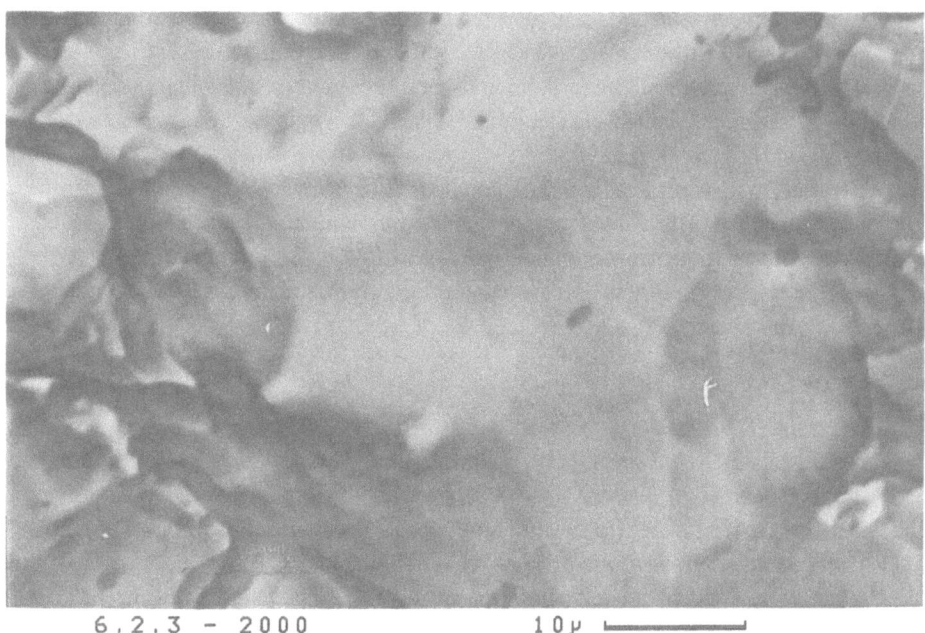

Abb. 2. REM (2000x): kontinuierliche Bestrahlung im sp-Betrieb (3 W, 5s). Großflächige Aufschmelzungen. Makroskopisch bläuliche Verfärbung der Oberfläche.

3.3 Gefügeuntersuchung

Bei derartigen thermisch bedingten Oberflächenveränderungen waren zunächst auch Gefügeveränderungen zu vermuten. Zur Untersuchung des Gefüges im Bereich der Superpulseinflußzone wurden metallographische Schliffe angefertigt.

Der Vergleich brachte jedoch keinen Unterschied zu Schliffen der nicht bestrahlten Referenzprobe. Durch den kurzzeitigen Laserbeschuß kann keine Kornvergröberung im Sinne einer Rekristallisation eintreten [8].

4 Diskussion und Schlußfolgerung

Die Therapie der Periimplantitis erfordert eine sichere Sterilisation der Implantatoberfläche in vivo. Dazu ist ein flächiges Bestreichen der Implanatoberfläche durch den Laserstrahl erforderlich. Die Anwendung des CO_2- Swiftlase® ermöglicht die-se großflächige Bestrahlung. Dabei können Bestrahlungszeiten bis zu 10 s erreicht werden, ohne die kritische Temperatur von 44°C am Interface zu überschreiten.

Aufgrund unserer Meßreihen ist festzustellen, daß der CO_2-Laser im cw-Betrieb für die Bearbeitung von Titanplasmaoberflächen geeignet ist. Bei entsprechender Wahl der Parameter sind sowohl der Wiederholpuls als auch die kontinuierliche Bestrahlungsart anwendbar, ohne die Oberflächenchemie oder das Gefüge zu verändern. Von einer Bearbeitung der TPS-Schicht im Superpulsbetrieb ist nach unseren Untersuchungen dringend abzuraten, da über die biologischen und mechanischen Eigenschaften der thermisch veränderten Oberfläche bislang keine gesicherten Erkenntnisse vorliegen.

Aus diesen in-vitro-Ergebnissen kann geschlossen werden, daß die Laserbearbeitung von TPS-beschichteten zahnärztlichen Implantaten grundsätzlich möglich ist. Inwieweit allerdings derart vorbehandelte Implantate im Vergleich zu den konventionellen Therapieverfahren eine Reosseointegration ermöglichen, wird derzeit in einer in-vivo-Studie überprüft.

5 Literatur

[1] Dennison DK, Huerzeler MB, Quinones C, Caffesse PG (1994) Contaminated Implant Surfaces: An In Vitro Comparison of Implant Surface Coating and Treatment Modalities for Decontamination. J Periodontol 65: 942-948

[2] Dobberstein H, Dobberstein H, Zuhrt R, Thierfelder C (1995) Laserbearbeitung von Dentalkeramik und Dentallegierungen. In: Berlien HP, Müller G (Hrsg): Angewandte Laserzahnheilkunde Lehr- und Handbuch für Praxis und Klinik. Loseblatt-Ausgabe. Ecomed, Landsberg, III. 3.1, S 1-6.

[3] Ericsson I, Berglundh T, Marinello C, Liljenberg B, Lindhe J (1992) Long-standing plaque and gingivitis at implants and teeth in the dog. Clin Oral Impl Res 3: 99-103

[4] Ertl T, Roggan A, Zgoda F (1995) Optische Eigenschaften von Gewebe. In: Berlien HP, Müller G (Hrsg) Angewandte Laserzahnheilkunde Lehr- und Hand-buch für Praxis und Klinik. Loseblatt-Ausgabe. Ecomed, Landsberg, II. 3.1.1, S 1-5.

[5] Ganz CH (1994) Evaluation of the safety of the carbon dioxide laser used in conjunction with root form implants: a pilot study. J Prosthet Dent 71: 27-30

[6] Marxkors R, Meiners H (1993) Taschenbuch der zahnärztlichen Werkstoffkunde. Hanser, München 4. Aufl

[7] Oyster DK, Parker WB, Gher ME (1995) CO_2 Lasers and temperature changes of titanium implants. J Periodontol 66: 1017-1024

[8] Zwicker U (1974) Titan und Titanlegierungen. Springer, Berlin, Heidelberg, New York

Zur CO_2-Lasertherapie großflächiger Leukoplakien

M. Vesper, J. Siegert, S. Flinzberg, R. Volkenstein, G. Gehrke, R. Schmelzle
Universitätskrankenhaus Eppendorf, Mund-, Kiefer- und Gesichtschirurgie,
(Dir.: Prof. Dr. Dr. R. Schmelzle), Martinistr. 52, D-20251 Hamburg, Germany

Einleitung
Die Leukoplakie kann in jeder klinischen und histologischen Form als fakultative Präkanzerose betrachtet werden. Bei großen Untersuchungskollektiven in Europa lag die Entartungsfrequenz zwischen 4 und 43% bei unterschiedlichne Dysplasiegraden (BANOCY und SCIBA 1976, BURKHARDT und MAERKER 1978, EINHORN und WERSÄLL 1967). Risikozonen der malignen Transformation sind dabei nach eigenen Untersuchungen Zunge, Mundboden und Mundwinkel, bei einer relativen Zunahme der Frauen (VESPER et al. 1993).

Diese Angaben verdeutlichen die Notwendigkeit jede Leukoplakie vollständig zu entfernen. Bisher wurden konventionelle und kryochirurgische Therapien angewendet (HAUSAMEN 1973). Dabei traten oft funktionell störende Narbenfelder auf, besonders bei großflächigen Leukoplakien. Die Entfernung dieser Form der Leukoplakie wird durch die Anwendung des CO_2-Lasers erleichtert (HERZOG und HORCH 1994). Die Langzeitergebnisse zeigen komplikationslose Heilungsverläufe mit geringer Narbenbildung ohne funktionell störende Bereiche (GERLACH et al. 1993). Die Reepithelialisierung der Wundfläche geht von den Rändern und kleinen Drüsenbereichen aus. Wir untersuchten, ob dies für alle intraoralen Schleimhautregionen gilt. Ein weiterer Inhalt unserer Untersuchung war es, die Komplikationshäufigkeit bei der Entfernung großflächiger intraoraler Leukoplakien festzustellen.

Material und Methode
In der Zeit von 1992-1996 wurden mit dem Gerät Surgilas, USA, SL-40, der Firma Limmer bei 98 Patienten mit gepulsten Laser bei durchschnittlich 8 Watt, bei denen eine großflächige Leukoplakie (mindestens 3 x 4 cm) vorlag, die Schleimhautveränderungen entfernt. Die Eingriffe erfolgten in Lokalanästhesie (Xylocain 2% mit Vasokonstriktor Adrenalin 1:100.000) unter den für Lasereingriffe üblichen ambulanten Bedingungen. Bei Problemen seitens des Patienten wurde auf Meaverin 2% umgestellt.

Zunächst wurde ein Probebiopsie aus dem Zentrum der Läsion entfernt. Nach Verifizierung der Diagnose Leukoplakie wurde die Veränderung mit einem Sicherheitsabstand umfahren und anschließend komplett entfernt. Bei großen Arealen konnte ein Zweiteingriff notwendig werden. Eine Nachkontrolle der Patienten erfolgte am 7 und

14 postoperativem Tag, nach 4, 8 und 12 Wochen und nach 6 Monaten. Anschließend erfolgte die jährliche Kontrolle. Bei Wundheilungsstörungen oder bei vorliegenden Dysplasien wurde entsprechend engmaschiger kontrolliert.

Bei einem Rezidiv wurde frühzeitig erneut therapiert. Die Narbenbildung wurde in unserer Untersuchung nach 6 Monaten durch den Patienten subjektiv, auch in Bezug auf Funktionsstörungen, und den Behandler objektiv klinisch kontrolliert.

Ergebnisse

Bei einem Durchschnittsalter von 54,4 Jahren behandelten wir 98 Patienten, im Alter von 23 bis 85 Jahren, 43 Frauen und 55 Männer. Die durchschnittliche Nachbeobachtungszeit betrug 38 Monate. Die Leukoplakien waren im Bereich der Wangen und der Mundwinkel (46), der Kiefer (23) und der Zunge (18) gehäuft. Die Rezidivrate liegt bei 14%. Histologisch konnte bei 7 Patienten in der großflächigen Leukoplakie ein Plattenepithelkarzinom nachgewiesen werden.

Die Wundheilung war bei unseren Patienten nach durchschnittlich 2-3 Wochen abgeschlossen. In weniger als 10% der Fälle dauerte die Wundheilung bis zu 4 Wochen. In 2 Fällen kam es zu einer verzögerten schmerzhaften Wundheilung über 6 Wochen. Dies wurde wahrscheinlich durch ein partielles Einbeißen in die Wange hervorgerufen. Als weitere Komplikation traten in zwei Fällen Blutungen auf, die mit dem Laser nicht zu stoppen waren. Bei beiden Patienten brachte eine Umstechungsligatur die Blutung zum Stillstand.

In keinem bis jetzt untersuchten Fälle kam es bisher zu einer funktionell störenden Narbenbildung. Dies gilt für alle intraoralen Bereiche, auch im Mundboden und Mundwinkel.

Nur 6 Patienten gaben das Rauchen trotz intensiver Aufklärung in unserer Untersuchung auf. Alkohol als Noxe wurde ebenfalls von 74 Patienten weiter konsumiert.

Diskussion

Die CO_2-Laserchirurgie ist ein entscheidender Fortschritt in der Therapie der großflächigen Leukoplakien. Eine Reihe von Vorteilen (geringe bis keine Blutung, geringes Nachblutungsrisiko, keine plastische Deckung notwendig, gute Patientenakzeptanz) sind bekannt, Langzeitstudien liegen vor (GERLACH et al. 1994). Wichtig ist immer die komplette Entfernung der gesamten großflächigen Leukoplakie, eventuell in Folgeeingriffen, da Plattenepithelkarzinome in einzelnen Abschnitten nachweisbar sind. Auch ohne Dysplasien konnten Karzinome dargestellt werden. Wir sahen dies bei 7 (6,86%) unsere Patienten.

In diesen Fällen erfolgte dann das übliche konservative chirurgische Vorgehen mit Tumornachresektion und konsekutiver Lymphknotenentfernung inklusive benachbarter Strukturen. Hier wurde anschließend eine engmaschigere Kontrolle des Lokalbefundes zusätzlich mit weiterführenden Untersuchungen durchgeführt.

Die Rezidivquote liegt beim konventionellen chirurgischem Vorgehen bei bis zu 34%, sie kann mit Hilfe des CO_2-Lasers auf zwischen 5,9% und 18% deutlich gesenkt werden, insbesondere mit Hilfe eines Mikromanipulators mit Operationsmikroskop (HERZOG und HORCH 1994). Unsere Rezidivquote beträgt 12%. Die häufigsten Rezidive lagen im Mundwinkelbereich. Nur sechs unserer Patienten gaben allerdings das Rauchen vollständig auf. Kein Patient verminderte seinen anamnestisch angegebenen Alkoholkonsum.

Wir sahen bei unserem Patientengut aber auch Probleme. Bei zwei Patienten kam es intraoperativ zu einer Blutung, die mit dem Laser nicht gestillt werden konnte. In beiden Fällen wurden Umstechungsligaturen erforderlich. Dies wurde auch schon von anderen Autoren beschrieben (ACKERMANN 1986, BRADLEY 1997).

Die Wunde kann komplett der freien Granulation überlassen werden. Die Wundheilung ist durchschnittlich nach 2-3 Wochen abgeschlossen. In zwei unserer Fälle sahen wir einen schmerzhaften protrahierten Heilungsverlauf über 6 Wochen. 16 Patienten gaben trotz Einnahme von Schmerzmitteln (Paracetamol, 4 x 1g) einen deutlichen Wundschmerz an, dies wurde auch schon von anderer Autoren beschrieben (DUNSCHE et al. 1994).

Wir empfehlen deshalb, eine Aufklärung der Patienten über eine mögliche verzögerte Wundheilung und das Auftreten von Wundschmerzen. Auch über das Vorgehen bei einer Blutung sollte ausführlich aufgeklärt werden.

Ein weiterer wichtiger Punkt des operativen Vorgehens ist die Entfernung mit Sicherheitsabstand und, wie schon erwähnt, die komplette Excision der Mundschleimhautveränderung.

Abschließend können auch wir somit die Lasertherapie als Methode der Wahl, nach entsprechender Aufklärung der Patienten, zur Behandlung großflächiger Leukoplakien in allen intraoralen Abschnitten empfehlen.

Summary

CO_2-laser treatment can be recommended today as the method of choice in treating leukoplakias. Long term results are established. The rate of recurrences is low, the postoperative function is good, no abnormal scar formations were observed. We presented the results of the laser therapy of 98 patients with a large lesion (more than 3 x 4cm) between 1992 and 1996 after a mean follow-up of 38 months. Two patients showed a delayed wound healing in the buccal mucosa up to 6 weeks. In 16 cases the secondary epithelialization was very painful. In two cases we saw an intraoperative minor (sublingual, buccal) bleeding, the use of sutures was necessary in this cases. We saw good functional and esthetic results in all intraoral locations.

Literatur

Ackermann K (1986) Laser applications in haemostasis following oral surgery. In: Lang W (eds) MMW Medizin Verlag 2-4

Banocy J, Csiba A (1976) Occurence of epithelial dysplasia in oral leukoplakia. Oral Surg Oral Med Oral Pathol 42:766-771

Bradley PF (1997) A review of the use of the neodymium YAG laser in oral and maxillofacial surgery. Br J Oral Maxillofac Surg 35:26-35

Burkhardt B, Maerker R (1978) Dyplasieklassifikation oraler Leukoplakien und Präkanzerosen. Bedeutung für Prognose und Therapie. Dtsch Z Mund Kiefer GesichtsChir 2:199-206

Dunsche A, Fleiner B, Werkmeister B (1994) Die Excision von Mundschleimhautveränderungen mit dem CO_2-Laser. Dtsch Zahnärztl Z 49:148-150

Einhorn J, Wersäll J (1967) Incidence of oral carcinoma in patients with leukoplakia of the oral mucosa. Cancer 20:2189-2195

Gerlach KL, Roodenburg JLN, Herzog M, Horch H-H, Panders AK, Pape H-D, de la Croix WF, Vermey A (1993) Die Therapie oraler Leukoplakien mit dem CO_2-Laser. Langzeitergebnisse aus drei Kliniken. Dtsch Zahnärztl Z 48:48-50

Hausamen JE (1973) Kryochirurgische Behandlung von Leukoplakien der Mundschleimhaut. Dtsch Zahnärztl Z 28:48-53

Herzog M, Horch H-H (1994) Laser in der Mund-Kiefer-Gesichtschirurgie. Dtsch Zahnärztl Z 49: 106-112

Vesper M, Schmelzle R, Ritter-Kröhn R, Günzl H-J (1993) Vergleichende Untersuchung histologisch gesicherter Leukoplakien im Cavum oris. Dtsch Zahnärztl Z 47:867-869

Nonprecious Metal Tattoos (Amalgam Tattoos) of the Oral Mucosa can be Successfully Removed with the q-switched Ruby Laser

D. Kopera, H. P. Soyer, H. Kopera*
Department of Dermatology, University of Graz, Auenbruggerplatz 8,
A- 8036 Graz Austria
*Private Practice for Esthetic Dentistry, Kaiser Josef Platz 3, A- 8010 Graz

Nonprecious metals are frequently used in dentistry. They may be represented by amalgamate, orthodontic wires and brackets, nonprecious metal parts of restorative dental work or metals used in retrograde root canal fillings. Diffusion of their oxidative products may cause blueish-black discoloration of the oral mucosa. Depending on their localisation they may disturb a person´s appearance in cosmetical terms.

Patients and Methods
Patients and study design
Ten patients, aged 30 to 71 (average 43.6 years), presenting nonprecious metal tattoos of the oral mucosa in different localisations have been included in this study. Follow up visits were held at weeks 2, 4, 6 and 16.

Ruby laser treatment
A quality switched ruby laser (Meltemi, NWL, Eckental, Germany) was used. Nonprecious metal tattoos were exposed to a single course of ruby laser irradiation at an energy level of 5.5 J/cm^2, 4 mm spot size, and a pulse duration of 40 ns every other week until either the lesion was completely removed (two to four treatment sessions) or week 16 was reached.

Skin biopsy sampling
Two punch biopsies of representative lesions have been taken before treatment and two biopsies immediately after q-switched ruby laser treatment.

Results
Clinical outcome after q-switched ruby laser treatment
Immediately after a single q-switched ruby laser treatment, the colour of the mucosa turned into ash-white, possibly due to vaporisation of pigmented collagen bundles. No bleeding occured. Two days later superficial crusting occurred in some treatment sites. Complete healing and fading of the lesions after two weeks was the rule in all patients. In two patients the discoloration disappeared after two courses of treatment,

in one patient after three, and in three patients after four courses of ruby laser exposure. In three patients a rest of pigmentation persisted. The average number of treatments in all patients was 3.3.

Histopathological examination before and immediately after treatment
Histopathological examination of the biopsy specimens taken before treatment showed the characteristic brownish filaments between collagen bundles in the upper and mid lamina propria.

Immediately after q-switched ruby laser exposition numerous tiny oval shaped vacuoles appeared in the upper part of the lamina propria.

Discussion

Nonprecious metals as used in dentistry, like amalgamate, orthodontic wires and brackets, nonprecious metal parts of restorative dental work or metals used in retrograde root canal fillings, may cause blueish-black discoloration of the oral mucosa. Depending on their localisation they may disturb a person's appearance in cosmetical terms. Conventionally their removal requires oral surgery.

The ruby laser emitting at 694 nm, has shown very promising results in the treatment of bluish-black tattoos (1-4). Much experience in ruby laser application in pigmented lesions has been gained in the treatment of nevus of Ota, an uncommon congenital oculocutaneous melanosis showing a bluish or grey-brown aspect due to melanin-producing intradermal melanocytes and sometimes affecting the sclera of the ipsilateral eye. Mostly, an average of four treatment courses is necessary to reach sufficient clearing in these dermally pigmented benign lesions (5-8). In blue naevi, an average of three courses of q-switched ruby laser exposure has been reported to achieve sufficient fading of the lesions (9). In a previous case report seven treatment sessions have been aaplied to achief sufficient fading (10). Treatment of melanocytic lesions, however, remains controversial, due to surviving unpigmented or deep dermal melanocytes (11).

The ruby laser emits light of 694 nm, a wavelength better absorbed by dark pigmented structures of any kind (e.g. melanocytes, pigmented keratinocytes, tattoo ink) than by other optically absorbing structures in the skin. With this selectively absorbed wavelength, highly selective target damage can be expected if the pulse duration is less than the approximate thermal relaxation time of the target chromophore (selective photothermolysis) (12). The quality-switched mode allows the release of all laser energy stored in the cavity in one brief pulse, so high energies can be applied in pulses of approximately 40 ns. Targeted pigments absorb these powerful light impulses, transform them into heat, and evaporate within the skin producing a conspicuous vapour bubble (vacuolisation). Due to high energy density, short impulse duration, and the selective absorption adjacent tissue is affected minimally.

An average of 3.3 q-switched ruby laser expositins led to complete removal of discolorations in 70% of our patients without side effects.

We therefore conclude that due to selective photothermal injury of pigmented filaments in the lamina propria caused by diffusion of oxidative products of nonprecious metals used in dentistry, q-switched ruby laser treatment represents a safe and efficient treatment of nonprecious metal tattoos of the oral mucosa.

References

1. Reid WH, Miller ID, Murphy MJ, Paul JP, Evans JH. Q-switched ruby laser treatment of tattoos; a 9-year experience. Br J Plast Surg 1990; 43:663-669.
2. Scheibner A, Kenny G, White W, Wheeland RG. A superior method of tattoo removal using the q-swiched ruby laser. J Dermatol Surg Oncol 1990; 16:1091-1098.
3. Taylor CR, Anderson RR, Grange RW, Michaud NA, Flotte TJ. Light and electron microscopic analysis of tattoos tearted by q-switched ruby laser. J Invest Dermatol 1991; 97:131-136.
4. Kilmer SL, Lee MS, Grevelnik JM, Flotte TJ, Anderson RR. The q-switched Nd-YAG laser effectively treats tatoos. Arch Dermatol 1993; 129:971-978.
5. Geronemus RG. Q-switched ruby laser therapy of nevus of Ota. Arch Dermatol 1992; 128:1618-1622.
6. Goldberg DJ, Nychay SG. Q-switched ruby laser treatment of nevus of Ota. J Dermatol Surg Oncol 1992; 18:817-821.
7. Lowe NJ, Wieder JM, Sawcer D, Burrows P, Chalet M. Nevus of Ota: Treatment with high energy fluences of the q-switched ruby laser. J Am Acad Dermatol 1993; 29:997-1001.
8. Watanabe S, Takahashi H. Treatment of nevus of Ota with the q-switched ruby laser. N Engl J Med 1994; 331:1745-1750.
9. Milgraum SS, Cohen ME, Auletta MJ. Treatment of blue nevi with the Q-switched ruby laser. J Am Acad Dermatol 1995; 32:307-310.
10. Ashinoff R, Tanenbaum D. Treatment of an amalgam tattoo with the q-switched ruby laser. Cutis 1994; 54: 269-70.
11. Kopera D, Hohenleutner U, Landthaler M. Q-switched ruby laser treatment of pigmented lesions. J Invest Dermatol 1995; 105:461.
12. Anderson RR, Parrish JA. Selective photothermolysis: precise microsurgery by selective absorption of pulsed radiation. Science 1983; 220:524-527.

Lassen sich kieferorthopädische Drähte unter Praxisbedingungen mit dem gepulsten Nd:YAG-Laser schweißen?

H. van Benthem, M. Laatz
Klinik und Poliklinik für spezielle Mund-Kiefer-Gesichtschirurgie mit Institut für Experimentelle Zahnheilkunde, D-48149 Münster

Für die Herstellung und auch die Reparatur herausnehmbarer und auch festsitzender kieferorthopädischer Apparaturen werden suffiziente Fügemethoden benötigt, die für eine hinreichende mechanische Festigkeit der Apparatur sorgen. Andererseits darf die Biokompatibilität eines kieferorthopädischen Drahtes durch dieses Fügeverfahren nicht verändert werden. Insbesondere unter dem Aspekt der Biokompatibilität sind nickelfreie Drähte als Alternative zu den NiCr-Drähten in den Markt gebracht worden [BORCHMANN 1993]. Nachdem die Korrosionsbeständigkeit dieser neuen Drähte in Vergleichsversuchen zu bisher verwendeteten nickelhaltigen Drähten nachgewiesen wurde [NEUHÖFER 1993], ist es Ziel dieser Untersuchungen, das Schweißverhalten dieser nickelfreien Drähte im Vergleich zu den bisher üblichen Drähten zu untersuchen.

Material und Methode
Für diese Untersuchungen standen die kieferorthopädischen Drähte Remanium (Dentaurum) und Menzanium (Scheu Dental) zur Verfügung. Tabelle 1 gibt eine Übersicht über die elementare Zusammensetzung dieser Materialien. Als wesentlicher Unterschied beider Legierungen ist anzumerken, daß der Draht Menzanium zur Vermeidung möglicher allergischer Reaktionen praktisch kein Nickel enthält. Die in anderen Drähten durch den Nickelgehalt sichergestellte Korrosionsbeständigkeit wird bei Menzanium durch den hohen Stickstoffgehalt erreicht [PLEVA 1991]. Da unter Normalbedingungen in Legierungen nur Stickstoffgehalte von max. 0,4% realisierbar sind, ist die Anwendung von Schmelzschweißverfahren bei derart hoch aufgestickten Stählen wie Menzanium in Frage gestellt [STEIN 1991]. Hier besteht die Gefahr, daß, durch die Erwärmung über die Schmelztemperatur hinaus, in der Fügestelle der Stickstoffgehalt reduziert wird, was Auswirkungen auf die Festigkeit und die Korrosionsresistenz haben kann.

Für diese Schweißungen, die als gekreuzter Überlappstoß mit zentralem Schweißpunkt ausgeführt wurden [LAATZ 1997], stand ein bereits mehrfach beschriebener, experimenteller gepulster Nd:YAG-Laser zur Verfügung [VAN BENTHEM 1997]. Die technischen Daten dieses Schweißlasers entsprechen im wesentlichen denen der auf dem Markt befindlichen kommerziellen Geräte [VAN BENTHEM 1997]. Ein teleskopisches Linsensystem erlaubte die Einstellung sowohl des Schweißquerschnittes als auch der Lage des Fokus relativ zur Schweißoberfläche, wie dies auch bei den meisten kommerziellen dentalen Schweißlasern der Fall ist [VAN BENTHEM 1997, LAATZ 1997]. Die zum Vergleich an beiden Drahttypen durchgeführten Widerstandsschweißungen erfolgten mit dem Kapazitätsschweißgerät "Master 2002" (Dentaurum). Vergleichslötungen wurden mit den nickelfreien Degussa Loten 5600 und 7291 nach Herstellerangaben ausgeführt.

Tab. 1. Elementare Zusammensetzung der verwendeten Drahtmaterialien (Angaben in Gew% nach Herstellerangaben)

	C	Si	Mn	Cr	Mo	Ni	P	S	N	Fe
Remanium	0,12	1,5	2,0	16-18	0,8	6-9	0,045	0,03	-	Rest
Menzanium	0,1	1,0	2,0	16-20	2,0	0,3	0,05	0,05	0,7-1	Rest

Ergebnisse und Diskussion

Die Zugfestigkeitsprüfungen zeigen eine deutliche Abhängigkeit der mechanischen Festigkeit der Prüfkörper von den Schweißparametern. Während beim Widerstandsschweißen lediglich der Ladespannung des Kapazitätsschweißgerätes eine Bedeutung beikommt [LAATZ 1997, SCHNEIDER 1989], zeigt sich beim Laserschweißen ein deutlicher Einfluß der Impulslänge und der Impulsenergie auf die Zugfestigkeit. Beim Löten ist vornehmlich die Benetzung des Drahtmaterials durch das Lot und das Volumen der Lötung selbst festigkeitsbestimmend. Optimiert man für die einzelnen Fügeverfahren die Parameter, so erhält man die in Abb. 1 für die untersuchten Drahtmaterialien dargestellten Zugfestigkeitswerte. Nur für die Lötungen lassen sich, unabhängig vom Lotmaterial, Zugfestigkeiten von 0,9 bis 1 kN/mm^2 erhalten, während die Schweißungen deutlich geringere Festigkeitswerte aufweisen. Drähte mit 0,9 mm Durchmesser weisen dabei signifikant höhere Festigkeiten auf als solche mit 1,2 mm Durchmesser. Signifikante drahtspezifische Unterschiede konnten bei beiden Schweißverfahren und beim Löten nicht ermittelt werden.

Metallograhische Untersuchungen an angeätzten Querschliffen sowohl der Laser- als auch der Widerstandsschweißungen erbrachten keinen signifikanten Unterschied im Gefügebild der beiden verwendeten Drahtmaterialien. Bei den Lötungen ergab sich unabhängig vom Drahtmaterial nur für das Lot 7291 ein inhomogenes Gefüge, so daß trotz gemessener hoher Zugfestigkeiten aus Gründen der Korrosionsresistenz auf die Anwendung dieses Lotes verzichtet werden sollte [LAATZ 1997].

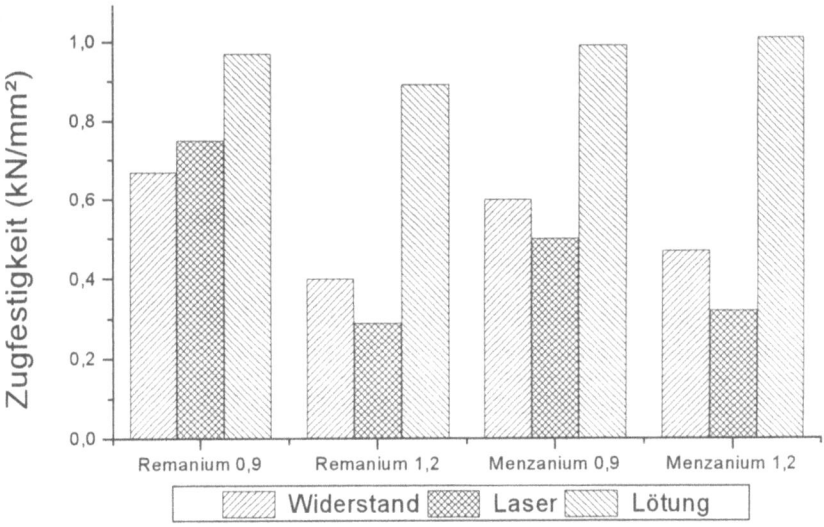

Abb. 1. Zugfestigkeiten gelöteter, widerstands- und lasergeschweißter kieferorthopädischer Drähte in Abhängigkeit vom Drahtmaterial und dem Drahtdurchmesser (gekreuzter Überlappstoß mit zentralem Schweißimpuls)

Aus den Untersuchungen geht weiter hervor, daß der Fleckdurchmesser des Laserstrahles mindestens das 1,2 bis 1,5-fache des Drahtdurchmessers betragen sollte. Nur so ist eine hinreichende Aufschmelzung beider Drähte gewährleistet [VAN BENTHEM 1992]. Da der Fleckdurchmesser des Laserstahles in der Regel über ein teleskopisches Linsensystem eingestellt wird [VAN BENTHEM 1992, VAN BENTHEM 1997], ist zu beachten, daß sich gleichzeitig mit dem Fleckdurchmesser auch die relative Lage des Fokus bezogen auf die Schweißebene ändert. In Abb. 3a. ist dargestellt, daß die Einstellung des Fleckdurchmessers des Laserstrahles (hier 1,4 mm) auf zwei verschiedene Arten erfolgen kann, bei denen der Fokus des Laserstrahles entweder oberhalb oder unterhalb der Schweißebene lokalisiert ist. Wie den Makroaufnahmen der Abb. 3b und c deutlich zu entnehmen ist, führt eine relative Fokuslage unterhalb der Schweißebene (hier 0,5 cm) bei Drähten infolge der durch den Prozeß der Autofokussierung (VAN BENTHEM 1997, LAATZ 1997] induzierten höheren Energieflußdichte vermehrt zur Materialverdampfung und damit zu den dargestellten Bohreffekten. Eine relative Fokuslage oberhalb der Schweißebene hingegen (hier 0,5 cm) hat beim Laserschweißen von Drähten ein großflächiges Aufschmelzen des oberen und dadurch auch eine hinreichende Benetzung des unters Drahtes zur Folge. Nur auf diese Weise sind entsprechende Laserschweißungen von Drähten im kieferorthopädisch üblichen gekreuzten Überlappstoß mit zentralem Schweißimpuls möglich.

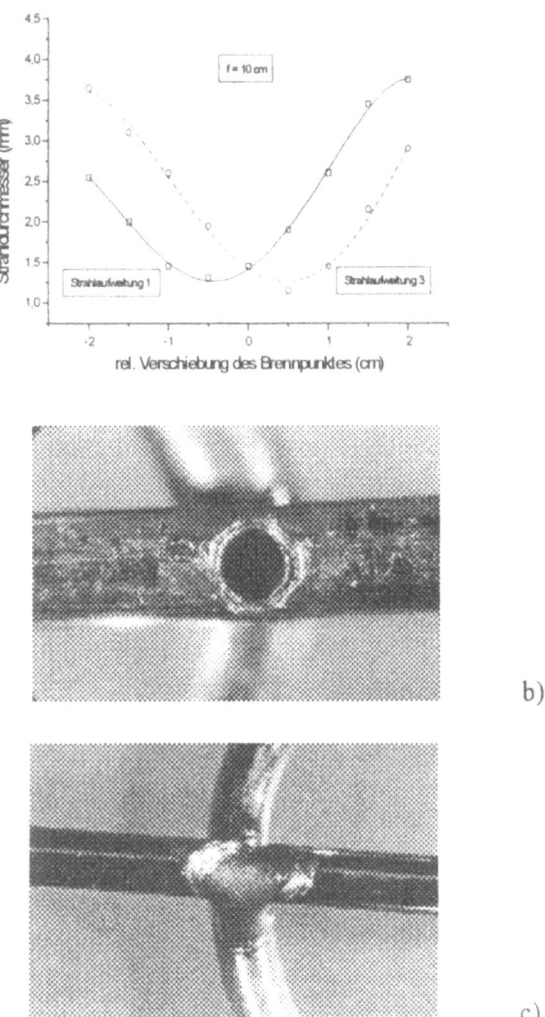

Abb. 2. Laserschweißversuche mit unterschiedlicher Fokuslage a) Tiefenschärfeprofil des benutzten Linsensystemes bei Einstellung des Fleckdurchmessers von 1,4 mm bei unterschiedlicher Fokuslage, b), c) Makroaufnahmen der Laserschweißungen bei relativen Fokuslagen 0,5 cm unterhalb (b) und 0,5 cm oberhalb der Oberfläche (c)

Leider sind für kommerzielle dentale Laserschweißgeräte die für die hier diskutierten Anwendungen so notwendigen Informationen über die Strahloptiken nicht immer verfügbar, was häufig zu Unsicherheiten und Fehlern bei der Anwendung führt [VAN BENTHEM 1997]. Da beim Laser- und beim Widerstandsschweißen vergleichbare mechanische Festigkeiten erzielt werden, sollte für Schweißanwendungen an Drähten aus wirtschaftlichen Gründen dem Widerstandsschweißen der Vorzug gegeben werden. Erst ab Drahtstärken von mehr als 1,2 mm oder bei schwer zugänglichen Schweißstellen ist das Laserschweißen dem Widerstandsschweißen mit den in der Kieferorthopädie üblichen Geräten technisch überlegen [LAATZ 1997]. Beim Löten kieferorthopädischer Drähte besteht die Gefahr, daß durch die gegenüber den Schweißverfahren erheblich größere Wärmebelastung die elastischen Eigenschaften der Drähte verändert werden. Auch wird durch die Zufuhr von Lotmaterial die Biokompatibilität einer Lotverbindung negativ verändert, so daß auf dieses Verfahren wenn immer möglich verzichtet werden sollte.

Literatur
1. Benthem H van : Laseranwendung in der Zahnärztlichen Prothetik und der Dentalen Technologie. In: Vahl J, Benthem H van: Laser in der Zahnmedizin. Quintessenz, Berlin 1992, S. 141
2. Benthem H van: Parameters improving the quality of manually laser welded dentures. DVS-Berichte 184, 79 (1997)
3. Laatz M: Schweißen spezieller kieferorthopädischer Drähte unter besonderer Berücksichtigung des Laserschweißens. Zahnmed Diss, Münster 1997
4. Schneider B, Meyer R, Wehrbein H, Bauer W, Diedrich P: Die Qualität von ß-Titan-Schweißverbindungen in Abhängigkeit von der Schweißspannung. Prakt Kieferothop 3, 299 (1989)
5. Neuhöfer M: Elektrochemische Untersuchungen der Korrosionseigenschaften von orthodontischen Hilselementen. Zahnmed Diss, Freiburg (1993)

Erzeugung von offenporigen Oberflächen in Titanbasisimplantationen durch Strukturierung mit Kupferdampflasern

A. Lang, M. Hartmann, K. Schutte, H. W. Bergmann
Applications- und Technikerzentrum ATZ-EVUS, Sulzbach-Rosenberg, Bereich III,
Rinostr.1, D-92249 Vilseck

1 Einleitung

Das vordringliche Problem der Hüftgelenkprothetik ist die begrenzte Langzeitstabilität der Implantate. Der Grund für diese begrenzte Haltbarkeit liegt in der aseptischen Spätlockerung der Implantate. Die Entwicklung von Titanbasisimplantaten mit offenporiger Oberfläche, an die der Knochen anwachsen kann, ist daher Ziel vieler Forschungsaktivitäten. Die Erzeugung einer derartig gestalteten Oberfläche kann durch Strukturierung mittels intensiver, gepulster Laserstrahlung erfolgen. Zudem ist es möglich, auch in der Implantattechnik verwendete Schichtwerkstoffe nachträglich definiert zu strukturieren. Zur reproduzierbaren und wirtschaftlichen Erzeugung dieser Oberflächenstrukturen wird ein Kupferdampflaser (Emissionswellenlängen 511 nm und 578 nm) verwendet. Die Strahlung dieses Lasers zeichnet sich durch seine kurze Pulsdauer (Pulslänge 50 ns), gute Fokussierbarkeit und hohe Absorption bei Metallen und Keramiken aus, so daß sich ein schädigungsarmer Feinabtrag erzielen läßt. Der vorliegende Beitrag beschreibt die Ausbildung einer derartigen Struktur in Abhängigkeit von Laser- und Prozeßparametern.

2 Experimentelles

Für die Untersuchungen zur Strukturierung von Titanmaterial diente eine Kupferdampflaser-MOPA-Kette mit einer max. mittleren Leistung von 120 W und einer max. Pulsfolgefrequenz von 6,5 kHz. Die hohe Strahlqualität der erzeugten Laserstrahlung ermöglicht eine Fokussierung der Strahlung bis auf einen Fokusdurchmesser von ca. 5 µm. Die Materialbearbeitung mit Hilfe dieser gepulsten Laserstrahlung erfolgt aufgrund der kurzen Pulslängen von ca. 50 ns und der hohen Pulsleistungsdichten durch Verdampfen und Austreiben des Werkstoffes, wobei eine Schädigung des umgebenden Materials weitgehend unterbleibt. Die Strukturierung einer Werkstoffoberfläche kann sowohl durch Einzelpulsbohren als auch durch Perkussionsbohren erfolgen. Das aus Reintitan bestehende Probenmaterial wurde vor der Laserbehandlung geschliffen (Körnung 2400) und anschließend im Ultraschallbad gereinigt. Die Charakterisierung erfolgte durch Metallographie, Licht- und Stereomikroskopie sowie durch Rasterelektronenmikroskopie.

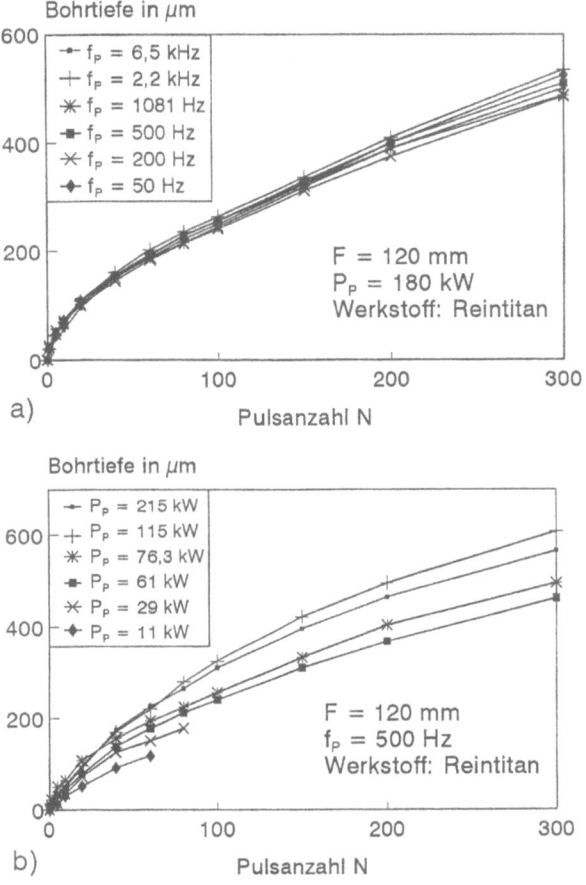

Abb. 1. Einfluß der Pulsanzahl auf die Bohrlochtiefe. a) in Abhängigkeit von der Pulsfolgefrequenz; b) in Abhängigkeit von der Pulsleistung

3 Ergebnisse

Beim Bohren mit kurzgepulster Laserstrahlung hoher Leistungsdichte läßt sich je nach Werkstoff pro Puls ein bestimmter Materialabtrag in die Tiefe erzielen, der für Titan bei max. 50 µm liegt. Größere Bohrtiefen lassen sich daher nur durch eine Folge mehrerer Pulse auf dieselbe Stelle erzeugen. Abb. 1 zeigt den Einfluß der aufgebrachten Pulsanzahl auf die sich ausbildende Bohrlochtiefe. Erwartungsgemäß ist eine mit zunehmender Pulsanzahl ansteigende Bohrlochtiefe festzustellen, wobei sich die Größe des Anstiegs mit zunehmender Pulsanzahl verringert. Dies ist darauf zurückzuführen, daß mit steigender Bohrlochtiefe das abgetragene Materialvolumen pro Puls aufgrund der erschwerten Austriebsbedingungen und der ungünstigen Fokussierbedingungen (Strahlkaustik) sinkt. Die Pulsfolgefrequenz hat bei der Herstellung von Sackbohrungen in Titan mit einer Blechdicke, die ein mehrfaches der Bohrlochtiefe beträgt (die Dicke des Probenmaterials lag bei 5 mm), nur einen untergeordneten Einfluß auf die Bohrlochtiefe (Abb. 1a). Die sich ergebenden Werte liegen offensichtlich innerhalb der Reproduzierbarkeit der entstehenden Bohrtiefen, da sich keine systematische Veränderung der in Abb. 1a dargestellten Kurvenscharen mit der Pulsfolgefrequenz ergibt. Frühere Messungen des Abtragsverhaltens beim Durchbohren von dünnen Reintitanfolien haben eine mit zunehmender Pulsfolgefrequenz steigende Bohrgeschwindigkeit ergeben (1). Die Diskrepanz dieser Ergebnisse könnte durch die unterschiedliche Wärmeabfuhr bei massiven Probekörpern einerseits und Folien andererseits erklärt werden. Betrachtet man die Abhängigkeit bei verschiedenen Pulsleistungen (Abb. 1b), ergibt sich erwartungsgemäß eine mit zunehmender Pulsleistung ansteigende Bohrlochtiefe.

Das aus dem Bohrkanal ausgetriebene Material rekondensiert abhängig von den Prozeßparametern und der vorliegenden Bohrlochgeometrie mehr oder weniger stark am Bohrlochrand und bildet dort einen sog. Bart. Der Einfluß der Laserparameter auf diese Bartbildung läßt sich wie folgt zusammenfassen: Mit zunehmender Pulsleistung und Erhöhung der Pulsanzahl ergibt sich eine verstärkte Bartbildung aufgrund der größeren auszutreibenden Materialmenge. Für die erreichbare Bearbeitungsgeschwindigkeit ist letztendlich die Pulsfolgefrequenz entscheidend. Bei schlecht wärmeleitenden Werkstoffen wie Titan entsteht eine Begrenzung der Bearbeitungsgeschwindigkeit durch die Qualitätsverschlechterung der Bohrung bei zunehmender Pulsfolgefrequenz. Bei ausreichend großem Materialvolumen (große Blechdicke) scheint dieser Effekt, wie momentan laufende Untersuchungen zeigen, erst bei wesentlich höherer Pulsfolgefrequenz (> 3 kHz) einzutreten als dies bei geringer Blechdicke bzw. bei Folien der Fall ist. Die Erzeugung verschiedener Bohrlochdurchmesser läßt sich am zweckmäßigsten durch Verlängerung des Fokusdurchmessers und somit durch Variation der Fokuslage bewerkstelligen. Abb. 2 stellt den Einfluß der Fokuslage auf erreichbare Bohrlochtiefen bzw. -durchmesser für verschiedene Pulsanzahlen dar. Es ist festzustellen, daß sich mit Hilfe des Kupferdampflasers Bohrungen in einem großen Durchmesserbereich (von 20 µm bis zu einigen Millimetern) und Tiefenbereich (bis zu einigen Millimetern) erzeugen lassen. Der Verlauf der Kuven läßt sich wie folgt erklären: Bei konstanter Pulsanzahl verringert sich die betreffende Bohrlochtiefe mit zunehmender Entfernung von der Fokuslage 0 mm, da dies mit einer Reduzierung der Leistungsdichte und damit mit einer Verringerung des pro Puls abgetragenen Materialvolumens verbunden ist. Begrenzt wird die Bohrtiefe durch die verwendete Blechdicke (hier 1 mm) (vgl. Abb. 2a). Der Verlauf des Bohrlochdurchmessers mit der Fokuslage gibt in erster Näherung den Verlauf der Strahlkaustik wieder und ist weitestgehend unabhängig von der gewählten Pulsanzahl (Abb. 2b). Die geometrische Ausbildung der Bohrlöcher im Querschnitt, welche für das Einwachsverhalten ein bedeutendes Kriterium sein könnte, weist abhängig von den verwendeten Bearbeitungsparametern prinzipielle Unterschiede auf (Tab. 1). Entscheidende Einflüsse üben hierbei die Laserspotgröße und damit die Pulsleistungsdichte sowie die Strahlkaustik aus. Tabelle 1 stellt einen Parameterkatalog dar, der es erlaubt, einem bestimmten Parametersatz ein definiertes metallographisches Bearbeitungsergebnis zuzuordnen.

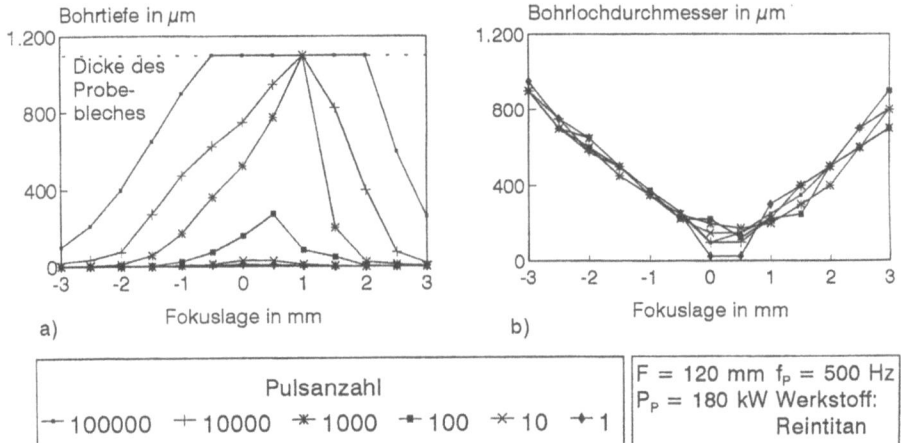

Abb. 2. Einfluß der Fokuslage auf Bohrlochdurchmesser und -tiefe bei verschiedenen Pulsanzahlen

Tabelle 1. Parameterkatalog für die herzustellenden Bohrlochgeometrien

Durchmesser x Tiefe	20 x 20 µm	50 x 50 µm	100 x 100 µm	200 x 200 µm
Laserparameter Pulsleistung: Pulsfolgefrequenz: Brennweite: Blende: Fokuslage: Pulsanzahl:	74 kW 500 Hz 120 mm 22,0 mm 0 mm 2	165 kW 500 Hz 120 mm 36,0 mm 0 mm 4-8	140 kW 500 Hz 120 mm 31,2 mm 0 mm 40-80	140 kW 500 Hz 120 mm 31,2 mm -1 mm 700-850
Bohrlochansicht	20 µm	50 µm	60 µm	250 µm

Durchmesser x Tiefe	300 x 300 µm	400 x 400 µm	500 x 500 µm	
Laserparameter Pulsleistung: Pulsfolgefrequenz: Brennweite: Blende: Fokuslage: Pulsanzahl:	140 kW 500 Hz 120 mm 31,2 mm 1 mm 900-1100	140 kW 500 Hz 120 mm 31,2 mm 1,5 mm 10000	140 kW 500 Hz 120 mm 31,2 mm 1,75 mm 25000	
Bohrlochansicht	250 µm	250 µm	250 µm	

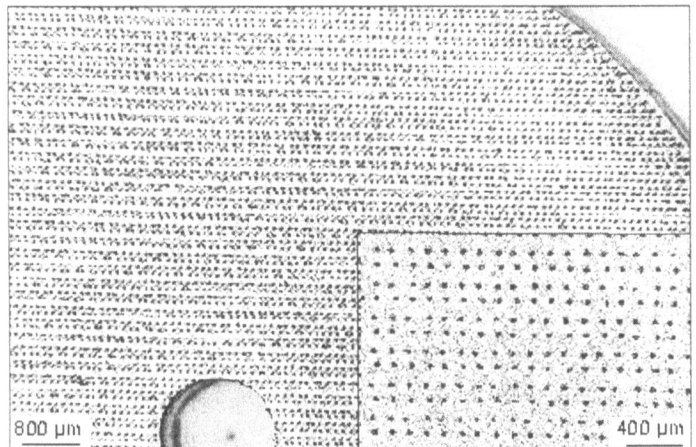

Abb. 3. Ausschnitt einer laserstrukturierten Titanprobe zur Untersuchung des Einwachsverhaltens des menschlichen Knochens, 20.000 Bohrungen, Durchmesser 20 µm, Abstand 100 µm

Durch sukzessive Aneinanderreihung derartiger Einzelbohrungen lassen sich Oberflächen gezielt strukturiere n. Abb. 3 stellt beispielhaft eine strukturierte Titanoberfläche dar, welche zur Untersuchung des Einwachsverhaltens des menschlichen Knochens dient.

4 Ausblick und Danksagung

Der Nachweis des verbesserten Zellanwachsverhaltens bzw. die Untersuchungen zur Biokompatibilität erfolgen in Zusammenarbeit mit der Chirurgische Universitätklinik der FAU Erlangen-Nürnberg sowie dem Fraunhofer-Institut für Betriebsfestigkeit FhG-LBF Außenstelle Chemnitz. Die Autoren danken dem Bayerischen Staatsministerium für Unterricht, Kultus, Wissenschaft und Kunst für die finanzielle Unterstützung im Rahmen des Forschungsverbundes Biomaterialien in Bayern (FORBIOMAT).

5 Literatur

1. H. W. Bergmann, R. Mayerhofer, M. Hartmann, C. Körner: Zwischenbericht des Forschungsverbundes PROBE, Teilvorhaben: Metallkundlich-technologische Aspekte von Werkstoffveränderungen in divergenzgesteuerten, optischen Endbearbeitungssystemen, Dezember 1994, S. 28

Dermatologie / Dermatology

I. Skin Resurfacing
Moderation: M. Drosner, W. Seipp
Seiten 469 - 480

II. Vasculäre Läsionen
Moderation: P. Berlien
Seiten 481 - 487

III. Verschiedenes / Varia
Moderation: U. Hohenleutner
Seiten 488 - 497

Therapie mit dem PhotoDerm®VL-Verfahren

B. Nuß, K. Scheurmann, P. Kiehl, A. Kapp, J. Brodersen
Dermatologische Klinik und Poliklinik der Medizinischen Hochschule Hannover,
Hautklinik Linden der Landeshauptstadt Hannover

Therapie mit dem PhotoDerm®VL-Verfahren
Die LASER-Technik zählt heute zur Grundausstattung der modernen Medizin. Das gilt auch in der Dermatologie, wo sich nicht selten kosmetische Fragestellungen zu den medizinischen hinzugesellen. Für die Behandlung von vaskulären Veränderungen wie Nävus flammeus, Hämangiomen, Teleangiektasien, Besenreisern und retikulären Venen, sowie zur Epilation gibt es jetzt ein anderes technisches Verfahren, das ebenfalls mit Licht arbeitet: Das PhotoDerm®-VL.

1. Technische Grundlagen
Bei diesem Gerät ist man vom Prinzip der Behandlung mit monochromatischem Licht abgewichen. Im Gegensatz zu den verschiedenen LASER-Typen emittiert das PhotoDerm®-VL über eine Blitzlampe hochenergetisches, nicht-kohärentes, gepulstes Licht mit einem Wellenspektrum von 515 bis 1200 nm. Über cut-off-Filter kann das Spektrum im kurzwelligen Bereich soweit verändert werden, daß sich unterschiedliche Eindring- und damit Wirktiefen ergeben, da langwelliges Licht tiefere Hautschichten erreicht als kurzwelliges.

Neben der Wellenlänge lassen sich die Impulsdauer, die Energiedichte sowie der Pulsmodus individuell einstellen: Die Impulsdauer beträgt 0,5-20 ms, die Energiedichte 3-90 Joule /cm². Die Möglichkeit, zwischen Einfach-, Zweifach- und Dreifachimpulsen zu wählen, erlaubt v.a. bei stärkeren Gefäßen eine optimierte Energiewirkung an Zielort und Zielgewebe: Die größeren Gefäßvolumina kühlen langsamer ab als die Epidermis und werden deshalb vom nächsten Energiepuls stärker erhitzt, so daß sich das umgebende Gewebe zwischenzeitlich erholen kann; das Gefäß hingegen wird koaguliert.

Die Lichtimpulse werden über einen Quarzlichtleiter und ein Gel an die Hautoberfläche übertragen. Ein Fortschritt gegenüber den verschiedenen LASER-Verfahren ist die deutlich größere spot-size von 2,8 cm².

2. Erste Behandlungsergebnisse
Das PhotoDerm®-VL scheint sich bei diversen vaskulären Veränderungen der Haut ideal zum therapeutischen Einsatz anzubieten, da über die individuelle Einstellung der Behandlungsparameter auch tiefer gelegene Gefäße erreicht werden.

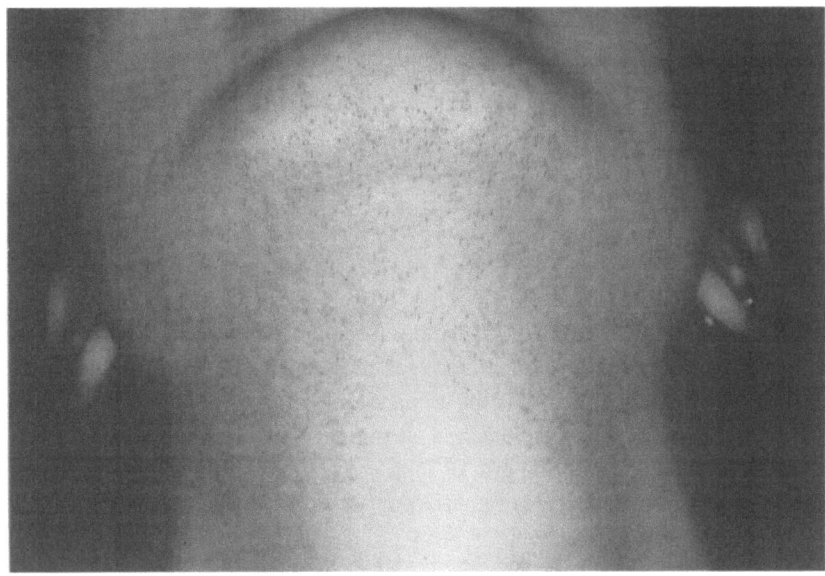

Abb. 2.1. 19-jähriger transsexueller Patient vor Photo®VL-Therapie

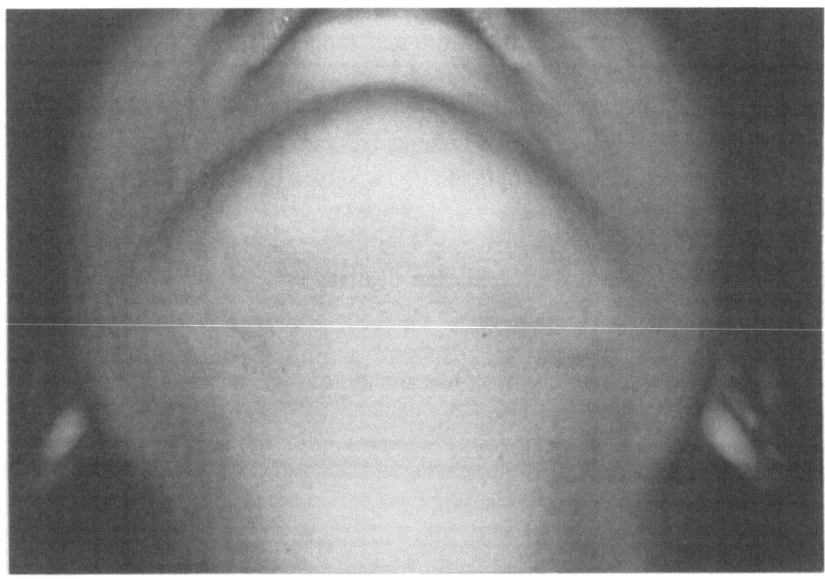

Abb. 2.2. Derselbe Patient neun Monate später, nach 5 Behandlungen

Tatsächlich sprechen jedoch gerade Nävi flammei mit teilweise knotigen Arealen nur wenig auf die Therapie an, während bei Teleangiektasien eine gute Aufhellung erzielt werden kann.

Histologisch zeigt sich unmittelbar nach der Therapie eine Koagulation der Gefäße, im weiteren Verlauf kommt es jedoch zur teilweisen Revaskularisation. Dies ist auch bei Energiemengen der Fall, die deutlich über der Empfehlung des Herstellers liegen.

Möglicherweise ist dieser Effekt auf zu hohe intravasale Drücke zurückzuführen, so daß lediglich die Ruptur dieser Gefäße einen endgültigen Verschluß bewirken könnte.

Im Gegensatz dazu sind in der Therapie der Hypertrichose gute Ergebnisse zu erzielen. Meist tritt bereits nach einmaliger Behandlung eine deutliche Verlangsamung des Haarwachstums auf, nach mehreren Sitzungen kann - wie die Abb. 2.1 und 2.2 zeigen - eine deutliche Reduktion der Haare erreicht werden. Allerdings eignen sich dunkle Haare besser für die Behandlung, helle dagegen sprechen schlecht auf das PhotoDerm®-VL an.

In histologischen Präparaten, die direkt nach der Therapie angefertigt wurden, war vor allem eine Schädigung des Haarbulbus im Sinne einer ballonierenden und retikulären Degeneration von Matrixepithel zu erkennen.

3. Fazit

Beim PhotoDerm®-VL-Verfahren handelt es sich um eine neuartige Therapieform zur Behandlung vaskulärer Veränderungen der Haut (z.B. Nävus flammeus) und für die permanente Epilation. Gerade die Behandlung der Hypertrichose scheint besonders erfolgversprechend, da sie im Beobachtungszeitraum gute Behandlungsergebnisse zeigte.

Ein Literaturverzeichnis kann bei den Verfassern angefordert werden.

Dermablation mit dem ultragepulsten CO_2-Laser
Indikationen, Techniken, Fehler und Gefahren in der plastischen Gesichtschirurgie

W. Mang, K. Sawatzki
KH Lindau, Abteilung für HNO und plastische Operationen,
Friedrichshafener Str. 82, D-88131 Lindau

Zusammenfassung
Die Anwendung des ultragepulsten CO2-Lasers als Behandlungsform zur Hautverjüngung im Gesicht und nicht invasiven Narbenbehandlung gewinnt zunehmend an Bedeutung.
  Um Komplikationen zu vermeiden, muß die Indikation streng gestellt werden. Aufgrund der Ergebnisse von 162 kontrollierten Patienten wird auf die Effektivität der Methode sowie auf Fehler und Komplikationen hingewiesen und auf die Bedeutung der Vor- und Nachbehandlung der Haut. Histologische Untersuchungen zeigten eine qualitative und quantitative Zunahme der Faserkondensation sowohl der elastischen als der kollagenen Dermisfasern und somit eine wesentlich tiefere Penetration (Shrinkingeffekt), als bei der Dermabrasion. Der Ultrapuls-CO2-Laser ist geeignet, wenig tiefe Narben zu regulieren, der gealterten Haut ein jüngeres Erscheinungsbild zu geben sowie kleine und mitteltiefe Falten (bis maximal 1 mm Tiefe) zu glätten. Die Laserbehandlung kann nicht ein Facelift ersetzen, doch das Resultat bei verbleibenden kleinen Fältchen im Augen- und Mundbereich verbessern.

Einleitung
Die Beseitigung von Gesichtsfalten mittels CO2-Ultrapulslaser[1], das sogenannte „Skin resurfacing" wird oft in den Medien zu unkritisch dargestellt, denn auch die Lasertherapie zur Beseitigung von Falten im Gesicht ist kein Allheilmittel und bedarf großer klinischer Erfahrungen um Komplikationen zu vermeiden. Hängende Hautpartien im Gesichts-, Wangen- und Halsbereich können nicht mit dem Laser positiv beeinflusst werden. Die Domäne bei der alternden Gesichtshaut ist das traditionelle „Facelift". Ebenfalls ersetzt die CO2-Laserbehandlung nicht die Ober- und Unterlidkorrektur, denn überall, wo die Haut erschlafft ist, besteht keine Indikation für den Laser (15).
  An Nachuntersuchungen von 162 Fällen (Tab.1), hat sich der Laser überall dort bewährt, wo früher Chemical Peeling oder Dermabrasion indiziert war, wenn die

---
[1] Ultrapulse CO2-Laser 5000, Fa. Coherent, Dieburg

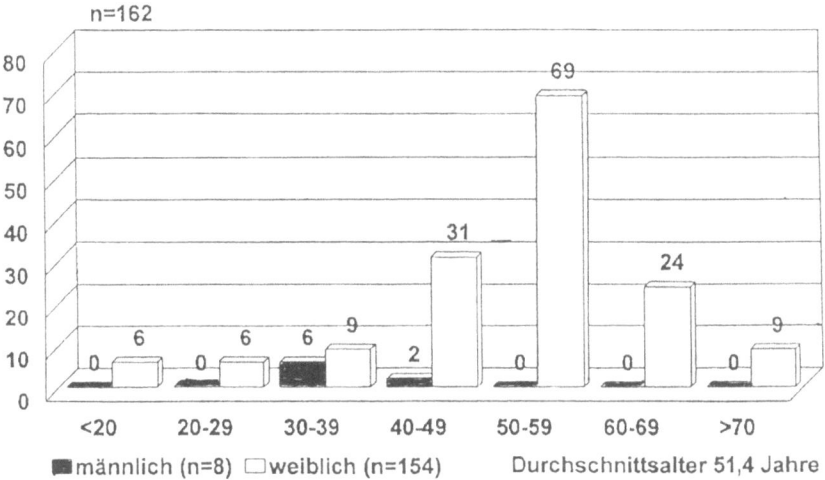

Tab. 1. Altersverteilung (n = 162)

Faltentiefe nicht über 1,0 mm beträgt. Im Oberlippenbereich (starke Mimik) sind die Erfolge der Laserbehandlung nicht optimal. Der Faltenbezirk erscheint relativ rasch wieder. So einfach der Laser zu handhaben ist, so schwierig ist die Indikation, die Vor- und Nachsorge , denn nur dann lassen sich Komplikationen einschränken bzw. vermeiden.

Material und Methode

Im Zeitraum vom 1.4.1996 - 31.3.1997 wurden an unserer Klinik 162 Patienten mit dem ultragepulsten CO_2-Laser behandelt (154w, 8m). Das Durchschnittsalter war 51,4 Jahre.

Unsere Indikationen waren: Fullface, periorbitale Krähenfüße, Stirnfalten, Ober- und Unterlippenfalten, Nasolabialfalten, beginnende Altershaut, Aknehaut, Narben. Es erfolgte eingehende Untersuchung und Fotodokumentation. Vier Wochen vor dem Eingriff führten die Patienten ein Hautvorbereitungspramm durch, um die Haut für den Eingriff fettfrei, sauber und prallelastisch zu machen.

Vorbehandlung vor dem Eingriff

4 Wochen: morgens Fruchtsäurecreme , z. B. Onagrine Lutzine
abends Vitamin-A-Säure-Creme, z. B. Tretinoin 0,0125 % Lutzine
Sonnenexpostition vermeiden, Nikotin- und Alkoholkarenz,
Absetzen von ASS oder Marcumar.
1 Woche: keine Peelings oder invasive Maßnahmen.
1 Tag: Ciprobay 250 mg 2x1 Tabl., Aciclovir 200 mg 3x1 Tabl. (bei positiver Herpesanamnese schon 3 Tage vorher).

	Region	Energie	Leistung	Pattern	Density	Größe
1. Pass	Augenlid	200 mJ	40 W	3	5	8
2. Pass	Augenlid	175 mJ	30 W	5	4	7
3. Pass	nur seitliche Augenfalten	175 mJ	30 W	5	3	8
1. Pass	perioral, Stirn, Full Face	300 mJ	60 W	3	6	8
2. Pass	perioral, Stirn, Full Face	250 mJ	50 W	3	5	8
3. Pass	perioral, Stirn, Full Face	250 mJ	50 W	5	4	8

Tab. 2. Applikationsparameter des CPG nach Mang

Die Behandlung einzelner Regionen erfolgte in Lokalanästhesie mittels Oberflächen- (EMLA-Salbe 1 h prä-OP) und Infiltrationsanästhsie (Xylonest 1%-ig = Prilocain cum Adrenalinum 1: 200 000), eine „Fullface"-Anwendung in Intubationsnarkose oder Larynxmaske.

Die Augen der Patienten wurden mit sogenannten „eye shilds" geschützt, die Haut mit Alkohol abgewaschen und bei dem Laser die Behandlungsparameter eingestellt (Tab. 2).

Je nach Gesichtsregion sind mehrere Durchgänge (= Pass) notwendig, bis der sog. Shrinking-Effekt (Hautkontraktion) erreicht ist. Mit einem kleineren Muster wurde bei dicker Haut ein weiterer Pass durchgeführt. Die Verzögerung zwischen jeder Applikation.

(Spot) betrug 1,0 Sekunden. Die Dauer der Laserbehandlung beträgt pro Einzelregion ca. 20 Minuten, bei einem Fullface ca. 1 Stunde. Zwischen jedem Pass wurde die Haut mit einer kochsalzbefeuchteten Kompresse gereinigt und anschließend trokken abgetupft. Als Verband wurde eine Silikonfolie[1] und Vaseline verwendet, um die nun freiliegende Epidermis vor Infektionen zu schützen, Schmerzen und brennen zu reduzieren, eine Schorfbildung zu vermeiden und dadurch den Heilungsverlauf zu verkürzen (10). Die Folie wurde mit einem Sprühpflaster, Pflasterstreifen und ggf. einem Kopfverband fixiert.

Im Anschluß folgte das postoperative Nachbehandlungsprogramm
Bis zum 5.Tag wurde die Folie getragen und zweimal täglich dünn weiße Vaseline aufgetragen.Die Hautreinigung erfolgte dann mit destilliertem Wasser oder 1% Essigwasser zweimal pro Tag. Danach wurde jeweils weiße Vaseline dünn aufgetragen.

---

[1] TSR-Folie, Fa. Bio Med Sciences, Bethlehem, PA, USA

Bis zum 7. Tag: Aciclovir 200 mg 3 x 1 Tbl., Ciprobay 250 mg 2 x 1 Tbl., Sonnenkarenz.
Ab dem 10. Tag morgens: Anwendung ein Sunblockers LF 30, Vitamin C 500 mg/d oral.
Ab der 3. Woche: Retinol A Creme morgens.
Ab der 4. Woche morgens: Fruchtsäurecreme, abends Retinol-A-Creme.

Bei starker Hautrötung wurde Hydrocortisoncreme 1 % angewendet 2 x/d.
Bei Hyperpigmentierung wurde eine Depigmentierungscreme 2x/d aufgetragen.
(Tretinoin 0,05; Hydrocortisonacetat 1,0; Hydrochinon 4,0; cold creme ad 100)
Bei den Nachkontrollen am 1., 2., 7. u. 21. Tag und 3. Monat wurde auf die Dauer der Rötung und der Reepithelisierung, Infektion, Ektropium, Hyperpigmentierung, Hypopigmentierung, Narbenbildung und Effektivität geachtet (Tab.3):

Sehr gut: keine Falten mehr , die Haut erscheint deutlich frischer.
Gut: Großteil der Falten geglättet, Charakterfalten abgeflacht, die Haut erscheint frischer.
Wenig Effekt: der Großteil der Falten ist in etwas geringerer Ausprägung wieder da, die Haut erscheint erholt, jedoch nicht deutlich frischer.
Unbefriedigend : keine wesentliche Effekte, die Falten sind wiedergekommen.

Exemplarisch für die verwendeten Standardparameter perioraler Applikation (Tab.2) wurden bei einer Patientin (Alter 56 Jahre, weiße Mischhaut ohne Besonderheiten) Hautbiopsien entnommen und histologisch aufgearbeitet.

Ergebnisse
Während der Dermablation der Hautrunzeln und Falten konnte sowohl eine deutliche Vaporisierung der alten Haut (Hautreinigungseffekt), als auch eine beeindruckende Hautstraffung (Shrinkingeffekt) festgestellt werden. Es kam zu keiner Blutung. Die präzise Ultrapulsdermablation ermöglichte es gezielt und kontrolliert Gewebe zu vaporisieren und darunterliegendes Gewebe vor Hitzeschäden zu schonen. Die Anwendungen im Gesicht sind in Tab. 3 dargestellt.

Die Dauer der Rötung bis zum endgültigen Ablassen betrug im Durchschnitt 6 Wochen. Die durchschnittliche Reepithelisierungszeit betrug 8,2 Tage.

Die Effektivität der Behandlung perioraler Falten war nur ca. 75% befriedigend. Die Glättung kleiner und mitteltiefer Falten, zeigte hierbei guten bis sehr guten Effekt

Die Behandlung tieferer Hautrunzeln zeigte zwar eine Verbesserung des Gesamtbildes, jedoch konnten diese nicht ganz beseitigt werden oder kamen nach 2-3 Monaten, nach zunächst zufriedenstellendem Heilungsverlauf, wieder deutlicher zum Vorschein (Abb. 1 und 2).

Die Komplikationsrate lag bei 5,5% .

Die histologische Aufarbeitung unbehandelter Gesichtshaut zeigt eine schmale orthokeratotische Epidermis mit ortstypischem Epithelaufbau. Innerhalb der oberen Dermis findet man geringgradige knotige Homogenisierungsareale, bei weitgehend

	sehr gut	gut	wenig Effekt	unbefriedigend
perioral (n=152)	85	38	24	5
periorbital (n=23)	20	3	-	-
Stirn (n=32)	12	14	6	-
Fullface (n=11)	3	4	4	-

Tab. 3. Effektivität nach 3 Monaten

paralellphasigerem Verlauf der Kollagenfasern. Nach 3 Durchgängen nimmt insbesondere die Kondensation der kollagenen Fasern, weniger aber auch der elastischen Fasern deutlich zu. Die Gewebsdefekte entsprechen etwa der dreifachen Epidermisdicke und nehmen das Stratum papillare der Dermis vollständig ein. Man sieht eine deutliche akzentuierte Verquellung und Kondensation des kollagenen und elastischen Fasergerüstes, wobei insbesondere für die elastischen Fasern auch unterhalb der Nekrosezone Kondensationen auftreten („Shrinking-Effekt").

Diskussion
Die Lasertechnik erscheint leicht zu erlernen und die Demonstrationseffekte sind beeindruckend. Jedoch muß die Indikation streng gestellt werden und alternative Verfahren in Betracht gezogen werden. Die Kollageninjektionen sind wenig zeitaufwendig und wenig belastend für den Patienten, das Resultat allerdings nur für 4-6 Monate haltbar. Allergische Reaktionen sind auch bei negativem Kollagentest in Einzelfällen möglich (14, 20). Dieses Risiko birgt die Eigenfettaugmentation nicht in sich, jedoch wird dieses sehr schnell abgebaut (14, 20). Nicht resorbierbare Ma-

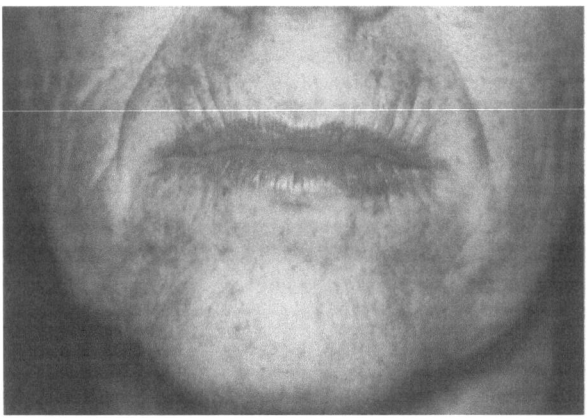

Abb. 1. 63-jährige Patientin mit perioralen Falten

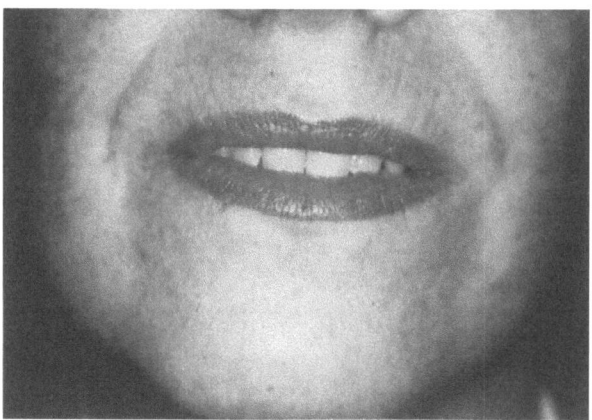

Abb. 2. 6 Monate nach Lasertherapie

terialien halten lange, aber zeigen eventuell später auftretende erhebliche, entstellende und kaum reversible Nebenwirkungen (14). Das Chemical Peeling ist in der Tiefe und Gleichmäßigkeit kaum zu kontrollieren. Es entsteht oft eine weiße wächserne Hauttextur (4, 15, 20). Die Dermabrasion hängt stark vom Können des Operateurs ab, hat jedoch keine Schichtspezifität, es besteht Blutungsgefahr mit erhöhtem Infektionsrisiko. Die behandelte Region hebt sich mit weisslichem Kolorid ab (4,16,20). Die Anwendung des Lasers muß korrekt und sorgfältig ausgeführt werden, d.h. kein Overtreatment, denn nach Einsetzen des Shrinkingeffektes besteht bei weiteren Durchgängen die Gefahr der Verbrennung und Narbenbildung. Als Warnung verfärbt sich die Haut gelblich. Für ein harmonisches Hautbild sollte eine Übergangszone geschaffen werden. Die sorgfältige Vorbehandlung ist unbedingt notwendig, um die Haut prallelastisch zu machen und die Wirksamkeit des Lasers zu optimieren. Der korrekte Verband und die sorgfältige Nachbehandlung reduzieren Schmerzen, Rötung und die Heilphase. Dadurch lassen sich Komplikationsrate auch bei Patienten mit stärkerer Pigmentierung niedrig halten (9-12). Eventuell auftretende Komplikationen müssen rechtzeitig erkannt und behandelt werden (5,10, 12, 13,17).

Bei der Abtragung von Hautfalten und Narben eröffnet die Laserbehandlung eine neue Perspektive. Aufgrund seiner Gewebeinteraktion (2, 17) wird der CO_2-Laser gerne zur Behandlung von seborrhorischer Keratose, Verruca vulgaris, aktinischer Keratose, bei Schneidevorgängen mit Blutungsdiathese, bei Behandlung von infiziertem Gewebe und angiomatösen Tumoren (7, 8) angewenget (2, 17). Zur Behandlung der aktinischen Cheilitis, Beseitigung von Permanent-Make-up der Augenlider, Abtragung von Rhinophymen, epidermalen Naevi und insbesondere dem Hautresurfacing ist der ultragepulste CO_2-Laser das Mittel der Wahl (2, 5).

Die technischen Vorteile dieses Lasers sind das Konzept des Ultrapulses, d. h. der einzelne Laserstrahl ist für weniger als 1 Tausendstel einer Sekunde aktiv. Dadurch wird das Areal des Strahles selbst und Schäden des umliegenden Gewebes begrenzt.

Die exakte Kontrolle der Energie des Laserstrahls garantiert seine genaue Eindringtiefe, wie die histologischen Ergebnisse zeigen (1, 6, 17).

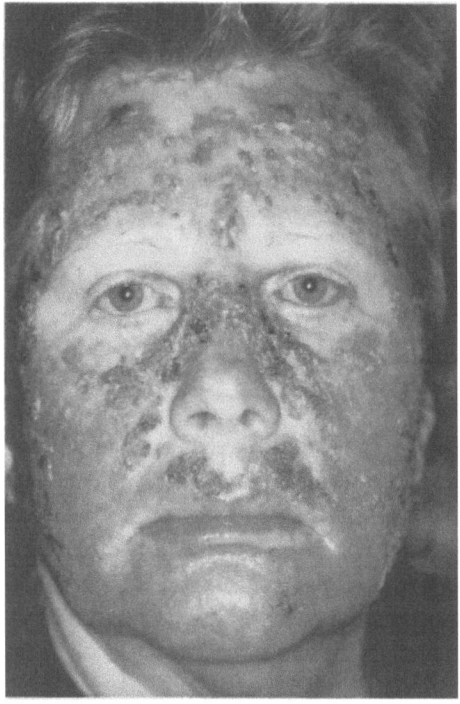

Abb. 3. Staphylokokkeninfektion 10 Tage nach CO_2 Lasertherapie

Dieser Laser ist sicherlich geeignet kleinere und mitteltiefe Falten (ca. 1mm Tiefe) zu glätten, einer gealterten Haut ein jüngeres Erscheinungsbild zu geben, wenig tiefe Narben zu regulieren, insbesondere der Stirn, perioral und kleine Augenfältchen. Jedoch können wir, wie an anderer Stelle propagiert, den Ersatz eines chirurgischen Eingriffs bei Tränensäcken nicht zustimmen (18, 19). Desweiteren ist die Dermabrasion dem Lasereingriff bei tiefen perioralen Runzeln vorzuziehen (4, 13, 16). Die Laserbehandlung kann sicherlich nicht ein Lift (Beseitigung von Hängebakken) ersetzen (13). Jedoch kann der Laser das Resultat eines Facelifts bei verbleibenden kleinen Fältchen und etwaiger kleiner Unebenheiten hilfreich ergänzen. Bei richtiger Indikation ist die Anwendung des CO2-Lasers sicherlich eine gute Methode zur Glättung von Hautfalten und zur Narbenbehandlung sowie als adjuvante Maßnahme bei plastisch ästhetischen Eingriffen (Facelift, Blepharoplastik). Über Langzeitresultate wird in weiteren Arbeiten zu berichten sein.

Literatur
(1) Apfelberg, D (1996) The Ultrapulse Carbon Dioxide Laser with Computer Pattern Generator Automatic Scanner for Facial Cosmetic Surgery and Resurfacing. Volume 36/Number 5/May 1996
(2) Fitzpatrick RE, Ruiz-Esparaza J, Goldman MP (1991) The depth of thermal necrosis using the CO2-laser: a comparsion of the superpulsed mode and the conventional mode. J. Dermatol Surg Oncol 1991; 17: 340-4.
(3) Fitzpatrick R, Goldman M, Satur N, Tope W (1996) Pulsed Carbon Dioxide Laser Resurfacing of Photoaged Facial Skin. Arch Dermatol/Vol 132. APR 1996
(4) Fitzpatrick R, Tope W, Goldman, Satur NM (1996) Pulsed carbon dioxide laser, trichloracetic acid, Baker-Gordan phenol and dermabrasion: a comparative clinical and histigical study of cutaneous resurfacing in a porcine model. Arch Dermatol.1996; 132: 469-471
(5) Fitzpatrick R, Goldman M, Mitchel P (1995) Advances in Carbon Dioxide Laser Surgery. Clinics in Dermatology 1995; 13: 35-47
(6) Fitzpatrick R, Bernstein E (1996), Histological Findings Associated with Ultra Pulse CO2- Laser Resurfing, A Case Report, Presented at American Society of Laser Medicine and Surgery, Sixtenth Annual Meeting, Lake Beuna Vista Florida, April 15-17, 1996
(7) Fitzpatrick RE, Goldman MP, Ruiz-Esparza J (1994) Clinical advantage of the CO2 laser superpulsed mode: Treatment of verruca vulgaris, seborrheic keratoses, lentigines and actinic cheilitis. J. Dermatolog Surg Oncol 1994; 20: 449-56
(8) Goldman P, Fitzpatrick RE (1994) CO2 laser surgery.eds. Cutaneous laser surgery. St. Louis; Mosby, 1994: 198-258
(9) Ho, Ch, Quan N, Lowe N (1995) Laser Resurfacing in Pigmented Skin. Dermatolog Surg. 1995; 21: 1035-1037
(10) Kannon G, Garrett A (1995) Moist Wound Healing with Occlusive Dressings. Dermatol Surg 1995; 21: 583-590
(11) Lowe N (1995) Skin Resurfacing with the Ultrapulse Carbon Dioxide Laser. Dermatol Surg 1995; 21: 1025-1029
(12) Lowe N (1995) Laser Skin Resurfacing. Pre- and Posttreatment GuidelinesLowe et Al Original Articles Dermatol Surg 1995; 21: 1017-1019
(13) Mang W. L. (1996) Dermablation – Ultra Pulse 5000C mit CPG. In: Mang W.L., H.G. Bull (Hrsg) Ästhetische Chirurgie. Einhorn Presse Verlag S.45–51
(14) Mang W.L. (1996) Injizierbare Implantate. In: Mang W.L., H.G. Bull (Hrsg) Ästhetische Chirurgie.Einhorn Presse Verlag S. 36–41
(15) Mang W.L (1996) Peeling (Fruchtsäure). In: Mang, W.L., H.G. Bull (Hrsg) Ästhetische Chirurgie. Einhorn Presse Verlag S. 42
(16) Mang W.L (1996) Dermabrasion. In: Mang W.L., H.G. Bull (Hrsg) Ästhetische Chirurgie.Einhorn Presse Verlag S. 42-45
(17) Reid R (1991) Physical and surgical principles governing carbon dioxide laser surgery on the skin. Dermatol Clin 1991; 9 (2): 297-316

(18) Schoenrock LD, Chernoff WG, Ruback BM (1995), Cutaneous ultrapulse laser resurfacing of the eyelides. Aesthetic Rest Surg 1995; 3: 31 Reprinted from Annals of Plastic Surgery, Volume 36, Number 5, 1996.

(19) Weinstein C (1994) Ultrapulse carbon dioxide laser removal of periocular-wrinkles in association with laser blepharoplasty J. Clin Laser Med Surg 1994; 12:205-9.

(20) Weinstein C, Alster TS, Apfelberg (1995) Skin resurfacing with high energy, pulsed carbon dioxide laserseds. Cosmetic laser surgery. New York: Wiley-Liss, 1995: 9-27

Bildgebende Verfahren in der Beurteilung vaskulärer Läsionen
Farbkodierte Duplexsonographie, Infrarot-Thermographie, Laser-Doppler-Flussmessung

P. Urban, C. Philipp, L. Weinberg, H.-P. Berlien
Abteilung für Lasermedizin (Leiter: Prof. Dr. H.-P. Berlien)
Krankenhaus Neukölln, Rudower Straße 48, D-12351 Berlin

Hintergrund
In der Beschreibung vaskulärer Läsionen muß unterschieden werden zwischen den sogenannten senilen Hämangiomen und den angeborenen Gefäßerkrankungen (congenital vascular disorders [CVD]). Letztere werden entsprechend ihrer unterschiedlichen Genese und ihres unterschiedlichen Spontanverlaufes weiterhin unterteilt in Hämangiome und vaskuläre Malformationen mit deren Untergruppe der Naevi flammei [3].

Während in der Vergangenheit benutzte Behandlungsverfahren, wie z.B. die Röntgenbestrahlung, schwere Langzeit-Nebenwirkungen verursachten, hat sich die Laserbehandlung inzwischen als anerkannte Methode in der Therapie angeborener Gefäßerkrankungen etabliert [1]. Die entscheidende Grundvorraussetzung für das therapeutische Vorgehen ist jedoch eine eindeutige diagnostische Klassifikation [4].
Das Ziel unserer Studie war daher die vergleichende Untersuchung kutaner und subkutaner vaskulärer Läsionen mittels unterschiedlicher bildgebender Verfahren, um therapeutisch verwertbare Aussagen über die Tiefenlokalisation und Ausbreitung sowie den Vaskularisierungsgrad und die Art der Perfusion zu erhalten. Diese Befunde sind wichtig für unsere Therapieplanung, da wir verschiedene Laser zur Behandlung unterschiedlicher vaskulärer Läsionen einsetzen (Nd:YAG-Laser, 1064nm; blitzlampengepumpter Farbstoff-Laser, 585 nm; Argon-Laser, 514 nm).

Patienten und Methoden
Wir dokumentierten die Untersuchungsergebnisse von mehr als 110 Patienten mit Hämangiomen, vaskulären Malformationen und Naevi flammei, sowohl vor Beginn der Behandlung als auch im Rahmen von Verlaufsbeurteilungen bei erforderlicher Mehrfachbehandlung.

Zur farbkodierten Duplexsonographie (FKDS) benutzten wir ein Siemens Elegra System mit einem Linear-Schallkopf von 7,5-9 Mhz; zur Infrarot-Thermographie ein Jenoptic Varioscan 2011 System mit einer Wellenlänge von 8-12 µm mit Flüssigstickstoff-Kühlung; zur Laser-Doppler-Flussmessung ein System der Firma Moor Instruments mit einem roten HeNe-Laser von 633 nm und einem Dioden-Laser im nahen Infrarotbereich von 780 nm.

Ergebnisse
Die *FKDS* ist seit langem eine etablierte Methode in allen Bereichen der nicht invasiven Gefäßdiagnostik.

Bei den von uns untersuchten Patienten lassen sich die besten Ergebnisse bei Hämangiomen erzielen, da hier üblicherweise Gefäße mit hoher Flussgeschwindigkeit vorliegen, die in der Detektion und Darstellung keine Probleme bereiten. Versorgende Arterien und drainierende Venen lassen sich anhand ihrer unterschiedlichen Flussrichtungen und ihrer zumeist typischen Dopplerspektren unterscheiden. Sowohl die Dimension einzelner Gefäße als auch die der gesamten Läsion kann genau vermessen werden, reproduzierbare Flussgeschwindigkeits-Messungen sind möglich, so daß eine Verlaufsbeurteilung während und nach einer Laserbehandlung praktikabel ist, ergänzt durch die Informationen aus dem B-Bild.

Vasculäre Malformationen weisen zwar häufig arterielle Zuflüsse über arteriovenöse Shunts auf, in weiten Teilen dieser Läsionen findet sich jedoch ein System dilatierter Venen mit sehr niedrigen Flussgeschwindigkeiten, so daß in diesen Fällen - sogar bei geringen Puls-Repetitions-Frequenzen von 750-1000 Hz - die Darstellung farbkodierter Flüsse ohne besondere Manipulationen nicht gelingt. Hier kann die Aussagekraft der Untersuchung gesteigert werden, indem eine Kompression/Dekompression auf das umgebende Gewebe ausgeübt wird, um die intravasalen Flüsse zu steigern.

In Ergänzung zu radiologischen Methoden ist die FKDS die einzige Methode, die in der Lage ist, die gesamte Ausdehnung einer vaskulären Malformation sowie deren Verbindungen zu den normalen Leitvenen und -arterien darzustellen. Auf der anderen Seite ist die FKDS im Bereich der von uns untersuchten Anwendungen in der Beschreibung oberflächlicher Strukturen wie z.B. von Gefäßen mit sehr kleinen Durchmessern begrenzt, so daß Durchblutung auf kapillärer Ebene nicht detektiert werden kann. Dies erklärt, warum wir bei dem Versuch der Darstellung von Naevi flammei keinerlei pathologische Gefäßmuster finden.

Die *Infrarot-Thermographie* ist eine schnell durchführbare und einfach anzuwendende Methode zur Darstellung eines Übersichtsbildes, das die Wärmeabstrahlung einer bestimmten Region als Maß der vaskulären Perfusion repräsentiert. In der Mehrzahl der Fälle ist jedoch die Unterscheidung einzelner Gefäße nicht möglich, eine Tiefenlokalisation kann nicht angegeben werden. In den Fällen von Hämangiomen zeigen die Bilder „warme Regionen" aufgrund des pathologisch erhöhten, arteriellen Blutflusses. Der typische Befund in isoliert venösen vaskulären Malformationen sind Regionen mit im Vergleich zur Umgebung niedrigeren Temperaturen aufgrund der geringen Flussge- schwindigkeiten in diesen Gefäßen. Hierbei ergeben sich identische Bildeindrücke unabhängig von den Durchmessern der Gefäße sowie unabhängig von deren Tiefenlokalisation. Im Gegensatz dazu ist der Nachweis von „hot spots" innerhalb einer vaskulären Malformation ein sensitiver Hinweis auf das Vorliegen arterio-venöser Shunts, so daß wir dies als Screening-Methode ansehen können.

Erste Resultate in der *Laser-Doppler-Flussmessung* mit einem neuen zweidimensionalen Scanner zeigen, daß dies eine sensitive Methode ist, um einen Eindruck vom kapillären Anteil einer vaskulären Läsion zu erhalten. Daneben kann der Verlauf auch kleiner und oberflächlicher Gefäße detektiert und dargestellt werden.

Der 633 nm HeNe-Laser weist an der Haut eine Eindringtiefe von 600 bis 1500 µm auf, abhängig von der Gewebebeschaffenheit [2]. Dies bedeutet, er dringt tief in die Dermis ein und erreicht sogar tieferliegende Strukturen des subkutanen Fettgewebes. Der Dioden-Laser mit 780nm im nahen Infrarotbereich zeigt eine noch größere Eindringtiefe. Wir konnten im Zusammenhang mit ergänzenden FKDS-Messungen beobachten, daß Gefäße in einer Tiefe bis 3mm unterhalb der Hautoberfläche abzubilden waren.

Auf der anderen Seite stellt die gute Oberflächenauflösung gleichzeitig die Limitierung dieser Methode dar, da Verbindungen zu tieferliegenden Gefäßverläufen nicht darstellbar sind. Ein anderer Nachteil ist die Tatsache, daß gegenwärtig mit der Laser-Doppler-Flussmessung keine Bestimmung einer absoluten Flussgeschwindigkeit innerhalb eines bestimmten Gefäßes möglich ist und keine Aussage über die Tiefenlokalisation eines dargestellten Gefäßes getroffen werden kann, ohne weitere ergänzende Methoden zu benutzen.

Schlussfolgerung

Unsere Erfahrungen zeigen, daß nur die Kombination aller hier vorgestellten Methoden eine umfassende Beurteilung vaskulärer Malformationen zur Planung einer Laser-Therapie erlaubt.

In der Verlaufsbeurteilung ist der klinische Aspekt das wichtigste Kriterium zur Beurteilung des Erfolges oder Mißerfolges einer Therapie. Darüberhinaus erlauben jedoch die oben beschriebenen Methoden eine objektive Darstellung der Abnahme einer pathologischen Perfusion als Resultat einer Laser-Therapie.

Literatur
[1] Berlien H-P, Cremer H, Djawari D, Grantzow R, Gubisch W
    Leitlinien zur Behandlung angeborener Gefäßerkrankungen
    pädiat. prax. 46, 87-92, (1993/94)
[2] Enkema L, Holloway D, Piraino DD, Harry D, Zick GL, Kenny MA
    Laser Doppler Velocimetry vs Heat Power as Indicators of Skin Perfusion During
    Transcutaneous O2 Monitoring
    Clin. Chem. 27, 391-396, (1981)
[3] Philipp C, Poetke M, Berlien H-P
    Klinik und Klassifikation angeborener Gefäßerkrankungen
    chir. praxis 47, 663-671, (1993/94)
[4] Poetke M, Philipp C, Berlien H-P
    Die Laserbehandlung von Hämangiomen und vaskulären Malformationen -
    Indikationen, Applikationstechniken und Parameter
    Zentralbl. Kinderchir. 5, 138-150, (1996)

Urticaria factitia: Nebenwirkung bei der Behandlung mit dem Q-Switched Nd:YAG Laser

F. R. Ochsendorf, Ch. Beier, C. Gregel, M. Imhof, R. Kaufmann
Zentrum Dermatologie und Venerologie, Klinikum der J.W. Goethe-Universität,
Theodor-Stern-Kai 7, D-60590 Frankfurt/M

Der Q-Switched Nd:YAG Laser erlaubt über eine selektive Photothermolyse eine effektive Behandlung von blauen/schwarzen Tätowierungen (1064 nm) sowie von pigmentierten Hautveränderungen, wie senilen Lentigines oder Nävus Ota (532 nm). Gegenüber dem Rubinlaser hat der gütegeschaltete Nd:YAG Laser den Vorteil, daß die Strahlung bei 1064 nm tiefer in die Haut eindringt sowie weniger von Melanin absorbiert wird. In der Literatur finden sich bisher relativ wenige Mitteilungen über den klinischen Einsatz dieses Lasers (KILMER et al. 1993, LEVINE & GERONEMUS 1995, FERGUSON & AUGUST 1996). Nebenwirkungen sollen kaum auftreten (SUZUKI 1996) und im Gegensatz zum Rubinlaser sollen die Raten von Hypopigmentierungen und postoperativen Schmerzen geringer sowie die Abheilungszeiten kürzer sein (KILMER et al. 1993).

Bei der Behandlung von Patienten mit dem gütegeschalteten Nd:YAG Laser beobachteten wir bei mehreren Patienten Quaddeln unmittelbar nach der Behandlung. Ziel der Untersuchung war es, dem Phänomen einer durch Laserbehandlung ausgelösten "Urticaria factitia" nachzugehen, die Häufigkeit und ihre Relevanz zu definieren.

Material und Methode

Innerhalb eines Jahres wurden 57 Patienten in 228 Behandlungssitzungen mit einem Q-switch Nd:YAG Laser behandelt (Medlite, Continumm Biomedical, Inc, Livermore, California, USA). Die Hauptindikationen waren Laien- und professionelle Tätowierungen, daneben Pigmentflecke und N. Ota. Die Pulsbreite lag zwischen 5 und 10 ns, die Energiedichten reichten von 4,6 bis 9 J/cm^2 (Median 6 J/cm^2 ; 1064 nm) sowie von 1,6 bis 4 J/cm^2 (Median 2,6 J/cm^2; 532 nm), die Frequenz lag zwischen 5 und 10 Hz. Die beobachteten Reaktionen wurden protokolliert und retrospektiv ausgewertet.

Ergebnisse

Eine Schwellung im behandelten Areal ("Urticaria factitia") trat bei 12 Patienten (= 21 %; 1064 nm: n = 11; 532 nm: n = 1) bzw. bei 38 Behandlungssitzungen (= 17

%) auf. Keiner dieser Patienten berichtete anamnestisch über derartige Reaktionen nach mechanischer Belastung oder Reiben der Haut. Auf normaler Haut konnte mit einem Holzspatel keine urtikarielle Reaktion ausgelöst werden. Die Patienten berichteten, daß die Schwellungen über zwei bis drei Tage anhielten. Ein Juckreiz wurde nur von zwei Patienten angegeben.

Hinsichtlich der applizierten Energien bestand bei 1064 nm kein Unterschied zwischen den Gruppen mit und ohne Urticaria factitia (ohne Reaktion: $6{,}14 \pm 0{,}7$ J/cm^2 (Mittelwert ± Standardabweichung); mit Reaktion: $6{,}12 \pm 0{,}9$ J/cm^2). Bei 532 nm war die Energie bei der Patientin mit urtikarieller Schwellung sogar niedriger ($1{,}9 \pm 0{,}3$ J/cm^2) als bei den Patienten ohne diese Reaktion ($2{,}5 \pm 0{,}5$ J/cm^2; $p < 0{,}005$). Allerdings müssen die kleinen Zahlen berücksichtigt werden.

Bei 3 Patienten (1064 nm: n = 2, 532 nm: n = 1) trat die Urticaria factitia bereits bei der ersten Behandlung auf. Bei den übrigen Patienten war die erste Schwellungsreaktion erst nach 2 - 5, in einem Fall erst nach der 7. Behandlung zu beobachten. Bei einem Teil der Patienten waren die applizierten Energien im Laufe der Behandlung sukzessive erhöht worden.

Bei einem Patienten wurde 3 Tage nach der Behandlung eine Biopsie entnommen. Es zeigten sich epidermale spongiotische Bläschen sowie ein eosinophilenreiches Infiltrat in der Dermis als Ausdruck einer abgelaufenen Urticaria. In der Alcian-PAS Färbung konnten keine Mastzellen mehr nachgewiesen werden.

Die Beeinträchtigung der einzelnen Patienten durch die Schwellung war sehr unterschiedlich. 4/12 fühlten sich sehr gestört bzw. funktionell beeinträchtigt (Lidöffnung, Bewegung des Armes), die übrigen gaben nur geringe oder keine Beeinträchtigungen durch die Schwellungen an.

Zur Verhinderung oder Verminderung der Schwellungsreaktion wurden 5 Patienten prophylaktisch mit Loratadin Tabletten behandelt. Die Gabe von einer einzigen Tablette wurde von allen als wirkungslos bezeichnet. Die Gabe von 2 Tabletten verminderte die Schwellung bei zwei Patienten deutlich, ein weiterer Patient nahm eigenmächtig 4 Tabletten und berichtete ebenfalls über eine deutliche Besserung. Die beiden übrigen Patienten verzichteten auf eine weitere Tabletteneinnahme, da der Effekt subjektiv als gering empfunden wurde.

Besprechung

Die Urticaria factitia als Begleitreaktion einer Behandlung mit dem Q-switched Nd:YAG Laser wurde bisher nicht herausgestellt. In früheren experimentellen Arbeiten wurde sie nicht erwähnt (ANDERSON et al. 1989).

Am Ort der Behandlung mit dem gütegeschalteten Nd:YAG Laser kann man obligat eine sofort sichtbare grauweiße Verfärbung sowie eine leichte Erhebung, begleitet von einem hörbaren Knall, beobachten. Nach KILMER et al. (1993) und FERGUSON & AUGUST (1996) soll im Anschluß daran eine "wheal and flare" Reaktion, also eine Quaddelbildung auftreten. Zusätzlich soll es, insbesondere im Rahmen der ersten Behandlungen, regelhaft punktförmig bluten sowie Gewebsdebris und Blut in die Umgebung gestreut werden. Die eigenen Erfahrungen können diese Beobachtungen so nicht bestätigen. In den genannten Arbeiten wurden weitaus höhere Energien verwendet als in den eigenen Untersuchungen (KILMER et al.: 6, 8, 10 und 12 J/cm^2, FERGUSON & AUGUST: 10 J/cm^2; hier: mittlere Dosis 6 J/cm^2). Die Tatsache, daß sich der Aufhellungsgrad von Tätowierungen nach einmaliger Applikation von 6, 8, 10 oder 12 J/cm^2 nicht unterschied (KILMER et al. 1993) veranlaßte uns, zunächst mit niedrigen Energien zu beginnen und diese sukzessive zu steigern. Vermutlich sind diese niedrigeren Anfangsdosen der Grund für die geringere Rate an Blutungen, urtikariellen Reaktionen (21 % statt 100 %) und Hyperpigmentierungen. FERGUSON & AUGUST berichteten über eine Rate an Hyperpigmentierungen von 77 %. In der eigenen Untersuchung lag diese Rate bei 12 % (7/57 Patienten).

Die Urticaria factitia wird in der Literatur vom urtikariellen Dermographismus durch das Vorhandensein von Juckreiz abgegrenzt (BREATHNACH et al. 1983; WONG et al. 1984). Streng genommen handelte es sich daher in den meisten der hier beobachteten Fällen um einen urtikariellen Dermographismus. Dieser soll, in Abhängigkeit vom applizierten Druck, bei 1,5 - 50 % untersuchter Personen auszulösen sein (JEPP 1993). Bei ausreichend starkem Druck sollen zunehmend mehr Personen mit einer Quaddelbildung reagieren (WONG et al. 1984). Die Quaddeln entstehen durch Freisetzung von Mediatoren aus dermalen Mastzellen.

Über die Ursache des urtikariellen Dermographismus im Rahmen der Therapie mit dem gütegeschalteten Nd:YAG Laser kann gegenwärtig nur spekuliert werden. Es könnte sich um IgE-vermittelte Reaktionen handeln, da passive Übertragung dieser Reaktionen mittels Serum beschrieben wurden (WONG et al. 1984). Daneben sind photoakustische Effekte durch die entstehenden Druckwellen, photothermische Reaktionen durch das Erhitzen der Zellen, oder photochemische Veränderungen durch pyrolytische Effekte an den Zellen vorstellbar. Da Tätowierungspigmente in Mastzellen nachgewiesen wurden, kann die applizierte Laserenergie auf diese Zellen wirken (TAYLOR et al. 1991). Das Fehlen von Mastzellen 3 Tage nach Behandlung zeigt, daß die Mastzellen zerstört wurden. Je nach Pigmentverteilung, eingestrahlter Energie und individueller Sensitivität der Mastzellen wären die individuell unterschiedlichen Reaktionen zu erklären. Da eine komplette Zerstörung der Mastzellen nicht nur Histamin, sondern zahlreiche weitere Mediatoren freisetzt, ist zu erklären, daß die Vorbehandlung mit einem Antihistaminikum in üblicher Dosierung keinen Effekt hatte. Immerhin führten höhere Dosen bei einzelnen Patienten zu einer gewissen Linderung der Schwellungen. Der Krankheitswert des urtikariellen Dermographismus liegt über die Freisetzung von Mediatoren in einer Verstärkung von Entzündungsreaktionen mit entsprechenden funtionellen Konsequenzen, wie Bewegungseinschränkung, und der längeren Abheilungsdauer. Über den Juckreiz und das nachfolgende Kratzen können zudem Superinfektionen begünstigt werden. Ob auch Hyperpigmentierungen häufiger sind, muß erst prospektiv untersucht werden.

Bei den meisten Patienten trat die Schwellungsneigung erst nach mehreren Behandlungen auf. Dies könnte durch eine vermehrte Aufnahme von freigesetztem Pigment in Mastzellen (TAYLOR et al. 1991) oder eine Abnahme der Membranstabilität infolge der posttherapeutischen entzündlichen Reaktionen bedingt sein.

Zusammenfassend zeigen die eigenen Ergebnisse, daß bei mindestens jedem fünften Patienten mit urtikariellen Reaktionen im Anschluß an eine Behandlung mit dem Q-switched Nd:YAG Laser gerechnet werden muß. Dies muß bei der Aufklärung berücksichtigt werden. Die Reaktion kann sich auch erst im Laufe der Behandlung entwickeln. Offenbar lösen höhere Dosen den urtikariellen Dermographismus eher aus, eine individuelle Reaktionsbereitschaft ist aber zusätzliche Voraussetzung. Bei subjektiver Beeinträchtigung kann man versuchen, durch höhere Dosen von Antihistaminika die Reaktion zu vermindern.

Literatur

Anderson RR, Randall JM, Watenabe S, Flotte T, Hruza GJ, Dover JS (1989) Selective photothermolysis of cutaneous pigmentation by Q-switched Nd: YAG laser pulses at 1064, 532 and 355 nm. J Invest Dermatol 93: 28 - 32.

Breathnach SM, Allen R, Ward AM, Greaves MW (1983) Symptomatic dermographism: natural history, clinical features, laboratory investigations and response to therapy. Clin Exp Dermatol 8: 463 - 476.

Ferguson JE, August PJ (1986): Evaluation of the Nd/YAG laser for treatment of amateur and professional tattoos. Br J Dermatol 135: 586 - 591.

Jeep S(1993): Urticaria factitia. In.: Czarnetzki BM, Grabbe J (Hrsg.) Urtikaria: Klinik, Diagnostik, Therapie. Springer-Verlag Berlin-Heidelberg, New York. S. 99 - 104.

Kilmer SL, Lee MS, Grevelink JM, Flotte TJ, Anderson RR (1993) The Qswitched Nd:YAG Laser effectively treats tattoos. Arch Dermatol 129: 971- 978.

Levine VJ, Geronemus RG (1995) Tattoo removal with the q-switched ruby laser and the Q-switched Nd:YAG laser: a comparative study. Cutis 55: 291 - 296.

Suzuki H (1996): Treatment of traumattic tattoos with the qswitched Neodymium:YAG Laser. Arch Dermatol 32: 1226 -1229.

Taylor CR, Anderson RR, Gange RW, Michaud NA, Flotte TJ (1991) Light and elctron microscopic analysis fo tattoos treated by Q-switched ruby laser. J Invest Dermatol 97: 131 - 136.

Wong RC, Fairley JA, Ellis CN (1984) Dermographism: a review. J Am Acad Dermatol 11: 643 - 652.

Laserbehandlung von Narben und Keloiden mit verschiedenen Lasersystemen

D. Scharschmidt, B. Algermissen, S. Hüske, C. Philipp, H.-P. Berlien
Abteilung für Lasermedizin, Krankenhaus Neukölln, Rudower Str. 48, D-12351 Berlin

Einleitung

Trotz zunehmender Erkenntnisse über die Wundheilung und den Kollagenstoffwechsel gibt es für die Behandlung von hypertrophen Narben und Keloiden noch kein befriedigendes Therapiekonzept.

Vom klinischen Bild zeigt eine hypertrophe Narbe eine Erhabenheit gegenüber dem normalen Hautniveau ohne jedoch das Wundgebiet zu überschreiten. Keloide wachsen dagegen über die ursprünglichen Grenzen des Wundgebietes hinaus und infiltrieren das umgebende gesunde Gewebe. Neben dem oft störenden kosmetischen Bild oder funktionell beeinträchtigenden Kontrakturen, zeigen hypertrophe Narben und Keloide oftmals eine ausgeprägte Rötung und können Beschwerden wie Juckreiz, Hyperästhesie, Schmerzen oder Wetterfühligkeit verursachen.

Viele verschiedene Therapiekonzepte sind in der Vergangenheit mit teilweise sehr unterschiedlichem Erfolg durchgeführt worden, wobei die Angaben zu den einzelnen Therapieergebnissen stark divergieren. Das größte Problem in der Behandlung besteht dabei in der hohen Rezidivrate, vor allem bei den Keloiden. Die alleinige chirurgische Exzision ist dabei mit der höchsten Rezidivrate (45-100%) behaftet und wird deshalb meist in Kombination mit einer Radiatio (Rezidive 2-45%) oder mit einer peri-oder intraoperativen Kortikosteroidinjektion (Rezidivrate weniger als 50%) angewandt[1]. Sehr unterschiedliche Therapieergebnisse liegen für die Kryotherapie vor [1]. Weiterhin kommen v.a. Silikonplatten oder Druckverbände zur Anwendung.

Mit der Laserbehandlung steht eine relativ neue Methode zur Verfügung, die seit über 10 Jahren mit unterschiedlichem Erfolg durchgeführt wird. Verschiedene Lasertypen und -techniken sind dabei zur Anwendung gekommen. Henderson et al.[2] beschreiben nach Argon-Laserbehandlung von hypertrophen Narben und Keloiden eine signifikante Ansprechrate von 55%, Henning et al. [3] dagegen nur in 7%. Abergel et al. [4] berichten über eine signifikante Ansprechrate von 100% in der Behandlung der Narben und Keloide mit dem Nd:YAG-Laser, während Apfelberg et.al[4] über keinerlei signifikante Besserung berichten konnte. Kantor et al.[5] berichten über Ergebnisse mit einer Ansprechrate von 100% in der CO_2-Lasertherapie der Narben und Keloide. Apfelberg et al. [6] konnten hierbei wiederum über keine signifikante Besserung berichten. In den letzten Jahren wird zunehmend die Behandlung von Narben und Keloiden mit dem blitzlampengepumpten Farbstofflaser durchgeführt. Die Arbeitsgruppe um T.Alster [7] erzielte dabei nach ein bis zwei Laserbehandlungen eine deutliche Verbesserung des klinischen Bildes von 57-83%, Dierickx [8] in 80%.

Ein Vergleich dieser Behandlungsergebnisse auch bei Verwendung des gleichen Lasertyps ist schwer bzw. kaum möglich, da neben unterschiedlichen Behandlungsparametern z.B. auch unterschiedlich lange Nachbeobachtungszeiten vorlagen.

Im folgenden berichten wir über unsere Therapiekonzepte und Ergebnisse in der Laserbehandlung von hypertrophen Narben, Keloiden und Aknenarben.

Material und Methoden
Wir verwenden zur Laserbehandlung von hypertrophen Narben und Keloiden unterschiedliche Lasersysteme und -techniken, die wir nach dem klinischen Erscheinungsbild, wie der Vaskularisation oder dem Durchmesser der Narben und Keloide auswählen.

Wir führten an 40 Patienten mit insgesamt 51 Narben und Keloiden eine Laserbehandlung durch. Darunter fanden sich 25 Keloide, 21 hypertrophe Narben und 5 Patienten mit Aknenarben. Die Altersspanne der Patienten reichte von 12 bis 62 Jahre. Die Narben und Keloide waren im Gesicht, Thorax und Rücken oder den Extremitäten lokalisiert. Das Alter der Narben und Keloide reichte von 5 Monaten bis zu 25 Jahren. Die Hälfte der Patienten wurde mit verschiedenen Verfahren, wie der chirurgische Exzision, einer Kryobehandlung oder Dermabrasio u.a. vorbehandelt

Der Nachbeobachtungszeitraum betrug 4 bis 6 Monate. Die Kriterien zur klinischen Bewertung waren dabei die Rötung der Narbe und evt. Teleangiektasien, die Dicke bzw. die Erhabenheit gegenüber dem Hautniveau, die Rigidität der Narbe und gegebenenfalls subjektive Beschwerden im Bereich der Narbe. Die Ergebnisse wurden durch Patient und Untersucher bewertet. Dabei wurden ein Abblassen, Abflachen und Weicherwerden der hypertrophen Narben und Keloide sowie die Minderung bzw. das Verschwinden der subjektiven Beschwerden von sehr gut, über gut bis leichte Besserung und keine Änderung oder Verschlechterung bewertet. Für ein sehr gutes Ergebnis mußten alle Kriterien zur klinischen Bewertung eine deutliche Verbesserung zeigen und mit mindestens gut oder besser bewertet werden.. Für ein gutes Ergebnis mußten zwei bis drei Kriterien mit mindestens gut bewertet sein. Für eine leichte Besserung mußte mindestens ein Bewertungskriterien mit gut beurteilt sein. In der Behandlung der Aknenarben wurde die erreichte Angleichung an das Hautniveau bewertet.

37 erythematöse Narben und Keloide behandelten wir mit dem blitzlampengepumpten Farbstofflaser (Vasognost, Fa.Baasel Lasertec) bei 585nm mit einer Leistung von 7,6-8 Joule/cm^2, einer Pulsdauer von 300μsec und einer Spotgröße von 5mm bei einer Überlappung der Einzelpulse von 20-30% unter kontinuierlicher Kühlung der Hautoberfläche mittels Kühlküvette [9]. Es wurde dabei auch besonders der Übergang der Narbe zum umgebenden gesunden Gewebe mitbehandelt. Die Behandlung wurde nach 6-8 Wochen wiederholt, durchschnittlich führten wir 3 Behandlungen pro Patient durch.

Teleangiektatische Veränderungen innerhalb der erythematösen Narben und Keloide wurden mit dem Argonlaser (Aesculap DL 5000, Fa.Aesculap Meditec) bei einer Wellenlänge von 514nm mit Leistungen von 2W bei einem Fokus von 1mm und einer Pulsdauer von 0,2sec behandelt. Diese Behandlungen wurden jeweils in Kombination mit einer Farbstofflaserbehandlung bei insgesamt 5 Patienten durchgeführt.

In fünf Fällen wurden Keloide mit einem Durchmesser von 1 cm oder mehr mittels einer interstitiellen Nd:YAG-Laseranwendung (Laser: MY 60, Fa.Martin) behandelt. Dabei wurde unter Ultraschallkontrolle eine 400 oder 600µm bare fiber mittels Venenpunktionssystem im Zentrum der Veränderung positioniert und unter laufender digitaler Temperaturkontrolle der Hautoberfläche das Innere der Narbe bei einer Leistung von 30-35W im getakteten Betrieb (0,1-0,3 s) interstitiell vaporisiert.

Mit dem Kaplan Pendulans CO_2-Laser und dem Scannersystem von Optimedic behandelten wir fünf Patienten mit Aknenarben und 4 gering erhabene und helle hypertrophe Narben mit einer Leistung von 10-15W, im kontinuierlichen Betrieb und Scannermodus und bei unterschiedlichen Energiedichten.

Ergebnisse
In der Behandlung der erythematösen Narben und Keloide mit dem Farbstofflaser konnte in insgesamt 64% der Fälle ein gutes bis sehr gutes Ergebniss erzielt werden. In 7 Fällen (18%) wurde ein sehr gutes Ergebnis und in 17 Fällen (46%) ein gutes Ergebnis erreicht. In 8 Fällen (23%) wurde eine leichte Verbesserung erzielt. Keine Veränderung gab es in 5 Fällen bzw. 13%. Postoperativ konnte die typische blaulivide Verfärbung (Purpura) im behandelten Areal gesehen werden, die im Durchschnitt nach 7-10 Tagen abgeklungen war. In wenigen Fällen bildeten sich kleine Blasen und Krusten, die komplikationslos abheilten. Insgesamt wurden die besseren Ergebnisse bei hypertrophen Narben, darunter auch den Verbrennungs-/Verbrühungsnarben und bei geringer erhabenen Keloiden, sowie bei Veränderungen, die weniger als zwei Jahre bestanden, erzielt. Zu den 5 Fällen, in denen mit dem Farbstofflaser keine Besserung erzielt werden konnte, gehörten ausnahmslos ausgeprägte Keloide. In keinem der Fälle trat eine Verschlechterung oder eine Komplikation auf.

In der Argonlaserbehandlung konnte nach durchschnittlich zwei Behandlungen in allen 5 Fällen eine deutliche Verbesserung mit gutem bis sehr gutem Ergebnis erreicht weden. Postoperativ trat eine leichte Krustenbildung auf. Eine Verschlechterung oder Komplikationen trat in keinem Fall auf.

Mit der interstitiellen Nd:YAG-Laservaporisation der dicken, sehr rigiden Keloide konnte ein deutliches Abflachen der Keloide erreicht werden. Ein sehr gutes Ergebnis konnte in keinem der Fälle erreicht werden. Ein gutes Ergebnis wurde in 3, eine leichte Besserung in 2 Fällen erreicht. Trotz Kontrolle der Hauttemperatur traten hier in allen 5 Fällen thermische Wirkungen mit Blasenbildung und späterer Schorfbildung an der Haut auf. In einem Fall kam es zu einem partiellen Rezidiv, in einem weiteren Fall kam es zu einer bakteriellen Entzündung im Keloidbereich. Eine Verschlechterung trat in keinem der Fälle auf.

In der Behandlung der Aknenarben und wenig erhabenen hypertrophen Narben mit dem CO_2-Laser/Scannersystem konnte nach ein bis zwei Anwendungen in 3 Fällen ein sehr gutes Ergebniss, sowie in ebenfalls 3 Fällen ein gutes Ergebniss erreicht werden. Bei weiteren drei Patienten konnte eine leichtere Besserung erzielt werden. Eine Abflachung der Aknenarben, mit einer vollständigen Angleichung an das Hautniveau ist möglich. Eine vollständige Angleichung der tiefer eingesunkenen atrophen Narben im Bereich der Poren ist jedoch nicht möglich und die Patienten müssen präoperativ darauf hingewiesen weden. Die postoperativen Krusten waren nach durchschnittlich 7-10 Tagen abgeheilt, ein Erythem nach durchschnittlich 6-8 Wochen abgeklungen. In einem Fall trat postoperativ eine bakterielle Entzündung auf, die nach lokaler und systemischer Antibiose nach wenigen Tagen folgenlos abheilte. Bei zwei hypertrophen Narben wurde postoperativ ein länger bestehende Rötung beobachtet.

Diskussion

Die Ergebnisse in der Laserbehandlung von Narben und Keloiden sind vielversprechend. Dabei ist die Farbstofflaserbehandlung mit den geringsten postoperativen Nebenwirkungen verbunden, komplikationsarm und zeigt sehr gute Ergebnisse in der Behandlung von erythematösen hypertrophen Narben und gering erhabenen Keloiden, sowie Verbrennungsnarben, und stellt damit sicherlich eine gute Alternative zu den üblichen Behandlungsmethoden dar. Jedoch ist auch mit der Farbstofflaserbehandlung ein Unsichtbarmachen oder ein Schmalerwerden der Narbe oder des Keloides nicht zu erreichen.

Ebenso stellt die Behandlung der Aknenarben mit dem CO_2-Laser in kontinuierlichem Betrieb mit Scannersystem und bei verschiedenen Energiedichten eine gute Alternative gegenüber den herkömmlichen Verfahren des chemischen Peelings und der Dermabrasio dar, wobei sehr gute Ergebnisse mit geringen thermischen Nebenwirkungen erzielt werden können.

Problematisch gestaltet sich weiterhin die Behandlung der ausgeprägten, sehr rigiden Keloide mit einem Durchmesser über 1cm. Die interstitielle Nd:YAG-Laservaporisation ist mit relativ ausgeprägten Nebenwirkungen behaftet und ein Rezidiv erscheint auf Grund der ausgeprägten thermischen Wirkungen denkbar. Hier verspricht vielleicht die verstärkte Kombination verschiedener Laserverfahren bessere Ergebnisse.

Literatur

[1] Berman B, Bieley HB: Keloids. J-Am-Acad Dermat; 1995, 33(1), 117-123
[2] Henderson DL, Cromwell TA, et al.: Argon and carbon dioxide laser treatment of hypertrophic and keloid scars. Lasers Surg Med 1984; 3:271-277

[3] Henning JPH, Roskam Y, van Gemert MJC: Treatment of keloids and hypertrophic scars with an argon laser. Lasers Surg Med 1986; 6:72-75

[4] Lawrence WT: In search of the optimal treatment of keloids: report of series and and a review of the literature. Ann Plast Surg 1991; 27:164-78

[5] Kantor MR, Wheeland DG, Bailin PL, et al.: Treatment of earlobe keloids with carbon dioxide laser excision: report of 16 cases. J Dermatol Surg Oncol 1985; 11: 1063-1067

[6] Apfelberg DB, Maser MR, White DN: Failure of carbon dioxide laser excision of keloids. Lasers Surg Med 1989; 9:382-388

[7] Alster TS. Improvement of erythematous and hypertrophic scars by the 585-nmn flashlaamp-pumped pulsed dye laser. Ann Plast Surg 1994; 32:186-190

[8] Dierickx C, Goldmann MP, Fitzpatrick RE. Laser treatment of erythematous/hypertrophic and pigmented scars in 26 patients: Plast Reconstr Surg 1995; 95; 84-50

[9] Sokoll C, Philipp C, Berlien HP: Behandlung von Besenreisern mit einer neuen Kühlküvette. Lasermed; 1995, 11: 131 138

Minimal Laser Invasive Procedure for Treatment of Hemangiomas in Gynaecological Field

MS. Ismail [1,2], C. Philipp [1], M. Poetke [1], H. Weitzel [2], H.-P. Berlien [1]
[1] Dept. of Laser Medicine, Neukölln Hospital, Berlin
[2] Dept. of Gyn. and Obst., University Hospital Benjamin Franklin, FU Berlin

Abstract
Minimal invasive therapy of hemangiomas in gynaecological field is a required procedure for such superficial vascular lesions. Treatment of anogenital hemangiomas with laser is one of most efficient tool in gynaecological field. Since 1983, we have used the laser in treatment of vulval, perineal and breast hemangiomas in our laser center. Hemangiomas generally develop after birth, the incidence is 2-3%. If the hemangioma located in the face, or in extremities or in the anogenital region, immediate therapy is important to refrain them from spreading. Different laser techniques including argon and flashlamp pumped dye laser, Nd:YAG transcutaneous- and interstitial laser thermotherapy were used. With the development of these techniques an early and minimal invasive therapy is possible and has become a routine treatment in our clinic. This protocol of treatment offered effective and cosmetic results.

Introduction
Two major types of vascular birthmarks have been described: the hemangiomas, those demonstrating endothelial hyperplasia, and malformations, those with normal endothelial turnover. Hemangioma, the most common tumour in infancy, is a hypercellular tumours of vascular origin. It is not a collection of dilated or malformed vessels. It can proliferate to establish a large cell mass. It is subdivided into capillary and tuberous hemangiomas.

The second major category of vascular birthmarks is malformations (VM), lesions that exhibit a normal rate of endothelial cell turnover throughout their natural history. These lesions are true structural anomalies, inborn errors of vascular morphogenesis. The characters that distinguish hemangiomas from vascular malformations during infancy and childhood are summarized in the following table.

Hemangiomas appeared in an equal 30% of tiny premature infants those weighting less than 1000g, however, those premature infants with birth weight greater than 1500g had the same frequency of hemangiomas (10%) as full term infants (Mulliken J., 1988). The first sign of hemangioma is an erythematous macular patch, a blanched spot, or a localized telangiectasis, surrounded by a pale halo. It may grow as an extensive tumour in a local area (8%), or may simultaneously proliferate in multiple sites anywhere in the body (20%). The head and neck region is the most commonly involved (60%), trunk (25%) and extremities (15%). There is one documented case of intrauterine and perinatal bleeding in an infant born with 5 x 7 cm hemangioma.

Table 1. Characteristics features and findings of vascular birthmarks

Parameter	hemangioma	VM
Definition	vascular tumour	structural anomalies (inborn error of vascular morphogenesis)
Sex incidence	F:M 3:1	F:M 1:1
Clinical features	usually nothing seen at birth, 30% present as red macule, visible development starts mostly in the first weeks of life (rapid post natal)	present at birth, sometimes not in their full size, growth rate may expand as a result of trauma, sepsis, hormonal modulation. Subsequent hypertrophy of body region/ extremities often showed.
Course	spontaneous involution and acute progression are possible	there is no spontaneous involution, but often enlargement due to pathological flow. The size increases to the natural growth, the volume can change
Hematological	1ry platelet trapping: thrombocytopenia (Kasbach-Merritt syndrome)	1ry stasis (venous): localized consumption coagulopathy.
Angiography	well-circumscribed intense lobular-parenchymal staining with equatorial vessels	diffuse, no parenchyma, enlarged, tortuous arteries with arterio-venous shunting

Indications of Treatment

Somatical complications appear at least within 8%. Beginning complications are a clear indication for treatment and should lead immediately to a suitable therapy. The kasabach- Merritt syndrome is generalized bleeding disorder that results from a profound thrombocytopenia and is associated with large or extensive hemangioma, classically occurs during the early postnatal period of rapid growth of hemangioma. The psychological aspect has to be taken seriously into account for the indication of beginning the treatment. Even if capillary hemangiomas can regress spontaneously over several years, they lead to a long time of stress. Often the regression is incomplete with skin changes which correspond to the largest size of the hemangioma. In the cavernous types of hemangiomas, a spontaneous regression is not seen in all cases and if it comes late and with cosmetically unsatisfactory residuals which have to be corrected in later operations.

Laser Techniques

Argon, fleshlamp pumped dye laser and Nd:YAG lasers are the currently laser used for the treatment of hemangiomas. The Nd:YAG laser characterized by emission of light with a wavelength of 1064nm which will be absorbed significantly in blood as in the surrounding tissue. An interaction depth can be reached up to 10 mm according to the tissue and irradiation parameters. According to form and degree of development of the vascular disorder, different irradiation parameters and application procedures were used with intention of either definite coagulation or the induction of stasis in the vessels with minimum lateral damage and subsequent regression. The selection of the used application technique depends mainly on the classification and the size of the lesion. Since 1984 we use two techniques of Nd:YAG laser treatment for voluminous and deep located lesions, the transcutaneous irradiation with permanent ice cube cooling of the skin and percutaneous interstitial or intraluminal irradiation of deeper lesions. The permanent cooling ice cube provides a safe protection of the skin and is most suitable for hemangiomas with combined subcutaneous and cutaneous portions. Compression is used to enhance the depth of the laser effect. The interstitial is suitable for large or only subcutaneous hemangiomas. We mostly use 600μm fibers, introduced through an Abbocath G16 and 5-10W of Nd:YAG laser power for max. 180sec. per single application. During further applications in the same region time is reduced to max. 120sec. Schema 1 shows the different Nd-YAG laser parameters of CVS. In cases of very superficial (intracutaneous) lesions, Argon or Flash lampe dye laser could be used for the treatment.

Nd: YAG-Laser Parameters for CVD Treatment

transcutaneous (depth 0 - 1 mm)

    Nd:YAG laser (1064 nm)
    20 W, 0.1 s
    1 mm spot diameter

transcutaneous with Ice cube cooling (depth 0 - 8 mm)

    Nd:YAG laser (1064 nm)
    25 W, cw
    35 mm spot diameter, focussing handpiece
    irradiation through the ice cube, good contact to skin

percutaneous (depth > 2 mm)

    interstitially
    Nd:YAG laser (1064 nm)
    max. 5 W, cw
    bare fiber, fresh broken

Schema 1

Postoperative Care

Postoperatively the irradiated area will swell considerably as a sign of the induced inflammation reaction. It is no complication but an intended tissue reaction. After the treatment a therapy free interval between six and eight weeks is necessary to enable the complete healing of the induced inflammation reaction and a restitution of the skin. After a transcutaneous irradiation the treated body area should be protected from mechanical irritation and excessive sunlight strain. Eventually blisters appear and should not be opened because the restitution should not be endangered. A small crust formation is possible after transcutaneous irradiation. Washing hair, taking a shower and washing is possible but should be short in time to avoid soaking of the skin. Therefore, no swimming is allowed in a period of two to three weeks. The treated areas should swabbed or air dried. In case of an interstitial or intraluminal irradiation the above mentioned advises are not valid. Sports is possible except combative sports or strength events. Especially after the interstitial laser application postoperatively the irradiated area can swell considerably which regresses within the next days. If the swell do not decrease in three days and additional inflammation is seen and a treatment with antibiotics should start immediately.

Results

With this laser techniques a sufficient treatment of hemangiomas located on the vulva and perianal regions has been established as well as for some types of vascular malformations. We have treated 36 patients, presented one or more anogenital hemangiomas. The treatments were performed either on in- or outpatient basis according to age, localization and type of hemangioma. Lesions regression was achieved usually after 2-3 times treatments, depending on their types (capillary or tuberous), with an effective and good cosmetic results.

Conclusion

With the development of laser techniques as an early and minimal invasive therapy, treatment of anogenital hemangiomas in gynaecology is established and has become a routine treatment in our center. This protocol of treatment offers an effective and safe results.

References

1. Berlien H.-P., G. Müller, J. Waldschmidt: Correct Selection of Different Types of Laser Treatment of Surface and Deep Located Vessel Anomalies. Third Congress of the European Laser Assoc. (ELA), Amsterdam, November 1986.
2. Berlien H.-P., J. Waldschmidt, G. Müller: Laser treatment of cutaneous and deep vessel anomalies. In: Waidelich, W. (Hrsg.): Laser: optoelectronics in medicine, S. 526-528. Springer, Berlin-Heidelberg-New York 1988.

3. Berlien H.-P., G. Müller, J. Waldschmidt: Lasers in Pediatric Surgery. In: Angerpointer,X. (Hrsg.): Progress in Pediatric Surgery, Bd. 25, S. 5-22. Springer, Berlin-Heidelberg 1990.
4. Berlien, H.-P., C. Philipp, F. Engel-Murke, B. Fuchs: Laser in der Gefäßchirurgie, Zentralblatt für Chirurgie 118, 383-389, (1993)
5. Mulliken J. : Classification of vascular birthmarks. In: Vascular birthmarks, hemangioma and malformations. Mulliken J., Young A. (eds.) W.B. Saunders company: (1988).
6. Cremer, H.: Gefäßveränderungen im Kindesalter. Kinderarzt 23, 24-26 (1992).
7. Philipp, C., M. Poetke, H.-P. Berlien: Klinik und Technik der Laserbehandlung angeborener Gefäßerkrankungen. In: Berlien, H.-P., G. Müller (Hrsg.): Angewandte Lasermedizin, Lehr- und Handbuch für Praxis und Klinik. ecomed, Landsberg-München-Zürich 1992.
8. Joppich, I., U. Schiele: Die Indikation zur operativen Behandlung von Hämangiomen im Säuglingsalter. Kinderarzt 19, 619-625 (1988).
9. Zoltán J.: Hämangiome-Lymphangiome. Handbuch der Plastischen Chirurgie. Band II, Spezielle Plastische Chirurgie. de Gruyter, Berlin-New York 1973.

Biostimulation / Photobiomodulation

I. Grundlagenforschung / Basic Research
Moderation: H. Friedmann, R. Lubart
Seiten 501 - 520

II. Medizinische Anwendungen / Medical Applications
Moderation: A. Mester, Z. Simunovic
Seiten 521 - 545

"Good" and "Bad" Free Radicals in Photobiostimulation

H. Friedmann, R. Lubart
Departments of Chemistry and Physics, Bar-Ilan University,
Ramat-Gan 52900 / Israel

There is now considerable evidence that photobiostimulation proceeds via enhanced production of reactive oxygen species (ROS) by the photoexcited respiratory chain (RC). The most commom of these ROS is the superoxide anion radical which is also pruduced normally in the reduction of oxygen by the RC. On the other hand, increased amounts of free radicals are produced in the blood of patients with acute respiratory illness or leukemia. Surprisingly, irradiation with low energy doses of 633 or 830 nm laser light reduces the amount of free radicals produced in the anomalous blood cells. We propose to explain this surprising result by subdividing the free radicals into two categories: (a) the "good" ones which may produce biostimulation and which we tentatively take to be the superoxide anion radicals and (b) the "bad" ones which we collectively designate by R. The reduction of the quantity of free radicals by photobiostimulation is then ascribed to the reaction

$$R\cdot + O_2{'} \rightarrow R{'} + O_2.$$

It is possible that many of the therapeutic effects of low-power laser irradiation are due to this reaction.

The Effect of Low Energy Lasers on Intracellular Calcium Concentration

R. Lubart, H. Friedmann, M. Sinyakov, N. Grossman, M. Adanek, A. Shainberg
Bar-Ilan University, Raman Gan 52900 / Israel

The wide use of low energy lasers in wound healing has led to great interest in the mechanism. Of low energy laser-skin cells interaction. Realizing that low energy lasers in the visible and near infra-red stimulate fibroblast proliferation, we decided to measure intracellular Ca^{2+} concentration ($[Ca^{2+}]$), in the irradiated cells.

3T3 NIH fibroblasts were incubated with Fluo-3/AM and the irradiated with HeNe (633 nm) or 780 nm diode laser. Intracellular Ca^{2+} concentration before and after irradiation was analyzed using a dynamic video imaging system.

One exposure of 5J/cm2 HeNe light resulted in a clear time dependant variation of ($[Ca^{2+}]$), in a single fibroblast cell. Exposure of the cells to 8J/cm2 780 nm light showed a similar result.

Based on the results, we believe that the enhanced proliferation of skin cells, which is an essential part of wound healing, is a consequence of intracellular Ca^{2+} changes in response to light. The precise regulation of $[Ca^{2+}]$, is significantly important in controlling mitosis.

HeNe Laser Enhances In Vitro Fertilization and Ca^{2+} Uptake in Mouse Spermatozoa

R. Lubart, N. Cohen, H. Friedman, S. Rubinstein, H. Breitbart
Departments of Physics and Life Sciences,
Bar-Ilan University, Ramat-Gan 52900, Israel

Abstract

We found that 630 nm He-Ne laser irradiation stimulates Ca^{2+} uptake by mouse spermatozoa and enhances the fertilizing capability of these cells. A causal association between laser irradiation, reactive oxygen species (ROS) generation, and sperm function is indicated by studies with ROS scavengers, superoxide dismutase (SOD), catalase, and exogenous hydrogen peroxide. Superoxide dismutase treatment resulted in an increased Ca^{2+} uptake and an enhanced fertilization rate. Exogenous hydrogen peroxide was found to enhance Ca^{2+} uptake in mouse spermatozoa and the fertilizing capability of these cells in a dose-dependent manner. These results suggest that the effect of 630 nm He-Ne laser irradiation is mediated through generation of hydrogen peroxide by the spermatozoa, and that this effect plays a significant role in the increasing of sperm cells capability to fertilize metaphase II-arrested eggs in vitro.

Introduction

The effects of He-Ne laser on various aspects of cell metabolism have been recognized in recent years and were demonstrated in somatic cells [5, 13, 16, 18-21, 23], as well as in sperm cells [9, 15]. Irradiation of fibroblasts caused an acceleration of cell proliferation and an increase in Ca^{2+} uptake [7, 14]. He-Ne irradiation was also shown to affect Ca^{2+} uptake in ram and bull spermatozoa [8, 9, 15].

Changes in Ca^{2+} have a pivotal role in control of sperm motility, capacitation and acrosome reaction, all of which are imperative for successful fertilization ([22] and references therein). Hydrogen peroxide had been found to affect the capacitation state of both human and hamster spermatozoa [1-3, 6, 17]. It was shown by Bize et al. [6], that all events of capacitation were shortened by incubation with hydrogen peroxide and were lengthened by incubation with catalase, an hydrogen peroxide scavenger.

In the present study we report on the effect of He-Ne irradiation on Ca^{2+} uptake in mouse spermatozoa and the ability of these cells to fertilize metaphase II-arrested eggs in vitro. Furthermore, we demonstrate that hydrogen peroxide, superoxide dismutase and catalase, affect Ca^{2+} uptake as well as fertilization rate of these eggs.

Collectively these results suggest that the effect of light is mediated through the activity of hydrogen peroxide, leading to Ca^{2+} influx and to alteration in the capacitation state of the sperm cells. These events in response to light may have considerable biological and clinical significance.

Gametes and Fertilization

Sperm cells were recovered from epididymides of mature male BALB/C mice. The excised epididymides were minced in 0.4 ml of medium and incubated in 37°C, 5% CO_2 for 15 min to allow motile sperm to escape into the medium before the pieces of tissue were removed. The spermatozoa were diluted to final concentration of 5×10^6 cells/ml and incubated in 37°C, 5% CO_2 for 1 h to allow capacitation.

Immature (4-6 weeks old) female BALB/C mice were injected with 7IU PMSG, followed 48-56 h later by 7IU hCG. 13-16 h afterwards, the oocyte-cumulus-complexes were recovered from the oviducts and loaded with 5 M Hoechst 33342 for 30 min in 37°C, 5% CO_2. The oocytes then were washed thrice in fresh medium, mixed with capacitated spermatozoa and incubated in 250 l droplets under mineral oil for 24 h in 37°C, 5% CO_2.

Irradiation

The light source was a 13 mW He-Ne laser (spectra-physics). An optical fiber was connected to the laser and was inserted into a rotating tube at 37°C, containing 0.5-1 ml cell suspension of 5×10^6 cells/ml. The light intensity at the output of the fiber connected to the He-Ne laser was 7 mW to 8 mW.

Calcium Uptake

Uptake of $^{45}Ca^{2+}$ was determined by the filtration technique.

Results

Effect of 630 nm He-Ne laser irradiation on in vitro fertilization and Ca^{2+} uptake

Sperm cells irradiated with 630 nm He-Ne laser were able to enhance the fertilization rate as compared to the control (Table 1). This enhancement was found to be irradiation time dependent (from 1 min to 10 min), with maximum of 37% (from 56.5, 3.9% to 77.2, 1.1%) enhancement after 5 min irradiation. The effect of light on Ca^{2+} uptake by the spermatozoa is shown in Fig. 1. The increase in Ca^{2+} uptake was found to be irradiation time dependent (from 1 min to 10 min) up to a 2.8-fold increase after 10 min irradiation.

The effect of activated oxygen scavengers on in vitro fertilization and Ca^{2+} uptake

It is known from other cells that laser irradiation stimulates the production of reactive oxygen species (ROS). In order to determine whether ROS are involved in the increase in the fertilization rate and Ca^{2+} uptake previously described, sperm cells were treated with ROS scavengers superoxide dismutase (SOD) or catalase prior to mixing with the eggs or determination of Ca^{2+} uptake. SOD (100 u/ml) caused a 30% increase (from 56.3% to 73.3%) in the fertilization rate, as compared to the control (Table 2). Catalase (1 ku/ml) induced a 24% and 36% reduction in the fertilization rate (from 56.3% to 45.3% and from 74.2% to 54.4%) in the control and irradiated cells respectively.

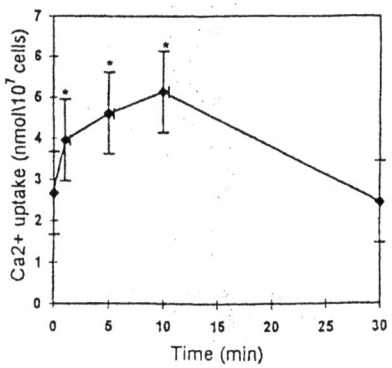

Fig. 1. The effect of light on Ca uptake bymouse spermatozoa

Table 1. Influence of 633 nm HeNe laser (7 mW) on the fertilizing capacity

Time of irridiation	% Fertilization
0	56.5 x 3.9
1 min	72.5 x 0.5*
3 min	74.1 x 1.3*
5 min	77.2 x 1.1*
10 min	74.7 x 4.1*

Table 2. Effect of SOD on fertilizing capacity of mouse spermatozoa

Treatment	% Fertilization
Control	56.3 x 3.7
633 nm, 10 min	74.2 x 3.1*
Control + SOD (100 µg/ml)	73.3 x 2.9*

Table 3. Effect of SOD on fertilizing capacity of mouse spermatozoa

Treatment	n	% Fertilization
Control	5	56.4 ± 3.2
630 nm irradiation, 10 min	4	74.5 ± 3.9*
Control + H^2O^2 5µM	3	67.1 ± 4.2*
Control + H^2O^2 50µM	5	66.9 ± 5.4*
Control + H^2O^2 500 mM	3	72 ± 8.1*
Control + H^2O^2 5 mM	3	57.5 ± 1.1
630 nm irradiation + H^2O^2 50 µM	3	65.7 ± 4.2*

* px o.05 compared to the control.

The involvement of SOD or catalase in Ca^{2+} transport was tested employing Ca^{2+} uptake experiments (Fig. 2). SOD (100 u/ml) was found to induce a 2.7-fold stimulation in Ca^{2+} uptake. Catalase (1 ku/ml) treatment resulted in 20% inhibition in Ca^{2+} uptake in the control cells and in almost complete inhibition (80%) of the stimulatory effect of light on the Ca^{2+} uptake.

Direct effect of hydrogen peroxide on in vitro fertilization
Accumulatively, the previously described data suggest that the elevation or the reduction in hydrogen peroxide concentration by SOD or catalase respectively, result in an increase or a decrease in the fertilizing capability of the sperm cells via Ca^{2+} dependent pathway.

A bolus addition of various concentrations of hydrogen peroxide induced a dose dependent increase in the fertilization rate, up to a 29% increase (from 56.4% to 72%) in the presence of 500 mM hydrogen peroxide (Table 3).

Discussion

Laser irradiation has been shown to induce changes in intracellular Ca^{2+} concentrations in macrophages [23], fibroblasts [14], and spermatozoa from ram [8, 9] and bull [15]. In the present study laser irradiation of mouse spermatozoa increased the Ca^{2+} uptake by 2.8-fold (Fig. 1) and concomitantly enhanced by 37% the capability of these cells to fertilize metaphase II-arrested eggs in vitro (Table 1). The correlation between the results of Ca^{2+} uptake and the fertilization experiments suggest that laser irradiation stimulates fertilization via mechanism involving Ca^{2+} influx.

Recent studies have demonstrated production of ROS in response to light irradiation [12]. The mammalian spermatozoon is characterized by a capacity to generate superoxide anion and hydrogen peroxide, using NADPH oxidase and SOD successively [3, 4, 10, 11]. Stimulated ROS generation was also found to be associated with the enhancement of tyrosine phosphorylation in human spermatozoa [3]. In this study, a causative role for hydrogen peroxide was suggested by the inhibitory effect of catalase on the enhanced levels of fertilization and Ca^{2+} uptake, induced by light (Fig. 2). The stimulatory effect of light on Ca^{2+} uptake and fertilization rate was impaired by the concomitant presence of catalase. In contrast, the addition of exogenous SOD induced a significant increase in both Ca^{2+} uptake and fertilization rate. The fact that laser irradiation concomitant with SOD treatment did not induce further stimulation neither in Ca^{2+} uptake nor in the fertilization rate, suggests that both these factors exert their effect via the same pathway. The lack of catalase in the sperm cells [22] makes the accumulation of hydrogen peroxide generated by SOD possible. The suppressive effect of catalase together with the stimulatory effect of SOD on the response of mouse spermatozoa to laser irradiation indicate hydrogen peroxide as the probable active molecule, causing the dramatic changes in sperm cells fertilizing capability. Therefore, the influence of direct exposure of the sperm cells to exogenous hydrogen peroxide was tested, and found to induce a significant increase in the fertilizing capacity (29%) of the sperm cells (Table 3).

The results obtained in the present study indicate that 630 nm He-Ne laser irradiation is associated with the stimulation of ROS generation by the spermatozoa, leading to enhancement of their fertilizing capability. It appears that light treatment stimulates in a Ca^{2+} dependent manner the generation of superoxide anion, which is converted by endogenous SOD to hydrogen peroxide, consequently accumulated, due to the paucity of catalase in the sperm cells. The functional changes induced by altering the redox status of the spermatozoa may lead to the enhancement of protein thyrosine phosphorylation [3] by mechanism that has yet to be elucidated.

In summary, our results indicate that hydrogen peroxide is involved in the cascade of biochemical events, that transform the light signal into a biological response. The understanding of the stimulatory effect of light on the fertilizing ability of spermatozoa may have considerable biological and clinical significance.

References

1. Aitken J. (1995) Mechanisms and prevention of lipid peroxidation in human spermatozoa. Human sperm acrosome reaction. Colloque INSERM 1995 236: 339-353
2. Aitken R, Clarkson J, Fishel S. (1989) Generation of reactive oxygen species, lipid peroxidation, and human sperm function. Biol Reprod 40: 183-197
3. Aitken RJ, Paterson M, Fisher H, Buckingham DW, Van Duim M. (1995) Redox regulation of tyrosine phosphorylation in human spermatozoa and its role in the control of human sperm function. J Cell Sci 108: 2017-2025
4. Alvarez JG, Storey BT. (1984) Lipid peroxidation and the actions of superoxide and hydrogen peroxide in mouse spermatozoa. Biol Reprod 30: 833-841
5. Babcock DF, Pfeiffer DR. (1987) Independent elevation of cytosolic Ca^{2+} and pH of mammalian sperm by voltage dependent and pH sensitive mechanisms. J Biol Chem 262: 15041-15047
6. Bize I, Santander G, Cabello P, Driscoll D, Sharpe C. (1991) Hydrogen peroxide is involved in hamster sperm capacitation in vitro. Biol Reprod 44: 398-403
7. Boulton M, Marshall J. (1986) He-Ne laser stimulation on human fibroblast proliferation. Lasers Life Sci 1: 125-134
8. Breitbart H, Cohen N, Friedmann H, Lubart R. (1995) Changes in calcium transport in mammalian sperm mitochondria and plasma membrane due to 633 nm and 780 nm irradiation. Barcelona.
9. Breitbart H, Levinshal T, Cohen N, Friedmann H, Lubart R. (1996) Changes in calcium transport in mammalian sperm mitochondria and plasma membrane irradiated at 633 nm (HeNe laser). J Photochem Photobiol B Biol 34: 117-121
10. Holland MK, Alvarez JG, Storey BT. (1982) Production of superoxide and activity of superoxide dismutase in rabbit epididymal spermatozoa. Biol Reprod 27: 1109-1118

11. Holland MK, Storey BT. (1981) Oxygen metabolism of mammalian spermatozoa. Generation of hydrogen peroxide by rabbit epididymal spermatozoa. Biochem J 198: 273-280
12. Karu T. (1988) Molecular mechanism of therapeutic effect of low intensity laser irradiation. Lasers Life Sci 2: 53-74
13. Karu TI, Ryabykh TP, Fedoseyeva GE, Puchkova NI. (1989) Helium-Neon laser induced respiratory burst of phagocytic cells. Lasers Surg Med 9: 585-588
14. Lubart R, Friedmann H, Grossman N. (1995) Light induced Ca^{2+} influx into skin cells. Barcelona.
15. Lubart R, Friedmann H, Levinshal T, Lavie R, Breitbart H. (1992) Effect of light on calcium transport in bull sperm cells. J Photochem Photobiol B Biol 15: 337-341
16. Lubart R, Wollman Y. (1991) Effects of visible and near infra-red lasers on cell cultures. J Photochem Photobiol B Biol 12: 305-310
17. Riley JCM, Behrman HR. (1991) Oxygen radicals and reactive oxygen species, lipid peroxidation, and human sperm function. P S E B M 198: 781-791
18. Rochkind S, Barrnea L, Razon N, Bartel A, Schwartz M. (1987) Stimulatory effect of He-Ne low dose laser on injured sciatic nerves of rats. Neurosurgery 20: 843
19. Rochkind S, Lubart R. (1990) Central nervous system transplantation benefitted by low level laser irradiation. SPIE 1200: 301
20. Schwartz M, Doron A, Erich M, Lavie V, Benbasat S, Belkin M, Rochkind S. (1987) Effects of low-energy He-Ne laser irradiation of posttraumatic degeneration of adult rabbit optic nerve. Lasers Surg Med 7: 51
21. Van Breugel HHFI, Bar PR. (1993) He-Ne laser irradiation affects proliferation of cultural rat Schwann cells in a dose dependent manner. J Neurocytol 22: 185-190
22. Yanagimachi R. (1994) Mammalian fertilization. In: Knobil E, Neil JD, eds The Physiology of Reproduction. Raven Press, New York pp 189-318
23. Young SR, Dyson M, Bolton P. (1990) Effect of light on calcium uptake by macrophages. Laser Ther 2: 53-57

Experimental Imunological Study with Radiological Application of Low Power Laser

Mester A. R., * Nagylucskay S. Mako E., ** Hoffmann G., ** Serenyi M.
Semmelweis University of Medicine, Department of Radiology and Oncotherapy, National Laser Therapy Center
*Institute of Hygiene and Epidemiology
**Research Institute for Technical Physics of the Hungarian Academy of Sciences
  Budapest, Hungary

Summary
Aim of the study was to compare different wavelength laser immunological reactions.

Methods: Lymphocytes of patients suffering of severe crural ulcers were separated. from peripheral blood. The HeNe laser, as gold standard, and laser diodes irradiation 1219 nm (Research Institute for Technical Physics of the Hungarian Academy of Sciences), 830 nm, 690 nm and 670 nm (all the tree Lasotronic AG) were compared with full spectrum light. The samples were irradiated with 1 Joule/cm², 2 Joule/cm²,. and 3 Joule/cm² doses. Living cell ration was measured. Lymphocyte activation by spontaneous E - rosette formation was measured. For the T, B, "0" lymphocytes and TH / TS typisation direct immunfluorescence procedure was applied. The Migration Inhibition Test was investigated as self migration: without antigen).

Results: Laser irradiation with all of the wavelength provoked changes - versus control, non irradiated lymphocytes.
   Living cell's ration - and the laser induced changes were independent. All wavelength had influence on the immune competent cells. In case of "0" lymphocytes (NK cells), in case of the activated lymphocytes, and in case of migration inhibition test the Visible and Infra Reds were all effective, (maximal effect with 3 Joule/cm²). The increase/decrease direction was wavelength dependent.

Conclusion: The experiments proved dose dependent radio-biological effects of the 1219 nm, 830 nm, 690 nm, 670 nm and 632,8 nm lasers on lymphocytes function. The laser/versus daylight lymphocyte reactions are different, after irradiation by different laser wavelength. These data suggest, that the action mechanism is not the same with each wavelength.

   Radiological Application of Low Power Laser on one hand is the imaging–controlled *low power interstitial therapy* (1 - 2 W) of tumors in the parenchymal organs, and on the other hand external therapy application of non - *thermal low power* (5 - 50 mW) irradiation for biostimulation. In the first case there is a measurable thermal change, controlled up to 42 – 52 °C to damage hypovascularised malignant rather, than normal cells.

In case of *biostimulation*, only minimal thermal changes can be registered, in the range under 0.5 °C. The provoked biological laser effects in these case are independent of this minimal thermal energy. Equal laser energy and it's thermal equivalent or conventional (full spectral, non coherent, non polarized diffuse) light effects are different: only laser can increase the cellular biological activity, and the daylight or diffuse artificial, or thermal heating — with similar energy deposition — has no effects.

Monochromatic, coherent, non polarized laser (Ruby laser, or HeNe/Argon ion laser through light guide) have stimulatory effect.

Polarization itself, if non-monochromatic, non-coherent light was less effective, but stimulates the biological activity too.

Coherent– monochromatic–polarised laser is the maximal effective.

The range of *1 - 4 Joule/cm²* incident energy density results local and systemic immunological effects. (Locally leukocytes, T and B lymphocytes and NK cells showed dose related stimulation / inhibition. Systemic IgG, IgA, complement changes were significant).

Aim of the present study was to compare different wavelength laser immunological reactions.

Methods

Lymphocytes of patients suffering of severe crural ulcers were separated (sedimentation in gelatin, centrifugation, washing) from their peripheral blood.

HeNe laser (632,8 nm) and laser diodes were used: 1219 nm *(Research Institute for Technical Physics of the Hungarian Academy of Sciences)*, 830 nm (*Lasotronic AG*) and 690 nm all the tree had 30 mW power. The 670 nm (*Lasotronic AG*) had 10 mW power. (To get the same photon density the total irradiation time was 3 times longer, and the spot area was 3 times smaller during the irradiation by smaller divergence).

The *control* lymphocytes got daylight exposition only, with the similar procedure.

The samples were irradiated with 1 Joule/cm², 2 Joule/cm²,. and 3 Joule/cm² doses. *Living cell ration* was measured by trypane - blue uptake. *Lymphocyte activation* by spontaneous E - rosette formation (sheep's erythrocytes 5 %, incubation time 30" on temperature 37°C) was measured. For the T, B, "0" lymphocytes and T_H / T_S typisation direct immunfluorescence procedure (iso-tio-cyanate labeled monospecific immunsera, surface marker presentation) was applied. The Migration Inhibition Test was investigated in Parker-199 medium (only the self migration: without antigen).

Results

Changes after laser irradiation with 1219 nm, 830 nm, 690 nm, 670 nm, and 632.8 nm were detected - versus control (day-light exposed) lymphocytes.

These changes were *not parallel* with the changes in the ration of living cells. All the five wavelength had influence on the immune competent cells. In case of "0" lymphocytes (these group contains NK = natural killer cells) the 1219 nm, 690 nm, 670 nm and 662.8 nm were more effective (maximal effect with 3 Joule/cm^2), than 830 nm.

The *activated lymphocytes* changed, as a consequence of laser irradiation: 690 nm, 670 nm and 632.8 nm decreased, but both 1219 nm and 830 nm increased it.

Migration Inhibition test's standard deviation was the smallest in these study. All five wavelength had migration inhibition increasing effect, 632.8 nm was the most effective. In these case the 2 Joule/cm^2 had maximal effect. Other interesting reaction was, that the 830 nm and 1219 nm dose - effect relation was in the opposite direction.

Discussion

The experiments are not yet finished, but informative enough for comparative evaluation. There is no doubt about dose dependent radiobiological effects of laser irradiation by the 1219 nm, 830 nm 690 nm, 670 nm and HeNe wavelength on lymphocytes.

The ration of living cells was not parallel with changes after laser irradiation, these means, the effect of laser was not a simple damaging effect, (as it is the case in laser thermal effects). Living cell's ration - and the laser induced changes were independent. All wavelength had influence on the immune competent cells. In case of "0" lymphocytes (NK cells), in case of the activated lymphocytes, and in case of migration inhibition test the Visible and Infra Reds were all effective, (maximal effect with 3 Joule/cm^2). The increase/decrease direction was wavelength dependent. The different direction of cellular activity could be a result of different target molecules in the cell. Visible light photons act on the cell-membrane, and influences the endogenous porphyrin. The infra red photons reach the mitochondria, and influence the sugar metabolism *(Lubart)*.

In case of the migration inhibition test the standard deviation was the smallest, so these experiment — being is strong connection with antiinflammatory effect of laser irradiation has a special importance, while this can be a basic mechanism to explain the clinical observations of successful decrease of inflammation in cases of eczematous wounds and inflammatory joint diseases.

Conclusion

The effectiveness and non parallel reactions of irradiation by different laser wavelength supports the experimental data, that the action mechanism is complex. The differences in clinical observations with different laser wavelength are more, than a simple penetration depth dependence.

References

Lubart R, Wollman Y, Friedmann H, Rochkind S, Laulicht I: Effects of visible and near-infrared lasers on cell cultures, J-Photochem-Photobiol-B. 1992 Feb 28; 12 (3): 305-10

Mester E., Nagylucskay S, Döklen A, Tisza S.: Laser Stimulation of Wound Healing II. Immunological Test, Acta Chir. Acad. Sci.Hung., 1976, 17: 49 - 55

Mester E., Nagylucskay S, Tisza S., Mester A.:Neuere Untersuchungen über die Wirkung der Laserstrahlen auf die Wundheilung - Immunologische Effekte Z. Exper. Chirurg. 1977, 10: 301-306

Mester E., Nagylucskay S, Tisza S., Mester A.: Wirkung der direkten Laserbestrahlung auf menschliches immunokompetente Zellen, Laser Elektrooptik 1977, 9: 40 - 41

Mester E., Nagylucskay S, Tisza S., Mester A.: Neuere Untersuchungen über die Wirkung der Laserstrahlen auf die Wundheilung. Immunologische Aspekte, (in:) LASER'77 Optoelectronics Conf. Proceedings (ed. W. Waidelich): pp. 490- 500

Mester E., Nagylucskay S, Waidelich W., Tisza S., Haina D., Mester A.: Auswirkungen direkter Laserbestrahlung auf Menschliche Lymphocyten 1978, Arch. Dermatol. Res. 1978, 19: 163 - 170

Biomodulation des Mitoseindex unterschiedlicher Zelltypen nach Bestrahlung mit unterschiedlichen Laserwellenlängen

R. Sroka [1], C. Fuchs [1], M. Schaffer [2], U. Schrader-Reichard [2], M. Busch [2], T. Pongratz [1], R. Baumgartner [1]

[1] Laser-Forschungslabor, Urologische Klinik, Ludwig-Maximilians-Universität, München, Germany
[2] Radiologische Strahlentherapie, Ludwig-Maximilians-Universität, München, Germany

Abstrakt
Die Low Level Laserlicht Therapie (LLLT) wird seit langem sowohl klinisch als auch präklinisch eingesetzt, um Zellfunktionen zu verändern, Schmerzen zu verringern oder Heilungsprozesse zu beschleunigen. Das Proliferationsverhalten von normalen und tumorösen Zellen wurde nach Bestrahlung in Abhängigkeit der Wellenlänge und der applizierten Gesamtenergie unter reproduzierbaren Bedingungen ermittelt. Es wurden sowohl stimulierende als auch inhibierende Effekte zellspezifisch an den Zellen bestimmt. Somit sollte der Begriff Biostimulation durch Biomodulation ersetzt werden, um beiden auftretenden Effekten gerecht zu werden. Vor einer klinischen Anwendung sollte der Aspekt der zellspezifischen Reaktion eingehend untersucht werden.

Einleitung
Zur Behandlung unterschiedlichster Erkrankungen sollen in den letzten Jahren erstaunliche Ergebnisse durch oberflächliche Bestrahlung bei sehr niedriger Leistungsdichte (LLLT) erzielt worden sein [2]. Die angegebenen Indikationslisten sind umfangreich und liegen vor allem auf dem Gebiet der beschleunigenden Wundheilung und der Behandlung rheumatischer Krankheiten [2]. Eine Beurteilung der Effekte der LLLT ist jedoch schwierig, oft fehlen komplette Angaben zu den Bestrahlungsmodalitäten. Um einen Beitrag zum Verständnis der LLLT zu leisten, wurde das Proliferationsverhalten von normalen und tumorösen Zellen nach Bestrahlung unter reproduzierbaren Bedingungen ermittelt.

Material und Methoden
Der Einfluß von Laserlicht auf den Mitoseindex wurde an folgenden Zellkulturen untersucht: C2: Skelettmuskelzellen, HCV29: hum. Urothelialzellen, U373: hum. Glioblastomzellen, J82: hum. Urothelkarzinom, ZMK: hum. Plattenepithelkarzinom. Die Zellen wurden unter Standardbedingungen gezüchtet und 24h vor Beginn

der Bestrahlung in 6-well-Titerplatten ausgesäht. Die Bestrahlung erfolgte in einer temperaturstabilisierten Zellkultur-Bestrahlungseinheit [4] unter reproduzierbaren Bedingungen, homogener Ausleuchtung und mit einer Bestrahlungsstärke von 10 mW/cm². Die applizierte Energie betrug 2 bis 20J/cm². Für die Wellenlängenabhängigkeit wurde jeweils Laserlicht der Wellenlängen λ = 410, 488, 630, 635, 640 und 810 nm den Zellen zugeleitet. Die Mitoserate wurde mit Hilfe der Orcein-Färbung von Chromosomen 24 h nach Bestrahlung der Zellen bestimmt. Die Auswertung des Einflusses der Bestrahlung erfolgte jeweils relativ zu den Kontrollen.

Ergebnisse

Die Ergebnisse dieser Untersuchungen zeigen, daß die Mitose von Zellen durch Licht sowohl gesteigert, inhibiert als auch nicht beeinflußt werden kann. Diese Effekte sind zellspezifisch und hängen zellindividuell von der eingestrahlten Wellenlänge ab. In Abb.1 ist die Wellenlängenabhängigkeit dieses Effekt bei jeweils 4J/cm² applizierter Energie für die untersuchten Zelltypen dargestellt. Es wird deutlich, daß für einige Zelllinien eine deutliche Erhöhung des Mitoseindex auftritt, während für andere eine Inhibition oder Stagnation zu erkennen ist. Die Wellenlängenabhängigkeit spiegelt auch das Aktionsspektrum dieses Prozesses wieder, was Hinweise über den möglichen initialen Absorber zuläßt. Aufgrund der Absorptionsspektren von Prophyrinen und Cytochromen kann angenommen werden, daß sie als initiale Absorber zu dem biomodulativen Effekt beitragen [1, 3, 5].

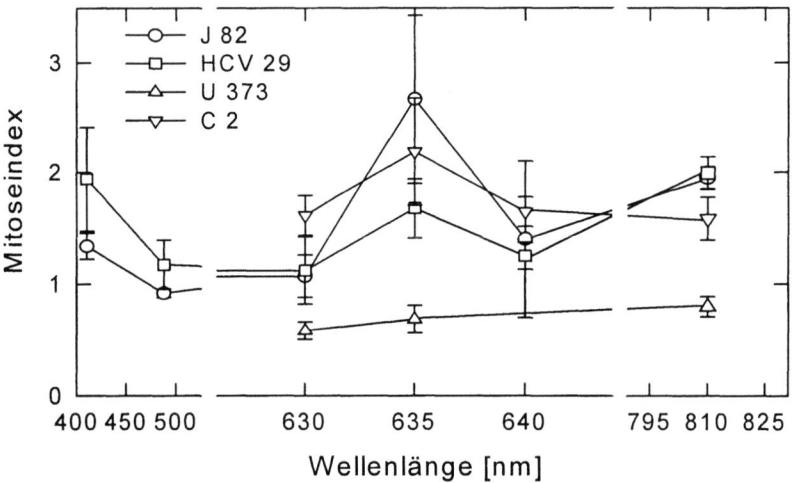

Abb.1. Wellenlängenabhängigkeit des Mitoseindex für die unterschiedlichen Zelllinien 24 h nach Bestrahlung mit 4J/cm².

Diskussion

Aus dieser Untersuchung wird deutlich, daß die LLLT an Zellen nicht nur stimulierende sondern auch inhibierende Auswirkungen hat. Demzufolge sollte der Begriff Biostimulation zukünftig durch Biomodulation ersetzt werden. Ferner konnte gezeigt werden, daß sowohl Normal- als auch Tumorzellen diesem Prozess unterliegen, der jeweils von der Wellenlänge abhängt [1]. Als mögliche initiale Absorber kann eine Photoaktivierung mitochondrialer Porphyrine oder Cytochrome angenommen werden [1, 3, 5]. Vor einer klinischen Anwendung sollte der Aspekt der zellspezifischen Reaktion eingehend untersucht werden.

Literatur

1. Battle A.M. del C. Porphyrins, porphyrias, cancer and photodynamic therapy - a model for carcinogenesis. J Photochem Photobiol B. Biol, 12 (1992) 305-310
2. Basford J.S. Low intensity laser therapy: still not an established clinical tool. Las Surg Med 16 (1995) 331-342
3. Kato M., Shinzawa K., Yoshikawa S. Cytochrome oxidase is a possible photoreceptor in mitochondria. Photochem Photobiophys 2 (1981) 263-269
4. Knappe A., Beyer W., Riesenberg R., Schneede P., Sroka R., Unsöld E., Valet G. Computergesteuerte Laserbestrahlungseinheit für Untersuchungen lichtinduzierter Prozesse an Zellkulturen. Biomed Technik 40 (1995) 272-275
5. Lubart R., Malik Z., Rochkind S., Fisher T. A possible mechanism of low laser living cell interaction. Laser Therapy 2 (1990) 65-68

Psychophysikalische Untersuchungen temperatur- und schmerzempfindlicher Nerven der Haut mit einem computergesteuerten CO_2-Laser-Reizsystem

Th. Halldorsson [1], R. Hölzl [2], D. Kleinböhl [2], D. Schellberg [2] und A.S. Wagner [2]
[1] Daimler Benz AG Ottobrunn, Abt. Forschung und Technik, D-681663 München
[2] Otto-Selz-Institut f. Klin. Psychophysiologie, Universität Manheim,
 D-68131 Mannheim

Im Rahmen eines medizintechnischen Entwicklungsprojektes wurde ein experimentelles CO_2-Laser-Reizsystem entwickelt, mit dem unterschiedliche experimentelle Reizmodelle im Bereich der Grundlagenforschung (Neuropsychologie) und in der klinischen Diagnostik (Neurologie, Schmerzdiagnostik) realisiert werden können (THON, 1995). Eine Reihe von psychophysikalischen Verfahren erlauben die Untersuchung von Wärme- und Hitzeschmerzsensibilität der Haut (A, C-Fasern), Schmerzempfindlichkeit und Sensibilisierungsneigung in der Diagnostik chronischer Schmerzen sowie die Charakterisierung zentralnervöser Verarbeitung von schmerzhaften Reizen. Das System erlaubt durch eine sensorgeregelte Laserbestrahlung mittels berührungsfreier Temperaturmessung die flexible Anwendung von a) phasischen Reizmodellen (kurze Reize mit schnellem Anstieg) für die Messung evozierter Hirnpotentiale als auch b) tonischer Reizmodelle (zeitlich ausgedehnte Reize im Minuten- bis Stundenbereich) zur Untersuchung von Schmerzsensibilität und Sensibilisierungsneigung. Die Funktionen der Anordnung wurden in verschiedenen Pilotstudien geprüft; eine Studie zum phasischen Reizmodell ist hier referiert.

Fragestellung
In einer ersten Validierung phasischer Reizmodelle wurden die hirnelektrischen Reaktionen nicht-schmerzhafter und schmerzhafter cutaner Laserreize in Beziehung zu Kennwerten der psychometrischen Funktion (Reiz-Reaktionsfunktion) untersucht. Obwohl eine Vielzahl experimenteller Studien über die hirnelektrischen Reaktionen auf schmerzhafte Laserreize existieren, werden in der Mehrzahl dieser Arbeiten nur wenige Reizstärken untersucht, was keine genauere Analyse der psychometrischen Funktion erlaubt (z. B. BROMM & TREEDE, 1991; GIBSON ET AL., 1991; u. a.). Wir untersuchten deshalb die Beziehung zwischen der psychometrischen Funktion schmerzhafter und nicht-schmerzhafter Strahlungshitzereize und Kennwerten des Laser-Evozierten-Potentials (LEP) in einem weiten Intensitätsbereich um die Schmerzschwelle. Außerdem versuchten wir die aus einer älteren Studie mit Kontaktreizverfahren bekannte Eigenheit der psychometrischen Funktion zu replizieren, die in einem steilen Verlauf der Funktion oberhalb der Schmerzschwelle bestand

(Lautenbacher, Möltner, Strian, 1992). Die Fragestellungen der Studie waren im einzelnen: (1) Gibt es spezifische LEP-Komponenten, welche die subjektive und/oder physikalische Reizstärke abbilden, (2) können über diese LEP-Komponenten Eigenschaften der psychometrischen Funktion abgebildet werden und (3) können nichtschmerzhafte und schmerzhafte Reize über kortikale Reaktionen unterschieden werden?

Methodik
Bei gesunden Probanden (15) mit normaler Temperatur- und Schmerzwahrnehmung wurden mit dem CO_2-Laser-Reizsystem phasische Strahlungshitzereize bei unterschiedlicher Reizstärke im Innervationsgebiet des N. radialis der rechten Hand appliziert.

a) Exp. Prozedur 1: Die subjektive Schmerzschwelle wurde verbal als "erste Schmerzempfindung" definiert und individuell mit einer aufsteigenden Serie von Reizen bestimmt. Für die LEP-Messung wurden dann fünf Reizstärken äquidistant ($\Delta I = 2.5$ mJ/mm^2) um diese Schwelle gruppiert (2 nicht-schmerzhafte Reize, 1 schwellennaher Reiz, 2 schmerzhafte Reizstärken).

b) Exp. Prozedur 2: Bei der LEP-Messung wurden die 5 Reizstärken jeweils 30 mal in randomisierter Abfolge dargeboten. Im Verlauf des Experiments wurden demnach 150 nicht-schmerzhafte und schmerzhafte Reize appliziert, mit einer Reizdauer von je 100 ms und einem kreisförmigen Stimulationsareal auf der Haut (4 mm). Eine subjektive Größenschätzung jedes Reizes wurde vom Probanden auf einer Visuellen Analogskala (VAS) vorgenommen. Das Elektroenzephalogramm (EEG) wurde an fünf Elektrodenpositionen (C3, C4, Cz, T3, T4) entsprechend dem internationalen 10-20 System gemessen. Die analogen Signale (Zeitkonstante 10 sec; Tiefpass 40 Hz) wurden mit 128 Hz digitalisiert. Eine off-line Korrektur der Augenartefakte (EOG) erlaubte die Verwendung von nur 30 Reizen für die Mittelung in jeder Reizklasse.

Ergebnisse
Im Vergleich zu anderen Studien mit Laserreizung waren die Schmerzschwellen in diesem Experiment etwas erhöht, was an der unterschiedlichen verbalen Beschreibung der Schmerzschwelle liegen könnte (Tab. 1). In den zitierten Studien wird eine erste, "nadelstichartige Empfindung" als Schwelle definiert, die normalerweise schon bei geringerer Reizstärke als die in der vorliegenden Studie verwendete "erste Schmerzempfindung" auftritt. Die mittleren Einschätzungen der Reize auf der VAS nahmen monoton mit der Reizstärke zu (Abb. 1) und unterscheiden sich hochsignifikant ($p < 0.001$) für die 5 Reizklassen. Die physikalischen Reizstufen werden demnach sehr gut in der subjektiven Einschätzung diskriminiert. Die individuellen Korrelationen zwischen Reizstärke und VAS waren bei allen Probanden signifikant ($p < 0.01$).

Tab. 1. Schmerzschwellen und Reizparameter verglichen mit anderen Studien

Schmerz-schwelle [mJ/mm²]	Reiz-dauer [ms]	Reiz-durchmesser [mm]	ISI [s]	Filter EEG [Hz]	Studie
10.1	20	5	10-30	0.1-70	Bromm & Treede, 1991
12.1	33-66	5	20-40	0.5-70	Gibson et al., 1991
12.9	10	2	3	0.5-30	Kakigi & Shibasaki 1991
16.2	100	4	4-16	0.16-40	Kleinböhl et al., 1997

Die psychometrische Funktion konnte analog dem Vorgehen von LAUTENBACHER ET AL. (1992) mit zwei linearen Regressionsgeraden, die sich in der Schmerzschwelle schneiden, angepasst werden. Eine erhöhte Empfindlichkeit für schmerzhafte Reize zeigte sich in einem signifikant größeren Steigungsparameter der Regression oberhalb der Schmerzschwelle (Abb. 1).

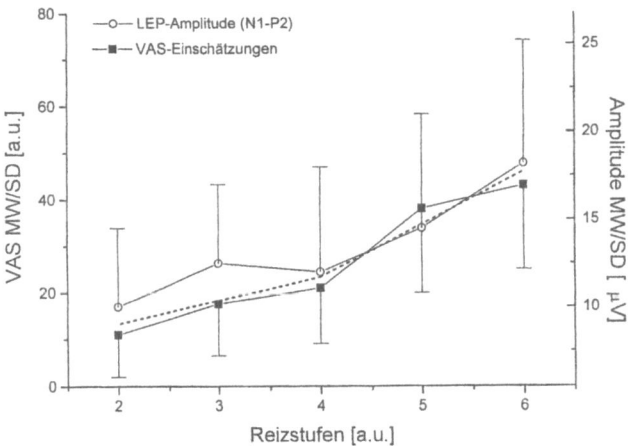

Abb.1. Psychometrische Funktion auf Basis der subjektiven Einschätzungen (VAS) und Reiz-Reaktionsfunktion auf Basis von LEP-Komponenten (N1-P2)

Die typische Morphologie der LEP-Komponenten (N1 = N240, N2 = N380, P1 = P180, P2 = P380) wurde reproduziert, wobei im Vergleich zu anderen Studien Latenzverzögerungen aufgrund der vergleichsweise hohen Reizdauer beobachtet wurden (Tab. 2; Abb. 2). Die mittleren Spitze-Spitze-Amplituden der ausgeprägtesten LEP-Komponenten (N240-P380) bei den verschiedenen Reizklassen hingen eng mit subjektiver Größenschätzung und physikalischer Reizstärke zusammen und zeigten einen parallelen Verlauf zur psychometrischen Funktion (Abb. 1).

Tab. 2. Parameter Laser-Evozierter-Potentiale

Intensität [mJ/mm²]	Dauer [ms]	Latenz MW±S.D. [ms]		Amplituden MW±S.D. [µV]		Studie
		N240	P380	N240	P380	
ca. 15	20	249 ± 19	391 ± 28	5.5 ± 5.2	17.4 ± 7.3	Bromm & Treede, 1991
ca. 24	33-66	277 ± 45	400 ± 45	12.1 ± 9.0	25.0 ± 7.0	Gibson et al., 1991
18-20	10	240 ± 27	335 ± 21	2.1 ± 1.2	6.7 ± 3.1	Kakigi et al., 1991
21	100	266 ± 24	459 ± 41	18.3 ± 7.3 [1)]		Kleinböhl et al., 1997

[1)] Amplitude N1-P2 (N240 - P380

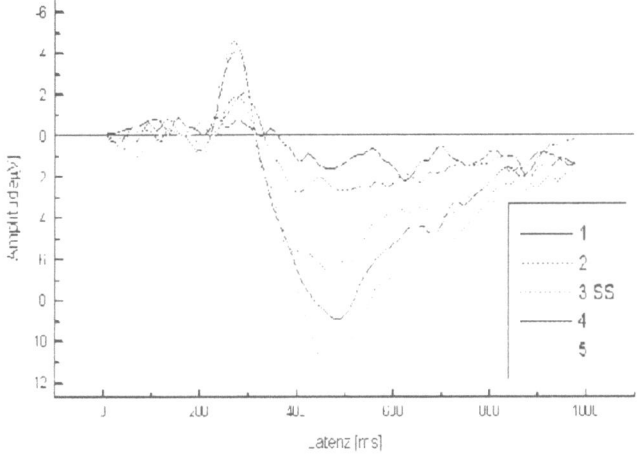

Abb. 2. "Grand-Averages" des LEP an Cz in den Reizstärkeklasse (SS = Schmerzschwelle)

Eine Reklassifikation schmerzhafter und nicht-schmerzhafter Reize gelang mit hoher Sicherheit auf Basis von nur wenigen LEP-Komponenten (Abb. 2). Sowohl physikalische Reizstärke als auch subjektive Einschätzung hatten einen zunehmenden Einfluß auf verschiedene Spitze-Spitze Amplituden des Potentials (P1-N1, N1-N2, N1-P2) sowie auf einige Latenzen (P1, N1).

Schlußfolgerungen
(1) Physikalische Reizeigenschaften als auch subjektive Empfindung werden in Amplituden und Latenzen des LEP abgebildet. (2) Phasische Strahlungshitzereize erge-

ben psychometrische Funktionen, deren Kennwerte im LEP objektivierbar sind. (3) Schmerzhafte und nicht-schmerzhafte Reize können durch Komponenten des LEP unterschieden werden.

Literatur

Bromm, B., Treede, R. D. (1991). Laser-evoked cerebral potentials in the assessment of cutaneous pain sensitivity in normal subjects and patients. RevueNeurologique Parisienne, 147(10), 625-643.

Lautenbacher, S., Möltner, A., Strian, F. (1992). Psychophysical features of the transition from pure heat perception to heat pain perception. Perception & Psychophysics, 52(6), 685-690.

Thon, H. (1992). Untersuchungen und Verbesserung eines experimentellen, sensorgesteuerten Laser-Thermostimulationsaufbaus. Zwischenbericht zu 'Thermolas' der FG Klin. Psyphys.. Diplomarbeit, Fachhochschule München, Fachbereich 06.

Psoriatic Arthritis Treatment with Low Power Laser Irradiation. Double blind Clinical Study

J. Ortutay, E. Koó, *A. Mester
National Institute of Rheumatology and Physiotherapy
*Semmelweis Medical University, Department of Radiology and Oncotherapy, National Laser Therapy Center, Budapest

Aim of the study was to evaluate the therapy effects of laser irradiation in patients with psoriatic arthritis.

Material and Methods: 15 patients, 11 men and 4 women, average age 50,5 years, were treated, who fulfilled the diagnostic criteria of Moll and Wright for psoriatic arthritis. Erythrocyte sedimentation rate, hemoglobin- and C-reactive protein levels were detected as laboratory activity signs, psoriasis area and severity index (PASI) was registered for the activity of the skin disease and Ritchie index for the activity of the joint disease. In the 1st group 48 joints of 8 patients were treated with 820 nm infrared GaAlAs diode laser, in the 2nd group 47 joints of 7 patients got similar procedure, by placebo dummy equipment (both manufactured by Lasotronic/Switzerland). Double blind evaluation of the results was applied. The articular motion range, swelling, and tenderness were registered before and after 10 sessions, besides the above mentioned other parameters.

Results: In the 1st (laser treated group) remarkable remission of clinical activity: increasing motion range, decreasing joint stiffness and tenderness was registered in 7/8 cases. Subjective improvement of their complaints was reported by 6/8 patients. Minimal changes of the parameters was observed in 1/8 case at the final evaluation. In the 2nd (placebo group) only 2 patient improved remarkable (this could be a placebo effect), and 5/8 didn't have changes.

Conclusion: Laser irradiation of psoriatic arthritis resulted true improvement in objective clinical and partially in the laboratory parameters, and in the subjective self evaluation of the patients. There was no significant therapy effect in the placebo irradiated control group.

The laser therapy of rheumatoid arthritis is a widely used application. In our double blind, placebo controlled clinical study our aim was to evaluate the effects of low power laser irradiation in patients with another joint disease: psoriatic arthritis.

Psoriatic arthritis is an inflammatory joint disease, associated with psoriasis, with the absence of rheumatoid factor in the serum. It is a member of the seronegative spondarthritis group, together with ankylosing spondylitis, Behcet syndrome, Reiter syndrome, inflammatory bowel diseases (M. Crohn, ulcerative colitis) associated spondarthritis, and reactive arthritis. The clinical characteristics of the joint disease are: the involvement of the distal interphalangeal joints are predominantly, the articular pattern can be poly- or oligoarticular, we often see the involvement of the spine, with sacroiliitis and parasyndesmophytes, radiologically idetified ankylosis (mostly in the sacroiliacal joints), relatively rare arthritis mutilans (mostly in the small joints of the hands and feet) too.

Materials and Methods

Our patients had definitive psoriatic arthritis - for the definition of the disease we used the diagnostic criteria of Moll and Wright - with peripheral or peripheral and axial manifestations of the disease, and remarkable inflammatory activity of the joints selected for treatment. The inclusion and the exclusion criteria are showed on the 1st table. We excluded from the study those, who underwent other active therapy as shown in the table 1.

Table 1. The exclusion and inclusion criteria

The inclusion criteria:	The exclusion criteria:
informed consent	Intraarticular steroid in the treated joints within 1 month
definitive psoriatic arthritis	Physiotherapy of the treated joints within 1 month
and 2 of 5 of the following: pain, tenderness, swelling, effusion, decreased motion range of the joint	Trauma or surgery of the treated joints within 6 months
	Change of systemic drug therapy (DMARD within 6 months, steroid, NSAID within 1 month)

15 patients, 11 men and 4 women were included into the study, the averageage was 50.5 (24-77) years, the duration of their skin disease were 15,13 (2-56) years, the duration of their joint disease were 7,86 (1-20) years. 3 patients had only peripheral, 12 patients had peripheral and axial manifestations of the disease. We selected the patients random into two groups. The first group was treated with a 830 nm infrared GaAlAS diode laser (Lasotronic, Switzerland) with 4 Joule/cm^2 incident energy density into the joint space — by direct skin contact and compression. The other group was treated with a (dummy) placebo equipment, looking quite the same: also made by Lasotronic (for research). We signed the devices with letters "A" and "B", only the leader of the study knew which was the laser. We registered the following parameters before, and after 10 sessions: the psoriasis area and severity index

(PASI), which shows the actually skin status of the whole body (maximum value: 72), the Ritchie index, which shows the tenderness all of the joints (maximum value 90 points), these two indexes give us a general information about the clinical activity. On the treated joints three parameters were measured: articular tenderness (0-3 points), swelling (circumference in mm), range of motion (degrees). As objective parameters of inflammatory activity laboratory data were registered: Haemoglobine (Hgb, mmol/l), erythrocyte sedimentation rate (ESR, mm/h), C-reactive protein (CRP, mg/ml). At the end of the irradiation therapy, the patients and the physician were asked about the results.

Results

Totally 48 joints of 8 patients in the laser group, and 47 joints of 7 patients in the placebo group were treated. We selected those joints with active inflammation, which the laser beam could reach easily (table 2).

Table 2. The treated joints

	Laser group (n = 8)	Placebo group (n = 7)
knee	4	4
ankle	0	0
wrist	2	0
small joints	34	43
of hands	28	43
of feet	6	0
all	48	47

Generally, the laboratory activity parameters had a decreasing tendency in the laser group: the Hgb increased at 2, decreased at 4, no change at 1 patients (1 test was absent), the ESR decreased at 7, increased at 1, no change at 0 patients, the CRP decreased at 4, increased at 3, no change at 1 patients. In the placebo group the Hgb increased at 1, decreased at 2, no change at 4 patients, the ESR decreased at 3, increased at 4, no change at 0 patients, the CRP decreased at 3, increased at 1, no change at 2 patients (1 test was absent). We couldn't observe any changes in the PASI index. after the irradiation neither in the laser, nor in the placebo group. We followed also the psoriatic skin lesions above the treated joints, but during the therapy period they didn't changed.

We could observe remarkable remission of the clinical activity in the laser treated group, in the range of motion (increased at 5, no change at 3 patients), tenderness (decreased at 8, no change at 0 patients), and swelling (decreased at 5, no change at 3 patients). In the placebo group there were less changes: the range of motion increased at 1, no change at 6 patients, tenderness decreased at 3 nochange at 4 patients, swelling decreased at 2, no change at 5 patients (Table 3).

At the final evaluation in the placebo group only 2/7 patients improved remarkable and 5/7 didn't have changes. In the laser group 1/8 patient didn't have improvement, in the other cases: 7/8 subjective and semiobjective parameters improved.

Table 3. Changes in the registered parameters

	Laser group before	Laser group after	Placebo group before	Placebo group after
Range of motion (total in degrees)	385 270 140 470 205 320 160 55	395 410 140 490 205 320 180 75	90 100 480 400 475 200 100	90 100 480 400 490 200 100
tenderness (total in points)	41 5 12 21 15 18 4 2	31 2 8 14 10 16 2 1	3 1 44 16 34 4 4	3 1 41 14 29 4 4
swelling (total circumference in mm)	1163 900 32 857.5 600 657.5 77 390	1138 900 31.5 800 572 635 77 380	460 380 1037 525 1221.5 690 97	430 380 1037 525 1212.5 690 97

Discussion

In the literature there are a lot of studies about the low level laser therapy (LLLT) of rheumatoid arthritis (RA), which show good effects of decreasing inflammatory activity and give remarkable pain relief for the patients. In this study we wanted to evaluate its therapy effect in our patients with psoriatic arthritis. For the double blind, placebo controlled study we selected the patients randomly into the two groups. The selection of the joints for treatment was based on one hand no deeper joints, than the laser penetration, and on the other hand the clinical activity. The registered parameters were objective (Hgb, We, CRP), semiobjective (Ritchie index, PASI index, range of motion) and subjective (pain). Analyzing of the registered data we could observe remarkable positive changes in the laser treated group, and less changes in the placebo group. At the end, asking the patents about the effectivity of the irradiation, in the laser treated group only one patient didn't have improvement, at the others we could register a good therapeutical effect. The two patients in the placebo group, whose complaints and symptoms decreased, could have a placebo effect. Although this is a preliminary report of our study, our data because of the small number of patients were not sufficient for mathemathical analysis.

Conclusion

We concluded, that LLLT of psoriatic arthritis resulted true improvement in clinical parameters, and in the subjective self evaluation of patients too. The laboratory parameters showed less changes. There was no remarkable therapy effect in the placebo irradiated control group. According to the literature — concerning RA, the laser treatment of inflammatory joint diseases is an effective treatment modality in the field of rheumatology without side effects.

References

Cuellar M.L., Espinoza L.R.: Psoriatic arthritis. Current developments J Fla Med Assoc. 1995 May; 82 (5): 338-42

Fredriksson T., Pettersson V.: Severe psoriasis - oral therapy with a new retinoid. Derm 1978. 157.238-41

Gladman, D.D.: Natural history of psoriatic arthritis. Baillieres ClinRheumatol 1994 May; 8 (2): 379-94

Moll, J.M.H., Wright, V.: Familial occurrence of psoriatic arthritis. Ann Rheum Dis 1973. 32, 181,

Ruzicka T.: Psoriatic arthritis. New types, new treatments [editorial] Arch Dermatol 1996 Feb; 132 (2): 215-9

Die Anwendung der Laser-Doppler-Spektroskopie zur Evaluierung der Gewebedurchblutung bei physikalisch-therapeutischen Applikationen

T. U. Schreiber[1] und L. Ott[2]
[1]Institut für Physiotherapie, Klinikum der Friedrich-Schiller-Universität
 D-07740 Jena
[2] D-35463 Fernwald

Laser-Doppler-Spektroskopie
Die Beurteilung der lokalen Durchblutungsverhältnisse ist für den Kliniker ein wesentlicher diagnostischer Baustein, der bei verschiedenen pathologischen Symptomen wie Entzündung, Schmerz oder Ödem von zentraler ätiopathogenetischer Bedeutung ist. Die Erfassung von Durchblutungsänderungen ist insbesondere unter therapeutischem Aspekt interessant.

Als verbreitetes Verfahren zur Messung der lokalen Durchblutung hat sich die Laser-Doppler-Flowmetrie (LDF) etabliert, deren Tiefenauflösung jedoch auf die kutane Mikrozirkulation beschränkt ist. Im Gegensatz dazu stellt die Laser-Doppler-Spektroskopie (LDS) ein optimiertes Meßverfahren dar, das die Erfassung der Durchblutung im Gewebe bis zu einer Tiefe von ca. 7 mm erlaubt (HÜLSER et al. 1993, OTT et al. 1994). Eine optimale Tiefeninformation wird durch die Auswahl der Laserwellenlänge und die lateralen Detektorabstände zum einfallenden Licht erreicht; neuere Geräteentwicklungen erreichen über die Anordnung mehrerer Detektoren neben Tiefenselektivität auch flächenartige Auflösungen der lokalen Durchblutung.

Das Meßverfahren der LDS basiert wie auch bei der LDF auf dem optischen Dopplereffekt. Die Absorption und Streuung von Photonen im Gewebe kann mit Hilfe der Photonentransporttheorie beschrieben werden: Das Photon erfährt an lokalen Streuern entweder eine elastische Reflexion oder wird vollständig absorbiert. Prinzipiell kann das Licht verhältnismäßig tief eindringen, da einerseits Streuungen sehr viel häufiger als Absorptionen auftreten und die Hauptstreurichtung vorwärts gerichtet ist sowie andererseits Absorptionen für Licht der Wellenlängen zwischen 600 nm und 1200 nm im Gewebe gering sind. Sowohl aus theoretischen wie auch experimentellen Betrachtungen ergibt sich eine halbkugelförmige, schalenartige Ausbreitung des Laserlichtes im Gewebe. Laserlicht, welches an sich bewegenden Teilchen gestreut wird, erfährt durch den optischen Dopplereffekt eine Frequenzverschiebung, welche proportional zur Geschwindigkeit der Teilchen ist.

Der Prototyp der LDS besteht aus einer Laserdiode, deren infrarotes Licht (620 nm) in eine Multimodeglasfaser (Kerndurchmesser 600 mm) eingekoppelt wird. Die eingestrahlte Lichtleistung beträgt 4,3 mW. Die Faser endet in einer Halterung, in der in einem Abstand von je 2 mm zur Einstrahlfaser Detektionsfasern zur Aufnahme des zurückgestreuten Lichts befestigt sind. Auf der Glasfaseroberfläche wird das frequenzverschobene, zurückgestreute Licht aus der Tiefe mit dem nicht frequenzverschobenen Licht der Oberfläche gemischt (heterodyne Lichtschwebungstechnik). Die entstehende Schwebungsfrequenz beinhaltet die Dopplerfrequenzen, die dem Blutfluß proportional sind. Über Differenzbildung an einem Differenzverstärker wird das Signal-Rausch-Verhältnis optimiert. Dieses Signal wird in einer Fast Fourier Transformation (FFT) - Auswerteeinheit verarbeitet, wobei die Spektren mit einer Abtastrate von 20 kHz bei 512 Stützpunkten für die FFT aufgenommen werden. Pro Messung werden jeweils 100 Leistungsdichtespektren (Power-spektren) aufaddiert und gemittelt. Durch Bildung des ersten Moments des Powerspektrums wird die Zuordnung zum Blutfluß hergestellt. Die ermittelte Meßgröße ist ein Parameter des Blutflusses, in den Anzahl und Geschwindigkeit der Erythrozyten eingehen.

Physiotherapiemittel
Apparative physikalisch-therapeutische Verfahren wie z.B. Ultraschall (US), Kurzwelle (KW) oder Kaltluft (KL) sind als adjuvante Therapiemittel verbreitet; sie wirken vorrangig symptombeeinflussend (BRADDOM 1996). Neben der Prüfung der wesentlichen physikalischen Effekte und der physiologischen Wirkungen sind Untersuchungen zu Dosis-Wirkung-Relationen für die Beurteilung der therapeutischen Effizienz dieser Physiotherapiemittel (PTM) entscheidend. Als wesentliche Dosierungsparameter sind für US, KW und KL "Intensität", Applikationsdauer und Fläche ausschlaggebend (Tab. 1). Messungen zur Gewebedurchblutung mittels LDS geben wichtige Hinweise auf dosisabhängige und dosierungsbedingte Effekte von PTM. Diese können vor allem im Hinblick auf verschiedene therapeutische Zielstellungen wie Schmerzlinderung und Muskel-detonisierung unmittelbar praxisbezogen interpretiert werden.

Tab. 1. Dosierungsparameter ausgewählter apparativer PTM

PTM	"Intensität"	"Intensitäts"-Bereich/ Einheit		Applikationsdauer	Fläche
US	Leistungsdichte	...2,0	W/cm^2	5 - 10 - 15 min	10 ... 20 cm^2
KW	Leistung	...60	W	5 - 10 - 15 min	ca. 130 cm^2
KL	Volumenstrom	300 ... 1000	l/ min	1 ... 10 min	10 ... 40 cm^2

Gewebedurchblutungsmessungen mittels LDS
In verschiedenen Meßreihen wurden Dosis-Wirkung-Relationen bezüglich der Gewebedurchblutung unter Einzelapplikation der PTM US, KW, KL überprüft. Die Untersuchungen erfolgten an beschwerdefreien Probanden exemplarisch in verschiedenen Körperregionen wie Ellenbogen (n = 8+16), Schulter (n = 24), Oberschenkel

(n = 16) sowie im Halswirbelsäulen- (n = 12) und Lendenwirbelsäulenbereich (n = 16) (OTT et al. 1994, SCHREIBER et al. 1994, 1995, 1996, KRAUSE et al. 1996, MACHER et al. 1995, PIETZSCH et al. 1996) (Tab. 2).

Prinzipiell findet sich bei den Diathermie-Verfahren (US, KW) mit steigender Therapiemitteldosis eine Zunahme der Gewebedurchblutung. Für US konnte eine sogenannte "power"-Funktion (S-förmiger Kurvenverlauf) der lokalen Gewebedurchblutung in Abhängigkeit von der eingebrachten US-Leistungsdichte (W/ cm²) ermittelt werden (OTT et al. 1994, SCHREIBER et al. 1995). Damit werden die bis dahin häufig postulierten einfach linearen Korrelationen von US-Intensität bzw. US-Leistungsdichte und physiologischen Tiefenwirkungen modifiziert. Am Oberschenkel beispielsweise wird die lokale Durchblutung durch US einer mittleren Dosierung von 0,7 W/cm² in Abhängigkeit von der Applikationsdauer signifikant erhöht (p = 0,0201). Die mittleren relativen Durchblutungsänderungen betrugen hierbei für US 37 % (5 min), 76 % (10 min) und 106 % (15 min). In Verbindung mit anderen Meßparametern ist als unmittelbar praktische Schlußfolgerung festzustellen, daß Ultraschall bei sehr langer Applikationsdauer eher nicht erwünschte Effekte auf lokale Durchblutung und Muskelaktivität auslöst. Bei KW einer mittleren Dosierung von 40 W ist die Durchblutungszunahme in geringerem Ausmaß nachweisbar; am Oberschenkel betrug sie -1% (5 min), 25% (10 min) und 22 % (15 min).

Tab. 2. Ausgewählte Ergebnisse von Messungen der Gewebedurchblutung (DB) mittels LDS unter Einzelapplikation verschiedener PTM, signifikant = *

PTM	"Intensität"	Zeit (min)	Fläche (cm²)	Region	Änderung DB
US (W/cm²)	0;0,3;0,6;0,7;0,8;0,9;1,0	5	10	Ellenbogen	0 ... 66 %*
US (W/cm²)	0;0,5;1,0	10	10	HWS	0 ... 61 %*
US (W/cm²)	0;0,5;1,0	5, 10	10	Schulter	- 5 % ... 11 %*
KW (W)	0; 40	5; 10; 15	132	Oberschenkel	- 1% ... 22 %*
KL (l/min)	300; 650; 1000	10	10	Ellenbogen	- 16% ... 23%*

Bei Anwendung von Kaltluft wurden divergierende Effekte bezüglich der lokalen Gewebedurchblutung festgestellt: Trotz gleichförmiger Absenkung der Oberflächentemperatur um 8 bis 12 Grad treten in tiefer gelegenen Gewebsschichten unterschiedliche Durchblutungsänderungen auf, starke Kälte (1000 l/ min) bewirkte Durchblutungszunahme (23% nach 9 min), milde Kälte (300 l/ min) Durchblutungsabnahme (-12%, nach 10 min). Die Ergebnisse dieser Messungen zwingen damit zu einer differenzierten Betrachtung von Kaltlufttherapieeffekten an der Körperoberfläche im Vergleich zu tiefer gelegenen Strukturen. Desweiteren konnte mittels LDS für einen Beobachtungszeitraum von 30 min nach Abschluß der Kälteapplikationen festgestellt werden, daß sowohl Gewebedurchblutung als auch Verhalten der Druckschmerzschwelle periodischen Änderungen unterliegen. Beide Parameter scheinen sich gegenläufig zu verhalten, wobei die Hauttemperatur langsam exponentiell ansteigend zum Ausgangswert zurückkehrt.

In einer aktuellen Untersuchung zu Ursachengefügen des Rückenschmerzes wurden Messungen zur lokalen Gewebedurchblutung mittels LDS im Bereich der paravertebralen Muskulatur bei Patienten mit low back pain durchgeführt. Die Untersuchung sollte klären, welche Faktoren die lokale Muskelfunktion unter einer alltagstypischen, den unteren Rücken belastenden, Körperposition berücksichtigt werden sollten. Von Interesse war, mögliche Ursachen der Muskelermüdung bei einseitiger, statischer Belastung zu differenzieren. Primäre und sekundäre Muskelphänomene werden hierbei kontrovers diskutiert, eine aktuelle muskuläre Ischämie ist ebenso wie eine länger bestehende Muskelinkoordination als Genese pathologischer Veränderungen zu berücksichtigen. Die ersten Erfahrungen aus den vorliegenden Messungen zeigen einen deutlichen Rückgang der Gewebedurchblutung unter statischer Belastung bei zunehmender Muskelermüdung oder Schmerz.

Schlußfolgerungen
Die Messung der Gewebedurchblutung mittels LDS beweist exemplarisch einen wesentlichen physiologischen Wirkungsnachweis der geprüften PTM, der insbesondere Effekte für tiefer lokalisierte Gewebsschichten impliziert. Die Tiefenauflösung und Tiefenselektivität moderner Geräte ermöglicht weitreichendere Aussagen als die konventionelle LDF. Die Meßmethodik erscheint ausreichend reliabel und veränderungssensitiv. Die Herstellung von Dosis-Wirkungs-Beziehungen ist in der Physikalischen Medizin von wesentlicher Bedeutung, der Nachweis ist mit der LDS zu erbringen. Ein Bezug von Durchblutungsbeeinflussung zu praxisbezogenen Therapiezielen der Physiotherapie ist besonders evident. Als nichtinvasive Methode zur lokalen Tiefendurchblutung ist das Verfahren unmittelbar praxisbezogen.

Appendix
Der Experimentalaufbau zur LDS wurde am Institut für Lasertechnologien in der Medizin an der Universität Ulm (Direktor: Prof. Dr. R. Steiner) entwickelt und realisiert. Seit Anfang 1997 ist ein kommerzielles Gerät unter dem Namen "Myo-Scanner" der Fa. LEA Medizintechnik GmbH, Pirna verfügbar, das neben der LDS zur Messung der Gewebedurchblutung weitere Möglichkeiten zur Muskelfunktionsuntersuchung bietet.

Literatur
Braddom RL (1996) Physical Medicine & Rehabilitation. W.B. Saunders Co., Philadelphia
Brockow T, Schreiber U, Smolenski U, Callies R (1996) Serielle Vergleichsuntersuchung zwischen drei verschiedenen Ultraschallintensitäten bei Patienten mit Lumbalsyndrom. Phys Rehab Kur Med 6: 169

Hülser PJ., Ott L, Steiner R, Kornhuber HH (1993) Detection of single muscle fiber contractions by laser Doppler spectroscopy - a noninvasive method challenging conventional EMG. Neur Psych Brain Res 1: 228-231

Krause A, Schreiber U, Callies R (1996) Ultraschallapplikation in der Zervikalregion - Einfluß auf Hauttemperatur, Gewebedurchblutung und Beweglichkeit. Phys Rehab Kur Med 6: 156

Macher D, Schreiber U, Callies R (1995) Gewebedurchblutung der Schulterregion in Beziehung zur dosierten Ultraschallapplikation Phys Rehab Kur Med 5 (Sonderheft) 50

Ott L., Steiner R, Schreiber U, Smolenski U, Callies R, Kleditzsch J (1994) Laser-Doppler-Spektroskopie und Gewebedurchblutung - am Beispiel des Therapiemittels Ultraschall. Phys Rehab Kur Med 4: 105-109

Pietsch A, Schreiber U, Callies R (1996) Dosis-Wirkungs-Relationen von Ultraschall, Kurzwelle und Kaltluft in der Lumbalregion. Phys Rehab Kur Med 6: 161

Schreiber U, Goldhahn S, Ullrich K (1995) Quantifizierung der Wirkung lokal applizierter Physiotherapiemittel in der Ellenbogenregion - Untersuchungen mittels Laser-Doppler-Spektroskopie und Pressure-Algometrie. Z. Rheumatol. 5: 381

Schreiber U, Macher D, Mengs J, Callies R (1996) Dose-Dependent Effects of Therapeutic Ultrasound to Tissue Blood Flow Detected by Laser-Doppler-Spectroscopy. Arch Phys Med Rehabil 77: 937

Schreiber U, Ott L, Goldhahn S, Ullrich K, Callies R (1996) Changes of Pressure Pain Threshold Measured by A Standardized Pressure Algometer in Relation to Tissue Blood Flow under Dosed Cold Airstream Applications. In: 8th World Congress on Pain, IASP Press, Seattle

Schreiber U, Ott L, Steiner R, Smolenski U, Callies R, Kleditzsch J (1995) Ultraschalldosis als Intensitäts-Zeit-
Produkt - Untersuchungen mittels Laser-Doppler-Spektroskopie. Phys Rehab Kur Med 5: 139-141

Schreiber U, Ott L, Steiner R, Smolenski U, Callies R, Kleditzsch J (1994) Ultraschallintensität und Durch-blutungsänderung - Untersuchungen mittels Laser-Doppler-Spektroskopie. Phys Rehab Kur Med 4: 202-205

Dosis-Wirkung-Beziehung niedrigdosierter Lasertherapie - Ein Literaturüberblick

M. Teschke, T.U. Schreiber, Christine Uhlemann
Institut für Physiotherapie, Friedrich-Schiller-Universität Jena
Kollegiengasse 09, D-07740 Jena

Seit den Anfängen der niedrigdosierten Lasertherapie (Low Level Laser Therapy - LLLT) bestehen über deren Wirksamkeit Zweifel. Eine Ursache dafür könnte sein, daß es sich um eine noch nicht außreichend standardisierte Therapiemethode handelt. Die Grundlagenforschung erbrachte vielfältige Ansatzpunkte für mögliche Laseranwendungen (Baxter 1994). Vor allem zeigte sich, daß die Therapieeffizienz von den gewählten Laserparametern abhängig ist.

Daher scheinen Fragen der Laserdosierung von vorrangigem Interesse. Vor diesem Hintergrund wurde eine umfangreiche Literaturrecherche durchgeführt. Diese sollte zeigen, welche Laserparameter experimentell und therapeutisch eingesetzt werden. Desweiteren war von Interesse, inwieweit Trends bei der Verwendung bestimmter Parameter erkennbar sind und ob Hinweise auf Dosis-Wirkung-Beziehungen existieren.

Es zeigte sich, daß die Dosierung der Laseranwendung nur unzureichend beachtet wird. In verschiedenen Publikationen wird auf eine korrekte Dokumentation der verwendeten Laserparameter verzichtet. Dadurch ist die Evaluierung und die Reproduzierbarkeit der Ergebnisse erschwert. Treffend weist Calderhead (1991) in: „Watts a Joule.. ,, akzentuiert auf die Bedeutung einer akuraten und korrekten Parameterangabe hin. Die Anwendung der LLLT erfolgt derzeit willkürlich und basiert eher auf empirisch bestätigten Parametern. Die Literaturrecherche ergab, daß in den letzten Jahren eher leistungsstärkere Lasersysteme (30-100 mW) bei kürzeren Behandlungszeiten (ca 1 min) eingesetzt werden. Dies steht im Gegensatz zu bisher üblichen Laseranwendungen mit geringen Ausgangsleistungen bis ca. 10 mW und relativ langen Behandlungszeiten (bis 30 min). Dies betrifft sowohl in vitro, als auch in vivo Untersuchungen (Abb. 1).

Hinsichtlich Leistungsdichte und Energiedichte zeigt sich ebenfalls, daß seit ca. 1990 verstärkt höhere Werte sowohl in-vitro, als auch in-vivo verwendet werden (bis 3000 mW/cm² und 50 J/cm²) (Abb. 2).

Für in-vivo Anwendungen zeigt Abb. 2 zusätzlich daß seit diesem Zeitraum häufig hohe Leistungsdichten mit hohen Energiedichten kombiniert werden.

Die Energiedichte wird durch kleine Bestrahlungsflächen stärker beeinflußt, als durch praktikabel lange Bestrahlungszeiten.

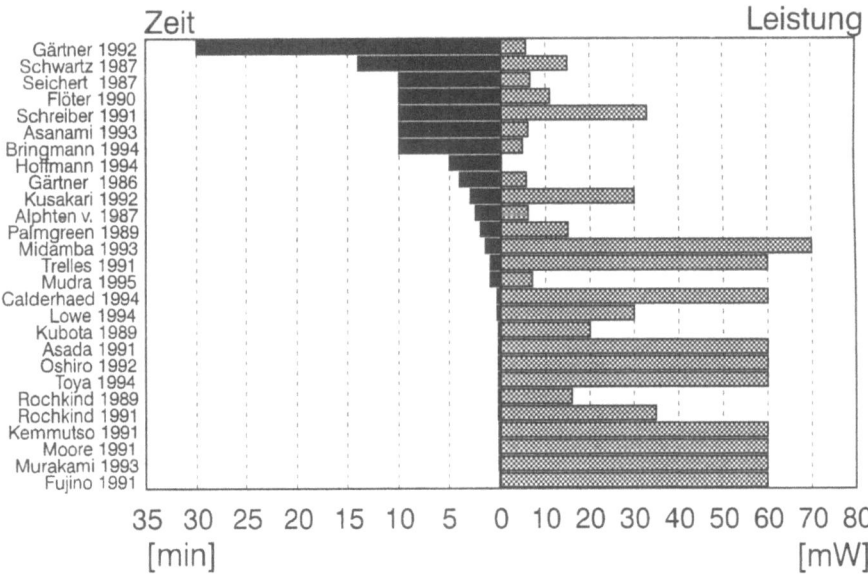

Abb. 1. Bestrahlungszeit - Ausgangsleistung in-vivo, absteigende Bestrahlungszeit

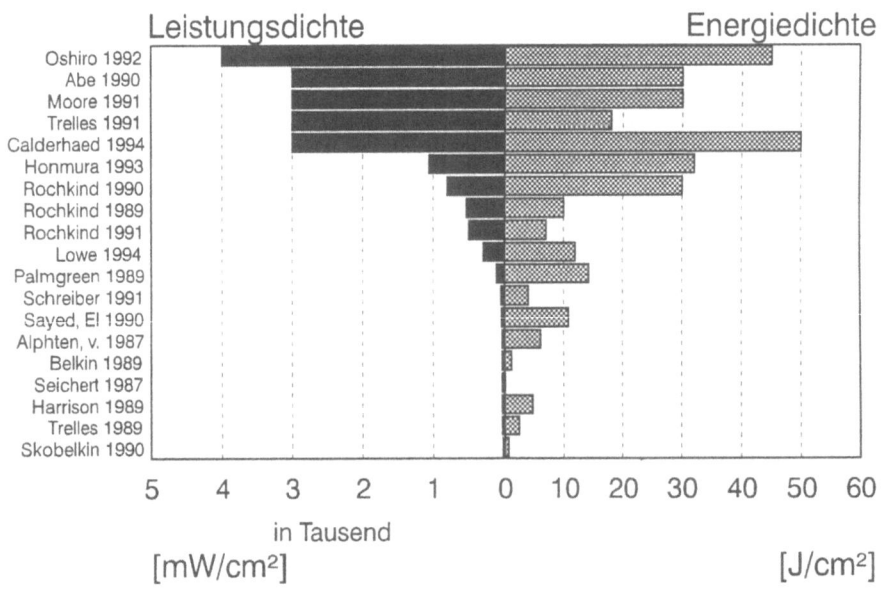

Abb. 2. Leistungsdichte - Energiedichte in vivo, absteigende Leistungsdichte

Dieser Zusammenhang beschreibt die Bedeutung der Zeit-Intensitäts-Größe als prinzipielle Problematik in der physikalischen Therapie. Es stellt sich die Frage, ob bei gegebener Energiedichte und konstanter Bestrahlungsfläche, eine geringe Ausgangsleistung durch erhöhte Bestrahlungszeit "kompensierbar" ist. So werden zwei "Dosierungs-Philosophien" deutlich (Abb. 3).

1	↑ **Ausgangsleistungen (bis 100 mW)**
	↑ **Leistungsdichten (bis 3000 mW/cm²)**
	↓ Bestrahlungszeiten (bis 1 min)
	↑ **Energiedichten (bis 50 J/cm²)**
2	↓ Ausgangsleistungen (bis 10 mW)
	↓ Leistungsdichten (bis 50 mW/cm²)
	↑ **Bestrahlungszeiten (bis 30 min)**
	↓ Energiedichten (bis 20 J/cm²)

Abb. 3. "Dosierungs-Philosophien"

Nur wenige Studien untersuchten konkret Dosis-Wirkung-Beziehungen (Bolton et al. 1991, van Breugel und Bär 1992, Lubart et al. 1993, Teschke und Schreiber 1995). Diese zeigen Hinweise auf dosisabhängige Wirkungen, wobei gegenwärtig keine Aussagen zur adäquaten Dosis der LLLT für die therapeutische Beeinflussung klinischer Symptome wie Schmerz, Entzündung oder Gewebeproliferation vorliegen. Ebenso unklar ist, welche Bedeutung Leistungsdichte [mW/cm²] oder Energiedichte [J/cm²] als physikalischer Reiz haben. Hierbei erscheint es notwendig, in klinischen Doppel-Blind-Studien nicht nur die Wirkung, sondern auch die Wirksamkeit einer niedrigdosierten Lasertherapie nachzuweisen.

Für die freundliche Unterstützung bei der Literaturrecherche danke ich Herrn F. Kramer (Lasotronic AG, Schweiz).

Literatur
Baxter, G.D.: Therapeutic lasers. Churchill Livingstone Edinburgh (1994)
Bolton, P., S.Young, M.Dyson: Macrophage responsivness to light therapy with varying power and energy densities. Laser Therapy 3 (1991) 105-111
Breugel van, H.H.F.I., P.R.Bär. Power density and exposer time of He-Ne laser irradiation are more important than total energy dose in photo - biomodulation of human fibroblasts in vitro. Lasers Surg Med 12 (1992) 528-537

Calderhead, R.G.: Watts a Joule: On the importance of accurate and correct reporting of laser parameters in low reactive-level laser therapy and photobioactivation research. Laser Therapy 3 (1991) 177-182

Lubart, R., H.Friedmann, I.Peled, N.Grossman: Light effect on fibroblast proliferation. Laser Therapy 5 (1993) 55-57

Teschke, M., Schreiber, U.: Dosisabhängige Effekte niedrigenergetischer Lasertherapie - Stimulation oder Suppression der Proteinsynthese von Epithelzellen? In: Waidelich, W. (Hrsg.), G.Staehler, R.Waidelich: Laser in der Medizin: Vorträge der 10.Tagung der Deutschen Gesellschaft für Lasermedizin und des 12. Internationalen Kongresses Laser 95 München, 503-506, Springer, Berlin (1995)

Eighteen Years of Experience with Low Power Laser Treatment in Traumatology, Orthopaedics and Painful Conditions

A. Makk, E. Konc-Makk
Clinic for Laser and Physiotherapy, P. O. Box 4720, Dubai / United Arab Emirates

The beneficial effects of the low power densities of laser radiation were detected some 30 years ago and it already have a vast literature in many languages and much research and clinical work continues in several countries. The stimulating effect of this treatment, also called biostimulation, is attributed to the acceleration of photobiological and photochemical processes and is utilised for speeding up healing.

Following a visit to Prof. Mester in Budapest in 1980, utilising his experience and the available literature, we introduced biostimulation to the Gulf Region for the first time. We again visited Prof. Mester in 1981 to expand our knowledge in this modality. We have been working with twelve low power laser (IpI) apparatus, nine from Germany, one from Italy, one from Austria and one from France. Our experience is related to dermatology, rheumatology, ENT, odontostomatology, physical therapy, sport-traumatology and sport-orthopeadics.

In Europe and Japan in the 1970`s, several thorough studies on the alleviatory effects on pain of various lasers were carried out. These studies covered several thousand cases and a cca 80 % cure rate was found (Unfortunately experience from the USA was delayed because of non-approval of the low power laser by the FDA). Encouraged by these results and by our personal experience we started to treat cases of sport-traumatology, sport-orthopeadics and rheumatology. We found a very enthusiastic response from athletes because they experienced a sometimes immediate improvement in their healing process, so dramatically allowing reduction or discontinuation of analgesic and anti-inflammatory drugs. It is well known that chemical drugs frequently interfere with doping tests and their side effects reduce the concentration and performance of athletes. Remember that in the last years hundreds of antiinflammatory drugs have been withdrawn from use because of their adverse side effects. On the other hand, athletes demand high treatment standards and a complete cure since even a small remaining pain can detract from their Performance.

Our treatment was administered in four different clinics in Dubai. Firstly at "The Club", which belongs to H. H. Shaikh Mohammad bin Rashid, this being the first place where such treatment was performed in the Gulf Region. Secondly, The Centre for Sports Medicine, thirdly The Physioteherapy Department of the "Kuwait Hospital" and fourthly at the Clinic for Laser and Physiotherapy of Dr. Makk. Most of these clinics were already utilising conventional physiotherapy equipment and therefore there was a possibility to compare the efficacy of Ipl as a new treatment modal

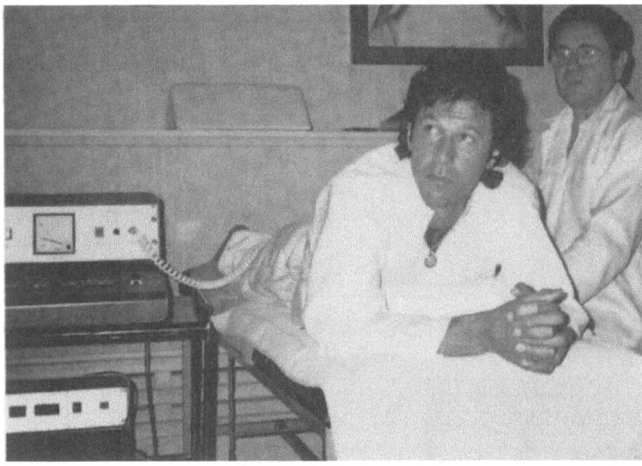

Fig. 1. Laser and magnet therapy

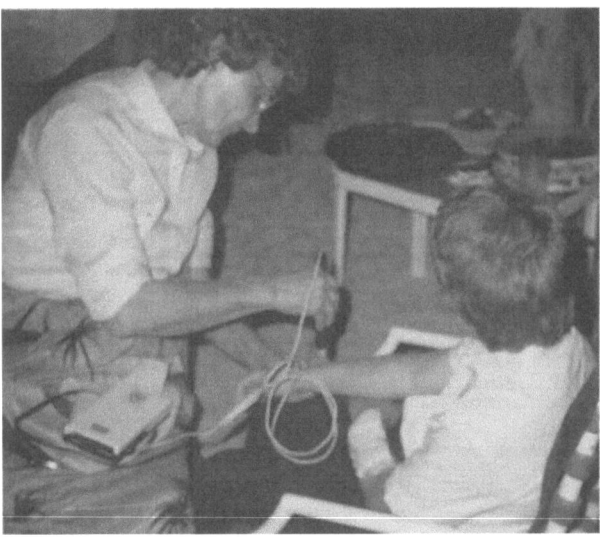

Fig. 2. Treatment for jellyfish accident

ity. We occasionally utilise portable lasers in Abu Dhabi, Sharjah, Kuwait, Baghdad, Rome, Munich, Frankfurt and Budapest.

Our equipment consists of Helium-Neon (632 nm) and Infrared (830 nm) lasers. In the beginning we utilised 6 - 30 m Watt output lasers. In retrospect, with the ever-increasing output level, we experienced some sort of "inflation" in lpl equipment because the industry was often launching new lasers with higher outputs, necessitating the frequent purchase of updated equipment. Because of the necessity for rapid improvement, treatments are carried out daily, one session lasting 10 - 15 minutes, and we have found that with this treatment we can generally shorten the recovery time by 40 %. For some patients wearing a cast or special bandage, a pulsating magnetic field was utilised as a combination treatment with Ipl. In addition to standard diagnostic methods and for evaluation we also frequently used thermography.

We have a very polimorphous pathology but because of shortage of time we will mention the most frequent cases, namely acute lumbago, tibiotarsal distortion, distortion of the knee with or without lesion of intra and pericapsular apparatus, Achilles temdinitis, bursitis of the knee, retrocalcaneal bursits, epiondylitis lateralis and medialis, periarthritis humeroscapsularis, temporomandibular joint syndrome, pubalgia, talalgia, muscular tear, miositis ossificans, pathology of the plantar fascia, etc. Patients coming in with such problems are active in football, handball, basketball, cricket, tennis, martial arts, all sorts of water sports and horseriding. Since there is a large revival in equine activities in our area, the number of riders coming in for treatment is increasing daily. In the early eighties, even horses and camels were occasionally treated with our laser equipment because for a decade we had the only such equipment in the area. One other special category is the swimming and diving patients who frequently suffer the stings of venomous marine creatures (jelly fish, corals, stone fish, etc.). After antivenom and antishock treatment, the Ipl can be applied several times daily against pain and local swelling with very good results. Similar treatment has been given for snake bites, scorpion stings, spider bites, etc.

Eighty percent of our patients were male and 20 % female, with an age distribution of between 15 and 57 years. For the evaluation of treatment, we considered the pain and limited function (active and passive movement). During our treatment with Ipl we have avoided the use of corticosteroids and the nonsteroidal anti-inflammatory drugs.

In preliminary statistics, the results of our 18 years experience with Ipl show 67 % were good results, 14 % satisfactory and 19 % poor results. Included in this 19 % there are a small numbers of patients who interrupted the treatment after 2 - 3 sessions without realising the benefits of it. Generally, the treatment of acute cases was more successful than the chronic cases.

Some 30 years ago, a fervent discussion went on in both the medical literature and the popular press concerning this new method of treatment. Some authors denied any effect except placebo for Ipl while others, mainly the daily press, hailed it as a miracle tool. After so many years of positive experience we have overcome the empirical and experimental stage of this new treatment modality and it has proved to be a very useful tool in the hands of well-qualified experts but, as so often is the case, succes depends on the co-operation and discipline of the patient.

We have benefited from the expert advice of Prof. W. Waidelich and we are thankful for the co-operation and help of Dr. Massimo Pollera (Rome) and Dr. Elisabeth Makk (Munich). We also thank our colleagues for their support and co-operation, many of whom have benefited from our work as patients. We regret those who rejected this new experience and did not accept it in conference program and would wish them to widen their horizons and become "laser conscious".

Literatur
Trelles, M.: Soft laser terapia, Barcelona 1982
Makk, A.: Laser new dimension in medicine, Bahrain 1987
Voll: Sporttraumatologie, Sportorthopädie, Leipzig 1996
Makk. A.: Behandlung der Krankheiten mit Laser, Basel, 1986
Makk, A.: Behandlung der Krankheiten mit Laser, Munich 1987

Vergleich einer dosierten Laserpunktur mit konventioneller Nadelakupunktur bei Patienten mit Nackenschmerz

Uhlemann, Christine, U. Seidel, U.T. Schreiber, B. Bocker, M. Teschke
Institut für Physiotherapie, Friedrich-Schiller-Universität Jena
Erlanger Allee 101, D-07740 Jena

Laserpunktur mittels low level laser therapy (LLLT) ist in der konservativ-interventionellen Schmerztherapie ein modernes Verfahren, jedoch mit ambivalentem Stellenwert. Dieser basiert vornehmlich auf dem Defizit entsprechender Dosierungsrichtlinien (Basford 1989). Essentielle Dosierungsparameter des niedrigdosierten Lasers sind Ausgangsleistung, Bestrahlungszeit, Bestrahlungsfläche, Leistungsdichte sowie Energiedichte. Eine adäquate Dosierung fordert einen „Schwellenwert" der Leistungsdichte (mW/cm^2) und eine dem Therapieziel entsprechende Energiedichte (Dosis = J/cm^2) (Baxter 1994, Calderhead 1991).

Bislang sind in den meisten Studien Ausgangsleistung des Lasers und Energiedichte (Dosis) unterdosiert. Zur Definition der „adäquaten Dosis" sind kontrollierte Studien unabdingbar. Laserpunktur per se ist ein einfach zu handhabendes „Schmerztherapieverfahren", so daß ein Vergleich mit der tradierten, klassischer Nadelakupunktur rational ist (Harrison 1989).

In ersten Untersuchungen sind 20 Patienten (n = 9 Laserpunktur, n = 11 Nadelakupunktur) mit chronischem Nackenschmerz (ohne neurologisches Defizit), der eine klassische Indikation zu genannten Verfahren ist, einbezogen.

Lasergeräte, Wellenlänge 830 nm (Lasotronic, Schweiz) mit den Ausgangsleistungen 7 mW, 30 mW und 0 mW (Placebo) kommen zur Anwendung.

Bei einer Bestrahlungszeit von 1 min pro Punkt und einer Fläche von 0,02 cm^2 resultieren daraus Leistungsdichten von 350 mW/cm^2 bzw. 1500 mW/cm^2 und Energiedichten von 21 J/cm^2 bzw. 90 J/cm^2.

Die Patienten werden randomisiert in 4 Gruppen: (A) Laser, (B) Laser, (C) Laser (D) Nadelakupunktur.

Maximal 15 Akupunkturnadeln im Sinne der symptombezogenen Meridiantherapie mit einer Liegezeit von 15 min werden gesetzt und entsprechend wird die Laserpunktur an diesen 15 Akupunkturpunkten mit einer Stimulationszeit von 1min pro Punkt realisiert. Insgesamt erhalten die Patienten 8 Behandlungen (2 mal wöchentlich) für einen Zeitraum von 4 Wochen. Einen Monat danach erfolgte die Nachuntersuchung.

Beurteilungskriterien sind Schmerz (VAS, pressure pain threshold=PPT, pain questionaire), Bewegungsfunktion und vegetative Funktion (RR, Puls, Hauttemperatur).

Erste Ergebnisse zeigen einen größeren Trend der Schmerzreduktion durch die Nadelakupunktur, der auch 1 Monat danach noch nachzuweisen ist (Abb. 1).

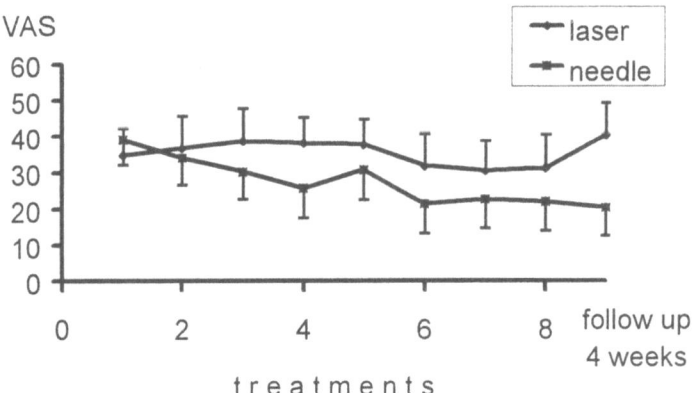

Abb. 1. Vergleich der Schmerzbeeinflussung durch Laserpunktur und Nadelakupunktur während der Therapieserie und im Nachbeurteilungszeitraum, Mittelwerte, Standardfehler, laser n=9, needle n=11

Einer der codierten Laser scheint das Schmerzgeschehen zu provozieren (Abb. 2).

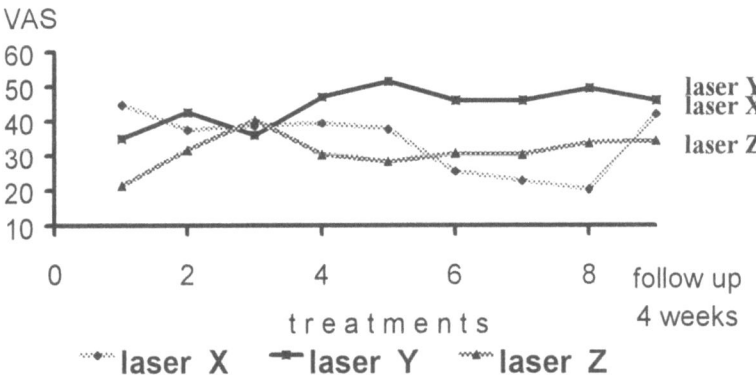

Abb. 2. Beeinflussung des Schmerzverhaltens während der Serie und vier Wochen danach durch eine dosierte Lasertherapie (7 mW, 30 mW, Placebo), je n=3

Es ist sehr wahrscheinlich, daß dosisabhängige Effekte der Laserpunktion auf das Schmerzverhalten existieren. Die zur Zeit laufenden Untersuchungen werden bei entsprechender Fallzahl den Beweis erbringen.

Literatur

Basford JR (1989) Low-energy laser therapy: Controversies and new research findings.Lasers Surg Med 9: 1-5

Baxter GD (1994) Therapeutic lasers. Churchill Livingstone, Edinburgh

Calderhead RG (1991) Watts a Joule: On the importance of accurate and correct reporting of laser parameters in low reactive-level laser therapy and photobioactivation research. Laser Therapy 3: 177-182

Harrison T (1989) Laser acupuncture: Can lasers replace the needle? What is the optimum dosage? - A review of current literature. American Journal of Acupuncture 17: 325-329

Semiconductor Laser Physiotherapeutic Device and Experience in Practical Use

V.A. Katulin
Russian Academy of Science, P.N.Lebedev Physical Institute, Samara Branch,
Novo-Sadovaja str. 221, 443011, Samara, Russia

N.A. Lysov
Samara State Medical University,
Chapaevskaja str., 89, Russia

E.A. Mnatzakanyan
Samara Innovation Company Incorporated,
Novo-Sadovaja str. 221, 443011, Samara, Russia

Since the sixties till eighties the biologists and medical men had been joined by other specialists in their studying of biological and treating effect of laser radiation. The work took the inter-discipline character that caused the investigation at the meeting-point of biology medicine, physics, chemistry and engineering. The new direction in science has arisen - THE LASER MEDICINE.

Recently in the most of countries one could see the wide introduction of the laser technique into biological investigations and practical medicine. Laser beam unique properties make it possible to cut the tissue without bleeding, to lance and sterilise pathologic areas and wound surface, to coagulate the blood vessel and to stimulate tissue. These possibilities open wide opportunity for application in different areas of surgery, physiotherapy and diagnostics.

Medical properties of low intensive laser radiation is well known. Low intensive laser radiation increases the activity of most important bioenergetic ferments in a cell. So it was noted that the specific effect of infrared laser radiation consist in clear intensification of glicolys process in a wound with large involving of final product of glicolys in anaerobic oxygenation process. The information exists that infrared laser radiation promotes the activation of bioenergetic processes at the surface cells, neutral cell mitochondria. Low intensive laser radiation can stimulate the activity of important bioenergetic enzymes.

Infrared Semiconductor Lasers
In this report the semiconductor physiotherapeutic laser device is presented. It was developed by P.N.Lebedev Physical Institute Samara Branch together with Samara Innovation Company Incorporated (Samara, Russia). The instruction for application was elaborated together with Russian Scientific Center of Laser medicine and Samara State Medical University ("Laser Device "Semicon-1" Application", 1994, "Optical Nozzles for Laser Device "Semicon-1". 1994).

Technical Characteristics of Laser Device "Semicon-1"

Wavelength, μ	0.84
Maximal radiation power, mW	40
Optical Nozzles	present
Continuous regime	presents
Range of frequency modulation, kHz	210
Time range, s	10-120
Voltage supply, V	220
Mean resource, h	2000
Size, cm	19x3x3
Weight, kg	0.2

Application Methods For Laser Device "Semicon-1"

During clinical application of laser radiation the following algorithm is recommended: diagnose setting - acceptable methods determination and looking for unacceptable one - treating methods choosing: a) complex one - in combination with medicaments; b) combined one - in combination with other physiotherapeutic factors; c) independent one - with laser radiation as monotheraphy; - treatment tactics determination and selection of individual doses of laser radiation.

There exist the following ways of clinical application of laser radiation:
1. Local illumination of the treated place with defocused beam (wound, trofical devastators, the region of join and others).
2. Illumination of Zacharin-Ged skin zones of corresponding bodies.
3. Laser reflexotheraphy (especial instruction was prepared).
4. Illumination through the optical fibres (especial set of fibres and corresponding instruction was prepared).

General Recommendations On Laser Physiotherapy Methods
1. In case of biophotometer absence one can use the general approach that was confirmed theoretically and by significant clinical experience:
a) sharp inflammation process, clear pain syndrome is to treat with following parameters: continuous regime of maximal power, 2-3 minute exposition for one pain zone, 2-3 zone for one session;
b) chronic inflammation process and degenerative inflammation one without clear pain syndrome is to treat with modulated radiation of 15-45 Hz modulation, maximal power, 2 minute exposition, 2-3 zones for a session.

2. The normal reaction of patients during laser treatment is the absence of discomfort feelings (no blood pressure variation, no stenocardy) and other accompanied effects.

3. During laser therapy process it is possible to continue the drug treatment but usually the doses of medicaments decrease. In order to diminish the process sharpening it is desirable to give the patient some herbs to increase the urine excretion, ascorbic acid 0.3-0.7 g per diem, polyvitamins 1 capsule 2 time a day after meals, to keep diet without spices, pickles, smoked and fried foods, salt and sugar. Enough liquid (up to 2 litres per diem).

4. The most of laser therapy courses consist in 7-10 daily sessions. If the disease sharpening does not manifest, it is possible to continue the course up to 15 sessions. The daily number of sessions for patients in hospital is 2 times a day, for ambulance patients - 1 time a day. It is acceptable to use the infrared laser separately and to combine it with other physiotherapeutic factors (such as He-Ne laser, permanent magnetic field and others).

5. The next course could be carried out if necessary after 1 month, the third - 3 months later the second one.

6. During chronic diseases treatment the preventive courses should be appointed 2 times per year.

7. If the disease sharpening does not manifest during laser therapy course it is possible to increase the medicaments and diminish the laser radiation (exposure and a number of illumination zones).

8. Both the hospital and ambulance patients can reach the maximal physiotherapeutic effect. It is recommended to have a 15 - 20 minute rest after the laser therapy session and calm activity every day during 2 hours. The optimal way is to take the session at the same time every day during hole therapy course. This condition is caused by the fact that laser therapeutic effect is based on vascular reactions and metabolism changing and they both have the rhythmic character.

9. If two laser devices are available it is possible to effect two zones or one zone from opposite directions.

10. The session duration should not exceed 12 minutes in any methods.

11. The treatment efficiency could be estimated with clinic parameters (the tissue and the liquid state, the rate of rehabilitation) from cytological methods and other.

Recommendations For Laser Physiotherapy

The main recommendation for laser therapy is the practicability for the local and general reactions stimulation in order to normalise their homeostatic characteristics on different levels. These recommendation are:
1. Purulent and sepsis diseases that require the stimulation of the reparative processes.
2. Tissue epitelisation process violation.
3. Pre-operation treatment in order to increase the regeneration process in post-operation period.
4. The necessity to stimulate the regenerative process in tissue.
5. Pain syndrome.
6. The correction of the immune deficiency.
7. Laser reflexotherapy.

The cases when laser therapy is not recommended are the same as for others physiotherapeutic methods: decompensated cardiovascular diseases and some blood ones.

Wechselwirkung Laserstrahlung-Gewebe / Laser Radiation Tissue Interaction

Moderation: R. Steiner

Experimental Investigation of Threshold Fluence for Sub-100fs Laser Pulse Interaction with Hard and Soft Tissue

F. Grasbon, F.H. Loesel, M.H. Niemz, M. Li, and G.N. Gibson
Institut für Angewandte Physik, Universität Heidelberg, Albert-Überle-Str. 3-5, D-69120 Heidelberg
Department of Physics, University of Connecticut, Storrs, CT 06269, U.S.A.

Abstract

Threshold measurements for laser-induced breakdown of different organic tissue (cornea, brain, enamel) and inorganic matter (fused silica) have been extended to the sub-100fs time regime. A Ti:Sapphire laser system delivers 450 microjoules at repetition rates up to 1kHz. Single shot experiments are performed with pulse durations from 35fs to 240fs. To ensure a consistent determination of the threshold fluence, damage is detected by the alteration in amplitude of scattered light and/or by the occurrence of a plasma spark. In our single shot experiment with human enamel, no significant threshold dependence on pulse duration was observed. For soft tissue (cornea, brain), however, a slight decrease of threshold fluence is found when shortening the pulse duration. Fused silica is chosen as an additional target to compare the obtained data with those of recent experiments.

Introduction

Sub-100fs pulses with sufficient energy to study laser-matter interaction can now be achieved, e.g. by applying chirped pulse amplification to solid state fs-lasers. Using these laser systems, earlier studies of the threshold fluence of plasma mediated ablation at different tissues [1] which were limited to a pulse duration of about 100fs can be extended to shorter pulses. These new experiments shall help to decide which pulse duration is the most appropriate in the use of sub-ps pulses in surgery.

In our experiment, we mainly focused on the threshold dependence for the sub 100fs-time regime where the light induced optical breakdown (LIOB) is dominated by a change from a multi-photon ionisation supported collisional ionisation process to a pure multi-photon ionisation (MPI). The first field is widely described by e.g. [2]. For solid state matter, the limit for the pure MPI is modelled by [3] and recent experiments were performed by [4].

Materials and Methods

The output (20fs, 4nJ, 67MHz) of a standard Ti:Sapphire laser is stretched to 200ps and limited to 1Hz-1kHz in repetition rate before it is amplified and compressed down to 35fs minimal pulse duration and 450µJ maximum pulse energy. The energy

550

can be controlled continuously with a polarizer-?/2-plate combination and it is measured for every pulse by a photodiode pick up. The pulse duration can be easily varied by the dispersion of the compressor and stays reproducible as long as no changes at the optical path through the amplifier are made. For a quick experimental proceeding pulse durations of 37fs, 72fs and 240fs are chosen.

A parabolic mirror finally focuses the pulse dispersion-free onto the tissue that is sprayed with physiological solution, regularly. A microscope-camera combination allows to observe the laser pulse-tissue interaction and it is used to keep the tissue surface at a defined spot of the beam while exchanging the sample or during translation of the tissue to a new spot for the single-pulse measurement. It is used as well to determine the spot size (FWHM) of approximately 50µm and to measure the near-Gaussian beam profile. This allows to scale the energy fluence to the pulse maximum that is relevant for the nonlinear process of MPI.

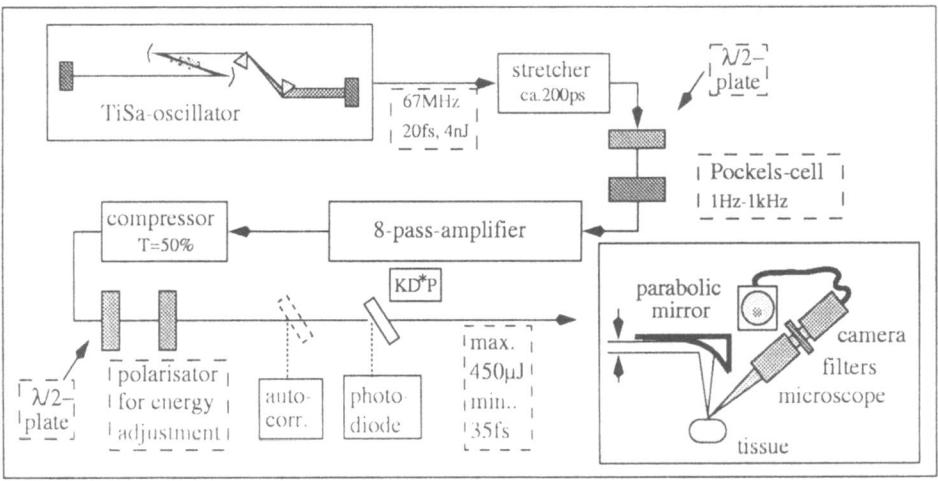

Fig. 1. Experimental set-up

Generally a change in the optical properties (transmission, reflectivity), the direct observation of the plasma spark and ablated particles, and the ablated volume are used to determine the threshold for LIOB. The decreasing volume of close to the threshold ablation for sub-100fs pulses [4], the single shot experiment, and the optical properties allow only to observe (a) the plasma spark and (b) a relative change in the scattering of amplified spontaneous emission (ASE) of the 8-pass amplifier. This change takes place in the moment when a stable surface damage occurs. The method (b) is not applicable for enamel as its high reflectivity makes it impossible to observe the small relative change in the intensity. For the two methods two different filters are needed in the infrared and for the plasma light in order to concentrate onto each observable criteria. The comparison of the methods (a) and (b) for fused silica yielded the same threshold fluence.

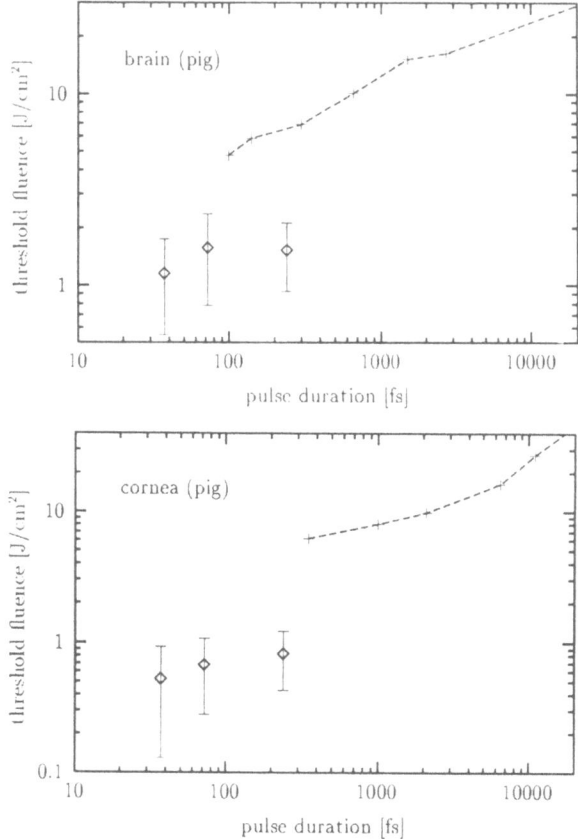

Fig. 2. Threshold fluence for brain and cornea, the dashed line represents data from [1]

We chose single shot measurements because a large number of pulses causes already damage at lower energies and the ASE might influence the tissue thermally. Thus, while positioning the tissue in the focus of the microscope, the ASE was blocked until shortly before one single pulse was let through the amplifier. For a measured energy above the threshold either an increase in ASE-scattering or a plasma spark was observed. If damage had occurred a new position was chosen and the energy further decreased until no damage could be done.

Results

For soft pig tissue a slight decrease of threshold fluence is found, but for the white brain tissue even the shortness of the experiment and keeping the tissue wet could not avoid the beginning autolysis. Thus a change in the consistency of the tissue has to be accepted. The threshold for white brain tissue and cornea (without epithelium) are shown in Fig. 2 and for comparison earlier measurements [1] are included. The difference in the absolute values might originate in the characterisation of the threshold

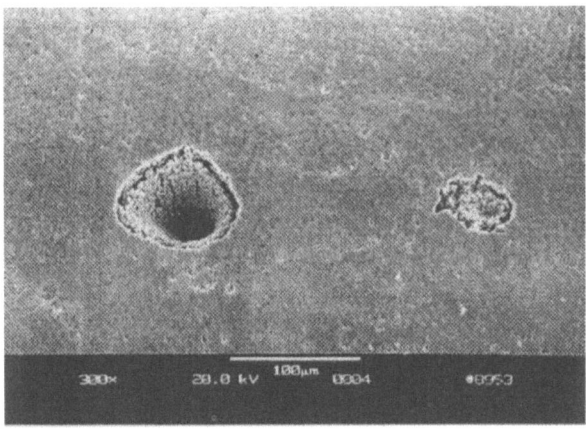

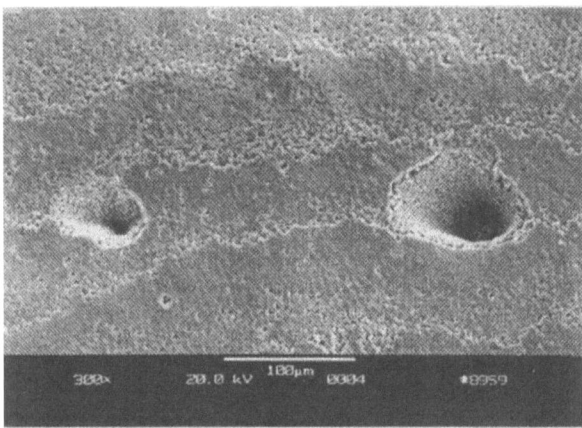

Fig. 3. SEM pictures for different pulse duration, exposure time, and energy at 1kHz: left (200±50fs): 20s 3.2J/cm² -30s 1.3J/cm²; right (50±15fs: 20s 1.3J/cm² - 10s 3.2J/cm²

In [1] the scattering of a HeNe laser from ablated particles was used, where as we were now looking for the first slight change of the surface.

The threshold energy fluence for the different tissues and pulse durations are given in Tab. 1, here the fused silica values are included. They coincide within a factor of two with recent publications [4]. Although we measured no dependence of the threshold energies with the pulse duration for enamel, Fig. 3 shows a significantly more effective ablation for 50fs than for 200fs pulses at an energy fluence of 1.3J/cm² that is close to the threshold.

Conclusion

Below 100 femtoseconds a slowly decreasing threshold energy fluence was found for hard and soft tissue while shortening the pulse duration. Therefore, the complications caused by the complex laser systems and the GVD may outweigh the advantages for surgical application of sub-100fs pulses. Other criteria, such as the ablated volume per pulse or high repetition rate ablation, may be of further interest for suitable applications of femtosecond pulses in medicine.

Table 1. Threshold fluences

τ	37fs	72fs	240fs
brain			
E_{th} [/cm^2]	1.15	1.58	1.53
$\pm \Delta E_{th}$	o.6	0.8	0.6
cornea			
E_{th} [J/cm^2]	0.53	0.68	0.83
$\pm \Delta E_{th}$	0.4	0.4	0.4
enamwl			
E_{th} [J/cm^2]	0.8	0.8	0.8
$\pm \Delta E_{th}$	0.2	0.2	0.2
fused silica			
E_{th} [J/cm^2]	2.3	2.0	2.3
$\pm \Delta E_{th}$	0.5	0.5	0.5

References
[1] F.H. Loesel, M.H. Niemz, J.F. Bille, T. Juhasz, IEEE JQE, 32 (10), 1717 (1996)
[2] M.H. Niemz. "Laser-Tissue Interactions: fundamentals and applications", Springer (1996)
[3] B.C. Stuart, M.D. Feit, S. Herman, A.M. Rubenchik, B.W. Shore, M.D. Perry, Physical Review B, 53 (4), 1749 (1996)
[4] M. Lenzner, S. Sartania, C.H. Spielmann, F. Krausz, J. Krüger W. Kautek, paper JWA2, CLEO Baltimore, technical digest, 218 (1997)

In-Vitro-Untersuchungen zur Beurteilung der Gewebewirkung bei der kombinierten Anwendung des Holmium:Yag- und des Neodym:Yag-Lasers

A. Fussan, O. Bültmann, C. Philipp, H.-P. Berlien
Krankenhaus Neukölln, Abteilung für Lasermedizin
Rudower Sraße 48, D-12313 Berlin

1. Einleitung

Der Nd:YAG-Laser (Wellenlänge: 1064 nm) wird seit vielen Jahren bei der Behandlung zahlreicher Erkrankungen aus den Bereichen der Dermatologie, Ophthalmologie, Chirurgie, Gynäkolgie, Urologie, Gastroenterologie, Pädiatrie und Angiologie eingesetzt. Auch der Ho:YAG-Laser (Wellenlänge: 2140 nm) gewinnt insbesondere in der Orthopädie und Urologie zunehmend an Bedeutung. Während der Nd:YAG-Laser vor allem zu einer Koagulation des Gewebes führt und kleine Gefäße bis zu einem Durchmesser von 5 mm verschließt, tritt beim Einsatz des Ho:YAG-Lasers in erster Linie eine Vaporisation auf, die mit einer nur geringfügigen Erwärmung des umgebenden Gewebes verbunden ist. Gerade bei der Behandlung größerer gefäßreicher Gewebe wäre eine Kombination dieser beiden Laser sinnvoll, da mit dem Nd:YAG-Laser die versorgenden Gefäße koaguliert und das Gewebe dann mit dem Ho:YAG-Laser abgetragen werden könnte. Da ein entsprechender Kombinationslaser bislang jedoch nicht zur Verfügung stand, mußte man sich zusätzlich anderer Verfahren, wie z. B. der HF-Chirurgie oder konventioneller chirugischer Verfahren bedienen. Durch den vielfachen Wechsel der Instrumente und der Technik ist dabei ein höherer Aufwand und in der Regel ein höheres Risiko als bei einer einzelnnen Technik zu erwarten.

2. Problemstellung

Betrachtet man zunächst die Eigenschaften von Lichtstrahlen einer Wellenlänge von etwa 1000 nm in biologischen Geweben, imponiert vor allem eine diffuse Streuung, so daß bei insgesamt recht geringer Absorption eine Eindringtiefe von bis zu 8 mm erreicht wird. Die thermische Wirkung des Nd:YAG-Lasers besteht vor allem in einer Koagulation und Schrumpfung des Gewebes. Demgegenüber werden längerwellige Lichtstrahlen um etwa 2000 nm stärker durch Wasser absorbiert. Die Eindringtiefe der Strahlung in das Gewebe beträgt daher nur etwa 1 mm. Das in dieser dünnen Schicht absorbierte Licht wird in Wärme umgewandelt und führt sehr schnell zu Temperaturen von mehreren hundert Grad Celsius und damit zum Verdampfen des Gewebes. Ferner kommt es aufgrund der mit der Wärmezufuhr einhergehenden Expansion und folgenden Kavitationsphänomen des Gewebes zu einem explosionsartigen „Herausschleudern" von Gewebeteilen.

Durch die Entwicklung eines Ho:- und Nd:-YAG-Kombinationslasers stand erstmalig ein Gerät zur Verfügung, das sowohl Lichtstrahlen einer Wellenlänge von 1064 nm als auch 2140 nm emittierte. Hierbei waren eine gleichzeitige sowie auch eine zeitlich versetzte Bestrahlung mit beiden Wellenlängen möglich.

Die Zielsetzung der vorliegenden Untersuchung bestand darin, die Wirkung der kombinierten Ho:- und Nd:YAG-Laserbestrahlung auf verschiedene Gewebearten bei unterschiedlichen Parametern zu untersuchen. Hierbei sollte insbesondere geklärt werden, inwieweit sich die Gewebeeigenschaften der beiden einzelnen Wellenlängen bei gleichzeitiger und verzögerter Irradiation ändern, um hieraus Konsequenzen für einen späteren klinischen Einsatz abzuleiten.

3. Material und Methode

Für die Untersuchungen wurde der Kombinationslaser Ergolas multifire der Firma AESCULAP-MEDITEC GmbH verwandt, der über beide Wellenlängen verfügt. Diese konnten einzeln, aber auch gleichzeitig sowie mit einer bis zu drei Sekunden betragenden zeitlichen Verzögerung des Ho:YAG- gegenüber dem Nd:YAG-Laser kombiniert angewendet werden. Die Untersuchungen wurden mit 400 und 600 μm Fasern (Bare-Fiber) sowie gespülten Fasern durchgeführt. Als untersuchte Gewebearten dienten Haut, Fett, Herzmuskel, Knochen, Knorpel, Sehnen und Synovia.

In verschiedenen Versuchsreihen wurde bei verschiedenen Zeit- bzw. Leistungsparametern zunächst die Wirkung des Nd:-YAG und des Ho:YAG-Lasers einzeln und dann die Wirkung beider Laserwellenlängen gleichzeitig auf die oben beschriebenen Gewebearten untersucht. Bei der kombinierten Anwendung beider Laser variierte die Verzögerungszeit bis zum Einsetzen des Ho:YAG-Lasers zwischen 0 und drei Sekunden. Die Untersuchungen wurden unter Modifikation der Applikationsart (non-contact, near-contact, contact) in Luft und im Wasserbad durchgeführt.

4. Ergebnisse

Nd:YAG-Laser: / Ho:YAG-Laser einzeln

Bei der Untersuchung der verschiedenen Gewebearten traten beim Nd:YAG-Laser die bekannten Effekte auf: Mit zunehmender Leistung und Applikationsdauer nahm die entsprechende koagulierende bzw. vaporisierende Gewebewirkung stetig zu. Bei der Anwendung des Ho:YAG-Lasers zeigte sich, daß mit steigender Energie bzw. Frequenz (und damit steigender mittlerer Leistung) die Größe des Abtrags erhöht wird. Mit steigender Energie pro Puls nahm die gewebeabtragende Wirkung zu, mit steigender Frequenz steigerte sich das Ausmaß der Koagulationszone. Bei gleicher mittlerer Leistung ergeben unterschiedlich gewählte Frequenzen etwa den gleichen Abtrag.

Kombination von Nd:YAG und Ho:YAG-Laser
Bei gleichzeitiger Anwendung des Nd:- und Ho:YAG-Lasers traten sowohl koagulierende als auch vaporisierende Gewebeeffekte auf. Je höher die Leistung des Nd:YAG, desto breiter war die zu erreichende Koagulationszone. Je höher die Energie des Ho-YAG, desto mehr dominierten die vaporisierende Effekte der "Einzelschüsse": Behandelte Gewebeareale wurden stärker „herausgeschleudert", der Gewebeeffekt zeigte sich insgesamt unschärfer begrenzt. Besonders das Schneiden hinterließ zum Teil regelrecht aufgeworfene Randsäume. Ferner zeigte sich, daß bei kombiniertem Betrieb beider Laser der vaporisierende Effekt des Ho:YAG-Lasers stärker als bei alleiniger Anwendung ausgebildet war. Diese „synergistische" Wirkung nahm mit steigender Leistung des Nd:YAG-Lasers zu.

Die Wahl der Verzögerungszeit bis zum Einsetzen des Ho:YAG-Lasers nach Beginn der Nd:YAG-Laserbestrahlung führte im non- und near-contact-mode zu Veränderungen des Ausmaßes der Koagulation und Vaporisation: Mit Zunahme der zeitlichen Verzögerung trat bei sonst gleichen Behandlungsparametern eine verbreiterte Koagulationszone bei geringerem Gewebeabtrag auf, ferner war die Peripherie des abgetragenen Gewebes glatter berandet.

5. Diskussion

Bei der kombinierten Nd:- und Ho:YAG- Laseranwendung ohne zeitliche Verzögerung zeigte sich, daß die vorrangig auftretende Gewebeveränderung durch die jeweils schnellste Reaktion - im vorliegenden Fall durch die Holmium-Komponente - bestimmt wurde. Dies ist die Reaktion mit der höchsten Absorption und damit geringsten Eindringtiefe. Die Wirkung auf das Gewebe beruht hierbei im wesentlichen auf einer schnellen Erhitzung des bestrahlten Areals. Dieses Gewebe wird teilweise verdampft, teilweise kommt es aufgrund der mit der Wärmezufuhr einhergehenden Expansion des Gewebes zum explosionsartigen „Herausschleudern" von Gewebefragmenten in Richtung des einfallenden Strahls. Die koagulierende Wirkung des Nd:YAG-Lasers kam bei der gleichzeitigen Anwendung beider Laser nur nachrangig zum Tragen, das das zu koagulierende Gewebe durch den Holmium-Laser meist schon vaporisiert war. Dennoch unterstützte der Nd:YAG-Laser vor allem bei hohen Leistungen den abtragenden Effekt des Holmium-Lasers, da er zu einer schnelleren Temperaturerhöhung des Gewebes beitrug und hierdurch die Vaporisation erleichterte.

Demgegenüber verringerte sich der abtragende Effekt des Holmium-Lasers im near- und non-contact-mode mit zunehmender zeitlicher Verzögerung zwischen beiden Laserkomponenten bei ansonsten gleichen Parametern. Als Ursache ist die „gewebeverödende" und damit verfestigende Wirkung des Nd:YAG-Lasers anzunehmen. Hierdurch wurde die abtragende Wirkung des Holmium-Lasers jedoch auch besser steuerbar, ferner zeigten sich die Gewebeländer glatter begrenzt.

6. Schlußfolgerungen

Der Nd:YAG-/Ho:YAG-Kombinationslaser bietet erstmals die Möglichkeit der kombinierten Anwendung des Nd:- und Ho:YAG-Lasers im klinischen Einsatz. Während durch die gleichzeitige Bestrahlung eines Gewebes mit beiden Wellenlängen lediglich die abtragende Wirkung des Holmium-Lasers unterstützt wird, zeigt die verzögert einsetzende Applikation beider Laserkomponenten deutliche Unterschiede zur Anwendung nur einer einzelnen Wellenlänge. In vielen vorstellbaren Gebieten ist der Einsatz des Kombinationslasers mit verzögerter Applikation beider Wellenlängen vorstellbar, da durch den Nd:YAG-Laser zunächst die ein Gewebe versorgenden Gefäße koaguliert und dies dann mit dem Ho:YAG-Laser abgetragen werden kann. Zudem können beide Wellenlängen gleichzeitig über eine flexible Quarzfaser übertragen werden, wodurch die Möglichkeit eines endoskopischen Einsatzes gegeben ist. Aufgrund der Kombination aus Koagulation und Vaporisation bietet sich dieser Laser insbesondere für die Resektion von Tumoren und anderen Weichgeweben an.

Literaturverzeichnis

1. Müller U, Philipp C, Fuchs B, Berlien H-P. Laser in der Perforansbehandlung. Lasermedizin, 10: 150-154, 1994
2. Rol P, Frankhauser F, Kwasniewska S, van der Zypen E. New trends in ophthalmology: Advantages and limitations of integrated fiber-optical systems for use with the Nd:YAG- laser. Lasers in Ophthalmology, 1: 139-146, 1987
3. Philipp C, Bültmann O, Berlien H-P, Waldschmidt J. Endoskopische Laserbehandlung von Fisteln. Lasermedizin, 10: 145-149, 1994
4. Frank F. Biophysical basis and technical prerequisites for the endoscopic und surgical use of the Nd:YAG-Laser. Laser in Medicine and Surgery, 3: 124-132, 1986
5. Philipp C, Poetke M, Berlien H-P. Klinik und Klassifikation angeborener Gefäßerkrankungen. Chirurgische Praxis, 47: 663-671, 1993/4.
6. Sherk HH. The use of lasers in orthopedic procedures. The Journal of Bone and Joint Surgery, 75(5): 768-776, 1993
7. Helfmann J, Brodzinski T. Thermische Wirkungen, in: Angewandte Lasermedizin, Berlien HP, Müller G (Hrsg.), ecomed-Verlagsgesellschaft mbH, Landsberg, 1990

Tiefenlokalisierte Schichtdickenmessung wellenlängenselektiv absorbierender Schichten mittels Spektralinterferometrie

W.Pinkl, C.K.Hitzenberger, A.F.Fercher
Institut für Medizinische Physik der Universität Wien, A-1090 Wien

1. Zusammenfassung

In den letzten Jahren wurden diverse interferometrische Verfahren entwickelt, die es erlauben, optische Distanzen von einigen µm bis einige cm mit einer Genauigkeit bis in den Sub-Mikrometerbereich zu vermessen. Weiters wurden Geräte entwickelt, die es erlauben die Durchblutung und Sauerstoffsättigung von Gewebe zu messen. Derartige Geräte haben aber den Nachteil, wenig Information über die Lage (Tiefe) des absorbierenden Materials zu liefern. Koppelt man nun ein optisches Schichtdickenmessverfahren mit einem Absorptionsmessverfahren, so kann man die Lage einer absorbierenden Schicht bestimmen. Hier wird gezeigt, daß mit dem Verfahren der Spektralinterferometrie die Lage einer wellenlängenselektiv absorbierenden Schicht mit hoher Präzision bestimmt werden kann. Präsentiert werden Messungen an einem Modell aus Glasplatten und farbiger Tinte.

2. Einleitung

Die meisten heute zur Schichtdickenmessung in der Medizin verwendeten Interferometer verwenden während der Messung bewegliche Teile (z.B. Schrittmotor) an für das Messverfahrens an sich entscheidender Stelle (Abgleich der Länge eines Referenzarmes in einem Michelson-Interferometer). Dies kann zu Erschütterungen, Justageproblemen, etc. führen. Aus diesem Grund gab es Bestrebungen die bewegten Teile aus dem Meßaufbau zu eliminieren. Ein Lösungsansatz wird durch die Methode der Spektralinterferometrie geliefert.

3. Material und Methode

Das zu vermessende Objekt wird mittels einer spektral breitbandigen Lichtquelle (SLD380, CQL822 entspiegelt) beleuchtet. Der zentrale Strahlteiler (Teilungsverhältnis 50:50) im Interferometer lenkt einen Teil der Strahlung auf einen Referenzspiegel, den anderen Teil auf das zu vermessende Objekt. Das Objekt kann mittels eines Linearverschubs am Strahl vorbeibewegt werden, sodaß ein abscannen des Objektes möglich ist.

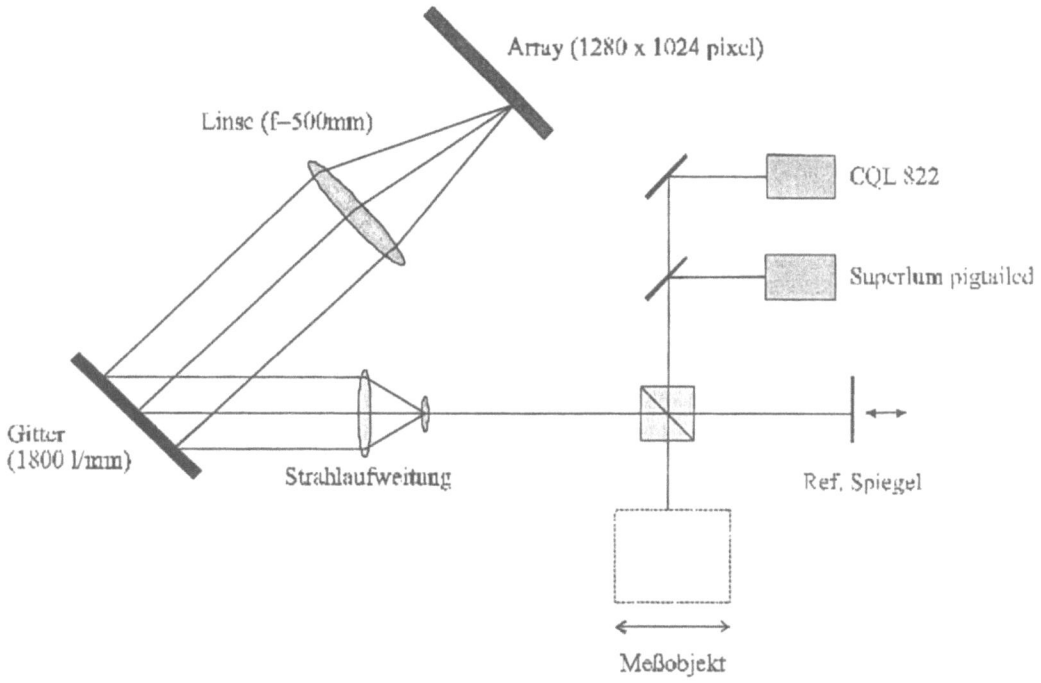

Abb. 1. Skizze des verwendeten Spektralinterferometers

Die am Objekt und am Referenzspiegel reflektierten Teilstrahlen werden über den Strahlteiler und eine Strahlaufweitung auf ein Beugungsgitter (1800 Linien/mm) gelenkt. Dieses fächert den Strahl entsprechend seinem Spektrum auf. Die Idee der Spektralinterferenz ist es nun, daß es genau dann zu konstruktiver Interferenz kommt, wenn die Differenz der optische Weglänge nd zwischen Objektstrahl und Referenzstrahl gleich einem ganzzahligen Vielfachen der Wellenlänge l_1 ist. Das nächste Interferenzmaximum tritt auf, wenn nd wieder gleich einem ganzzahligen Vielfachen der Wellenlänge l_2 ist, wobei l_1 und l_2 knapp benachbarte Werte annehmen.

Das gebeugte Licht wird nun über einen Achromat auf eine CCD-Kamera (1280 x 1024 pixel) abgebildet. Das durch die Kamera aufgenommene Bild gibt nun die Schichtfolge des Objektes in Form eines spektralen Interferenzmusters wieder. Bildet man die Fouriertransformierte einer Zeile des Bildes, so erhält man direkte Information über die Lage der einzelnen reflektierenden Schichten des Objektes (Verwendung eines Referenzspiegels zum Trennen des gewünschten Messignals vonderAutokorrelationsfunktion).

Befindet sich nun eine wellenlängenselektiv absorbierende Schicht innerhalb des zu messenden Objektes, so wird diese Schicht bei Beleuchtung mit der Absorptionswellenlänge einen Schatten werfen. Beleuchtet man nun mit zumindest 2 verschiedenen Wellenlängenbereichen das Objekt, so erhält man Information über die Lage und das Absorptionsverhalten der absorbierenden Schicht. Hier wird das Objekt mit 2 Dioden - 650nm zentrale Wellenlänge, CQL822 und 830nm zentrale Wellenlänge, SLD380 - beleuchtet.

4. Ergebnisse

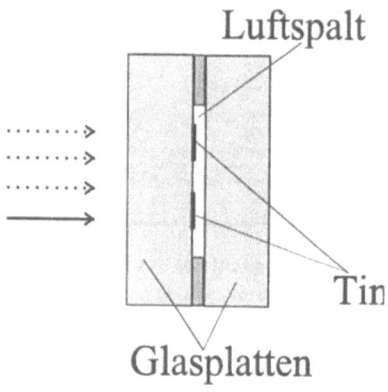

Die Grafik links zeigt die Geometrie der verwendeten Probe. Zwei Glasplatten (Dicke optisch 1.5mm) sind durch einen Luftspalt (Dicke optisch 0.2mm) separiert. Die Probe wird von links beleuchtet, durch Verschieben der Probe kann diese abgescannt werden. Auf der Rückseite der vorderen Glasplatte sind jeweils 2 Striche aus roter (bzw. grüner) Tinte aufgebracht, die als Absorber agieren. Nimmt man nun einzelne Messungen mit der CCD-Kamera auf, bildet die Fouriertransformierte einer Zeile der Einzelmessung und speichert diese Daten als A-scan ab, so kann man durch Aneinanderreihen und Interpolation der einzelnen A-scans ein entsprechendes Tomogram erzeugen. Abb.2 zeigt derartige Tomogramme, jeweils bestehend aus 100 Einzelscans (interpoliert auf 600 Datenpunkte): Deutlich grenzen sich die Glasflächen voneinander ab, die vordere Grenzfläche ist in jedem der 4 Teilbilder ungestört durchgezogen. Auf der Rückfläche sind jeweils Striche aus grüner (rechte Hälfte) und roter (linke Hälfte) Tinte aufgetragen. Deutlich ist ein Abschattungseffekt vor allem jeweils bei 650nm (= obere Bilder) zu erkennen. Da grüne Tine vor allem rotes Licht absorbiert, ist dieser Abschattungseffekt bei aufgetragener grüner Tinte (= oben rechts) am deutlichsten ausgeprägt. Im Gegensatz dazu ist bei einer Wellenlänge l = 830nm kein derartig deutlicher Schattenwurf zu erkennen (Bild rechts unten). Trägt man rote Tinte auf, so sieht man, daß die Absorption deutlich geringer ausfällt und auch bei einer Wellenlänge l = 650nm nur ein äußerst schwacher Schatten auftritt. D.h. man kann deutlich zwischen roter und grüner Tinte unterscheiden, sowie durch den Beginn der Abschattung (hinsichtlich Tiefe im Objekt) die Lage des Absorbers bestimmen.

Die transversale Auflösung (hier definiert als der transversale Abstand der A-scans) beträgt 25µm, die longitudinale Auflösung beträgt ca. 50µm (definiert als jener Abstand bei dem zwei Grenzschichten gerade noch aufgelöst werden können).

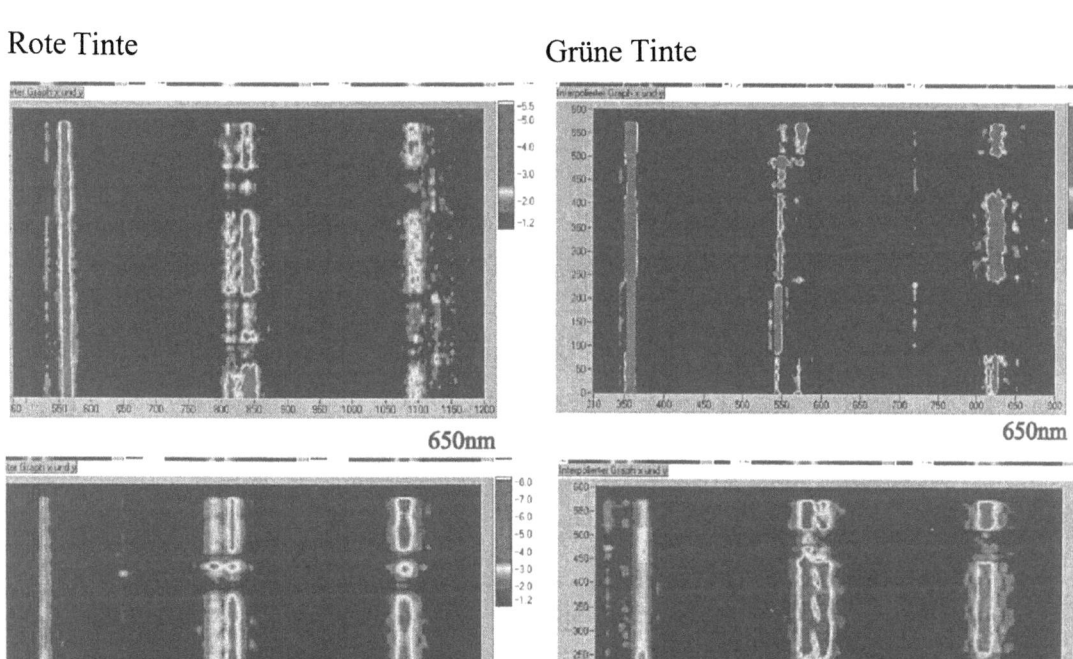

Abb. 2. Links: Striche aus roter Tinte auf der Rückseite der Glasplatte, oben mit einer Wellenlänge m = 650nm, unten mit einer Wellenlänge m = 830nm gemessen; Rechts: Striche aus grüner Tinte auf der Rückseite der Glasplatte

5. Danksagung

Diese Arbeit wurde vom Österreichischen Fonds zur Förderung der Wissenschaftlichen Forschung Proj.Nr. P10316MED gefördert.

6. Literatur

1. A.F.Fercher, Ch.K.Hitzenberger, G.Kamp, S.Y.El-Zaiat: "Measurement of Intraocular Distances by Backscattering Spectral Interferometry", Optics Communications, 117, 43-48, 1995
2. A.F.Fercher, Ch.K.Hitzenberger, W.Drexler, G.Kamp, I.Strasser, H.C.Li: "In Vivo Optical Coherence Tomography in Ophthalmology", SPIE Institutes Series IS11, 355-370, 1993
3. Ch.K.Hitzenberger: "Optical Measurement of the Axial Eye Length by Laser Doppler Interferometry", Inv.Ophth.Vis.Sci., 32, 616-624, 1991

4. A.F.Fercher, W.Drexler, Ch.K.Hitzenberger, G.Kamp: "Measurement of Optical Distances by Optical Spectrum Modulation", Conference on Holography and Interferometry in Biomedical Science, Budapest 1993
5. A.F.Fercher, K.Mengedoht, W.Werner: "Eye-length Measurement by Interferometry with Partially Coherent Light", Opt.Soc.Am, 1988
6. Ch.Hitzenberger: "Measurement of Corneal Thickness by Low-Coherence Interferometry", Appl.Opt., 31, 6637-6642, 1992
7. A.F.Fercher, Ch.Hitzenberger, M.Juchem: "Measurement of Intraocular Distances Using Partially Coherent Laser Light", J.Mod.Opt., 38, 1327-1333, 1991
8. M.Esslinger: "Corneadickenmessung in vivo am menschlichen Auge auf Basis spektraler Analyse des Meßlichtes", Diploma thesis, TU-Wien, 1996
9. E.A.Swanson, D.Huang, M.R.Hee, J.G.Fujimoto, C.P.Lin, C.A.Puliafito: "High-speed Optical Coherence Domain Reflectometry", Opt.Lett., 17, 151-153, 1992
10. A.F.Fercher, E.Roth: "Ophthalmic Laser Interferometry", SPIE, 658, 48-51, 1986
11. M.Bail, A.Eigensee, G.Häusler, J.M.Herrmann, M.W.Lindner: "3D imaging of human skin - optical in vivo Tomography and Topology by short coherence interferometry", SPIE, 2981, 64-75, 1997

Abtrag von Glaskörper - Gewebe mit Erbium - YAG - Laserstrahlung

D. Steeb, H.J. Foth, M. Krause*, J. Weindler*
FB Physik, Universität Kaiserslautern
* Augen- und Poliklinik, Universitätskliniken Homburg / D

Einleitung
In der Augenheilkunde kann es zu verschiedenen Erkrankungen wie z.B. Entzündungen durch virulente Keime von außen, Blutungen durch neu gebildete Gefäße im Glaskörper und eindringende Fremdkörper kommen, die die vollständige Entfernung des Glaskörpers erfordern. Die bisherige Methode der Vitrektomie beruht auf einer rein mechanischen Entfernung des Gewebes, meist durch eine Absaugvorrichtung. Dabei besteht die Gefahr einer Berührungen der Netzhaut, was zu einer irreparablen Schädigung führen würde. Um diese Operation mit möglichst wenig mechanischem Streß für die umgebende Retina durchzuführen, wird nach einer laserunterstützten Methode zum berührungsfreien Abtrag des Glaskörpers gesucht. Hierzu bietet sich der Erbium - Laser aufgrund seiner Wellenlänge (l = 2,94 µm) an, da der Wassergehalt im Gewebe bei ca. 99 % liegt.

Material und Methode
Für die Durchführung der Messungen wurde ein selbstgebauter Blitzlampen gepumpter Er:YAG-Laser bei l = 2,94 µm verwendet. Die Impulsdauer konnte über eine Änderung des Kondensators variiert werden. Die hier verwendeten Impulsdauern betrugen $t_1 \approx 400$ µs für einen langen Puls und $t_2 \approx 300$ µs für einen kurzen Puls. Der verwendete Energiebereich lag zwischen 25 mJ und 125 mJ. Werte unterhalb dieses Bereiches schieden aus, da der erzielte Abtrag kleiner als Nachweisgrenze war, Werte oberhalb wurden aufgrund zu großer Stoßwellenbildung auf der Probenoberfläche vernachlässigt. Die verwendeten Glaskörperproben wurden aus frisch enukleierten Schweineaugen gewonnen, die bis zum Beginn der Messungen in gekühlter Kochsalzlösung aufbewahrt wurden. Die Versuche wurden mit direktem Strahl durchgeführt. Während der Messungen wurden auch Temperatur und Luftfeuchtigkeit kontrolliert. Der Abtrag wurde mit Hilfe einer Feinwaage (Messgenauigkeit D = 0,01 mg) nach der Applikation von jeweils 50 Pulsen auf die Glaskörperprobe bestimmt. Gleichzeitig wurde mit einer Wasserprobe die Verdunstung in diesem Zeitraum gemessen, um den reinen, durch den Laser verursachten Abtrag zu ermitteln.

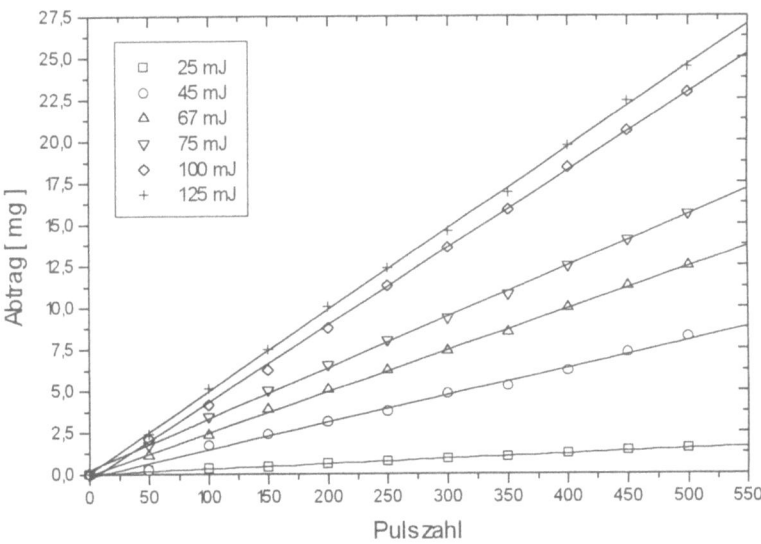

Abb.1. Abhängigkeit des Abtrages von der applizierten Pulszahl und der Impulsenergie für langen Puls bei t ≈ 400 µs

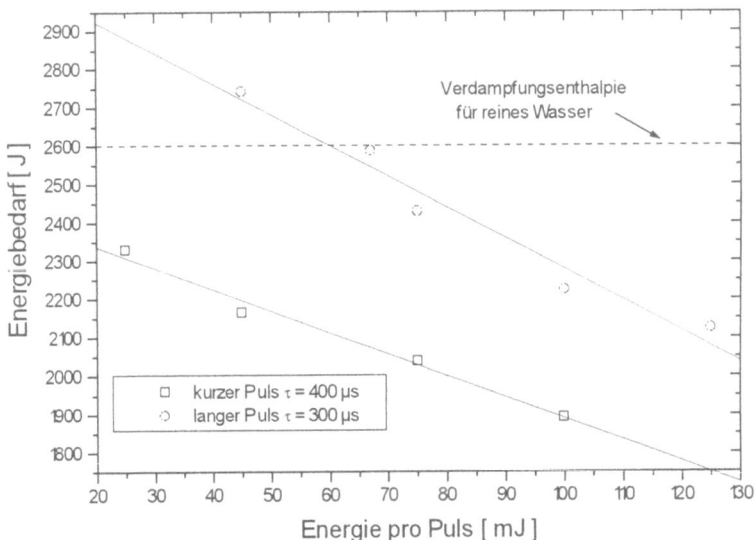

Abb. 2. Benötigte Energie zum Abtrag von 1g Gewebe in Abhängigkeit von Impulsenergie und Impulslänge. Vergleichend hierzu die Verdampfungsenthalpie für reines Wasser. Die durch die Laserapplikation erreichten Abtragsraten bewegten sich, je nach verwendeter Impulsenergie, zwischen 3 und 50 µg je Puls für lange Pulse und 10 bis 54 µg je Puls bei kurzen Pulsen. Die ermittelte Ablationsschwelle unterschied sich etwa um den Faktor 2 im Vergleich langer zu kurzer Puls und liegt im Bereich zwischen 7,8 und 13,4 mJ. Ebenso weist der Anstieg der Ablationsmenge einen geringfügig höheren Wert für kurze Pulse auf

Ergebnisse
Wie in Abbildung 1 deutlich zu erkennen ist, steigt der erzielte Abtrag linear mit der applizierten Pulszahl an. Ebenso läßt sich ein Ansteigen mit zunehmender Impulsenergie erkennen. Die gemessenen Ablationswerte für kurze Pulse ergeben ein ähnliches Diagramm, allerdings mit etwas höheren Effizienz.

Ein interessanter Wert ist die Energie, die benötigt wird, um jeweils 1g Glaskörpergewebe zu ablatieren. Sie ist ein Maß für die Belastung, die das Auge durch den Eingriff erfährt. Wie aus Abbildung 2 ersichtlich ist, schneiden hier die kurzen Pulse deutlich besser ab, als die langen. Alle erhaltenen Werte für kurze Pulse liegen deutlich unterhalb der eingezeichneten Verdampfungsenthalpie für reines Wasser, wohingegen die Messergebnisse für lange Pulse und kleine Impulsenergien oberhalb dieses Wertes liegen (Auch aus diesem Ergebnis läßt sich auf eine bessere Eignung der kurzen Pulse für den effektiven Abtrag schließen).

Zusammenfassung und Diskussion
Die bisherigen Ergebnisse zeigen, daß ein Abtrag von Glaskörpergewebe durch Erbium-Laserstrahlung sehr gut möglich ist. Der relative Vergleich der Meßwerte ergibt eine bessere Eignung des kurzen Pulses mit t = 300 µs gegenüber dem langen Puls mit t = 400 µs. Während die pro Gramm aufzuwendende Energie im Fall langen Pulses bei applizierten Impulsenergien bis einschließlich 60 mJ oberhalb der Verdampfungsenthalpie von Wasser lag, war im Fall des kurzen Pulses die aufzuwendende Energie bei allen Impulsenergien niedriger als die Verdampfungsenthalpie von 1g Wasser. Als Erklärung für diese Beobachtung wird angesehen, daß bei langen Pulsen und niedrigen Energien, die erreichte Gewebetemperatur nicht zur vollständigen Verdampfung des erwärmten Gewebevolumens ausreicht und somit deponierte Wärme durch Wärmeleitung verloren geht. Bei kurzen Pulsen und hohen Impulsenergien dürfte wegspritzendes Gewebe für einen effektiveren Abtrag sorgen; d.h. für die Entfernung muß nicht alles Gewebe oberhalb der Verdampfungstemperatur aufgeheizt werden.

Ablative and Thermal Effects of Er:YAG Laser on Human Tissue

Matjaz Lukac[1,2], Boris Majaron[1], Tanja Rupnik[2]
[1]Jozef Stefan Institute, Ljubljana, Slovenia
[2]Fotona d.d., Ljubljana, Slovenia

Introduction

The Er:YAG laser is known as a premier tool to precisely ablate superficial skin layers in dermatology while inducing minimal thermal damage to the surrounding tissue. This is due to its wavelength of 2.94 mm which corresponds to the peak of the water molecule absorption spectrum, resulting in an extremely shallow skin penetration depth (around 3 µm). In some applications however, controlled heating of the deeper skin layers is beneficial. In aesthetic surgery, for example, coagulation of deeper collagen fibers is assumed to attribute to removal of wrinkles and a more youthful skin appearance.

In this paper we demonstrate how a relatively deep layer of skin can be heated with a repetitive Er:YAG laser. Adjustment of the intensity and repetition frequency of the laser can lead to a substantial thermal build-up inside the tissue from the superposition of heat diffusion waves emanating from the heated surface. This can potentially result in protein denaturation processes around $60°$ C. By adjusting the parameters of a repetitively pulsed Er:YAG laser (Fotona Skinlight), controlled heating of the underlying tissue is achievable, as well as superficial ablation with minimal thermal damage. A simple model of heat diffusion is presented below, which demonstrates this effect.

Similar questions on controlling the distribution of dissipated heat are also met in laser treatment of vascular lesions [1, 2]. A novel approach to this procedure is introduced using a high-repetition KTP (frequency-doubled Q-switched Nd:YAG) laser (Fotona Skinlight Plus). Its wavelength of 532 nm nearly coincides with an absorption peak of oxyhemoglobin, the absorbing chromophore in blood vessels. Selective absorption of green laser light in blood vessels is thus utilized to induce irreversible thermal damage the vessel wall with minimal damage to the surrounding tissue. A simple mathematical model of the procedure presented below demonstrates the advantages of such a high-repetition pulsed laser over the existing continuous green lasers (argon, cw KTP, or dye).

Skin resurfacing with Er:YAG laser

We demonstrate the influence of the Er:YAG laser repetition frequency on thermal distributions inside irradiated skin using a simple physical model. The skin is modeled as a homogeneous medium filling a half space. The planar surface layer of the

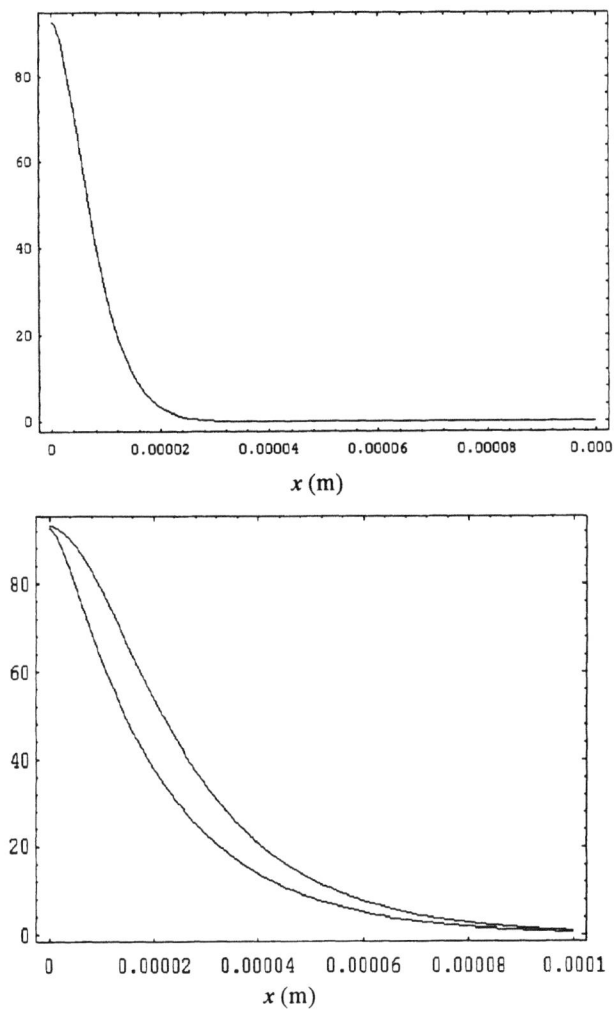

Fig. 1. Temperature distribution at the end of a 300-µs Er:YAG laser pulse (a) and at the end of a CO_2 laser pulse with duration of 60 ms and 1 ms respectively (b), absorbed on the surface of skin. Plotted values represent the temperature rise above the initial tissue temperature in degrees Kelvin.

medium absorbs heat from the laser radiation. Its intensity decreases exponentially from the surface according to Beer's law of absorption. The surface of the medium is assumed to be thermally isolated.

Solutions of the heat diffusion equation for the described geometry are obtained by the Green's function method [3]. These solutions are then evaluated numerically for repetitive heating by square laser pulses with a pulselength of 300 µs. The temperature distribution within the skin at the end of a single laser pulse of intensity $I_0 = 8.5 \ 10^6$ W/cm^2 is shown in Fig. 1a. In all cases the absorption coefficient of the Er:YAG laser radiation is set to $\mu = 300$ mm^{-1}, with the tissue thermal diffusivity of

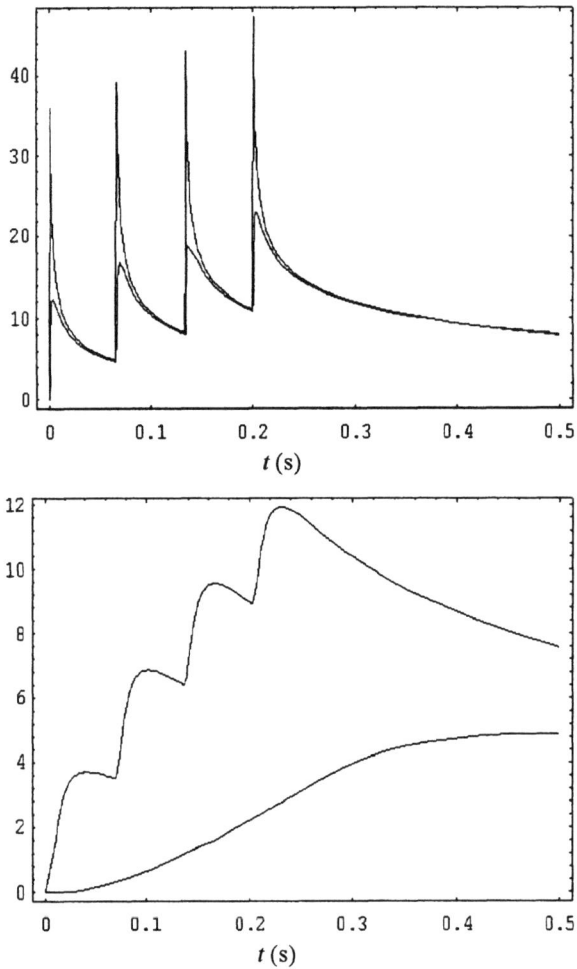

Fig. 2. Temperature during and after a sequence of four laser pulses at a repetition frequency of 15 Hz at depths of 10 and 30 μm (a) and at depths of 100 and 300 mm (b) below the surface of the skin.

$D = 1.2 \; 10^7$ mm²/s. The result shows that the characteristic length of the thermally affected layer is around 10 mm, which is significantly larger than the laser penetration depth ($1/m = 3.3$ mm). This is due to diffusion of heat from the absorbing layer during the relatively long laser pulse. As a comparison, we present in Fig. 1b, thermal profiles as calculated at the end of a single CO_2 laser pulse with duration of 60 μs or 1 ms. In both cases, the thermally affected zone is significantly thicker than with the Er:YAG laser, due to the larger penetration depth of 10.6 μm radiation of this laser ($1/\mu = 20$ μm). Note that the actual thickness of thermally damaged tissue in practice depends strongly upon the surface temperature. Also, ablation of the surface layer may decrease the remaining thermally damaged zone [4].

Our calculations show that early on the surface reaches a high temperature while the underlying layers remain largely unaffected. In time, temperature deep within the tissue also rises significantly due to thermal diffusion. As a result, we can achieve a considerable temperature buildup deep within the tissue by applying repetitive laser pulses. Fig. 2a illustrates the temperature evolution at depths of 10 and 30 μm as obtained with four laser pulses at a repetition frequency of 15 Hz. As Fig. 2b shows, even at depths of 100 and 300mm the temperature buildup after each pulse is on the order of that observed at the tissue surface. This indicates that the pulsed Er:YAG laser can coagulate deep layers of skin.

Lowering the repetition frequency diminishes the accumulation of heat in underlying tissue layers. In this case, the significant temperature rise is confined to the tissue surface and superficial ablation with a limited depth of thermal damage results. In this way, the Er:YAG laser gives the physician the flexibility to selectively ablate the skin's surface and/or thermally treat deeper tissue layers with a single laser system.

Treatment of vascular lesions with high-repetition KTP (frequency-doubled Nd:YAG) laser

In our model of treating vascular lesions with a high-repetition laser we assume an infinitely long cylindrical region of a homogeneous medium is heated to a definite temperature T_0. Since the pulselength of the modeled Fotona Skinlight Plus laser (50-80 ns) is far below the thermal relaxation times of the treated vessels, we use an approximation of instantaneous heating [3].

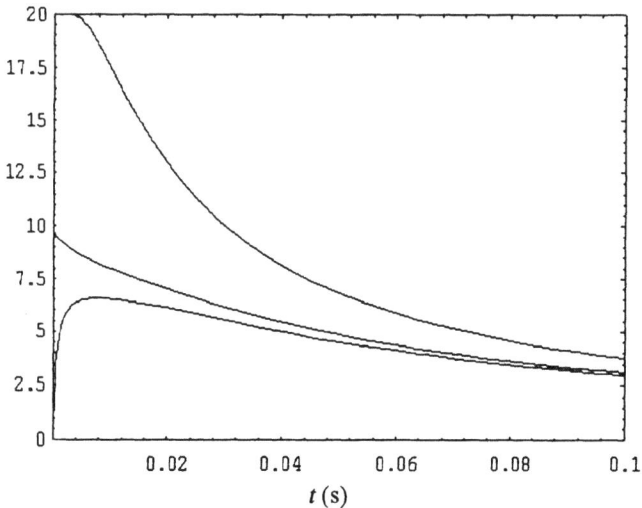

Fig. 2. Temperature evolution on the axis of the cylinder (modeled blood vessel), at its surface (a radius of 0.1 mm) and at a point 10 μm outside the surface, after instantaneous heating of the whole vessel to 20 K above the surrounding tissue. Note the decreasing temperature difference between them over time.

Figure 3 presents the temperature evolution after a single laser pulse as calculated on the axis of the vessel, at its surface (representing the vessel wall) and 10 mm outside the surface, for a vessel radius of $r_0 = 0.1$ mm. These positions are chosen to assess whether the vessel wall would be fully coagulated in the procedure and estimate the amount of thermal damage to the surrounding tissue. Note that the temperature difference after between the points at and just outside the surface decreases with time. By applying a sequence of laser pulses, this accumulated difference will increase with each pulse. The results in Fig. 3 indicate that this effect is magnified at higher repetition frequencies.

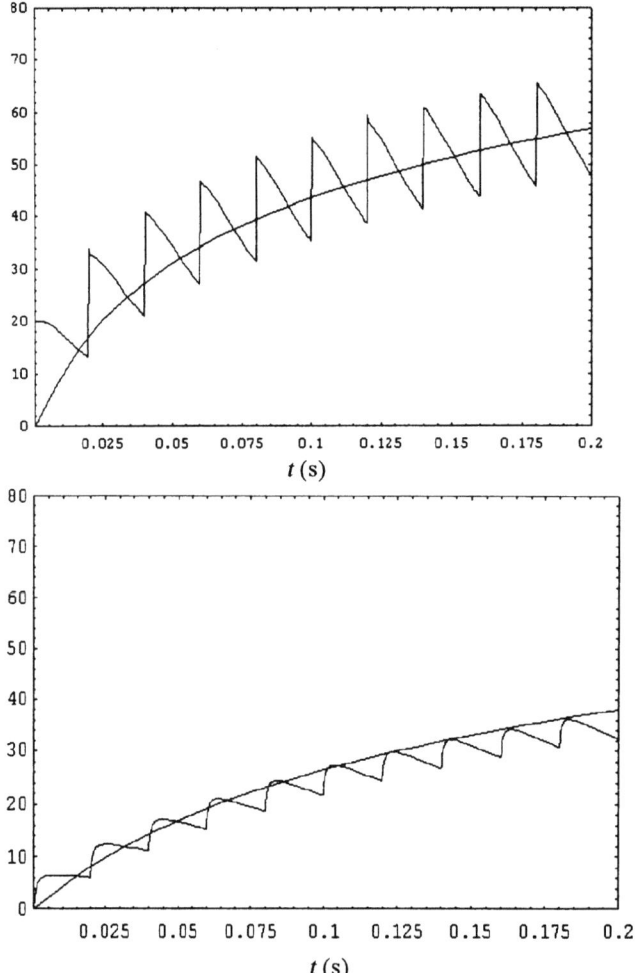

Fig 4. A comparison of temperature evolution as obtained with a sequence of ten laser pulses at a repetition frequency of 15 Hz and a continuous laser which delivers the same amount of heat over the same time interval: a) on the vessel axis, b) at a point 10 mm outside the vessel wall.

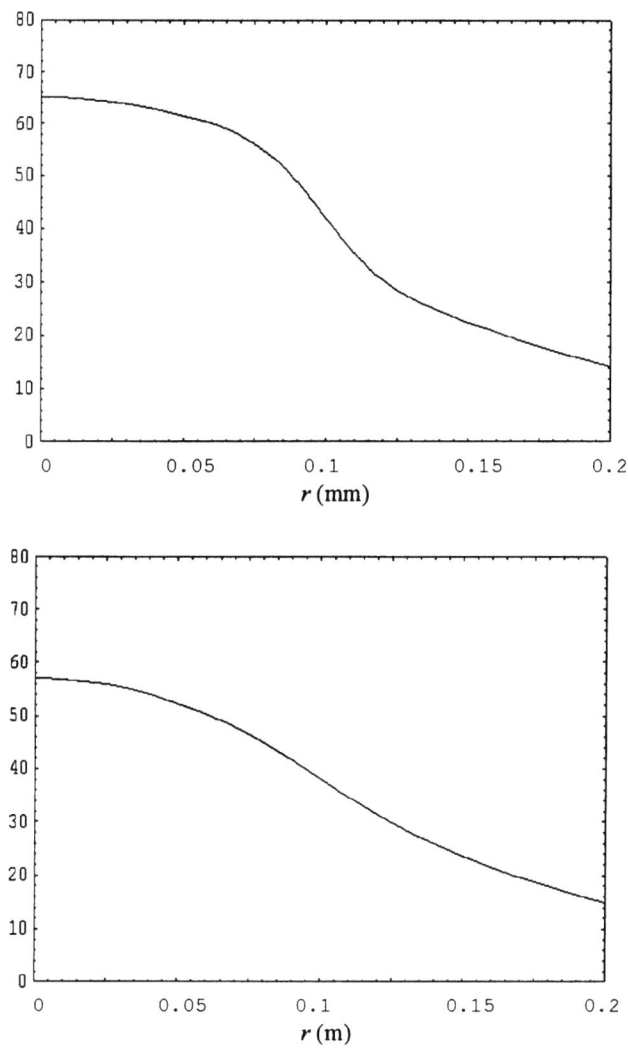

Fig. 5. Radial temperature distribution just after the tenth pulse of the repetitive laser (a) and at the end of a equally long continuous laser delivering the same amount of energy (b) - see Fig. 4.

Figure 4a demonstrates such a temperature buildup over a sequence of ten laser pulses at a repetition frequency of 100 Hz as calculated on the cylinder axis. As in some previous works [1], T_0 is adjusted so that the temperature on the cylinder axis after a sequence of ten laser pulses approaches 100 °C. As a comparison, the temperature evolution for the case of continuous heating (such as with an argon or cw KTP laser) is also plotted. The total energy delivered is equal in both cases. The maximum temperature reached with the pulsed laser is approximately 9 K higher than with continuous heating. Since the dynamics of the coagulation process is a strong exponential function of temperature [5] we can deduce that the coagulative effect of the pulsed laser is much stronger in comparison to continuous laser at the same average power setting.

Figure 4b shows temperature evolution curves at a radial distance of 110 µm (i.e. just outside the vessel wall). At this point the maximal tissue temperature with the pulsed laser only marginally exceeds the one obtained with the continuous laser.

Figure 5a shows the radial distribution of temperature as calculated just after the last laser pulse in the above described sequence of the high-repetition pulsed laser. A similar distribution obtained after the continuous laser heating with the same energy is presented in Fig. 5b. The comparison shows that the thermal gradient at the cylinder surface is significantly steeper in the case of repetitive pulsed heating, indicating a more abrupt transition between the coagulated interior of the vessel and undamaged surrounding tissue.

If we think of continuous laser operation as a summation of infinitely closely spaced pulses it follows that by increasing the pulsed laser's repetition frequency we would eventually obtain the same behavior as with a continuous laser. However, there is an optimal frequency of the pulsed KTP laser operation (between 50 and 500 Hz), which provides a similar coagulation effect within blood vessels as a continuous KTP or argon laser while causing less thermal damage to the surrounding tissue.

Conclusion

In conclusion, the repetitive pulsed Er:YAG laser enables the physician to control the ratio between the ablative and coagulative effect of the Er:YAG laser on the skin tissue. In the case of the KTP (frequency doubled Nd:YAG) laser, repetitive operation leads to a higher efficiency of the blood vessel coagulation, and to a smaller thermal damage to the surrounding tissue.

This work was partially supported by the Ministry of Science and Technology of Slovenia. We wish to thank Mike Haverty (Johns Hopkins University, Baltimore, MD) for help in preparing the manuscript.

References

[1] Anderson RR, Parish JA (1981) Microvasculature can be selectively damaged using dye lasers: A basic theory and experimental evidence in human skin. Lasers Surg Med 1:263–270
[2] Pickering JW, Butler PH, Ring BJ, Walker EP (1989) Computed temperature distributions around ectatic capillaries exposed to yellow (578) laser light. Phys Med Biol 34:1–11
[3] Carslaw HS, Jaeger JC (1959) Conduction of heat in solids. Oxford, London
[4] Majaron B, Lukac M, Drnovoek-Olup B, Vedlin B, Rotter A (1997) Heat diffusion and ablation front dynamics in Er:YAG laser skin resurfacing. In: R. Anderson et al. (eds.) Lasers in Surgery: Advanced Characterization, Therapeutics and Systems VII. SPIE Proc 2970:350-359
[5] Moritz AR, Henriques FC (1947) Studies of thermal injury II. The relative importance of time and surface temperature in the causation of cutaneous burns. Am J Pathol 23:695–720

Determination of Absorption and Scattering Coefficients of Laser Radiation in Biological Tissue

E.B.Bounkova[1], B.N.Zhukov[1], A.M.Ivanova[2], S.P.Kotova[2], N.L.Kupriyanov[2], N.A.Lysov[1], A.L.Petrov[2]
[1] Samara State Medical University, Samara, Russia
[2] Russian Academy of Sciences, P.N.Lebedev Physical Institute Samara Branch, Novo-Sadovaya Str. 221, Samara 443011, Russia

1. Introduction

Low intensity lasers are widely used for therapeutic medicine. Therapeutic devices based on semiconductor lasers emitting in red and near IR-region are particular popular. Specifically, in Samara State Medical University the authors had collected a significant experience of the treatment of vessel diseases and liver ones by mean of low intensity laser radiation [1]. This experience includes good results on chronic virus hepatitis treatment [2]. But empirical application of lasers in medicine leaves behind its experimental and theoretical ground. The information about light propagation in biological tissue is very important for tissue diagnostic as well as for laser radiation dosimetry. This information is necessary to determine mechanism of therapeutic effect and to give scientific ground for treatment methods to make them more effective.

For determination of the light intensity inside and outside scattering medium such as tissue the most acceptable is the method based on radiation transfer theory [3, 4]. Among existing methods of radiation transfer equation solution the most satisfactory is the Monte Carlo simulation.

The following terms are usually used for mathematical description of the scattering medium properties: μ_α and μ_s' - absorption and scattering coefficients which describe the probability of photon absorption or scattering on unit distance, $p(\theta)$ - angle scattering distribution or phase function (θ - the angle between the incident and scattered photons in scattering plane);

$g = \int_{-1}^{1} p(\theta)\cos(\theta) d\cos(\theta)$ - average cosine of scattering (for isotropic scattering $g = 0$).

If the absorption and scattering coefficients, phase scattering function, medium refractive index are known, the scattered and transmitted radiation distribution inside and outside medium could be determined with Monte-Carlo simulation. In order to accelerate the calculation procedure the so called transport approximation could be used in which anisotropic scattering is replaced with isotropic and the medium is characterized by transport scattering coefficient $\mu_s' = \mu_s(1-g)$ and attenuation one $\mu_t' = \mu_\alpha + \mu_s'$. Mean free path of photon $\Lambda = 1/\mu_t'$ [4].

The tissue optical parameters for many wavelength, particularly in near IR-region, are unknown or their values obtained by different authors vary and must be specified. So it is necessary to determine these parameters.

2. Absorption and Transport Scattering Coefficients Determination from Integrated Transmittance and Reflectance

Recently in biological tissue diagnostic problem the optical characteristics determination techniques has been developed based on comparison of experimental reflectance and transmittance with the results of Monte-Carlo simulation of radiation transfer equation for scattering medium [6].

In the article the results of μ_α and μ_s' determination are presented that were obtained from integrated reflectance and transmittance of common white rats liver. The specimens were prepared by following way: animals were anesthetized with ether narcosis the abdominal incision was made and the liver was removed. The slices of definite thickness were prepared on "Microtom" device. The specimens were kept in Ringer-Lock solution. This solution was chosen because it is "physiological", isotonic to blood plasma and does not irrigate the tissue. The experimental measurements were carried out on tissue specimens of thickness from 0.11 to 3.26 mm.

In order to measure the integrated reflectance R the reflectance photometer FO-1 was used (the spectral range from 400 to 930 nm). The integrated transmittance measurement was carried out with He-Ne laser (0.63 μm) and semiconductor laser (0.84 μm). The specimen placed between two glass substrates was illuminated by narrow collimated laser beam. Directly behind the specimen the photodiode was placed with sensitive area diameter of 10 mm (FD-24K). The experimental results for the 3.2 mm - thick specimen are presented in Table. The specimen thickness and transverse size as well as the liver and glass substrates refractive indexes were taken account in light propagation simulation. μ_α and μ_s' value were determined by mean of values variation until the theoretical and experimental values of R and T coincide with 0.1 % accuracy. The results are presented in the Table.

Table. Experimental values of integrated reflectance R and transmittance T and determined values μ_α and μ_s'.

λ μm	R %	T %	μ_α mm^{-1}	μ_s' mm^{-1}	μ_s'/μ_t'
0.63	8.6	4.5	0.35	0.81	0.70
0.84	13	13	0.15	0.725	0.825

3. Radiation Intensity Distribution in the Tissue

The calculation was accomplished for absorbed energy distribution in the semiinfinite tissue with illuminating laser beam spot diameter of 2 mm on specimen surface using the obtained coefficient values. The distribution of absorbed energy versus z-coordinate for semiconductor laser is presented at Fig.1. Absorbed energy level decays 10 time at 3 mm depth and 100 times at the 6 mm depth (for He-Ne laser at 2.3 mm and 6 mm depth accordingly). Integrated reflectance R is 8.6% for He-Ne laser and 13% for semiconductor laser. Absorbed energy distribution at transverse direction for semiconductor laser is presented at Fig. 2 for z value corresponding the specimen surface, energy decay level 1/2 (z), 1/10 (z).

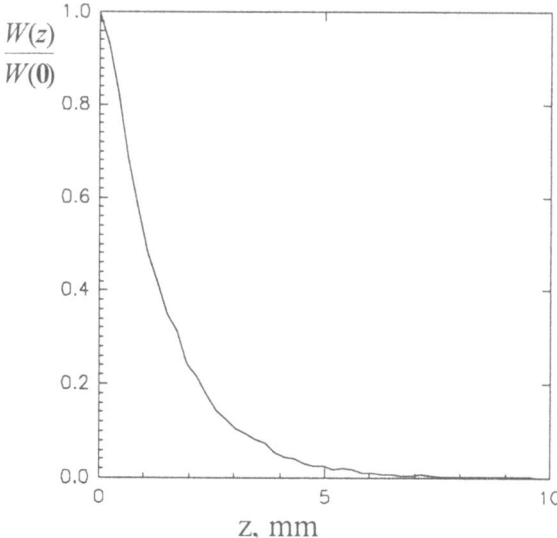

Fig. 1. The distribution of absorbed energy in rat liver versus depth for semiconductor laser (0.84 μm)

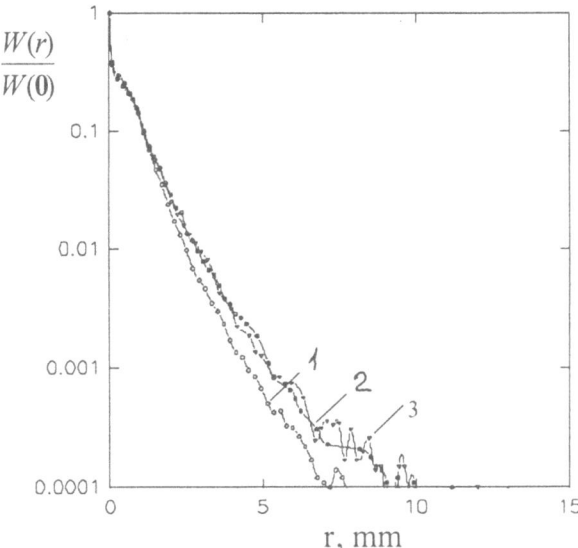

Fig. 2. The distribution of absorbed energy in rat liver versus radius for z values corresponding the specimen surface (1), energy decay level 1/2 (2), 1/10 (3) for semiconductor laser (0.84 μm)

This results causes the following conclusion: 86 % of incident energy is absorbed for semiconductor laser and 91% for He-Ne laser. In addition about 70% is absorbed in surface layer 1 mm thick for semiconductor laser and 0.7 mm thick for He-Ne laser.

4. Surface Size of the Scattering Spot

For the "in vivo" tissue diagnostic it is very important to develop noninvasive diagnostic technique for determination of optical parameters of biological tissue for example by means of backscatterd light characteristics analysis. For these purposes the scattering spot size was measured by projecting techniques for the investigated liver specimens. The specimen spot size was 0.07±0.01 mm for He-Ne laser beam spot diameter 0.06±0.005 mm. And for the semiconductor laser beam diameter 0.12±0.02 mm the spot size was 0.13±0.04 mm. Calculated values which were obtained with consideration of imaging lens transfer function are 0.11±0.02 mm for the semiconductor and 0.09±0.02 mm for He-Ne one.

5. Conclusion

In the article absorption coefficient and scattering coefficient for white rat liver were determined "in vitro" for He-Ne laser wave length (0.63µm) and semiconductor one (0.84 µm) one. The absorbed energy distribution was calculated. The coincidence of measured and calculated values of back scattering spot dimension corroborate the accuracy of such approach. The authors thanks Dr. V.Petropavlovsky for measurements of spot size.

6. References

1. B.N.Zhukov, N.À.Lysov (1996) Laser irradiation in experimental and clinical angiology. Samara Press House, Samara.
2. B.N.Zhukov et al. (1996) The possibilities of the applications of laser in the treatment of chronic liver diseases. Abstracts of 13 Annual Meeting Scandinavian Society For Antimicrobial Hemotherapy.
3. Vorobjov N.S. (1991) Optical properties of brain. Preprint
4. Slovesky S.D.(1994) Monte Carlo Simulation of optical irradiation propagation in multilayer random - homogeneous medium. Radiotechnika 1994. Nr.7.
5. Tuchin V.V. (1995) Fundamentals of low-intensity laser light interaction with biological tissues: dosimetry and diagnostic aspects - Izvestiay Academii nauk, physics, Vol.59, Nr.6, pp.120-143.
6. Cheong W.F et al. (1990) A review of the Optical Properties of Biological Tissues.- IEEE Jour. of QE vol.26, Nr.12.
7. Marquet P. et al. (1995) Determination of reduced scattering and absorption coefficients by a single charge-coupled-device array measurement. Opt.Eng, Vol.34, Nr.7, pp.2055-2069.

Analysis of Distribution of Laser Radiation Energy in Biological Media

Andrzej Zając
Institute of Optoelectronics Military University of Technology
WARSAW, 2 Kaliski str. ph. (48#22) 685-93-28

Abstract

The chosen physical models of biological media have been analysed. Using the selected models of tissues we determined an influence of wavelength of laser radiation on energy distribution in a medium. There was evaluated a range of applicability of linear and non-linear models (with a phase transition) of radiation interaction with a tissue, taking as a criterion a volumetric density of the absorbed power. Temperature distributions in a medium, for cw and pulsed Nd:YAG laser beams interaction (for static and dynamic tissues, i.e., without flow and with flow of physiological salines, respectively) for the spatial models are given.

1. Introduction

Simultaneously with the continuous improving of the succeeding Nd : YAG lasers (emitting at 1.06µm, 1.32 µm, and at present also 1.44 µm), and the lasers operating within the medium infrared range (CTH:YAG and Er:YAG), the laser medical devices with such sources were used for therapy. It was accompanied by investigations of the processes of radiation interaction with tissues [1,2]. At present the processes of interaction of laser radiation with tissues are examined very intensively [4,5]. Great interest in application of such laser sources is observed due to the high values of absorption coefficients in the tissues what causes significant limitation of thermal interaction area - so called „cold interaction". According to the literature data [6] we took for analysis the model, based on physical properties of water, as a good approximation of a tissue. This model is adequate for laser radiation of wavelength longer than 1 µm. Energy distribution in tissues is described by well-known relation (only for linear model of absorption):

$$I = I_0 \cdot \exp(-\alpha \cdot l) \tag{1}$$

where I is the radiation intensity in a medium, l is the depth of penetration in tissues [cm], I_o is the intensity of incident radiation, α is the absorption coefficient [cm^{-1}].

It can be shown that it is not possible to use the same models, especially the averaged ones, for modelling of laser radiation absorption and definition of interaction mechanisms and determination of values of physical parameter of absorbing media in the whole interval of variability of absorption coefficient $\alpha \in (0.174 \div 13245)$cm^{-1}. An example which gives evidence of rightness of the above mentioned statement is an effect of anomalous transmission of radiation which occurs for expositions of laser sources radiation within the range of $(2 \div 3)$ μm [3, 7]. As it can be seen, the results for such a simple model of medium absorption properties (adiabatic averaged model) can be proper only for relatively small absorption coefficient - practically it relates to the Nd:YAG lasers emitting radiation of wavelength of 1.06 μm and 1.32 μm (Fig.1).

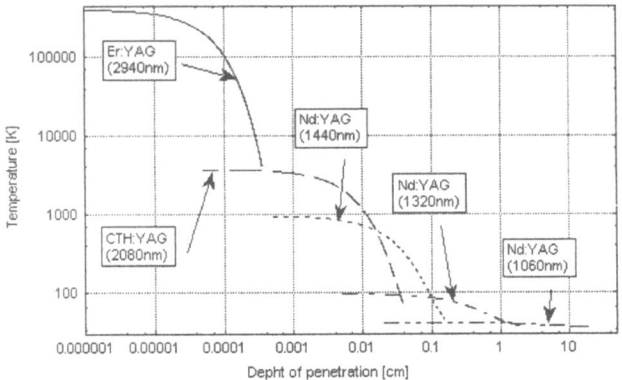

Fig. 1. Temperature distribution for isolated region of laser beam interaction with a tissue with the use of linear absorption model

It should be noticed that only for Nd:YAG lasers, for the range of laser beam energies taken for calculations, there is no exceeding of phase transitions temperatures in medium. Because of it, majority of analyses of temperature distribution in the tissue, illuminated by Nd:YAG laser beam, can be performed within the range of applications of linear absorption model. Assumption of linear absorption model for radiation of wavelength $(1.4 \div 3)$ μm gives non-physical values of tissues temperature.

2. Solutions of Heat Conduction Tasks for cw and Pulsed Interactions of Nd:YAG Laser Beam

The known tissue temperature is the basic information necessary for analysis on usefulness of laser apparatus in medicine. Effectivity of laser treatments, especially in surgery, depends on definite temperature of tissue in the operation area. It is also important to reach the temperature, causing destruction of tissue (in some cases it is in fact vaporization of tissue) and to ensure a coagulation process in the interaction. The laser beam parameters should be such programmed that the destruction area (also coagulation area) would be minimal. In dependence on amount of energy, delivered by the laser beam and its spatial distribution in medium we obtained vari

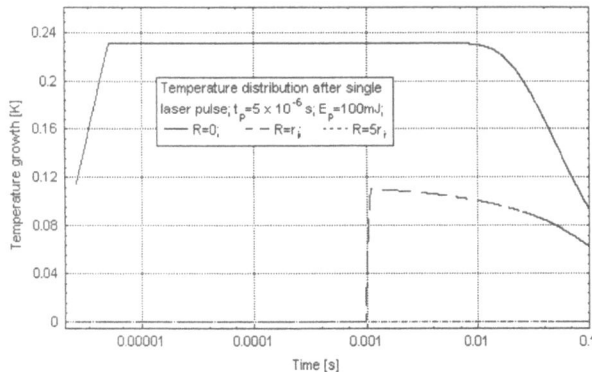

Fig. 2. Calculated temperature distributions for the tissue exposed with a single laser pulse (E_i = 100 mJ, τ_i = 5 µs)

able distributions of tissue temperatures (variable as a function of spatial, energetic, and temporal parameters of a laser beam).

For general case, the problem of determination of spatial temperature distribution in a real tissue is described by the parabolic equation for heat transport

$$\rho c \frac{\partial \Theta}{\partial t} - k\Delta\Theta = \frac{A P(t)}{\pi r_i^2} H(r_i - \rho) e^{-\alpha z} \qquad (2)$$

where k=k(x,y,z,t; Θ) is the head conductivity coefficient [J/cm^2], $\rho = \rho$ (x,y,z,t; Θ) is the medium density [g/cm^3], $\Theta = \Theta$ (x,y,z,t) is the temperature growth in medium [K], c = c (x,y,z,t; Θ) is the specific heat [J/cm^3 K], A is the constant with initial and boundary conditions:

$$\frac{\partial \Theta(x,y,0,t)}{\partial z} = 0, \quad \Theta(x,y,\infty,t) = 0, \text{ and } \Theta(x,y,z,0) = 0 \qquad (3)$$

A solution of the problem with previously taken assumptions:

$$\Theta = \frac{2 A P_0}{k_w r_i} \left\{ e^{-\alpha z} \int_0^\infty \frac{J_1(r_i r) J_0(\rho r)}{r^2 - \gamma^2} \left[H(t) H(T_i - t) - H(t) e^{-a^2(r^2 - \gamma^2)} + H(t - T_i) e^{-a^2(r^2 - \gamma^2)(t - T_i)} \right] dr \right.$$

$$\left. -\frac{\gamma a}{\sqrt{\pi}} \int_0^\infty \frac{J_1(r_i r) J_0(\rho r)}{r^2 - \gamma^2} \left[H(T_i - t) \int_0^t \frac{e^{-r^2 a^2 \eta - \frac{z^2}{4 a^2 \eta}}}{\sqrt{\eta}} d\eta + H(t - T_i) \int_{t-T_i}^t \frac{e^{-r^2 a^2 \eta - \frac{z^2}{4 a^2 \eta}}}{\sqrt{\eta}} d\eta - H(t) e^{-a^2(r^2-\gamma^2)} \int_0^t \frac{e^{-\gamma^2 a^2 \eta - \frac{z^2}{4 a^2 \eta}}}{\sqrt{\eta}} d\eta \right. \right. \qquad (4)$$

$$\left. \left. + H(t - T_i) e^{-a^2(r^2-\gamma^2)(t-T_i)} \int_0^{t-T_i} \frac{e^{-\gamma^2 a^2 \eta - \frac{z^2}{4 a^2 \eta}}}{\sqrt{\eta}} d\eta \right] dr \right\}$$

Solutions of equation (2) are functions describing the temperature increments Θ (x,y,z,t) in a medium and for general form of consideration it should be taken into account that for real tissues, the material constants c, ρ, and k depend on temperature of the heated medium. Solutions for such general case are difficult to find and complicated calculations are needed. Usually, for such cases we used numerical procedure in order to solve the conductivity equation. For the solution presented in these paper we assumed the following simplifying assumptions for the carried out analyses for homogeneous (isotropic) medium and invariable thermal parameters of medium. The exemplary results of calculations of temperature distributions in a tissue are presented in the successive figures. We performed calculations of temperature distribution for three typical cases:

- cw Nd:YAG laser
- pulsed Nd:YAG laser; τ_i = 5 µs, E_i = 100 mJ (Fig. 3), and τ_i = 160 µs, E_i = 100 mJ (Fig. 4).

Especially interesting are the results of calculations made for interaction of pulsed laser radiation with a tissue. As it can be seen from the relations presented in Figs. 2 and 3, temperature growth in the tissue is independent of laser pulse duration what is reasonable if we consider laser pulse duration significantly shorter than typical times of medium relaxation.

The effect of medium relaxation influences the forms of solutions of heat conduction equation for the case of pulsed heating tissue. It results from the presented diagrams that for the times shorter than 0.01 s there is no effective transfer of energy which has been delivered to the tissue. It can be assumed that for the pulsed laser beam interaction with the tissues the different courses of tissue temperature characteristics can be obtained in dependence on intervals between successive laser pulses. Exemplary relations are presented in the succeeding figures, Figs. 4 and 5.

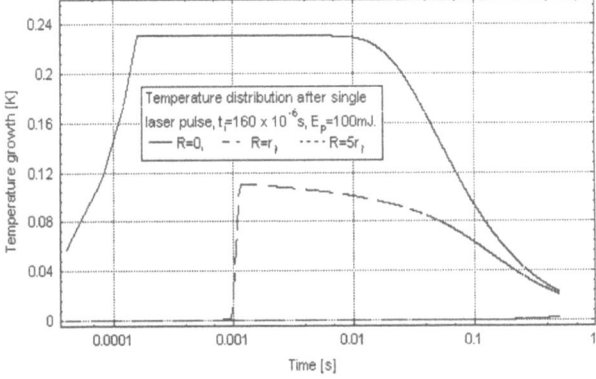

Fig. 3. Calculated temperature distributions for the tissue exposed with a single laser-pulse (E_i= 100 mJ, τ_i = 160 µs)

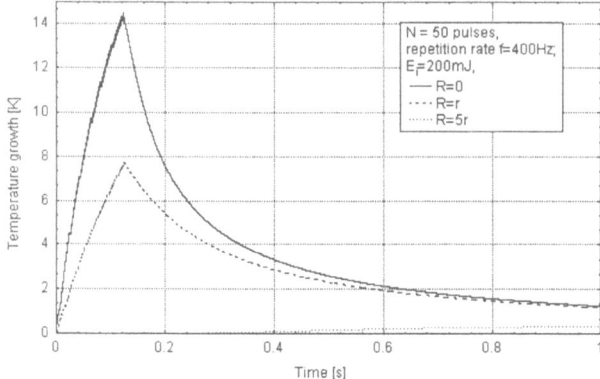

Fig. 4. Calculated temperature distributions for the tissue exposed with a series of 50 laser pulses, repetition rate f=400Hz

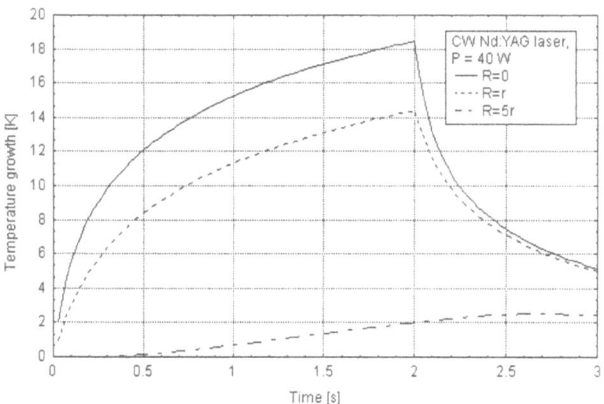

Fig. 5. Calculated temperature distributions for the tissue, exposed with the cw laser beam of power of 40 W.

An increase in temperature growth of a tissue (15 K) due to heating with cw laser is possible for the power of 40 W in the period of 1 s (40 J) (Fig. 5).

For the cases of the pulsed heating, similar effect has been obtained with significantly lower energies 10 J.

In figures 6 and 7 we present the results of calculations for cw and pulsed Nd:YAG laser with consideration of real distributions of radiation energy and flow of the physiological salines in a medium and with the taken simplifications. These results show significant differences between pulsed and cw mode of interaction. The energy needed for tissue coagulation is 7-10 times greater for cw mode than for the pulsed one. This comparision concerns the same temperature level for these both cases.

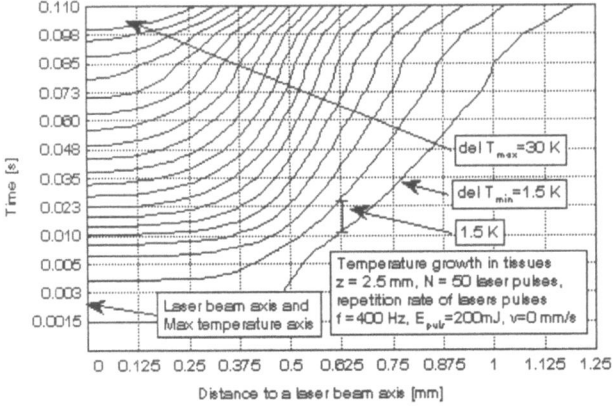

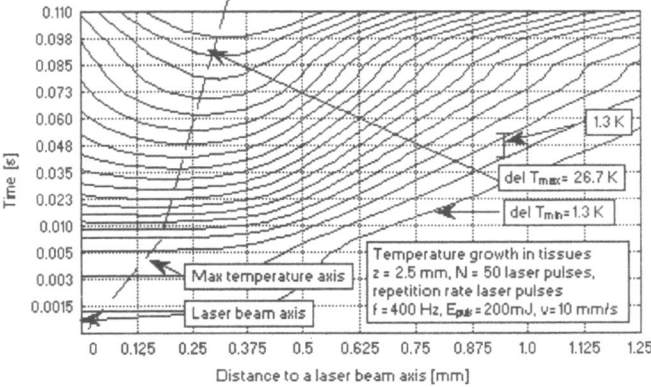

Fig. 6. The comparison of thermal effects in a tissue, heating by a series of laser pulses, for a flow of physiological salines (b) and without it (a)

3. Conclusions

An analysis of the carried out calculations and laboratory experiments enable us to make the following conclusions

1. It is possible to effectively influence on the effects of laser beam interaction with the tissues due to proper selection of laser parameters and a kind of operation of laser used for treatment.

2. Application of the pulsed lasers enable us to significantly reduce the side-effects occuring in the patient body, i.e., significant limiting of the necrosis changes, so the treatment can be limited to the necessary region of intervention.

3. The expected therapeutic effects are possible for the pulsed laser interaction, even for the radiant energy dose several-times lower than for the case of cw laser interaction.

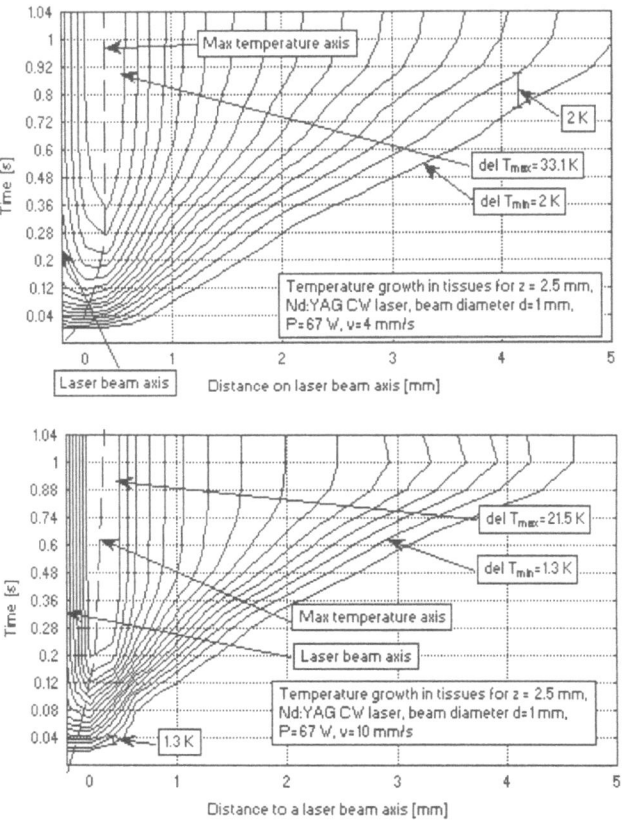

Fig. 7. The comarision of thermal effects in a tissue continuous heating in the case of flow of physiologic salines (b) and with out the flow (a)

4. References

1. J.T. Walsh, Jr, T.F. Deutsh; „Measurement of Er:YAG laser ablation plume dynamics", Appl.Phys. B, vol.52, pp.217-224
2. L.O. Svaasand; „Laser Tissue Interaction", SPIE vol.1524, pp.110-118, 1991
3. Z. Jankiewicz, A. Kukwa, J. Szydlak, A. Zajac et al; Elaboration and examination of apparatus for collective interaction of laser beams with tissues / in Polish/ Grant No. 8 8617 91 02/93
4. J.M. Schmitt, G. Kumar; „Turbulent nature of refractive-index variations in biological tissue", Optics Letters, vol.21, nr.16, pp.1310-1312, 1996
5. A. Oreavski, S. Jacques, et al; „Laser-tissue interaction studied by time-resolved stress detection" CLEO'94, ref. CWN4
6. Laser Tissue Interaction, SPIE vol. 1202, p.130, 1990
7. Z. Jankiewicz, A. Zajac; „Anomalous transmission of laser radiation in water and biological tissues", Photonics West '93, San Jose, California, 1993

This work was supported by grant No: 8T11E 049 08

Bildgebende Verfahren / Laser Imaging
Moderation: W. Zinth

Seiten 587 - 607

Optische Kohärenztomographie der Kornea und des vorderen Augenabschnitts

N. Koop, R. Brinkmann, E. Lankenau, R. Engelhardt, R. Birngruber
Medizin. Laserzentrum Lübeck GmbH, Peter-Monnik-Weg 4, D-23562 Lübeck

Zusammenfassung
Mit der Methode der Optischen Kohärenz Tomographie (OCT) [1-4] läßt sich der vordere Augenabschnitt darstellen und quantitativ vermessen. Hornhautdicken, Kammerwinkel und Abstand Hornhaut zur Linse lassen sich bestimmen [4, 5]. Lokale Veränderungen, wie sie durch die Laserkoagulation bei der Laserthermokeratoplastik (LTK) [7] entstehen, können durch die OCT in vivo, ähnlich wie in einem histologischen Schnitt, qualitativ und quantitativ beurteilt werden.

Einleitung
Um rasterförmige Bilder von tiefer liegenden Strukturen stark streuender und absorbierender Gewebe zu erhalten wird nahes Infrarotlicht einer Lichtquelle mit kurzer Kohärenzlänge verwendet. Photonen, die an den Phasenübergängen (Brechungsindexsprüngen), wie Gewebeänderungen oder Zellverbänden, gestreut werden, können bei Rückwärtsstreuung wieder in die Meßapertur gelangen, wo sie mit Photonen aus einem Refenzarm überlagert werden. Mit zunehmender Tiefe im Gewebe und Häufigkeit der Streuereignisse nimmt die Wahrscheinlichkeit der Rückwärtsstreuung ab. Nur einfach gestreute Photonen haben den gleichen optischen Weg wie Photonen aus dem Referenzarm zurückgelegt und können zur Interferenz beitragen, die mit einem geeigneten Detektorsystem nachgewiesen kann. Die axiale Auflösung wird durch die Kohärenzlänge bestimmt und beträgt ca. 15µm. Durch dieses Verfahren kann man in stark streuendem Gewebe wie der Haut eine ca. 1mm tiefe Bildgebung erzielen und im optisch klaren Organ Auge bis in die Retina sehen [3, 6]. An dem von uns entwickelten Laborsystem wurden an enukleierten Schweineaugen die geometrischen Veränderungen speziell der Hornhaut durch die LTK bestimmt. Lokale OCT - Aufnahmen von Koagulationen wurden mit histologischen Schnitten derselben Probe, die mit Sirius Rot angefärbt und im Polarisationsmikroskop untersucht wurden, verglichen [8, 9].

Material und Methoden
Für die OCT wurde eine Superlumineszenzdiode (Fa. Superlum Ltd.SLD-361 mit angekoppelter Faser, $\lambda = 830$ nm) mit einer Kohärenzlänge von ca. 15 µm verwendet. Im Meßarm des Interferometers wurde die Strahlung durch einen Achromaten (f

= 60 mm), dessen Apertur nur mit 3,2 mm Strahldurchmesser ausgeleuchtet wurde, fokussiert, um eine hohe Tiefenschärfe zu erzielen. Im Referenzpfad wurde ein Spiegel um 2 mm entlang der Z-Achse mit 10 Hz bewegt, um den Tiefenscan zu erzeugen. Wenn Proben- und Referenzarm innerhalb der Kohärenzlänge gleich sind, kann das rückgestreute Lichtsignal aus der Probe mit dem Licht aus dem Referenzpfad interferieren. Die dargestellten OCT-Bilder sind falschfarbencodierte Streulichtaufnahmen mit 16 bit Farbtiefe.

Die Aufnahmen wurden an enukleierten, tonisierten Schweineaugen gemacht. Die Läsionen wurden mit einer Laserdiode (Wellenlänge = 1,87 µm) und einem Applikationssystem mit Ringmaske und fokussierendem Linsensystem f = 10 mm und f = 1,5 mm durchgeführt [10]. Für die Messungen der geometrischen Veränderungen wurde ein Doppelring mit den klinischen Parametern ($\varnothing 1$ = 5 mm/$\varnothing 2$ = 7 mm) mit P = 130 mW (Augentemperatur 20°C), t = 10 s und µa = 1,8 1/mm appliziert.

Um prä und post LTK gleiche OCT Schnitte zu erhalten, wurden in der Peripherie kleine Orientierungsläsionen gesetzt. Die Auswertung der OCT-Aufnahmen erfolgte manuell an Ausdrucken.

Ergebnisse

Abbildung 1 zeigt eine Überlagerung zweier OCT-Messungen des vorderen Augenabschnitts prä (hellgrau, durchgezogene Linie) und post LTK (gepunktetete Linie, mit Strukturen) mit einem Doppelring. Es zeigte sich eine deutliche Absenkung der Hornhaut bei einer Brechkraftzunahme in der 3mm Zone von 8,3 dpt (Bildgröße 15 mm*8 mm, unkorrigiert).

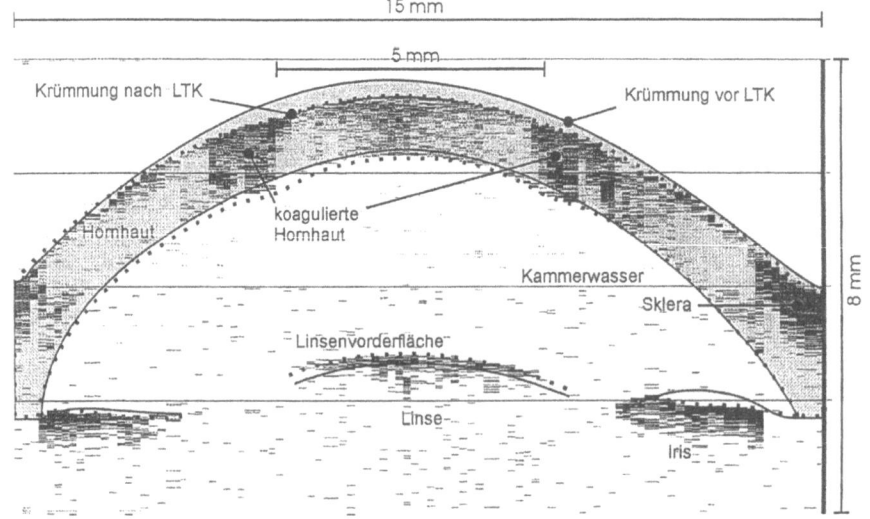

Abbildung 1

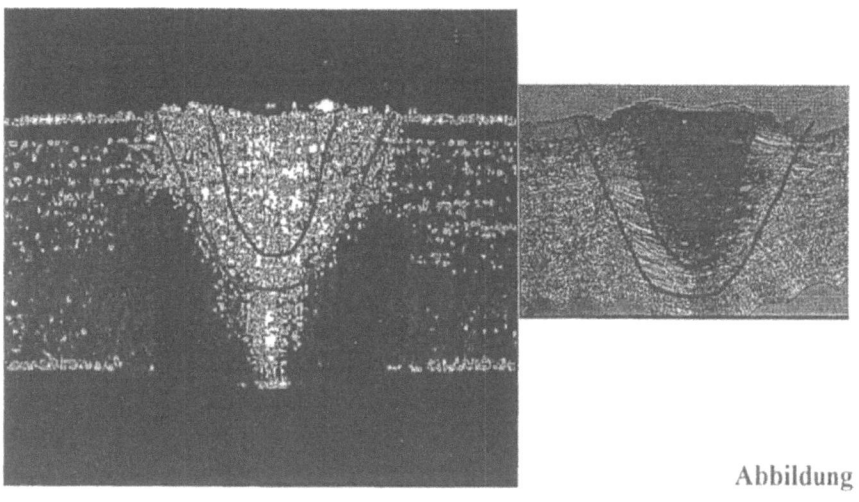

Abbildung 2

Zur besseren Darstellbarkeit wurden die Konturen der OCT Aufnahmen nacheditiert. Statt der streuenden Strukturen ist die Kornea der prä Aufnahme hellgrau dargestellt, die der post Aufnahme liegen innerhalb der gepunktete Linie. Der Hornhautansatz zur Sklera wurde bei der Überlagerung als Referenz ausgewählt. Die Auswertung der Abstände der Hornhautendothelseite zur Linsenvorderfläche ergab im Mittel eine Verkürzung von 305 µm +/- 95 µm. Die Hornhautdicke nahm im Zentrum um 101 µm +/-69 µm ab (n = 5 Augen). Eine signifikante Veränderung des Kammerwinkels konnte nicht gemessen werden. Die Linsenvorderfläche schiebt sich etwas in Richtung Kornea. Die Brechkraftänderungen wurden nicht berücksichtigt, da nur Werte entlang der optischen Achse ausgewertet wurden. Die Brechkraftänderung betrug 7,7 dpt +/- 3,5 dpt.

Abbildung 2 zeigt eine Koagulation mit einer Leistung von 150 mW, links die OCT Aufnahme und rechts den dazugehörigen histologischen Schnitt. In beiden Aufnahmen ist das Epithel zu erkennen. Die Histologie ist durch präparationsbedingte Artefakte stark geschrumpft. Die innere eingezeichnete Linie markiert den eindeutig thermisch veränderten Bereich (∅ am Epithel ca. 500 µm), die äußere den Übergangsbereich in ungeschädigtem Stroma.

Diskussion

Das Absenken der gesamten Hornhaut ist durch die Verkürzung des Kugelabschnitts hervorgerufen durch die gewollte Schrumpfung der Kollagenlamellen innerhalb der Koagulation zu erklären. Dieser Effekt wird durch die LTK initiiert und dürfte sich entsprechend der Regression entspannen. Durch die Volumenreduktion muß Vorderkammerwasser verdrängt werden. Die Absenkung insgesamt wirkt der eigentlich gewollten zentralen Hornhautaufsteilung entgegen und dürfte bei dem Relaxations-

und Heilungsprozeß, der zur Regression der Brechkraftänderung führt eine Rolle spielen. OCT in in vivo Aufnahmen, die den Heilungsprozeß dokumentieren, können zum Verständnis der biomechanischen Abläufe beitragen [11].

Um quantitative Aussagen aus OCT-Bildern zu erhalten, muß die Brechkraft der Kornea berücksichtigt werden. Jeder Tiefenscan ist in Abhängigkeit vom vertex corneae mit einem Winkel abgelenkt, der in der OCT Darstellung nicht berücksichtigt wird, wodurch die OCT-Bilder im Auge in der x-Achse zu breit erscheinen [9]. Außerdem werden die Strukturen innerhalb des Auges um den Brechungsindex des jeweiligen Mediums zu groß dargestellt. Nur wenn die Brechkraft und alle Brechungsindices innerhalb des Auges bekannt sind läßt sich mit entsprechendem Rechenaufwand ein geometrisch reelles Bild erzeugen.

Für die Abstandsmessung im vertex corneae oder die Hornhautdickenbestimmung bzw. der Änderungen beschränkt sich der Rechenaufwand auf die Berücksichtigung des Brechungsindices bzw. der Brechkraft, sodaß eindimensionale Messungen mit wenig Aufwand und aufgrund der guten axialen Auflösung mit sehr hoher Genauigkeit durchgeführt werden können.

Der Vergleich von OCT-Aufnahme und Histologie in Abb. 2 zeigt die Vor- und Nachteile beider Verfahren für die lokale Darstellung einer Koagulation auf einem Blick. Das OCT erlaubt die zerstörungsfreie Aufnahme eines Korneaausschnittes. Die Histologie ist immer Präparationsartefakten und aufgrund der Dehydrierung einer starken Schrumpfung unterworfen. Beide Aufnahmen zeigen das Epithel, wobei das OCT-Bild thermisch denaturiertes Epithel stark streuend und damit nicht differenzierbar darstellt, dafür gestattet, intaktes mit hoher Auflösung in der Dicke zu vermessen. Homogenes, intaktes Epithel erzeugt aufgrund geringer Brechungsindexsprünge kaum Streuung und wird daher im OCT-Bild dunkel dargestellt. Die Histologie zeigt das Epithel sowie die thermisch veränderte Zone (dunkel), die gestreßte Zone (etwas heller, glattgezogene Lamellen) sowie die intakte Kornea (wellige Lamellen) mit mikroskopischer Auflösung.

Die räumlich hohe Auflösung, die hohe Dynamik, die es erlaubt Epithelfläche und Grenzfläche zum Stroma, die Endothelseite, die Linsenvorderfläche und sogar den Kapselsack aufzulösen, die Bildgebung in stark steuenden Medien, wie der Iris, Sklera und Netzhaut in digitalisierter Form, machen die OCT zu einer auf der Retina bereits heute klinisch eingesetzten wertvollen Bereicherung der optischen, nichtinvasive Diagnoseverfahren.

Literatur

1. Hitzenberger C (1992) Measurement of corneal thickness by low-coherence interferometry. Appl Opt, Vol. 31, No. 31, 6637-6642
2. Huang D, Swanson EA, Lin CP, Schuman JS, Stinson WG, Chang W, Hee MR, Flotte T, Gregory K, Puliafito CA (1991) Optical Coherence Tomography. Science, Nov 22, 254(5035):1178-81

3. Pan Y, Arlt S, Birngruber R, Engelhardt R (1995) Low-coherence tomography in turbid tissue: Theroetical analysis and experimental results. SPIE, Vol.2628, 239-248
4. Pan Y, Birngruber R, Engelhardt R. Contrast limits of coherence-gated imaging in scattering media. SPIE San Jose Feb. 1996
5. Izatt JA, Hee MR, Swanson EA, Lin CP, Huang D, Schumann JS, Puliafito CA, Fujimoto JG (1994) Micorometer-Scale Resolution Imaging of the Anterior Eye in Vivo with Optical
6. Puliafito CA, Hee MR, Lin CP, Reichel E, Schuman JS, Duker JS, Izatt JA, Swanson EA, Fujimoto JG (1995) Imaging if macular diseases with optical coherence tomography. Ophthalmology Feb: 102(2):217-229
7. Brinkmann R, Koop N, Kamm K, Geerling G, Kampmeier J, Birngruber R (1996) Laser Thermokeratoplasty: an in vitro and in vivo study by means of a cw mid-IR diode. Lasermed Vol 12:179-186
8. Asiyo-Vogel M, Koop N, Brinkmann R, Vogel A, Engelhardt R, Birngruber R. Darstellung von LTK-Läsionen durch optische Kurz-Kohärenz Tomographie (OCT) und Polarisationsmikroskopie nach Sirius-Rot Färbung. Ophthalmologe 1997, Bd. 94:487-491
9. Koop N, Brinkmann R, Lankenau E, Flache S, Engelhardt R, Birngruber R. Optische Kohärenztomographie der Kornea und des vorderen Augenabschnitts. Ophthalmologe 1997 Bd. 94:481-486Coherence Tomography. Arch Ophthalmol Vol.112, Dec, 1584-1589
10. Koop N, Borcherding S, Brinkmann R, Birngruber R (1995) Laserthermokeratoplastik mit IR-Laserdioden bei 1,87μm. In: Waidelich W, Staehler G, Waiderlich R (Hrsg) Laser in der Medizin. 393-396, Springer
11. Kampmeier J, Brinkmann R, Pfleiderer M, Schneider E, Birngruber R (1996) A biomechanical basis for laser thermokeratoplasty. Proc SPIE Vol:2930, 25-32

High Speed High Resolution Optical Coherence Tomography for Optical Biopsy

J. F. Fujimoto, G. J. Tearny, S. A. Boppart, C. Pitris, B. E. Bouma,
Deptartment of Electrical Engineering and Computer Science, Massachesetts Institute of Technolgy, Cambridge, MA 02139, J. F. Southern, and M. E. Brezinski, Cardiac Unit, Massachusetts General Hospital, Boston, MA 0211 / USA

Optical coherence tomography (OCT) is a recently developed optical imaging technique that uses low coherence interferometry to perform high resolution, cross-sectional imaging of microstructure in biological systems. OCT performs imaging by measuring the optical backscattering of tissue as a function of depth and transverse position. The resulting two dimensional data set can be displayed as a grey scale or false color image. We describe recent advances in technologies for optical coherence tomography and *in vitro* and *in vivo* studies. Using solid state modelocked laser sources such as titanium sapphire (~800 nm) and chromium forsterite (~1.3 um), which can provide both short coherence lenghts and high powers, high resolution and high speed imaging may be achieved. Image resolutions ~5 um can be realized and high speed aquisition of 250 x 250 pixel images at rates of 4 to 8 frames per second is possible. OCT imaging has been integrated with microscopy to perform imaging of specimens *in vitro*. A prototype single mode fiber optic catheter/endoscope with a diameter of 1 mm has been developed which can transluminally image internal tissue structures such as the respiratory tract, gastrointestinal tract or arteries. OCT is a promising and powerful medical imaging technique because it can permit the in situ visualization of tissue microstructure without the need to excisionally remove a specimen as in conventional biopsy and histopathology. The concept of "optical biopsy" provided by OCT and the ability to visualize tissue architectural morphology in real time under operator guidance can be used both for diagnostic imaging such as the identification of precancerous and cancerouse lesions as well as to guide surgical intervention.

Imaging of Skin Structures by Optical Coherence Tomography

H. Brunner, R. Lazar, R. Seschek, T. Meier, R. Steiner
Institut für Lasertechnologien in der Medizin und Meßtechnik, D-89081 Ulm

1 Introduction

The depiction and evaluation of structures of the human skin mainly of dermatosises as e. g. melanoma is of increasing importance in today's medical diagnosis. The coming up of laser diodes with certain coherence properties resulted in the research on a new noninvasive method called optical coherence tomography (OCT).

The method has proven to be an excellent instrument for the evaluation of the proportions of the human eye as well as for examinations of the layers of the retina [3] Applying this OCT method with detection in the illumination spot on strongly scattering media such as the human skin was also succes ful [5], the maximum reach-able measuring depth, however, turned out to be about half a millimetre. Considering the diagnosis of skin tumour a measuring depth of at least 1 mm is required.

Therefore, the principle of detection in the illumination spot was replaced by a wide area detection method which uses the photons re-emerging around the illumination spot for evaluation.

2 Experimental Set-Up

The limited dynamic range of the slowscan CCD-camera made it necessary to develop a modified interferometer, the "Asymmetric Scattered Light Interferometer" (ASI). For theoretical aspects see references [1] and [2].

Figure 1 shows the realization of the ASI. The reference beam is coupled out by the surface reflection of a plane glass plate and recombined with the scattered light from the object by a mirror with a small, central hole (diameter: 1 mm). Its length is varied by a linear positioner and a mirror mounted on a piezo. The object beam is focused into the surface of the skin. The two lenses in the reference beam form a Keppler beam expander. Additionally, the surface of the object is imaged on the chip of the camera through the second lens of the beam expander.

3 Interference Signals and Their Evaluation

Taking two pictures subsequently allows to detect coherent photons by interference. After recording the first picture, the reference arm of the interferometer is moved about one quarter of the wavelength. Due to the resulting phase shift, the intensity

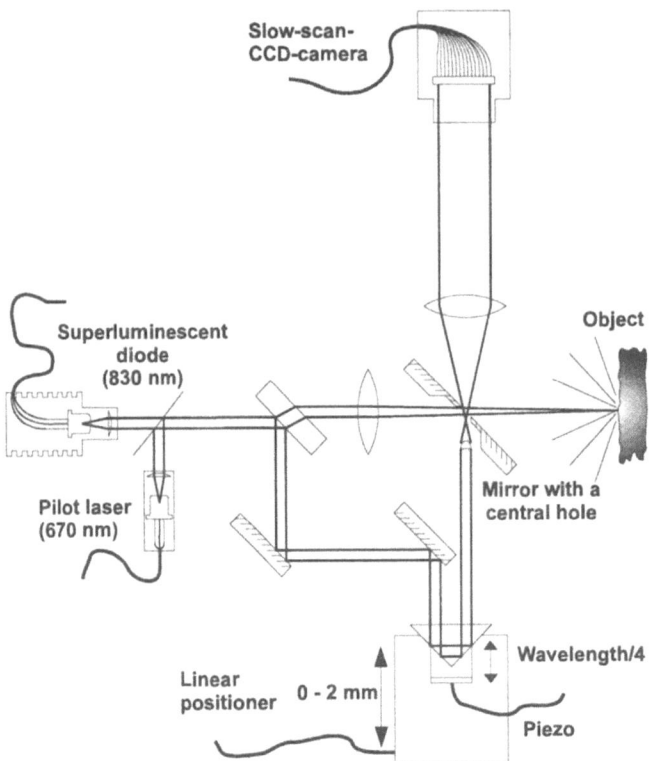

Fig. 1. Schematic diagram of the realisation of the "Asymmetric Scattered Light Interferometer" (ASI) meeting the requirements imposed by the limited dynamic range of the CCD-camera

of coherent photons differs in both pictures. A third picture is obtained by calculating the absolute difference of the two pictures pixelwise, encoding the coherent modulation of light by intensity. A series of such differential pictures with increasing reference arm length is shown on the left side of Fig. 2. Step by step, the photons with increasing path length are represented by the dark concentric areas. The white spot in the centre of each picture is caused by an oversaturation of the camera due to the surface reflection. This specular reflex causes the strong interference signal shown in the first picture of the series. With increasing length of the reference arm, the maximum radius from the illumination spot grows and forms a socalled photon horizon [4].

Because of the radial symmetry of the interference patterns, we introduced an algorithm to process the two dimensional image of one depth scan. In the first step, the interference pattern is split in circular zones around the illumination spot.In the next step, the mean value of each circular zone is calculated and represented by an array of data. It shows the radial modulation for one reference arm length. A series

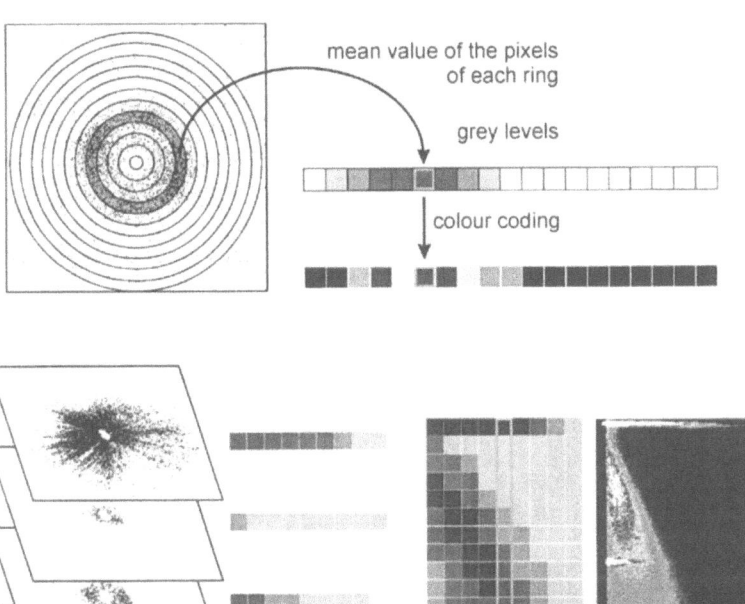

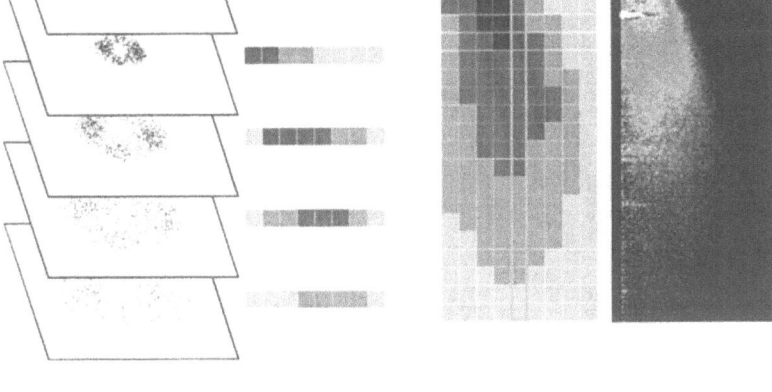

Fig. 2. Schematic diagram of the image processing:
The differential image calculated from two pictures taken by the camera showing the interference pattern is split into circular zones. Calculating the mean value of each ring results in one line for one image.
A series of images is obtained by a depth scan which after processing results in a new image showing the radial modulation over the length of the reference arm respectively the depth (bottom right)

of images is taken with increasing length of the reference arm evaluated with the same algorithm. This process is schematically shown in Fig. 2.

Performing a stepwise lateral scan across the object and a depth scan for each position leads to a tomographic image. A certain radius of the evaluation ring which corresponds to one stripe of the image of the depth scan has to be chosen to obtain the tomographic image by putting all stripes together.

The choice of a stripe near the illumination spot leads to the best resolution and a high contrast in the superficial area. Positioning the evaluation stripe at a distance of more than ½ mm from the illumination spot leads to an increased signal from deeper areas.

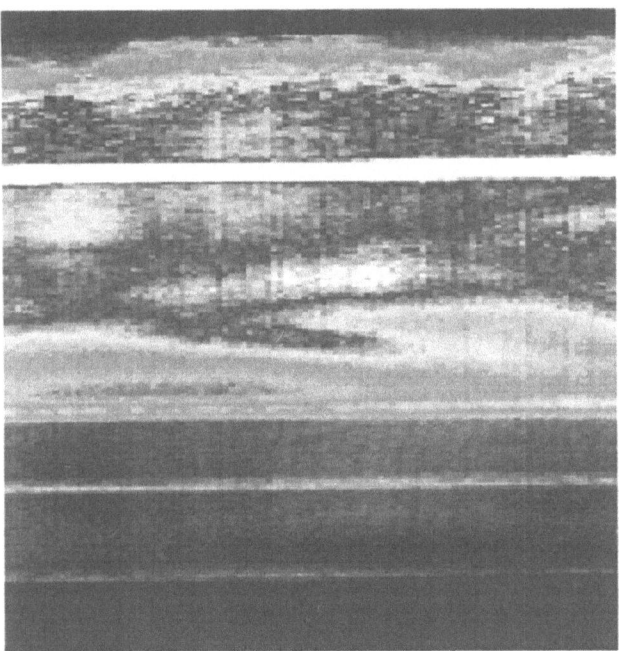

Fig. 3. Scan across a fixed specimen of human skin with a size of 2 mm in both dimensions. The clearly shaped horizontal lines are not part of the object, they have been caused by sidebands of the superluminescent diode

4 Measurements of Specimen of Human Skin

As the measuring time of the slow-scan CCD-camera set-up is in the range of hours, measurements were performed on fixed tissue specimen. Figure 3 shows a lateral scan up to a depth of 2 mm of such a specimen of human skin embedded in metacrylate.

The image shows that the structure of the skin can be separated in horizontal layers. The border of the dark area on top of the image marks the surface of the skin. It is followed by a light region of a thickness of about 100 µm which represents the stratum corneum, epidermis and the upper region of the dermis with low scattering coefficient (stratum papillare). These structures can not be distinguished. The subsequent layer of the dermis (stratum reticulare) has a thickness of about 600 µm and shows a bright OCT signal due to strong scattering. This area is followed by the subcutis with weak scattering in the specimen and consequently decreasing OCT signal.

Figure 4 shows scan across a specimen of skin of a human foot and in comparison a histological cut of the scanned line. A large gland on the left and two small circular structures that can be recognized in the histology are marked with circles. The tomographic scan shows less signal due to less scattering in these areas. The mediumsized fourth circle marks an area where a piece of epidermis is reaching deep into the dermis. The epidermis is a stronger scattering medium than the dermis, causing a comparatively strong signal.

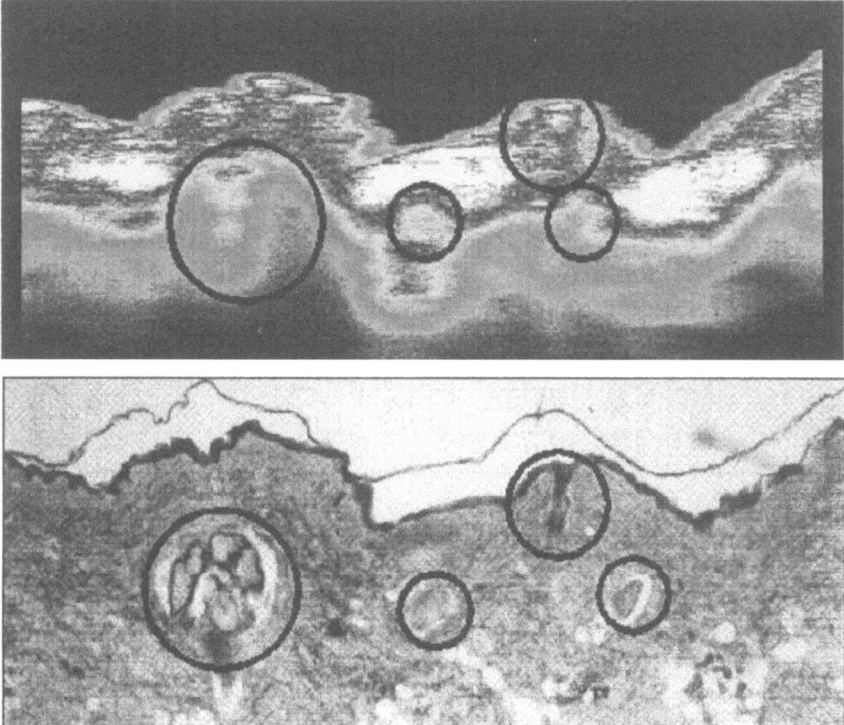

Fig. 4. Comparison between a tomographic image and corresponding histological cut of a specimen of human foot. Some significant structures are marked by circles, The size of the scan is 5 x 2 mm

5 Conclusion

The measurements with wide area detection method show very promising results for imaging structures in the human skin up to a depth of 2 mm. The proper choice of a ring diameters for the evaluation allows to select the depth of measurement. The long time of data acquisition will be overcome by a new set-up using circular shaped fast detectors.

6 References

[1] Brunner H, Strohm J, Hassel M, Steiner R: Optical coherence tomography (OCT) of human skin with a slow-scan CCD-camera. SPIE Vol. 2626, S. 273-282 (1995)

[2] Brunner H, Strohm J, Montagna A, Steiner R: Optische Kohärenztomographie zur Gewerbsdiagnostik in der Dermatologie: Technisches Messen. 63, S. 247-253 (1996)

[3] Izatt A, Hee M R, Huang D, Fujimoto J G, Swanson E A, Lin C P, Schuman J S, Puliafito C: Optical coherence tomography for medical diagnostics. Medical Optical Tomography: Functional Imaging and Monitoring, Vol. IS11, SPIE Press, S. 450-472 (1993)

[4] Lindner M W, Herrmann J M, Kummer R, Häusler G: Observation of light propagation in volume scatteres with 10^{11}-fold slow motion. Opt. Lett, Vol. 21, S. 1087-1089 (1996)

[5] Sergeev A M, Gelikonov V M, Gelikonov G V, Feldchstein F I, Gladkova N D, Kamensky V A: Biomedical diagnosis using optical coherence tomography. TOPS Vol. 2, S. 196-199 (1996)

Laser Biomedical 2D Imaging Using Coherent Detection Imaging Method with a Heterodyne Detector Array

Humio Inaba[1,2], Kin Pui Chan[2], Koji Satori[2]
[1] Tohoku Institute of Technology, Sendai 982 / Japan
[2] Biophotonics Information Laboratories, Yamagata 990 / Japan

Optical coherence imaging techniques based on heterodyne detection are of increased interest for microscopic imaging and functional imaging through spectroscopic measurement and computed tomography (CT)[1]. While most measurements have been made by scanning the optical beam or the sample, we have recently proposed that the excellent antenna properties of optical heterodyne detection, together with its stringent requierement of the preservation of coherence and polarization of the signal light [1,2], should enable the non-scanning imaging in strongly scattering media, including tissues, by use of a two-dimensional (2D) heterodyne detector array [3]. This paper presents, for the first time to our best knowledge, transillumination images of in vivo and in vitro biological objects, obtained with this new technique.

The experimental setup is based on a Mach-Zehnder interferometer, where the output from a laser-diode-pumped, cw single-frequency Nd:YAG laser at 1.064 μm is split into the signal and local oscillator beams. These two beams are frequency shifted by using a pair of acousto-optic modulators to generate an appropriate frequency difference, and are expanded to larger than 5 mm in diameter. The power density of the signal beam incident onto the sample is ~2 mW/mm^2. A 8 x 8 InGaAs photodiode array, with pixel sizes of 300 x 300 μm and pixel spacing of 80 μm, is chosen for this preliminary study. Because of the relatively small dimensions of the array, which are 3 x 3 mm, it is yet necessary to scan the sample for imaging over a large area. The 64-channel electrical signals from the array unit are transformed into time-divided serial signals by using an electronic switch, and then are demodulated with a lock-in amplifier. This transformation simplifies the data acquisition system, but at the expense of image acquisition time. For a detection time constant of 1 msec, the dynamic range is ~120 dB.

As an example, we have detected the 2D images of a bar chart embedded in the center of 2 to 3 cm-thick slabs of chicken breast tissue, demonstrating millimeter resolution in thick tissue. Due to its capability of rapid image acquisition, the 2D heterodyne detection technique shall permit 3D optical CT. To demonstrate this possibility, transillumination images of several samples were taken from various different angles.

Literature
1. H. Inaba, in Medical Optical Tomography: Functional Imaging and Monotoring, G. J. Müller et al., eds. (SPIE, Bellingham, Wash., USA, 1993) pp. 317-347
2. K. P. Chan, M. Yamada, H. Inaba, Appl. Phys. B63, 249 (1996)
3. K. P. Chan, M. Yamada, H. Inaba, Electron. Lett. 30, 1753 (1994)

Zwei-Photonen-Femtosekundenmikroskopie vitaler Zellen

K. König und K.-J. Halbhuber
Institut für Anatomie II, Friedrich Schiller Universität, D-07743 Jena

Abstract
Nichtlineare 3D-Fluoreszenzmikroskopie einzelner vitaler Zellen wurde mittels Konfokalem Laserscanning-Mikroskop in Kombination mit einem Femtosekunden-Titan-Saphir Laser durchgeführt. Die Femtosekunden-Strahlung wurde mit einem Objektiv hoher numerischer Apertur auf die Probe fokussiert und die in-situ-Leistung und in-situ-Pulsbreite unter Berücksichtigung der optischen Dispersion und der NIR-Transmission der Mikroskopoptik bestimmt. Die Anregung endogener und exogener Fluorophore mit UV- und VIS- Einphotonen-Absorption erfolgte mittels nicht-resonanter Zweiphotonen-Anregung im Sub-Femtoliter-Fokusvolumen und erlaubte durch Scanning mit µs-Pixelverweilzeit die Pinhole-freie Aufnahme von 3D-Fluorezenzbildern mit 300nmx1µm Auflösung. Die Auflösung konnte durch zusätzlichen Pinhole-Einsatz gesteigert werden. 3D-Aufnahmen von Makrophagen, CHO-Zellen und Erythrozyten konnten in einem bestimmten Laserleistungs-Fenster erstellt werden. Die unterere Grenze des Fensters im µW-Bereich mittlerer Leistung wird durch den 2-Photonen-Absorptionsquerschnitt des Fluorophors und die Detektorempfindlichkeit, die obere im <10 mW Bereich durch das Einsetzen von intrazellulärem optischen Durchbruch und Plasmabildung verbunden mit Zelldisruptionen bestimmt. Zwei-Photonen-Femtosekundenmi-kroskope gewinnen durch die Herstellung kompakter "turn-key" Femtosekun-denlaser, durch NIR-Mikroskopcharakterisierung /Herstellung neuer NIR-Objektive und durch Design von Zweiphotonen-Farbstoffen an Bedeutung.

Einleitung
1928 beschrieb die Born-Schülerin GÖPPERT-MAYER in ihrer Göttinger Dissertation die Möglichkeit, elektronische Anregungen durch nicht-resonante Zweiphotonen-Anregung (simultane Absorption von 2 Photonen) zu realisieren. Der praktische Nachweis gelang jedoch erst mit der Bereitstellung der notwendigen Photonenflußdichten durch Laser im Jahre 1961 (KAISER, GARRETT). 1984 schlugen WILSON und SHEPPARD im ersten Kapitel ihres Buches über Scan-Lichtmikroskope nichtlineare Laser-Fluoreszenzmikroskopie unter Ausnutzung von Zweiphotonen-Anregung vor. Dieser Vorschlag wurde 1989 durch eine ameri-

kanische Arbeitsgruppe (DENK et al.) mittels Kombination von Femtosekunden-Farbstofflaser und Scan-Mikroskop umgesetzt und für „Pinhole-freie" 3D-Mikroskopie von lebenden Zellen genutzt. 1994 (publiziert 1995) demonstrierten KÖNIG et al. erstmals Zweiphotonen-Anregungen in der lebenden Zelle mittels beugungsbegrenzt fokussierter cw-Laserstrahlung. Sie zeigten a) die Möglichkeit von Destruktionsprozessen durch Zweiphotonenanregung endogener Zweipho-tonen-Absorber und b) die Möglichkeit der Nutzung von Laserfallen als neuartige nichtlineare Werkzeuge der Fluoreszenzanalyse.

Gegenüber nichtlinearem 2D- und 3D-Fluoreszenzimaging mittels cw Strahlung (HÄNNINEN et al.), erweist sich jedoch die Applikation von ultrakurzen Pulsen hoher Repitionsrate und moderater Pulsleistung, jedoch geringer mittlerer Leistung infolge der quadratischen Abhängigkeit der Fluoreszenzintensität von der Intensität als wesentlich effektiver. Daher werden derzeit modensynchronisierte, durchstimmbare (670-1000 nm) Ti:Saphir Laser im Femtosekundenbereich in Kombination mit Mikroskopen mit x,y-Scanner als Zweiphotonen-Mikroskope genutzt. Zukünftig werden kompakte Femtosekunden-Festkörperlaser und frequenzverdoppelte Faserlaser zum Einsatz kommen. Da die erforderliche Photonenflussdichte durch den Einsatz hochaperturiger Objektive auf das Sub-Femtoliter-Fokusvolumen beschränkt werden kann, erlauben Zweiphotonen-NIR-Mikroskope prinzipiell 3D-Aufnahmen ohne Pinhole-Einsatz. Im Gegensatz zu konventioneller konfokaler Mikroskopie mit großem Anregungsvolumen, können schädigende Wirkungen und Photobleaching in „out-of-focus" Regionen infolge vernachlässigbarer linearer NIR-Absorption vermieden werden. Durch zusätzliche Pinhole-Verwendung kann die Auflösung der Zweiphotonenmikroskope erhöht werden. Im Folgenden werden 2D- und 3D-Fluoreszenz-Aufnahmen von lebenden Zellen und von Chromosomen präsentiert, die mit einem modifizierten Konfokalen Laserscanning-Mikroskop (CLSM) durch Ankopplung eines Ti:Saphir Lasers gewonnen wurden.

Material und Methoden

Die Strahlung eines Femtosekunden 1 W Ti:Saphir Lasers (Mira 900, Coherent, gepumpt von einem 6 W Ar+-Laser, 76 MHz) wurde nach 1:3 Teleskop-Aufwei-tung über ein optisches-Bank-Prinzip in den externen Port eines CLSM eingekop-pelt und mittels Objektiv hoher numerischer Apertur auf die -sich in einer speziellen Rose-Zellkammer befindlichen- Probe fokussiert. Die Bestimmung der exakten in situ Leistung und in situ Pulsdauer an der Probe erwies sich infolge der hohen numerischen Apertur des Objektivs (stark divergenter Strahl) als schwierig. Daher erfolgte zunächst die Leistungs- und Pulsdauer-Messung des durch das Mikroskop ohne Objektiv transmittierten Parallelstrahls (KÖNIG, SIMON, HALBHUBER). Die Transmissionsverluste und die Pulsverbreiterung M bzw. die optische Dispersion OD des Systems: „Objektiv, Öl, Deckglas und Zellmedium" wurde durch eine spezielle Sandwich-Anordnung bestehend aus zwei identischen Systemen bestimmt (erste Messungen erfolgten zusammen mit der Firma Spectra Physics an einem Tsunami-Blue Ti:Saphir Laser), Abb. 1. Die Objektive waren dabei derart angeordnet, daß ein einfallender Strahl bekannter Parameter die Anordnung als leicht zu vermessenen Parallelstrahl verließ. Erfolgt keine mechanische Strahlbeschneidung (Vignetierung) des aufgeweiteten Strahls durch die Pupille des ersten Objektivs, sind der Durchmesser von einfallendem und transmittierten Strahl gleich ($a_1 = a_2$) und das Gesamtsystem der Länge L_{total} weist die Transmission T^2 und die Dispersion D_{total} auf. Objektive stellen Multikompo-nenten-Systeme unterschiedlicher Dispersion D dar. So beträgt $D_1(800nm) = 300$ fs²/cm im Fall von Flußspat (CaF2) und $D_2(800nm) = 1600$ fs²/cm für das Objektivmaterial SF-10. Für Transformlimitierte Gauß-Pulse kann die Pulsverbre-iterung B bzw die Dispersion D mit: $B = t_{out}/t_{in} = (1+7.68S^2)^{0.5}$, wobei $S = D_{total}L_{total}/t_{in}^2$, bestimmt werden.

Typische NIR-Werte für das System Zeiss-Objektiv hoher numerischer Apertur+Öl+Deckglas+Medium sind: $T = 0.5-0.6$ und $OD = D_{total}L_{total}/2$ (chirpfreie Pulse) $= 2000-4000$ fs². Die Pulsverbreiterung des gesamten optischen Systems wird im wesentlichen durch die hohe Dispersion des Objektivs bestimmt.

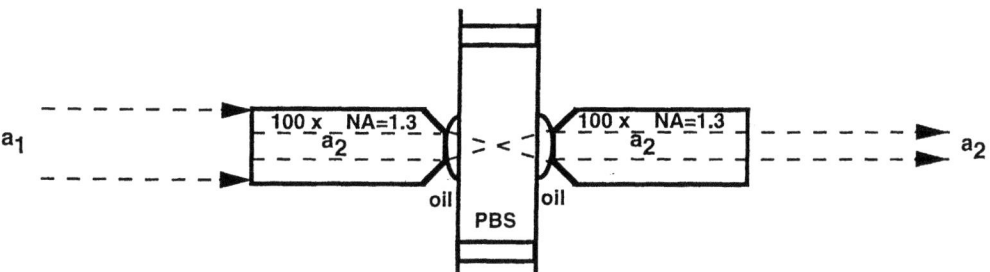

Abb.1. Bestimmung der Transmission und der optischen Dispersion des Systems Objektiv-Öl-Deckglas-Medium

Der Pulsverbreiterung im Mikroskop kann durch eine geeignete Pulskompressions-Einrichtung durch Kompensation der Gruppengeschwindig-keitsdisper-sion entgegengewirkt werden, Abb. 2. Voraussetzung ist, daß keine wesentliche Pulsverbreiterung infolge geometrischer/sphärischer Abberation, spektraler Pulsveränderung (z.B. durch Beschichtungen) und keine signifikante Dispersion höherer Ordnung vorliegt. So wurden mit einem Tsunami Blue 730nm chirp-behaftete Pulse der Pulslänge 62 fs und mit Pulskompression chirp-freie Pulse von 41 fs bereitgestellt. Die Transmission durch das Sandwich-System führte zu Pulsbreiten von 740 fs. Ohne Pulskompression würde somit die Einkopplung von ultrakurzen Pulsen <<100 fs immer zu in situ Pulsbreiten >100 fs führen und kann -scheinbar paradox- höhere in situ Pulsbreiten induzieren als >100 fs Eingangs-pulse. Mittels der Pulskompressionseinrichtung konnte -bei 125 cm Prismenent-fernung- der verbreiterte 740 fs Puls auf 49 fs rückkomprimiert werden.

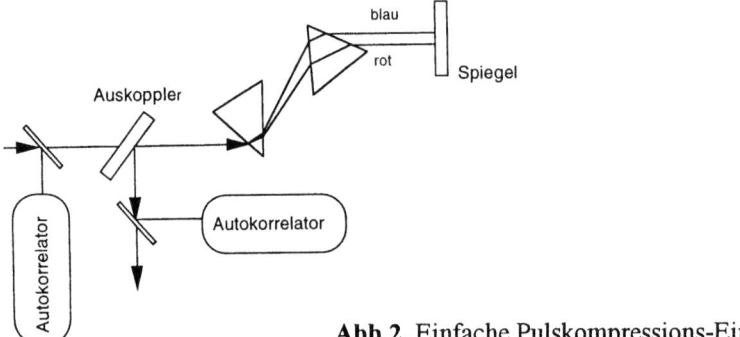

Abb. 2. Einfache Pulskompressions-Einrichtung

Resultate und Diskussion

Bei einer 780nm Anregungswellenlänge und einer 150 fs Pulsbreite konnte mit dem modifizierten CLSM eine Vielzahl von Fluorophoren mit typischen Einphotonen-UV/VIS-Absorptionsbanden intrazellulär durch nicht-resonante Zweiphotonen-absorption zur Fluoreszenz angeregt werden, so z.B. DAPI, Fura2, Rhodamin 123 Propidiumjodid, fluoreszierende Koenzyme und Protoporphyrin IX. Die mögliche Anregung einer Fluorophor-Vielzahl mit nur einer NIR-Wellenlänge basiert auf breiten Zweiphotonen-Anregungsspektren. 3D-Fluoreszenzaufnahmen wurden von Chinesischen Hamster Ovar (CHO) Zellen, humanen Erythrozyten und Ratten-makrophagen erstellt. Abb. 3 repräsentiert die Zweiphotonen-Fluoreszenz von DAPI-angereicherten humanen Chromosomen, Abb. 4 zeigt Ausschnitte von nicht-linearen 3D-Aufnahmen von Fura2-gefärbten Ratten-Makrophagen während der Endozytose von fluoreszierenden 2μm-Mikroshpären (540nm Emission).

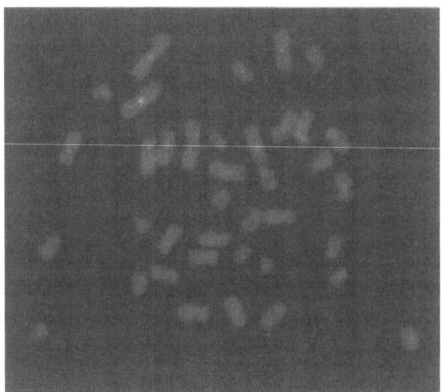

Abb. 3. 780nm-angeregte DAPI-Fluoreszenz in humanen Chromosomen

Die Umschaltung des Zweiphotonen-Mikroskops auf den konventionellen Einphotonen-Betrieb konnte mechanisches Einschieben eines Spiegels innerhalb einer Sekunde erfolgen. Die Auflösung wurde durch „point-spread-function" Messung mittels nm-Sphären zu 300nmx1µm bestimmt. Der zusätzliche Pinhole-Einsatz verbesserte die z-Auflösung. Mittlere Leistungen von ca. 10 mW induzierten Bleaching von Farbstoff-Folien, Zerstörung der µm-Skale auf dem Kalibrierungs-Objektträger, Hämolyse und den Verlust der Reproduktionsfähigkeit/Vitalität von Kulturzellen. Teilweise wurden die Destruktionsprozesse von Lumineszenzerscheinungen begleitet.

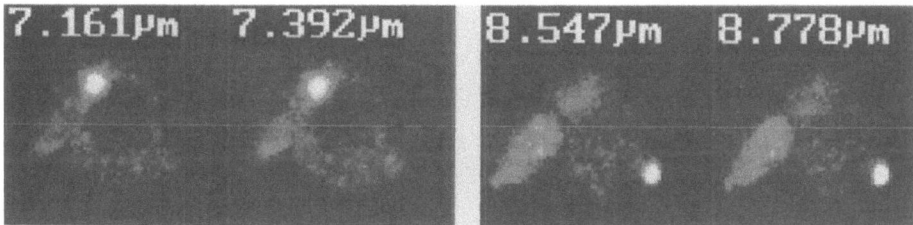

Abb.4. Ausschnitte von 3D-Fluoreszenzaufnahmen von Fura2-markierten Makrophagen während der Endozytose von fluoreszierenden Mikrosphären. Beide Fluoreszenz-farbstoffe wurden bei 780 nm angeregt

Ein thermisch-induzierter Schädigungsprozess infolge linearer Absorption erscheint angesichts des geringen Wasser-Absorptionskoeffizienten ($<1 cm^{-1}$), der geringen Pulsbreite und der geringen mittleren Leistung sowie der von LIU et al. bestimmten intrazellulären Temperaturerhöhungen von 1 K bei 100 mW NIR-Einstrahlung als unwahrscheinlich.

Kalkulationen der in situ Intensität ergeben bei beugungsbegrenzter Fokussierung von 150fs Pulsen der mittleren Leistung von 10 mW (ca. 800 Watt Pulsleistung) Werte von ca. 1 TW/cm^2 bzw. 10^{32} cm^{-2}s^{-1} Photonenflußdichten. Diese sind ausreichend, destruktiven intrazellulären optischen Durchbruch und Plasmabildung zu induzieren (KÖNIG et al. 1997). Transiente hohe (Puls)-Leistungen verbunden mit destruktiven Multiphotonen-Prozessen stellen daher ein Limitierung der applizierbaren Laserleistungen bzw. Intensitäten in der Zweipho-tonen-Vitalzell-Mikroskopie dar. Die untere Leistungsgrenze mit typischen mittleren µW-Werten (78 MHz) wird wesentlich durch den Zweiphotonen-Absorptionsquerschnitt und die Detektorempfindlichkeit bestimmt. Nicht-destruk-tive Zellmikroskopie ist daher nur in einem bestimmten „Laserleistungsfenster" gegeben. Zukünftig werden kompakte Einwellenlängen-Femtosekunden-Laser, neu synthetisierte Zweiphotonen-Farbstoffe mit molekularen Absorptionsquerschnitten $>10^{-48}$ cm^{4}s sowie spezielle NIR-Objektive eine effiziente Multiphotonen-Mikroskopie ermöglichen.

Literatur

W. Denk, JH. Strickler, WW. Webb, Science 248(1990)73-76.

M. Göppert-Meyer. Ann. Phys. 9(1931)273-294.

PE. Hänninen, E. Soini, SW. Hell. J. Microsc. 176(1994)222-225.

W. Kaiser, C. Garrett. Phys. Rev. Lett. 7(1961)229-231.

K. König, H. Liang, MW. Berns, BJ. Tromberg. Nature 377(1995)20-21.

K. König, H. Liang, MW. Berns, BJ. Tromberg. Opt. Lett. 14(1996)1090-1092.

K. König, PTC. So, WW. Mantulin, BJ. Tromberg, E. Gratton. J. Microsc. 183(1996)197-204.

K. König, U. Simon, KJ. Halbhuber. Cell. mol. Biol. 42(1996)1181-1194.

K. König, PTC. So, WW. Mantulin, E. Gratton. Opt. Lett. 2(1997)135-136.

T. Wilson, C. Shepard. Theory and Practice of Scanning Optical Microscopy. Academic Press, London, 1984.

Laser-3D-Scanner für die Endoskopie

A. Müller, M. Schubert, L. Verges
Universtitäts-HNO Klinik, Jena / D

Bislang ist in der medizinischen Endoskopie bei den Untersuchungen von Hohlräumen keine quantitative Querschnitts- und Distanzmessung möglich. Insbesondere für komplexverzweigte Hohlraumsysteme wie die Nasenhöhle und des Bronchialsystems erscheint die Möglichkeit einer dreidimensionalen Hohlraumvermessung und Rekonstruktion für das Verständnis von Funktionsstörungen, für Tumorausdehnungen und für die Operationsplanung ausgesprochen hilfreich.

Wir stellen ein von uns entwickeltes 3D-Laserscanner-System (ENDOSCAN®) zur endoskopischen Anwendung vor. Das System vereint ein Faserbündel zur Querschnittsmessung sowie ein berührungsloses Meßsystem zur Registrierung der Faser vor bzw. Rückschubbewegung. Aus den gewonnenen X-, Y-, Z-Daten kann am PC der Hohlraum bildlich rekonstuiert werden.

Auf die zahlreichen möglichen medizinischen Anwendungen des neuen Diagnostikums wird eingegangen und über erste klinische Erfahrungen am menschlichen Tracheo-Bronchialsystem sowie der Nasenhaupthöhle berichtet.

Laser und Applikationssysteme / Laser and Systems for Applications

Moderation: F. Frank, H. Seidlitz

Seiten 611 - 674

Cutting Quality Optimization of the Nd:YAG Laser Through Modern Sapphire Tips and the so Called Fibertom Mode

S. Gottschlich, B.M. Lippert, B.J. Folz, C.G. Mahnke, J.A. Werner
Department of Otorhinolaryngology, Head and Neck Surgery, University of Kiel
Arnold-Heller-Str. 14, D-24105 Kiel / Germany

Introduction
The CO_2 laser allows due to the high absorption in tissue water a precise cut of upper aerodigestive tract mucosa with causing minimal thermal damage outside of the vaporization zone. [7]. In contrast the coagulation quality of the CO_2 laser is limited what is reflected in minor bleeding during CO_2 laser incision. The Nd:YAG laser penetrates deeper into the tissue than the CO_2 laser and induces a homogeneous thermal coagulation [6]. But the incision quality with the bare fiber is rather poor and the fiber sticks very often to the tissue [5].

With the fibertom mode and the use of sapphire tips the incision quality of the Nd:YAG laser should be improved. In the presented study these modifications have been tested on the mucosa of the upper aerodigestive tract.

Material and Methods
Incisions of esophageal mucosa were carried out with a Nd:YAG laser (mediLas 40N, medilas fibertom 5100, Dornier Medizintechnik, München) in contact mode with a 600mm bare fiber, and in fibertom mode with sapphire tips in several different sizes (GRP 12, GRP 8, GRP 2, GRP 4, MD 3.5, GR 2, MTRL 2, MRTP 5, Surgical Laser Technologies, Malvern, USA). The laser power used was 15-30 Watt and the laser power density due to the different beam diameters between 212 and 95541 W/cm^2. Subsequently the mucosa was investigated histologically.

Results
The incision quality of the Nd:YAG laser with the bare fiber was poor and very often a massive carbonisation at the fiber tip was observed. The cutting of the mucosa with the sapphire tips or with the so called fibertom mode was a lot easier and more reproducable. Before the incision the fiber tips need to be burned into the tissue for 30 sec according to the manufacturers instructions. While incisions carried out with a bare fiber in the fibertom mode were usually just possible with 30-40 Watts, the cutting with the sapphire tips was easily done with 10-15 Watts.

The best incision qualities were observed with the GR-2 and the GRP-2 tips which have the smallest beam diameter with 0.2 mm. The MRTP-5 tip also showed a very fine incision whereas the penetration of the tissue was significantly lower. The MTRL-

3 tip allowed a slow and superficial cut with a pronounced carbonisation. The extent of the carbonisation zone was significantly higher with the incision of the sapphire tip than with the fibertom mode.

The necrosis zone width of the Nd:YAG laser ranged from 200 (10 W sapphire tip, 25 W fibertom mode) to 500 mm (40 W sapphire tip, 50 W fibertom mode; incision with the carbonized bare fiber). No significant differences in the necrosis zone width between the application form sapphire tip and fibertom mode were observed. The necrosis zones detectable with conventional light microscopy were half as wide as the ones detected immunohistochemically.

Discussion

These results reflect the wide variety of Nd:YAG laser effects on the tissue surface in dependence of the technical modifications. When working with the bare fiber in contact-mode temporarily high temperatures at the surface of the fiber tip are reached, which decrease the viscosity of the black glass that much that carbonisation and tissue particles can be melted at the fiber tip. These tissue particles partly absorb the laser energy and high heat is produced. The explosion like temperature rise of the burned fiber leads to carbonisation and vaporisation of the tissue and to the actual cutting effect [4]. The contact mode preparation technique is comparable to cutting with a glowing wire or the diathermy technique. The incision quality is poor.

The cutting properties of the Nd:YAG laser with the bare fiber have been improved with the introduction of focussing hand pieces and sapphire tips. Through the use of focussing hand pieces a focus diameter of approximately 0.6 to 0.7 mm can be reached for light fibers with a diameter of 600 mm [3]. The application of contact tips allows the generation of very high laser light densities in the tissue [1]. The contact tip is transparent for the laser light wavelength of the Nd:YAG laser. Its effectivity is caused by the concentration of the energy onto a very small tissue volume.

The formerly used contact tips consisted of synthetic sapphire. The high costs and the limited heat resistance is disadvanteagous for the application of sapphire tips. The new, second generation of sapphire tips is more heat resistant [2]. Their laser light characteristics and tissue effect remains unchanged over a timespan of several hours [8]. But temperatures of up to 2500°C make a cooling of the tissue with gas (air, CO_2, nitrogen) or water necessary.

For optimization of the incision properties of the Nd:YAG laser the so called fibertom mode was developed. This technique cuts the tissue in contact mode and resulting bleeding during the incision process is coagulated in non-contact mode. With the temperature constant fibertom mode fiber adhesions to the tissue, known from the bare fiber mode, can be avoided [5]. The presented results do not show a significant difference in the necrosis zones after sapphire tip or fibertom mode application. But the portion of carbonized tissue with the fibertom mode is significantly smaller than with sapphire tips. Therefore the operation precision of the fibertom mode is increased.

Fibertom mode and sapphire tips allow the use of the Nd:YAG for resection of tumors in well perfused organs like the tongue or the oropharynx. At the Dept. Otorhinolaryngology, Head and Neck Surgery at the University of Kiel, Germany the oncological and functional results of tongue cancer resections with the above mentioned techniques allowed the replacement of the CO_2 laser for these indications 1. Daikuzono N., Joffe SN (1985) Artificial sapphire probe for contact-photocoagulation and tissue vaporization with the Nd:YAG laser. Med Instrum 19:173-178

References
2. Fankhauser F, Schoker R, van der Zypen E, England C, Kwasniewska S, Duerr U, Henchoz PD, Rol P, Niederer P (1994) Laser methods in surgical reduction of the tongue: basic considerations and introduction of a new laser scalpel. Lasermedizin 10:35-43
3. Frank F, Hessel S, Krampe C (1989) Optische Endglieder. In: Berlien H-P, Müller G (Hrsg) Angewandte Lasermedizin, ecomed, Landsberg, 1. Erg. Lfg. 10/89, II-4.3, S.1-4
4. Fuchs B, Berlien H-P, Philipp C, Müller G (1994) Grundzüge der Nd:YAG-Laseranwendungen in der Medizin. In: Berlien H-P, Müller G. (Hrsg) Angewandte Lasermedizin, ecomed, Landsberg, 8. Erg. Lfg. 8/94, III-2.1.2, S. 1-6
5. Henkel TH, Greschner M, Luppold T, Alken P (1995) Transurethral and transperineal interstitial laser therapy of BPH. In: Müller G, Roggan A (Hrsg) Laser-induced interstitial thermotherapy, SPIE, Bellingham, S. 416-425
6. Keiditsch F, Hofstetter A, Zimmermann I, Stern J, Frank F, Bakaryka I (1985) Histological investigation to substantiate the therapy of bladder tumors with the neodymium:YAG-laser. Laser Med Surg 1:19-23
7. Lippert BM, Werner JA, Rudert H (1994) Laser tissue effects with regard to otorhinolaryngology. Otolaryngol Pol 48:505-513
8. Royston DD, Torres JH, Thomsen S, Sriram PS, Welch AJ (1995) Lifetime testing of sapphire and sculpted silica fiber scalpels. Lasers Surg Med 16:189-196

Optical Fiber Tips as Medical Tools Based on Laser Technology

J. Buchholz [1], V.P. Veiko [2], S. V. Kukhtin [2], M. P. Tokarev [2], V. A. Chuiko [2], A. V. Vodnev [3], S. N. Prochopchuk [4], I. P. Savinov [4], A. J. Nevorotin [4]

[1]Laser Star GmbH, Munich-Olching, Germany, [2]Institute of Fine Mechanics & Optics, St. Petersburg, [3]Petrolaser, Inc., St. Petersburg, [4]Medical University FMU, St.Petersburg, Russia

1 Introduction

Geometry of laser light distribution within a target to be lased is considered to be crucial in laser medicine. If the laser energy is transmitted via fiberoptic, then either bare, sculptured, lens, or mirror-based systems have been developed in the past [2, 8]. This paper reports about fiberoptic applicators [FA], which can be manufactured with reproducible characteristics and according to the needs of users.. In particular, a few species of disposable FAs are possible, with different patterns of laser light distribution depending on the requirements of the target, i.e. tissue. In the present paper, a laser-assisted technology is proposed that permits to form a FA in a way that a certain intensity pattern at the output side of fiber is achieved by a well defined procedure. Preliminary results of the studies have been published previously by the same team [1, 9, 10].

2 Materials and Methods

Quartz-polymer, quartz-quartz, silica, and sapphire fibers ranging 200 to 1200 µm in diameter were processed for obtaining different FAs. For the manufacturing and testing 3 kinds of lasers were used: 1. A HeNe-laser, which enters the fibers. At the output side the beam profile is monitored. 2. A CO_2 laser with 5 to 50 W output power for heating up and forming the fiber. 3. A YAG-laser (or other laser in the IR or visible spectrum) for verification of the properties of the new fiber applicator for medical use. First, a sample of a fiber to be processed was fixed and centered on a table, which could advance the sample axially and which was also provided with a support that could rotate it at speeds up to 1500 rpm. The CO_2 laser beam was focused on the revolving fiberoptic, which caused its local melting. By varying CO_2 laser mode, continuously or pulsed, and power, as well as advancement and velocity parameters of the table and support, the required specifications of the FA have been achieved thus.

For control of the procedure, a feedback operational system has been developed. Its first element was a light-sensitive screen of CCD camera mounted in front of the CO_2 laser-processed fiberoptic tip and illuminated with HeNe pilot laser light, which was transmitted via the rear end of the revolving fiber. The CDD-born signal was directed to a PC processor, which was programmed to shut off CO2 laser energy delivery to the processed FA in accordance with a pre-conditioned curve of energy distribution on the screen.

In a selected series of the experiments, three-dimensional distribution of laser energy delivered through the FAs into a target was estimated with use of a tissue surrogate [TS]. It consisted of whole human blood, thermo-indicative protein, and some fillings, all designed to discriminate between unaffected and thermally-coagulated parts. [4]. In parallel, theoretical calculations have been made by using the ray tracing method.

3. Results

At least four kinds of fiber optic applicators are obtained with the technique described (Table 1):

3.1 Micro lens FA (type 1 to type 4)

General optical and geometrical characterization:

diameter of spherical lenses	up to 5 diameters of fiberoptic core
transverse to longitudinal ratio of the elliptic lenses	1/2
focus distance for spherical lenses	approx. lens diameter
focal spot diameter for spherical lenses	250-700 µm
numeric aperture for spherical lenses	0.2-0.45
focus distance for elliptical lenses	approx. lens diameter
focal spot diameter for elliptical lenses	250-700 µm
numeric aperture for elliptical lenses	0.2-0.45
focus distance for arc lenses	located on the surface of the lenses
numeric aperture for arc lenses	0.55.

The three types of the sculptured FAs, that is, of spherical, arch-like, and elliptical profiles, result in different curves of angular energy distributions as it can be seen in the respective diagram of the Table 1.

3.2 Side-firing FA (type 5 to type 7)

General optical and geometrical characterization:

angle of irradiation as related to the fiber long axis (type 4)	70 to 80°
angle of irradiation as related to the fiber long axis (type 5, 6)	70 to 90°
focus distance (type 5,6)	lens diameter
focal spot diameter	250-700 µm

Distinct patterns of energy distribution can also be seen in each type of the FAs processed for uni-lateral laser beam direction. In the types 4 and 7 of that FA species, flat-surface sides of the applicators could be received using a method of laser thermal splitting [3]

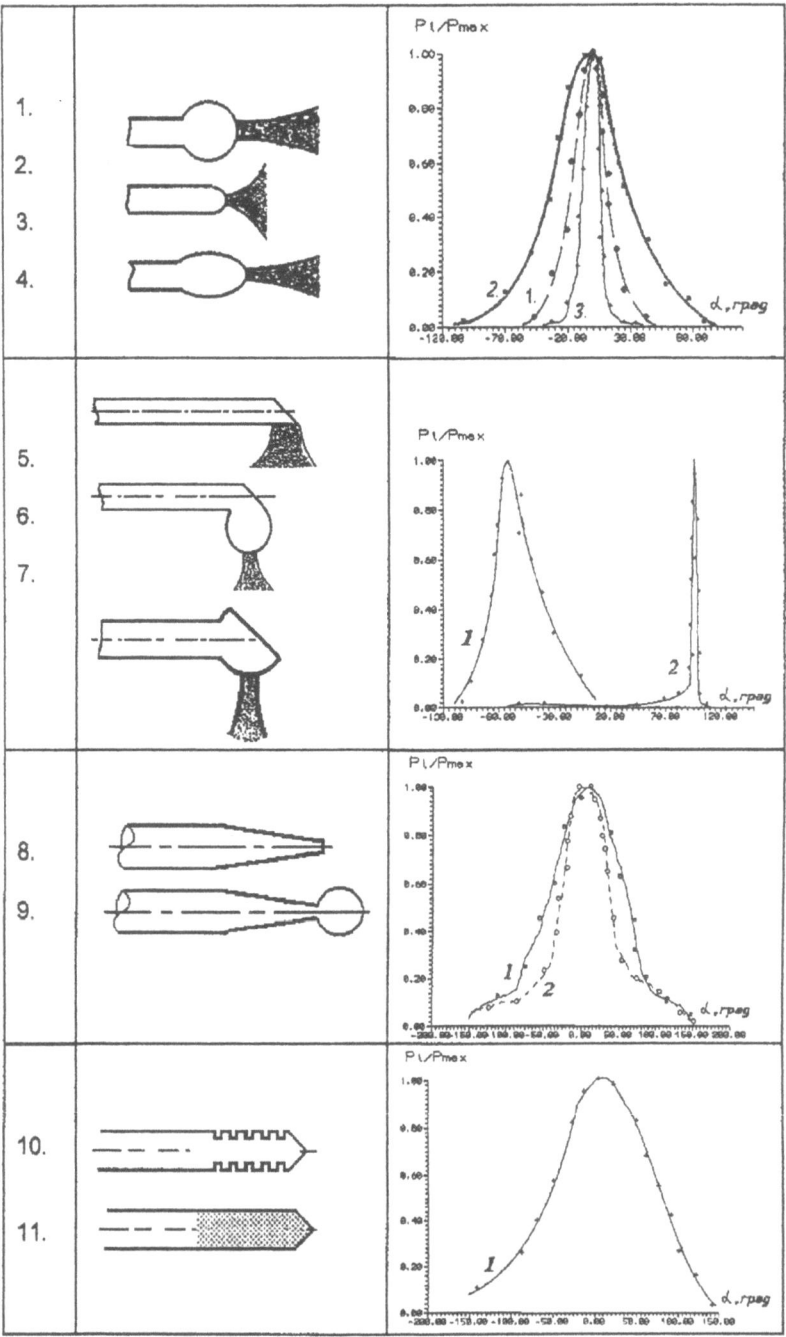

Table 1. Different kinds of fiber optic applicators (FA) with output characteristics

3.3 Focone FA (type 8 and 9)
General optical and geometrical characterization:

numeric aperture for focone with flat tip	0.6
numeric aperture for focone with spherical lens tip	approx. 0.4
max. diameter spherical lens	approx. diameters of focon tip
FA tip to fiberoptic diameter	ratio 1:8
max. focon length	20 mm

Unlike forward- and side firing fibers described before (Table 1, FAs 1 to 6), both FA 7 and FA 8 focons are capable of high-energy densities concentration just in front of the tip, with its further wide angle diffusion of 150° from the tip, and up to 300° due to side diffusion losses at the proximal parts of the focon.

3.4 Spherical diffusion FA
General optical and geometrical characterization:

angle of irradiation as related to the fiber long axis (FA 10, 12)	-130° to +130°
length diffusion zone	approx. 0.5 to 20 mm

Both unprocessed and frosted versions of that FA species provide more or less spherical light distribution, which is much more homogenous for the FA 10 compared to that depicted in FA 9. Due to a back-reflecting prisms on the top of these FA types, forward-firing can be prevented completely thereby ruling out practically undesirable 3D asymmetries such as pear-shaped and excessively elongated configurations.

3.5 Study of light propagation geometry with use of the TS
FAs with spherical light diffusion only, capped with a quartz dome with or without liquid internal chilling (Fig. 1), were tested with the samples of TS. For that purpose, each FA was inserted into the depth of the TS sample, then the Nd:YAG (- 1064 nm) laser was switched on for 10 to 20 min. That was followed by a removal of the thermally-coagulated casts of the TS form its unaffected bulk. The specimens of the coagulated casts are presented in Fig. 2. As one can see, the elliptical configurations of the coagulated TS could be obtained following irradiation of the target through the FA of that geometry.

4. Conclusion
In comparison with the prototype, two major innovations have been introduced in the present study. First, a wide spectrum of CO2-laser modalities was used, which favored an essentially greater variability in the geometry of the tips to be sculptured. Second, a PC-guidance by the operational image analysis was arranged, which re-

sulted in a precise control of the procedure and ultimately in reproducible sculptured tip configurations in accordance with their required design. Due to these operations, it was possible to obtain at least four kinds of sculptered tips, with a few varieties of each and quite realistic potential for their subsequent diversification in future. Then, the use of the TS permitted the 3D-configuration of laser light distribution to be experimentally evaluated. It followed the irradiation of an optically homogenous target with the sculptured tip.

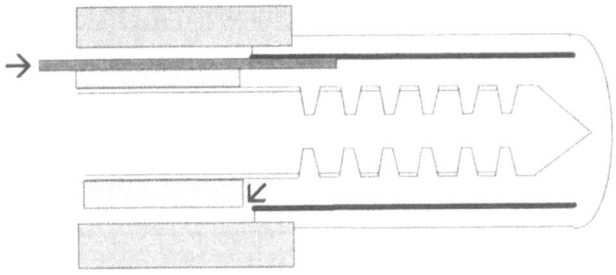

Fig. 1. Schematic presentation of the FA 7 equipped with a quartz dome and a system for pumping a liquid coolant between the dome and the FA. Glass-glass fiberoptic tip is used for the processing of that FA

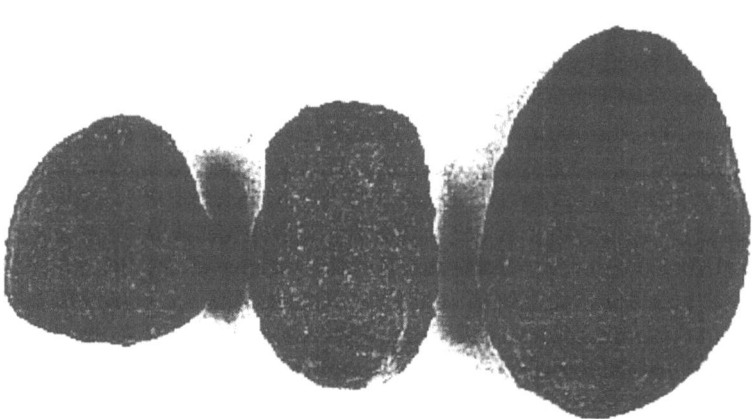

Fig. 2. Three casts of thermocoagulated TS after lasing with plain fiber at 6 W for 10 min (left), the FA 7 equipped with the quartz dome at 6 W for 10 min (center), and for 20 min (right). One millimeter ruler scale is above the casts

As far as practical applications of the sculptured tips are concerned, fiber tips with spherical lens could be recommended for laser-fiberoptic and fiberoptic-fiberoptic couplers, as a cheaper and yet reliable alternative to the conical ones. Also, as well as elliptical and side fire fibers, they might be tested for superficial or quasi-superficial (in the Port Wine Stain patients, for example) processing of different pathologies, in which precise placement of energy within tissue is of primary importance. Side firing and spherically firing sculptured tips are potentially interesting for interstitial tissue coagulations, by analogy with the known prototypes that had already been tested experimentally for abdenomous prostatic [2, 7] or hepatic metastatic [5, 8] tissue necrosis. The latter situation is now under a parallel study in which a variety of fibers is being tested for future application in the hospital for treatment of patients suffering with hepatic metastases. The new fibers will be available commercially within next half year.

5. References

1. Artushenko V. G., Berezin Yu .D., Veiko V .P.,Kukhtin S. V. Innovative technologies for fiber-tools fabrications. BiOS: Biomedical Optics Conference, 1995, 2396:.
2. Kopchok G., Back M., White R.A., Cavaye D.M., Peng S.-K., Moriel E., Rajfer J. New device for visual neodymium:YAG laser prostate ablation: acute and chronic canine evaluation// Lasers Surg. Med.-1994.-V.14.-P.245-262.
3. Metev S.M, Veiko V.P. Laser–assisted microtechnology, Springer, N–Y, Heidelberg, 1994.
4. Nevorotin A. J., Zhloba A. A., Ilyasov I. K., Tomson B. B., Yukina G. Yu.. Surrogate of living tissue as designed for testing of surgical lasers.//Bulletin Exptl. Biol. Med., 1996, 121:597-600 (Rus).
5. Prapavat V., Roggan A., Walter J., Beuthan J., Klingbeil U., Muller G. In vitro studies and computer simulations to assess the use of a diode laser (850 nm) for laser-induced thermotherapy (LITT)// Lasers Surg. Med.-1996.-V.16.-P.22-33.
6. Presby H. M., Benner A. F., Edwards C. A. Laser micromachining of efficient fiber microlenses. // Applied optics - 1990.-V.29.-P.2692-2695.
7. Rournier G.R., Narayan P. Factors affecting size and configuration of neodymium:YAG (Nd:YAG) laser lesion in the prostate// Lasers Surg. Med.-1994.-V.14.-P.314-322.
8. Van Hillegersberg R., Van Staveren H.J., Kort W.J., Zondervan P.E., Tersptra O.T. Interstitial Nd:YAG laser coagulation with a cylindrical diffusing fiber tip in experimental liver metastases// Lasers Surg. Med.-1994.-V.14.-P.124-138.
9. Veiko V. P., Chuiko V. A., Chulkov V. P., Kromin A. K., . Kukhtin S. V., Tokarev M. P., Controlled-in-time laser technique for fiber-end microlenses fabrication . // Proceedings of SPIE , vol 2383À, 1995.
10. Veiko V. P., Kromin A. K., Kukhtin S. V., Tokarev M. P.,. Pashin V. F. Chuiko V. A. Laser-mechanical methods of optical fiber treatment for number of microoptical components fabrication. //Proceedings of SPIE, , 1995, 2383:22.

Improvement of Intrauterine Laser Delivery During Endometrial Ablation Using the Side-Fire Laser Fiber

M. S. Ismail,[1,2] H. Weitzel,[2] H.-P. Berlien[1]
(1) Dept. of Laser Medicine, Neukölln Hospital, Berlin
(2) Dept. of Gyn. and Obst., University Hospital Benjamin Franklin, FU Berlin

Abstract
With the development of optical fibers capable of transmitting laser energy, lasers have steadily gained acceptance over the last decade for use in performing endoscopic and hysteroscopic surgical procedures. One such laser, the Nd-YAG, is particularly well suited for photocoagulation of the endometrium as a result of its high power and transmission through fiberoptics. The advent of hysteroscopic laser surgery has provided an alternative to hysterectomy in women with menorrhagia refractory to other forms of treatment. Experience in patients treated hysteroscopically with Nd-YAG laser has demonstrated that excellent results were achieved. Currently, laser endometrial ablation undercurrent using the bare fiber. We are starting to use the side fire laser fiber in combination with the bare fiber to provide an ideal intrauterine delivery for laser energy according to the uterine cavity geometry and light dosimetry distribution. The technique in comparable to roll ball coagulation provides high efficient and safety for complete endometrial destruction due to deep and homogenous penetration depth of the Nd-YAG irradiation and the great advantage is to perform the procedure in non contact and under visual control.

Introduction
The human uterus is characterized by a relatively thick myometrium (usually >1.5 cm) and a thin endometrium (1-3 mm), thus providing an ideal environment for laser surgery (2). The thick myometrium which surrounds the endometrial layer will serve as a natural barrier which protect the pelvic organs during laser illumination (4). The fact that only 5% of the uterine thickness must be ablated in order to destroy the endometrium, provides a substantial safety factor.

Laser endometrial ablation has been used with considerable success to reproduce signs and symptoms of Asherman's syndrome. Experience in patients treated hysteroscopically with a Nd-YAG laser has demonstrated that excellent results were achieved (2). Currently, laser endometrial ablation undercurrent using the bare fiber. We have started to use the side fire laser delivery fiber in combination with the bare fiber for optimization the laser energy delivery to the uterine walls during the endometrial ablation in trial to provide an ideal intrauterine laser energy delivery according to the uterine cavity geometry and light dosimetry distribution.

Technique and Results

Patients, with abnormal uterine bleeding disorders (menorrhagia), were presented for endometrial ablation after failure of medical treatment. Careful history, general and gynaecological examinations were done which revealed normal size uterus and no gross pathological pelvic lesions. Pelvic ultrasonography confirmed the condition. Dilation and curettage with histopathological examination and diagnostic hysteroscopy were done one week before the endometrial ablation procedure. The endometrial ablation was done one week after the curettage. Under general anesthesia, bladder evacuation was done and a continuos-flow three channel hysteroscope (Karl Storz, Germany) was used for the procedure. NaCl 0.9% (saline) was used as a distention media, (3-litter container of NaCl 0.9% with a continuous flow was used). The fluid flows in by gravity and was removed by low suction to provide a constant flow fluid at low pressure. At the end of the procedure we measured the fluid volume that has been recovered from the inflow port and catch basin. Non-contact endometrial Nd-YAG laser (Martin Nd:YAG-Laser, MY 60, Tuttlingen, Germany) vaporization and coagulation were performed under direct visualization (5 mm a distance between the tips of the bare fiber and the coagulated area), using a power output of 10 watt for endosalpinx coagulation, 20 watt for corneal coagulation, 40 watt for fundus coagulation and 60 watt for the rest of the endometrium (Fig. 1). The entire endometrial lining was coagulated. Using the bare fiber (bare fiber 9M-6065, Quarz, 600μm, 1050μm outer diameter), we started to coagulate the endosalpinx and with a withdrawing movement of the bare fiber we coagulated the endometrium of the corneal angle at the right side and after that at the left side. Turning the fiber with an axis of 180^0 facilitate the reaching the opposite coagulated area without changing the hysteroscope position. Care was taken to avoid perforation near the tubal ostia, the thinnest portion of the uterus. Laser coagulation was extending across the fundus with the same bare fiber (Fig. 2). Changing the bare fiber with the side-fire fiber (Quarz, 600 μm, 1800 μm outer diameter (Martin Medizin-Technik), we completed the ablation from the fundus down the lateral walls (Fig. 2) and both the anterior and posterior walls, terminating 4 cm from the external cervical Os. Also, turning the side-fire fiber with an axis of 180^0 facilitates uterine walls coagulation without changing the hysteroscope position (Fig. 3). An average distance of 5 mm between the fiber and the uterine walls was preserved. A homogenous total endometrial coagulation was achieved. The production of gas bubbles using this parameter was very minimal. So, there was a clear view to observe the coagulation effect. The procedure took average 25 min. Post operative observation for uterine bleeding with blood electrolytes profile was done. The patient was discharged 2 days after the ablation. Pelvic ultrasonography was done 2 and 4 weeks after the ablation.

Laser power application protocol

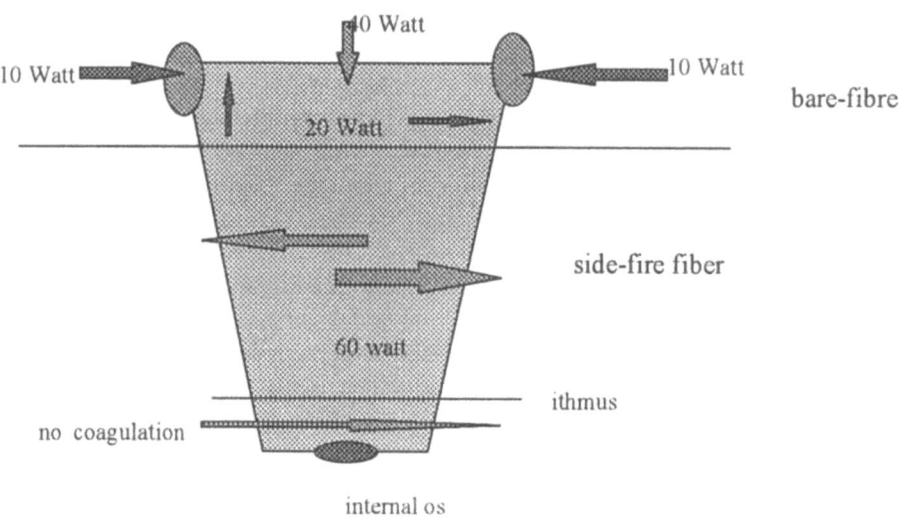

Figure 1

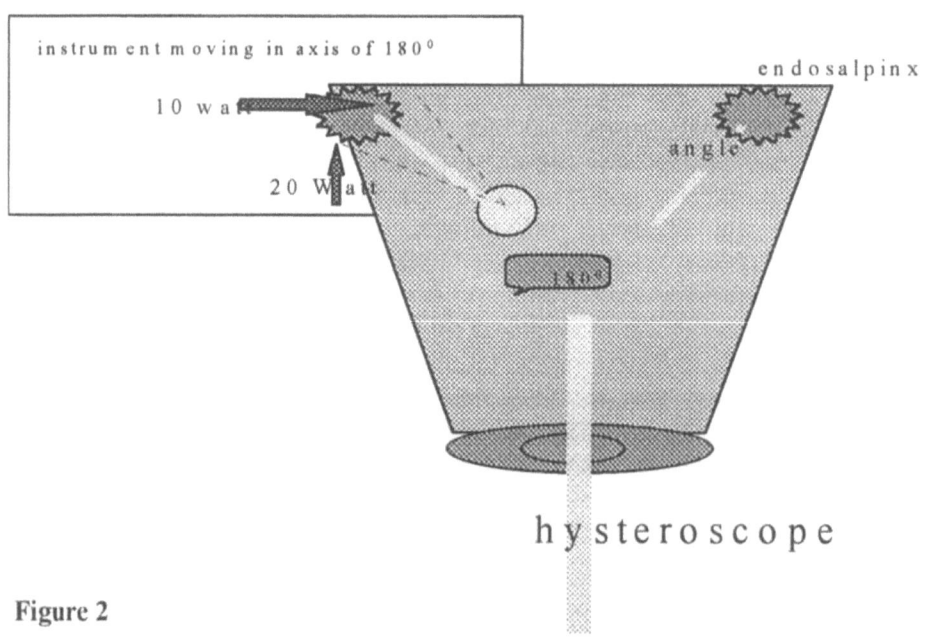

Figure 2

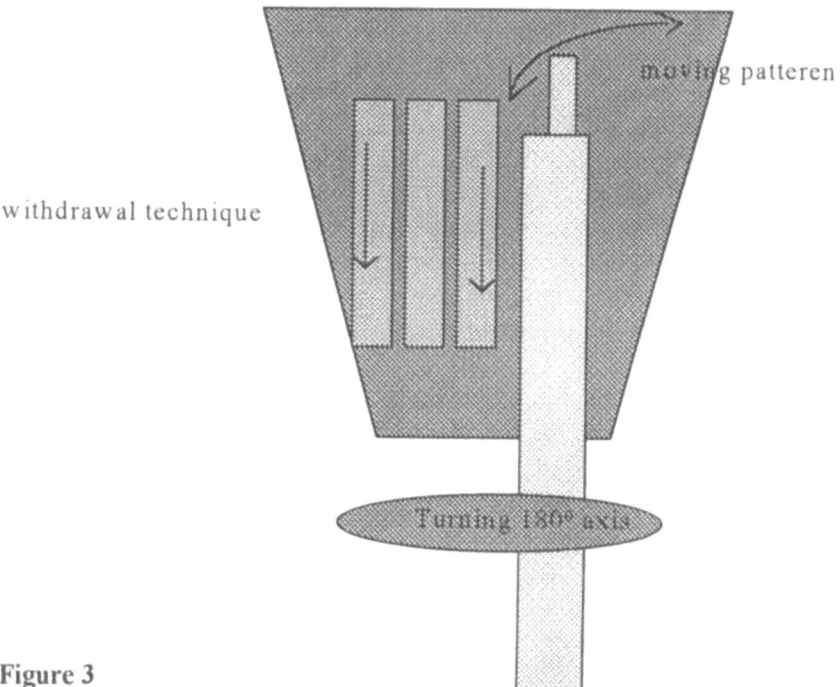

Figure 3

Discussion

Efficient treatment of menorrhagia through the endometrial ablation is depending on the ability to destruct the entire endometrium. According to the anatomical geometry of the uterus, the endometrial ablation with the bare fiber or even with the roll ball or the resectoscope either will not be complete (with subsequent high recurrence rate), or will need more and vigorous instrumental manipulation (with subsequent risk of perforation and hemorrhage), or will take more operative time (with subsequent fluid overload and anesthetic risks). So the development of an applicator or a delivery fiber which can be applied easily according to uterine anatomical structure, will increase significantly the efficiency of the technique and decrease the complications.

For HF electrosurgery the uterine cavity must be distended by a non-conducting fluid, like 32% dextran 70. Hysteroscopic laser endosurgery can be performed with conducting fluid like NaCl 0.9%. NaCl 0.9% is isotonic to plasma and therefore could be used for every endoscopical procedure, except when electrocautery or electroresection needed. Because of its isotonicity, normal saline solution will not cause hyponatremia following resorption into the circulation. With electroendometrial ablation large underlying vessels may be transsected during tissue resection, which causes bleeding and necessitates increased intrauterine pressure. This leads to increased intravasation of the distention medium with subsequent hazard of fluid overload. This hazard is avoidable with using laser technique. We have started to use the side fire laser fiber in combination with the bare fiber, for ablation the sides walls and both the anterior and posterior walls for all candidates of endometrial ablations. This laser fiber offered an appropriate applicator for direct laser apposition with the endometrium, easy accessibility of all endometrial angles especially the corneal angles and a very short procedure. In all patients, the procedure was not accompanied with any complications and the follow up period for 4 months revealed no recurrence of symptoms and all patients were discharged in the second day post operative.

So, efficient laser endometrial penetration and vaporization was achieved by manipulating the laser delivery system. The technique in comparable to the roll ball coagulation provides high efficient and safety for complete endometrial destruction due to deep and homogenous penetration depth of the Nd-YAG irradiation. The great advantage was to perform the procedure in non contact and under complete visual control.

We advice for using our new technique for laser endometrial ablation for the following reasons: Our operating time was averaged 25 min., this leads to reduction in patients anesthetic time, there is no risk for endometrial perforation, coagulation of endosalpinx part leads to decrease the possibilities of ectopic gestation. The use of side fire fiber gives much greater endometrial area for coagulation and provides a homogenous coagulation pattern. All these factors account for rapid, efficient with no complication procedure.

References
1) De Swiet M. and Chamberlin G: Anatomy of the female genital tract. In Basic Science in Obstetrics and Gynaecology. Churchill Livingstone; 53-102; 1992.
2) Goldrath, H.: Neodymium-YAG laser Hysteroscopy: Total endometrial ablation. In: Laser in Gynaecology; C. Sutton (ed.), Chapman and Hall medical, 175-181, 1992.
3) Hundt G., et al.: Anaethesiological considerations concerning the choice of fluid for irrigation during hysteroscopy with Nd:YAG laser, In: Laser in Gynaecology, possibilities and limitations, (eds. Bastert G. and Wallwiener D.), Springer-Verlag, Berlin, Heidelberg, 243-244; 1992.
4) Tadier Y., et al.: Photomedicine of the female genital tract. In: Progress in reproductive medicine; Asch R. and Studd J. (eds.); The Parthenon Publishing Group, London; 139-148; 1995.

Fiber Damage During Tissue Ablation by Tm:YAG Laser Pulses

H. Schönig, A. Hopfmüller, S. Wright, W. Neu
Institut für Lasertechnik Ostfriesland (ILO)
Fachhochschule Ostfriesland, Constantiaplatz 4, D-26723 Emden / Germany

Abstract
A Tm:YAG laser system (wavelength 2.01 µm, pulse duration 400-1600 µs, fluence 350-530 J/cm², repetition rate 1-3 Hz) has been used to ablate different types of biological tissue. The surrounding medium was either air or aqueous solution. Mechanical stress induced by cavitational effects and pressure transients are under investigations by ultrafast imaging techniques. Depending on the applications (contact or non-contact) as well as the chosen laser parameters characteristic damage of the distal fiber end has been observed. This has to be taken into consideration for a safe and reliable clinical laser treatment in order to avoid so-called fiber burning.

Einleitung
Die präzise und gewebespezifische Wirkung von kurzzeitgepulster Laserstrahlung, kombiniert mit flexiblen Lichtwellenleitern, läßt sich medizinisch vorteilhaft in der minimal invasiven Lasertherapie einsetzen[1]. Bei den Untersuchungen zur fluoreszenzspektroskopischen Diagnostik bei der minimal invasiven Lasertherapie [2] werden als störende Begleiterscheinung bei der Strahlapplikation auf der Auskoppelseite charakteristische Beschädigungen der Ablationsfaser beobachtet. Diese Beschädigungen sind in der klinischen Laseranwendung auch als "Faserbrand" bekannt. Dadurch wird die Transmission der Laserstrahlung auf das bestrahlte Gewebe stark beeinträchtigt und die Ausbreitungsrichtung der Strahlung unkontrollierbar. Erneuernde Präparation der Operations-Faser oder Austausch verlängern die Operationsdauer, eine Reduktion der Gewebeschnittqualität und eine eventuelle Belastung des Patienten mit Faserbruchstücken sind die Folge. Um diese Beschädigungen zu vermeiden oder zu reduzieren, wurden die Untersuchungen durchgeführt.

Experiment
Mit dem Aufbau zur Kurzzeitfotografie [3] (Abb. 1) wurde die Ablation mit einem Thulium:YAG-Laser bei einer Wellenlänge von 2,01µm von Knochenproben (Rind und Schwein) in Wasser beobachtet. Zur Kurzzeitbelichtung wird ein Excimerlaser gepumpter Farbstofflaser mit einer Pulsdauer von etwa 20 ns eingesetzt. Der Schattenwurf des Ablationsvorganges wird mit einer CCD-Kamera aufgenommen. Durch eine elektronische Verzögerungsschaltung werden Ablations- und Farbstofflaser

gekoppelt. Damit ist eine variable zeitliche Verzögerung zwischen Ablations- und Beleuchtungspuls einstellbar. Es werden verschiedene, jedoch reproduzierbare Ablationsprozesse zu verschiedenen Zeiten belichtet. Die Einzelbilder werden dann zu einem "quasi"-Film zusammengesetzt. Diese Beobachtungstechnik wird an Stelle der Aufnahme eines einzelnen Ablationsvorganges mit einer Hochgeschwindigkeitskamera eingesetzt, um eine sehr hohe und daher mit dieser Hochgeschwindigkeitskamara nicht zu erreichende Bildfolgefrequenz zu realisieren. Die Strahlführung des Ablationslasers wird mit einer sogenannten bare fiber durchgeführt. Bei diesen Lichtwellenleitern wird der Kunststoffmantel teilweise entfernt, das Cladding mit einem Diamantwekzeug angeritzt und der Lichtwellenleiter gebrochen. Die Oberflächenqualität dieser gebrochnen Faser ist höher als die einer polierten Faser, wobei die Bruchkante senkrecht zur Faserachse verläuft. Bei den verwendeten Fasern handelt es sich um Stufenindexfasern aus Quarzglas mit einem Kerndurchmesser von 600 µm. Sie haben einen sehr geringen OH^--Anteil und eignen sich damit für die Strahlführung des Thulium:YAG-Lasers bei einer Wellenänge von 2,01 µm.

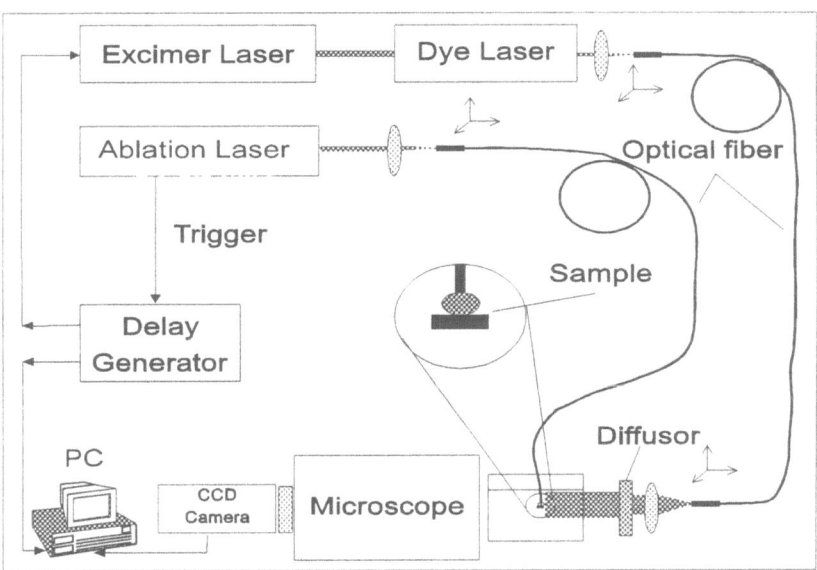

Abb. 1. Aufbau für die Kurzzeitfotografie

Ergebnisse

Die Kurzzeitfotografien des Ablationsvorganges in Wasser sind für unterschiedliche Delayzeiten in Abb. 2 für die Applikation (a) "non contact" und (b) "contact" dargestellt. Die jeweils applizierte Pulsenergie beträgt E = 1 J bei einer Pulslänge von 470 µs. Damit beträgt die jeweils applizierte Energiedichte an der Faseraustrittsfläche 350 J/cm^2 entsprechend 740 kW/cm^2. Die Energiedichte auf der Probenoberfläche ist bei (a) aufgrund des divergenten Strahlaustritts aus der Faser und der Strahlungsabsorption durch das Wasser geringer. Der hohe Absorptionskoeffizient des Wassers bei der Wellenlänge λ=2,01 µm von etwa 6 mm^{-1} [3] führt zur Entwicklung einer Kavitationsblase an der Faserendfläche. Etwa 100 µs nach Beginn des Laserpulses erreicht sie die Gewebeprobe, so daß der Materialabtrag einsetzt. Bei der "contact" Applikation wird direkt Material abgetragen.

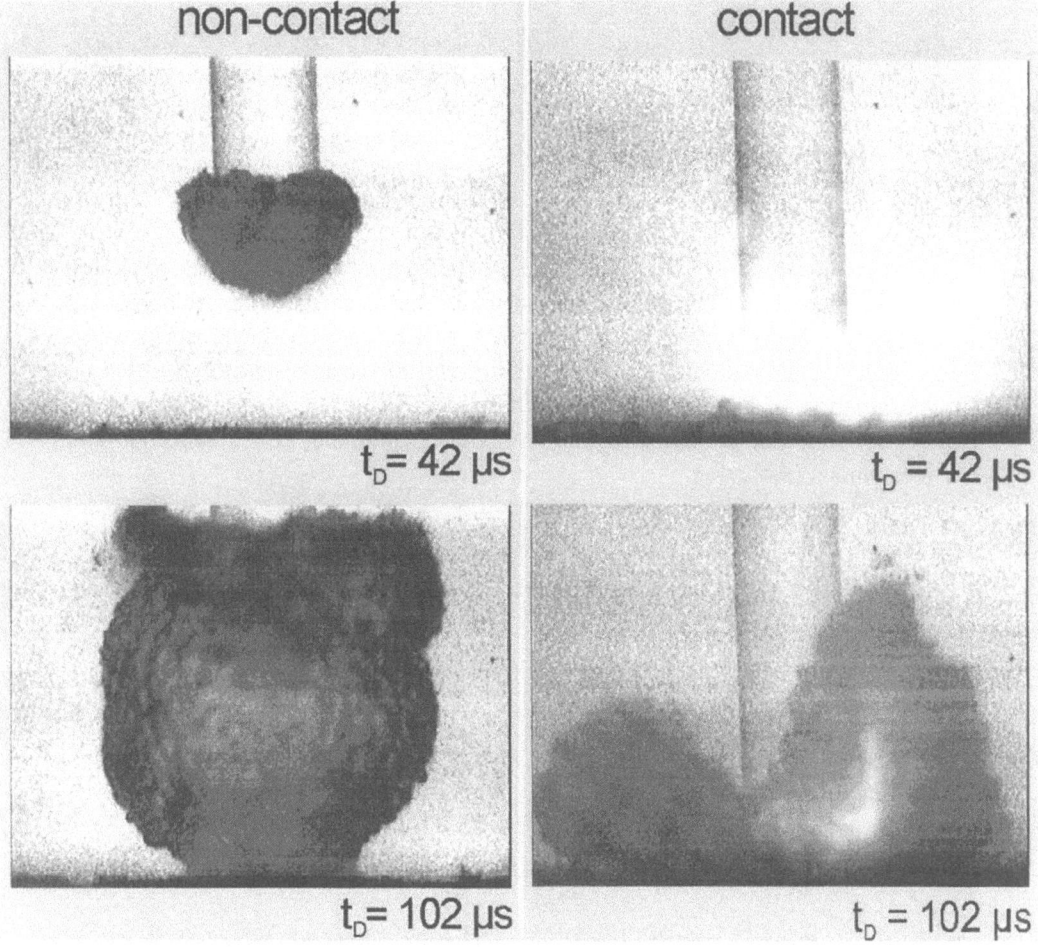

Abb.2. Kurzzeitfotografien bei verschiedenen Delayzeiten vom Ablationsprozeß in Wasser von Knochengewebe (Schwein) (a) "non contact" (links), (b) "contact".

Die Laserablation wurde mit unterschiedlichen Lichtwellenleitern mit einer Repetitionsrate von 1 Hz im free running mode durchgeführt. Die Pulsenergie betrug 1 J bei Pulslängen von 470 µs. Die Faserendfläche der Ablationsfaser nach der Applikation von 100 Pulsen mit E=1 J in Wasser ohne Ablation von Gewebeproben ist in Abb. 3. dargestellt. Es sind keine signifikanten Beschädigungen der Faserendfläche festzustellen.

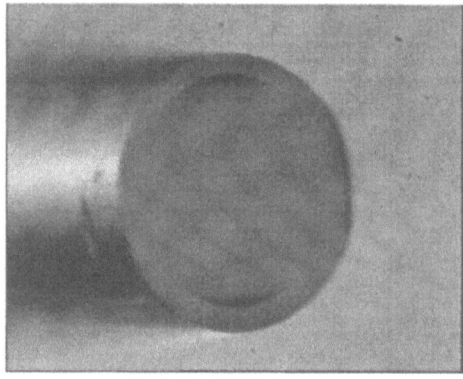

Abb. 3. Faserendfläche der Ablationsfaser nach Applikation von 100 Laserpulsen mit E = 1 J ohne Ablation von Gewebeproben

Wird die Laserenergie unter gleichen Bedingungen im "contact mode" appliziert, werden die charakteristischen Beschädigungen der Faserendfläche der Ablationsfaser in Gestalt von Aushöhlungen sichtbar (Abb. 4 a). Die Faserendfläche einer zweiten Faser, welche sich während der Applikation von 100 Laserpulsen mit E = 1 J mit Gewebeablation im "contact mode" in unmittelbarer Nähe zur Ablationsfaser befunden hat, ist aufgrund der Akkumulation von Gewebepartikeln und Ablationsprodukten verschmutzt (Abb. 4b).

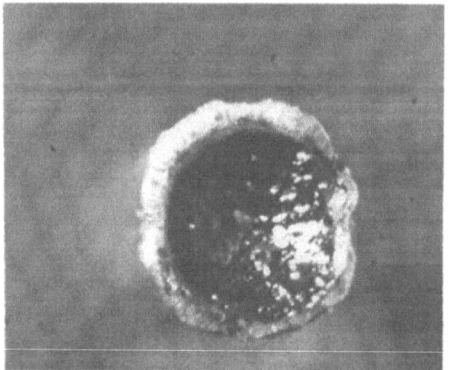
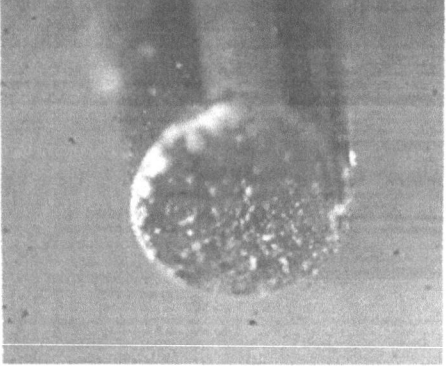

Abb. 4. (a) Faserendfläche einer Ablationsfaser (links) und (b) Faserendfläche einer, sich in unmittelbarer Nähe zur Ablationsfaser befundenen Faser nach Applikation von 100 Laserpulsen mit E = 1 J mit Gewebeablation

Ebenso treten die Beschädigungen bei Quarzfasern aus unterschiedlichen Herstellungschargen auf (Abb. 5).

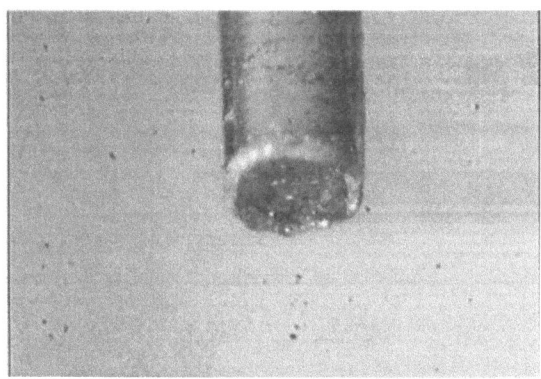

Abb. 5. Faserendfläche eines anderen Typs nach Applikation von 100 Laserpulsen mit E = 1 J mit Gewebeablation

Diskussion

Die Untersuchungen am Ablationsvorgang im "non contact mode" und "contact mode" mit der Kurzzeitfotografie und die Beurteilung der Faserendflächen der Ablationsfasern nach der Applikation zeigen, daß die entstehenden Kavitationen infolge der Strahlungsabsorption des Wassers keinen signifikanten Einfluß auf das Ausmaß der Beschädigungen der Faserendflächen haben. Die Beschädigungen treten auf, wenn Gewebeablation stattfindet. Ausschlaggebend dafür scheinen Gewebepartikel und Ablationsprodukte zu sein, die sich auf der Faserendfläche niederschlagen. Aufgrund der Strahlungsabsorption dieses Niederschlages beim folgenden Laserpuls entsteht ein Plasma direkt an der Faserfläche. Durch den hohen Temperaturgradienten werden die Faserendflächen zerstört. Eine Reduktion der Beschädigungen an den Faserendflächen könnte durch Verminderung der Verschmutzung an der Faserendfläche realisiert werden. Bei unseren Untersuchungen wird dazu ein Kompromiß zwischen Ablation und Faserbeschädigung gewählt. Eine geeignete Spülung sollte die Verschmutzungen ebenfalls reduzieren können.

Literatur

[1] T. van Leeuwen, " Bubble Formation during Pulsed Mid-Infrared and Excimer Laser Ablation: Origin and Implications for Laser Angioplasty, (1993), Utrecht
[2] H. Schönig, A. Hopfmüller, S. Wright, W. Neu, "Minimal Invasive Laser Surgery Supported by Fluorescence Spectroscopical Diagnostics", Laser in Medicine, Proceedings of the International Congress Laser 97, Springer-Verlag
[3] R. Nyga, w. Neu, M. Preisack, K K. Haase, K. R. Karsch, "Imaging of Excimer Laser Vascular Tissue Ablation by Ultrafast Photography", Spie Vol 1525 Future Trends in Biomedical Applications of Lasers (1991)

Dieses Forschungsprojekt wurde gefördert von der AGIP beim Ministerium für Wissenschaft und Kultur des Landes Niedersachsen unter der Fördernummer EFRE 95002.

Performance of Nd:YAG Laser End Pumped by 10 W Fiber Coupled Diode Bar

J. K. Jabczyñski, W. Zendzian, K. Kopczyñski, Z. Mierczyk
Institute of Optoelectronics, Military University of Technology
01 489 Warsaw, ul Kaliskiego 2, POLAND

1. Introduction

Several, very efficient neodymium diode pumped lasers of 5-10 W output powers with slope efficiency exceeding 50% were demonstrated in last years [1-3]. Despite excellent overlap of pump diode and absorption spectra of active media the main problems in development of such lasers in several Watts range of power are connected with heat removing. The main effect consists in thermal lensing proportional to absorbed pump power and effective pump diameter. However, for higher pump density multimode beam with strong outer rings is generated resulting in degradation of beam quality. J. Frauchiger et al. showed [4] that higher mode oscillation occurs in near confocal cavities for high pump level. S. C. Tidwell et al. [5] showed that even for high thermal load it is possible to compensate thermal distortions by aspherical mirror. T. M. Byer and M. Keierstead [6] analyzed similar effects in Nd:YVO$_4$ and Nd:YLF lasers and showed that it is possible to compensate it despite high wavelength aberration. Both laser mode waist diameter and pump diameter influence strongly on threshold and efficiency of laser, thus the compromise between efficiency and beam quality requirements should be found.

Our aim is developing the efficient, high repetition rate Q-switched laser pumped by 10 W cw fiber coupled bar. High repetition rate Q-switching is usually accomplished with an acousto-optic [7], electro-optic [8-9], passive modulator [10-12], although mechanical shutter or gain switching may be applied with success. In some applications single frequency, smooth pulses with kW pulse power are required, which can be realized in some types of Q-switched diode pumped lasers. In case of electro-optic Q-switching it is possible to obtain smooth pulses evidencing single frequency generation applying prelassing technique [13], although there are some problems with high repetition rate Pockels cells and thermally induced birefringence. In case of passive Q-switching single axial mode generation occurs as a rule because of relatively long pulse build up time. Moreover, passive Q-switching offers other advantages as low cost, no high-voltage or RF drivers requirements etc.

2. Investigations of Thermal and Energetic Parameters of Laser

In preliminary experiments there was found that the most effective is short flat-flat cavity. As an active medium Nd:YAG crystal 1% at. doped with diameter 4 mm and length 10 mm was used. As a pump source cw fiber coupled diode bar SDL3450-P5

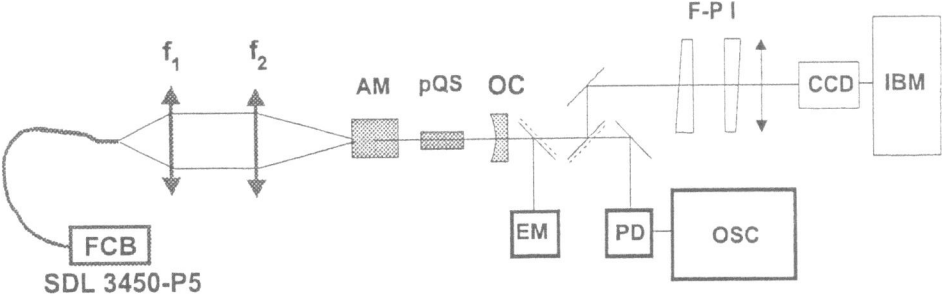

Fig. 1. Experimental set up: FCB- fiber coupled bar SDL 3450-P5, AM - active medium, pQS- passive Q-switch, OC- output coupler, F-P. I - Fabry-Perot interferometer, EM-energy meter, PD- photodetector, CCD- 2D CCD camera

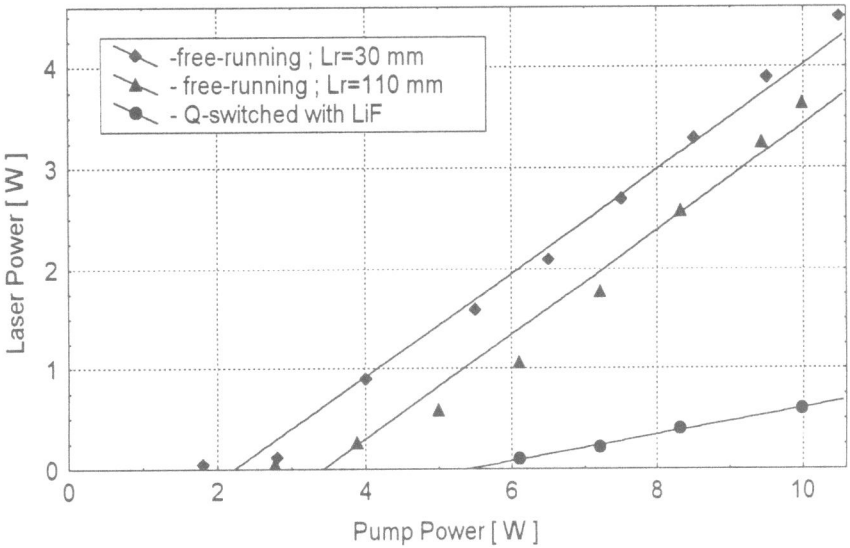

Fig. 2. Output power in dependence on pump power in free frunning mode:
◆ - short cavity 30 mm, ▲- elongated cavity 110 mm
● - averaged Q-switched output with LiF modulator

emitting 12 W of cw output power was applied. Pump waist location as well as ist diameter influence strongly on threshold and efficiency of laser. Therefore that was used relay lens system (see Fig.1) to match pump volume to the best pumping conditions [14]. The beam shaping optics formed a caustics with 1 mm diameter and Rayleigh range about 3 mm inside a rod. Thermal lensing parameter ~ 0.42 D/W was experimentally determined for this Nd:YAG rod.

632

In the best case i.e. for cavity length 30 mm and output coupler transmission 5% we obtained relatively low threshold 2.2 W, 53% slope efficiency and 4.5 W output power for 10.5 W of incident pump power (see Fig. 2). For such cavity Rayleigh range decreases from 220 mm for threshold to 120 mm for 10 W of pump power. For longer cavities threshold and slope efficiency increase as a rule.

3. Investigations of Temporal and Energetic Parameters of the Q-Switched Laser

Investigations of passively Q-switched generation were carried out in the set up shown in Fig. 1. For Q-switching experiments the cavity was elongated to 110 mm and output coupler with 10% transmission and 200 mm radius of curvature was applied. LiF:[F_2^-] and Cr^{4+}:YAG crystals were used as passive Q-switches. For higher level of pump power we observed heating of both active medium and modulator crystals. Thus we carried out all experiments in a quasi-cw regime with a duty factor 50% and pump duration 2 ms. Results of output power measurements for free-running and Q-switched case are presented in Figure 2. Very high slope efficiency (about 59%) but higher threshold (3.9 W) was achieved in free-running mode whereas in a Q-switched case it decreased to 14%.

According to theoretical predictions, pulse energy, pulse power and repetition rate linearly increased with pump power (Fig. 3a ,3b). As a rule the smooth pulses with duration (25 - 40 ns) decreasing with pump power were observed.

4. Investigations of Fabry-Perot Spectrum of Generation

To investigate single frequency generation Fabry-Perot interferometer with basis 10 mm was applied. Spectrum was registered by means of a CCD camera placed in the back focal plane of lens with 300 mm focal length (see Fig.1). In case of free - running mode the axially and transversally multimode generation was evidenced. In case of Q-switched generation one, two or three axial modes were observed (Fig. 4a). Because of limited exposure time of the camera (typically 10 - 30 ms) we registered simultaneously spectrum of several pulses. As was pointed out in [12], such effect of „quasi- multimode spectrum" can be caused rather by the method of measurement than the real features of generation. We observed very stable in magnitude pulse profiles using analog oscilloscope but unstable in time domain. The jitter of pulse period can be estimated about 5 - 10 %. Each pulse starts from different point on gain bandwidth because of spatial hole burning effect and thermal instabilities of cavity, resulting in averaged multimode Fabry-Perot spectra observed by means of the CCD camera. To verify this phenomenon we registered Fabry-Perot spectrum for pump duration 0.2 ms, for which only one Q-switched pulse can be generated. As was shown in Fig 4b, a single frequency generation was observed in this case.

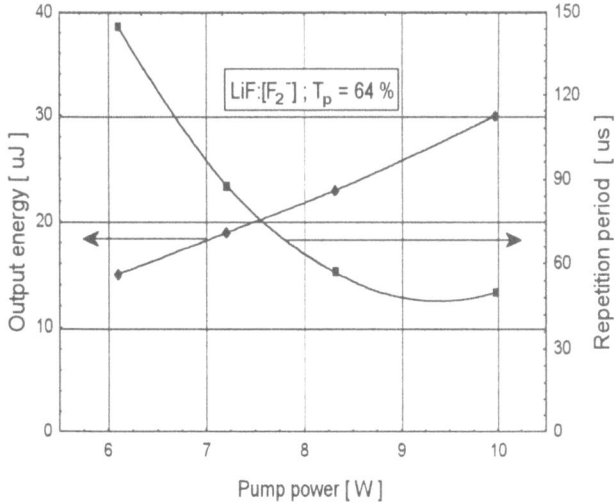

Fig. 3a. Energetic and temporal parameters of generation with LiF Q-switch

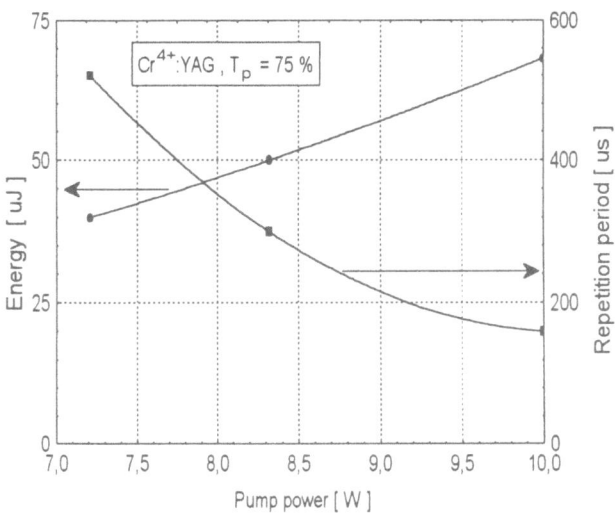

Fig. 3b. Energetic and temporal parameters of generation with Cr:YAG Q-switch

5. Conclusions

We demonstrated single frequency, slightly unstable generation in a passively Q-switched Nd:YAG laser. The output averaged power about 1 W was achieved with pulse power on 1 kW level. The instabilities of pulses in time domain were caused by thermal instabilities of LiF:[F_2^-] crystal and thermally induced aberrations of active medium. We used here LiF:[F_2^-] crystal without antireflection coatings, though cavity losses were high. Pulse duration on level 20 -30 ns can be significantly shortened by enhancement of laser elements and shortening of cavity. The energetic results presented in this paper should be considered as preliminary ones and we expect significant progress in next experiments. Nevertheless, such high repetition , high pulse power laser source can find wide applications e.g. in coherent pumping, laser spectroscopy, optical scanners etc.

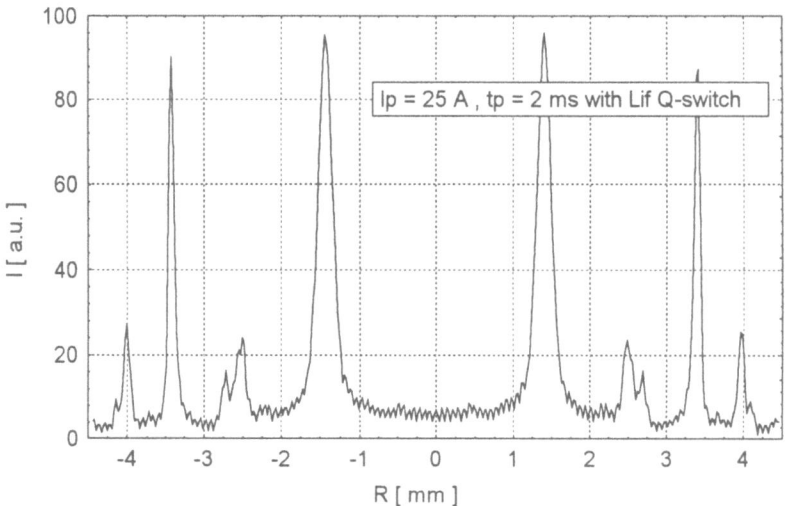

Fig. 4a. Quasi-multimode Fabry-Perot spectrum of Q-switched generation

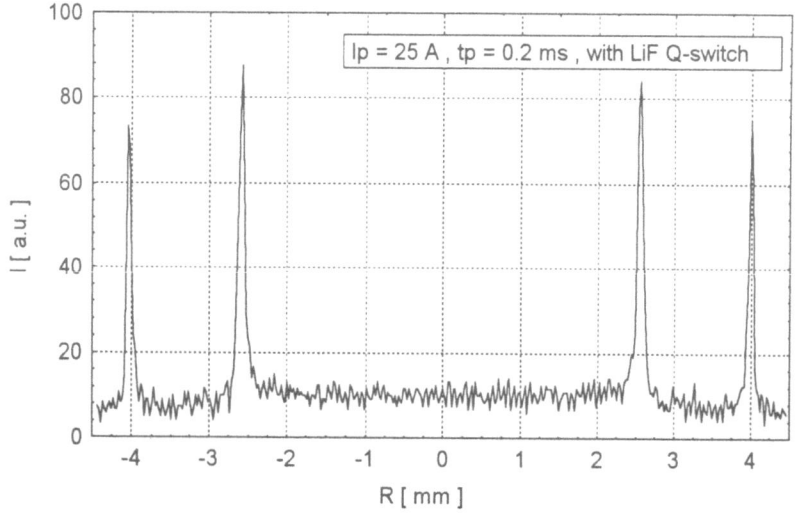

Fig. 4b. Single frequency Fabry-Perot spectrum of Q-switched generation

Acknowledgments

This work was supported by the Polish Committee for Scientific Research under the grant PBZ-023-10.

References

[1] Kushawaha V., Chen Y.(1994) Diode end-pumped high-efficiency Nd:YAG laser, Appl. Phys. B 59, 659-661

[2] Clarkson W.A. Hanna D.G. (1996) Efficient Nd:YAG laser end pumped by a 20-W diode-laser bar, Opt. Lett., 21 869-871

[3] Nighan W.L. et al. (1995) Highly eficient, diode-bar-pumped Nd:YVO$_4$ laser with >13W TEM$_{00}$ output, OSA Proc on Advanced Solid-State Lasers, 24, 270-273

[4] Frauchiger J. Et al. (1992) Modeling of Thermal Lensing and Higher Order Ring Mode Oscillation in End-Pumped CW Nd:YAG Lasers, IEEE J. Quantum Electron. 28, 1046–1056.

[5] Tidwell S. C. et al. (1992) Scaling CW Diode-End-Pumped Nd:YAG Lasers to High Average Powers, IEEE J. Quantum Electron. 28, 997–1009.

[6] Baer T.M. and Keierstead M. S.(1993) Modeling of high power end-pumped solid state lasers, Proc. of CLEO 11, paper CFM1.

[7] Zbinden H and Balmer J.E. (1990) Q-switched Nd:YLF laser end pumped by a diode-laser bar, Opt.Lett, 15, 1014-1018

[8] Baer T.M. et al. (1992) Performance of Diode-Pumped Nd:YAG and Nd:YLF lasers in Tightly Folded Resonator Configuration , IEEE J. Quantum Electron. 28, 1131–1138.

[9] Hamilton C.E. et al. (1993) High Repetition-Rate, High-Average, Pulsed Diode-Pumped Nd:YAG Oscillators, OSA Proc on Advanced Solid-State Lasers, 20, 17-19.

[10] Morris J.A., Pollock C.R. (1990) Passive Q-switching of a diode-pumped Nd:YAG laser with a saturable absorber, Opt.Lett, 15, 440-442.

[11] Pfeiffer A.et al. (1994) Passive Q-Switching of Diode-Pumped Solid State Lasers with Cr^{4+}:YAG Crystals, Proc. of 11 International Congress Laser'93 Laser in Engineering , 94-98

[12] Zendzian et al.(1996) Investigations of single frequency generation in passively Q-switched Nd:YAG laser end pumped by 10 W fiber coupled diode bar , Opt. Applicata 26, 127-133.

[13] Rae C.F. et al t al.(1992) Single frequency, end pumped Nd:YLF laser excited by 12 mJ diode-laser array. Opt. Lett. 17: 1673 - 1675.

[14] Jabczyñski J.K. (1996) Shaping of laser diode beams for end pumped lasers, Optica Applicata, 24:101-112 .

Cr:Forsterite Laser Pumped by Q-Cw Nd:YAG-Laser for Hpd Therapy

Andrzej Zajac, Zdzislaw Jankiewicz, Marek Skórczakowski,
Waldemar Zendzian, G.A. Skripko[1)]
Institute of Optoelectronics, Military University of Technology, 01-908 Warsaw,
2 Kaliski Str., Poland
[1)]Scientific-Production Firm FOTEK, Minsk, Belarus

Abstract

The paper presents laser set, including forsterite laser, applicable for the HpD therapy. The forsterite laser pumped by the q-CW Nd:YAG laser, at 20 W of a pump power, (Nd:YAG q-cw laser with a wide TM_{00} mode) can generate radiation of average power of about 400 mW at wavelength of $\lambda = 1270$ nm or radiation of average power of 25 mW at wavelength of 630 nm. The tunable range of the set is $\lambda = \pm 20$ nm for FH ($\lambda = 1260$ nm) and $\Delta\lambda = \pm 10$ nm for the SH of forsterite laser ($\lambda = 630$ nm).

1 Introduction

A forsterite laser was built in 80's as a result of investigations of active, chromium doped materials. A tuning range of such a laser reported by R.R. Alfano in 1987 was about 200 nm[6]. A comparison of the tuning range of forsterite laser with generation intervals of other chromium doped active materials is presented in Table I. For comparison also the tuning range of titanium laser is given. It can be seen from the data in Table I that none of tunable lasers generate radiation within the spectral range required for the HpD therapy[2,3]. An additional problem is a necessity to obtain radiation generation within the diagnostic range of $\lambda = 400 \pm 5$ nm.

Application of frequency multiplication ensure generation within both required spectral ranges using the forsterite laser[1, 4, 5, 7]. It should be noticed that within the spectral range of wavelengths of $\lambda = (1200-1250)$ nm a relatively high efficiency of the forsterite laser generation is obtained. For wavelength of $\lambda = 1260$ nm the second harmonic gives a radiation wavelength required for therapy and for $\lambda = 1220$ nm the third harmonic makes it possible to effectively diagnose tumors by means of the HpD methods.

The above conclusion is the basis for elaboration of the set, comprising the forsterite laser, devoted for tumors diagnosis and therapy (it generates radiation in both radiation bands used for the HpD therapy).

Table I. Generation properties of active materials for the tunable solid state lasers

Acive ion	Host	Spectral tuning range [nm]
Cr^{3+}	$BeAl_2O_4$	690-810
Cr^{3+}	$Be_3Al_2(SiO_3)_6$	680-820
Cr^{3+}	$Gd_3(Sc,Ga)_4O_{12}$	720-910
Cr^{3+}	$KZnF_3$	720-890
Cr^{3+}	$SrAlF_5$	810-1000
$Ti3+$	Al_2O_3	680-1110
Cr^{4+}	Mg_2SiO_4 (forsterite)	1167-1345
Cr^{4+}	YAG	1360-1470

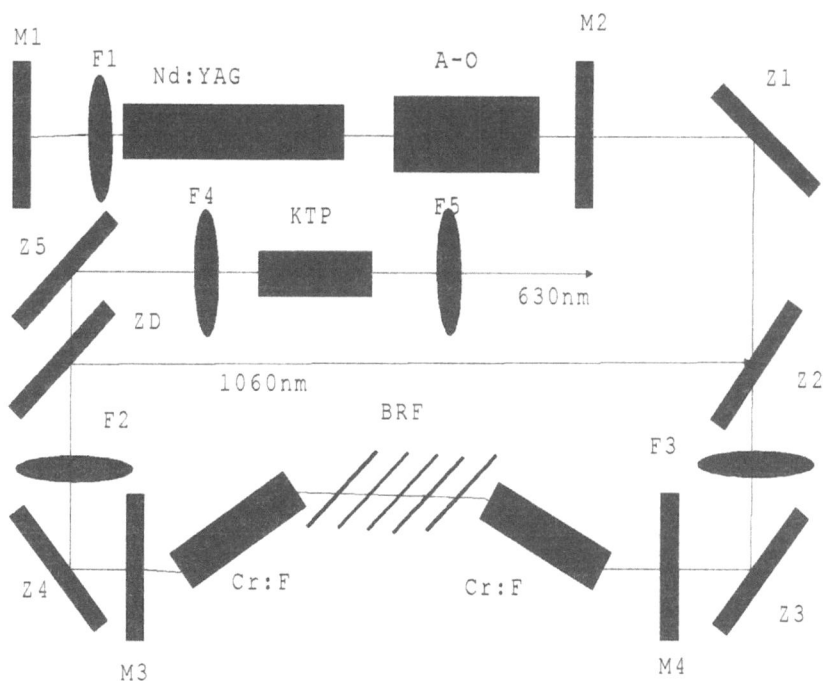

Fig. 1. Optical scheme of a forsterite laser pumped by q-cw Nd:YAG laser. In figure: M1, M2, M3, and M4 laser mirrors of q-CW Nd:YAG and Cr:Forsterite, Nd:YAG - laser rod, Cr:F - forsterite crystals Z1, Z2, Z3, Z4, and Z5 - mirrors, A-O - modulator of 68 MHz, F1, F2, F3, F4, and F5 - lenses, BRF - BRF filter, ZD - dichroic mirror, KTP - 2ω converter

Table II. Sepcification of energetic, spectral, and temporal properties of radiation of a forsterite laser with q-cw Nd:YAG pump.

Lasers	Pulse energy [mJ]	Pulse duration [ns]	Repetition rate [kHz]	Average power [W]
Nd:YAG q-cw	1	100	up to 10	up to 10
Forsterite FH	0.05	50	up to 10	up to 1
Forsterite SH	0.015	40	up to 10	up to 0.05

2 Laser Set

In order to obtain the higher value of an average power of laser radiation the laser set with Nd:YAG q-CW pump has been elaborated and built. A properly elaborated pumping set should ensure generation in a basic mode. It is difficult task when the required pump values are considered. A fulfilment of such condition with simultaneous high efficiency of laser causes necessity of elaboration of the Nd:YAG laser with a wide generation mode, Fig.1. Such distribution of radiation was obtained due to appropriate forming of radiation distribution in a laser resonator. Table II presents specification of energetic parameters of the elaborated set.

Temporal evaluation of pumping q-cw Nd:YAG laser and Cr:Forsterite FH and SH pulses output powers are presented in Figures 2-4, respectively.

3 Conclusions

The presented laser set ensure radiation required for application of the HpD method. It should be pointed out that for analysis of usefulness of particular sets, additionally, the following factors should be considered:

- peak power of a laser pulse if we plane application of endoscopis technology during the HpD therapy - it is assumed that the resistivity of fiber ends to powerdensity is of the order of 50M W/cm^2. Assuming typical fiber diameter as d=0.3 mm we can introduced the energy of value of about 30 mJ into a fiber (for the longer laser pulses it can be of proportionally higher values);
- complexity of device manipulation - at present the device operation is easiest due to processor control
- price of the laser set.

The set with the q-CW Nd:YAG pump - the problems related to proper operation of a forsterite laser are well known. There are two basic methods for elimination of these difficulties - operation with low filling factor of pump radiation (typical pulsed laser) or with a broad generation channel and efficient cooling of a forsterite crystal for cw or q-cw operation [7]. Taking into account the thermal properties of a forsterite crystal, an operation with a generating pump in a basic mode is required. Because of necessary supply of pumping laser, the very important is high extraction of energy from a laser rod and non-linerar conventers. It can be accomplished with a proper geometry of a laser resonator.

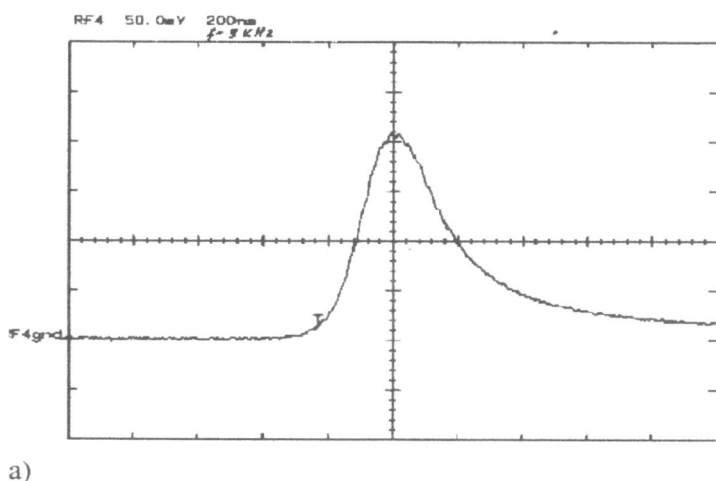

a)

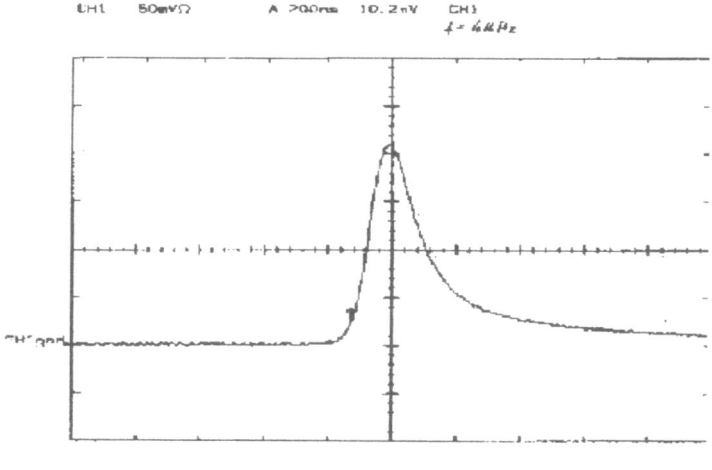

b)

Fig. 2. Oscilloscope trace of q-cw Nd:YAG laser pulse, repetition rate f = 9 kHz (a) and 4 kHz (b)

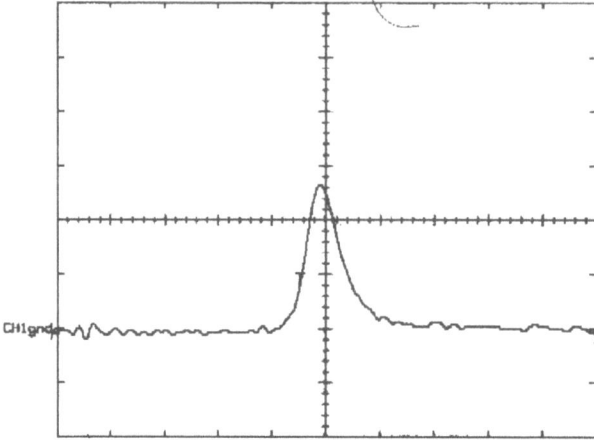

Fig. 3. Oscilloscope trace of Cr:Forsterite laser pulse, repetition rate f = 9 kHz

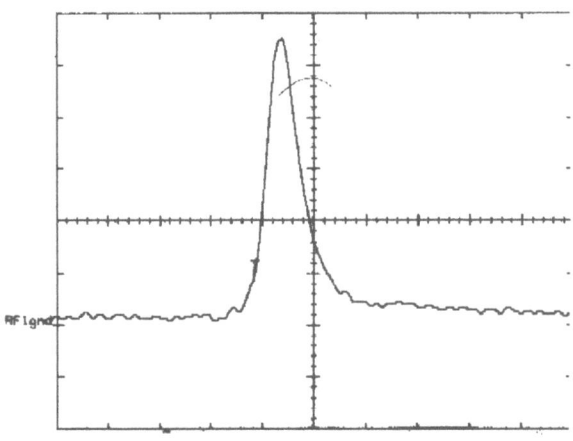

Fig. 4. Oscilloscope trace of SH Cr:Forsterite laser pulse, repetition rate f = 9 kHz

References
1. Z.Jankiewicz, G.A.Skripko, A.Zajac, I.G.Tarazwicz; "Forsterite laser system for tumours therapy and diagnostics by means HpD method", ref nr. C-00763 CLEO'94, 8-13.05.1994 w Anaheim (Kalifornia, USA)
2. A.Graczyk, M.Kwasny; „Hematoporphyrines as photosensibilizers used for photodynamic method of tumors diagnosis and therapy, Chemical news, 1990 (44), n.147, pp. 147-161.

3. A.Sienkiewicz, A.Graczyk; "Photodynamic therapy - Photochemical and Photophysical Principles", Biocybernetics and Biomedical Engineering, vol.11, nr.1-2, s.23-36, 1991r
4. G.A.Skripko, S.G.Bartoszewicz, A.G.Skripko, Z.Jankiewicz: "Forsterie Laser as Optical Radiation Source for Selection of Especially Pure Solids", LASER 93, Munchen 21-25 Juni 1993, Abstracts p.11.
5. G.A Skripko, Private information
6. Petrevic, Seans, R.R.Alfano; "Laser action in chromium-doped forsterite", Appl. Phys. Lett. vol.52, (1988) p.85,
7. A.A.Ivanov, B.I.Minkov, G.Jonusauskas, J.Oberle, C.Rulliere; „Influence of Cr^{4+} ion concentration on cw operation of forsterite laser and its relation to thermal problem", Optics Communications, vol.116, (1995) p.131-135

The work is suported by the grant No. 8 T11E 48 08 „Elaboration and study of clinical usefulness of laser apparatus used for the PDT method of tumors diagnosis and therapy", financed by the State Committee for Scientific Research.

Laser Set for HpD Therapy and Diagnostics

Andrzej Zajac, Zdzislaw Jankiewicz, Marek Skórczakowski, Waldemar Zendzian, G.A. Skripko[1]
Institute of Optoelectronics, Military University of Technology, 01-908 Warsaw, 2 Kaliski Str., Poland
[1]Scientific-Production Firm FOTEK, Minsk, Belarus

Abstract
The paper presents laser sets, including forsterite laser, applicable for the HpD therapy. We describe the laser sets pumped by the Q-switched Nd:YAG laser pulse (20 ns), generating radiation within a therapeutic range ($\lambda = 630$ nm) and diagnostic one ($\lambda = 410$ nm). The tunable range of the set is $\lambda = \pm 20$ nm for FH ($\lambda = 1260$ nm) and $\Delta\lambda = \pm 10$ nm for the SH of forsterite laser ($\lambda = 630$ nm).

1 Introduction

The HpD (hematoporphirine derivatives) method used for tumor diagnosis and therapy has been investigated for over twenty years. It consists in administration to patients the pharmacological agents (photosensitizing drugs, sensiblilizers), see Table I, and when their concentration in a tissue is of the required value, a tissue is exposed to a radiation of wavelengths appropiate for diagnosis or therapy. In Poland an effective method of synthesis of hematoporphyrins used for tumors diagnosis and therapy has been elaborated in commercial scale[2,3]. Implementation of this method in clinical practice and achieving its full therapeutic effectivity is possible when radiation sources enable its proper accomplishment. At present, for the hematoporphyrine therapy we use the laser sources of strictly emission lines. It results from the carried out investigations[1,4] that the band of maximum absorption of hematoporphyrines in the tumor tissues depends on individual features of patient and type of tumor tissues. For investigations and then for tumors therapy by means of the HpD method we need the laser radiation sources, spectrally chosen to hematoporphyrines properties, tunable within the range of a dozen or so nanometers. The tunable solid-state laser sources for tumors diagnosis and therapy enable us to improve the method by adjustment the wavelengths to individual features of irradiated tissues.

Because of necessity of application of the light source with two emission lines - from diagnosis range (390÷410 nm) and therapeutic one (620÷640 nm) there are used the lasers:

- for diagnosis;
- tunable dye lasers (coumarin) within blue and green spectral ranges
- argon lasers - line of 514 nm,

Table I. Specification of available sensibilizers used for the HpD diagnosis and therapy.

Tradename (Company sponsor)	Chemical name	Applications	Clinical status	Activation wavelength [nm]
Photofrin II (QLT/Lederle)	porfimer sodium	bladder, lung, esophogus	Phase III (USA) approved in Canada, for bladder cancer; filed in Europe, Japan	630
BPD (QLT/Lederle)	benzoporphirin derivative	skin, psoriasis	Phase I/II (USA, Canada)	690
Npc$_6$ (Nippon Petrochemical)	mono aspertyl chrorin c$_6$	skin	Phase I	660
SnET2 (PDT Pharmaceticals)	tin ethyl etiopurpirin	cutaneous skin; psoriasis, atherosclerosis, viral inactivation	Phase I/II all other development stages	660
ZnPC (Cuba Geigy)	zinc phthalocyanine		Pre-clinical	675
ALA (Deprenyl USA)	5 amino levualinie acid	skin (topical)	Phase I	630
THPC (Scotia Pharmaceuticals)	tetra (hydroxy phentyl) chlorin	clinical adjunct to surgery		650

- for therapy;
- tunable dye lasers emitting radiation within the red range,
- He-Ne lasers ($\lambda = 632,8$ nm),
- gold-vapour lasers ($\lambda = 627,8$ nm),
- He-Cd lasers.

For some applications there are made attempts to use semiconductor lasers (limited because of very high laser price but perspective in future) or thermal sources with adequate colour filters.

From consideration of spectral properties of active materials having broad luminescence lines it results that direct application of such materials is not possible using radiation at basic wavelength, generated by the lasers with such active materials. It can be also noticed that if we consider an application of higer harmonics of radiation - the forsterite laser becomes interesting for the laser set fulfiling both tumors therapy and diagnostics with the HpD method (the second harmonic $\lambda = (590-670)$ nm - therapy, the third harmonic $\lambda = (350-440)$ nm - diagnosis). It is known that application of so broad tuning ranges of radiation emission is not necessary. It was accepted that the tuning range up to 20 nm is enough for therapeutic range and about 10 nm is enough for diagnostic range.

2 Forsterite Laser with the Pulsed Nd:Yag Pump

The main task, important for clinical applications of a laser set is to obtain an average power of laser radiation for the HpD therapy, i.e., the power of about 300-500 mW for wavelength of $\lambda = 630$ nm and the power of 20-50 mW for wavelength of $\lambda = 404$ nm (used for diagnosis). The required range of tuning was defined as 20 nm for the therapeutic range and 10 nm for diagnostic range.

Figure 1 presents an optical scheme of the laser set, used for the HpD therapy, with a forsterite laser pumped by radiation of Nd:YAG laser with Q-modulation. Table II shows the parameters of a laser set. The essential problem of application of such a set is to ensure the stable working conditions of the pumping laser. For the laser with a single head the obtained energy level from the set is close to the maximal one. There appeared the problems with elements resistance (mainly the Pockel's cell) to the obtained densities of radiation power. It results from examination of generation properties of the set and clinical verification of its usefulness for the HpD therapy [4] that a treatment time must be long because of too low pulse energy. In order to significantly shorten the treatment duration we have to ensure greatly high average power of radiation emitted by the laser set.

Table II. Specification of energetic, spectral, and temporal properties of radiation of a orsterite laser with pulsed Nd:YAG pump.

Lasers	Pulse energy [mJ]	Pulse duration [ns]	Repetition rate [Hz]	Average power [mW]	Wavelength [nm]
Nd:YAG	130	10	up to 50	7500	1060
Forsterite FH	12	12	up to 50	600 550	1260 1330[1]
Forsterite SH	1.6	10	up to 50	80	630
Forsterite TH	0.5	8	up to 50	25	410[1]

[1] - generation in diagnostics range

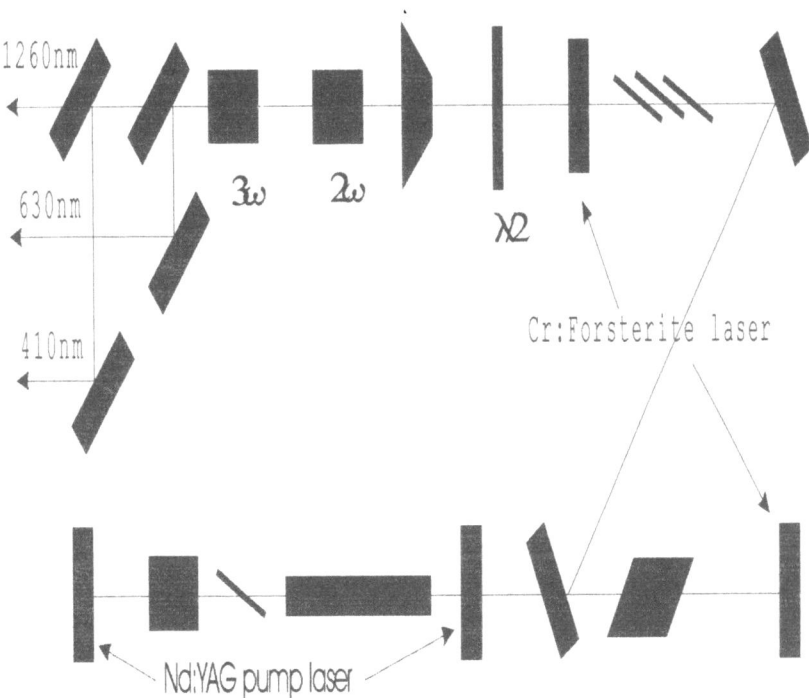

Fig. 1. Optical scheme of a forsterite laser pumped by Nd:YAG laser with Q-modulation

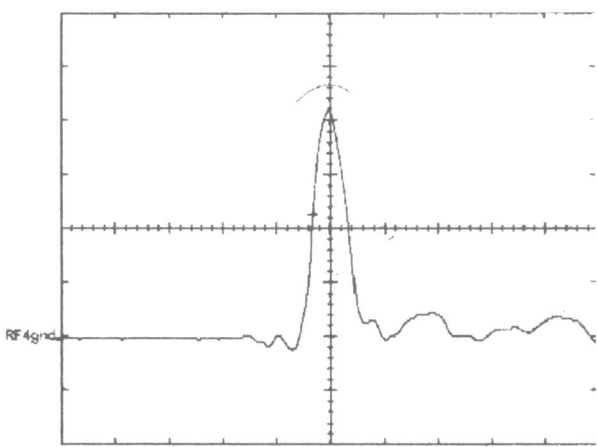

Fig. 2. Oscilloscope trace of Q-switched Nd:YAG laser pulse $E_P = 130$ mJ, pulse duration $\tau_P = 10$ ns

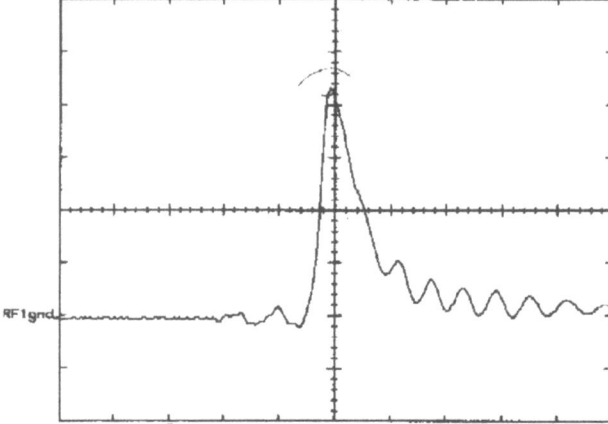

Fig. 3. Oscilloscope trace of Cr :Forsterite laser pulse $E_p = 12$ mJ, pulse duration $\tau_p = 12$ ns

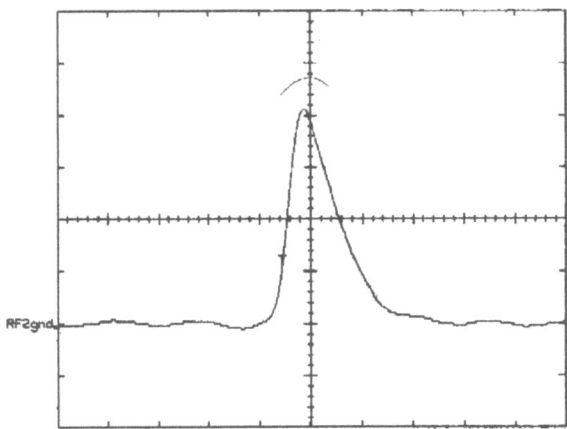

Fig. 4. Oscilloscope trace of SH Cr :Forsterite laser pulse $E_p = 1.6$ mJ, pulse duration τ_p 10 ns

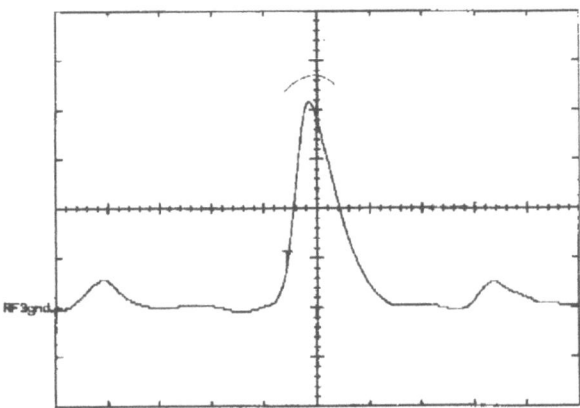

Fig. 5. Oscilloscope trace of TH Cr :Forsterite laser pulse $E_p = 0.5$ mJ, pulse duration $\tau_p = 8$ ns

Temporal evolution of pumping Nd:YAG laser and Cr:Forsreite FH, SH, and TR laser pulses of output powers are presented in Figures 2-5, respectively

3 Comparison of Interaction Effects of Pulsed and Cw Radiation with Biological Tissues

The principle of the HpD therapy relies on tissue irradiation (including laser radiation) carried out in such a way to avoid tissue coagulation. If such a requirement is not fulfilled there is a lack of oxygen (decay of blood flow in the area undergone coagulation) and the methods does not function properly. We have analysed the tissue heating for application of the same doses of energy but delivered with a constant amplitude of wave (CW laser) or in pulsed way. The analysis results for the chosen cases are presented in Table II. The presented results of numerical analyses relate to the case of:

- the area of laser radiation interaction with a tissue of a shape of cylinder and 1 mm diameter;
- the radiation dose of 1J what is equal to 128 J/cm^2 of tumor area (it is assumed that during a therapy the tumor tissue is irradiated in three equal parts of 50 J/cm^2 in each part),
- the whole radiation energy delivered to the tissue (radiation reflection from a tissue surface has been neglected).

Table II. Specification of temperatures of a tissue ungergone various parameters of radiation exposures.

Pulse energy [mJ]	Average power *) [mW]	Repetition rate [Hz]	Temperature grow [K]	Mode of operation
-	1000	0	0.375	CW
20	1000	50	0.4	pulse
20	3000	150	0.9	pulse
20	6000	400	1.4	pulse

*) Calculated for an actual pulse train duration

4 Conclusions

The presented laser set is possible to applicate it for tumors therapy of the HpD method. Only a laser set with forsterite laser can be used for therapeutic, and simultaneously, for diagnostic tunable source of radiation. Analyzing the presented set enabling radiation generation for the HpD diagnosis within the range of 405±10 nm it is necessary to define, additionally, an energetic efficiency of the considered laser configurations. It should be mentioned about a possible application of semiconductor lasers for the HpD therapy of tumors. It seem that, the semiconductor lasers (matrices) for the range of about 635 nm and power up to about 250 mW are available but contemporaty state of technology is not enough to ensure the exploitation time of such laser of above 100 hours. It is obvious that nowadays such laser lifetimes exlude their application for the HpD therapy because of high laser price but maybe it can be lowered in future, especially when a possibillity of thermal tuning of radiation wave will be applied. Other difficulty is introduction of radiation from these lasers into the fibers.

5 Acknowledgements

The work „Elaboration and study of clinical usefulness of laser apparatus used for the PDT method of tumors diagnosis and therapy" has been performed within a frame of the grant Nb. 8 T11E 48 08, financed by the State Committee for Scientific Research.

6 References

1. Z.Jankiewicz, G.A.Skripko, A.Zajac, I.G.Tarazwicz; "Forsterite laser system for tumours therapy and diagnostics by means HpD method", ref nr. C-00763 CLEO'94, 8-13.05.1994 w Anaheim (Kalifornia, USA)
2. A.Graczyk, M.Kwaœny; „Hematoporphyrines as photosensibilizers used for photodynamic method of tumors diagnosis and therapy, Chemical news, 1990 (44), nb.147, pp. 147-161.
3. A.Sienkiewicz, A.Graczyk; "Photodynamic therapy - Photochemical and Photophysical Principles", Biocybernetics and Biomedical Engineering, vol.11, nr.1-2, s.23-36, 1991r
4. G.A.Skripko, S.G.Bartoszewicz, A.G.Skripko, Z.Jankiewicz: "Forsterie Laser as Optical Radiation Source for Selection of Especially Pure Solids", LASER 93, Munchen 21-25 Juni 1993, Abstracts p.11.
5. G.A Skripko, Private information

Nd:YAG Slab Laser Pumped by 100 W Quasi-cw Diode-bar

W. Żendzian, J.K. Jabczyński
Institute of Optoelectronics, Military University of Technology
01 489 Warsaw, ul Kaliskiego 2, POLAND

1 Introduction

Efficient, high repetition rate, Q-switched, TEM_{00} lasers of mJ level of output energy are required in several applications as: range finding, altimetry, generators for high power systems, technological processes etc. One of the best types of such sources are low energy, solid state lasers pumped by quasi-cw diode laser bars. There were demonstrated several types of such lasers working in end pumped [1-4] or side pumped [5-7] configurations. The best results in free-running mode namely more than 5 mJ and over 50% efficiency was demonstrated in end pumped Nd:YVO$_4$ laser [3]. End pumped laser, generating TEM_{00} output beam, requires complicated beam shaping optics, moreover thermally induced birefringence diminishes efficiency of electrooptical Q-switching in this case. Side pumped lasers with rod active media suffer from bad beam quality, although due to their scalability they are the best choice in case of high output energy requirements.

The best solution for single diode bar pumps seems to be schemes with slab shape active media. Due to efficient shaping of diode bar beams by means of rod lenses [8] the pump channel in y-direction (i.e. perpendicular to junction plane) can be very narrow enabling generation of TEM_{0N} type beam in slab lasers. TEM_{00} beam is achieved in such lasers due to shortening of width of slab to such value to enforce only TEM_{00} beam generation. Reduced thermal lensing and linear polarization forced by Brewster cut facets enable construction of high repetition rate, electrooptically Q-switched slab lasers [6,7].

We proposed in this paper alternative method of single transverse mode generation consisting in special shaping of diode bar beams in x-direction (i.e. parallel to junction) [9]. The pump beam incident on the base of Brewster cut triangle, single reflection slab has elliptical shape with sizes 1.7 x 0.6 mm comparable to the size of TEM_{00} laser mode totally reflected at this plane. There were experimentally demonstrated TEM_{0N} as well TEM_{00} output beams in such laser by means of proper choice of cavity length, curvature of mirrors and precise alignment. Moreover, linearly polarized output enabled application of simple electrooptical Q-switching scheme without additional polarizer. In next sections results of free running mode, Q-switching mode, beam quality and II harmonic generation experiments are presented.

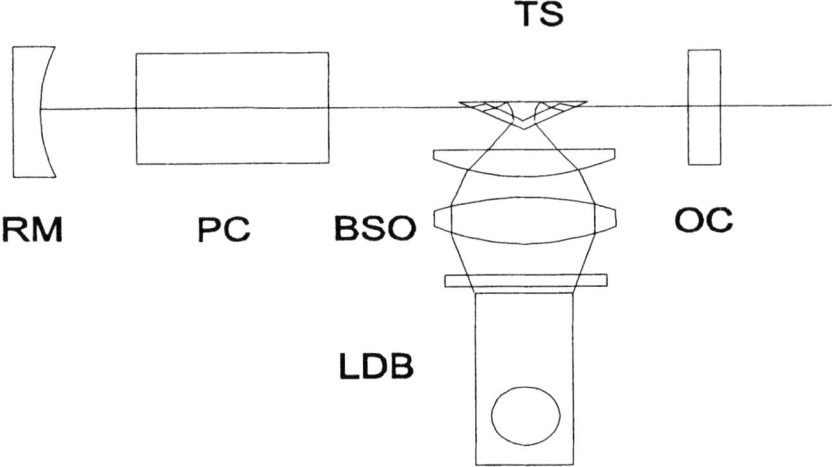

Fig.1. Scheme of triangle slab laser : TS - Nd:YAG Brewster cut triangle slab, PC - LiNbO$_3$ Pockels cell , OC - flat output coupler, RM- rear mirror with 2.5 m radius of curvature, BSO - beam shaping optics, LDB - quasi-cw laser diode bar SDL 3251-A1

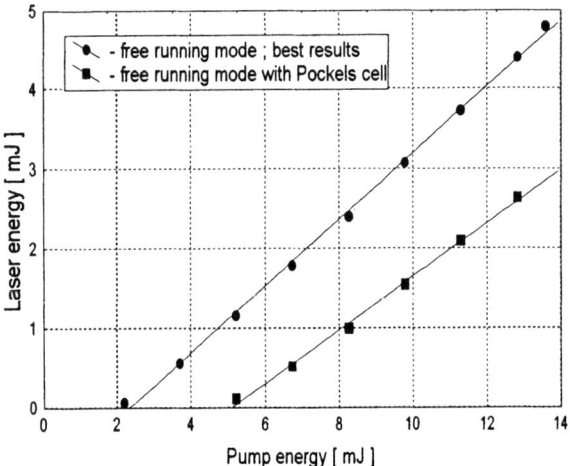

Fig. 2. Energy of free running mode (pump duration 200 µs) vs energy of pump incident on the slab : ● - best results plot for cavity without Pockels cell , with OC transmission 8%, ■ - results for cavity with Pockels cell and 20% transmission of output coupler

2 Free Running Mode Experiments

As was shown in Fig. 1. the diode bar beam shaping optics consists of rod lens and anamorphic collimator. Pump channel with height ~ 0.6 mm and divergent horizontal size starting from 1.7 mm at the base of slab is formed inside it. Such asymmetrical pump volume is well matched to laser mode inside slab because its aspect ratio at the base of slab is equal to refractive index n ~1.8. We found in experimental optimization that the highest performance is achieved in cavity with 2.5 m radius of curvature of rear mirror for resonator length about 160 mm. For such parameters the laser mode diameter $2w_0$ is about 0.9 mm and mode size on base of slab is approximately 1 x 1.8 mm, though pump beam is enclosed inside laser mode ellipse in this plane. Although the laser mode and pump channel inside slab diverge, their overlapping is sufficient to enforce near TEM_{00} output beam in case of special adjustment of cavity mirrors. The similar thresholds ~ 2.5 mJ and slope efficiency ~ 42% comparing to free running mode experiments in case of end pumped schemes were obtained (see Fig. 2) although for slightly multimode output of TEM_{0N} type. Beam quality of such beam was approximately 1.1 x 3.2 (see Fig. 3). After inserting the $LiNbO_3$ Pockels cell cavity threshold increased to 4.5 mJ and slope efficiency diminished to about 27%.

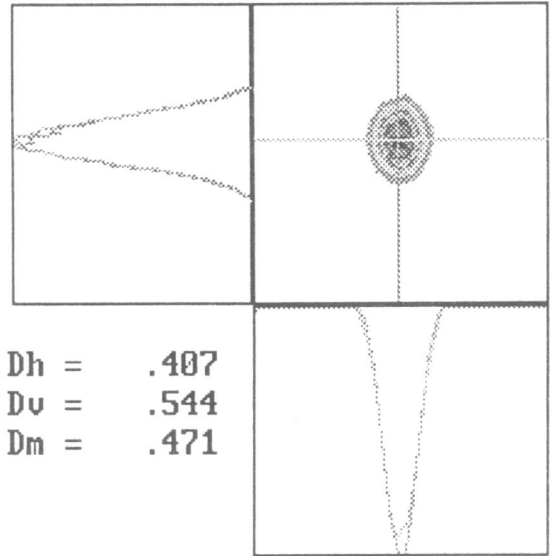

Fig. 3. Intensity distribution of output TEM_{0N} beam in focal plane of a lens of 300 mm focal length; estimated parameters M^2 ~ 1.1 x 3.2

3 Q-Switched Mode Experiments

There was found experimentally that the Brewster cut triangle slab enforced linear polarization output satisfactory to completely break the generation after supplying quarter wave voltage to $LiNbO_3$ Pockles cell without any additional polarizer. Though, effective monopulse generation can be realized in this case by switch of quarter wave voltage. We applied electronic Pockels cell driver enabling 50 ns switching time, thus the observed pulse duration were relatively long (see Fig. 4). The experimentally defined gain was approximately 0.35 cm^{-1} for highest pump level. There were performed numerical simulation of such Q-switched laser taking into

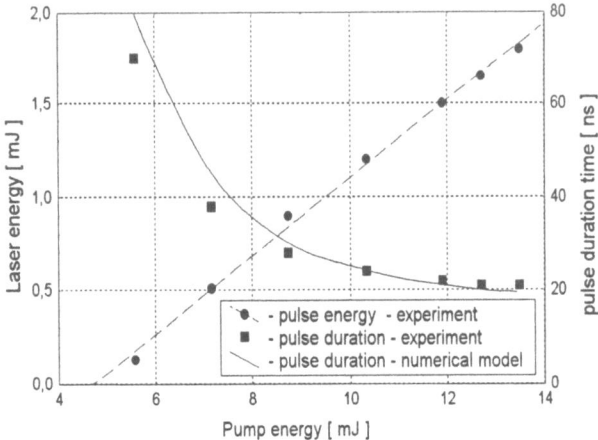

Fig. 4. Energy of Q-switched pulses and pulse duration in dependence on pump energy: ● - energy of Q-switched pulses - experiment, ■ - pulse duration - experiment, solid curve - results of numerical simulation of pulse duration.

account switch of time constant of driver and gain determined in experiments. As was shown in Fig. 4 satisfactory agreement between the pulse duration obtained from numerical simulations and experimental data exists.

As was mentioned in section 2 the output beam of TEM_{0N} (see Fig. 3) was preferred in long pulse mode. However, due to application of electrooptical Q-switch, the difference in energy between TEM_{00} and TEM_{0N} output was diminished to about 25%. We obtained about 2.3 mJ of output energy in TEM_{0N} mode (with $M^2 \sim 1 \times 2.5$) and 1.8 mJ in TEM_{00} mode. We suppose that Pockels cell acts in this case as „phase diaphragm" increasing diffraction losses for higher order modes. The TEM_{00} mode of cold cavity with 140 mm has a diameter about 0.88 mm, Rayleigh range of 570 mm and half divergence angle of 0.77 mrad. We measured the beam sizes in the focal plane of a lens with 300 mm focal length. The averaged M^2 parameter defined as a ratio of real averaged divergence angle to diffraction limited divergence was about 1.15. The measured divergence asymmetry (1: 1.33) was caused by asymmetry of gain. We have narrow pump size thinner than TEM_{00} mode diameter in vertical direction whereas in horizontal one it was comparable or wider to horizontal width of fundamental mode inside slab.

Laser source with 90 kW pulse power and single transverse mode output should be efficient in harmonic generation. There were performed investigations of II harmonic generation to prove quality of our laser. We used uncoated, 11 mm long, type II KTP crystal for II harmonic generation. To match Rayleigh range of 1.064 μm laser beam to crystal length a lens with 120 focal length was used. In this case there was approximately 1.7 GW/cm^2 of power density for 1.6 mJ energy of incident beam with beam diameter 0.18 mm inside crystal. As was shown in Fig. 5 there were obtained about 0.66 mJ of energy on 532 nm wavelength which gives with

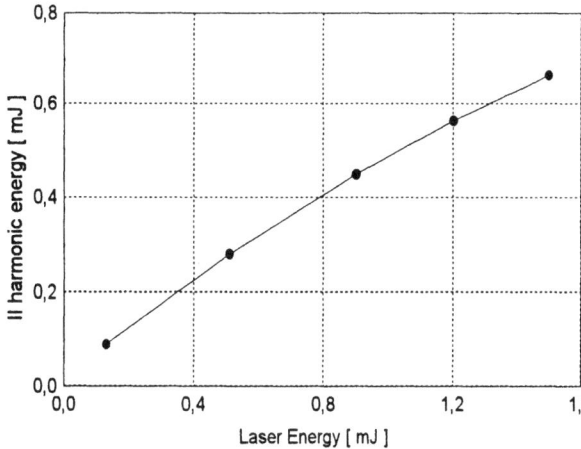

Fig. 5. II harmonic energy vs. laser energy

account of Fresnel losses of uncoated crystal (~ 16 %) the efficiency of 51% for the higher pump levels.

Conclusions

There was demonstrated simple, efficient, Q-switched Nd:YAG laser of 2 mJ output energy. The novel scheme of beam shaping optics enabled low threshold and single transverse mode operation ($M^2 < 1.1$). The efficient (> 50%) II harmonic generation proved the high quality of output beam. Relatively long pulse duration (~ 20 ns) can be decreased due to shortening of cavity length or application of faster Pockels cell driver.

Acknowledgments

We are grateful dr J. Marczak for the loan of $LiNbO_3$ Pockels cell. Nd:YAG slab and beam shaping optics were manufactured and coated by dr J. Firak of Institue of Optoelectronics. This work was partly supported by the Polish Committee for Scientific Research under the grant PBZ-023-10

References

[1] Rae C.F. et al. (1992) Single frequency, end pumped Nd:YLF laser excited by 12 mJ diode-laser array. Opt. Lett. 17: 1673 - 1675.

[2] Graf T. and Balmer J.E. (1993) High-power Nd:YLF laser end pumped by a diode-laser bar, Opt. Lett. 18:1371 - 1319.

[3] Feugnet G. et al. (1995) High-efficiency TEM_{00} $Nd:YVO_4$ laser longitudinally pumped by a high-power array, Opt. Lett, 20: 157 - 159.

[4] Jabczyński J.K. and Zendzian W. (1996) Free-running and electro-optically Q-switched single frequency generation of 1 cm quasi-cw diode-bar-end pumped $Nd:YVO_4$ laser, Optica Applicata, 24: 35 - 39.

[5] Jackson S.D. and Piper J.A. (1994) Theoretical modeling of a diode pumped Nd:YAG laser with a solid non focusing light collector, Appl. Opt., 33: 2273 - 2283.
[6] Selker M.D.et al. (1994) A pulse transmission mode Q-switched Nd:YLF laser pumped by cylindrical microlens-collimated diode bars, IEEE J. of Quantum Electr., 30:1616 - 1622.
[7] Afzal R.S. and Selker M.D.(1995) Simple high efficiency TEM_{00} diode-laser-pumped Q-switched laser, Opt Lett. 20:465 - 467.
[8] Snyder J.J. et al. (1991) Fast diffraction limited cylindrical microlenses, Appl. Opt. 30: 2743 - 2747.
[9] Jabczyński J.K. (1996) Shaping of laser diode beams for end pumped lasers, Optica Applicata, 24:101-112

Analysis of Generation Efficiency of Pulse Train in Q-Switched Lasers

Z. Jankiewicz, A. Zając, M. Skórczakowski, W. Żendzian
Institute of Optoelectronics of Military University of Technology
2 Kaliskiego Str., 01-489 Warsaw

Abstract

In the paper we considered efficiency of pulse train generation in Q-switched lasers excited with rectangular pulses. It was proved that such a generation efficiency is significantly higher than efficiency of monopulses generation, especially for three-level lasers. For four-level lasers, an increase in efficiency of pulse train generation appears for the active materials for which depopulation time of the lower laser level is longer in comparison with generation time. Such increase in efficiency is observed also for the Nd:YAG lasers.

The paper presents also the results of numerical calculations as well as the results of experimental investigations on pulse train generation in ruby and Nd:YAG lasers.

1. Introduction

Pulse train generation was a subject of numerous papers [1-4]. The authors described possibility of pulse train generation, especially generation of double pulses, obtained by means of partially switching off the resonator losses. Such generators are applied for holocameras.

At present, there is no troubles to ensure a stable pumping pulse. Such type of power supply is used for diode pumped lasers [5]. More and more widely are applied also the flash lamps power suppliers with IGBT transistors, ensuring similar shape of a pumping pulse.

Let us determine the efficiency of pulse train generation as a ratio of the total energy of laser radiation to the total pump energy which is necessary for the train generation.

$$\eta_n = \frac{\sum_i E_i}{\sum_i E_{p_i}} \qquad (1)$$

where E_i is the energy of particular pulse of a train, E_{pi} is the pump energy needed for such pulse train generation. The ratio of efficiency (1) to the efficiency of monopulse generation can be treated as a quality measure (FOM) of such generation method.

$$\chi(n) = \frac{\eta_n}{\eta_1}. \qquad (2)$$

Assuming that during pulse train generation the pump amplitude is constant (P_p = const), the own resonator losses are constant (ρ_s = const), and initial gain coefficients are identical, we can assume that the energies of particular pulses are also identical and the expression (2) takes form:

$$\chi(n) = \frac{nt_p}{t_p + (n-1)t_g}, \qquad (3)$$

where t_p, t_g are the pumping periods for the first pulse and the next pulses, respectively.

For the Q-switched lasers, the pumping and generation processes can be separated in time. An acive material is pumped during the period when significant losses occure in a resonator. An oscillation of the system is not possible and the obtained population inversion level can significantly exceeds the threshold value resulting from the own resonator losses. After the switching off the resonator losses, the laser action is of avalanche nature and it lasts so short (single ns) that the optical pumping in this period can be neglected. Considering the above mentioned, the population inversion ratio (gain coefficient) can be determined from the equation:

$$\frac{dk}{dt} = \frac{k_s - k}{T_s}, \text{ with the intial condition: } k(t=o) = k(o); \qquad (4)$$

were $k = \Delta n \sigma_L$ is the gain coefficient, Δn is the inversion population density, σ_L is the stimulated emission cross-section, $T_s = \frac{\tau}{P_p \tau + 1}$, τ is the lifetime of the metastable level.

The parameter k_s and as well as initial gain coefficient (before the pump activity) depend on configuration of energetic levels and they are respectively [3]:

- for three-level laser $\qquad k_s = \frac{P_p \tau - 1}{P_p \tau + 1}\kappa, \quad k(o) = -\kappa \qquad (5)$

- for four level laser $\qquad k_s = \frac{P_p \tau}{P_p \tau + 1}\kappa, \quad k(o) = 0 \qquad (6)$

where $\kappa = n \cdot \sigma_L$ is the maximal gain coefficient.

We are interested in FOM (3) (the generation efficiency of particular pulses in series), so it is sufficient to use the equation (4) with an initial condition of the first pulse (5) or (6). For determination of the initial conditions of the next pulses generation it is necessary to find the final gain coefficient after each pulse generation (k_k), which, as it is well-known, dependes on threshold exceeding k_p/ρ_s and own resonator losses:

$$\frac{k_k}{\rho_s} - \ln\frac{k_k}{\rho_s} = \frac{k_p}{\rho_s} - \ln\frac{k_p}{\rho_s}. \qquad (7)$$

2. Numerical Results
2.1 Three-Level System

It is easy to determine from equation (4) a relation of a gain coefficient as a function of time and pump intensity. The gain coefficient growths expotentially, from initial value $k(o) = -\kappa$ approaching asymptotically k_s value. The value of $k(t_o)$ zero value reaches for the time:

$$t_o = \frac{\tau}{P_p\tau + 1} \ln \frac{2P_p\tau}{P_p\tau - 1} \tag{8}$$

Sinc this moment, the active material is in the state of population inversion and an oscillation is possible for $k > \rho_s$. Let us assume that the switching off the resonator losses is at the moment when the gain coefficient is k_p. This value is chosen with consideration to the required pulse energy and energetic possibilities of a laser. Usually, k_p is within the range of $\rho_s < k_p < 5\rho_s$, but the upper limit is reached rather seldom.

The initial condition for the second and the next pulses is:

$$k(o)_2 = k_{k_1} \tag{9}$$

The change of initial condition is a reason that efficiency of pulse train generation can significantly exceed an efficiency of monopulses generation.

For this case the quantities t_p i t_g in FOM (3) can be written as formulae:

$$t_p^{(3)} = \frac{\tau}{P_p\tau + 1} \ln \frac{2P_p\tau}{(P_p\tau - 1)\left(1 - \frac{k_p}{k_s}\right)}$$

$$t_g^{(3)} = \frac{\tau}{P_p\tau + 1} \ln \frac{1 - \frac{k_k}{k_s}}{1 - \frac{k_p}{k_s}} \tag{10}$$

For a large number of pulses:

$$\chi(\infty) = \lim_{n \to \infty} \chi(n) = \frac{t_p}{t_g} = 1 + \frac{t_k}{t_g} \tag{11}$$

Taking $k_k = 0$ the lower limit of FOM (3) can be evaluated. In this case $t_k = t_o$ what is given by (8).

Taking into account the material and resonator parameters, characteristic for the ruby laser, there have been calculated the values of FOM for two extreme pump values $P_p\tau = 2$ and $P_p\tau = 7$ and for two values of the gain coefficient $k_p/k_s = 0.2$ and $k_p/k_s = 0.65$. The calculation results are presented in Fig.1.

It results from the graphs, that for three-level lasers the efficiency of pulse train can be several timesgreater than monopulses generation efficiency. It can be

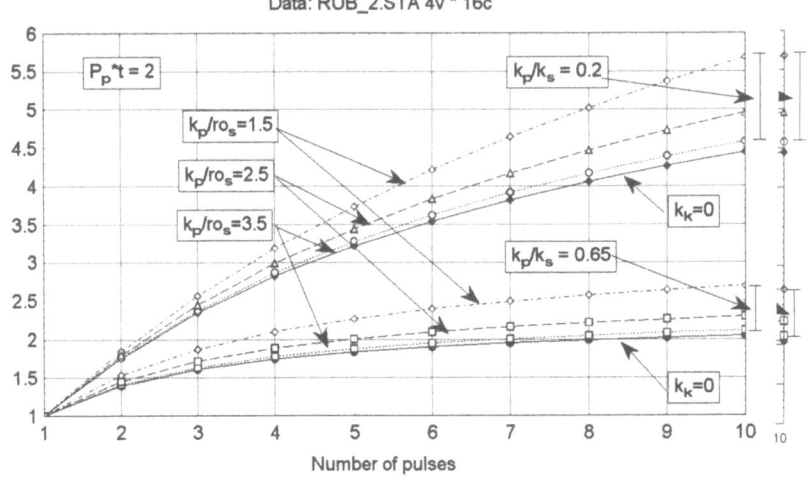

Fig. 1. FOM as a function of pulses number in train for three-level laser. a) $P_p\tau = 2$, b) $P_p\tau = 7$

seen from Fig.1 that $k_k > 0$ causes additional increase in FOM. For the lower value of a threshold exceeding (i.e., k_k is of the higher value) the value of FOM is higher. The FOM rises also with the larger number of pulses in a train.

2.2 Four-Level System

In four-level active materials, the laser action occures between two excited levels and the upper level is in a metastable state. The above mentioned fact is important for (6) and for a shape of the gain coefficient characteristics. As it has been

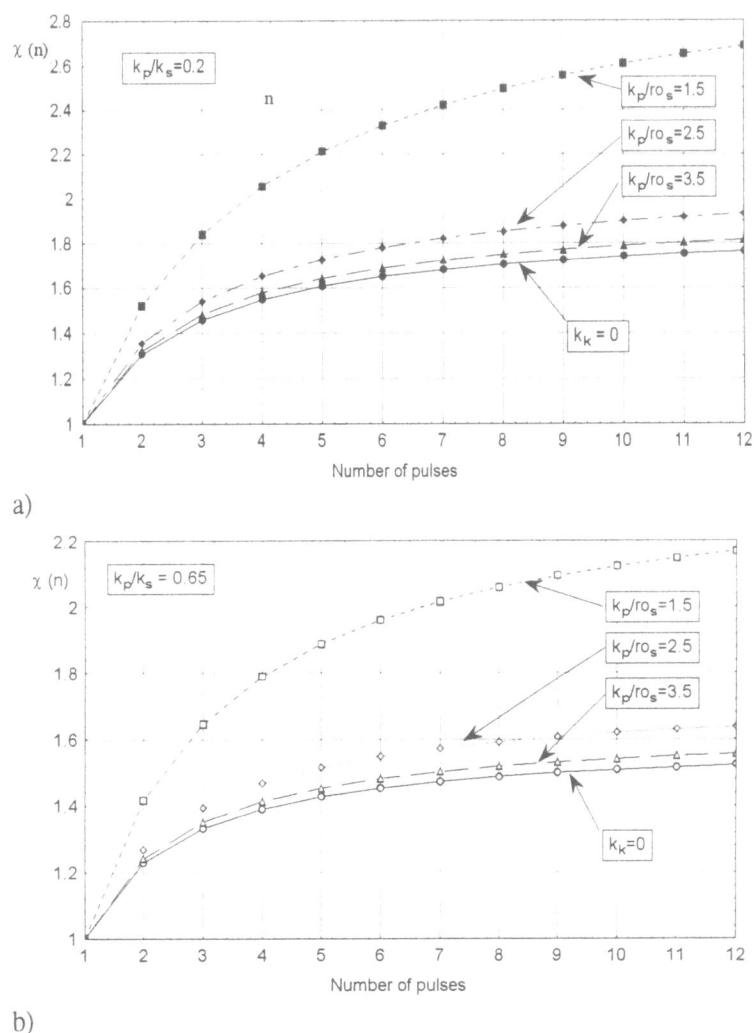

a)

b)

Fig.2. FOM of pulse train generation for four-level laser as a function of a pulses number in a train

shown in [6] significant increase in FOM, for four-level laser, is observed for active materials fulfilling inequality (12).

$$\tau_i << \tau_{21} << \tau, \qquad (12)$$

where τ_i is the pulse durations, τ is the lifetime of the metastable level, τ_{21} is the relaxation time at the lower laser level.

In these cases the initial gain coefficient, for generation of the second and next pulses can be expressed from (13):

$$k(0)_2 = \frac{1}{2}(k_p + k_k). \tag{13}$$

For the active materials, for which the relation (13) is fulfilled, FOM (3) is higher than one. It is not true for four-level lasers, for which (13) relation is not fulfilled.

Taking similar assumption for four-level system as for (3), the pump durations $t_p^{(4)}$ and $t_g^{(4)}$ are described by formulae (14):

$$t_{p1}^{(4)} = \frac{\tau}{P_p\tau+1}\ln\frac{1}{1-\frac{k_p}{k_s}}, \quad t_g^{(4)} = \frac{\tau}{P_p\tau+1}\ln\frac{1-\frac{k_p+k_k}{2k_s}}{1-\frac{k_p}{k_s}}. \tag{14}$$

The formulae for large number of pulses and the lower limit of FOM can be obtained in the same way like for three-level system.

Figure 2 presents graphically the relation between $\chi(n)$ and pulses number for two extreme values $\frac{k_p}{k_s} = 0.2$ and $\frac{k_p}{k_s} = 0.65$ [1]. An increase in efficiency of the pulse train generation in four-level lasers can be significant (1.2 - 2) but not such significant as in three-level ones.

3. Experimental Investigations

Preliminary investigations on improvement of efficiency of pulse train generation were carried out for the Pockel's cell Q-switched ruby laser and for the passive ($Y_3Al_5O_{12}:Cr^{4+}$ plate) Q-switched diode pumped Nd:YAG laser.

Figure 3 presents exemplary pulse train consisting of four pulses, generated by a ruby laser. For such generation it was obtained a series of 2 - 4 pulses with FOM (3) within the range of 1.7 - 3. For the case presented in Fig.3, $\chi_{(4)} = 2.6$.

Figure 4 shows the scheme of optical part of laser, shape of pulse pump, and a train of short laser pulses obtained for Nd:YAG laser. In dependence on pumping duration the stable generation of two, three, or four pulses has been obtained.

The volumes of FOM were within the range of 1.33 - 2. For particular case presented in Fig.4 the value of $\chi_{(3)} = 1.89$.

4. Conclusions

The following conclusions can be drawn on the basis of numerical calculations and experimental investigations.

---

[1] For four-level lasers $\chi(n)$ does not depend directly on $P_p\tau$

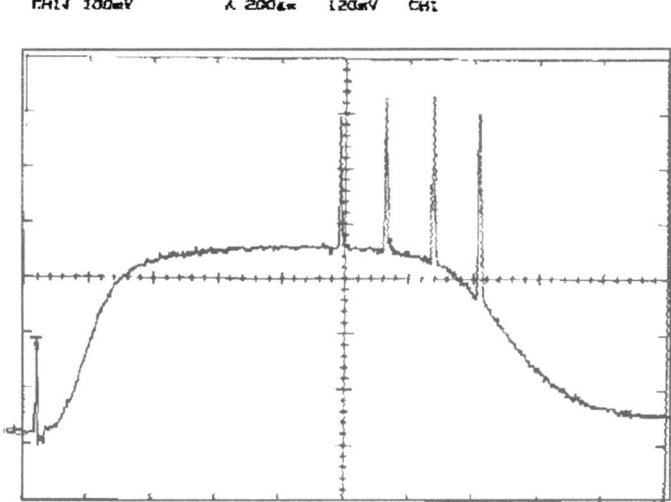

Fig.3. Exemplary series consisting of four pulses obtained from a ruby laser

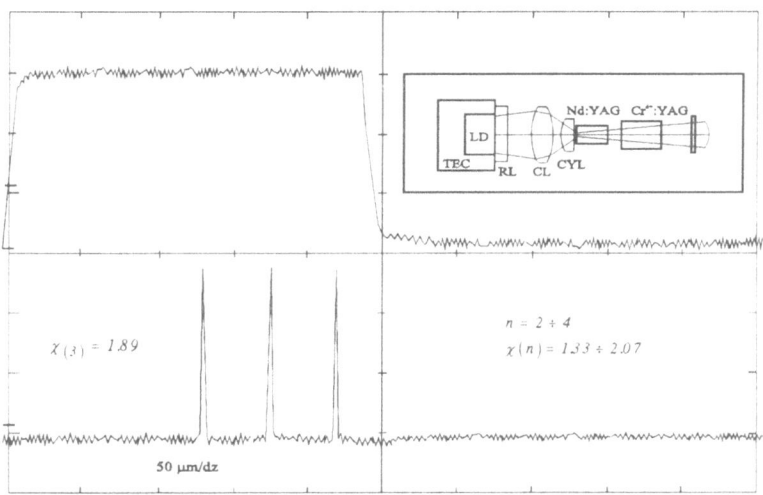

Fig.4. Scheme of Nd:YAG laser used for experiment of pulse train generation and exemplary series of three pulses

1. FOM (3) of the pulse laser train generation results from the difference of initial gain coefficients, characterizing an active material for the first and succesive pulses.

2. For three-lrvel lasers FOM (3) is always higher than unity $\chi\ (n) > 1$ and for these laser systems it is of especially high value.
3. For four-level lasers the value of $\chi\ (n) > 1$ only for these active materials for which the condition (12) is fulfilled.
4. FOM (3) increases with increase in the number of pulses in a train.
5. FOM (3) is the higher, the lower is value of threshold exceeding k_p/ρ_s.
6. The experimental data obtained for ruby and Nd:YAG lasers are consistent with the expected values resulting from numerical analyses.

The pulse train generation can be useful for many practical applications of Q-switched lasers. Such generation ensures higher energetic efficiency of lasers what is important when they are used for medical, industrial, and other applications.

The separate problem is a possibility of application of pulse train generation in the laser rangefinders. It is the method to increase noise/signal ratio, i.e., to extend a measurement range of rangefinders and improve their reliability.

5. References
1. Z. Jankiewicz, W. Nowakowski ; "Generation of double laser pulses by the method of gradual cutting off the resonator losses". Journal of Techn.Phys., vol. 20, No 3, pp. 299-313, 1976.
2. Z. Jankiewicz, Z.Trzêsowski; "Laser generation using partial switching off resonator losses". Bull. Acad. Pol. Sc. Ser. des.sc.tech. vol. 28, No 5-6, pp. 47-61, 1980.
3. Z. Jankiewicz, Z. Trzêsowski; "Possibilities of laser generation using programmed modulation of resonator losses". Bul.Acad.Pol.Sc. Ser. des sc. tech. vol. 28, No 3-4, pp.31-45, 1980.
4. Z. Jankiewicz; "Generation of a train of laser pulses by partially switching off the resonator losses". Sov.J. Quantum Electron. vol. 12(7), July 1982.
5. J. Jabczyñski, W. Zendzian, J. Janucki; " Perfornance of pulsed Nd:YAG and Nd:YVO$_4$ lasers end pumped by 1 cm quasi cw laser diode bar". Proc. SPIE, vol 2772, pp. 7-12, 1995.
6. Z. Jankiewicz; "Efficiency of pulse train generation in Q-switched laser excited with rectangular pulses", Proc. SPIE, in print.

Tunable Intracavity Pumped Cr:Forsterite Laser

Marek Skórczakowski, Zdzislaw Jankiewicz, Andrzej Zajac, Waldemar Zendzian
Military University of Technology, Institute of Optoelectronics
01- 489 Warszawa, ul. Kaliskiego 2

Abstract

In this paper we report on a tunable Cr:Forsterite laser intracavity pumped by Nd:YAG laser. To our the best knowledge, this is the first tunable intracavity pumped Cr^{4+} ion activated laser. The results of the experiment are presented. Maximal total energy of several pulses train of approximately 2 mJ was achieved for central Cr:Forsterite wavelength of 1265 nm. The total Cr:Forsterite operation efficiency was about 5%. The tunability range was from 1188 nm to 1349 nm. These results are comparable with the result obtained by us when Cr:Forsterite was externally pumped. Moreover, we propose a theoretical model of a saturable absorber exhibiting excited state absorption and operating both as a laser and as an intracavity Q-switch for its pump laser. The theoretical calculations are in a very good agreement with the experimental results.

1. Experiment

1.1 Experimental Set Uup

Simultaneous laser action in Nd:YAG and Cr doped Forsterite media has been investigated in a laser which set up scheme is presented in Fig.1. The Cr:Forsterite crystal was 12 mm long and its initial small-signal transmission was equal to 22%. The crystal was cut along the a-axis with Brewster cut end faces to operate at the polarization parallel to the b-axis. The crystal was placed in a water cooled copper holder. The Nd:YAG rod has 3.5 inch in length and 4 mm in diameter and was antireflectionally coated for 1.06mm. An efficient diffuse laser cavity LMI 1520 pumped by flash lamp was used.

The Nd:YAG oscillator cavity was formed with two flat mirrors (M1 and M2) as shown in Fig.1. The M2 mirror was totally reflecting at 1.06mm and its reflectivity was equal to 85% near 1.25 mm. The reflectivity of the M1 mirror was equal to 15% or 100% at 1.06 mm. There were an additional telescope and diaphragm in the Nd:YAG resonator. The diaphragm was about 2 mm in diameter and the telescope magnification was changed from 2 to 3. It should be pointed out that only free running at 1.06 mm was observed when no telescope was applied. For the magnification equal to 2 a weak Q-switching effect appeared and for the magnification equal to 3 this effect was significant but the separating dichroic mirror M3 was frequently damaged. Most of measurements were done for the magnification equal to 2.5. The length of Nd:YAG resonator was about 92 cm.

The Cr:Forsterite oscillator cavity was composed of the M2 mirror, the flat, dichroic, 30^0 tilted, M3 mirror which was totally reflecting near 1.25 mm and had 96% transmission at 1.06 mm, and the concave M4 mirror totally reflecting near 1.25 mm. This radius of curvature of the M4 mirror was equal to 152 mm and the resonator length was equal to 150 mm. Moreover, a birefrigent filter (BRF) composed of five quartz plates was put inside the Cr:F cavity. The five-element filter ensured continuous tuning of emitted wavelength whereas a wavelength hoping could be observed when a three-element filter was used. The laser worked at 10 pps repetition rate.

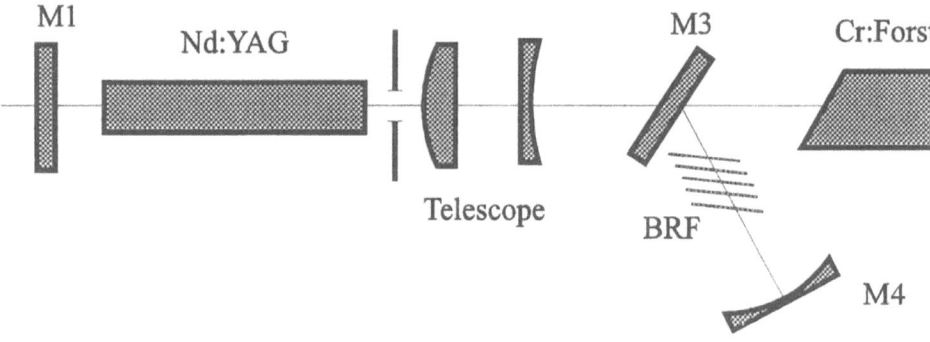

Fig.1. Experimental set up scheme of the coupled Nd:YAG and Cr:Forsterite lasers

1.2 Experimental Results

An effective Q-switching at 1.06 μm was observed in the examined laser and an additional tunable laser operation in the Cr:Forsterite appeared when its resonator was carefully aligned. The 1.06 mm laser pulse had a FWHM pulse width of about 32 ns. The measured 1.06 mm output energy was 3.5 mJ (instability less than 20%).

The 1.265 mm laser pulse had a FWHM pulse width of approximately 12 ns and was delayed with respect to Q-switched Nd:YAG pulse by approximately 20 ns. The oscilloscope traces of these two pulses are shown in Fig. 2. This value of emission wavelength corresponds to the peak of the tunability curve. Cr:F pulse width and delay time were increased when lasing wavelength was shifting toward the edges of the tuning range. The flash-lamp pulse used to pump the Nd:YAG rod was about 200 μs in duration and the pump energy was equal to 14.7 J. At this level of pump energy only one pair of pulses was observed.

A train of a few pulses was produced by the laser when pump energy increased up to 30 J. An averaged temporal distance between the pulses of the train was approximately 20 μs. The energy of Cr:Forsterite pulse train versus lamp pump energy is shown in Fig. 3. The lower graph relates to the laser with 15% reflectivity of the output coupler M1. Only one Cr:F output pulse is generated for Nd:YAG pump energy of about 15 J. A number of pulses increased when the pump energy intensified. The Cr:F output energy increased significantly when 15% output coupler M1 was replaced by a totally reflecting mirror. For this case the input - output characteristic of the laser is represented by intermediate graph in Fig. 3. A maximum output energy of the train of pulses produced in the dispersive resonator was approximately 2 mJ. Of course a greater number of pulses was generated in this case than in the previous one for the same pump energy. The upper graph in Fig.3 shows the output Cr:Forsterite pulse train energy for the laser without the birefrigent filter and it corresponds to a broad spectral line emission.

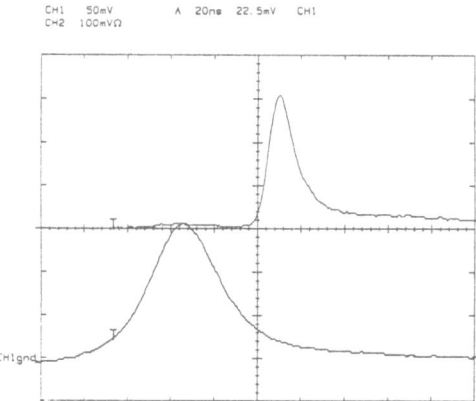

Fig. 2. 1.06 μm (bottom trace) and 1.265 μm (upper trace) pulses produced by coupled Cr:F and Nd:YAG lasers (20 μm/div.)

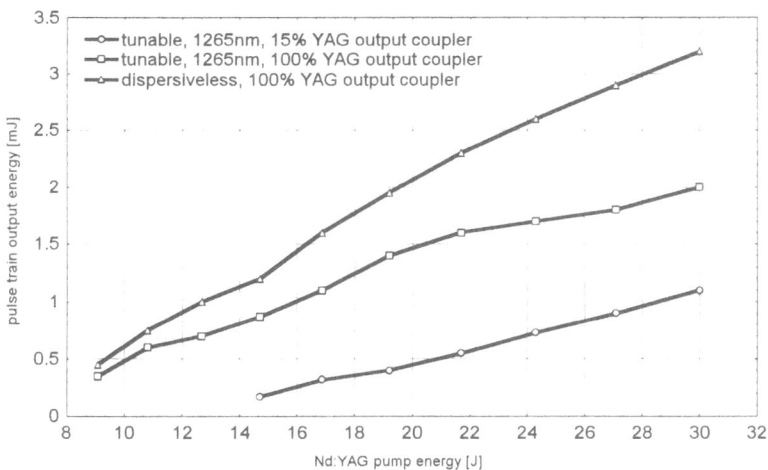

Fig.3. Output - input characteristics of the Cr:Forsterite laser intracavity pumped by Nd:YAG

As far as we know, the tunable laser action of the intracavity pumped Cr^{4+} doped crystal (Forsterite) has been achieved for the first time. The tunability range was from 1188 nm to 1349 nm. This is comparable with the result obtained by us for externally pumped Cr:Forsterite. The single 1.265 nm pulse energy was approximately equal to 0.18 mJ. The output energy versus emitted wavelength is presented in Fig.4.

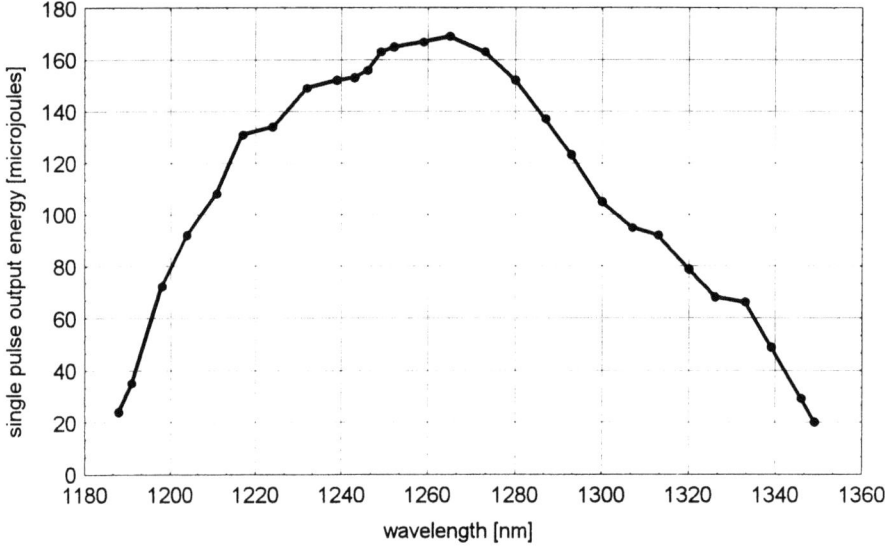

Fig.4. Output energy versus emited wavelength for single pulse operation

The temporal characteristics were measured with a Tectronics 2440 digital oscilloscope and two PIN InGaAs photodiodes (C30617E type). The 1.06 mm output energy and tunable Cr:Forsterite output energy were measured with Laser Precision Rj7100 Energy Meter and Rj735 Energy Probe.

2. Rate Equations Model
2.1 Rate Equations
The problem of a saturable absorber operation both as a laser and as an intracavity Q-switch for its pump laser may be clearly described by widely known rate equations [1]. Such a problem was partially presented by us in Ref. [2]. However, in that paper no excited state absorption was taken into account. In this paper we present rate equations derived for the case when saturable absorber (Q-switch) exhibits an ESA according to the energy level diagram as in Fig. 5. It was assumed in addition that both saturable absorber and pump laser active media are four level lasing materials. The problem was expressed in terms of: $J_1(t)$, $J_2(t)$ - averaged internal power density

of saturable absorber and pumping laser, $k_1(t)$, $k_2(t)$ - gain coefficients in saturable absorber and pumping laser, $k_3(t)$ - normalized population of the second excited level.

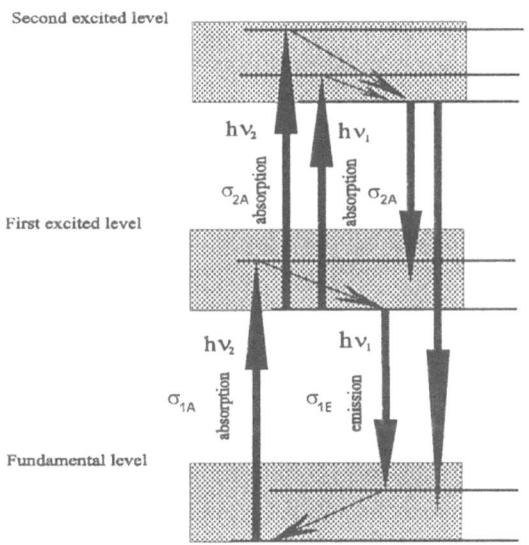

Fig.5. Energy diagram of a saturable absorber exhibiting ESA

$$\frac{dk_2(t)}{dt} = W_{p2}(t)[\kappa_2 - k_2(t)] - \frac{k_2(t)}{\tau_2} - \frac{k_2(t)J_2(t)}{E_{S2E}}$$

$$\frac{dJ_2(t)}{dt} = V_{R2}\{k_2(t) - \rho_{2S} - \frac{l_1}{l_2}\beta[\kappa_1 - k_1(t) + \frac{\sigma_{2A}(\lambda_2)}{\sigma_{1A}(\lambda_2)}k_1(t) - k_3(t)]\}J_2(t)$$

$$\frac{dk_1(t)}{dt} = M^2 \frac{J_2(t)}{E_{S1A}}[\kappa_1 - k_1(t) - \frac{\sigma_{2A}(\lambda_2)}{\sigma_{1A}(\lambda_2)}k_1(t) - k_3(t)] - \frac{k_1(t)J_1(t)}{E_{S3A}} - \frac{k_1(t)}{\tau_1} + \frac{\alpha_2 k_3(t)}{\tau_3} - \frac{k_1(t)J_1(t)}{E_{S1E}}$$

$$\frac{dJ_1(t)}{dt} = V_{R1}[k_1(t) - \frac{E_{S1E}}{E_{S3A}}k_1(t) - \rho_1]J_1(t)$$

$$\frac{dk_3(t)}{dt} = M^2 \frac{J_2(t)}{E_{S2A}}k_1(t) + \frac{J_1(t)}{E_{S3A}}k_1(t) - \frac{k_3(t)}{\tau_3}$$

where the following saturation parameters are:

$$E_{S1E} = \frac{h\nu_1}{\sigma_{1E}(\lambda_1)}, \quad E_{S2E} = \frac{h\nu_2}{\sigma_{2E}(\lambda_2)}, \quad E_{S1A} = \frac{h\nu_2}{\sigma_{1A}(\lambda_2)}, \quad E_{S2A} = \frac{h\nu_2}{\sigma_{2A}(\lambda_2)}, \quad E_{S3A} = \frac{h\nu_1}{\sigma_{2A}(\lambda_1)}$$

and $\beta = \frac{\sigma_{1A}(\lambda_2)}{\sigma_{1E}(\lambda_1)}, \quad V_{Ri} = \frac{cl_i}{L_i}, \quad \kappa_i = N_{0i}\sigma_{iE}$

r_{2S}, r_1 - static loss coefficients of the pump and saturable absorber laser, l_i - active medium length, L_i - resonator length, τ_1 - lifetime of the excited level of a saturable absorber, τ_2 - lifetime of a pump laser medium, τ_3 - lifetime of the SEL of a saturable absorber, M - magnification of the intracavity telescope, W_{p2} - pumping rate of the pump laser medium.

2.2 The Solution of the Rate Equations - Discussion of the Experimental Results

The rate equation presented above have no analytic solution. The problem described by the equations was solved numerically for the set of parameters corresponding to the experimental data. The following laser parameters were taken into account: $M=2.5$, $R_1=0.85$, $\rho_{1T}=0.067$ cm^{-1}, $\rho\kappa_{1d}=0.1$ cm^{-1}, $\kappa_1=0.4$ cm^{-1}, $R_2=0.15$, $\rho_{2T}=0.126$ cm^{-1}, $\rho\sigma_{2d}=0.08$ cm^{-1}, $\sigma_{2A}=0.6\sigma_{1A}$. A temporal evolution of an internal power densities in Nd:YAG and Cr:F lasers was calculated and the result is presented in Fig. 6a. In all the figures their time scales start from the moment when the gain reaches the level of total initial loss. It can be seen a very good qualitative correspondence with the experimental results presented in Fig. 2. Moreover, a very good quantitative agreement concerning the pulse duration and the delay between pulses is also noticeable. Time dependence of gain and loss coefficients of Nd:YAG pump laser is shown in Fig. 6b. A quite weak gain saturation of Nd:YAG (about 25% of maximal value) is observed. So a small amount of energy stored in Nd:YAG is extracted from the rod. That is caused by an incomplete blenching of the Cr:F crystal. The loss coefficient falls from initial value of 0.4065 cm^{-1} to about 0.34 cm^{-1}, whereas the initial value of the dynamic saturable absorber loss ctoefficient was equal to $\rho_{1D0} = \beta \frac{l_i}{l_i}\kappa_1 = 0.2 cm^{-1}$. It is clearly seen in Fig. 6c that the gain coefficient in the Cr:F crystal increases up to a value of 0.34 cm^{-1}. It means that Cr:F is not totally blenched because the maximal value of the gain coefficient is 0.4 cm^{-1}. This is not a characteristic behavior of four level lasing medium when usually only a few percent of the active particles is excited.

In that case which corresponds with the experiment the calculated values of energy were as follows:
- energy stored in the Nd:YAG rod limited by the circular 2 mm of diameter diaphragm $E_{sto}= 27.8$ mJ,
- output Cr:Forsterite energy at central wavelength $E_{1out}= 0.21$ mJ,
- output Nd:YAG energy extracted through the output mirror of 15% the reflectance $E_{2out}= 2.9$ mJ.

It should be pointed out that quite good agreement of the numerically calculated solutions with the experimental results was obtained when the value of Cr:F emission cross section equals to $\sigma_{1E}\approx 6*10^{-19} cm^2$ was applied. That value is from three to four times greater than suggested earlier in Ref. [3].

Our rate equations model, which includes ESA, gives a good agreement between the calculations and the experiment. This agreement was proved in particular for the laser with 15% Nd:YAG output coupler when only one pair of pulses was generated. In this case the output Cr:F energy was 0.18 mJ. It corresponds to 27.8 mJ of energy

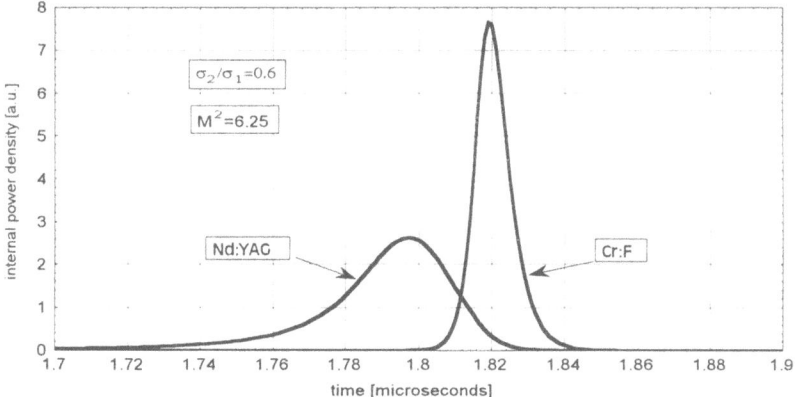

Fig.6a. Calculated temporal evolution of laser power for the experimental case

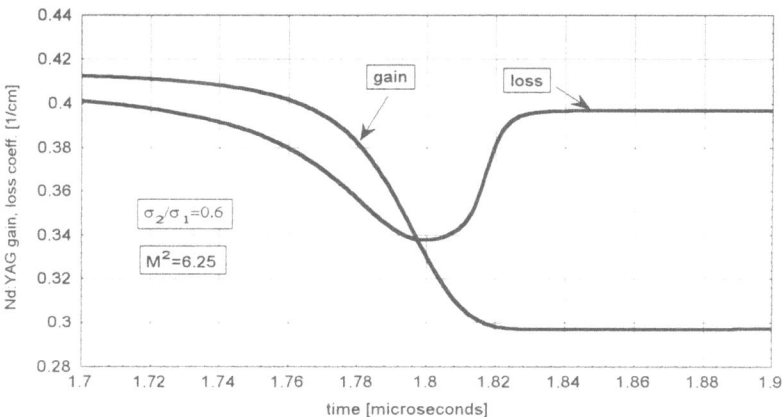

Fig.6b. Calculated temporal evolution of the gain and losses for the experimental case

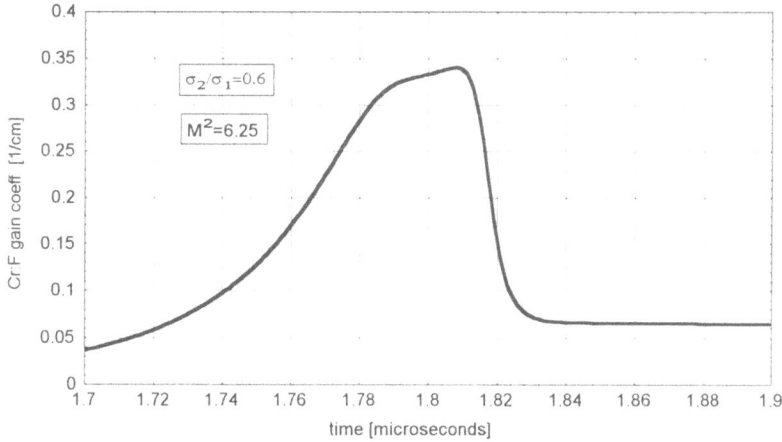

Fig.6c. Calculated temporal evolution of Cr:F saturation for the experimental case

stored in Nd:YAG mode volume according to the calculations. Pump energy of 14.7 J was necessary to achieve this level of energy stored in the active volume of the Nd:YAG rod as it can be seen in Fig. 3. The maximal output Cr:F energy was emitted for the pump energy of 30 J. Assuming that the amount of energy stored in Nd:YAG is proportional to the pump energy (this assumption is valid for relatively short pumping) we can get that maximal energy stored in Nd:YAG rod volume limited by 2 mm diaphragm may reach at most 56.7 mJ. To compare the efficiency of intracavity pumped Cr:F with Cr:F laser externally pumped by a Q-switched Nd:YAG laser the following example is presented. Using our Nd:YAG laser head in a normally Q-switched mode to pump the Cr:F crystal externally, the comparison of the two pumping methods may be done. Assuming that 80% of the energy stored in the pumping Nd:YAG laser rod (what is rather optimistic assumption) is emitted in the single output pulse we can obtain about 45 mJ laser pulse. The best efficiency of the externally pumped the same Cr:F crystal achieved in the separate experiment with the tunable Cr:F laser was equal to 5.2%. So about 2.3 mJ of Cr:F output energy could be expected in such an externally pumped laser. This is very close to the result obtained in our intracavity pumped laser although the laser emissions have different forms in these both cases. This is mainly due to emission of the train of about ten pulses. Such a laser action is more efficient when an active laser medium (Nd:YAG in this case) is weakly saturated by the single pulse [4]. ESA in Cr:F at 1.06 mm is the reason of a weak Nd:YAG saturation.

3. Acknowledgments

The work has been supported by Polish Scientific Research Committee under the following grants: 8T11E04908 and 8T11B01210.

4. References

1. A.E. Siegman: „Lasers", University Science Books, Mill Valley, California.
2. M. Skórczakowski, Z. Jankiewicz: „The Theoretical Model of Simultaneous Utilization of a Saturable Absorber as a Q-Switch and as a Lasing Medium", Laser in Research and Engineering, Proc. of the 12th International Congress LASER'95 Munchen, 301-307, Springer-Verlag Berlin Heidelberg 1996.
3. V. Petricevic, A. Seas, R.R. Alfano: „Slope efficiency measurement of a chromium-doped forsterite laser", Opt.Lett. 16 , 811-813, (1991).
4. Z. Jankiewicz, M. Skórczakowski, A. Zajac, W. Zendzian: „Analysis of generation of pulse train in Q-switched lasers excited by rectangular pulse", Proc.SPIE, (to be published).

Analysis of a Saturable Absorber Operation Simultaneously as a Laser and as a Q-Switch for its Pump Laser

M. Skórczakowski, Z. Jankiewicz
Institute of Optoelectronics, Military University of Technology,
01- 489 Warszawa, ul. Kaliskiego 2, Poland

We analyze a theoretical model of a saturable absorber operating both as a laser and as an intracavity Q-switch for its pump laser. This analysis is performed in terms of dimensionless functions and laser parameters. According to the theoretical predictions there is an optimal ratio of the values of saturable absorber absorption cross section to lasing (pumping) medium emission cross section to ensure a maximal efficiency of the laser presented here. This optimal value corresponds with ineffective passive Q-switching when most of an amount of energy stored in a lasing medium is absorbed in a saturable absorber. This optimal parameter is always close to one whereas for effective Q-switching a very large value of this parameter is necessary. Many results of calculations in the form of plots allowing easily make an optimization of the laser are presented.

1. Introduction

Utilization of a saturable absorber both as a Q-switch and a lasing medium has been reported in some papers [1, 2]. In these experiments Nd:YAG laser has been passively Q-switched by Cr^{4+} doped crystal and additional laser action in Q-switching crystal has been achieved. Unfortunately the efficiency in these experiments was smaller than that obtained with external pumping. It seems to be caused by relatively large absorption of the excited state at the lasing (Cr:YAG) or pumping (Cr:Forsterite) wavelength. Moreover, insufficient knowledge of the process of gain saturation in saturable absorbers and in intracavity pumping lasers makes it difficult to achieve an efficient laser operation.

It seems that Cr^{4+} saturable absorbers are not optimal for intracavity pumping because of an inappropriate relation between absorption cross section and emission cross section of the pumping Nd:YAG laser. In order to find a suitable couple of a lasing medium and a saturable absorber, a set of rate equations was employed [3] and a numerical analysis of the equations has been made.

In this paper an analysis of a laser containing lasing and Q-switching medium which is intracavitly pumped by a coupled laser is performed. These both media were assumed to be four level laser materials in the analysis.

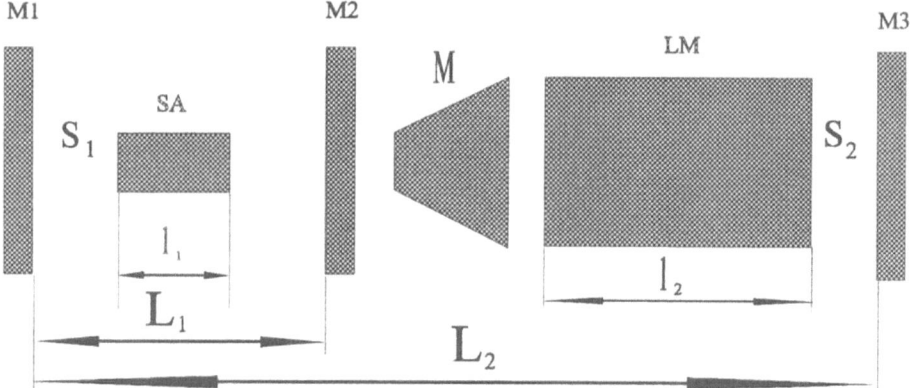

Fig.1. Scheme of coupled lasers. SA - saturable absorber - Q-switching and lasing medium, LM - laser medium of pumping laser, M - telescope, M1 - M2 - SA laser cavity, M1 - M3 - LM laser cavity

2. Rate Equations

The rate equation approach is well known method of considerations for most of lasers. Usually an analysis of the rate equations is performed in terms of two basic functions describing the behavior of the laser: temporal dependence of a power density inside the cavity (or photon density) and temporal dependence of the gain of laser medium (or population inversion). Two differential equations are sufficient to well describe simple lasers.

The considered problem of simultaneous utilization of a saturable absorber as a lasing medium and as a Q-switch for its pump laser is more complicated and must be described by four coupled differential equations. In the analysis only dimensionless functions and parameters were applied to make the analysis more universal.

dium may be described by the following normalized equations:

$$\frac{dK_2}{dT} = W_{p2}(1 - K_2) - \frac{K_2}{\tau_2} - K_2 I_2$$

$$\frac{dI_2}{dT} = \kappa_2 l_2 [K_2 - R_{2S} - \gamma(1 - K_1)] I_2$$

$$\frac{dK_1}{dT} = W_{p1} I_2 (1 - K_1) - \frac{K_1}{\tau_1} N - K_1 I_1 N$$

$$\frac{dI_1}{dT} = \kappa_1 l_1 (K_1 - R_{1S} - R_{1T}) I_1 N$$

Where: - subscript „1" refers to saturable absorber, subscript „2" refers to laser medium :

$k_i l_i$ — theoretically maximal gain when all active particles are excited,

g — normalized initial transmission losses of saturable absorber,

$R_{S(T)i}$ — normalized scatter (transmission) losses,

K_i — gain normalized to $k_i l_i$,

I_i — averaged intensity normalized to saturation energy density per resonator time,

T — time normalized to the time of a resonator round trip,

t_i — upper level lifetime normalized to the resonator round trip time,

W_{p2} — normalized pumping rate of laser medium,

$N = L_2/L_1$, L_i - optical length of a resonator,

$W_{p1} = h_1 M^2 s_{1a}/s_{2e}$, M - magnification in the resonator.

Some results of calculations of energetic characteristics of coupled lasers as a function of $M^2 s_{1a}/s_{2e}$ - parameter are presented in the following plots (Figs.2 and 3).

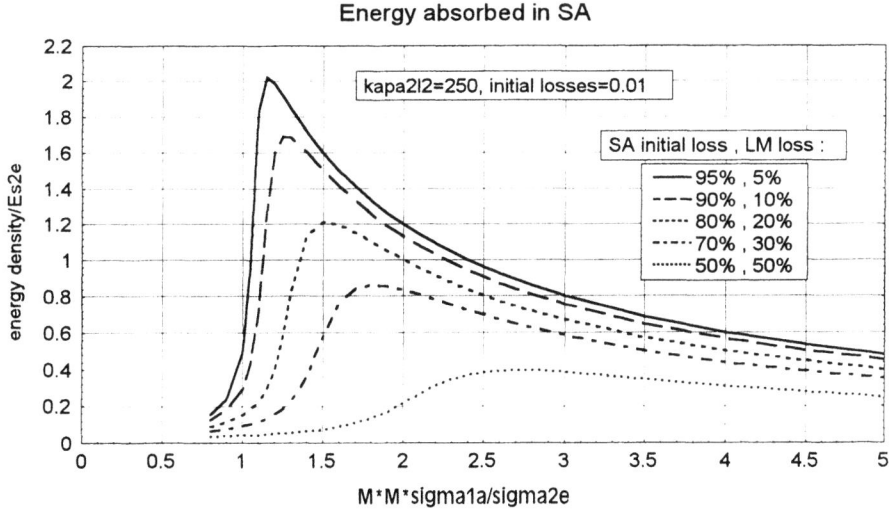

Fig.2. Energy absorbed in SA in dependence on normalized pumping rate of SA

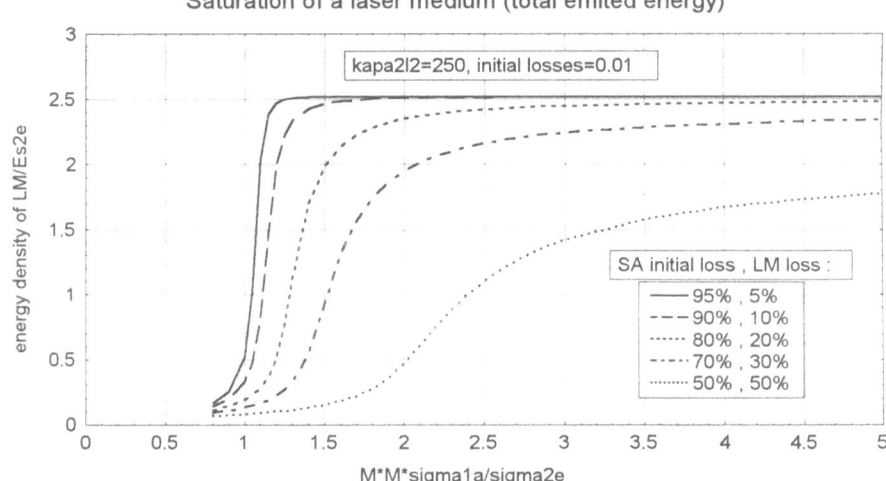

Fig.3. Total emitted energy from LM in dependence on normalized pumping rate of SA

3. References

1. K. Spariosu, W. Chen, R. Stultz, M. Birnbaum and A. V. Shestakov: „Dual Q-switching and laser action at 1.06 and 1.44 mm in a Nd^{3+}:YAG - Cr^{4+}:YAG oscillator at 300 K", Opt. Lett. 18, 814 - 816 (1993)
2. M. Skórczakowski, Z. Jankiewicz, G. Skripko, I. Tarazevich, A. Zaj'c, W.Zendzian: „Dual Q-switching and laser action in Nd^{3+}:YAG and Cr^{4+}: Forsterite laser system", Laser in Research and Engineering, Proc. of the 12th International Congress LASER'95 Munich, 297 - 300, Springer-Verlag Berlin Heidelberg,1996
3. M. Skórczakowski, Z. Jankiewicz: „The Theoretical Model of Simultaneous Utilization of a Saturable Absorber as a Q-switch and as a Lasing Medium", Laser in Research and Engineering, Proc. of the 12th International Congress LASER'95 Munich, 301 - 307, Springer-Verlag Berlin Heidelberg, 1996

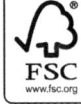

MIX
Papier aus verantwortungsvollen Quellen
Paper from responsible sources
FSC® C105338

If you have any concerns about our products,
you can contact us on
ProductSafety@springernature.com

In case Publisher is established outside the EU,
the EU authorized representative is:
**Springer Nature Customer Service Center GmbH
Europaplatz 3, 69115 Heidelberg, Germany**

Printed by Libri Plureos GmbH
in Hamburg, Germany